现代麻醉学多选题

第2版

主　编　傅润乔　肖少华

副主编　吴安石　罗爱林　李成付

主　审　米卫东　岳　云　田玉科

人民卫生出版社

图书在版编目（CIP）数据

现代麻醉学多选题/傅润乔,肖少华主编. —2版. —北京:
人民卫生出版社,2015

ISBN 978-7-117-21213-7

Ⅰ. ①现… Ⅱ. ①傅… ②肖… Ⅲ. ①麻醉学–习题集
Ⅳ. ①R614–44

中国版本图书馆CIP数据核字（2015）第189444号

人卫社官网　www.pmph.com	出版物查询，在线购书
人卫医学网　www.ipmph.com	医学考试辅导，医学数据库服务，医学教育资源，大众健康资讯

现代麻醉学多选题
第 2 版

主　　编：傅润乔　肖少华

出版发行：人民卫生出版社（中继线 010-59780011）

地　　址：北京市朝阳区潘家园南里 19 号

邮　　编：100021

E - mail：pmph @ pmph.com

购书热线：010-59787592　010-59787584　010-65264830

印　　刷：北京人卫印刷厂

经　　销：新华书店

开　　本：889×1194　1/16　印张：57　插页：4

字　　数：1647 千字

版　　次：2001 年 9 月第 1 版　　2015 年 9 月第 2 版
　　　　　2017 年 3 月第 2 版第 3 次印刷（总第 6 次印刷）

标准书号：ISBN 978-7-117-21213-7/R·21214

定　　价：138.00 元

打击盗版举报电话：010-59787491　E-mail：WQ @ pmph.com
（凡属印装质量问题请与本社市场营销中心联系退换）

主 编 简 介

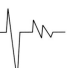

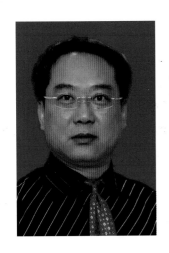

傅润乔教授，男，1963年4月出生于湖北汉川。毕业于三峡大学医学院，同济医科大学硕士、博士研究生；进修于第四军医大学唐都医院麻醉科（1年）和北京阜外心血管病医院麻醉科（1年）；曾工作于东风汽车公司职工医院麻醉科（5年）和解放军空军总医院麻醉科（11年）。现任清华大学附属北京市垂杨柳医院麻醉科主任，主任医师，硕士生导师。具有扎实的临床麻醉学基本功和现代麻醉学理论与技术。国内外发表学术论文90余篇，其中第一作者70余篇（含SCI收录论文）。《现代麻醉学多选题》第1版主编。主编和参编学术专著7部。获得多项解放军和北京市科技进步奖。发明国家专利2项，1项在麻醉临床广泛应用。担任《临床麻醉学杂志》通讯编委、北京市麻醉医师协会常务理事、北京市及朝阳区临床麻醉质量控制专家委员会委员、北京市高级职称评审专家库成员、北京市及朝阳区医疗技术鉴定专家库成员。参加了全国中级麻醉（主治）医师考试题库命题，和北京市高级职称考试命题。

主 编 简 介

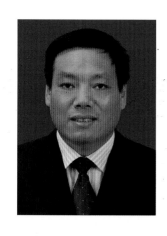

　　肖少华,男,1957出生于湖北荆门,主任医师,教授,硕士生导师,毕业于同济医科大学医学系,曾在西安第四军医大学唐都医院麻醉科(1年)和北京阜外心血管病医院麻醉科进修学习(半年)。现任中国初级创伤救治委员会委员,湖北省疼痛学会常委,湖北省麻醉学会委员,湖北省疼痛质控专家组成员,湖北省麻醉质控专家组成员,湖北省高级职称评审委员会专家组成员;湖北省荆门市医学会常务理事,湖北省荆门市麻醉学会主任委员,湖北省荆门市麻醉质控中心主任,荆门市医疗事故鉴定委员会专家库成员;荆门市医疗设备评标专家组成员,《湖北医药学院学报》(统计源)编委会委员,《中国临床医师杂志》(统计源)特约编辑,《中国医药科学杂志》审稿专家。

　　长期从事临床手术麻醉和急危重、疑难患者的抢救及处理,从事临床疼痛治疗工作。2009年在美国圣路易斯华盛顿大学医学院做访问学者;创建湖北省荆门市麻醉学会和省、市麻醉学科重点专科。举办了6期国家级继续医学教育项目。获市科技优秀论文一等奖10篇;获市科技进步奖8项;以第一作者和通讯作者发表论文约40篇,临床专著1本。2009年享受湖北省政府津贴,2011年被聘为荆门市"把关人才"。

副主编简介

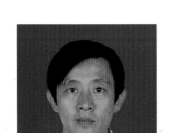

吴安石，男，1965年12月出生于湖北咸宁市通城县，毕业于湖北医科大学（现武汉大学医学部），中国医学科学院阜外心血管病医院硕士研究生，首都医科大学博士研究生。主任医师，教授，博士生导师。首都医科大学附属北京朝阳医院麻醉科主任。现为中华医学会麻醉学分会委员；中国医师协会麻醉分会委员；中华中西医结合学会麻醉与镇痛专业委员会委员；北京医学会麻醉专业委员会常委；北京中西医结合学会麻醉与镇痛专业委员会副主委；中华麻醉学会器官移植麻醉学组副组长。在移植（肾、肝、肺）、心胸、危重症患者等麻醉方面有较丰富的临床经验。主要研究方向：脑、血液保护。主持或参与了多项国家自然科学基金和北京市级课题，现为国家自然基金评审专家。在国内、外医学杂志期刊上发表论文多篇。参与多部著作的撰写和翻译，主译一部，主编一部。担任《国际麻醉与复苏杂志》《临床麻醉杂志》《中华麻醉杂志》等杂志编委或通讯编委。

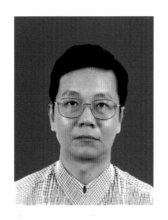

罗爱林，男，1965年2月出生于湖北应城市，1985毕业于湖南医科大学医学系，分配到同济医科大学附属同济医院麻醉科工作，先后获得同济医科大学硕士、博士学位。1997—1998年先后赴日本久留米大学医学院和奥地利维也纳大学总医院麻醉科进修学习。现任华中科技大学同济医学院附属同济医院麻醉学教研室常务副主任、二级教授、主任医师、博士生导师。任中国医师协会麻醉学医师分会常委、中华医学会麻醉学分会器官移植麻醉学组副组长、湖北省麻醉学会常委、武汉市麻醉学会主任委员。担任《中华麻醉学杂志》及《临床外科杂志》编委，《临床麻醉学杂志》通讯编委。以第一作者或通讯作者发表论文60余篇，其中SCI论文10余篇。承担国家自然科学基金等资助科研课题10余项，部分科研项目获湖北省科技进步二等奖及武汉市科技进步三等奖。

副主编简介

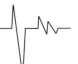

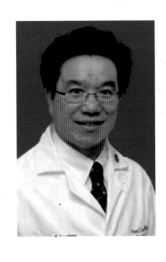

　　李成付，男，博士，美国华盛顿大学医学院副教授。出生于湖北省荆门市，1985年毕业于湖北医科大学（现武汉大学医学部），1991年毕业于北京医科大学（现北京大学医学部）博士研究生，后工作于北京大学第三临床医院。1991到美国华盛顿大学医学院做博士后研究，1996年通过了美国国家住院医师资格考试，并接受了两年内科住院医师培训和三年的麻醉学住院医师培训。现工作于华盛顿大学医学中心Barnes-Jewish医院和Progress West医院麻醉科。具有丰富的研究生指导和住院医师培训工作经验，擅长于神经外科、骨科、整形、急性创伤外科、产科麻醉和困难气道处理，对分娩镇痛和可视化神经阻滞麻醉有较深研究。任美国麻醉医师协会（ASA）、美国医学会（AMA）及美国局部麻醉医师协会（ASRA）会员。多次回国讲学。在美国发表学术论文30余篇。

主 审 简 介

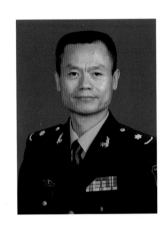

米卫东，男，1962年出生，教授，主任医师，现任解放军总医院麻醉手术中心主任，博士生导师。多年从事临床麻醉医疗和研究工作，技术特色包括老年及创伤危重患者的麻醉管理。承担国家自然科学基金面上课题2项；全军"十一五"面上课题1项；全军"十一五"重点及公关课题1项；首发基金面上课题1项；全军"十二五"重点课题1项。获军队科技成果二等奖1项；军队医疗成果二等奖2项。任职期间以第一作者或责任作者发表论文100余篇，SCI论文30余篇。指导博士和硕士研究生40余名，其中毕业博士生已担任三甲医院科室主任。主要社会任职：中国医师协会麻醉学医师分会候任会长、中华医学会麻醉学分会副主任委员、北京医学会理事；北京麻醉学会候任主任委员、全军麻醉与复苏专业委员会常委兼秘书长；中华麻醉学杂志等7家专业杂志的编委或常务编委。2008年获卫生部等四部委抗震救灾先进个人称号；2009年度军队优秀专业技术人才二类岗位津贴。

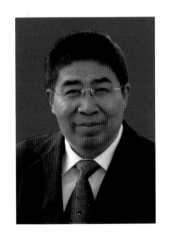

岳云，男，首都医科大学麻醉学系主任、北京朝阳医院麻醉科首席专家、教授、博士生导师。中华医学会麻醉学分会顾问（前任秘书长）、北京麻醉学会名誉主任委员（前任主任委员）。美国JCVA杂志编委、中华麻醉学杂志副主编、国际麻醉学与复苏杂志副总编辑、临床麻醉学杂志常务编委。发表论文400余篇，其中SCI论文60余篇。主（副）编专著10部，主译9部，参编31部。培养研究生120人，其中博士40人。获多项中华医学科技奖、北京市科技进步奖。享受国务院政府特殊津贴。

主 审 简 介

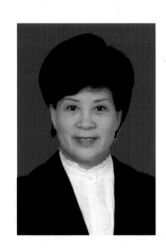

　　田玉科,女,华中科技大学同济医学院附属同济医院麻醉学教研室主任、麻醉学研究所所长。曾任中华医学会麻醉学分会第八、九、十届副主任委员,中国医师协会麻醉学医师分会第二、三届常委,湖北省医学会麻醉学分会第六届主任委员。现为中华医学会理事、中华医学会麻醉学会常务委员、中德医学协会副理事长、中国女医师协会常务理事、湖北省医学会常务理事、湖北省医学会麻醉学分会副主任委员、中华医学会武汉分会副会长、世界麻醉联盟(WFSA)理事、德国麻醉与危重医学协会"荣誉会士";《中华麻醉学杂志》、《临床麻醉学杂志》及《麻醉与监护论坛》副主编、《同济医科大学学报(外文版)》《中国麻醉与镇痛杂志》等多部杂志编委;1992年起享受国务院特殊津贴。在国际国内专业杂志上发表论文200余篇,其中SCI收录22篇。主编著作4部,副主编著作2部,参编教材及著作10余部。先后承担国家自然科学基金6项,省部级课题3项,国际合作项目1项。获湖北省科技进步二等奖、三等奖各1项、湖北省卫生厅科技进步二等奖1项、武汉市科技进步三等奖2项、国家发明专利1项。

编者姓名及单位（按地域排名）

傅润乔　清华大学附属北京市垂杨柳医院麻醉科

韩如泉　首都医科大学附属北京天坛医院麻醉科

吴安石　首都医科大学附属北京朝阳医院麻醉科

卢家凯　首都医科大学附属北京安贞医院麻醉科

董秀华　首都医科大学附属北京安贞医院麻醉科

赵丽云　首都医科大学附属北京安贞医院麻醉科

王成彬　首都医科大学附属北京安贞医院麻醉科

林培容　首都医科大学附属北京安贞医院麻醉科

肖　玮　首都医科大学附属北京宣武医院麻醉科

王天龙　首都医科大学附属北京宣武医院麻醉科

李天佐　首都医科大学附属北京世纪坛医院

张利萍　北京大学附属第三医院麻醉科

李　民　北京大学附属第三医院麻醉科

范志毅　北京大学附属北京肿瘤医院麻醉科

米卫东　解放军总医院麻醉科

方蔚然　解放军空军总医院妇产科

张东亚　清华大学附属华信医院麻醉科

陈绍洋　解放军总医院第一附属医院麻醉科

蔡贞玉　中国医科大学附属北京航空总医院妇产科

薛富善　中国医学科学院整形医院麻醉科

果君媛　北京市第一中西医结合医院麻醉科

贺永进　天津市第一中心医院麻醉科

杜洪印　天津市第一中心医院麻醉科

张马忠　上海交通大学医学院附属上海儿童医学中心麻醉科

王祥瑞　上海交通大学医学院附属仁济医院麻醉科

陈锡明　上海交通大学医学院附属新华医院麻醉科

石学银　第二军医大学附属长征医院麻醉科

万燕杰　上海市浦东新区公利医院麻醉科

刘存明　南京医科大学第一附属医院麻醉科

王忠云　南京医科大学第一附属医院麻醉科

李金路　苏州大学附属第二医院麻醉科

张诗海　华中科技大学同济医学院附属协和医院麻醉与危重病医学研究所

袁世荧　华中科技大学同济医学院附属协和医院麻醉与危重病医学研究所

罗爱林　华中科技大学同济医学院附属同济医院麻醉科

张传汉　华中科技大学同济医学院附属同济医院麻醉科

项红兵　华中科技大学同济医学院附属同济医院麻醉科

金小高　华中科技大学同济医学院附属同济医院麻醉科

万　里　华中科技大学同济医学院附属同济医院麻醉科

向桂芳　华中科技大学同济医学院附属同济医院麻醉科

高　峰　华中科技大学同济医学院附属同济医院麻醉科

夏中元　武汉大学附属人民医院麻醉科

雷少青　武汉大学附属人民医院麻醉科

王焱林　武汉大学附属中南医院麻醉科

王成夭　武汉大学附属中南医院麻醉科

肖少华　荆门市第一人民医院麻醉科

王　凌　荆门市第一人民医院麻醉科

刘菊英　湖北医药学院附属太和医院麻醉科

夏　瑞　荆州市中心医院麻醉科

徐道妙　中南大学附属湘雅医院重症医学科

招伟贤　广州中医药大第一附属医院麻醉科

黄绍农　深圳市第二人民医院麻醉科

郑利民　北京大学深圳医院麻醉科

吴新海　北京大学深圳医院麻醉科

程明华　汕头大学第一附属医院麻醉科

衡新华　昆明医科大学第一附属医院麻醉科

金　华　云南省第一人民医院麻醉科

侯立朝　第四军医大学附属西京医院麻醉科

李成付　美国圣路易斯华盛顿大学附属Barnes-Jewish医院麻醉系

胡灵群　美国芝加哥西北大学芬堡医学院麻醉系

易晓彬　美国圣路易斯华盛顿大学附属Barnes-Jewish医院麻醉系疼痛科

沈世乾　美国哈佛医学院麻醉省总医院麻醉系疼痛科

唐　越　美国加州慈善总医院麻醉科

第2版 序

　　1842年美国Long实施第一例乙醚麻醉以及Morton乙醚麻醉的公开演示,揭开了现代麻醉学序幕。麻醉学作为临床平台学科,其理论和技术发展迅速,极大的促进了外科及相关学科的发展。国内麻醉学经典参考书《现代麻醉学》第4版由人民卫生出版社再版,为麻醉专业人员提供了知识更新的工具,深受全国麻醉界同道的高度认可。麻醉学的基础理论和临床知识包罗万象,麻醉学的操作技术日新月异,并在不断的发展。专业人才的筛选也必须经过考试择精,这既是当前全世界麻醉专家成长的必经之路,也是最公正的择优方法。而考试采取多选题方式也是当今之盛行。专业人员的培训和考核,如同其他医学临床学科(如外科、内科、妇产科和儿科等)一样,都有专业人才(住院医师规范化培训,硕士、博士和博士后)的培训基地,而专业医师资格的考试和考核,也正与国际接轨,有良好的专业医师的培训中心和考试标准,这是专业水平提高和专业队伍发展的必由之路。故一册能反映现代麻醉学知识的多选题参考书的编写实属必要。

　　傅润乔主编、肖少华副主编第1版《现代麻醉学多选题》于2001年由人民卫生出版社出版,它是一本全面、系统、综合性强的依托麻醉学教材、《现代麻醉学》等而编写的麻醉学多选题习题集,它伴随着麻醉学专业技术规范化、标准化培训与考试中发挥了积极作用,为广大麻醉医生和考生尽快学会知识并顺利通过考试、考核提供了有力帮助,也为平时的麻醉教学带来了极大的方便。因此,这本书对麻醉学、对各级麻醉医生来说无疑是必需的。因此,当时我的恩师刘俊杰教授为该书作了序言。

　　14年后,傅润乔、肖少华再次组织并主编《现代麻醉学多选题》第2版,由人民卫生出版社发行,参加第2版编写的60余位作者均是有渊博的医学理论基础和丰富的临床实践经验、在临床一线的工作者,既有国内不乏麻醉领域颇有建树的学术精英,还有在美国颇有成就的海外学者。他们丰富的学识和临床经验以及流畅的文字表达能力,是保证本书高质量的条件。作为武汉协和医院刘俊杰教授的弟子,我不敢妄为编撰作序,在主编的诚意邀请下盛情难却,虽恩师与世长辞,但其学术影响着学生,理当继承。作为第4版《现代麻醉学》主编之一,我欣慰能先睹多选题第2版书稿,确信第2版《现代麻醉学多选题》是我国临床麻醉医师尤其是青年麻醉医师学习与考试难得的一本实用参考书,也是麻醉学科教学的一本良好的辅助教材,故乐于推荐。

全国卫生专业技术资格考试麻醉学专家委员会主任委员

中华医学会麻醉学分会副主任委员

华中科技大学同济医学院附属协和医院麻醉与危重病研究所所长

姚尚龙

2015年6月30日于武汉

第1版 序 一

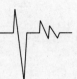

　　麻醉学虽然是一门新兴学科,但其理论和技术的发展异常迅速。专业人员的培训和考核,如同其他医学临床学科(如外科、内科、妇产科和儿科等)一样,都有专业人才(硕士、博士和博士后)的培训基地,而专业医师资格的考试和考核,将与西方国家接轨,有良好的专业医师的培训中心和考试标准,这是专业水平的提高和专业队伍补充的必行之路。

　　麻醉学的基础理论和临床知识包罗万象,麻醉学的操作技术五花八门,并在不断的发展。专业人才的筛选也必须经过考试择精,这既是当前全世界麻醉专家成长的必经之路,也是最公正的择优方法。而考试采取多选题方式也是当今必然趋势。目前内、外、妇、儿、生理、生化和药理等均有实用的多选题书籍问世,而麻醉学尚赋缺如。故一册能反映现代麻醉学知识的多选题参考书的编写实属必要。

　　傅润乔等60余位中青年医师经过两年多的辛勤努力,编写一本全面、系统、综合性强的《现代麻醉学多选题》,无疑是适应当前麻醉学专业发展的要求,弥补了这一空白。这本书采用了目前国内外推崇并流行的多选题题型,即A(A_1、A_2、A_3、A_4)和B(B_1、B_2)型题,同时为兼顾我国目前硕士研究生入校考试还采用了C型题和X型题。

　　所有参加本书编辑的60余位中青年作者均是有丰富的临床实践经验、在临床一线的工作者,具有高年主治医师以上职称,其中94%有研究生学历。他(她)们分布在全国各地,都是当地麻醉科的骨干力量,不但有丰富的学识和经验,还有流畅的文字表达能力,这些素质是保证本书高质量的条件。并且每章均经多位作者配合编写,达到内容的深度和广度。加上本书的审校作者也是当前麻醉界的俊彦,故能保证这本书的高水平。我能先睹此书稿为快,确信是我国麻醉青年医师难得的参考书,也是麻醉科教学的一本良好的辅助教材,故乐于推荐。

刘俊杰

2000年9月15日于武汉

第1版 序 二

　　医师是以人为本的一种特殊职业。医师不仅要具有高尚的人品道德,也需要有扎实的理论基础和过硬的临床技能,这些都需要并可以通过一定时间的严格训练而获得。在我国,顺利实施《中华人民共和国执业医师法》后,专科医师制度和正规化医师培养必将展开。这是与世界医学接轨,对中国人民健康负责,对执业医师负责,促进医学发展的必然趋势。为顺应这一趋势,傅润乔等我国一大批既从事临床麻醉工作,又关心和支持住院医师培养的麻醉中青年医师,参考国家医学考试中心提供的资料,采用国际通用的试题模式,编写了这部《现代麻醉学多选题》。编写试题集是将书本知识、实践经验及教训中最基本和最精髓的部分提炼成一系列的问题,并试图通过读者分析考题,鉴别各种可能的答案,并选择出正确答案来达到准确而系统地掌握麻醉学知识之目的,为读者提供一种系统的学习书面知识和临床技能的互补学习方式。这种学习可以: ①通过模拟考试和分析答案来提高医学和麻醉学科的理论水平和临床分析及处理问题的能力; ②帮助读者和模拟考试者熟悉现代考试方法(建立条件反射),以利于在真正的考场上正常发挥自己的水平; ③通过分析试题,特别是本试题集中很多令人拍案叫绝的试题,能成为麻醉学专家在今后出真正的考题时提供参考与借鉴; ④为顺应时代的发展,今后利用计算机及网络系统出题、考试、判卷和分析考试结果提供一些经验。总之,本试题集的出版是我国麻醉学界开展住院医师正规化培训的产物,必将为我国麻醉学的发展发挥其独特作用。

刘　进

2000年9月20日于北京

第2版　前　言

2001年10月《现代麻醉学多选题》第1版问世了,它的出版是适应了我国麻醉学的发展和市场的需求,是看准了当时将展开的全国执业医师和专科医师资格统一考试这一大趋势而编写出版的。它既促进了麻醉学知识的学习,又作为了检验麻醉医生掌握理论、实践技能和分析问题解决问的一种工具。回头看当时的预测非常正确,题型完全合适,书中大量试题后来也被收录进了考试题库,为麻醉医生顺利通过医师各级考试发挥了积极作用。后来,有麻醉同道也陆续出版了麻醉试题集或复习题参考书,但《现代麻醉学多选题》是第一本与国际接轨的、全面的、标准的国内大型麻醉学多选题参考书,它是以公认我国最具权威《现代麻醉学》这本书为蓝本和线索来编写的,得到当时主编刘俊杰教授的大力支持与推荐,也得到我国麻醉学科住院医师规范化培训创始人和推动者刘进教授的力荐与好评。在此由衷的感谢他们和所有参编者。

读者对《现代麻醉学多选题》反映良好,加印3次。也有许多外地同仁打电话询问购买此书,因为他们在外地县、市书店买不到此书,我们不得不帮助他们联系和购买。很多参加医师资格和专业技术资格(中级)考试的人也反映试卷中见到来自于《现代麻醉学多选题》中的熟悉试题。现在该书已销售一空,麻醉学也有很多进展需要再版。早在5年前我们就启动了第2版多选题编写,恰逢第4版《现代麻醉学》出版,我们又根据第4版《现代麻醉学》以及一些新近出版的主要的麻醉学教材或参考书,在第1版《现代麻醉学多选题》的基础上进行了重新修改和编写,充实了新的相关知识,删除了过时的、重复的、争议大的、错误的试题。内容涵盖了"基础知识"、"相关专业知识"、"专业知识"、"专业实践能力"。所有参加编写的学者、专家都是中年以上,具高学历、高职称、临床经验丰富的、来自多个地区的临床医师,又在主编、主审的反复认真的审题、查对、组合、修改、润色下,再版质量有明显提高。

目前国际国内考试题型有A(A_1、A_2、A_3、A_4)、B(B_1、B_2)、C、X型题。根据市场演变,A、B(B_1)、X型题最为流行。

国家执业医师资格考试题型是A(A_1、A_2、A_3、A_4)、B(B_1),助理医师适当减少或不采用A_3型题。

医学研究生入学考试各题型均有,2005年开始取消了C型题,2006年开始X型题由5个备选答案改为4个,2007年开始A、X型题均采用4个备选答案。

专业技术资格(中级)考试题型是A(A_1、A_2、A_3、A_4)、B(B_1)、X型题和病例分析试题,其中A_3、A_4病例已演变成A_3/A_4型题而组合在一起。专业实践能力中的案例分析试题实际上是A_4型题与X型题的结合与拓展,将备选答案由标准的5个(ABCDE)、只1个正确答案,变成6~12(ABCDEF~L)个备选答案、1个或多个正确答案。

专业技术资格(高级)考试目前全国尚未采用统考方式,题型各个专业采用的并不统一,有的专业取消了B型题,有的专业只采用单选题和多选题。因为很多医院都是专科医院,其知识的掌握和运用点显然不同,中级以上的全国麻醉综合性统一试卷考试尚欠公正,或许是目前麻醉高级专业技术资格考试或全国性或地区性还不能统一试题考试的原因,有待完善。但《现代麻醉学多选题》包含了各个专科麻醉,适合于所有麻醉医师。

可以看出,A型题、X型题,即单选题和多选题是临床医师最为常用题型,其中A_3、A_4是临床医师考试、考核的主要题型。由于国家考试中心有时在变换考试题型,为了让读者了解和不至于遗忘题型,本版仍沿用既往所有经典的标准题型。

《现代麻醉学多选题》主要针对的读者是麻醉住院医师、主治医师,以强化他们的专业基础知识和带动临床技能与思维及判断能力,有些题就是典型的临床治疗与麻醉路径选择,有很好的指导和参考价值。再版增加了更多的临床病例试题,正因如此尤其是A_3、A_4型题,而超越了一些书籍中的内容,使得这本《多选题》书更接近临床。他是把每位麻醉医师看成活生生的临床医生,不仅仅是理论记忆者,因此题型的问答与内容生龙活现,使临床麻醉情景跃然纸上再现在眼前,有产生认同、顿悟、欣慰的感觉!

第2版《现代麻醉学多选题》有近1万道试题。正如第1版中《前言》所述,由于我们的学识水平仍然有限,以及各位麻醉专家、同道们在处理临床问题时虽然会力求达到同样的目的或结果,但正如病例讨论一样,可能因看问题的角度不同,其处理方式或方法有些许差异,加之医学在不断认识与进步,因此所谓标准答案(尤其临床部分)是相对的,仅供参考,欢迎批评指正。

傅润乔

2015年5月25日于北京

第1版 前 言

改革开放以来,我国医疗卫生得到了前所未有的发展。随着我国加入世界贸易组织(WTO),我国的医疗卫生必然要与国际接轨。医务人员的水平或行医执照要相应得到国际承认,不仅需要有一段受教育与培训的经历,同时必须要有与国际接轨的考试并取得证书(或称执照)。考试是真实地评价与客观的检验医师的学识水平和医学生知识能力的主要方法之一。西方国家长期以来采用多选题(multiple choice question,MCQ)的形式进行领取医师执照和注册考试。我国于20世纪80年代初开始运用多选题考试来检测医学成绩。全国统一的或各医学院校单独的研究生入学综合水平考试,以及近些年来各单位医师晋升考试(主要是主治医师晋升考试),均已采用多选题形式。

为了提升我国医务人员的学识水平并尽快与国际接轨,我国已建立了国家医学考试中心并于1999年组织第一次医学院校毕业后的国家医师资格考试(national medical licensing examination,NMLE)。国家医师法规定,从1998年毕业后的医学生在2~3年内必须通过这一考试取得执业医师资格后方可从事医疗卫生工作。而这种考试的形式就是多选题,其内容涵盖基础和临床。题型为近年国际流行的A(A_1、A_2、A_3、A_4)和B(B_1、B_2)型题。

在取得NMLE后,要从事临床工作的医师根据自愿与需要的原则进入各专科,再由各科安排进行3~5年的专科住院医师训练,最后通过各自专科考试委员会(可能是地区性的也可能是全国性的)组织理论考试(笔试)、技能考试(临床操作)和答辩考试(面试),获得通过并取得专科医师资格(即执照,相当于我国的主治医师职称)后,才能终身从事本专业工作。其中的理论考试又全部采用多选题的形式。尽管我国目前专科专业医师培训还刚刚起步及其考试委员会尚未成立,但相信不久将会逐步展开并走向成熟(或地区性的或全国性的),那时各个医疗单位也就不必再单独组织晋升考试了,以使国家的整体医疗水平趋于平衡。北京地区在麻醉医学会的组织下,已经历了5年住院医师理论培训(医科院系统还进行了临床轮训),正将组织全市麻醉住院医师统考。

《现代麻醉学多选题》采用国内外使用较多并被公认的新题型,即A_1、A_2、A_3、A_4、B_1、B_2、C、X型题(我国医学研究生入学考试综合试题还采用C和X型题)。这些题型既可考察基础理论知识,又可紧密的结合临床情景考察临床理论知识与技能状态以及分析问题与解决问题的能力,具有很大的实用性与教学价值。

目前国内不仅基础学科而且临床学科,如外科学、内科学、妇产科学、儿科学等均已有一套或多套多选题书出版,而作为临床学科的麻醉学显然已经落伍。为帮助麻醉专业同道们,尤其是住院医师及在校麻醉系学生们尽快全面、系统地掌握临床知识技能,并熟悉新的多选题形式,以适应各种考试,我们组织编写了这本能反映当前麻醉学知识的大型、综合性的《现代麻醉学多选题》。

　　本书以《现代麻醉学》为蓝本和线索,共分五篇95章,内容包括基础和临床。参加本书编写的作者分布在全国各个地区、绝大多数为中青年医师,均有主治医师以上职称,94%具有硕士或博士学位,而且工作在临床第一线,有较深的理论知识和临床工作水平。每章均有多位作者编写,避免出题的局限性,基本代表了我国麻醉水平。全书题量15000道,每章按A_1、A_2、A_3、A_4、B_1、B_2、C、X型题顺序排列,书的每章后面附有标准答案。需要说明的是,有些章内容相互交叉而非完全独立,难免存在少许试题内容上的重复;有些题显然超出了临床实际考试范围,但做一名医师应有所了解。

　　由于时间仓促和我们的学识水平有限,以及各位麻醉专家、同道们在处理临床问题时虽然会最终力求达到同样的目的或结果,但可能对问题的认识不一,其处理方式必然有些不同。因此所谓标准答案也只是相对的,仅供参考,欢迎批评指正。

傅润乔

2000年8月24日于北京

题型说明与举例

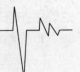

【A型题】（单选题）

即最佳选择题,其组成为一段叙述性题干后有A、B、C、D、E 5个备选答案。分A_1、A_2、A_3、A_4四种类型。

【A_1型题】（单句型最佳选择题,广泛适用基础与临床）

每道题由一个题干和5个备选答案组成,备选答案中只有一个是最佳选择,其余为与内容相关的(请注意是相关的而不要离题太远)干扰选项。包括:

1. 一个最佳的肯定答案型。

2. 一个最佳的否定答案型。否定词用黑体,否定词有:"不恰当、不可能、无关、错误、不符、除外" 等。

3. 以上都不是或以上都是型。

例:

1. 血浆中最重要的生理性抗凝物质是D
   A. 巨球蛋白　　　B. 抗凝蛋白酶　　　C. 肝素　　　　　D. 抗凝血酶-Ⅲ　　E. 蛋白C系统

2. 下列哪项与诊断血友病甲**不符合**B
   A. 凝血时间延长　　　　　　　　B. 出血时间延长
   C. Ⅷ因子缺乏　　　　　　　　　D. 白陶土部分凝血活酶时间延长
   E. 凝血酶原时间正常

3. 拟肾上腺素类药物治疗哮喘的主要机制是E
   A. 稳定肥大细胞膜　　　　　　　B. 抗过敏　　　　　　　　C. 抗组胺
   D. 抑制磷酸二酯酶　　　　　　　E. 以上都不是

【A_2型题】（病历摘要最佳选择题）

每道题题干是一个简要的案例。有一个类似A_1型题的提问和5个备选答案。多用来考查临床技能和临床知识,对基础科学此体型也适用。例:

1. 男,50岁,肺结核患者,咯血痰2天,次日晚突然大咯血,鲜血从口鼻涌出,用力屏气后出现烦躁不安,极度呼吸困难,面部青紫,表情恐怖,大汗淋漓,双眼上翻。此时最可能发生的并发症是C
   A. 休克　　　　B. 气胸　　　　C. 窒息　　　　D. 肺栓塞　　　　E. 心力衰竭

2. 患者13岁,食管异物,择期手术。在氯胺酮、泊酚静脉麻醉加咽喉表面麻醉、持续吸氧下,用食管镜取异物。在食管镜进入取异物时,患者SpO_2从100%降到88%。导致SpO_2下降的最可能原因是B
   A. 给氧中断　　B. 气管受压　　C. 支气管痉挛　　D. 喉痉挛　　　　E. 误吸

【A_3型题】（病历或病案组最佳选择题）

以一个患者的较完整的临床情况(病历)为**总题干**,然后根据病历提出2~3个与**本病例**相关的问题。提问和选择类似A_1型题。主要考查对病例的分析与判断能力(涵盖理论与临床水平)。例:

问题1~4

患者女性,59岁。慢性胆囊炎、胆石症急性发作。高血压、冠心病(心绞痛)史10年。平时不规律口服降压药和抗凝药。EKG显示心肌缺血,右束支传导阻滞。心率66次/分,血压185/100mmHg。行胆囊切除加胆总管探查T形管引流术。术中血压维持135/85mmHg左右,处理胆囊时突然心率减慢、室性期前收缩、二联律。

1. 突然的心律失常原因,首先应想到A

   A. 胆–心反射   B. 缺氧   C. 低血压

   D. 高二氧化碳血症   E. 手术刺激了心脏

2. 解决该问题的第一步是A

   A. 停止手术操作   B. 静注阿托品0.3mg   C. 静注山莨菪碱4mg

   D. 静注利多卡因50mg   E. 胆囊三角区神经封闭

3. 此时预防该问题的最好的办法是C

   A. 术前肌注阿托品   B. 避免牵拉胆囊   C. 胆囊三角区神经封闭

   D. 静注异丙肾上腺素   E. 静注氟哌啶利多

4. 术前检查应该是E

   A. EKG   B. 心脏超声   C. 冠状动脉造影   D. 凝血4项   E. 以上都是

问题1~3

35岁男性,因饱餐和饮酒后6小时出现上腹疼痛,放射至两侧腰部,伴有呕吐2次,为胃内容物,自觉口干,出冷汗。体格检查:体温38℃,四肢厥冷,脉搏116次/分,血压75/45mmHg,腹部膨胀,压痛、反跳痛和肌紧张,肝浊音界存在,移动性浊音阳性,肠鸣音消失。

1. 根据患者的临床表现,不应考虑的诊断是E

   A. 穿孔性阑尾炎   B. 胃十二指肠溃疡穿孔   C. 绞窄性肠梗阻

   D. 急性胰腺炎   E. 急性盆腔炎

2. 患者经检查诊断为急性出血坏死性胰腺炎,如行腹腔穿刺,可能抽出液体的颜色是B

   A. 无色清亮液体   B. 棕褐色液体   C. 胆汁样液体   D. 脓性液体   E. 血性液体

3. 治疗方针应是D

   A. 胃肠减压,密切观察病情变化   B. 中药与针刺   C. 补液抗炎

   D. 紧急手术   E. 纠正休克后手术

问题1~3

某地调查11例克山病患者和13例健康人血磷值(mmol/L)结果: $n_1=11$, $\bar{x}_1=1.5210$, $S_1=0.4218$; $n_2=13$, $\bar{x}_2=1.0850$, $S_2=0.4220$。

1. 欲进行两组血磷值平均水平比较,应进行B

   A. 四格表资料 χ^2 检验   B. 成组设计 t 检验   C. 成组设计 u 检验

   D. 配对设计 t 检验   E. 配对设计 χ^2 检验

2. 其检验假设 H_0 为B

   A. $\pi_1=\pi_2$ B. $\mu_1=\mu_2$ C. $\bar{x}_1=\bar{x}_2$ D. $\mu_d=0$ E. $\mu_1 \neq \mu_2$

3. 经假设检验得$P<0.001$,可认为A

    A. 两组平均水平在统计学上相差非常显著

    B. 两组平均水平在统计学上无差别

    C. 两组总体平均水平差别有统计学意义

    D. 两样本来自同一总体

    E. 两组平均水平不能比较

【A₄型题】(病例或病案串型最佳选择题)

也是选择一个患者的临床情景为题干,然后根据病情的发展进行推理(事实或假设)、提出4~9个相关问题。**提出的问题既可是本患者已经发生的,又可还没有但可能发生的或不是本病例发生的。**提问与回答也与A₁型题一样。主要测试临床水平。例:

问题1~7

患者男性,60岁,自行车修理工。因食管中段癌拟行左开胸切除术。

1. 术前了解病情相对正确的是E

    A. 查看病历   B. 饮食情况   C. 心肺听诊   D. 测量血压   E. 以上均是

提示: 患者嗜烟酒30年,平均每日1包,经常咳痰,遇天气骤冷时加重。

2. 患者最可能有A

    A. 慢性支气管炎   B. 肺心病   C. 肺炎   D. 心衰   E. 肺癌

3. 下述哪项检查对麻醉最重要D

    A. 血常规   B. 心电图   C. 脑电图   D. 肺通气功能   E. 肝脏B超

4. 为进一步了解肺功能,下列哪项最有必要A

    A. 血气分析   B. 生化全套   C. 心功能   D. 肝功能   E. 肾功能

5. 常规快速全麻诱导,明视下准确轻松插入气管导管,接麻醉回路手控呼吸即感阻力很大,听诊有哮鸣音。应诊断为E

    A. 麻醉机失灵   B. 麻醉诱导量不足   C. 肌松剂量不够

    D. 导管打折   E. 支气管痉挛

6. 处理上述问题,你认为哪种方法**不可取**E

    A. 增加吸入麻醉   B. 静注维库溴铵2mg   C. 静注氨茶碱50~100mg

    D. 静注地塞米松10mg   E. 静注呋塞米20mg

7. 术后患者清醒即声嘶,下述原因中哪种可能性大B

    A. 术前食管镜检查损伤   B. 术中手术损伤喉返神经   C. 心情沉重,情绪所致

    D. 急性咽喉炎   E. 声带断裂

【B型题】(配伍型题)

先有5个备选答案(B₁型)或5个以上备选答案(B₂型),然后提出多个问题。每个答案可被选一次或多次,或一次也不选。

【 B₁型题 】,例:

问题1~6

　　A. 血压升高,心率加快　　　　B. 血压下降,心率减慢　　　　C. 血压升高,心率减慢
　　D. 血压下降,心率加快　　　　E. 心率血压均不变

1. 气管插管A

2. 牵拉阑尾B

3. 腰麻平面阻滞达T_3　B

4. 麻醉机呼吸活瓣失灵A

5. 静注去甲肾上腺素C

6. 失代偿性休克D

【 B₂型题 】,例:

问题1~4

　　A. 苯巴比妥钠　　B. 尼可刹米　　　C. 硫喷妥钠　　　D. 吗啡　　　　E. 肾上腺素
　　F. 氨茶碱　　　　G. 利多卡因

1. 控制局麻药惊厥时首选C

2. 施行局麻前,镇静药首选A

3. 心搏骤停时,复苏药首选E

4. 某男,42岁。外伤性硬脑膜外血肿,拟行血肿清除引流术。入手术室时浅昏迷状,血压180/100mmHg,心率75次/分,EKG示多发室性期前收缩。首选治疗药G

【C型题】(变相多项是非题)

A、B、C、D　4个备选答案在前,问题(一般2~4个)在后。A和B为实质内容,C和D分别表示与A和B有相关或无相关。例:

　　A. 外周化学感受器　　　B. 中枢化学感受器　　　C. 两者均有　　　D. 两者均无

1. 缺氧引起呼吸兴奋,主要是通过直接刺激A

2. 二氧化碳过多引起呼吸兴奋是刺激C

3. 血中[H⁺]增高主要直接刺激A

4. 血中[Na⁺]增高主要刺激D

【X型题】(任意选择题)

有一个题干和A、B、C、D、E　5个备选答案,可有2~5个正确答案,选对几个给几分,错选几个倒扣几分(但不超过本题分数)。例:

1. 下列因素中哪些能引起皮肤温度发生变化ABCDE

　　A. 发汗　　　　B. 环境温度　　　C. 皮肤血流量　　　D. 麻醉　　　　E. 精神因素

2. 常见引起自发气胸的病因有BCDE

　　A. 急性肺炎　　B. 肺结核　　　C. 阻塞性肺气肿　　D. 肺癌　　　　E. 肺大疱

目　录

第一篇　绪　论

第三篇　临床麻醉学

第四篇　麻醉学监测

第五篇　危重病医学

第六篇　疼痛医学

第一篇 绪 论

第 1 章

麻醉学绪论

【A₁型题】

1. 麻醉学的概念是
   A. 镇静
   B. 睡眠
   C. 无痛
   D. 肌松
   E. 部分或整个机体暂时失去感觉

2. 标志现代麻醉学的开端,是下面哪项
   A. 乙醚,1842年3月30日
   B. 乙醚,1846年10月16日
   C. 氧化亚氮,1842年12月10日
   D. 氯仿,1848年3月30日
   E. 三氯乙烯,1941年10月16日

3. 以因成功实施乙醚麻醉之日而命名"医师节"的是
   A. Crawford W.Long,1842年3月30日
   B. William T.G.Morton,1846年10月16日
   C. Cardner Colton,1842年12月10日
   D. James Simpson,1848年3月30日
   E. Langton Hewer,1941年10月16日

4. 麻醉后随访应在下述哪个时间内进行
   A. 8小时
   B. 16小时
   C. 24小时
   D. 32小时
   E. 40小时

5. 中国古代最著名的麻醉药是
   A. 大麻
   B. 乌头
   C. 草乌散
   D. 莨菪子
   E. 麻沸散

6. 世界最先成立麻醉医师协会的国家是
   A. 美国
   B. 英国
   C. 德国
   D. 中国
   E. 法国

7. 我国卫生部(现简称: 卫计委)将麻醉学定为二级临床学科是在
   A. 1985年
   B. 1989年
   C. 1990年
   D. 1992年
   E. 1997年

8. 首先使用的局部麻醉药是
   A. 可卡因
   B. 丁卡因
   C. 普鲁卡因
   D. 氯普鲁卡因
   E. 利多卡因

9. "吸入麻醉药的一次革命"是指哪种药
   A. 恩氟烷
   B. 异氟烷
   C. 氟烷
   D. 七氟烷
   E. 地氟烷

10. 现代麻醉学包括的内容,正确的是
    A. 临床麻醉
    B. 麻醉后恢复室及ICU

C. 急救与复苏

D. 临床疼痛治疗

E. 上述全部

11. Priestly于1772年发现的第一个吸入麻醉药是

A. 二氧化碳

B. 氧气

C. 乙醚

D. 氧化亚氮

E. 氯仿

12. 氧化亚氮镇痛作用的首先发现（1799年）者是

A. Joseph Priestley

B. Humphry Davy

C. Henry. H. Hickman

D. G. Q. Cotor

E. Wells

13. 乙醚的麻醉作用首先发现（1818年）者是

A. Charless T. Jackson

B. Faraday

C. William T. G. Morton

D. Crawford. W. Long

E. Horace wells

14. 1846年首次试用乙醚成功的是

A. Charless T. Jackson

B. Faraday

C. William T. G. Morton

D. Crawford. W. Long

E. Horace wells

15. 首次提出乙醚麻醉分级的是

A. Charless T. Jackson

B. John Snow

C. William T. E. Morton

D. Crawford. W. Long

E. Horace wells

16. 全麻分期和各期不同体征首先提出的是

A. Charless T. Jackson

B. Faraday

C. Guedel

D. Magill

E. Horace wells

17. 首先使用钠石灰于麻醉中吸收二氧化碳的是

A. Charless T. Jackson

B. Faraday

C. William T. E. Morton

D. Waters

E. Horace wells

18. 1847年首先在分娩使用氯仿镇痛的是

A. Charless T. Jackson

B. Faraday

C. James Simpson

D. Waters

E. Horace wells

19. 1911年哪位专家使用氧化亚氮产妇自控吸入分娩镇痛

A. Charles T. Jackson

B. Faraday

C. James Simpson

D. Waters

E. A. E. Guedel

20. 1954年首先合成氟烷的是

A. Charles T. Jackson

B. Faraday

C. William T. E. Morton

D. Waters

E. Charles Suckling

21. 1934年首先将硫喷妥钠用于临床麻醉，并创立"平衡麻醉"概念的是

A. Lilly

B. Overton-Meyer

C. Waters

D. John S. Lundy

E. Richard

22. 下列说法是正确的，除了

A. 1846年10月16日是现代麻醉学的开端

B. 1954年合成氟烷，1956年用于临床

C. 1963年合成恩氟烷,1966年用于临床

D. 1965年合成异氟烷,1971年用于临床

E. 1968年合成七氟烷,1980年后广泛用于临床

23. 麻醉科人员编制,下述表达哪项**错误**

A. 一般情况,麻醉医师数:手术台数=1:1

B. 一般情况,麻醉医师数:手术台数≥2:1

C. 危重症较多的,麻醉医师数:手术台数≥2.5:1

D. 手术台利用率≥3台,应增加麻醉医师

E. 400例麻醉/年,定编麻醉一人

24. 2010年3月7日原卫生部正式发布了下面哪个制度

A. 麻醉术前访视、评估、准备制度

B. 毒麻药品管理制度

C. 医疗事故与并发症报告制度

D. 手术安全核查制度

E. 主治医师全程负责制度

25. 手术安全核查制度中的三方是指

A. 手术医师、麻醉医师、手术室护士

B. 手术医师、麻醉医师、手术患者

C. 手术医师、麻醉医师、患者家属

D. 麻醉医师、手术室护士、手术患者

E. 麻醉医师、巡回护士、器械护士

26. 上报麻醉质控中心的围术期心搏骤停是指

A. 麻醉开始后12h内发生的心搏骤停

B. 麻醉开始后24h内发生的心搏骤停

C. 麻醉开始后36h内发生的心搏骤停

D. 麻醉开始后48h内发生的心搏骤停

E. 麻醉开始后72h内发生的心搏骤停

【B₁型题】

问题27~28

A. 氧化亚氮

B. 乙醚

C. 氟烷

D. 恩氟烷

E. 七氟烷

27. 1846年10月16日牙医Morton施行的麻醉药是

28. 标志着近代麻醉史的开端是指哪个麻醉药的使用

【B₂型题】

问题29~34

A. Anesthesiology

B. Anaesthesia

C. Anesthesia and Analgesia

D. British Journal of Anaesthesia

E. 中华麻醉学杂志

F. 临床麻醉学杂志

G. 国际麻醉学与复苏杂志(原名: 国外医学-麻醉学与复苏分册)

H. 中国疼痛学杂志

29. 1940年创刊

30. 1943年创刊

31. 1979年创刊

32. 1985年创刊

33. 1981年创刊

34. 1995年创刊

【X型题】

35. 临床麻醉学工作研究的范围

A. 临床麻醉

B. 急救与复苏

C. 重症监测治疗

D. 疼痛治疗

E. 生理功能调控

36. ASA提出麻醉的基本监护手段是

A. 体温

B. 血压

C. 心电图

D. 呼吸末二氧化碳

E. 脉搏血氧饱和度

37. 下述哪些是临床麻醉管理制度

A. 术前访视、评估、准备、病例讨论制度

B. 药品管理制度、麻醉单记录制度

C. 事故与并发症预防和报告制度

D. 术后随访与总结制度

E. 交接班、值班、会诊制度

答 案

【A₁型题】

1. E   2. B   3. A   4. C   5. E   6. B   7. B   8. A   9. C   10. E

11. D   12. B   13. B   14. D   15. B   16. C   17. D   18. C   19. E   20. E

21. D   22. E   23. A   24. D   25. A   26. B

【B₁型题】

27. B   28. B

【B₂型题】

29. A   30. B   31. G   32. F   33. E   34. H

【X型题】

35. ABCDE   36. ABCDE   37. ABCDE

（傅润乔）

第二篇　麻醉学基础理论

第 2 章

麻 醉 与 脑

【A₁型题】

1. 成人脑重量约占体重
   A. 1%
   B. 2%
   C. 3%
   D. 4%
   E. 5%

2. 成人脑血流量约相当于其心排出量的
   A. 5%~10%
   B. 10%~15%
   C. 15%~20%
   D. 25%~30%
   E. 35%~40%

3. 椎-基底动脉的分支,**错误的**是
   A. 椎动脉发出迷路动脉和小脑前下动脉
   B. 椎动脉发出脊髓前、后动脉
   C. 基底动脉发出小脑上动脉
   D. 基底动脉发出脑桥动脉
   E. 基底动脉发出大脑后动脉

4. 关于脑脊液正确的是
   A. 自外侧孔流入第三脑室
   B. 为无色透明不含有机物的液体
   C. 由脑室脉络丛产生
   D. 正中孔是脑脊液自脑室入蛛网膜下腔的唯一途径
   E. 以上均不是

5. 成人脑脊液总量
   A. 10~20ml
   B. 20~40ml
   C. 40~60ml
   D. 60~100ml

E. 140~180ml

6. 静息状态下脑的平均耗氧量相当于全身的
   A. 10%
   B. 15%
   C. 20%
   D. 25%
   E. 30%

7. 静息状态下脑的平均耗氧量是
   A. 3.0ml/(100g·min)
   B. 3.5ml/(100g·min)
   C. 4.0ml/(100g·min)
   D. 4.5ml/(100g·min)
   E. 5.0ml/(100g·min)

8. $PaCO_2$每增加1mmHg,脑血流量增加约
   A. 1.0ml/(100g·min)
   B. 1.5ml/(100g·min)
   C. 2.0ml/(100g·min)
   D. 2.5ml/(100g·min)
   E. 3.0ml/(100g·min)

9. 局部代谢物质在引起脑血管改变因素中最重要的是
   A. 氢离子浓度
   B. 钠离子浓度
   C. 钾离子浓度
   D. 前列腺素
   E. 血栓素

10. 关于三叉神经的描述以下哪项**不正确**
    A. 为脑神经中最粗大的神经
    B. 主要由运动神经纤维构成
    C. 主要由感觉神经纤维构成

D. 分布于头、面部

E. 有眼神经、上颌神经和下颌神经三大分支

11. 吸入下列哪种麻醉药可引起痉挛性脑电图改变

A. 恩氟烷

B. 异氟烷

C. 氟烷

D. 七氟烷

E. 地氟烷

12. 关于硫喷妥钠,下列哪项**错误**

A. 对循环有明显抑制作用

B. 使脑血流量减少,脑耗氧量降低

C. 使迷走神经作用相对增强

D. 具有抗惊厥作用

E. 其超短效作用是因为代谢快

13. 有关依托咪酯的叙述**错误的**是

A. 可降低颅内压

B. 可降低脑血流量和脑耗氧量

C. 对血压和心排出量影响小

D. 常用于肾上腺素皮质功能减退者

E. 可产生注射后疼痛

14. 下列哪项**不是**氯胺酮的作用

A. 降低颅内压

B. 血压升高、心率增快

C. 增加眼内压

D. 扩张支气管

E. 唾液分泌增多

15. 下列静脉麻醉药中可引起CBF、CPP、$CMRO_2$ 及ICP增高的药物是

A. 硫喷妥钠

B. 氯胺酮

C. 丙泊酚

D. 咪达唑仑

E. 依托咪酯

16. $PaCO_2$升高,PaO_2下降,对颅内压力容量关系的影响为

A. 脑血流量与脑容量增加,颅内压升高

B. 脑血流量与脑容量减少,颅内压下降

C. 脑血流量与脑容量增加,颅内压下降

D. 脑血流量增加,脑容量减少,颅内压下降

E. 脑血流量与脑容量减少,颅内压增高

17. 维持基本正常的呼吸节律是靠

A. 延髓

B. 脑桥

C. 大脑皮层

D. 延髓与脑桥

E. 延髓与大脑皮层

18. 体温调节的主要中枢位于

A. 延髓

B. 脑桥

C. 中脑

D. 下丘脑

E. 大脑皮层

19. 缺血再灌注损伤是

A. 缺血后恢复血流灌注引起的后果

B. 缺血后恢复血流引起的冲击损伤

C. 无钙后用含钙溶液灌注引起的组织损伤

D. 缺氧后用富含氧溶液灌注引起的组织损伤

E. 是缺血的延续

20. 缺血再灌注损伤的发生机制中,公认最主要的是

A. 无复流现象

B. 高能磷酸化物缺乏

C. 钙超载

D. 氧自由基损伤

E. 白细胞作用

21. 就神经生理学观点,全麻药产生麻醉作用的部位是

A. 延髓

B. 脑桥

C. 脑干网状激活系统

D. 下丘脑

E. 大脑皮层

22. 对脑血流量自身调节影响**不明显的**因素是

A. 巴比妥类药

B. 神经体液因素

C. 氯胺酮

D. 异氟烷

E. 脑血管扩张药

23. 有关巴比妥对脑影响的叙述,哪项**错误**
    A. 降低颅内压
    B. 降低CBF和$CMRO_2$与剂量有关
    C. 使脑电图呈等电位时CBF和$CMRO_2$下降约50%
    D. 增加脑血流
    E. 深麻醉时仍保持脑血流的自身调节和二氧化碳反应性

24. 有关体温与CMR的叙述,哪项**错误**
    A. 体温每降低1,CMR下降约6%
    B. 体温20℃时,CMR降至正常值10%
    C. 体温20℃,脑电图呈等电位
    D. 37~42℃时,CMR随体温上升而增加
    E. 大于42℃时,CMR继续增加

25. 可增加脑血流和脑代谢率的静脉全麻药是
    A. 丙泊酚
    B. 氯胺酮
    C. 咪达唑仑
    D. 巴比妥类药
    E. 依托咪酯

26. 损害脑血流的自身调节和二氧化碳反应性最明显的药物是
    A. 巴比妥类药
    B. 芬太尼
    C. 挥发性麻醉药
    D. 肌肉松弛药
    E. 依托咪酯

27. 吸入麻醉药对脑血流的影响是
    A. 异氟烷>恩氟烷>氟烷
    B. 异氟烷>氟烷>恩氟烷
    C. 恩氟烷>异氟烷>氟烷
    D. 氟烷>异氟烷>恩氟烷
    E. 氟烷>恩氟烷>异氟烷

28. 二氧化碳增加脑血流的机制是

A. 直接扩张脑血管

B. 生成H_2CO_3扩张脑血管

C. 生成H_2CO_3分解的血中H^+扩张脑血管

D. 直接弥散到脑脊液中,升高的H^+扩张脑血管

E. 以上均错

29. 增加脑代谢率的全麻药是
    A. 丙泊酚
    B. 氯胺酮
    C. 咪达唑仑
    D. 异氟烷
    E. 依托咪酯

【B_1型题】

问题30~37
    A. 不影响脑脊液分泌,脑脊液重吸收减少
    B. 脑脊液分泌减少,脑脊液重吸收减少
    C. 不影响脑脊液分泌与吸收
    D. 不影响脑脊液分泌,脑脊液重吸收增加
    E. 脑脊液分泌增加,脑脊液重吸收增加

30. 巴比妥类药

31. 丙泊酚

32. 氯胺酮

33. 异氟烷

34. 芬太尼

35. N_2O

36. 依托咪酯

37. 恩氟烷

问题38~43
    A. 降低脑血流,降低脑代谢率
    B. 降低脑血流,增加脑代谢率
    C. 增加脑血流,降低脑代谢率
    D. 增加脑血流,增加脑代谢率
    E. 降低脑血流,不影响脑代谢率

38. 巴比妥类药

39. 丙泊酚

40. 氯胺酮

41. 恩氟烷

42. 依托咪酯

43. 咪达唑仑

问题44~48
    A. 3~4分钟

B. 10~15分钟

C. 20~40分钟

D. 45分钟

E. 60分钟

44. 常温下大脑皮质能耐受完全缺血时间

45. 常温下小脑皮质能耐受完全缺血时间

46. 常温下脊髓能耐受完全缺血时间

47. 常温下延髓能耐受完全缺血时间

48. 常温下交感神经节能耐受完全缺血时间

问题49~53

A. 下丘脑

B. 延髓

C. 脑桥

D. 脊髓

E. 中脑

49. 体温调节中枢位于

50. 呕吐中枢位于

51. 呼吸中枢位于

52. 心脏血管运动中枢位于

53. 瞳孔对光反射中枢位于

问题54~56

A. 下丘脑

B. 脑干网状结构

C. 大脑皮质

D. 脊髓

E. 视前区-下丘脑前部

54. 在体温调节中起调定点作用的部位是

55. 对体温进行整合作用的部位是

56. 体温的行为调节部位是

【C型题】

A. 脑血流增加

B. 脑血流下降

C. 两者均有

D. 两者均无

57. 巴比妥类药

58. 丙泊酚

59. 氯胺酮

60. 异氟烷

61. 芬太尼

A. 增加颅内压

B. 降低脑代谢

C. 两者均有

D. 两者均无

62. 巴比妥类药

63. 丙泊酚

64. 氯胺酮

65. 异氟烷

66. 芬太尼

A. 增加脑血流和颅内压

B. 可引起癫痫样脑电发作

C. 两者均有

D. 两者均无

67. 巴比妥类药

68. 丙泊酚

69. 氯胺酮

70. 安氟烷

71. 依托咪酯

A. 降低脑血流和脑代谢率

B. 保持脑血流的自身调节和二氧化碳反应性

C. 两者均有

D. 两者均无

72. 巴比妥类药

73. 丙泊酚

74. 氯胺酮

75. 恩氟烷

76. 依托咪酯

77. 芬太尼

78. 咪达唑仑

79. 氟吗西尼

【X型题】

80. 颅内顺应性下降时,下列升高颅内压的药物有

A. 异氟烷

B. 氯胺酮

C. 硫喷妥钠

D. N_2O

E. 咪达唑仑

81. 缺血性脑损伤的防治策略有

A. 维持呼吸循环稳定

B. 控制脑水肿和颅内压

C. 亚低温

D. 巴比妥类药物

E. 高压氧

C. θ波

D. β波

E. α波

82. 脑水肿发生的机制包括

A. 血-脑屏障功能障碍

B. 细胞毒性致脑细胞代谢障碍

C. 脑脊液循环障碍

D. 缺血致脑细胞代谢障碍

E. 静水压的变化

83. 自由基的损伤作用是

A. 引发脂质过氧化反应破坏膜功能

B. 使大分子交联（如可使酶失去活性）

C. 使大分子链断裂（如DNA断裂）

D. 破坏多糖引起血管通透性↑

E. 可同时形成生物活性物加重损伤

84. 影响脑缺血再灌损伤严重程度的因素有

A. 缺血时间长短

B. 灌注压和流量

C. 灌流液温度

D. 灌注持续的时间

E. 灌流液中K^+、Ca^{2+}浓度

85. 自由基

A. 在正常体内可生成

B. 再灌时生成增加

C. 有生理作用

D. 是引起再灌损伤主要因素

E. 体内有丰富的"清除剂"

86. 脑脊液的功能是

A. 保护脑和脊髓

B. 维持颅内压

C. 运送营养物质

D. 缓冲压力

E. 带走代谢产物

87. 属于正常脑电图的基本波形是

A. δ波

B. c波

88. 关于迷走神经的描述正确的是

A. 颈部主要分支为喉上神经

B. 颈部发出脑膜支、耳支、咽支、颈心支

C. 分支分布于软脑膜、外耳道、心

D. 为混合性神经

E. 经颈动脉孔出颅

89. 控制颅内压和脑水肿的措施有

A. 头高脚低位

B. 适度过度通气

C. 脱水利尿药

D. 肾上腺皮质激素

E. 高渗盐水

90. 促使血-脑屏障开放的因素有

A. 颅脑肿瘤

B. 适度过度通气

C. 药物影响

D. 平均动脉压急剧增高

E. 年龄增高

91. 脑血流量的自身调节

A. 平均动脉压在一定范围内波动时,脑循环可调节其血管阻力而维持脑血流量恒定

B. 正常人自身调节的限度平均动脉压在50~150mmHg范围

C. 平均动脉压高于或低于50~150mmHg时,脑血流量随脑灌注压的高低而增减

D. 自动调节功能丧失时,脑血流量和脑血容量随动脉压的升降而被动变化

E. 对颅内顺应性降低者,脑血容量的增加将引起颅内压增高

92. $PaCO_2$对脑的影响有

A. 脑血流量随$PaCO_2$的变化而改变

B. 在生理范围内每升高或下降1mmHg,脑血流量相应增减1~2ml/（100g·min）

C. 在生理范围内每升高或下降1mmHg,脑血容量相应增减0.04ml/100g

D. 低至25mmHg以下或升至100mmHg以上时，脑血流量对CO_2反应减弱

E. 过度通气$PaCO_2$低至20mmHg以下时可导致脑缺血

93. Brain swelling causes

A. a compensatory loss of CSF from inside the skull

B. a reduction in cerebral arterial blood volume

C. a reduction in cerebral venous blood volume

D. an immediate rise in intracranial pressure (ICP)

E. an estimated increase in ICP to 20 mmHg in a patient who has had a recent head injury which caused a brief period of unconsciousness

94. Cerebral blood volume is altered significantly by

A. hyperventilating the patient

B. placing the patient in a head-up position

C. airway obstruction

D. the patient coughing

E. a fall in arterial blood pressure

95. Cerebral autoregulation

A. is a central mechanism controlling ICP

B. prevents a fall in cerebral blood flow (CBF) when there is a fall in arterial BP

C. causes cerebral arterial dilatation when the arterial BP falls

D. when the arterial BP rises to normal levels it leads to a fall in ICP in a patient with a swollen brain

E. is affected by volatile inhalational agents

96. When the brain is stiff (low compliance) and enlarged, ICP

A. rises only minimally when the patient coughs

B. rises significantly with a small increase in arterial CO_2

C. is affected by arterial desaturation (hypoxia)

D. falls if the patient is put in the head-down position

E. rises if the head is twisted to the left or right

97. Cerebral perfusion pressure (CPP)

A. is satisfactory if more than than 70 mmHg in a patient with a head injury

B. is calculated by mean arterial pressure (MAP)-ICP

C. falls if arterial BP falls following induction of anesthesia

D. can be calculated by "guessing" ICP to be 20 mmHg after a head injury causing 5 min unconsciousness

E. when low should be treated by infusing dextrose-saline solution

98. Cerebral blood flow

A. is increased by acute hypocapnia (arterial CO_2 30 mmHg)

B. changes affect ICP when brain compliance is low (brain stiffer or less squashy)

C. is decreased by inhalation volatile agents

D. is unaltered directly by opioids

E. is decreased by the hypnotic agent thiopentone

99. Concerning inhalational volatile agents

A. the increase in ICP with halothane can be minimised by hyperventilating the patient

B. halothane is less soluble in blood than sevoflurane

C. recovery following anesthesia with sevoflurane is more rapid than after isoflurane

D. during ether anaesthesia for neurosurgery, spontaneous respiration is acceptable

E. when the brain is swollen, if arterial blood pressure falls during halothane anesthesia, it will not cause harm

100. Concerning intravenous agents

A. ketamine has no effect on ICP

B. thiopentone reduces ICP by direct cerebral vasoconstriction

C. a moderate fall in arterial BP following thiopentone in a patient with cerebral decompensation (raised ICP) need be treated immediately

D. propofol does not effect cerebral metabolic rate

E. the patient will recover rapidly when anesthesia has been maintained by a thiopentone infusion

答　案

【A₁型题】

1. B	2. C	3. A	4. C	5. E	6. C	7. B	8. C	9. A	10. B
11. A	12. E	13. D	14. A	15. B	16. A	17. A	18. D	19. A	20. C
21. C	22. D	23. D	24. E	25. B	26. C	27. D	28. D	29. B	

【B₁型题】

30. B	31. B	32. D	33. A	34. A	35. C	36. B	37. E	38. A	39. A
40. D	41. C	42. A	43. A	44. A	45. B	46. D	47. C	48. E	49. A
50. B	51. B	52. B	53. E	54. E	55. A	56. C			

【C型题】

57. B	58. B	59. A	60. A	61. D	62. B	63. B	64. A	65. C	66. D
67. D	68. D	69. C	70. C	71. B	72. C	73. C	74. B	75. D	76. C
77. C	78. C	79. D							

【X型题】

80. ABD	81. ABCDE	82. ABCDE	83. ABCDE	84. ABCDE	85. ABCDE
86. ABCDE	87. ACDE	88. ABD	89. ABCDE	90. ACD	91. ABCDE
92. ABCDE	93. AC	94. ABCD	95. BCE	96. BCE	97. AB
98. BDE	99. AC	100. BC			

（韩如泉）

第 3 章

麻醉与神经系统

【A₁型题】

1. 下列生理过程中属于负反馈调节的是
   A. 排尿反射
   B. 减压反射
   C. 分娩
   D. 血液凝固
   E. 排汗

2. 下列生理过程中属于正反馈调节的是
   A. 排尿反射
   B. 减压反射
   C. 分娩
   D. 血液凝固
   E. 排汗

3. 可兴奋细胞**除外**
   A. 神经细胞
   B. 平滑肌细胞
   C. 腺细胞
   D. 骨细胞
   E. 骨骼肌细胞

4. 可兴奋细胞兴奋时,共有的特征是产生
   A. 收缩反应
   B. 分泌
   C. 局部电位
   D. 动作电位
   E. 离子运动

5. 兴奋性突触后电位的产生是由于突触后膜提高了下列哪种离子的通透性
   A. Ca^{2+}、K^+,尤其是Ca^{2+}
   B. Cl^-、K^+,尤其是K^+

C. Na^+、K^+、Cl^-
D. Na^+、Cl^-,尤其是Cl^-
E. Na^+、K^+,尤其是Na^+

6. 关于抑制性突触后电位的产生过程,正确的是
   A. 突触前轴突末梢超极化
   B. 突触后膜对Ca^{2+}、K^+的通透性增大
   C. 突触后膜去极化
   D. 突触后膜电位负值增大,出现超极化
   E. 突触后膜对Na^+、K^+尤其是K^+的通透性增大

7. 突触前抑制的发生是由于
   A. 突触前膜释放抑制性递质
   B. 突触后膜超极化
   C. 抑制性中间神经元兴奋
   D. 突触前膜超极化
   E. 突触前膜兴奋性递质去极化

8. 交感神经节后纤维的递质是
   A. 乙酰胆碱
   B. 去甲肾上腺素
   C. 5-羟色胺
   D. 多巴胺
   E. 去甲肾上腺素或乙酰胆碱

9. 5-羟色胺神经元主要集中在脑内的
   A. 纹状体
   B. 脑桥核
   C. 丘脑
   D. 疑核
   E. 脑干中缝核

10. 有关中枢抑制性递质是
    A. γ-氨基丁酸钠、甘氨酸
    B. 谷氨酸、门冬氨酸

C. 肾上腺素、去甲肾上腺素

D. 多巴胺、酪氨酸

E. 乙酰胆碱

11. 含去甲肾上腺素的神经元胞体主要位于

A. 脊髓前角

B. 低位脑干

C. 黑质、脚间核

D. 中缝核

E. 纹状体

12. 脊髓前角运动神经元轴突侧支与闰绍细胞形成的突触所释放的递质是

A. γ-氨基丁酸钠

B. 甘氨酸

C. 乙酰胆碱

D. 去甲肾上腺素

E. 5-羟色胺

13. 中枢神经系统兴奋中,兴奋性突触传递的主要递质是

A. γ-氨基丁酸钠

B. 甘氨酸

C. 乙酰胆碱

D. 谷氨酸、门冬氨酸

E. 5-羟色胺

14. 交互抑制也称为

A. 去极化抑制

B. 回返性抑制

C. 树突-树突型抑制

D. 传入侧支性抑制

E. 突触前抑制

15. 交互抑制的形式是由于

A. 兴奋性递质释放减少

B. 兴奋性递质破坏过多

C. 抑制性中间神经元兴奋

D. 兴奋性中间神经元兴奋

E. 去极化抑制

16. 脊髓前角运动性神经元与闰绍细胞构成的抑制是

A. 周围性抑制

B. 侧支性抑制

C. 去极化抑制

D. 回返性抑制

E. 交互性抑制

17. 一般认为既可作突触前抑制,又可作突触后抑制的递质是

A. γ-氨基丁酸钠

B. 甘氨酸

C. 多巴胺

D. 去甲肾上腺素

E. 5-羟色胺

18. 关于非特异投射系统,正确的说法是

A. 由丘脑的感觉接替核弥散的向大脑皮质投射

B. 向大脑皮层投射的区域狭窄,引起特定感觉

C. 受到刺激时产生痛觉

D. 受到破坏时动物进入持久的昏睡状态

E. 受到破坏时动物进入肌紧张增强状态

19. 特异投射系统的主要功能是

A. 引起特意感觉并激发大脑皮层发出神经冲动

B. 维持和改变大脑皮层的兴奋状态

C. 协调肌紧张

D. 调节内脏功能

E. 维持觉醒

20. 内脏痛的主要特点之一是

A. 对刺激的性质分辨力强

B. 对电刺激敏感

C. 对牵拉刺激不敏感

D. 定位不准确

E. 必有牵涉痛

21. 腱反射是

A. 外感受性反射

B. 行为反射

C. 单突触反射

D. 紧张性牵张反射

E. 腱器官引起的反射

22. 骨骼肌牵张反射使
   A. 受牵拉的肌肉发生收缩
   B. 同一关节的协同肌发生抑制
   C. 同一关节的拮抗肌发生抑制
   D. 其他关节的肌肉也同时发生收缩
   E. 伸展肌和屈出肌都收缩

23. 运动单位是指
   A. 一个运动神经元
   B. 一组具有相同功能的运动神经元
   C. 一组可以产生某一动作的肌肉群
   D. 一束肌纤维
   E. 一个α运动神经元及其所支配的全部肌纤维所组成的功能单位

24. 交感神经兴奋时可产生
   A. 瞳孔缩小
   B. 逼尿肌收缩
   C. 消化道括约肌舒张
   D. 妊娠子宫收缩
   E. 支气管平滑肌收缩

25. 下列哪项属于副交感的作用
   A. 瞳孔扩大
   B. 糖原分解增加
   C. 逼尿肌收缩
   D. 骨骼肌血管舒张
   E. 消化道括约肌收缩

26. M型受体阻滞剂是
   A. 十烃季铵
   B. 三甲噻方
   C. 阿托品
   D. 艾司洛尔
   E. 酚妥拉明

27. 下丘脑的主要功能是
   A. 皮质下较高级的交感中枢
   B. 皮质下较高级的副交感中枢
   C. 调节内脏活动的较高级中枢
   D. 皮质下重要的运动中枢
   E. 内脏、内分泌和躯体运动的整合中枢

28. 摄食中枢位于
   A. 下丘脑前侧
   B. 下丘脑后侧
   C. 下丘脑内侧区
   D. 下丘脑外侧区
   E. 乳头体核

29. 人类区别于动物的主要特征是
   A. 具有较强适应环境能力
   B. 具有非条件反射和条件反射
   C. 具有第一信号系统
   D. 具有第一和第二两个信号系统
   E. 具有学习和记忆能力

30. 异相睡眠的生物学意义是
   A. 促进生长和体力恢复
   B. 促进细胞增殖和成熟
   C. 促进记忆和幼儿神经系统成熟
   D. 促进食欲和消化
   E. 促进脑电图的同步化

31. 突触前抑制的特征是突触后膜
   A. 兴奋性升高
   B. 兴奋性降低
   C. 兴奋性先升高后降低
   D. 超极化
   E. 兴奋性没有变化

32. 损伤布洛卡(Broca)三角区会引起
   A. 失写症
   B. 失读症
   C. 感觉性失语症
   D. 运动性失语症
   E. 失听症

33. 减少脑氧代谢率的因素是
   A. 活动
   B. 唤醒
   C. 癫痫样发作
   D. 氯胺酮
   E. 睡眠

34. 脊髓前动脉血栓形成的表现为

A. 深感觉正常

B. 病变以下部位感觉障碍

C. 痛觉过敏

D. 节段性分离感觉障碍

E. 深感觉浅感觉均正常

A. 视觉、听觉

B. 压触觉

C. 痛觉

D. 嗅觉

E. 温度觉

35. 迷走神经

    A. 其内脏运动纤维支配全身平滑肌

    B. 其内脏运动纤维支配全身腺体分泌

    C. 其特殊内脏运动纤维支配咽喉肌

    D. 其特殊内脏运动纤维支配心肌

    E. 其内脏感觉纤维支配全身黏膜感觉

41. 下述是抑制肌紧张的中枢部位,**错误的**是

    A. 延髓网状结构的腹内侧区

    B. 小脑前叶两侧部

    C. 大脑皮层运动区

    D. 尾状核

    E. 壳核

36. 关于神经纤维的论述,**不正确的**是

    A. 主要是指轴突而言

    B. 具有传导信息功能

    C. 只要神经不切断,就不会发生传导阻滞

    D. 传导速度最慢的是C类纤维

    E. 根据纤维直径和来源分I、II、III、IV类

42. 人的基底神经节调节功能障碍,主要表现**不包括**

    A. 肌肉强直

    B. 肌张力障碍

    C. 随意运动完全丧失

    D. 静止性震颤

    E. 不自主的舞蹈样运动

37. 关于神经胶质细胞的特点**错误的**是

    A. 具有支持作用

    B. 具有吞噬作用

    C. 参与神经纤维髓鞘的形成

    D. 参与构成血-脑屏障

    E. 具有轴突

43. 关于儿茶酚胺与受体结合后产生的效应,**错误的**是

    A. 血管收缩

    B. 妊娠子宫收缩

    C. 扩瞳肌收缩

    D. 小肠平滑肌收缩

    E. 竖毛肌收缩

38. 细胞间兴奋的化学传递特点**错误的**是

    A. 主要通过化学递质

    B. 不需Ca^{2+}参与

    C. 兴奋呈单向传递

    D. 有时间延搁

    E. 易受药物和其他因素的影响

44. 有关条件反射的生物学意义,哪项**错误**

    A. 后天形成,数量无限

    B. 具有极大的易变性

    C. 具有高度的适应性

    D. 可以脱离非条件反射独立形成

    E. 条件反射建立的过程就是学习记忆的过程

39. 关于网状结构上行激活系统的叙述,**错误的**是

    A. 是特异投射系统的重要部位

    B. 有感觉上行传导束的侧支进入

    C. 具有多突触接替的特征

    D. 是不同感觉的共同传导途径

    E. 其中的神经元电活动可由身体不同部位的感觉刺激所诱发

45. 从内囊后脚通过的纤维**除外**

    A. 皮质脊髓束

    B. 皮质脑干束

    C. 辐射束

    D. 视听辐射

    E. 丘脑皮质束

40. 下列哪种感觉传入与丘脑感觉接替核**无关**

【B₁型题】

问题46~50

A. 感受器

B. 传入神经

C. 中枢

D. 传出神经

E. 效应器

46. 皮肤黏膜的游离神经末梢属于

47. 迷走神经内的副交感纤维属于

48. 窦神经在减压反射中属于

49. 骨骼肌、平滑肌和腺体属于

50. 躯体运动神经属于

问题51~55

A. B类纤维

B. A、B、C三类纤维

C. A类纤维

D. C类纤维

E. Ⅰ、Ⅱ、Ⅲ、Ⅳ类纤维

51. 根据纤维直径大小及来源,可将传入神经纤维分为

52. 根据传导速度和后电位差异,可将神经纤维分为

53. 传导慢痛的外周神经纤维主要是

问题54~55

A. K^+

B. Na^+

C. Ca^{2+}

D. Cl^-

E. H^+

54. 轴突末梢释放神经递质与哪种离子内流有关

55. 膜对哪种离子通透性增高时可产生抑制性突触后电位

问题56~59

A. 肾上腺素

B. 去甲肾上腺素

C. 多巴胺

D. γ-氨基丁酸

E. 乙酰胆碱

56. 支配心脏的迷走神经释放

57. 支配骨骼肌躯体运动神经释放

58. 脊髓前角运动神经元轴突末梢释放

59. 黑质-纹状体束释放

问题60~64

A. α-受体

B. β₁-受体

C. N₁-受体

D. N₂-受体

E. M-受体

60. 骨骼肌终板膜上的受体是

61. 神经节细胞突触后膜上的受体是

62. 受交感神经支配的汗腺上的受体是

63. 导致心肌收缩加强的肾上腺能受体是

64. 皮肤血管上的肾上腺能受体是

问题65~66

A. 脊髓

B. 延髓

C. 脑桥

D. 中脑

E. 下丘脑

65. 体温调节中枢位于

66. 生命基本中枢位于

问题67~71

A. 丘脑的感觉接替核

B. 下丘脑外侧区

C. 基底神经节

D. 下丘脑视交叉上核神经元

E. 中脑

67. 与特异投射系统有关的结构是

68. 与日节律有关的中枢结构是

69. 与摄水有关的中枢位于

70. 瞳孔对光反射中枢位于

71. 帕金森病主要受损的中枢是

问题72~76

A. 十烃季铵

B. 六烃季铵

C. 阿托品

D. 美托洛尔

E. 酚妥拉明

72. M-受体的阻滞剂

73. 神经-肌肉接头的N型受体阻滞剂

74. 神经节N型受体阻滞剂

75. α-受体阻滞剂

76. β-受体阻滞剂

问题77~78

A. 与乙酰胆碱争夺M型受体

B. 与乙酰胆碱争夺N型受体

C. 抑制乙酰胆碱的作用

D. 抑制胆碱酯酶的活性

E. 促进Ca^{2+}流入细胞

77. 肌松剂罗库溴铵的作用机制是

78. 有机磷农药中毒的作用机制是

问题79~83

A. 相应的脊髓节段减1

B. 相应的脊髓节段减2

C. 相应的脊髓节段减3

D. 相当于胸椎10~12

E. 相当于胸椎12~腰椎1

79. 下颈髓节段

80. 中胸髓节段

81. 下胸髓节段

82. 腰髓节段

83. 骶髓

问题84~87

A. 颈部

B. 乳头部

C. 胸骨剑突

D. 脐部

E. 腹股沟部

84. 颈3节段感觉神经

85. 胸4节段感觉神经

86. 胸12~腰1节段感觉神经

87. 胸10节段感觉神经

问题88~91

A. 肛门周围

B. 大腿前部

C. 小腿外侧和足背

D. 胸骨柄

E. 前臂尺侧

88. 胸2节段感觉神经

89. 腰1~3节段感觉神经

90. 腰5~骶1节段感觉神经

91. 骶3~5节段感觉神经

问题92~97

A. 尺神经

B. 正中神经

C. 桡神经

D. 桡神经和尺神经

E. 正中神经和尺神经

92. 可引起第4、5指的内侧部麻木的是

93. 欲使示指掌侧无痛传导,须阻滞的神经是

94. 垂腕是由哪条神经损伤引起

95. 手背皮肤主要分布哪条神经

96. "猿手"多是哪条神经损伤的表现

97. "鹰爪手"多是哪条神经损伤的表现

问题98~99

A. 颈2~3

B. 颈3~4

C. 颈4~5

D. 颈5~6

E. 颈6~7

98. 叩击鹰嘴上方的肱三头肌不出现前臂伸展反应,可能损伤在

99. 叩击置于肱二头肌腱上检查者的拇指,患者无前臂屈曲反应,可能损伤在

问题100~101

A. 优势半球额下回后部

B. 优势半球角回

C. 优势半球额上回后部

D. 优势半球额中回后部

E. 优势半球颞上回后部

100. 视觉性语言中枢

101. 运动性语言中枢

【C型题】

A. 外周神经递质

B. 中枢神经递质

C. 两者均有

D. 两者均无

102. 乙酰胆碱属于

103. 去甲肾上腺素属于

104. 多巴胺属于

105. 甘氨酸属于

106. 5-羟色胺属于

    A. 由$A_δ$类纤维向中枢传导

    B. 由C类纤维向中枢传导

    C. 两者均有

    D. 两者均无

107. 慢痛

108. 快痛

109. 伤害性刺激作用于皮肤引起的痛觉

    A. 快速牵拉肌肉时发生的反射

    B. 缓慢持续牵拉肌肉时发声的反射

    C. 两者均有

    D. 两者均无

110. 牵张反射是

111. 腱反射是

112. 肌紧张是

    A. 尾状核、壳核、苍白球

    B. 丘脑底核、黑质、红核

    C. 两者均有

    D. 两者均无

113. 纹状体是指

114. 基底神经节包括

    A. 交感神经

    B. 副交感神经

    C. 两者都有

    D. 两者均无

115. 支配瞳孔括约肌的神经是

116. 支配肾上腺髓质的神经是

117. 支配内脏的传出神经纤维是

118. 皮肤痛的传入纤维是

    A. 双向传导

    B. 相对不疲劳

    C. 两者均有

    D. 两者均无

119. 突触传递的特点是

120. 神经纤维兴奋传导的一般特征是

    A. 突触前抑制

    B. 突触后抑制

    C. 两者均有

    D. 两者均无

121. 中枢抑制是指

122. 去极化抑制是指

123. 超极化抑制是指

124. 传入侧支性抑制是指

125. 回返性抑制是指

    A. 与特异投射系统有关

    B. 与非特异投射系统有关

    C. 两者均有

    D. 两者均无

126. 维持与改变大脑皮层的兴奋状态

127. 感觉的形成

128. 躯体运动

    A. 手足徐动症

    B. 帕金森病

    C. 两者均有

    D. 两者均无

129. 基底神经节损伤的主要表现是

130. 纹状体病变的主要表现是

131. 黑质病变的主要表现是

    A. 第一信号系统

    B. 第二信号系统

    C. 两者均有

    D. 两者均无

132. 动物

133. 人类

    A. 受交感神经肾上腺能纤维控制

    B. 受交感胆碱能纤维控制

    C. 两者均有

    D. 两者均无

134. 多数汗腺活动

135. 骨骼肌的血管活动

136. 肾上腺皮质

A. 交感神经支配

B. 副交感神经支配

C. 两者均有

D. 两者均无

137. 心脏

138. 汗腺

139. 瞳孔

140. 唾液腺

A. 终于外侧膝状体

B. 终于孤束核

C. 终于三叉神经脊束核

D. 终于嗅球

E. 终于前庭神经核

141. 迷走神经

142. 舌咽神经

【X型题】

143. 神经纤维传导兴奋的特征是

A. 结构和功能的完整性

B. 单向传导性

C. 相对不疲劳

D. 绝缘性

E. 干扰性

144. 有关突触的正确叙述是

A. 两个神经元之间在结构上最紧密连接的部位称突触

B. 神经元之间信息传递的主要方式为突触传递

C. 突触部位具有不易疲劳性

D. 兴奋经过突触时速度减慢,有时间延搁

E. 兴奋经过突触时速度加快,无时间延搁

145. 抑制性突触后电位

A. 是"全或无"式的

B. 有总和现象

C. 幅度较兴奋性突触后电位大

D. 是突触后膜对Cl⁻的通透性减少的结果

E. 是突触后膜对Cl⁻的通透性增加的结果

146. 单胺类递质包括

A. 多巴胺

B. 去甲肾上腺素

C. 5-羟色胺

D. 肾上腺素

E. γ-氨基丁酸

147. 中枢神经递质包括

A. 乙酰胆碱

B. 单胺类

C. 氨基酸类

D. 肽类

E. 组胺

148. 外周神经中以乙酰胆碱作为神经递质的部位有

A. 躯体运动神经末梢

B. 所有自主性神经节前纤维末梢

C. 所有副交感神经节后纤维末梢

D. 小部分交感神经节后纤维末梢

E. 所有交感神经节后纤维末梢

149. 丘脑非特异投射系统的功能有

A. 维持大脑皮质的兴奋状态

B. 引起特定感觉

C. 改变大脑皮质的兴奋状态

D. 激发大脑皮质发出传出神经冲动

E. 激发小脑皮质发出传出神经冲动

150. 两侧瞳孔不等大,左>右,可能是

A. 左侧动眼神经受损

B. 左侧动眼神经副核受损

C. 右侧颈交感神经受损

D. 顶盖前区受损

E. 脊髓胸段1、2节右半受损

151. 内脏痛与皮肤痛相比,前者具有以下哪些特征

A. 缓慢、持续、定位不精确、对刺激的分辨能力差

B. 缓慢、持续、定位不精确、对刺激的分辨能力强

C. 对切割、烧灼刺激不敏感

D. 对机械性牵拉、缺血、痉挛和炎症刺激较敏感

E. 内脏疾病往往可引起牵涉痛

152. 易化肌紧张的中枢部位是
    A. 大脑皮质运动区
    B. 前庭核
    C. 小脑前叶蚓部
    D. 网状结构易化区
    E. 边缘系统

153. 脊髓调节躯体运动的反射
    A. 不受脑高级部位的影响
    B. 受脑高级部位的影响
    C. 可由骨骼肌完成
    D. 至少需经过两个以上的突触
    E. 能同时使一些骨骼肌收缩和使另一些骨骼肌舒张

154. 神经的营养作用是
    A. 借助神经冲动发挥作用
    B. 释放神经生长因子促进所支配组织的代谢与功能
    C. 末梢释放某些营养物质,维持所支配组织的正常代谢与功能
    D. 组织能产生营养物质,对神经元的代谢和生长起促进作用
    E. 完全不依赖于神经元冲动发挥作用

155. 星状胶质细胞的功能是
    A. 具有吞噬功能
    B. 参与血-脑屏障的构成
    C. 脑组织水肿时,其并无明显变化
    D. 构成脑内神经纤维的髓鞘
    E. 形成条件反射的基本细胞

156. 影响突触前膜神经递质释放的主要因素有
    A. 动作电位的传导速度
    B. 峰电位的幅度
    C. 进入前膜Ca^{2+}的数量
    D. 递质小泡的大小
    E. 前膜的厚薄

157. 关于兴奋性突触后电位
    A. 是突触前神经冲动的"全或无"反应
    B. 总是会引起动作电位的发生
    C. 重复刺激下可发生时间总和

    D. 突触后膜对Na^+通透性较高
    E. 突触后膜对Ca^{2+}通透性较高

158. 关于传入侧支性抑制
    A. 属于突触后膜抑制的一种
    B. 有抑制性递质释放
    C. 抑制性中间神经元被兴奋
    D. 是一种交互抑制
    E. 属于突触前抑制的一种

159. 关于突触前抑制
    A. 具有轴-轴型突触
    B. 具有轴-胞型突触
    C. 具有抑制性突触后电位发生
    D. 与兴奋性递质释放量减少有关
    E. 与兴奋性递质释放量减少无关

160. 关于痛觉
    A. 无特殊适宜刺激形式
    B. 感受器是游离神经末梢
    C. 痛觉阈值在不同情况下可发生改变
    D. 内脏痛的特点是定位准确
    E. 对机械和化学刺激均能感受

161. 关于小脑的功能
    A. 调节脊髓运动神经元冲动发放
    B. 与精细的协调运动无关
    C. 有来自运动皮层的传入冲动
    D. 有来自本体感受器的传入冲动
    E. 不接受本体感受器的传入冲动

162. 锥体系的作用是
    A. 调节四肢远端肌肉的精细活动
    B. 锥体束活动可同时引起α和γ神经元的兴奋
    C. 与完成随意运动有关
    D. 有调节中枢神经系统上行感觉冲动的作用
    E. 无调节中枢神经系统上行感觉冲动的作用

163. 关于锥体外系,正确的是
    A. 可分为经典的锥体外系、皮层起源的锥体外系和旁锥体系
    B. 锥体外系的皮层起源几乎包括全部大脑皮层

C. 皮层的锥体系和锥体外系起源不重叠

D. 锥体外系对脊髓反射的控制是双侧性的

E. 锥体外系对脊髓反射的控制是单侧性的

164. 副交感神经支配

    A. 心肌

    B. 泌尿生殖器官

    C. 肾上腺髓质

    D. 皮肤血管

    E. 骨骼肌血管

165. 对肾上腺素能受体的描述,正确的有

    A. 能与儿茶酚胺结合产生生理效应

    B. 心肌上有α和β受体,α受体效应明显

    C. α受体存在于突触后膜和突触前膜

    D. 艾司洛尔可消除去甲肾上腺素的升压效应

    E. 中枢和外周均有肾上腺能受体

166. 副交感神经的作用有

    A. 促进排便

    B. 促进排尿

    C. 增加出汗

    D. 瞳孔散大

    E. 瞳孔缩小

167. 下丘脑的功能包括

    A. 节律性呼吸

    B. 合成腺垂体激素

    C. 稳定血压

    D. 稳定体温

    E. 调节腺垂体激素

168. 关于第二信号系统

    A. 属于抽象信号系统

    B. 属于具体信号系统

    C. 是人区别动物的主要特征

    D. 是在第一信号的基础上逐渐形成的

    E. 与第一信号系统无关

169. 有关优势半球的概念正确的有

    A. 多是左侧大脑半球

    B. 多是右侧大脑半球

    C. 是语言功能占优势的一侧

D. 少年时受损可在对侧重建

E. 与用哪只手劳动习惯无关

170. 慢波睡眠的生物学意义在于

    A. 促进记忆

    B. 促进生长

    C. 促进精力恢复

    D. 促进体力恢复

    E. 促进条件反射形成

171. 关于去同步睡眠的描述,正确的有

    A. 出现快速眼球运动

    B. 脑电图出现去同步化快波

    C. 各种感觉功能进一步减退

    D. 自主神经功能不稳定和做梦

    E. 四肢肌肉强直

172. 迷走神经的生理功能包括

    A. 使支气管平滑肌收缩

    B. 使心跳减慢、心肌收缩减弱

    C. 使胃液、胰液分泌

    D. 促进胃肠运动

    E. 使逼尿肌舒张、括约肌收缩

173. 条件反射的特点和生物学意义,正确的有

    A. 后天形成、数量不受限制

    B. 后天形成但数量有限制

    C. 具有极大的易变性

    D. 具有高度的适应性

    E. 可脱离非条件反射单独形成

174. 下列哪些生理活动是由副交感神经调节的

    A. 排尿

    B. 排便

    C. 缩瞳

    D. 发汗

    E. 受惊时面色苍白

175. 紧张性牵张反射的特点有

    A. 主要使受牵拉的肌肉收缩

    B. 注药维持躯体姿势

    C. 对抗重力的影响

    D. 引起反射的感受器是肌梭

E. 引起反射的感受器是环层小体

176. 副交感神经系统的功能有
    A. 促进消化
    B. 保存能量
    C. 加速排泄
    D. 保护机体
    E. 对抗交感活性

177. 自主神经系统对内脏活动调节的特点有
    A. 具有紧张性作用
    B. 具有双重神经支配
    C. 一般情况下,双重神经拮抗作用是对立统一的
    D. 调节作用的效果往往与效应器的功能状态有关
    E. 交感神经阻滞则副交感神经活动加强

178. 锥体束综合征(上运动神经元麻痹)时
    A. 随意运动丧失
    B. 腱反射亢进
    C. 腱反射消失
    D. 提睾反射亢进
    E. 是锥体系和锥体外系合并损伤的结果

179. 关于抑制性突触后电位
    A. 不能发生时间和空间总和
    B. 能发生时间和空间总和
    C. 不存在于脊髓反射过程中
    D. 与突触后膜对Cl^-通透性增加有关
    E. 可发生在突触前抑制过程中

180. 属于丘脑感觉接替核的核团有
    A. 外侧膝状体
    B. 内侧膝状体
    C. 中央外侧核
    D. 后外侧腹核
    E. 疑核

181. 去大脑动物的主要症状有
    A. 头尾昂起,伸肌紧张性亢进
    B. 血压下降
    C. 呼吸停止

D. 切断脊神经根,该肌的僵直现象消失
E. 所出现的肌僵直属于α僵直

182. 关于自主神经系统
    A. 节前纤维的数目大于节后纤维的数目
    B. 最重要的整合中枢位于延髓
    C. 副交感神经兴奋的影响比交感神经兴奋的影响局限
    D. 副交感神经兴奋常伴有胰岛素分泌增多
    E. 交感神经兴奋常伴有胰岛素分泌增多

183. 关于乙酰胆碱
    A. 可分为毒蕈碱和烟碱两类受体
    B. 毒蕈碱受体可分为N_1和N_2两个亚型
    C. 阿托品可以阻断烟碱受体的功能
    D. 筒箭毒可阻断毒蕈碱受体的功能
    E. 阿托品可阻断毒蕈碱受体的功能

184. 下述哪些是胆碱能受体
    A. 交感节前纤维
    B. 支配汗腺的交感节后纤维
    C. 副交感节后纤维
    D. 交感舒血管纤维
    E. 躯体运动神经纤维

185. 感受器有哪些共同生理特性
    A. 需适宜刺激
    B. 有感觉阈值
    C. 容易疲劳
    D. 有适应现象
    E. 有换能作用

186. 使瞳孔缩小的因素有
    A. 肾上腺素
    B. 视近物
    C. 副交感神经兴奋
    D. 阿托品
    E. 有机磷农药

187. M样作用是
    A. 心跳加快、增强
    B. 支气管平滑肌舒张
    C. 血压升高

D. 缩瞳肌收缩

E. 胃肠道平滑肌收缩

188. 突触传递的特征有

A. 单向传导

B. 总和

C. 相对不易疲劳

D. 中枢延搁

E. 对内环境变化敏感

189. 内脏痛的特点有

A. 定位精确

B. 有牵涉痛

C. 对牵拉敏感

D. 对炎症敏感

E. 对缺血敏感

190. 下述有关瞳孔对光反射正确的有

A. 强光使瞳孔缩小,弱光使瞳孔变化不大

B. 光照一侧瞳孔时,两侧瞳孔都缩小

C. 看近物时,瞳孔扩大

D. 看近物时,晶状体前凸

E. 看近物时,副交感神经兴奋

191. 慢波睡眠的特征包括

A. 生长加快

B. 体力恢复

C. 多梦

D. 生长激素分泌较多

E. 心率血压升高

192. 下列哪些神经通过眶上裂

A. 眼神经

B. 动眼神经

C. 视神经

D. 滑车神经

E. 展神经

193. 有关乙酰胆碱的叙述,下列哪些正确

A. 神经末梢释放乙酰胆碱须有镁离子存在

B. 与终板膜胆碱能受体结合产生去极化

C. 其水解产物乙酰和胆碱于神经末梢经乙酰胆碱化酶作用再合成乙酰胆碱

D. 乙酰胆碱由假性胆碱酯酶水解成乙酰和胆碱

E. 在一定范围内,乙酰胆碱的释放随着钙离子的浓度升高而增加

答　案

【A₁型题】

1. B	2. A	3. D	4. D	5. E	6. D	7. E	8. E	9. E	10. B
11. B	12. C	13. D	14. D	15. C	16. D	17. A	18. D	19. A	20. D
21. C	22. A	23. E	24. D	25. C	26. C	27. C	28. D	29. D	30. C
31. E	32. D	33. E	34. A	35. C	36. C	37. E	38. B	39. A	40. D
41. B	42. C	43. D	44. D	45. B					

【B₁型题】

46. A	47. D	48. B	49. E	50. D	51. E	52. B	53. D	54. C	55. D
56. E	57. E	58. E	59. C	60. D	61. C	62. C	63. D	64. A	65. E
66. B	67. A	68. D	69. D	70. E	71. C	72. C	73. A	74. B	75. E
76. D	77. B	78. D	79. A	80. B	81. C	82. D	83. E	84. A	85. B
86. E	87. D	88. D	89. B	90. C	91. A	92. A	93. B	94. C	95. C
96. B	97. A	98. E	99. D	100. B	101. A				

【C型题】

102. C	103. C	104. B	105. B	106. B	107. B	108. A	109. C	110. C	111. A
112. B	113. A	114. C	115. B	116. A	117. C	118. D	119. D	120. C	121. C
122. A	123. B	124. B	125. B	126. B	127. C	128. D	129. C	130. A	131. B

132. A　　133. C　　134. B　　135. C　　136. D　　137. C　　138. A　　139. C　　140. C　　141. B

142. B

【X型题】

143. ACD	144. BD	145. BE	146. ABCD	147. ABCD	148. ABCD
149. AC	150. ABCE	151. ACDE	152. BD	153. BCE	154. CDE
155. AB	156. BC	157. CD	158. ABCD	159. ABD	160. ABCE
161. ACD	162. ABCD	163. ABD	164. AB	165. ACE	166. ABE
167. DE	168. ACE	169. ACD	170. BD	171. ABCE	172. ABCD
173. ACD	174. ABCD	175. ABCD	176. ABCDE	177. ACDE	178. ABE
179. BD	180. ABD	181. AD	182. CD	183. AE	184. ABCDE
185. ABDE	186. BCE	187. DE	188. ABDE	189. BCDE	190. BDE
191. ABD	192. ABDE	193. BCE			

（傅润乔）

第 4 章

麻醉与呼吸

【A₁型题】

1. 以下哪项与肺功能无关
   A. 气体交换
   B. 防御功能
   C. 调节体内电解质平衡
   D. 合成、激活和分解生物活性物质
   E. 过滤

2. 影响纤毛运动的因素不包括
   A. 雾化吸入
   B. 吸烟
   C. 吸入麻醉药
   D. 病毒感染
   E. 慢性支气管炎

3. 气体交换场所为
   A. 鼻腔
   B. 气管
   C. 支气管
   D. 纤毛
   E. 肺泡

4. 维持胸内负压的必要条件是
   A. 胸膜腔密闭
   B. 呼气肌收缩
   C. 吸气肌收缩
   D. 肺泡表面活性物质均匀分布
   E. 肺泡压低于大气压

5. 内呼吸是指
   A. 外界空气与肺泡气之间的气体交换
   B. 肺泡气与血液之间的气体交换
   C. 不同肺泡之间的气体交换
   D. 组织细胞与毛细血管血流之间的气体交换
   E. 细胞器之间的气体交换

6. 评价肺通气功能,下列哪个指标较好
   A. 潮气量
   B. 功能余气量
   C. 肺活量
   D. 时间肺活量
   E. 潮气量与肺活量之比

7. 肺顺应性是
   A. 顺应人工呼吸的能力
   B. 在单位压力下引起的肺容量改变
   C. 对抗人工呼吸的能力
   D. 对呼吸肌做功大小的适应性
   E. 每一呼吸周期呼吸肌的做功

8. 动态顺应性的主要影响因素是
   A. 气道阻力
   B. 肺组织弹性
   C. 功能残气量
   D. 潮气量
   E. 呼吸肌肌力

9. 静态顺应性的主要影响因素是
   A. 气道阻力
   B. 肺组织弹性
   C. 功能残气量
   D. 潮气量
   E. 呼吸肌肌力

10. 平静呼吸时肺通气的阻力主要是
    A. 气体进出气道时产生的摩擦力
    B. 胸廓的惯性阻力
    C. 胸腔内的组织黏滞力
    D. 胸廓和肺的弹性阻力
    E. 肺组织移位的惯性阻力

11. 决定肺部气体流向的主要因素是
    A. 气体的溶解度
    B. 肺泡膜的通透性
    C. 气体与血红蛋白的结合力
    D. 气体分子量的大小
    E. 气体的分压差

12. 对肺泡气体分压起缓冲作用的肺容量是
    A. 补吸气量
    B. 补呼气量
    C. 潮气量
    D. 余气量
    E. 功能残气量

13. 功能残气量是
    A. 最大呼气后肺内存留的气量
    B. 平静呼吸时呼气末肺内存留的气量
    C. 用力呼气1秒钟时肺内存留气量
    D. 深吸气时吸入的气量
    E. 深吸气再平静呼气后肺内的气量

14. 闭合容量是
    A. 小气道开始闭合时呼出的气量
    B. 人为闭合气道后肺内存留气量
    C. 补呼气量与残气量之和
    D. 小气道开始闭合时的肺容量
    E. 一定小于潮气量

15. 关于功能残气量下列哪项正确
    A. 缓冲肺泡内气体的分压
    B. 减少呼气相对肺泡内气体交换的影响
    C. 促进肺内氧分压迅速升高
    D. 促进肺内二氧化碳分压迅速下降
    E. 功能残气量减少可降低肺内分流

16. 反映通气效率的指标是
    A. MV
    B. FRC
    C. VD/VT
    D. FRC
    E. TLC

17. 某人Hb 150g/L、SaO_2 96%，其血氧含量为

    A. 159ml
    B. 184ml
    C. 203ml
    D. 265ml
    E. 298ml

18. 造成氧离曲线左移的因素正确的是
    A. pH升高
    B. CO_2分压下降
    C. 体温下降
    D. 低氧血症
    E. 贫血

19. 氧解离曲线的波形为
    A. 抛物线型
    B. 正弦波型
    C. S型
    D. 直线型
    E. 弧形

20. 调控呼吸节律最基本的中枢在
    A. 大脑皮层
    B. 下丘脑
    C. 延髓
    D. 脑桥
    E. 脊髓

21. 关于肺牵张反射，**不正确**的是
    A. 继发于脑干呼吸调控中枢的起搏和调节作用
    B. 与肺内本体感受器有关
    C. 与气道压力没有直接关系
    D. 肺膨张时可引发吸气动作
    E. 肺顺应性降低可加强牵张反射

22. 外周化学感受器的主要刺激因素是
    A. 氧
    B. PCO_2
    C. pH
    D. 钾离子
    E. 血糖

23. 全麻期间下列选项可致通气量下降，**除外**
    A. 气管导管插入至一侧肺

B. 自发呼吸减弱

C. 机械故障

D. 肺顺应性降低

E. 肺顺应性增加

24. 与体循环相比,肺循环的特点是

A. 平均压力低

B. 阻力高

C. 脉压小

D. 每分钟流量大

E. 无交感神经分布

25. 气道阻力主要发生在

A. 鼻部

B. 喉部

C. 气管

D. 支气管

E. 细支气管

26. 静脉血中CO_2主要以哪种形式存在

A. 碳酸氢盐

B. 碳酸

C. 碳酸盐

D. CO_2

E. CO_2与血红蛋白结合

27. 肺顺应性降低的患者呼吸有下列哪种特点

A. 正常

B. 快而浅

C. 快而深

D. 慢而深

E. 慢而浅

28. 间歇正压呼吸对机体正常生理功能产生影响,
原因是

A. 保证了机体的氧供

B. 产生的腹内压变化

C. 产生气道跨壁压变化

D. 肺内压和胸腔内压力的增高

E. 产生的小气道扩张

29. 影响静态顺应性的主要因素是

A. 气道跨壁压

B. 气道组织的弹性

C. 潮气量

D. 呼吸频率

E. 气道阻力

30. FVC低于下面哪项时,术后肺部并发症的发生
率会明显增加

A. 10ml/kg

B. 15ml/kg

C. 20ml/kg

D. 25ml/kg

E. 30ml/kg

31. 呼吸过程下面哪项表述正确

A. 外呼吸和内呼吸

B. 外呼吸和气体在血液中的运输

C. 肺呼吸和组织呼吸

D. 肺呼吸、气体在血液中的运输和组织呼吸

E. 以上都不是

32. 呼吸道的作用有

A. 加温

B. 加湿

C. 过滤和清洁吸入气体

D. 引起防御反射

E. 以上都是

33. 肺通气的原动力是

A. 胸廓的节律性运动

B. 肋间内肌和外肌的舒缩活动

C. 肺内压的变化

D. 大气压和肺内压之差

E. 胸内压的变化

34. 肺内压在下列哪一时相与大气压相等

A. 呼吸末和呼气初

B. 呼气末和吸气末

C. 吸气初和吸气末

D. 吸气初和呼气末

E. 吸气初和呼气初

35. 肺泡回缩力主要来自于

A. 肺泡壁的弹性纤维

B. 胸内负压

C. 肺泡膜的液体分子层表面张力

D. 肺泡表面活性物质

E. 胸廓弹性回缩

36. 肺的静态顺应性越大,表示
    A. 肺弹性阻力大,扩张程度小
    B. 肺弹性阻力小,扩张程度小
    C. 肺弹性阻力小,扩张程度大
    D. 肺弹性阻力大,扩张程度大
    E. 肺的弹性阻力与肺扩张程度无变化

37. 胸廓的弹性回缩力变为吸气的弹性阻力见于
    A. 平静呼气末
    B. 胸廓处于自然位置时
    C. 发生气胸时
    D. 深吸气
    E. 深呼气

38. 影响气道阻力的最重要因素是
    A. 呼吸道直径
    B. 呼吸时相
    C. 呼吸道长度
    D. 气流形式
    E. 气流速度

39. 关于肺表面活性物质的描述错误的是
    A. 降低肺泡表面张力
    B. 增加肺的回缩力
    C. 维持肺泡处于适当的扩张状态
    D. 阻止肺毛细血管内水分进入肺泡
    E. 稳定肺泡内压

40. 肺总量等于
    A. 肺活量+残气量
    B. 肺活量+潮气量
    C. 肺活量+功能残气量
    D. 潮气量+功能残气量
    E. 补呼气量+残气量

41. 呼吸肌完全松弛时,肺容量为
    A. 补呼气量
    B. 功能残气量

C. 深吸气量

D. 肺活量

E. 余气量

42. 每分钟肺泡通气量为
    A. 潮气量×呼吸频率
    B. 肺通气量×50%
    C. (潮气量-生理无效腔量)×呼吸频率
    D. (肺通气量-生理无效腔量)×呼吸频率
    E. 功能残气量×呼吸频率

43. 每分钟肺泡通气量的决定因素有
    A. 潮气量和呼吸频率
    B. 残气量和呼吸频率
    C. 肺活量和呼吸频率
    D. 潮气量、呼吸频率和无效腔量
    E. 肺活量、呼吸频率和无效腔量

44. 正常成人安静时通气/血流比值为
    A. 0.084
    B. 0.024
    C. 0.48
    D. 0.84
    E. 0.24

45. 关于肺通气/血流比值
    A. 0.8是各部位的综合值
    B. 肺上部比值大于1
    C. 肺上部比值等于1
    D. 肺中部比值不存在
    E. 肺下部比值恰为0.8

46. 下列关于通气/血流比值的描述,哪项不正确
    A. 正常值为0.84
    B. 值减小意味着生理无效腔增大
    C. 肺尖部值可达3
    D. 肺下部值减小
    E. 肺动脉栓塞时值增大

47. 关于通气/血流比值下列哪项不正确
    A. 通气/血流比例减小意味着生理无效腔增大
    B. 通气/血流比例减小意味着生理无效腔减小
    C. 安静时为0.84

D. 肺动脉栓塞时比值增大

E. 肺下部血流得不到充分的气体交换其比值减小

48. 中枢化学感受器的敏感刺激是

A. 正常浓度的CO_2

B. H^+浓度

C. 脑脊液中的CO_2

D. 脑脊液中的H^+

E. 动脉血O_2分压降低

49. 位于延髓腹外侧浅表部位的中枢化学感受器,其敏感的是

A. 二氧化碳

B. 氢离子

C. 氧分压下降

D. 氮气

E. 钠离子

50. 呼吸中枢的正常兴奋依赖于

A. 高浓度的CO_2

B. 正常浓度的CO_2

C. 低浓度的O_2

D. 正常浓度的O_2

E. H^+浓度

51. 肺牵张反射的传入神经是

A. 膈神经

B. 窦神经

C. 肋间神经

D. 迷走神经

E. 主动脉神经

52. 缺氧引起呼吸深快是因为

A. 直接刺激呼吸中枢

B. 刺激中枢化学感受器

C. 刺激主动脉弓、颈动脉窦压力感受器

D. 刺激主动脉体、颈动脉体化学感受器

E. 刺激主动脉体、颈动脉体压力感受器

53. PCO_2升高引起呼吸深快主要是因为

A. 直接刺激呼吸中枢

B. 刺激中枢化学感受器

C. 刺激颈动脉窦压力感受器

D. 刺激颈动脉体化学感受器

E. 刺激主动脉体化学感受器

54. 时间肺活量第1秒末的正常值是肺活量的

A. 86%

B. 96%

C. 99%

D. 83%

E. 与肺活量大小无关

55. O_2在血液中存在的主要结合形式是

A. HbO_2

B. HbO

C. $HbCO_3$

D. 氨基甲酸血红蛋白

E. $H_2O \cdot O_2$

56. 关于血中氧的描述下列哪项是正确的

A. 氧分压增高血氧容量也增加

B. 血液与组织进行气体交换时首先是化学结合的氧进入组织

C. 血液中红细胞数量增多,氧容量一定增加

D. CO_2分压增高有助于血液运输氧气

E. 血液与组织或与肺泡进行气体交换时,首先交换的是物理溶解的氧

57. 正常人进行深呼吸而使每分通气量增加2倍时

A. 肺泡氧气分压增加2倍

B. 动脉血氧饱和度将增加2倍

C. 动脉血氧饱和度将增加10%

D. 肺泡通气量也必定增加2倍

E. 每分钟肺泡通气量增加不到2倍

58. 切断双侧迷走神经后呼吸的改变是

A. 呼吸频率加快

B. 呼吸幅度变小

C. 呼气时相缩短

D. 呼吸变深变慢

E. 血液二氧化碳张力暂时升高

59. 呼吸的基本节律产生于

A. 大脑皮层呼吸神经元

B. 小脑局部神经元回路

C. 延髓呼吸神经元

D. 脑桥呼吸中枢

E. 脊髓前角支配呼吸肌的运动神经无

60. 将动物的外周化学感受器完全切除后

A. 肌肉运动时呼吸仍会加强

B. 血CO_2分压升高10%，呼吸无明显变化

C. 血液$[H^+]$升高对呼吸刺激作用加强

D. 血氧分压降低75%，呼吸无明显变化

E. 缺血可通过中枢化学感受器使呼吸加强

61. 外呼吸是

A. 肺外的呼吸

B. 肺换气

C. 胸通气

D. 细胞外的呼吸

E. 肺通气和肺换气

62. 通过肺泡-毛细血管界面的气体交换量

A. 与界面的面积成反比

B. 与界面的厚度成正比

C. 与界面大小无关

D. 与界面的厚度无关

E. 与界面的面积成正比，与界面的厚度成反比

63. 每个肺泡周围有

A. 一厚层水膜包裹

B. 肺Ⅱ型细胞包裹

C. 小动脉包裹

D. 小静脉包裹

E. 致密的肺毛细血管包裹

64. 没有肺泡的最小呼吸道是

A. 支气管

B. 细支气管

C. 终末支气管

D. 肺泡管

E. 肺泡囊

65. 影响气道平滑肌舒缩的因素是

A. 白细胞计数

B. 年龄

C. 体重

D. 神经和体液因子

E. 自身分泌的黏液

66. 能引起支气管痉挛的因素是

A. 肥大细胞受刺激

B. 表面活性物质被激活

C. 支气管黏膜柱状细胞受刺激

D. 支气管上皮细胞受损

E. 支气管腺体分泌活跃

67. 下列哪项能使气道平滑肌收缩

A. 使用氨茶碱

B. 使用β受体激动剂

C. 使用多巴胺

D. 刺激迷走神经

E. 使用α受体激动剂

68. 肺Ⅱ型细胞合成的肺泡表面活性物质的重要作用是

A. 调节肺泡表面张力

B. 抗炎作用

C. 促进前列腺素的转化

D. 抗组胺

E. 增加肺组织强度

69. 肺内肥大细胞释放的主要介质是

A. 组胺、5-羟色胺和慢反应物质

B. 多巴胺

C. P物质

D. 阿片肽

E. 血管活性肽

70. 患者麻醉后肺泡通气为

A. 自主呼吸时下肺好于上肺

B. 控制呼吸时下肺好于上肺

C. 自主呼吸时两肺相等

D. 控制呼吸时两肺相等

E. 不论自主还是控制呼吸都是上肺好于下肺

71. 低氧性肺血管收缩是指

A. 肺泡低氧引起的肺动脉收缩

B. 肺泡低氧引起的肺静脉收缩

C. 肺泡低氧引起的肺小动脉收缩

D. 肺泡低氧引起的肺小静脉收缩

E. 肺泡低氧引起的肺支气管动脉收缩

72. CO_2通过液相弥散的速度为O_2的
    A. 10倍
    B. 20倍
    C. 30倍
    D. 40倍
    E. 50倍

73. 年轻人海平面条件下吸空气时P（A-a）O_2应为
    A. 0mmHg
    B. 1~4mmHg
    C. 5~25mmHg
    D. 26~30mmHg
    E. 31~40mmHg

74. 正常情况下吸空气SpO_2为100%时，PaO_2已接近
    A. 20mmHg
    B. 40mmHg
    C. 60mmHg
    D. 80mmHg
    E. 100mmHg

75. 从口腔或鼻腔到细支气管之间的腔属于
    A. 生理无效腔
    B. 解剖无效腔
    C. 机械无效腔
    D. 分流无效腔
    E. 以上均不是

76. 根据钠石灰的填装情况，哪个说法正确

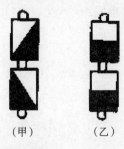

（甲）　　（乙）

    A. 甲易导致无效腔
    B. 乙易导致无效腔
    C. 甲乙均不易导致无效腔

D. 甲乙均易导致无效腔

E. 甲比乙安全

77. 正确治疗呼吸性酸中毒应该是
    A. 改善通气占主要地位
    B. 体液治疗占主要地位
    C. PEEP治疗占主要地位
    D. $NaHCO_3$治疗占主要地位
    E. 利尿占主要地位

78. 正常呼吸道在哪一水平以下是无菌的
    A. 口咽部以下
    B. 喉以下
    C. 支气管以下
    D. 细支气管以下
    E. 任何部位均非无菌

79. 成年男性呼吸系统的解剖无效腔平均为
    A. 58ml
    B. 96ml
    C. 128ml
    D. 180ml
    E. 208ml

80. 气道内径缩小一倍，气道阻力是原来的
    A. 2倍
    B. 4倍
    C. 8倍
    D. 16倍
    E. 32倍

81. 肺泡内呼吸是通过下列哪种解剖结构进行的
    A. 肺泡毛细血管腔
    B. 细支气管小支
    C. 肺泡间孔（Kohn孔）
    D. 动静脉短路
    E. 肺动脉血管

82. PaO_2下降到下面哪项以下时肺通气量才出现可以觉察到的增加
    A. 40mmHg
    B. 60mmHg
    C. 80mmHg

D. 100mmHg

E. 以上都不正确

83. 去除外周化学感受器后，$PaCO_2$至少需要升高到下面哪个值才刺激中枢化学感受器

    A. 1mmHg

    B. 2mmHg

    C. 3mmHg

    D. 4mmHg

    E. 10mmHg

84. 肺牵拉感受器与迷走神经传入纤维参与下列哪种反射

    A. Bain-Bridge反射

    B. Herring-Breuer反射

    C. Brudzinski反射

    D. Moro反射

    E. B-J反射

85. 下列哪项是氧存在的主要部位

    A. 血浆

    B. 线粒体

    C. 红细胞

    D. 肺

    E. 脑

86. 小支气管阻力占气道总阻力的

    A. 1/10

    B. 1/15

    C. 1/20

    D. 1/25

    E. 1/30

87. 什么情况下左右两侧肺的通气大致相同

    A. 清醒正常人坐位

    B. 清醒正常人侧卧位

    C. 清醒正常人仰卧位

    D. 清醒正常人站立位

    E. 上述均不对

88. 下列哪种方法可以显示组织有效供氧量

    A. PaO_2

    B. P_AO_2

C. $PaCO_2$

D. PvO_2

E. 甲床颜色

89. 血氧饱和度至少降至多少时才出现发绀

    A. 60%

    B. 70%

    C. 80%

    D. 90%

    E. 50%

90. 血液P_{50}值是指下列哪种情况

    A. PCO_2为50mmHg时的氧分压

    B. 血红蛋白50%氧饱和时的氧分压

    C. 血氧分压为50mmHg时的血氧饱和度

    D. 呼吸50%氧时的动脉血氧分压

    E. 血红蛋白氧离曲线最陡部分的氧分压

91. 正常人安静状态下每分钟需氧量,哪项最接近

    A. 400ml

    B. 300ml

    C. 200ml

    D. 500ml

    E. 800ml

92. 每分钟释放到组织的氧的总量大约为

    A. 100ml

    B. 240ml

    C. 350ml

    D. 400ml

    E. 500ml

93. 毛细血管中100ml血液中至少有多少还原血红蛋白时才出现发绀

    A. 1g

    B. 2g

    C. 3g

    D. 4g

    E. 5g

94. 下列哪种情况下可以发生肺水肿

    A. 血浆胶体渗透压超过肺毛细管静水压

    B. 肺毛细血管静水压超过毛细血管内胶体渗

透压

C. 肺动脉压超过25mmHg

D. 血浆渗透压低于300毫渗量

E. 肺毛细血管液体静水压过度

95. $PaCO_2$增高时,氧解离曲线

A. 左移

B. 右移

C. 上移

D. 下移

E. 不变

96. 吸入高浓度氧对脑的影响,哪项恰当

A. 脑血管扩张

B. 脑淤血

C. 脑水肿

D. 脑压增高

E. 脑血管收缩

97. 正常静息状态下,周围组织向肺部输送的CO_2是

A. 1ml/100ml血液

B. 4ml/100ml血液

C. 10ml/100ml血液

D. 15ml/100ml血液

E. 25ml/100ml血液

98. 下列关于肺表面活性物质的描述,哪项**不正确**

A. 维持大小肺泡的容积恒定

B. 降低肺泡表面张力

C. 主要成分是二棕榈酰卵磷脂

D. 维持肺泡的扩张状态

E. 由肺泡Ⅰ型细胞分泌

99. 关于HPV(缺氧性肺血管收缩)的描述哪项**不正确**

A. 受抑制后静脉混杂增加

B. 血容量负荷过重可抑制HPV

C. 硝酸甘油可抑制HPV

D. 低温可被抑制

E. 利多卡因表面喷雾可抑制HPV

100. 关于胸膜腔的叙述,**错误的**是

A. 平静吸气时为正压

B. 平静呼气时为负压

C. 无论呼气还是吸气总为负压

D. 深吸气时负值增大

E. 呼气时为负值减小

101. 下列中**不具**气道扩张作用的药物是

A. 氟烷

B. N_2O

C. 吗啡

D. 雾化吸入利多卡因

E. 阿托品

102. 关于闭合容量(CC)与闭合气量(CV)哪项描述是**错误的**

A. CC与CV值相等

B. 正常年轻人CV大约是肺活量的10%

C. 随年龄增长,CV逐渐增加

D. 60岁以上或45岁患者仰卧位时,CV是肺总量的40%

E. 气道病患者的CC/肺总量的变化早于CV/肺总量的变化

103. 关于CO_2排出综合征下列**错误的**是

A. 表现为血压下降、心动过速、严重心律失常甚至心脏停搏

B. 治疗时不必补充血容量

C. CO_2突然排出可致冠脉和脑血管收缩

D. 高$PaCO_2$持续一段时间突然降低可诱发此症

E. 治疗高$PaCO_2$,应逐步降低

【B₁型题】

问题104~107

A. 胸廓以其弹性向外扩展,肺弹性回缩力消失

B. 胸廓以其弹性向内回缩,肺弹性回缩力向内

C. 胸廓以其弹性向外扩展,肺弹性回缩力向内

D. 胸廓弹性作用消失,肺弹性回缩力消失

E. 胸廓弹性作用消失,肺弹性回缩力向内

104. 胸廓容量在其自然位置时

105. 胸廓容量大于其自然位置时

106. 胸廓容量小于其自然位置时

107. 开放性气胸时

问题108~110

A. 胸内负压绝对值最大

B. 胸内负压绝对值最小

C. 胸内压值为0

D. 胸内压值为正值

E. 胸内压值无法测定

108. 用力吸气末

109. 用力呼气末

110. 开放性气胸时

问题111~116

A. 氧离曲线左移

B. 氧离曲线右移

C. 氧离曲线上移

D. 氧离曲线下移

E. 氧离曲线不偏移

111. P_{50}增大

112. 使用利多卡因

113. 酸中毒、高热

114. 碱中毒、低温

115. 使用恩氟烷、N_2O

116. 性别、体重

【C型题】

A. 细胞与细胞外液之间的气体交换

B. 肺泡与血液之间的气体交换

C. 两者均有

D. 两者均无

117. 肺通气

118. 肺换气

A. 外周化学感受器

B. 中枢化学感受器

C. 两者均有

D. 两者均无

119. 缺氧引起呼吸兴奋,主要是刺激

120. CO_2过多引起呼吸兴奋,是刺激

121. 血中[H^+]增高,主要是直接刺激

A. 肺泡无效腔增大

B. 肺泡通气不足

C. 两者均有

D. 两者均无

122. 通气/血流比值大于0.84

123. 胸腔积液引起一侧肺萎缩

A. 氧容量增加

B. 氧含量增加

C. 两者均有

D. 两者均无

124. 血液中血红蛋白含氧增加,可引起

125. 血液氧分压增加

126. 血液二氧化碳分压增加

127. 氧气和血红蛋白亲和力增加时

【X型题】

128. 肺泡回缩力来自

A. 胸内负压

B. 肺泡表面活性物质

C. 肺泡内层液泡的表面张力

D. 肺的弹力纤维

E. 肺泡外层液泡的表面张力

129. 影响肺部气体交换的因素有

A. 通气/血流比值

B. 气体的扩散系数

C. 呼吸膜的通透性和有效面积

D. 肺泡和肺部毛细血管内的气体分压差

E. 机体的代谢率

130. 引起支气管平滑肌松弛的因素有

A. 乙酰胆碱

B. 美托洛尔

C. 肾上腺素

D. Ca^{2+}

E. Mg^{2+}

131. 吸气时有下列哪些变化

A. 胸内负压增大

B. 肺内压增大

C. 肺泡单位面积表面活性物质含量减少

D. 静脉回流量减少

E. 气道阻力下降

132. 牵张反射

A. 感受器位于支气管和细支气管平滑肌层

B. 其传入纤维在迷走神经中上行入脑

C. 其作用在于使吸气及时地转入呼气

D. 成人安静时不参与对呼吸深度的调节

E. 其感受器位于肺泡表面

E. 防御功能

133. 血红蛋白和氧的结合
    A. 不需要酶的催化
    B. 在氧分压较高时,迅速达到饱和
    C. 受血液中二氧化碳浓度的影响
    D. 不受血液中二氧化碳浓度的影响
    E. 温度升高时,其饱和度增高

139. 造成氧离曲线右移的因素有
    A. pH下降
    B. PCO_2升高
    C. 温度升高
    D. 2,3-DPG减少
    E. 血糖升高

134. 静脉血对CO_2的运输过程包括
    A. 氨基甲酸血红蛋白的形成
    B. 氢离子扩散进入红细胞
    C. CO_2溶解于血浆和红细胞内
    D. 运输量的多少与CO_2分压有关
    E. 运输量的多少与体温有关

140. 有助于防止气道梗阻的防御性反射
    A. 吞咽反射
    B. 呕吐反射
    C. 咳嗽反射
    D. 牵张反射
    E. 条件反射

135. CO_2对呼吸的调节是通过
    A. 直接刺激呼吸中枢
    B. 刺激颈动脉体和主动脉体
    C. 加强牵张反射
    D. 刺激延髓化学敏感区
    E. 刺激外周呼吸肌

141. 正常条件下,决定氧运输的主要因素包括
    A. 血液的氧溶解量
    B. 血红蛋白浓度
    C. 心排出量
    D. 血氧饱和度
    E. 肺有效通气量

136. 大脑皮质对呼吸作用可进行调节,表现为
    A. 呼吸的深度和频率在一定范围内可以随意控制
    B. 人的语言指令
    C. 许多呼吸反应可建立条件反射
    D. 将动物大脑皮质切除后节律性呼吸即消失
    E. 呼吸的深度和频率不能随意控制

142. 中枢化学感受器的主要刺激因素包括
    A. 缺氧
    B. PCO_2
    C. pH
    D. 钾离子
    E. 血糖

137. 肺的弹性阻力包括
    A. 肺的弹性回缩力
    B. 表面张力
    C. 表面张力+气道阻力
    D. 肺的顺应性
    E. 胸内压

143. 降低功能残气量的因素包括
    A. 肺纤维化
    B. 肺水肿
    C. 腹水
    D. 肺气肿
    E. PEEP

138. 肺的呼吸功能**除外**
    A. 气体交换功能
    B. 调节酸碱平衡功能
    C. 代谢功能
    D. 过滤功能

144. 以下可以造成肺泡表面活性物质减少的是
    A. 早产
    B. 肺血流量减少
    C. 吸入性麻醉药如氟烷
    D. 吸烟
    E. 正压通气

答　案

【A₁型题】

1. C	2. A	3. E	4. A	5. D	6. D	7. B	8. B	9. A	10. D
11. E	12. E	13. A	14. D	15. B	16. A	17. A	18. A	19. C	20. C
21. A	22. A	23. E	24. A	25. A	26. A	27. B	28. D	29. B	30. B
31. D	32. E	33. A	34. B	35. C	36. C	37. D	38. A	39. B	40. A
41. B	42. C	43. D	44. D	45. B	46. B	47. A	48. D	49. B	50. B
51. D	52. D	53. B	54. D	55. A	56. E	57. E	58. D	59. C	60. A
61. E	62. E	63. E	64. C	65. D	66. A	67. D	68. A	69. A	70. E
71. C	72. B	73. C	74. E	75. B	76. A	77. A	78. B	79. C	80. D
81. C	82. C	83. B	84. B	85. C	86. A	87. C	88. E	89. B	90. A
91. C	92. B	93. E	94. B	95. B	96. E	97. B	98. E	99. E	100. A
101. C	102. A	103. B							

【B₁型题】

104. E	105. B	106. C	107. D	108. A	109. B	110. C	111. B	112. E	113. B
114. A	115. B	116. E							

【C型题】

117. D	118. B	119. A	120. C	121. B	122. A	123. B	124. C	125. B	126. D
127. C									

【X型题】

128. CD	129. ABCDE	130. CE	131. ACE	132. ABCD	133. ABC
134. ABCDE	135. BD	136. ABC	137. AB	138. BCDE	139. ABC
140. ABCD	141. BCD	142. BC	143. ABC	144. ABCD	

（吴安石　范志毅）

第 5 章

麻醉与循环

【A₁型题】

1. 下列哪项可以使毛细血管血压升高
   A. 动脉血压升高
   B. 静脉血压降低
   C. 毛细血管前阻力与后阻力的比值变小
   D. 淋巴回流减少
   E. 循环系统血液充盈度增大

2. 心肌收缩呈"全或无"特点是因为
   A. 动作电位时程长
   B. 动作电位有平台
   C. 细胞间有闰盘
   D. 有自律性
   E. 兴奋传导快

3. 心肌的等长调节是通过改变下列哪项来调节心脏泵血功能
   A. 心肌收缩能力
   B. 心肌初长度
   C. 肌小节的初长度
   D. 横桥联结的数目
   E. 心室舒张末期容积

4. 心动周期中,血液充盈主要是由于
   A. 心房收缩的挤压作用
   B. 心室舒张的抽吸作用
   C. 胸内负压促进静脉回流
   D. 呼吸运动产生的抽吸作用
   E. 骨骼肌的挤压作用加速静脉回流

5. 心动周期中,左心室内压力最高的时相是
   A. 心房收缩期末
   B. 等容收缩期末
   C. 心室收缩期末

D. 快速充盈期末
E. 快速射血期

6. 心动周期中,哪个时相左心室容积最大
   A. 等容舒张期末
   B. 快速充盈期末
   C. 快速射血期末
   D. 心房收缩期末
   E. 减慢充盈期末

7. 心动周期中,从主动脉瓣关闭到下一次主动脉瓣开放的时间相当于
   A. 心室舒张期
   B. 心室舒张期+等容收缩期
   C. 心室舒张期+心室收缩期
   D. 等容收缩期+快速射血期
   E. 心室射血期+等容收缩期

8. 心动周期中,室内压升高速率最快的时相是
   A. 心房收缩期
   B. 等容收缩期
   C. 快速射血期
   D. 快速充盈期
   E. 减慢射血期

9. 可使射血分数增大的因素是
   A. 心室舒张末期容积增大
   B. 心肌细胞外液钙离子浓度增大
   C. 心脏迷走神经兴奋
   D. 心肌收缩时所遇到的后负荷增大
   E. 心肌收缩能力增强

10. 下列哪种情况可使心输出量增加
    A. 刺激迷走神经传出纤维
    B. 心率超过180bpm

C. 颈动脉窦内压降低

D. 血液中CO_2分压降低

E. 心室舒张末期容积减少

11. 关于前负荷的叙述哪项正确

A. 前负荷为心室舒张末期容积或压力

B. 前负荷为等容舒张末期容积或压力

C. 前负荷不影响心肌收缩力

D. 最适前负荷心肌肌小节长度2.0~2.2mm

E. 超过最适前负荷时,心肌收缩力即明显降低

12. 异长自身调节是心脏前负荷对搏出量的影响,取决于

A. 平均动脉压

B. 心率储备

C. 心力储备

D. 心室舒张末期容积

E. 心室收缩末期容积

13. 更能反映心室肌后负荷的是

A. 左心房内的最高压力

B. 平均动脉压

C. 动脉瓣开放的惯性阻力

D. SVR或PVR

E. 快速射血期心室内压

14. 心室功能曲线反映下述哪两者的关系

A. 每搏量与心输出量

B. 每搏作功和心室舒张末期压

C. 每搏量与心率

D. 每搏作功和心室舒张初期压

E. 每搏量与每搏作功

15. 正常心室功能曲线不出现降支的原因是

A. 心肌的静息张力较小

B. 心肌的伸展性较大

C. 心肌的伸展性较小,静息张力较大

D. 心肌的储备能量较多

E. 心肌收缩的潜力能力较大

16. 正常人心率超过180bpm,心输出量减少的原因主要是

A. 快速充盈期缩短

B. 减慢充盈期缩短

C. 等容收缩期缩短

D. 减慢射血期缩短

E. 快速射血期缩短

17. 第二心音产生主要是由于

A. 心室收缩时,血液冲击半月瓣引起的振动

B. 心室舒张时,动脉壁弹性回缩引起的振动

C. 心室收缩时,动脉瓣突然开放时的振动

D. 心室舒张时,半月瓣迅速关闭时的振动

E. 心室舒张时,房室瓣突然开放时的振动

18. 心肌细胞分为快反应细胞和慢反应细胞的主要根据是

A. 静息电位及最大复极电位数值

B. 动作电位时程长短及复极

C. 0期去极化的速度

D. 4期自动去极化的速度

E. 动作电位复极化的速度

19. 心室肌细胞有效不应期的长短主要取决于

A. 动作电位0期去极化的速度

B. 阈电位水平的高低

C. 阈电位与静息电位的差距

D. 动作电位2期(平台期)的长短

E. 动作电位复极末期的长短

20. 心肌不会产生强直收缩,其原因是

A. 心肌是功能上的合胞体

B. 心肌肌浆网不发达,钙离子贮存少

C. 心肌的有效不应期特别长

D. 心肌有自律性

E. 心肌呈"全或无"收缩

21. 衡量心肌自律性高低的指标是

A. 动作电位幅值

B. 动作电位0期去极化速度

C. 阈电位水平

D. 最大复极电位水平

E. 4期自动去极化速度

22. 窦房结能成为心脏正常起搏点的原因是

A. 0期去极化速度快

B. 复极化时程教短

C. 阈电位与静息电位差距较小

D. 4期自动去极化速度快

E. 最大复极电位水平低

23. 窦房结细胞具有兴奋性的前提是

A. 钠通道处于激活状态

B. 钠通道处于备用状态

C. 钙通道处于激活状态

D. 钙通道处于备用状态

E. 钾通道处于备用状态

24. 房室延搁的生理意义是

A. 使心室肌不会产生完全强制收缩

B. 增强心肌的收缩能力

C. 使心室肌不应期延长

D. 使心房、心室不会同时收缩

E. 使心室肌动作电位幅度增加

25. 颈动脉窦压力感受性反射

A. 在血压升高时才发挥作用

B. 在血压降低时才发挥作用

C. 平时经常起作用

D. 对血压的升降均不起作用

E. 是一种正反馈反射

26. 心肌收缩力增强时,静脉回流量增加是因为

A. 动脉血压升高

B. 心收缩期房内压降低

C. 心舒张期室内压降低

D. 血流速度加快

E. 毛细血管压降低,组织液重吸收增多

27. 肌肉运动时,该肌肉的血流量增加主要是

A. 交感缩血管纤维紧张性活动减弱

B. 毛细血管主动舒张

C. 相邻不活动的肌肉血管收缩

D. 肌肉收缩时,局部代谢产物增多

E. 动脉血压升高

28. 大量失血时,首先发生的反应是

A. 外周阻力降低

B. 外周阻力增加

C. 脑血管强烈收缩

D. 毛细血管中组织液重吸收

E. 循环血液中血管紧张素Ⅱ含量增多

29. 影响正常人舒张压的主要因素是

A. 大动脉弹性

B. 心输出量

C. 阻力血管的口径

D. 血管黏滞性

E. 血管长度

30. 中心静脉压高低取决于下列哪两者之间的关系

A. 血管容量和血量

B. 动脉血压和静脉血压

C. 心脏射血能力和静脉回心血量

D. 心脏射血能力和外周阻力

E. 外周静脉压和静脉血管阻力

31. 心动周期中,占时间最长的是

A. 心房收缩期

B. 等容收缩期

C. 等容舒张期

D. 射血期

E. 充盈期

32. 引起体位性低血压的原因是

A. 微动脉舒张

B. 下肢毛细血管扩张

C. 交感缩血管中枢的紧张性较低

D. 心迷走中枢的紧张性过高

E. 压力感受器敏感性降低

33. 维持交感缩血管纤维紧张性的中枢位于

A. 大脑

B. 下丘脑

C. 中枢和脑桥

D. 延髓

E. 脊髓中间外侧柱

34. 下列物质中升压作用最强的是

A. 肾上腺素

B. 血管紧张素Ⅱ

C. 肾素

D. 血管紧张素 I

E. 多巴胺

35. 影响毛细血管前括约肌活动的主要因素
    A. 交感神经末梢释放的去甲肾上腺素
    B. 肾上腺髓质释放的肾上腺素
    C. 交感舒血管纤维释放的乙酰胆碱
    D. 肾脏近球细胞释放的肾素
    E. 组织局部代谢产物

36. 心肌的收缩能力取决于
    A. 心肌的初长度
    B. 粗、细肌丝的重叠程度
    C. 横桥连接的数目
    D. 兴奋-收缩偶联的生理、生化反应
    E. 肌钙蛋白的数量

37. 引起心肌收缩的主要超微结构是
    A. 细胞膜
    B. 细胞核
    C. 横桥
    D. 闰盘
    E. 线粒体

38. 心肌收缩中起关键作用的离子是
    A. K^+
    B. Na^+
    C. Cl^-
    D. Ca^{2+}
    E. Mg^{2+}

39. 动脉压力曲线中呈现的重搏切迹相当于
    A. 等容舒张期
    B. 快速充盈期
    C. 等容收缩期
    D. 快速射血期
    E. 减慢射血期

40. 心动周期中,决定心室血液充盈的主要因素是
    A. 心房收缩的挤压作用
    B. 心室舒张的抽吸作用
    C. 胸腔负压吸引

D. 骨骼肌收缩对静脉的挤压作用

E. 地心引力作用

41. 心率增快,心动周期中缩短最明显的是
    A. 等容收缩期
    B. 快速充盈期
    C. 减慢充盈期
    D. 快速射血期
    E. 减慢射血期

42. 左右心室搏动不同的主要原因是
    A. 左、右心室搏出量不同
    B. 左、右心室血流速度不同
    C. 左、右心室后负荷不同
    D. 左、右心室前负荷不同
    E. 体、肺循环血流速度不同

43. 反映心室后负荷的临床指标是
    A. 左室舒张末期容积(LVEDP)
    B. 中心静脉压(CVP)
    C. 平均动脉压(MAP)
    D. 肺小动脉楔压(PCWP)
    E. 左房压(LAP)

44. 心室肌的前负荷是指
    A. 收缩末期容积
    B. 舒张末期容积
    C. 等容收缩期容积
    D. 等容舒张起容积
    E. 心室肌收缩所遇到的阻力

45. 心室的后负荷是指
    A. 心房内压力
    B. 心室内压力
    C. 中心静脉压
    D. 大动脉压力
    E. 胸内压力

46. 心室肌细胞动作电位平台期形成的离子基础是
    A. Na^+内流,Cl^-内流
    B. Na^+内流,Cl^-外流
    C. Na^+内流,K^+外流
    D. Ca^{2+}内流,K^+外流

E. Ca^{2+}内流，K$^+$内流

D. 70%

E. 90%

47. 血K$^+$逐步升高时，心肌的兴奋性
    A. 逐步升高
    B. 迅速升高
    C. 先升高后降低
    D. 逐步降低
    E. 迅速降低

48. 决定心室肌有效不应期长短的是
    A. 动作电位0期时程
    B. 动作电位1期时程
    C. 动作电位2期时程
    D. 动作电位3期时程
    E. 动作电位4期时程

49. 心肌自律性高低主要决定于
    A. 动作电位去极速率
    B. 动作电位幅值
    C. 阈电位水平
    D. 动作电位4期去极速率
    E. 最大复极电位水平

50. 一般情况下，收缩压的高低主要反映
    A. 心率
    B. 外周阻力
    C. 循环血量
    D. 心脏每搏输出量
    E. 主动脉管壁弹性

51. 正常情况下，颈动脉窦内压在下列哪个范围变动，压力感受性反射的敏感性最高
    A. 30~50mmHg
    B. 70~90mmHg
    C. 90~110mmHg
    D. 130~150mmHg
    E. 150~170mmHg

52. 从毛细血管动脉端滤出生成的组织液，再经静脉端重吸收入血的约占
    A. 10%
    B. 30%
    C. 50%

53. 心脏的重要潜在起搏点
    A. 心房肌
    B. 心室肌
    C. 房室结区
    D. 窦房结
    E. 普肯耶纤维

54. 容量血管主要是指
    A. 主动脉
    B. 肺动脉
    C. 微动脉
    D. 微静脉
    E. 腔静脉

55. 阻力血管主要是指
    A. 大动脉
    B. 大静脉
    C. 小动脉及微动脉
    D. 小静脉
    E. 毛细血管

56. 下述哪种状态，心交感神经张力会降低
    A. 由直立变平卧
    B. 情绪激动
    C. 血压降低
    D. 血容量减少
    E. 运动

57. 下述哪种状态，交感张力会增强
    A. 睡眠
    B. 安静
    C. 血压升高
    D. 血容量增多
    E. 由平卧变直立

58. 副交感神经对体循环影响最明显的是
    A. 心率
    B. 动脉血压
    C. 心肌收缩力
    D. 外周血管阻力

E. 以上都不是

59. 交感缩血管纤维主要分布在
   A. 大动脉
   B. 大静脉
   C. 毛细血管前括约肌
   D. 微动脉
   E. 微静脉

60. 交感缩血管纤维分布最多的部位
   A. 脑动脉
   B. 冠状动脉
   C. 骨骼肌血管
   D. 内脏血管
   E. 皮肤血管

61. 急性失血性休克时，首先发生的反应是
   A. 脑、心血管收缩
   B. 交感神经兴奋
   C. 血管紧张素Ⅱ增多
   D. 抗利尿激素增多
   E. 组织回收增多

62. 不能使血管平滑肌舒张的物质是
   A. 缓激肽
   B. 乙酰胆碱
   C. 前列环素
   D. 乳酸
   E. 血栓素

63. 下列物质升压作用最强的是
   A. 去甲肾上腺素
   B. 缓激肽
   C. 血管紧张素Ⅱ
   D. 血栓素
   E. 去氧肾上腺素

64. 引起冠脉舒张的主要因素是
   A. PaO_2↑
   B. pH↑
   C. $PaCO_2$↓
   D. PaO_2↓
   E. pH↓

65. 心肌可从冠状动脉血摄取的氧量为
   A. 15%
   B. 35%
   C. 65%
   D. 95%
   E. 100%

66. 右心房的体表定位点为
   A. 右侧腋中线和第4肋间水平相交点
   B. 右侧腋前线和第4肋间水平相交点
   C. 右侧腋前线和第2肋间水平相交点
   D. 左侧腋前线和第2肋间水平相交点
   E. 右侧腋中线和第5肋间水平相交点

67. 窦房结位于
   A. 右心耳
   B. 左心耳
   C. 左心房与肺静脉连接处
   D. 右心房与上腔静脉连接处
   E. 房间隔上缘

68. 希氏囊的起点
   A. 房间隔的上缘
   B. 肌性室间隔的上缘
   C. 房室交界处
   D. 窦房结
   E. 房室结

69. 挥发性吸入麻醉药抑制心肌收缩的机制主要是
   A. 心肌除极时，Ca^{2+}进入细胞肌浆网减少
   B. 使心肌细胞摄取葡萄糖减少
   C. 心肌细胞内线粒体降低
   D. 使肌凝蛋白ATP活性降低
   E. 抑制心肌细胞β-受体的敏感性

70. 决定心排出量的两个主要因素
   A. 血容量和外周血管阻力
   B. 呼吸方式和心率
   C. 心率和每搏输出量
   D. 周围组织需氧量和回心血量
   E. 回心血量和每搏输出量

71. 冠状动脉起源于
    A. 冠状窦
    B. 乏氏窦
    C. 三尖瓣膜附近
    D. 二尖瓣膜附近
    E. 窦房结

72. 下列哪项符合冠状动脉循环生理
    A. 行走于心内膜表面
    B. 心肌外层的血氧分压低于内层
    C. 发生冠脉闭塞时,心内膜下心肌容易引起缺血
    D. 收缩期心室外膜血流量和心内膜下相同
    E. 舒张期冠脉扩张,心内膜下心肌血供减少

73. 哪项是冠脉循环的主要调节因素
    A. 主动脉舒张压
    B. 主动脉平均压
    C. 主动脉收缩压
    D. 肺动脉楔压
    E. 中心静脉压

74. 心内膜存活率(EVR)正常值
    A. >0.5
    B. <0.5
    C. >1.0
    D. <1.0
    E. =0.7

75. 冠脉灌注压在下列哪项内具有自动调节功能
    A. 冠状动脉灌注压35~105mmHg
    B. 冠状动脉灌注压60~150mmHg
    C. 冠状动脉灌注压50~135mmHg
    D. 冠状动脉灌注压75~165mmHg
    E. 冠状动脉灌注压90~180mmHg

76. 关于直捷通路,下列哪项正确
    A. 又名:动静脉通路
    B. 管壁平滑肌纤维茂盛
    C. 即通血毛细血管
    D. 管壁较真毛细血管细
    E. 具有良好的交换功能

77. 中枢神经系统的降压中枢位于
    A. 延髓前端网状结构的背外侧部
    B. 脑桥下部前外侧区
    C. 下丘脑加压反应中枢
    D. 中脑加压反应中枢
    E. 延髓后端网状结构的腹内侧部

78. 关于心交感神经下列哪项正确
    A. 其节前纤维起于颈4~胸2灰质侧角神经
    B. 其节前纤维为胆碱能纤维
    C. 其节后纤维为胆碱能纤维
    D. 其节前纤维支持窦房结、房室结、房室束
    E. 其节后纤维释放的神经递质为肾上腺素

79. 关于颈动脉体和主动脉体化学感受器反射哪项正确
    A. 颈动脉体位于颈总动脉起始部
    B. 小体内只有神经纤维末梢
    C. 主动脉体传入神经随膈神经传入
    D. 低氧血症可引起小体兴奋
    E. H^+浓度增高则引起小体传入神经抑制

80. 提示心内膜下缺血的EVR(心内膜存活率)临界值为
    A. >0.8
    B. <0.8
    C. ≥0.7
    D. <0.7
    E. <1.0

81. 心交感神经对心肌效应的主要机制是
    A. 心肌细胞膜上Ca^{2+}通道开放几率增加
    B. 减慢自律细胞4期的内向电流
    C. 使复极相K^+外流减慢
    D. 增加肌钙蛋白的Ca^{2+}亲和力
    E. 不应期延长

82. 有关心力贮备,以下哪项说法是**错误的**
    A. 健康者与某心脏患者若在静息时心输出量无差异,他们的心力贮备也应该一样
    B. 收缩期贮备大于舒张期贮备
    C. 心力贮备能力取决于心率及每搏输出量
    D. 心力贮备也称泵功能贮备

E. 心力贮备是指心输出量随机体代谢需要而
　　增加的能力

83. 下列关于中心静脉压的叙述，哪项是**错误的**
　　A. 指胸腔大静脉和右心房的血压
　　B. 心脏射血能力减弱时，中心静脉压降低
　　C. 正常值比大气压稍高，水平位不会进入空气
　　D. 是反映心脏功能的一个指标
　　E. 外周静脉广泛收缩时中心静脉压升高

84. 下列关于心室肌细胞快钠通道的描述，哪项**不
正确**
　　A. 激活和失活的速度都很快
　　B. 选择性强、只有Na^+可通过
　　C. 可被河豚毒所阻断
　　D. 有激活、失活、备用三种状态
　　E. 在去极化到-40mV时被激活

85. 交感神经对心脏作用的描述，**错误的**是
　　A. 对心脏有紧张性作用
　　B. 使心率加快
　　C. 使冠脉血流量增加
　　D. 使心肌长度-张力曲线右移
　　E. 使房室传导加快

86. 下列因素使正常心脏的心输出量减少，**除外**
　　A. 迷走神经传出纤维
　　B. 颈动脉窦内压力升高
　　C. 切断支配心脏的交感神经
　　D. 增加心舒张末期容积
　　E. 缺氧、酸中毒

87. 关于微动脉，下列哪项叙述**错误**
　　A. 在调节动脉血压中起主要作用
　　B. 在调节器官血流量中起主要作用
　　C. 收缩时组织液的生成量减少
　　D. 其平滑肌张力主要受局部代谢产物调节
　　E. 其管壁厚度和管腔直径的比值比中动脉大

88. 下列关于中心静脉压的叙述，**错误的**是
　　A. 是指胸腔大静脉和右心房的血压
　　B. 其正常值变动范围为4-14mmHg
　　C. 可反映心脏的射血功能

D. 可作为临床控制输液速度和量的参考指标
E. 外周静脉广泛收缩时中心静脉压升高

89. 真毛细血管的特点**除外**
　　A. 管壁很薄
　　B. 管壁的通透性很大
　　C. 血流缓慢
　　D. 管壁内皮细胞有吞饮功能
　　E. 周期性收缩和舒张

90. 下列物质引起血管平滑肌舒张，但**除外**
　　A. 局部代谢产物
　　B. 缓激肽
　　C. 乙酰胆碱酯酶
　　D. 血管活性肠肽
　　E. 前列腺素

91. 肾上腺素的作用**除外**
　　A. 使心肌收缩力增强
　　B. 使心率加快
　　C. 使内脏和皮肤血管收缩
　　D. 使骨骼肌血管舒张
　　E. 使组织液生成减少

92. 下列物质与器官血流量的调节有关，除外
　　A. 二氧化碳
　　B. 乳酸
　　C. 肾素
　　D. 前列腺素
　　E. 腺苷

93. 直接与每搏输出量调节有关，**除外**
　　A. 前负荷
　　B. 后负荷
　　C. 收缩性
　　D. 心率
　　E. 心室壁异常活动

94. 能使心排出量增加的因素**除外**
　　A. 前负荷增加
　　B. 后负荷增加
　　C. 体内儿茶酚胺增加
　　D. 心率增快10%

E. 回心血量增加

95. 下列是能使冠脉血流量增多的因素**除外**
    A. 缺氧
    B. pH降低
    C. 二氧化碳蓄积
    D. 血乳酸增多
    E. pH升高

96. 构成微循环结构的**不包括**
    A. 微动脉
    B. 中间微动脉
    C. 微静脉
    D. 淋巴管
    E. 小静脉

97. 下列哪项**不符合**心血管压力反射的描述
    A. 颈动脉窦存在压力感受器
    B. 颈动脉窦的传入神经随舌咽神经进入脑干
    C. 主动脉弓的传入神经随膈神经进入脑干
    D. 当动脉压降低时,兴奋交感神经
    E. 当动脉压升高时,兴奋迷走神经

98. 下列**除外**哪项都引起回心血量增加
    A. 体循环平均充盈压增大
    B. 心脏收缩力量增强
    C. 平卧体位
    D. 骨骼肌节律性收缩
    E. 站立体位

99. 普肯耶细胞**不具有**下列哪一项生理特性
    A. 兴奋性
    B. 自律性
    C. 传导性
    D. 收缩性
    E. 有效不应期长

100. 关于心室肌兴奋性周期性变化的叙述中,**错误的**是
    A. 有效不应期等于绝对不应期加上局部反应期
    B. 绝对不应期内Na^+通道完全失活
    C. 相对不应期内兴奋性低于正常

D. 超长期内兴奋性高于正常
E. 低长期内兴奋性低于正常

101. 关于冠脉循环下列哪项**不正确**
    A. 静息时冠状循环血容量占心排出量的5%左右
    B. 最大活动时能增加至10%
    C. 心脏收缩时心内膜下血供明显减少
    D. 心内膜下阻力血管张力比心外膜低
    E. 低血压时,心内膜下与心外膜的血液比值>1

102. 关于胶体渗透压哪项是**错误的**
    A. 人体胶体渗透压主要来自于白蛋白
    B. 是维持血管内循环血量的重要因素
    C. 人体胶体渗透压约为30mmHg
    D. 组织间液胶体渗透压约为15mmHg
    E. 正常情况下人体晶体和胶体渗透压的变化均很小

103. 下列哪项**不是**毛细血管通透性增加的因素
    A. 血液渗透压增高
    B. 缺氧
    C. 体温升高
    D. pH下降
    E. 组胺释放

104. 关于微循环的调节,下列哪项是**错误的**
    A. 儿茶酚胺一般引起毛细血管平滑肌收缩
    B. 毛细血管主要受体液因素的调节
    C. 局部代谢产物也影响毛细血管舒缩
    D. 氧分压高低可影响毛细血管血管阻力及密度
    E. 正常情况下氧分压对小动脉张力影响不大

105. 下列因素增加心肌耗氧,**除外**
    A. 心率增快
    B. 前负荷增加
    C. 后负荷增加
    D. 心衰时应用洋地黄类药
    E. 心肌收缩性增强

106. 真毛细血管,下列哪项**不正确**
    A. 由中间微动脉分出
    B. 具有毛细血管前括约肌
    C. 血管口径约10μm左右
    D. 前括约肌的舒缩活动不受体温影响
    E. 管壁仅是一层扁平的内皮细胞

107. 关于心交感神经节后纤维释放的递质哪项**不正确**
    A. 为去甲肾上腺素
    B. 与心肌细胞上的α-受体结合
    C. 缩短有效不应期
    D. 可促使异位节律的产生
    E. 增加心肌收缩性

【B₁型题】

问题108~111
    A. 无论多强的刺激都不能引起反应
    B. 需要阈上刺激才能产生反应
    C. 不能产生动作电位
    D. 阈下刺激也可诱发反应
    E. 产生超极化局部电位
108. 在超长期
109. 在有效不应期
110. 在绝对不应期
111. 在相对不应期

问题112~113
    A. 因Na⁺内流而产生
    B. 因Ca²⁺内流而产生
    C. 因Cl⁻内流而产生
    D. 因K⁺内流而产生
    E. 因K⁺外流而产生
112. 心室肌细胞静息电位
113. 心室肌细胞动作电位3期复极化

问题114~115
    A. 每搏输出量
    B. 心率
    C. 外周阻力
    D. 主动脉和大动脉弹性
    E. 循环血量
114. 收缩压的高低主要反映哪一项的多少

115. 舒张压的高低主要反映哪一项的大小

问题116~119
    A. 窦房结
    B. 房室结
    C. 房室交界
    D. 普肯耶纤维
    E. 心室肌
116. 自律性最高的是
117. 传导速度最快的是
118. 传导速度最慢的是
119. 收缩能力最强的是

问题120~123
    A. 肾上腺素
    B. 乙酰胆碱
    C. 去甲肾上腺素
    D. 5-羟色胺
    E. 腺嘌呤
120. 交感缩血管纤维释放的递质
121. 交感舒血管纤维释放的递质
122. 副交感舒血管纤维释放的递质
123. 交感神经节前纤维释放的递质

问题124~128
    A. =8×(MAP−CVP)/CO
    B. =SV/EDV
    C. =8×(PAP−LAP)CO
    D. =(DBP−LAP)·d/(SP·St)
    E. =DBP−LVEDP
124. SVR(外周阻力)
125. PVR(肺循环阻力)
126. EVR(心内膜存活率)
127. EF(射血分数)
128. CPP(冠状动脉灌注压)

问题129~133
    A. 15mmHg
    B. 10mmHg
    C. 30mmHg
    D. 25mmHg
    E. 12mmHg
129. 人体胶体渗透压约为

130. 毛细血管动脉端压力平均为

131. 毛细血管静脉端压力平均为

132. 组织间隙中组织间液压为

133. 组织间隙胶体渗透压为

　　问题134~137
　　A. 横轴为CVP
　　B. 横轴为PCWP
　　C. 心肌收缩性受抑
　　D. 心肌收缩性增强
　　E. 心肌收缩性不变

134. 左心功能曲线

135. 右心功能曲线

136. 心功能曲线向上、向左移动

137. 心功能曲线向下、向右移动

【B₂型题】

　　问题138~141
　　A. 心房收缩期末
　　B. 等容收缩期末
　　C. 等容舒张期末
　　D. 快速射血期
　　E. 等容收缩期
　　F. 快速充盈期
　　G. 减慢充盈期

138. 左室容积最大

139. 主动脉压最低

140. 房室瓣开放

141. 左室内压力最高

【C型题】

　　A. 心室舒张末期压力增高
　　B. 动脉舒张压增高
　　C. 两者都有
　　D. 两者都无

142. 心室收缩力降低

143. 心率增快

　　A. 0期去极化速度快，幅度高
　　B. 4期自动去极化
　　C. 两者均有
　　D. 两者均无

144. 心室肌动作电位的特征

145. 窦房结动作电位的特征

146. 普肯耶纤维动作电位的特征

　　A. 动脉血压升高
　　B. 中心静脉压降低
　　C. 两者均有
　　D. 两者均无

147. 血容量增加可引起

148. 心脏射血能力增强时可引起

149. 心交感神经兴奋时可引起

　　A. 乙酰胆碱
　　B. 去甲肾上腺素
　　C. 两者均有
　　D. 两者均无

150. 使心肌有效不应期缩短的是

151. 使房室交界传导加速的是

152. 使心房肌兴奋性降低的是

　　A. 血管加压素
　　B. 醛固酮
　　C. 两者均有
　　D. 两者均无

153. 血量增加时分泌减少的是

154. 血量减少时分泌增加的是

155. 血浆晶体渗透压升高时分泌增加的是

156. 引起血管收缩的是

　　A. 血压下降
　　B. 心率减慢
　　C. 两者均有
　　D. 两者均无

157. 颈动脉窦反射

158. 颈动脉体反射

159. 肠系膜血管反射

160. 眼-心反射

【X型题】

161. 真毛细血管具有下列哪些特点
　　A. 管壁很薄，通透性大
　　B. 血流很慢
　　C. 微动脉阻力对血流控制的作用不大
　　D. 是血液和组织液进行物质交换的场所

E. 安静时,骨骼肌中大约有20%~35%的真毛细血管处于开放状态

162. 下列关于血管紧张素Ⅱ的生理作用,哪些正确
    A. 使全身微动脉平滑肌收缩
    B. 使静脉收缩,回心血量增多
    C. 使醛固酮的释放增加
    D. 促进肾脏近球细胞释放肾素
    E. 可作用于脑内,引起交感缩血管紧张活动加强

163. 心室肌细胞具有下列哪些生理特性
    A. 兴奋性
    B. 自律性
    C. 传导性
    D. 收缩性
    E. 有效不应期长

164. 下列关于心室肌细胞L型Ca^{2+}通道的叙述中哪些正确
    A. 激活、失活比T型Ca^{2+}通道慢
    B. 选择性高,只允许Ca^{2+}通透
    C. 是电压门控的
    D. 激活的阈电位水平为$-40mV$
    E. 可被Mn^{2+}及维拉帕米等所阻断

165. 可使心输出量增多的因素有
    A. 心室肌初长度增大
    B. 心室舒张末期容积增大
    C. 动脉血压升高
    D. 心率加快
    E. 心率>180次/分

166. 在以下哪项给心室肌一个阈上刺激,可以产生一次期前收缩
    A. 心房收缩期
    B. 心室收缩期
    C. 动作电位的快速复极初期
    D. 动作电位的快速复极末期
    E. 动作电位的快速复极中期

167. 可使冠脉血流量增多的因素有
    A. 舒张压升高

B. 心率减慢
C. 冠状血管口径增大
D. 心动周期缩短
E. 前负荷加大

168. 具有缩血管作用的体液因素有
    A. 心钠素
    B. 去甲肾上腺素
    C. 血管紧张素
    D. 肾素
    E. 前列腺素

169. 同肾上腺素相比,去甲肾上腺素对心血管作用特点
    A. 对α-受体作用小于β-受体
    B. 心脏效应较肾上腺素低
    C. 可致心率加快
    D. 对组织代谢增加的效应大于肾上腺素
    E. 对组织代谢增加的效应小于肾上腺素

170. 心脏泵血功能的指标
    A. 每搏功
    B. 心指数
    C. 射血分数
    D. 后负荷
    E. 心率

171. 心力贮备包括
    A. 收缩期贮备
    B. 舒张期贮备
    C. 心率贮备
    D. 余血贮备
    E. 缺血贮备

172. 慢反应动作电位
    A. 0期去极速度慢
    B. 0期去极时程长
    C. 0期去极时程短
    D. 无明显的复极1、2期
    E. 无明显的超射期

173. 心室肌动作电位平台期的长短决定了
    A. 有效不应期的长短

B. 相对不应期的长短

C. 动作电位时程的长短

D. 超长期的长短

E. 绝对不应期的长短

B. 慢钙通道处于失活状态

C. 兴奋传导前方的心肌细胞处于不应期

D. 心肌细胞发生超极化

E. 慢钙通道处于激活状态

174. 决定和影响心室肌兴奋性的因素有

A. 阈电位水平

B. 钠通道的性状

C. 静息电位的水平

D. 钠-钾泵的状态

E. 钠-钙泵的状态

180. 心肌细胞快钠通道的特点有

A. 激活快、失活快

B. 是电压依从性离子通道

C. 可被河豚毒素阻断

D. 乙酰胆碱可增加其通透性

E. 可被肌松剂阻断

175. 细胞外高钾时

A. 心肌收缩力增强

B. 心室肌动作电位平台期缩短

C. 窦房结细胞0期去极化速率加快

D. 普肯耶细胞兴奋性升高

E. 阈电位水平降低

181. 使中心静脉压升高的因素包括

A. 右心室射血功能减弱

B. 容量血管收缩

C. 输血或输液过多、过快

D. 骨骼肌的活动减少

E. 平卧位时抬高下肢

176. 引起血管舒张的神经机制有

A. 交感缩血管神经抑制

B. 副交感舒血管神经兴奋

C. 交感舒血管神经兴奋

D. 交感舒血管神经抑制

E. 轴突反射

182. 正常心室肌的构建

A. 左心室的重量为右心室的3倍

B. 左心室的厚度为右心室的2倍

C. 右心室的重量为左心室的2倍

D. 右心室的厚度为左心室的1倍

E. 左右心室的重量和厚度相等

177. 在正常情况下,参与心血管活动调节的体液
因素有

A. 肾上腺素和去甲肾上腺素

B. 抗利尿激素

C. 血管紧张素Ⅱ

D. 前列腺素

E. 心钠素

183. 关于心排出量,哪些不对

A. 指心室每分钟输出到周围循环的血量

B. 指心室每搏输出的血量

C. 与心率快慢无关

D. 与体表面积无关

E. 与心肌收缩力有关

178. 外周血管阻力升高可能是由于

A. 血管紧张素Ⅱ增多

B. 交感胆碱能纤维兴奋

C. 心迷走神经兴奋

D. 交感缩血管纤维兴奋

E. 心钠素分泌增加

184. 决定心排出量的主要因素为

A. 心率

B. 呼吸方式

C. 体位

D. 每搏输出量

E. 血容量

179. 造成心室肌传导阻滞的因素可能有

A. 快钠通道开放受阻

185. 可使心排出量增加的因素

A. 左室容量增加

B. 外周血管扩张致后负荷减少

C. 心率在一定范围内增快

D. 动脉导管未闭

E. 后负荷增加

186. 可使心排出量减少的因素
    A. 牵拉胆囊
    B. 心力衰竭
    C. 使用纯缩血管药物
    D. 上胸段硬膜外阻滞
    E. 腰麻

187. 造成心输出量减少的因素有
    A. 压迫眼球
    B. 静注丙泊酚
    C. β-受体阻滞药
    D. 钙通道阻断药
    E. 后负荷增加

188. 可用于反映心室肌前负荷的指标
    A. 左室舒张末压力（LVEDP）
    B. 左房压（LAP）
    C. 中心静脉压（CVP）
    D. 肺小动脉楔压（PCWP）
    E. 平均动脉压（MAP）

189. 影响心室肌前负荷的因素有
    A. 体位
    B. 总血容量
    C. 外周血管阻力
    D. 心率
    E. 机械通气模式

190. 可使血管平滑肌舒张的物质
    A. 血栓素
    B. 前列环素
    C. 缓激肽
    D. 乙酰胆碱
    E. 局部代谢产物

191. 刺激肾素释放增多的原因
    A. 血管紧张素Ⅱ增多
    B. 前列腺素增多
    C. 交感神经兴奋

D. 副交感神经兴奋

E. 肾动脉灌注压降低

192. 可使冠脉血流量减少的物质
    A. 肾上腺素
    B. 去甲肾上腺素
    C. 异丙肾上腺素
    D. 血管紧张素Ⅱ
    E. 大剂量抗利尿激素

193. 可使冠脉血流量减少的因素有
    A. 高压氧疗
    B. pH↓
    C. CO_{2x}蓄积
    D. 血乳酸增多
    E. 血栓素

194. 可使冠脉血流增多的因素物质有
    A. 肾上腺素
    B. 小量去甲肾上腺素
    C. 异丙肾上腺素
    D. 前列环素
    E. 血栓素

195. 可使冠脉血流增多的因素有
    A. 缺氧
    B. pH↓
    C. pH↑
    D. CO_2蓄积
    E. 血乳酸增多

196. 可使心肌耗氧量增多的因素有
    A. 心率增快
    B. 心室壁张力增强
    C. 前负荷增多
    D. 后负荷增加
    E. 心肌收缩性增强

197. 可使心肌氧供减少的因素有
    A. 贫血
    B. 缺氧
    C. 2,3-DPG减少
    D. 过度通气

E. 动脉血压升高

198. 可使心肌氧耗减少的药物有
A. 洋地黄类
B. 钙通道阻滞药
C. β-受体阻滞药
D. 阿托品
E. 血管平滑肌收缩药

199. 每搏量主要取决于下列哪些因素
A. 前负荷
B. 后负荷
C. 心肌收缩性
D. 左心室壁运动功能
E. 瓣膜功能

200. 正常成人冠脉循环特点
A. 心率减慢则冠状血流增加
B. 血流量约为心排出量的5%
C. 运动时血流量随心排出量的增加而减少
D. 收缩期和舒张期冠脉血液都可进入右心室
E. 收缩期左心室冠状血流中断

201. 心迷走神经
A. 其节前纤维起源于延髓
B. 与心内神经节形成突触联系
C. 节前神经纤维递质为乙酰胆碱
D. 节前神经纤维递质为去甲肾上腺素
E. 节后神经纤维递质为乙酰胆碱

202. 引起冠状血流减少的因素
A. 舒张期LVEDP升高
B. 主动脉舒张压下降
C. 心动过缓舒张期延长
D. 冠状血氧分压增高
E. 血液pH下降,CO_2蓄积

203. 临床上引起水肿的原因
A. 血浆渗透压下降
B. 毛细血管压力升高
C. 细胞外液容量增加
D. 输入高渗溶液
E. 毛细血管通透性增加

204. 微循环组成有
A. 微动脉
B. 中间微动脉
C. 毛细血管
D. 后微动脉
E. 小静脉

205. 关于心肌氧平衡下列哪几项正确
A. 心肌从冠状动脉血中摄取氧占65%
B. 冠状窦的血氧饱和度为30%
C. 心肌耗氧量增加时,主要通过提高冠状窦血氧饱和度来调节
D. 心肌储备功能与冠状血流有关
E. 正性肌力药能增加心肌耗氧

206. 毛细血管的生理特点
A. 壁层由内皮细胞粘合而成
B. 氧和二氧化碳可自由通过
C. 细胞膜最外层为黏多糖
D. 身体各部位毛细血管壁的裂孔大小相同
E. 红细胞能通过所有毛细血管裂孔

207. 下列哪几项为心血管反射调节机制
A. 眼-心反射
B. 中枢神经缺血反射
C. 右房和左心室反射
D. 窦弓反射
E. 肠系膜血管反射

208. 影响心排量的因素
A. 静脉回心血量
B. 外周血管阻力
C. 周围组织需氧量
D. 心肌收缩性
E. 呼吸方式

209. 使心肌收缩性减弱的因素
A. 交感神经抑制药
B. 副交感神经兴奋药
C. 抗心律失常药
D. 胰高血糖素
E. β-受体阻滞剂

210. 关于冠状动脉下列哪些正确
    A. 由左冠状动脉主干分出前降支和左旋支
    B. 前降支供应左心室前壁、右心室
    C. 左旋支供应左心房、左室侧壁、后壁
    D. 45%的人窦房血供来自于左旋支
    E. 左冠状动脉主干行走于房室沟

211. 关于冠状动脉循环下列哪些正确
    A. 右冠状动脉的后降支供应左右心室的后壁
    B. 55%的人窦房结血供来源于右冠状动脉
    C. 右冠状动脉有分支至窦房结、房室结、左心室后上部
    D. 左冠状动脉分为前降支、后降支、左旋支
    E. 45%的人窦房结血供来源于左冠状动脉

答 案

【A₁型题】

1. C	2. C	3. A	4. B	5. E	6. D	7. B	8. B	9. E	10. C
11. A	12. D	13. D	14. B	15. C	16. A	17. D	18. C	19. D	20. C
21. E	22. D	23. D	24. D	25. C	26. C	27. D	28. B	29. C	30. C
31. E	32. C	33. D	34. B	35. E	36. D	37. C	38. D	39. A	40. B
41. B	42. C	43. C	44. B	45. D	46. D	47. C	48. C	49. D	50. D
51. C	52. E	53. E	54. D	55. C	56. A	57. E	58. A	59. D	60. C
61. B	62. E	63. C	64. D	65. C	66. A	67. D	68. B	69. A	70. C
71. B	72. C	73. A	74. C	75. B	76. C	77. E	78. B	79. D	80. D
81. A	82. A	83. B	84. E	85. D	86. D	87. C	88. B	89. E	90. D
91. E	92. C	93. D	94. B	95. E	96. D	97. C	98. E	99. D	100. E
101. E	102. C	103. A	104. B	105. D	106. D	107. B			

【B₁型题】

108. D	109. C	110. A	111. B	112. E	113. E	114. A	115. C	116. A	117. D
118. C	119. E	120. C	121. B	122. E	123. B	124. A	125. C	126. D	127. B
128. E	129. D	130. C	131. E	132. B	133. A	134. B	135. A	136. D	137. C

【B₂型题】

138. A	139. B	140. C	141. D

【C型题】

142. A	143. B	144. A	145. B	146. C	147. A	148. C	149. C	150. A	151. B
152. A	153. C	154. C	155. A	156. A	157. C	158. C	159. C	160. B	

【X型题】

161. ABDE	162. ABCE	163. ACDE	164. ACDE	165. ABD	166. AD
167. ABC	168. BC	169. BE	170. ABC	171. ABC	172. ABDE
173. AC	174. ABC	175. ABC	176. ABCE	177. ABCDE	178. AD
179. AC	180. ABC	181. ABCE	182. AB	183. BCD	184. AD
185. ABCD	186. ABCDE	187. ABCDE	188. ABD	189. ABDE	190. BCDE
191. BCE	192. BCDE	193. AE	194. ABD	195. ABDE	196. ABCE
197. ABCD	198. ABC	199. ABCDE	200. ABDE	201. ABCE	202. ABD
203. ABCE	204. ABCE	205. ABD	206. ABC	207. ABCDE	208. ABCDE
209. ABCE	210. ABCD	211. ABCE			

（卢家凯　董秀华　赵丽云）

第6章

麻醉与肝脏

【A₁型题】

1. 肝脏的基本结构和功能单位是
   A. 肝细胞
   B. 肝小叶
   C. 肝血窦
   D. 库普弗细胞
   E. Glisson系统

2. 肝小叶包括
   A. 中央静脉、肝细胞素(板)、肝血窦、库普弗细胞、胆小管
   B. 中央静脉、肝细胞素(板)、肝血窦、库普弗细胞
   C. 中央静脉、肝细胞素(板)、肝血窦、胆小管
   D. 中央静脉、肝细胞、库普弗细胞、胆小管、小叶间胆管
   E. 中央静脉、肝细胞素、肝血窦、库普弗细胞、小叶间胆管

3. 包在肝脏格利森(Glisson)纤维鞘的管道是
   A. 门静脉,肝静脉,肝管
   B. 肝动脉,门静脉,肝总管
   C. 肝动脉,肝静脉,门静脉
   D. 肝动脉,肝管,门静脉
   E. 肝动脉,肝管,肝静脉

4. 肝血流
   A. 在手术与麻醉期间密切调节
   B. 低氧血症时增加
   C. 交感兴奋时降低
   D. 由多巴胺调节
   E. 对身体需求反应差

5. 肝肠循环
   A. 描述了胆囊内胆汁储存
   B. 对胆盐的重吸收十分重要
   C. 对肝脏药物代谢不重要
   D. 使重吸收物质免于进入体循环
   E. 促进药物从胃肠道排泄

6. 未结合胆红素
   A. 无毒
   B. 分泌至肠道
   C. 白细胞降解产物
   D. 与葡糖醛酸结合
   E. 降解成胆绿素

7. 血中哪种胆红素增加会在尿中出现胆红素
   A. 未结合胆红素
   B. 结合胆红素
   C. 肝前胆红素
   D. 间接反应胆红素
   E. 与清蛋白结合的胆红素

8. 胆红素在血清中主要与哪种血浆蛋白结合
   A. γ-球蛋白
   B. 清蛋白
   C. β-球蛋白
   D. α₁-球蛋白
   E. α₂-球蛋白

9. 显性黄疸患者的血清胆红素含量是指高于
   A. 34mg/dl(2 μmol/L)
   B. 68mg/dl(4 μmol/L)
   C. 136mg/dl(8 μmol/L)
   D. 171mg/dl(10 μmol/L)
   E. >342mg/dl(20 μmol/L)

10. 下列哪种物质的合成过程仅在肝脏进行
    A. 尿素

B. 糖原

C. 血浆蛋白

D. 脂肪酸

E. 胆固醇

B. 细胞色素b

C. 细胞色素c

D. 细胞色素c_1

E. 细胞色素P_{450}

11. 胆固醇在体内代谢的主要去路是

　　A. 转变成维生素D_3

　　B. 转变成性激素

　　C. 转变成类固醇激素

　　D. 转变成胆汁酸

　　E. 在肠道受细菌作用生成粪固醇排出

12. 支配肝脏的交感神经,其节前纤维来自于

　　A. 胸5~8

　　B. 胸7~10

　　C. 胸6~8

　　D. 胸8~12

　　E. 胸6~9

13. 肝后丛交感神经起源于

　　A. 左侧胸4~8

　　B. 右侧胸4~8

　　C. 左侧胸7~10

　　D. 右侧胸7~10

　　E. 双侧胸4~10

14. 交感神经活动增强后

　　A. 循环功能增强,肝血流增加

　　B. 内脏血管扩张,肝血流增加

　　C. 内脏血管收缩,肝血流增加

　　D. 内脏血管扩张,肝血流减少

　　E. 内脏血管收缩,肝血流减少

15. 下列吸入麻醉药肝脏毒性最大的是

　　A. 恩氟烷

　　B. 异氟烷

　　C. 甲氧氟烷

　　D. 氟烷

　　E. 七氟烷

16. 肝微粒体中,哪种含铁细胞色素与药物形成复合物并使药物氧化

　　A. 细胞色素a

17. 药物在肝脏内代谢常通过两相完成,其中I相是指

　　A. 氧化

　　B. 还原

　　C. 水解

　　D. 羟化

　　E. 以上都是

18. 药物在肝内代谢通常通过两相完成,其中II相是指

　　A. 氧化

　　B. 还原

　　C. 水解

　　D. 结合

　　E. 以上都是

19. 肝功能障碍,蛋白质代谢紊乱时可表现出

　　A. 低蛋白血症

　　B. 高氨基酸血症

　　C. 尿素合成减少

　　D. 甲胎蛋白重现

　　E. 以上均可有

20. 肝功能障碍者,全麻药初量适当减少,原因主要是

　　A. 低蛋白血症

　　B. 肝药酶缺乏

　　C. 肝血流减少

　　D. 胆汁淤积

　　E. 肝肾综合征

21. 肝功能障碍时易出血的主要原因是

　　A. 肝素增多

　　B. 凝血因子减少

　　C. 血小板减少

　　D. 纤溶酶增多

　　E. 维生素K缺乏

22. 肝功能障碍的患者易发生
    A. 低钠、低钾、低磷、低钙
    B. 高钠、低钾、低磷、低钙
    C. 低钠、高钾、低磷、低钙
    D. 低钠、低钾、高磷、低钙
    E. 低钠、低钾、低磷、高钙

23. 严重肝功能不全,哪种激素灭活不受影响
    A. 雌激素
    B. 皮质醇
    C. 甲状腺激素(T_4)
    D. 胰岛素
    E. 醛固酮

24. 腹水
    A. 与慢性门静脉压降低相关
    B. 与高蛋白血症相关
    C. 常同时存在高钠血症
    D. 可能有不良的心肺反应
    E. 应迅速抽取以避免蓄积

25. 肝硬化患者
    A. 血清白蛋白水平升高
    B. 尿中丢失过量钠
    C. 泮库溴铵常是有效的
    D. 血清γ球蛋白水平较低
    E. 麻醉诱导所需丙泊酚减少

26. 肝脏产生人体体热占
    A. 10%
    B. 20%
    C. 30%
    D. 40%
    E. 50%

27. 机体产生的乳酸经下列哪种器官合成葡萄糖
    A. 脑
    B. 心脏
    C. 肝脏
    D. 肾脏
    E. 骨骼肌

28. 胆固醇在体内代谢的主要去路是

    A. 转变成维生素D_3
    B. 转变成性激素
    C. 转变成类固醇激素
    D. 转变成胆汁酸
    E. 在肠道胆固醇受细菌作用生成粪固醇排出

29. 谷胱苷肽结合反应发生于
    A. 微粒体
    B. 线粒体
    C. 溶酶体
    D. 高尔基复合体
    E. 胞浆内

30. 正常成人流经肝脏的血液约占心排量的
    A. 25%
    B. 20%
    C. 15%
    D. 10%
    E. 30%

31. 肝动脉提供肝脏全部血液供应的
    A. 11%~20%
    B. 21%~30%
    C. 31%~40%
    D. 41%~50%
    E. 51%~60%

32. 肝动脉氧供约占肝氧供的
    A. 10%左右
    B. 20%左右
    C. 30%左右
    D. 50%左右
    E. 70%左右

33. 有关肝神经的描述,错误的是
    A. 有交感神经、迷走神经的分支和右膈神经支配
    B. 在肝动脉和门静脉周围形成神经丛
    C. 肝内血管由交感神经和迷走神经双重支配
    D. 肝的传入感觉神经是右膈神经
    E. 膈神经的一部分分布于肝内及胆囊和肝胆系统,是右肩部放射性痛的来源

34. 肝脏的生理功能为

A. 分泌胆汁和参与体内代谢

B. 凝血功能

C. 解毒功能

D. 吞噬和免疫作用

E. 以上都对

35. 肝前丛交感神经起源于

A. 左侧$T_4 \sim T_8$

B. 右侧$T_4 \sim T_8$

C. 左侧$T_7 \sim T_{10}$

D. 右侧$T_7 \sim T_{10}$

E. 双侧$T_4 \sim T_{10}$

36. 肝后丛交感神经起源于

A. 左侧$T_4 \sim T_8$

B. 右侧$T_4 \sim T_8$

C. 左侧$T_7 \sim T_{10}$

D. 右侧$T_7 \sim T_{10}$

E. 双侧$T_4 \sim T_{10}$

37. 下述血糖值,正常人超过哪项,肝脏开始摄取葡萄糖

A. 100mg/dl

B. 120mg/dl

C. 150mg/dl

D. 170mg/dl

E. 190mg/dl

38. 门静脉系统与体循环之间主要的交通支**不包括**

A. 胃冠状静脉与乳内静脉吻合

B. 胃冠状静脉与食管下端静脉丛吻合

C. 肠系膜下静脉到直肠上、下静脉与肛门静脉吻合

D. 脐旁静脉与腹壁上、下深静脉吻合

E. 腹膜后肠系膜静脉分支于下腔静脉分支吻合

39. 下列属于肝脏影响血糖代谢机制,**除外**

A. 糖原储存

B. 糖原合成

C. 糖原降解

D. 胰岛素生成

E. 半乳糖转化为葡萄糖

40. 下列哪项**不属于**肝脏生物转化反应

A. 氧化

B. 自身氧化

C. 降解

D. 结合

E. 水解

41. 黄疸的原因**不包括**

A. 过量胆红素生成

B. 肝细胞过量摄取胆红素

C. 肝内胆管梗阻

D. 胆红素结合障碍

E. Gilbert病

42. 下面各项均对肝血流有直接影响,**除外**

A. 儿茶酚胺

B. 乏氧或二氧化碳蓄积

C. 椎管内麻醉

D. 吸入麻醉

E. 吸入N_2O

43. 麻醉对肝血流的影响,哪种说法**不对**

A. 与所选麻醉药有关

B. 与麻醉药剂量有关

C. 与椎管内麻醉阻滞范围大小有关

D. 与硬膜外阻滞是否加用肾上腺素无关

E. 与全身麻醉的深浅有关

44. 溶血性黄疸时下列哪项**不存在**

A. 血中游离胆红素增加

B. 粪胆素原增加

C. 尿胆素原增加

D. 尿中出现胆红素

E. 粪便颜色加深

45. 有关肝脏的描述,哪项**不对**

A. 是人体最大的实质性器官

B. 由肝实质和一系列管道结构组成

C. 是唯一有双重血液供应的器官

D. 肝动脉供应肝脏血液的70%~80%

E. 肝动脉供应肝脏所需氧量的60%~80%

46. 门静脉系统与体循环之间主要的交通吻合,错

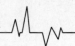

误的是

A. 胃冠状静脉与乳内静脉吻合

B. 胃冠状静脉与食管下端静脉丛吻合

C. 肠系膜下静脉到直肠上、下静脉与肛门静脉吻合

D. 脐旁静脉与腹壁上、下深静脉吻合

E. 腹膜后肠系膜静脉分支与下腔静脉分支吻合

47. 肝脏的神经支配,**错误的**是

A. 源于左侧交感神经干$T_{7～10}$神经节组成肝前丛

B. 源于右侧交感神经干$T_{7～10}$神经节组成肝后丛

C. 源于脊髓前角运动神经

D. 源于左右两侧迷走神经分别参与肝脏的前、后丛

E. 源于右侧膈神经的感觉支支配

48. 有关肝胆的神经支配,描述**错误的**是

A. 肝动脉和门静脉由交感神经支配

B. 肝动脉和门静脉系统由交感和副交感神经支配

C. 胆管系统受交感和副交感神经支配

D. 胆管系统仅受副交感神经支配

E. 胆管系统尚由右膈神经参与支配

49. 肝功能障碍时电解质发生紊乱,**除外**

A. 低氯血症

B. 低钾血症

C. 低钙血症

D. 低钠血症

E. 低磷血症

50. 维生素K依赖的凝血因子,**除外**

A. Ⅱ

B. Ⅴ

C. Ⅶ

D. Ⅸ

E. Ⅹ

51. 关于门静脉解剖,正确的是

A. 长6～8cm,粗1～2cm

B. 长2～4cm,粗1～2cm

C. 仅收集胃、肠、胰静脉血

D. 占入肝血流量50%

E. 有静脉瓣,能防止血液倒流

【A₂型题】

52. 男性患者,45岁,血清胆红素30.2 μmol/L,白蛋白39g/L,PT为14s,无腹水及神经系统改变,营养佳,按照Child-Pugh分级,肝脏功能可分为

A. A级

B. B级

C. C级

D. 肝功能衰竭

E. 肝功能极差

53. 41岁女性患者,入院诊断为梗阻性黄疸,经维生素K治疗3天以上,凝血酶原时间仍较对照值延长5秒,说明

A. 血友病

B. 脾功能亢进

C. 血小板异常

D. 胆道肿瘤

E. 存在肝细胞病变

【B₁型题】

问题54～58

A. 血红蛋白

B. 血红素

C. 胆绿素

D. 游离胆红素

E. 结合胆红素

54. 可经胆汁排泄入小肠的是

55. 血红蛋白的代谢产物

56. 与白蛋白结合,在血液中运输的是

57. 水溶性强的是

58. 脂溶性强的是

问题59～61

A. 血清GOT

B. 血清GPT

C. 血清MAO

D. 血清胆碱酯酶

E. 血清γ-谷氨酰转肽酶

59. 反映肝功能受损,膜通透性增加的是

60. 反映肝纤维增生的临床指标

61. 反映肝实质广泛受损的指标

问题62~65

A. PT

B. APTT

C. 优球蛋白溶解试验

D. 血浆血精蛋白副凝试验

E. 全血激活凝血时间

62. 测定外凝系统凝血因子功能用

63. 测定内凝系统凝血因子功能用

64. 检查血纤维蛋白溶酶活力用

65. 检查有无血管内凝血用

问题66~67

A. 肌肉组织

B. 肾脏

C. 肝脏

D. 胃肠道

E. 神经组织

66. 清除血中的芳香族氨基酸的主要器官

67. 清除血中支链氨基酸的主要器官

问题68~71

A. 急性黄疸性肝炎

B. 阻塞性黄疸患者

C. 肝硬化

D. 肝功能不良

E. 肝破裂

68. 胆碱酯酶活力下降,GPT活性>GOT活性

69. 一些蛋白质合成受影响,对Ig影响小

70. 血总胆红素升高,尿胆红素阳性

71. 低蛋白血症,凝血功能障碍,γ-球蛋白增加

问题72~74

A. 细胞

B. 线粒体

C. 微粒体

D. 细胞液,线粒体

E. 线粒体,微粒体

72. 葡糖醛酸转移酶存在于

73. 单胺氧化酶系存在于

74. 脱氢酶系存在于

【C型题】

　A. 肝动脉

B. 门静脉

C. 两者均有

D. 两者均无

75. 60%~80%的肝血流来源于

76. 60%~80%的肝脏所需氧量来源于

A. 易发生低血糖

B. 糖耐量减低

C. 两者均有

D. 两者均无

77. 肝功能障碍

78. 糖尿病

A. 由肝脏合成

B. 维生素K缺乏影响其合成

C. 两者均有

D. 两者均无

79. 凝血酶原、纤维蛋白原

80. 凝血酶原、因子

81. 易变因子

82. 组织因子

A. 左侧迷走神经

B. 右侧迷走神经

C. 两者均有

D. 两者均无

83. 肝脏副交感神经起源于

84. 胃的副交感神经

【X型题】

85. 关于肝功能检测试验正确的是哪项

A. 白蛋白可较好反映肝细胞功能,但半衰期较长

B. 凝血因子半衰期较短,可反映近期的变化

C. 染料清除试验不特异

D. 胆红素不是肝功能的特异指标

E. 利多卡因代谢产物生成试验反映肝细胞的代谢功能

86. 白蛋白

A. 新生儿水平较低

B. 是主要的血浆蛋白

C. 可维持胶体渗透压

D. 半衰期接近三周

E. 可用于治疗肝硬化腹水

D. 缺乏假性胆碱酯酶,不能代谢利多卡因

E. 对儿茶酚胺敏感性降低

87. 肝脏中合成的蛋白有

A. 珠蛋白

B. 铜蓝蛋白

C. α_1抗胰蛋白酶

D. 抗凝血酶Ⅲ

E. 白蛋白

88. 肝脏的血液供应来自于肝动脉和门静脉,两者间不同表述正确的是

A. 60%的血供来自肝动脉

B. 门静脉提供50%的氧供

C. 门静脉血氧饱和度更高

D. 门静脉血提供绝大部分的养分

E. 肝动脉供给肝脏所需氧量的60%~80%

89. 在失血性低血压时

A. 肝血管扩张以增加流量

B. 交感神经系统激活

C. 麻醉药物可帮助代偿

D. 肝脏可将350~500ml血液挤入体循环

E. 麻醉药物可干扰代偿

90. 酒精性肝脏疾病

A. 可由营养饮食避免

B. 常无血液学改变

C. 无消化道表现

D. 常伴随维生素缺乏

E. 可伴随神经系统症状

91. 肝硬化的遗传因素有

A. 血色病

B. α_1抗胰蛋白酶缺乏症

C. Wilson病

D. 抗凝血酶Ⅲ缺乏

E. 遗传性半乳糖-1-磷酸-尿苷酰转换酶缺乏

92. 肝硬化患者

A. 肝细胞功能障碍,不能生成正常数量的蛋白

B. 胆红素堆积,常引起黄疸

C. 不能正常代谢乙酰胆碱

93. 肝硬化继发腹水的处理

A. 给予螺内酯

B. 给予吲哚美辛

C. 限盐饮食

D. 给予卡托普利

E. 排放腹水、输注白蛋白

94. 肝移植手术的主要步骤包括

A. 病肝分离期

B. 无肝期

C. 移植肝血液循环部分恢复期

D. 移植肝血液循环完全恢复期

E. 胆管系吻合期

95. 在肝移植手术中,麻醉需要监测的内容至少有

A. 中心静脉压

B. 血糖

C. 凝血功能

D. 血气

E. 体温

96. 肝移植期间,在阻断门静脉、肝动脉和下腔静脉瞬间患者可能出现的情况有

A. 高钾血症

B. 体温骤降

C. 高血糖

D. 心搏骤停

E. 血压急剧下降

97. 肝脏维持血糖浓度靠以下哪几项

A. 糖原合成

B. 糖原分解

C. 糖异生

D. 糖酵解

E. 糖-脂肪转化

98. 肝脏在蛋白质代谢中的作用表现在

A. 运输氨并排出体外

B. 合成尿素解毒

C. 合成前清蛋白质

D. 肝细胞直接吞噬毒物

E. 发生氧化反应

99. 氧化反应的酶系为

A. 微粒体氧化酶系

B. 线粒体单胺氧化酶系

C. 胞液中脱氢酶系

D. 线粒体脱氢酶系

E. 血浆中脱氢酶系

100. Ca^{2+}的生理功能为

A. 降低毛细血管壁与细胞膜的通透性

B. 细胞内信使

C. 降低神经肌肉兴奋性

D. 增加神经肌肉兴奋性

E. 参与凝血过程

101. 磷的生理功能为

A. 参与能量代谢

B. 促进1,25-(OH)$_2$-D$_3$合成

C. 构成缓冲系统

D. 作为第二信使

E. 作为第一信使

102. 肝脏的分叶是指

A. 以镰状韧带分界分为左右两叶

B. 以正中裂为中线分为左右两半叶

C. 以右叶间隙将右叶分为右前叶,右后叶

D. 以左叶间隙将左叶分为左外叶,左内叶

E. 以横列为中线分为前后两半叶

103. 下列哪几条静脉属门静脉系统

A. 肠系膜上静脉

B. 中央静脉

C. 肠系膜下静脉

D. 直肠上静脉

E. 直肠下静脉

104. 关于肝血流量,下述说法哪些正确

A. 肝灌注压在80~180mmHg之间,肝血流量保持相对稳定

B. 肝脏本身对血管运动的调节作用较强

C. 肝血流量与肝灌注压成正比

D. 肝血流量与内脏血管阻力成反比

E. CO_2对肝血管床的直接作用是扩张血管增加血流量

105. 肝功能障碍患者易发生低血糖,其机制可能是

A. 肝内糖原储备减少

B. 肝糖原分解障碍

C. 利用葡萄糖加强

D. 葡萄糖吸收障碍

E. 营养差

106. 肝功能障碍时蛋白质代谢障碍可表现为

A. 低蛋白血症

B. 血内支链氨基酸明显上升

C. 尿素合成减少

D. 血氨升高

E. 血内芳香族氨基酸下降

107. 肝脏疾病时,下述哪些是正确的

A. 去极化类肌松药物作用延长

B. 非去极化类肌松药物作用缩短

C. 筒箭毒作用延长

D. 假性胆碱酯酶生成减少

E. 全麻时患者苏醒延迟

答 案

【A$_1$型题】

1. B	2. A	3. D	4. C	5. B	6. D	7. B	8. B	9. A	10. A
11. D	12. B	13. D	14. E	15. D	16. E	17. E	18. D	19. E	20. A
21. B	22. A	23. C	24. D	25. E	26. B	27. C	28. D	29. E	30. A
31. B	32. E	33. C	34. E	35. C	36. D	37. C	38. A	39. D	40. B
41. B	42. E	43. D	44. D	45. D	46. A	47. C	48. D	49. A	50. B

51. A

【A₂型题】

52. A   53. E

【B₁型题】

54. E	55. B	56. D	57. E	58. D	59. B	60. C	61. D	62. A	63. B
64. C	65. D	66. C	67. A	68. A	69. E	70. B	71. C	72. C	73. E

74. D

【C型题】

75. B	76. A	77. C	78. C	79. A	80. C	81. A	82. D	83. C	84. C

【X型题】

85. ABCDE	86. ABCDE	87. ABCDE	88. BDE	89. BDE	90. DE
91. ABCE	92. ACE	93. ACE	94. ABCDE	95. ABCDE	96. DE
97. ABC	98. BC	99. ABCD	100. ABCE	101. AC	102. BCD
103. ACD	104. CDE	105. ABC	106. ACD	107. ACDE	

（肖　玮　王天龙　贺永进　杜洪印）

第 7 章

麻醉与肾脏

【A₁型题】

1. 身体主要的排泄器官是
    A. 胃肠道
    B. 肾脏
    C. 肝脏
    D. 血管系统
    E. 皮肤

2. 肾脏生成的物质有
    A. 肾素
    B. 促红细胞生成素
    C. 1,25-二羟胆骨化醇
    D. 激肽、肾上腺素
    E. 以上都是

3. 成人体表面积1.73m²,肾小球滤过率大约
    A. 80ml/min
    B. 100ml/min
    C. 120ml/min
    D. 140ml/min
    E. 160ml/min

4. 肾近球小管通常重吸收肾小球滤过Na⁺的
    A. 30%~40%
    B. 40%~50%
    C. 50%~60%
    D. 65%~70%
    E. 80%~90%

5. 下列哪种情况下肾血流量产生明显变化
    A. 肾平均动脉压为80~100mmHg
    B. 肾平均动脉压为110~130mmHg
    C. 肾平均动脉压为40~80mmHg
    D. 肾平均动脉压为140~160mmHg

E. 肾平均动脉压为20~40mmHg

6. 肾脏重吸收葡萄糖和氨基酸的部位在
    A. 近球小管
    B. 髓袢
    C. 远曲小管
    D. 集合管
    E. 以上所有部位

7. 肾小球滤液与血浆的区别是
    A. 葡萄糖含量
    B. 氨基酸含量
    C. 尿素的含量
    D. 蛋白质含量
    E. 电解质含量

8. 下列哪种情况下肾小球滤过率保持稳定
    A. 血浆蛋白质明显减少
    B. 动脉血压升高至150mmHg
    C. 入球小动脉强烈收缩
    D. 尿路梗阻
    E. 滤过膜通透性增加

9. 入球小动脉强烈收缩导致肾小球滤过率减少的主要原因
    A. 血浆胶体渗透压升高
    B. 囊内压升高
    C. 肾小球毛细血管血压降低
    D. 滤过膜通透性降低
    E. 与上述原因无关

10. HCO₃⁻在肾小管重吸收的主要形式是
    A. HCO₃⁻本身
    B. H₂CO₃
    C. H⁺

D. CO_2

E. OH^-

11. 肾糖阈的正常值为
  A. 100~120mg/100ml
  B. 100~140mg/100ml
  C. 160~180mg/100ml
  D. 180~200mg/100ml
  E. 200~240mg/100ml

12. 由静脉快速注射大量生理盐水引起尿量增多的主要原因是
  A. 肾血流量增加
  B. 动脉血压升高
  C. 血浆蛋白稀释胶体渗透压降低
  D. 肾小球毛细血管血压升高
  E. 晶体渗透压降低

13. 糖尿病患者往往尿量多,其原因为
  A. 抗利尿激素分泌减少
  B. 抗利尿激素分泌增加
  C. 水利尿
  D. 渗透性利尿
  E. 水利尿与渗透性利尿

14. 抗利尿激素主要作用于
  A. 近球小管
  B. 髓袢降支
  C. 髓袢升支
  D. 远曲小管和集合管
  E. 输尿管

15. 肾小管分泌H^+随尿液排出体外的形式主要是
  A. H_2O
  B. NH_4^+
  C. HCl
  D. H_2CO_3
  E. H^+本身

16. 大量出汗引起抗利尿激素释放增加主要是刺激了
  A. 血管压力感受器
  B. 血容量感受器

C. 入球小动脉牵张感受器

D. 渗透压感受器

E. 致密斑感受器

17. 大量失血引起抗利尿激素释放是刺激了
  A. 血管压力感受器
  B. 血容量感受器
  C. 入球小动脉牵张感受器
  D. 渗透压感受器
  E. 致密斑感受器

18. 哪种激素促进远曲小管和集合管重吸收Na^+
  A. 肾素
  B. 血管紧张素
  C. 醛固酮
  D. 抗利尿激素
  E. 心钠素

19. 肾素的分泌部位在
  A. 肾小球
  B. 近球细胞
  C. 致密斑
  D. 肾小管
  E. 下丘脑

20. 静态时,正常成人每分钟通过肾脏的血液循环量
  A. 1500ml
  B. 500ml
  C. 1000ml
  D. 2000ml
  E. 3000ml

21. 肾血流量能适应于泌尿功能,主要依赖于
  A. 神经调节
  B. 体液调节
  C. 心输出量
  D. 肾动脉血压
  E. 自身调节

22. 肾脏的血液供应主要分布在
  A. 外髓部
  B. 内髓部

C. 皮质部

D. 肾盂

E. 肾小盏

23. 血液流经肾小球时促使血浆滤出的直接动力

A. 全身动脉血压

B. 肾动脉血压

C. 入球小动脉血压

D. 肾小球毛细血管血压

E. 出球小动脉血压

24. 引起肾内血流量生理分配的解剖条件是

A. 皮质肾单位数量多于近髓肾单位

B. 皮质肾单位的入球小动脉直径大于出球小动脉的直径

C. 近髓肾单位的入球小动脉直径小于出球小动脉的直径

D. 皮质肾单位和近髓肾单位的交感神经和肾囊分布不同

E. 血管形态和血流阻力不同

25. 关于肾脏的自身调节机制目前哪种机制较为受重视

A. 肌源学说

B. 体液调节

C. 反馈学说

D. 神经学说

E. 张力学说

26. 肾血流在一定的肾灌注压范围内保持相对稳定,是指

A. 60~120mmHg

B. 80~120mmHg

C. 80~140mmHg

D. 80~160mmHg

E. 80~180mmHg

27. 神经对肾血管的调节以何种作用为主

A. 交感神经的缩血管作用

B. 交感神经的舒血管作用

C. 副交感神经的缩血管作用

D. 副交感神经的舒血管作用

E. 神经递质的释放量

28. 同时影响肾小球滤过和肾小管重吸收的因素是

A. 血浆胶体渗透压

B. 滤过膜的通透性

C. 血液中的葡萄糖

D. 抗利尿激素

E. 醛固酮

29. 肾脏的解剖功能系统是

A. 肾单位

B. 近球小管

C. 髓袢

D. 远球小管

E. 肾小球

30. 葡萄糖的重吸收部位,仅限于

A. 集合管

B. 髓袢升支

C. 髓袢降支

D. 远曲小管

E. 近球小管

31. 醛固酮作用于远曲小管的集合管增进

A. Na^+的重吸收

B. Na^+的重吸收和葡萄糖的重吸收

C. Na^+的重吸收和K^+分泌

D. K^+的重吸收

E. K^+的重吸收和Na^+重吸收

32. 肾素是由哪种细胞分泌的

A. 皮质细胞

B. 细胞间质

C. 皮质细胞

D. 近球细胞(球旁细胞)

E. 近曲小管上皮细胞

33. 无尿是指

A. 每昼夜不足50ml

B. 每昼夜不足100ml

C. 每昼夜不足150ml

D. 每昼夜不足200ml

E. 每昼夜不足250ml

34. 醛固酮是下述哪一项分泌的
    A. 肾上腺皮质束状带
    B. 肾上腺皮质网状带
    C. 肾上腺皮质球状带
    D. 肾上腺皮质嗜铬细胞
    E. 肾上腺髓质

35. 正常成人每昼夜排出的尿量下列哪项最接近
    A. 500~1000ml
    B. 1000~2000ml
    C. 2000~2500ml
    D. 2500ml以上
    E. 不多于1000ml

36. 每昼夜尿量在多少范围称为少尿
    A. 不足100ml
    B. 100~500ml
    C. 500~1000ml
    D. 1000~1500ml
    E. 1500ml以上

37. 醛固酮的主要作用是
    A. 保钾排钠
    B. 保钠排钾
    C. 保钠保镁
    D. 排氢保钠
    E. 排钠保氢

38. 抗利尿激素的作用,下述哪种说法正确
    A. 增加近曲小管对水的通透性
    B. 使尿量增加
    C. 提高远曲小管和集合管上皮细胞对水的通透性,促进水的吸收
    D. 抑制髓袢升支粗段主动重吸收Na^+和Cl^-
    E. 降低内髓部集合管对尿素的通透性

39. 肾小球滤过率是指
    A. 单位时间内每肾生成的超滤液量
    B. 单位时间内肾生成的终液量
    C. 单位时间内两肾生成的超滤液量
    D. 单位时间内两肾生成的终尿量
    E. 每小时肾脏滤过的尿量

40. 成人肾小球滤过率为
    A. 50ml/min
    B. 75ml/min
    C. 120ml/min
    D. 180ml/min
    E. 240ml/min

41. 下列哪一组因素引起肾素(血管紧张素原酶)分泌
    A. 肾动脉低血压、肾小管远端低钠
    B. 肾动脉低血压、肾小管近端高钠
    C. 肾动脉高血压、肾小管远端高钠
    D. 肾动脉高血压、肾小管近端高钠
    E. 肾动脉压与肾素分泌无关

42. 肾交感神经起源于
    A. 胸4~腰段脊髓
    B. 胸2~4
    C. 胸4~6
    D. 胸4~10
    E. 胸6~12

43. 当灌注压低于下列哪项时肾血流明显随之变化
    A. 150mmHg
    B. 130mmHg
    C. 110mmHg
    D. 100mmHg
    E. 80mmHg

44. 肾脏最易受缺氧损害的部位是
    A. 肾皮质
    B. 肾小球
    C. 肾毛细血管
    D. 肾盂
    E. 肾小管

45. 正常肾血流约占心排出量的
    A. 2%
    B. 5%
    C. 10%
    D. 15%
    E. 20%

46. 下列哪一器官动静脉血氧含量差最小
    A. 脑
    B. 心
    C. 肝
    D. 肾
    E. 四肢

47. 目前临床上反映肾小球滤过功能比较敏感的检查是
    A. 血非蛋白氮
    B. 内生肌酐清除率
    C. 血尿素氮
    D. 血尿酸
    E. 血肌酐

48. 肾脏氧耗约占全身的
    A. 2%
    B. 4%
    C. 7%
    D. 15%
    E. 20%

49. 下列哪一因素对肾血流影响最大
    A. 静脉压
    B. 动脉压
    C. 心排出量
    D. 心率
    E. 脉压

50. 正常时肾皮质血流占肾血流量的
    A. 20%
    B. 30%
    C. 50%
    D. 60%
    E. 80%

51. 肾素为主导所致的高血压,表现为
    A. 血容量增加
    B. 血管痉挛和血容量增加
    C. 血液稀释
    D. 血管痉挛和血液稀释
    E. 血管痉挛和血容量减少

52. 血中尿素氮的波动受下列哪一因素的影响最大
    A. 血容量
    B. 肾动脉压
    C. 肾小球滤过率
    D. 蛋白质饮食
    E. 尿路感染

53. 每昼夜的尿量长期保持在多少量为多尿
    A. 大于1000ml
    B. 大于1500ml
    C. 大于2000ml
    D. 大于2500ml
    E. 大于3000ml

54. 血Na^+浓度降低、血K^+浓度升高可引起
    A. 抗利尿激素释放增加
    B. 抗利尿激素释放减少
    C. 醛固酮分泌减少
    D. 醛固酮分泌增加
    E. 抗利尿激素和醛固酮分泌均增加

55. 有关肾脏神经下列说法正确的是
    A. 肾脏只有迷走神经支配
    B. 肾脏只有交感神经支配
    C. 肾脏既有交感神经又有迷走神经支配
    D. 肾脏由其他神经支配
    E. 以上说法都不对

56. 肾致密斑的作用是直接感受
    A. 肾血管血压的变化
    B. 肾血流Na^+的变化
    C. 肾小管内压的变化
    D. 肾小管液Na^+含量的变化
    E. 入球小动脉牵张刺激

57. 滤过分数是指
    A. 肾小球滤过率/肾血浆流量
    B. 肾血浆流量/肾血流量
    C. 肾血流量/肾血浆流量
    D. 肾小球滤过率/肾血流量
    E. 肾血流量/心输出量

58. 近端小管对小管液的重吸收为

A. 低渗性重吸收
B. 等渗性重吸收
C. 高渗性重吸收
D. 受抗利尿激素的调节
E. 受醛固酮的调节

59. 球管平衡是
    A. 近端小管对滤过率的重吸收率为65%~70%
    B. 肾小球滤过率等于肾小管重吸收率
    C. 肾小管重吸收率为65%~70%
    D. 肾小球滤过率随肾小管吸收率而变化
    E. 远曲小管重吸收率等于肾小球滤过率

60. 下列哪种情况可导致肾小球滤过率增高
    A. 肾交感神经兴奋
    B. 注射大量肾上腺素
    C. 快速静注生理盐水
    D. 静脉注射高渗葡萄糖
    E. 注射血管升压素

61. 代谢性酸中毒常伴有高钾血症是由于
    A. H^+-Na^+交换减弱
    B. H^+-K^+交换增强
    C. K^+-Na^+交换减弱
    D. K^+重吸收增加
    E. NH_4^+-K^+交换减弱

62. 与肾小球滤过率无关的因素是
    A. 血浆晶体渗透压
    B. 血浆胶体渗透压
    C. 滤过膜的通透性
    D. 肾小球毛细血管血压和肾小球囊内压
    E. 肾血流量

63. 下列哪一因素不引起肾血流减少
    A. 呼吸性酸中毒
    B. 呼吸性碱中毒
    C. PEEP
    D. 心排出量下降30%
    E. PaO_2降至80mmHg

64. 下列哪项不引起抗利尿激素分泌增多
    A. 血浆晶体渗透压升高

B. 机体失水过多
C. 循环血量减少
D. 循环血量增加
E. 大汗

65. 下列哪种药物不能随尿排出
    A. 脂溶性药物
    B. 水溶性药物
    C. 蛋白结合率较高的药物
    D. 游离型药物
    E. 甘露醇

66. 下列哪一项不是肾脏的生理功能
    A. 清除代谢废物
    B. 调节水、电解质和酸碱平衡
    C. 重吸收有用的物质
    D. 内分泌功能
    E. 合成蛋白质

67. 肾脏分泌下列主要生物活性物质,不包括
    A. 肾素
    B. 肾上腺素
    C. 促红细胞生成素
    D. 前列腺素
    E. 1,25-(OH)$_2$D$_3$

【B$_1$型题】

问题68~71
    A. 100ml以下
    B. 100~500ml
    C. 500~1000ml
    D. 1000~2000ml
    E. 2500ml以上

68. 正常成人每昼夜排出尿量约为
69. 少尿是指每昼夜排出尿量为
70. 多尿是指每昼夜尿量长期保持在
71. 无尿是指每昼夜排出尿量为

问题72~75
    A. 近球小管
    B. 远曲小管
    C. 髓袢降支
    D. 髓袢升支

E. 远曲小管和集合管

72. 对Na^+重吸收能力最强的是

73. 尿液被浓缩的部位是

74. 具有重吸收葡萄糖能力的部位是

75. 醛固酮作用的部位是

问题76~79

A. 下丘脑

B. 神经垂体

C. 致密斑

D. 近球细胞

E. 入球小动脉牵张感受器

76. 分泌肾素的部位是

77. 抗利尿激素的合成在

78. 抗利尿激素贮存和释放

79. 浓度感受器是在

问题80~82

A. 抗利尿激素

B. 醛固酮

C. 肾素

D. 促红细胞生成素

E. 前列腺素

80. 可激活血管紧张素原的是

81. 当血浆晶体渗透压升高时释放增多的是

82. 交感神经兴奋可引起释放增多的是

问题83~84

A. 1.005

B. 1.010

C. 1.015

D. 1.020

E. 1.025

83. 低渗尿的尿比重固定在

84. 等渗尿的尿比重固定在

问题85~86

A. 氟烷

B. 恩氟烷

C. 甲氧氟烷

D. 七氟烷

E. 地氟烷

85. 代谢分解最少

86. 含氟吸入麻醉药的肾毒性最大的是

问题87~91

A. 收缩外周血管

B. 引起钠水潴留

C. 引起水潴留

D. 排钠排水

E. 引起高钾和高钠血症

87. 血管紧张素Ⅱ

88. 醛固酮

89. 抗利尿激素

90. 糖皮质激素

91. 螺内酯

问题92~94

A. 肺

B. 肾上腺皮质

C. 肾上腺髓质

D. 肾

E. 肝

92. 肾素分泌在

93. 血管紧张素Ⅰ转化成血管紧张素Ⅱ在

94. 醛固酮来自于

【C型题】

A. 被动重吸收

B. 主动重吸收

C. 两者均是

D. 两者均否

95. 肾小管对葡萄糖的重吸收是

96. 肾小管对HCO_3^-的重吸收是

97. 肾小管重吸收Na^+的方式是

98. 肾小管和集合管重吸收水的方式是

A. 皮质肾单位

B. 近髓肾单位

C. 两者均是

D. 两者均否

99. 髓袢较长的肾单位是

100. 数量较多的肾单位是

101. 与尿液浓缩和稀释密切相关的是

A. 血浆胶体渗透压升高

B. 循环血量减少

C. 两者均有

D. 两者均否

102. 引起抗利尿激素释放的有效刺激是

103. 引起肾素释放的有效刺激是

104. 引起尿量减少的因素是

【X型题】

105. 大失血时,肾血流量减少是通过

    A. 自身调节

    B. 交感神经兴奋

    C. 肾上腺素分泌增多

    D. 副交感神经兴奋

    E. 抗利尿激素分泌增加

106. 引起肾素分泌增加的因素是

    A. 循环血量减少

    B. 动脉血压降低

    C. 肾小球滤过的Na^+减少

    D. 肾小球滤过的K^+减少

    E. 交感神经兴奋

107. 当肾小管分泌H^+增多时

    A. 葡萄糖重吸收减少

    B. HCO_3^-重吸收增加

    C. K^+的分泌减少

    D. NH_3的分泌增多

    E. Na^+的分泌增多

108. 肾小球毛细血管血压

    A. 较其他组织毛细血管的血压高

    B. 入球小动脉收缩时升高

    C. 出球小动脉收缩时升高

    D. 动脉血压降低10%时也下降10%

    E. 不受入、出球小动脉的舒缩而改变

109. 远曲小管

    A. 同时存在H^+-Na^+、K^+-Na^+交换

    B. 重吸收Na^+的量受醛固酮的调节

    C. 能重吸收氨基酸

    D. 能重吸收葡萄糖

    E. 对尿素有较高通透性

110. 集合管

    A. 重吸收滤液中50%的水

    B. 含有致密斑

    C. 其小管液的渗透压变化很大

    D. 是抗利尿激素作用的主要部位

    E. 无尿浓缩功能

111. 肾脏分泌的生物活性物质包括

    A. 肾素

    B. 促红细胞生成素

    C. 肾上腺素

    D. $1,25\text{-}(OH)_2D_3$

    E. 血管紧张素

112. 近球小管主动重吸收的物质是

    A. 葡萄糖

    B. 氨基酸

    C. Na^+

    D. Cl^-

    E. 蛋白质

113. 肾血流的特点有

    A. 血流量大,占心输出量的1/5左右

    B. 分布不均,髓质血流多

    C. 总是随动脉血压的变化而变化

    D. 在一定范围内不随动脉血压的变化而变化

    E. 大量失血时肾血流会重新分布

114. 引起醛固酮释放增多的因素包括

    A. 血Na^+升高

    B. 血Na^+降低

    C. 血K^+升高

    D. 血K^+降低

    E. 血H^+升高

115. 大失血时尿少的原因是

    A. 血容量减少引起抗利尿激素释放

    B. 血压显著降低引起肾血流量减少

    C. 肾素-血管紧张素-醛固酮系统激活

    D. 晶体渗透压升高引起抗利尿激素释放

    E. 肾血流量发生新分布: 髓质少皮质多

116. 引起肾素释放增多的因素有

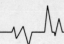
A. 近球小动脉牵张感受器兴奋

B. 致密斑兴奋

C. 交感神经兴奋

D. 肾上腺素分泌增加

E. 寒战

117. 肾脏的功能包括

A. 生成尿液

B. 维持内环境稳定

C. 调节血压

D. 分泌激素

E. 合成蛋白

118. 肾功能不全时,下面可选的有

A. 加拉碘铵

B. 哌库溴铵

C. 阿曲库铵

D. 维库溴铵

E. 阿库氯铵

答　案

【A₁型题】

1. B	2. E	3. D	4. D	5. C	6. A	7. D	8. B	9. C	10. D
11. C	12. C	13. D	14. D	15. B	16. D	17. B	18. C	19. B	20. C
21. E	22. C	23. D	24. E	25. A	26. E	27. A	28. A	29. A	30. E
31. C	32. D	33. B	34. C	35. B	36. B	37. B	38. C	39. C	40. C
41. A	42. A	43. E	44. E	45. E	46. D	47. B	48. C	49. C	50. E
51. E	52. D	53. D	54. D	55. B	56. D	57. B	58. B	59. A	60. C
61. C	62. A	63. E	64. D	65. A	66. E	67. B			

【B₁型题】

68. D	69. B	70. E	71. A	72. A	73. E	74. A	75. E	76. D	77. A
78. B	79. C	80. C	81. A	82. C	83. B	84. D	85. E	86. C	87. A
88. B	89. C	90. D	91. D	92. D	93. A	94. B			

【C型题】

95. B	96. A	97. C	98. A	99. B	100. A	101. B	102. B	103. B	104. C

【X型题】

105. BCE	106. ABCE	107. BCD	108. AC	109. AB	110. CD
111. ABD	112. ABC	113. ADE	114. BC	115. ABC	116. ABCDE
117. ABCD	118. BCD				

（吴安石　黄绍农）

第8章

麻醉与血液

【A₁型题】

1. 血液的pH约为
   A. 7.15~7.24
   B. 7.25~7.34
   C. 7.35~7.45
   D. 7.45~7.54
   E. 7.55~7.64

2. 红细胞悬浮稳定性差会导致
   A. 溶血
   B. 红细胞凝聚
   C. 血液凝固
   D. 血沉加快
   E. 血沉减慢

3. 参与生理止血的血细胞
   A. 红细胞
   B. 白细胞
   C. 血小板
   D. 单核细胞
   E. 巨核细胞

4. 血浆胶体渗透压主要由哪种物质形成
   A. 无机盐
   B. 葡萄糖
   C. 球蛋白
   D. 白蛋白
   E. 血细胞

5. 50kg重的健康人,其血量约为
   A. 3L
   B. 4L
   C. 5L
   D. 6L

E. 7L

6. 调节红细胞生成的最主要的体液因素是
   A. 雌激素
   B. 甲状腺素
   C. 肾素
   D. 生长激素
   E. 促红细胞生成素

7. 0.9%NaCl溶液是
   A. 高渗溶液
   B. 低渗溶液
   C. 等渗溶液
   D. 高张溶液
   E. 低张溶液

8. 某人的红细胞与B型血的血清凝集,其血清与B型血的红细胞也凝集,此人血型为
   A. A型
   B. B型
   C. AB型
   D. O型
   E. Rh阴性

9. 血浆中最主要的抗凝物质是
   A. 抗凝血酶Ⅲ
   B. 血小板因子3
   C. 纤维蛋白稳定因子
   D. 磷脂
   E. 纤溶酶抑制物

10. 影响红细胞叠连的因素主要在
    A. 红细胞
    B. 白细胞
    C. 血小板

D. 血浆

E. 血管

11. 血细胞比容是指血细胞（红细胞）

    A. 与血浆容积之比

    B. 与血管容积之比

    C. 与全血重量的百分比

    D. 与血细胞的容积百分比

    E. 与全血容积的百分比

12. 在下列白细胞中免疫细胞主要是

    A. 中性粒细胞

    B. 嗜酸性粒细胞

    C. 嗜碱性粒细胞

    D. 单核细胞

    E. 淋巴细胞

13. 激活凝血因子X的内源性激活途径一般开始于

    A. 损伤的组织释放因子Ⅲ

    B. 血小板凝集

    C. 接触激活因子Ⅻ

    D. 磷脂胶粒表面阶段

    E. 凝血酶原激活

14. 枸橼酸钠的抗凝血作用的原理是

    A. 增加抗凝血酶Ⅲ的作用

    B. 使血浆中没有游离的Ca^{2+}

    C. 抑制凝血酶活性

    D. 增加肝素的作用

    E. 清除了血浆的钙

15. 内源性和外源性凝血激活途径的主要区别是

    A. 内源性途径只需要血浆因子,外源性途径还需组织因子

    B. 内源性途径发生在体内,外源性途径发生在体外

    C. 内源性途径发生在血管内,外源性途径发生在血管外

    D. 内源性途径只需体内因子,外源性途径需外加因子

    E. 激活因子Ⅸ的途径不同

16. 启动外源性凝血激活途径的物质是

A. Ca^{2+}

B. 因子Ⅲ

C. 因子Ⅶ

D. 血小板因子Ⅲ

E. 因子Ⅻ

17. 正常骨髓在必要时产生红细胞能力是正常的

    A. 1~2倍

    B. 6~8倍

    C. 10~15倍

    D. 20~30倍

    E. 40~50倍

18. 哪种吸入麻醉药对造血系统抑制最大

    A. 氟烷

    B. 恩氟烷

    C. 异氟烷

    D. 七氟烷

    E. 地氟烷

19. 在临床剂量范围内,抑制淋巴细胞转化反应的药物是

    A. 硫喷妥钠

    B. 芬太尼

    C. 吗啡

    D. 地西泮

    E. 氯胺酮

20. 引起血液黏度增加的因素

    A. 吸入七氟烷

    B. 丙泊酚诱导麻醉

    C. 低温

    D. 硬膜外阻滞麻醉

    E. 静注利多卡因

21. 瀑布学说最先由哪位作者提出

    A. Davie

    B. Mac Far Lane

    C. Ratnoff

    D. Colman

    E. Arongon

22. 血小板计数少于多少被视为手术禁忌

A. ≤20×10⁹/L

A. $\leq 20 \times 10^9/L$

B. $\leq 30 \times 10^9/L$

C. $\leq 40 \times 10^9/L$

D. $\leq 50 \times 10^9/L$

E. $\leq 60 \times 10^9/L$

23. 血友病患者多缺乏下列哪种凝血因子

    A. 凝血活酶（因子Ⅲ）

    B. Ca^{2+}（因子Ⅳ）

    C. SPCA（因子Ⅶ）

    D. AHF（因子Ⅷ）

    E. PTC（因子Ⅸ）

24. 成年人的造血组织是

    A. 胸腺

    B. 肝脏

    C. 脾脏

    D. 扁骨及长骨近端骨骺处骨髓

    E. 全部骨髓腔的骨髓

25. 刺激淋巴干细胞发育成T细胞的是

    A. 促淋巴细胞生成素

    B. 胸腺激素

    C. 集落刺激因子

    D. 特异性抗原

    E. 调理素

26. 血管外破坏红细胞的主要场所是

    A. 肝脏

    B. 脾脏

    C. 肺

    D. 淋巴结

    E. 胸腺和骨髓

27. 长期应用吸入麻醉药主要抑制

    A. 红细胞生成

    B. 白细胞产生

    C. 血小板产生

    D. 凝血因子产生

    E. 免疫球蛋白产生

28. 能使血液黏度降低的是

    A. 严重创伤及大手术

    B. 硬脊膜外麻醉

    C. 深低温麻醉

    D. 长时间吸入纯氧

    E. 急性感染

29. 肝素抗凝的主要作用机制是

    A. 抑制凝血酶原激活

    B. 促进纤维蛋白吸附凝血酶

    C. 抑制因子X的激活

    D. 增强抗凝血酶Ⅲ与凝血酶的亲和力

    E. 使血浆中Ca^{2+}成为不解离的络合物

30. 下列哪种凝血因子参与外源性第一阶段的凝血过程

    A. Ⅶ因子

    B. Ⅺ因子

    C. Ⅸ因子

    D. Ⅻ因子

    E. Ⅷ因子

31. 凝血酶原时间延长提示下列哪组凝血因子缺乏

    A. Ⅶ、Ⅵ、X、Ⅳ、Ⅻ因子

    B. Ⅺ、X、Ⅶ、Ⅴ、Ⅱ因子

    C. X、Ⅷ、Ⅴ、Ⅱ、Ⅰ因子

    D. X、Ⅶ、Ⅴ、Ⅱ、Ⅰ因子

    E. Ⅷ、Ⅶ、Ⅴ、Ⅱ、Ⅰ因子

32. 出血时间（BT）延长主要提示

    A. 纤维蛋白原缺乏

    B. 维生素K缺乏

    C. 凝血因子Ⅷ缺乏

    D. 血小板数量及质量有缺陷

    E. 凝血因子Ⅱ缺乏

33. 治疗高黏综合征最重要的措施之一是

    A. 输入全血

    B. 输入浓缩红细胞

    C. 输入血小板

    D. 血液稀释

    E. 输入血浆

34. 血小板数为多少时,即可发生自发性出血

    A. $\leq 10 \times 10^9/L$

B. ≤20×10⁹/L

C. ≤30×10⁹/L

D. ≤50×10⁹/L

E. ≤100×10⁹/L

35. 硬膜外麻醉常可使体内纤溶活动增强,但阻滞达下列哪项时则否
    A. T₂以上
    B. T₄以上
    C. T₆以上
    D. T₈以上
    E. T₁₀以上

36. 血液凝固的主要步骤是
    A. 凝血酶原激活物形成-凝血酶形成-纤维蛋白形成
    B. 凝血酶原形成-凝血酶形成-纤维蛋白原形成
    C. 凝血酶原形成-凝血酶形成-纤维蛋白形成
    D. 凝血酶原激活物形成-凝血酶原形成-纤维蛋白原形成
    E. 凝血酶原形成-纤维蛋白原形成-纤维蛋白形成

37. 血小板轻度减少时,临床上会出现
    A. 出血时间和凝血时间均延长
    B. 出血时间正常,凝血时间延长
    C. 出血时间延长,凝血时间正常
    D. 出血时间和凝血时间均正常,但皮肤、黏膜下经常出现大块紫癜
    E. 出血时间延长,毛细血管通透性降低

38. 大手术后患者抗凝血酶Ⅲ、蛋白C和纤溶酶原的血浆含量降低,使患者处于高凝状态甚至形成血栓。当抗凝血酶Ⅲ活性低于正常值的多少时,即可导致血栓形成
    A. 90%
    B. 80%
    C. 70%
    D. 60%
    E. 50%

39. 术后血栓栓塞的主要致死原因是

A. 脑栓塞

B. 动脉栓塞

C. 微血管系统栓塞

D. 肺栓塞

E. 大静脉栓塞

40. 血浆鱼精蛋白副凝(3P)试验用于检测
    A. 纤维蛋白原
    B. 凝血酶原
    C. 纤维蛋白单体
    D. 纤维蛋白降解产物与纤维蛋白单体复合物
    E. 纤溶酶

41. 引起造血细胞减少的因素是
    A. 放血
    B. 缺氧
    C. 应用促红细胞生成素
    D. 应用肾上腺素
    E. 辐射损伤

42. 血液可丧失流动性的血细胞比容为
    A. 0.4
    B. 0.6
    C. 0.8
    D. 0.5
    E. 0.7

43. 下列哪种药物对造血系统影响大
    A. 舒芬太尼
    B. 地佐辛
    C. 右美托咪定
    D. 氯丙嗪
    E. 氟哌利多

44. 术中发生纤溶亢进应输注
    A. 6-氨基己酸
    B. 肾上腺色腙
    C. 酚磺乙胺
    D. 维生素K
    E. 鱼精蛋白

45. 前列腺手术患者全身渗血最可能由于
    A. 尿激酶增加所致

B. 纤溶亢进所致

C. 溶血反应所致

D. 抗凝血酶Ⅲ释放过多所致

E. 血钙降低所致

46. 关于血浆渗透压的叙述, **错误的**是

A. 血浆渗透压约为313mOsm

B. 血浆渗透压包括了胶体渗透压和晶体渗透压

C. 血浆晶体渗透压大于血浆胶体渗透压

D. 血浆渗透压与0.9%和0.5%葡萄糖溶液的渗透压相等

E. 血浆晶体渗透压能维持红细胞的正常形态和膜的完整

47. 关于血小板止血功能的叙述, **错误的**是

A. 维持血管内皮的完整性

B. 血小板在血管破损处聚集

C. 释放5-羟色胺促进血管收缩

D. 血小板解体后促进血液凝固

E. 释放凝血抑制物

48. 血浆蛋白的主要生理功能**不包括**

A. 完成体内某些物质的运输

B. 缓冲血浆中的酸碱变化

C. 维持机体的水电解质平衡

D. 参与机体的水电解质平衡

E. 参与生理止血功能

49. 下列哪项叙述是**不正确的**

A. 红细胞在血液气体运输中有重要的作用

B. 白细胞在机体免疫功能中有重要作用

C. 血小板是生理止血功能所不可缺少的

D. 造血细胞主要存在于骨髓中,脾脏含量少

E. T淋巴细胞先在骨髓,B淋巴细胞先在胸腺

50. 下列因素均可引起骨髓造血功能亢进, **除外**

A. 放血

B. 缺氧

C. 应用促红细胞生成素

D. 应用肾上腺素

E. 应用七氟烷

51. 影响血液黏度的因素**不包括**

A. 血细胞比容

B. 血细胞聚集性

C. 红细胞的变形性

D. 血液流速

E. 温度

52. 有关凝血因子的叙述,下列哪项**不正确**

A. 已获公认的凝血因子有12个

B. 除钙离子外,均为蛋白质

C. 凝血因子均存在于血浆中

D. 凝血过程是一系列凝血因子的连锁性酶促反应

E. 目前能解释凝血过程最权威的学说是瀑布学说

53. 下列哪项**不符合**血友病甲的诊断

A. 出血时间延长

B. 凝血酶原时间正常

C. 凝血时间延长

D. 第Ⅷ因子缺乏

E. 关节改变

54. 下列哪项叙述是**不正确的**

A. 维生素K在肠道内经细菌合成

B. 肝病或阻塞性黄疸患者可伴有维生素K缺乏

C. 维生素K缺乏可引起凝血因子缺乏

D. 多种肝功能障碍或行肝叶切除的患者,需补充维生素K

E. 大多数凝血因子缺乏为后天获得性,且呈多因子综合性缺乏

55. 关于DIC,下列哪项叙述**不正确**

A. DIC是一种在多种疾病基础上发生的临床综合征

B. 临床上表现为出血、休克、脏器功能不全等症状与体征

C. 所有DIC,均表现为血小板、纤维蛋白原、因子和减少

D. 感染、恶性肿瘤、手术与创伤、病理产科是四大常见原因

E. 麻醉手术及创伤所致的DIC,如原发病能及时控制,预后良好

56. 有出凝血功能障碍患者的麻醉应注意下列各项,哪项**不对**
   A. 不宜选择椎管内麻醉
   B. 术前输新鲜血或凝血因子后可慎重选用硬膜外麻醉
   C. 全身麻醉气管内插管仍注意保护口咽部黏膜
   D. 均应采用局部浸润麻醉以防血肿形成
   E. 可选用区域静脉麻醉

57. 下述情况会出现高黏综合征,**除外**
   A. 红细胞增多症
   B. 高脂血症
   C. 低纤维蛋白血症
   D. 癌症
   E. 缺氧

58. 外科患者围术期输血原则,哪项**不对**
   A. 成人手术失血<500ml可不输血
   B. 手术开始时可单纯输晶体溶液
   C. 输血量一般应超过失血量
   D. 成分输血与晶体溶液交叉输注
   E. 输新鲜血有利于减少手术野失血

59. 贫血患者术前准备**不包括**
   A. 对贫血的原因作出判断
   B. 补充铁剂
   C. 补充促红细胞生成素
   D. 术前加强营养
   E. 快速大量输血

60. 长期服用下列药物,可因血小板功能异常而发生出血,**除外**
   A. 维生素K
   B. 双嘧达莫(潘生丁)
   C. 阿司匹林
   D. 苯海拉明
   E. 吲哚美辛类药物

61. 下列何种凝血因子不足与维生素K缺乏**无关**
   A. Ⅱ因子
   B. Ⅳ因子
   C. Ⅶ因子
   D. Ⅸ因子

   E. Ⅹ因子

62. 下列哪项**不是**引起DIC的直接原因
   A. 血管内皮细胞受损
   B. 组织因子入血
   C. 血液高凝状态
   D. 红细胞大量破坏
   E. 异物颗粒大量入血

63. 关于DIC,下列哪项**不正确**
   A. 临床将DIC分为急性、亚急性、慢性
   B. 出血发生率高达84%~100%
   C. 休克发生率在30%~80%之间
   D. 微血管病性溶血发生率约25%
   E. 因子Ⅶ减少

64. 与DIC诊断标准**无关**的是
   A. 血小板减少(少于100×10^9L)
   B. 凝血酶原时间延长
   C. 纤维蛋白原降低(少于1.5g/L)
   D. 血钙降低
   E. 3P试验阳性

65. 氧化亚氮抑制造血功能的机制哪项**错误**
   A. 抑制组织细胞快速分裂
   B. 吸入氧化亚氮3天以上可出现骨髓损害
   C. 是其代谢产物的毒性作用所致
   D. 可引起网织细胞/白细胞减少
   E. 引起淋巴细胞胞浆内空泡形成

66. 关于血浆黏度哪项**不正确**
   A. 吸入氟烷降低血浆黏度
   B. 中低温不增加血浆黏度
   C. 利多卡因降低血浆黏度
   D. 大量利尿剂,增加血浆黏度
   E. 应激刺激,增加血浆黏度

67. 关于机体的止血机制说法**不对**的是
   A. 凝血因子有12个
   B. 除钙离子外,其他凝血因子均为蛋白质
   C. 所有的凝血因子均存在于血浆中
   D. 外源性凝血系统起始因子为因子Ⅲ
   E. 外源性凝血和内源性凝血过程匀激活因子Ⅹ

【A₄型题】

问题68~71

患者男性36岁,巨脾,诊断为脾功能亢进,拟行脾切除术。术前血常规检查: Hb 50g/L,红细胞1.8×10^{12}/L,白细胞3×10^9/L、血小板60×10^9/L、PTT 35s, PT 11s。

68. 术前准备中哪项最必须
    A. 输白蛋白
    B. 输全血
    C. 输新鲜全血
    D. 输氨基酸
    E. 输血浆

69. 术中发生出血不止,最佳处理为
    A. 输新鲜血小板
    B. 补钙
    C. 补充因子Ⅷ
    D. 静注地塞米松10~20mg
    E. 应用止血药物

70. 如选气管内全麻,最应注意下列哪项
    A. 心衰
    B. 喉头水肿
    C. 气管内出血
    D. 哮喘
    E. 脑梗死

71. 如选连续硬膜外麻醉,最应
    A. 用较低浓度的局麻药
    B. 加大局麻药的肾上腺素量
    C. 不宜复合镇痛镇静剂
    D. 用细穿刺针、避免反复多次穿刺
    E. 不宜用脂类的局麻药

【B₁型题】

问题72~77
    A. 因子Ⅶ
    B. 因子Ⅲ
    C. Ca²⁺
    D. 抗凝血酶Ⅲ
    E. 血小板因子Ⅲ

72. 内源性激活途径的始动因子是
73. 外源性激活途径的始动因子是
74. 草酸盐在体外抗凝是清除了血液中的
75. 血液中主要的抗凝血物质是
76. 能吸附多数凝血因子的物质是
77. 参与凝血过程中很多化学反应的物质是

问题78~79
    A. Na⁺
    B. K⁺
    C. 葡萄糖
    D. 球蛋白
    E. 白蛋白

78. 形成血浆晶体渗透压的主要物质是
79. 形成血浆胶体渗透压的主要物质是

问题80~84
    A. 40%~50%
    B. 7%~8%
    C. 90%~91%
    D. 6.5%~8.5%
    E. 50%~70%

80. 正常人的血细胞比容是
81. 健康成人的血量占自身体重的
82. 血浆中水分占血浆量的
83. 血浆中蛋白质含量占血浆量的
84. 中性粒细胞占白细胞总数的

问题85~87
    A. 因子Ⅶ
    B. 因子Ⅲ
    C. Ca²⁺
    D. 抗凝血酶Ⅲ
    E. 纤溶酶原

85. 与血管内膜下胶原纤维接触而活化的因子是
86. 组织损伤释放的启动凝血因子是
87. 体内主要抗凝物质是

问题88~89
    A. 凝集
    B. 凝固
    C. 叠连
    D. 聚集

E. 纤溶

88. 对应的凝集原与凝集素相遇时,会使红细胞

89. 血液流出血管后会发生

问题90~94

A. 多半是止血功能缺陷所致

B. 可能是纤溶亢进引起

C. 多出血迅猛,需要持续输新鲜血

D. 提示血小板的数量与质量有缺陷

E. 提示肝素化过量、DIC或纤溶亢进

90. 出血时间延长

91. 凝血酶时间延长

92. 获得性凝血因子缺陷导致出血

93. 前列腺癌患者全身溶血

94. 浆膜腔(胸腔、心包腔)出血

问题95~98

A. 骨髓

B. 胸腺

C. 淋巴结

D. 肝脏

E. 脾脏

95. T淋巴细胞首先产生的器官

96. B淋巴细胞首先产生的器官

97. 胚胎期2~5个月造血活动极为活跃,出生后仍参与大量凝血因子合成的器官

98. 人体最大的淋巴器官,具备造血、毁血及调节全身血容量的器官

问题99~103

A. Ⅰ因子

B. Ⅱ因子

C. Ⅳ因子

D. Ⅶ因子

E. Ⅷ因子

99. 接触因子为内源性凝血系统的起始因子

100. 纤维蛋白原

101. 钙离子,参与凝血全过程

102. 凝血酶原

103. 稳定因子,为外源性凝血系统的起始因子

问题104~108

A. 内源性凝血系统活性

B. 外源性凝血系统活性

C. 纤溶系统活性

D. 血液中FDP含量

E. 血液中FDP-纤维蛋白单体复合物

104. 凝血酶时间测定

105. 凝血酶原时间测定

106. 部分凝血活酶时间测定

107. 鱼精蛋白副凝试验(3P试验)

108. 优球蛋白溶解时间测定

问题109~112

A. 硫喷妥钠、琥珀胆碱

B. 氯丙嗪

C. 低温麻醉

D. 严重创伤和大出血

E. 大量输入库血

109. 对造血系统影响较大

110. 对凝血因子和凝血时间无明显影响

111. 可引起凝血因子Ⅳ、Ⅴ、Ⅷ、血小板缺乏

112. 血液黏度增加

问题113~115

A. 非对称性下肢肿胀和局部压痛

B. 浅表静脉扩张和皮肤温度升高

C. 对股、髂或腔静脉完全阻塞确诊率高

D. 对小腿和大腿肌肉内静脉血栓确诊率高

E. 肝素和抗凝血酶Ⅲ

113. 深静脉血栓形成的最早体征

114. 超声血流探测仪

115. 目前使用最广泛的抗凝药

【C型题】

A. 血液凝固

B. 血管收缩

C. 两者均有

D. 两者均无

116. 血小板的生理止血作用机制是促进了

117. 血液流出血管后由流动的溶胶状态变为不流动的凝胶状态称为

118. 血液中加入枸橼酸钠可防止

119. 血小板释放的儿茶酚胺可使

A. 红细胞与血清间发生反应

B. 单纯红细胞的反应

C. 两者均有

D. 两者均无

120. 凝集是

121. 叠连是

122. 纤维蛋白溶解

    A. 血浆胶体渗透压

    B. 血浆晶体渗透压

    C. 两者均有

    D. 两者均无

123. 0.9% NaCl溶液的渗透压接近于

124. 保持红细胞正常形态和膜的完整性主要依赖于

125. 在调节血管内外水的分布方面起重要作用的是

    A. 硬膜外麻醉

    B. 区域静脉麻醉

    C. 二者均可

    D. 二者均不可

126. 骨髓移植术大量采骨髓,可选用

127. 血友病患者膝关节血肿或指趾骨血肿,形成骨假瘤须截骨术,可选用

128. 血友病患者合并急性阑尾炎需手术治疗时可选用

    A. 血小板计数降低

    B. 优球蛋白溶解时间<70分钟

    C. 两者均有

    D. 两者均无

129. 脾功能亢进

130. DIC患者

【X型题】

131. 下列关于正常人血液组成的叙述哪项正确

    A. 血液成分之一是晶体物质溶液

    B. 血液成分之二是血浆蛋白

    C. 血液成分之三是血细胞

    D. 血细胞包括红细胞、白细胞和血小板

    E. 红细胞占全血容量的40%~50%

132. 下列哪些物质是造血原料

    A. 维生素B_{12}

    B. 内因子

C. 叶酸

D. 铁

E. 镁

133. 下列哪些溶液的渗透压与血浆胶体渗透压不同

    A. 2% NaCl

    B. 0.9% NaCl

    C. 5%葡萄糖

    D. 10%葡萄糖

    E. 50%葡萄糖

134. 下列关于血浆的叙述哪些是**错误的**

    A. 血浆是从凝固的血液中分离出来的液体

    B. 血浆中不含Ca^{2+}和其他电解质

    C. 血浆中含有纤维蛋白原

    D. 加入Ca^{2+}后血浆可以再凝固

    E. 血浆中不含红细胞

135. 下列哪些成分与血沉速度的变化有关

    A. 红细胞

    B. 白细胞

    C. 血小板

    D. 血浆

    E. 纤维蛋白原

136. 下列关于血清的叙述哪些是正确的

    A. 血清是从抗凝的血液中分离出来的液体

    B. 血清中不含纤维蛋白原

    C. 血清中加入Ca^{2+}后不会再凝固

    D. 血清中不含有各种电解质

    E. 血清中含有抗体

137. 下列关于血液凝固的叙述哪些是**错误的**

    A. XII因子是血液凝固的始动因子

    B. 参与血液凝固的12个因子都是蛋白质

    C. 参与血液凝固的12个因子都由肝脏合成

    D. 血小板因子3是血液凝固不可缺少的

    E. II、VII、IX、X因子是维生素K依赖因子

138. 对红细胞的叙述哪些是正确的

    A. 正常女性红细胞数量为4.2×10^{12}/L

    B. 正常女性红细胞沉降率为0~10mm

    C. 正常人红细胞的寿命为120天

D. 人的红细胞表面既含A凝集原、B凝集原、又含有Rh因子

E. 红细胞无细胞核

139. 下列关于血量的叙述哪些是正确的

A. 血量是指循环血量而言

B. 血量是指贮存血量而言

C. 一次失血在全身血量10%以下时,没有明显影响

D. 少量失血,血中水分和电解质在1-2h内即可补充

E. 失血15%,血中水分和电解质在1-2d内即可补充

140. 下列哪些因素有利于生理止血

A. 儿茶酚胺

B. 血小板黏附、凝集

C. 血小板对毛细血管壁的营养和支持

D. 血液凝固

E. 血小板释放TXA_2

141. 血红蛋白在哪些情况下失去运送O_2的能力

A. 血红蛋白与CO结合生成一氧化碳血红蛋白

B. 血红蛋白中的Fe^{2+}被氧化成Fe^{3+}

C. 血红蛋白逸入血浆

D. 血红蛋白与O_2结合生成氧合血红蛋白

E. 血红蛋白与CO_2结合生成氨基甲酸血红蛋白

142. 关于血沉的叙述哪些是正确的

A. 血沉即红细胞沉降率

B. 红细胞沉降率愈小,表明红细胞悬浮稳定性愈差

C. 红细胞沉降率愈小,表明红细胞悬浮稳定性愈好

D. 红细胞发生叠连现象时,血沉加快

E. 红细胞发生凝集时,血沉减慢

143. 下列哪些物质可防止血液在血管内凝固

A. 抗凝血酶原Ⅲ

B. 肝素

C. 血小板因子Ⅲ

D. 纤溶酶

E. Mg^{2+}

144. 血小板对人体的保护功能主要表现在

A. 促进生理止血

B. 参与血液凝固

C. 维持血管内皮的完整

D. 血小板解体

E. 血小板再造

145. 关于血液凝固的叙述哪些正确

A. 血液凝固全过程大约分三个基本阶段

B. 三个基本阶段中有些阶段Ca^{2+}是不可缺少的

C. 因子X的激活时通过内源性激活途径和外源性激活途径同时活动实现的

D. 内源性激活途径是由Ⅻ因子的活化开始的

E. 内源性血液凝固全过程中没有因子Ⅲ

146. 围术期DIC的特点包括以下哪些

A. 起病较急骤

B. 出血倾向

C. 休克

D. 微血管栓塞征

E. 微血管病性溶血

147. 止血机制包括

A. 血管收缩反应

B. 血小板聚集

C. 凝血因子激活

D. 凝血反应过程

E. 纤维蛋白凝块形成

148. 血液病患者术中出血加重的原因

A. 大量输入库血

B. 枸橼酸量过多

C. 血钙降低

D. 各种凝血因子的破坏及大量消耗

E. 麻醉药物的影响

149. 白血病患者手术原则

A. 除急症非手术治疗不可,一般不宜手术

B. 可进行治疗性脾脏切除术

C. 术前进行白细胞数及骨髓检查

D. 术前可静注氢化可的松100~200mg

E. 术前准备有新鲜血、冷沉淀物等

150. 出血性疾病的筛选试验包括
    A. 出血时间
    B. 血小板计数
    C. 凝血酶原时间
    D. 鱼精蛋白副凝试验
    E. 纤维蛋白原降解产物

151. 凝血相的筛选试验
    A. 激活的部分凝血活酶生成时间
    B. 凝血酶时间
    C. 纤维蛋白原含量测定
    D. 优球蛋白溶解时间
    E. 血清FDP测定

152. DIC的筛选试验**除外**
    A. 血小板计数
    B. 凝血酶原时间
    C. 纤维蛋白原含量测定
    D. 血浆鱼精蛋白副凝试验
    E. 凝血时间

153. 体外循环后的凝血异常原因可能有
    A. 血小板减少
    B. 血小板功能缺陷
    C. 凝血因子减少
    D. 原发性纤溶亢进
    E. 鱼精蛋白用量不足

154. 关于血液
    A. 其容量约占体重7%~8%
    B. 由晶体物质溶液、血浆蛋白、血细胞三种成分组成
    C. 主要功能是完成体内物质运输以保证机体新陈代谢的正常进行
    D. 如果已知血浆容量和血红蛋白浓度,就可计算出血液容量
    E. 饮水后血容量暂时增加

155. 下列药物中**不抑制**淋巴细胞转化的药物有
    A. 芬太尼
    B. 硫喷妥钠
    C. 吗啡
    D. 氯丙嗪

E. 地西泮

156. 能引起高黏综合征的因素有
    A. 糖尿病
    B. 癌症
    C. 红细胞增多症
    D. 休克代偿期
    E. 巨球蛋白血症

157. 术中输血输液引起异常出血的原因
    A. 误输异型血
    B. 快速输血及大量输血
    C. 库存血温度低
    D. 库存血枸橼酸的含量高
    E. 输入大量右旋糖酐干扰凝血功能

158. 围术期并发血栓形成的机制包括
    A. 血液凝固性增高
    B. 血管壁的损伤和破坏
    C. 血流减慢
    D. 血管内溶血
    E. 血液黏度增加

159. 溶血引起DIC的机制是
    A. 缺氧
    B. 贫血
    C. 大量磷脂释放
    D. 免疫反应
    E. 大量ADP释放

160. 有关DIC的叙述,哪些正确
    A. 按病程分为高凝期、消耗性低凝期、继发性纤溶亢进期
    B. 按发生快慢分为急性期、亚急性型、慢性型
    C. 按代偿情况分为代偿期、失代偿期、过度代偿期
    D. 易发生DIC的疾病有严重感染、手术与创伤、恶性肿瘤、病理产科
    E. 主要临床表现有出血、贫血、休克、器官功能障碍

161. 影响血浆黏度的因素包括
    A. 红细胞

B. 血浆纤维蛋白原水平

C. 血浆球蛋白水平

D. 血糖水平

E. 体温

162. 下列哪些是引起血小板聚集的因素

    A. 血管内皮损伤

    B. 抗原抗体复合体

    C. 内源性凝血酶增加

    D. 儿茶酚胺增多

    E. 高钙血症

163. 围术期可引起凝血功能障碍的因素有

    A. 快速输血超过血容量80%

    B. 输注大量血浆代用品

    C. 吸入氟烷

    D. 反复多次应用肌肉松弛药

    E. 术中羊水栓塞

164. 关于术后血栓栓塞,哪些正确

    A. 深静脉血栓形成所致的肺栓塞是主要致

死原因

B. 髋部手术深静脉血栓形成的发生率达45%~70%

C. 深静脉血栓85%来自于下肢

D. 大部分患者有临床症状

E. 最早的体征为局部皮温增高

165. 围术期并发血栓的机制

    A. 手术刺激激活凝血系统

    B. 激活血小板

    C. 抗凝血酶III减少

    D. 血黏度增高

    E. 组织纤溶酶原激活物抑制剂(t-PAI)释放减少

166. 术中异常出血哪些因素与麻醉有关

    A. 干扰凝血过程

    B. 动静脉压增高

    C. 使末梢血管扩张

    D. 缺氧

    E. 肌松药

答 案

【A₁型题】

1. C	2. D	3. C	4. D	5. B	6. E	7. C	8. A	9. A	10. D
11. E	12. E	13. C	14. B	15. A	16. B	17. B	18. A	19. A	20. C
21. B	22. D	23. D	24. D	25. B	26. B	27. B	28. B	29. D	30. A
31. D	32. D	33. D	34. B	35. B	36. A	37. C	38. D	39. D	40. D
41. E	42. C	43. D	44. A	45. B	46. D	47. C	48. C	49. E	50. E
51. B	52. C	53. A	54. C	55. C	56. C	57. C	58. C	59. E	60. A
61. B	62. C	63. E	64. D	65. C	66. B	67. C			

【A₄型题】

68. C	69. A	70. C	71. D

【B₁型题】

72. A	73. B	74. C	75. D	76. E	77. C	78. A	79. E	80. A	81. B
82. C	83. D	84. E	85. A	86. B	87. D	88. A	89. B	90. D	91. E
92. C	93. B	94. A	95. B	96. A	97. D	98. E	99. E	100. A	101. C
102. B	103. D	104. D	105. B	106. A	107. E	108. C	109. B	110. A	111. F
112. D	113. C	114. C	115. E						

【C型题】

116. C	117. A	118. A	119. B	120. A	121. B	122. D	123. B	124. B	125. A
126. A	127. B	128. D	129. A	130. C					

【X型题】

131. BC	132. ABCE	133. ABCDE	134. AB	135. ADE	136. BCE
137. BC	138. ABCE	139. CD	140. ABCDE	141. ABC	142. ACD
143. ABD	144. ABCD	145. ABDE	146. ABCDE	147. ABCDE	148. ABCD
149. ABCDE	150. ABC	151. ABC	152. DE	153. ABCDE	154. ABCDE
155. ACE	156. ABCE	157. ABCDE	158. ABCE	159. CDE	160. ABCDE
161. BCDE	162. ABCD	163. ABCE	164. ABC	165. ABCD	166. ABCD

（程明华　傅润乔）

第 9 章

麻醉与内分泌

【A₁型题】

1. 对内分泌系统的最佳阐述是
   A. 内分泌腺体及其产生激素的总称
   B. 腺体分泌物不通过导管直接进入血液
   C. 激素通过血液循环转运至靶细胞而发挥作用
   D. 内分泌腺体和分散于机体各处的内分泌组织及细胞构成一个总的系统
   E. 是除外分泌腺的所有腺体构成的系统

2. 下列激素反馈系统,哪个只有正反馈
   A. 下丘脑-垂体-性腺轴
   B. 下丘脑-垂体-肾上腺轴
   C. 下丘脑-垂体-甲状腺轴
   D. 甲状旁腺素-血钙
   E. 肾素-血管紧张素-醛固酮

3. 内分泌系统固有的内分泌腺有
   A. 垂体、甲状腺、甲状旁腺、肾上腺、性腺、胰岛
   B. 下丘脑、垂体、甲状腺、甲状旁腺、肾上腺、性腺
   C. 下丘脑、垂体、甲状腺、甲状旁腺、肾上腺、胰岛
   D. 甲状腺、甲状旁腺、肾上腺、性腺、胰岛
   E. 垂体、甲状腺、甲状旁腺、肾上腺、性腺

4. 内分泌是指内分泌腺或组织所分泌的激素
   A. 通过血液传递
   B. 通过细胞外液局部传递
   C. 通过细胞外液邻近传递
   D. 直接作用于自身细胞
   E. 在细胞内直接作用

5. 内分泌系统的反馈调节是指
   A. 神经系统对内分泌系统的调节
   B. 内分泌系统对神经系统的调节
   C. 免疫系统对内分泌系统的调节
   D. 内分泌系统对免疫系统的调节
   E. 下丘脑-垂体-靶腺之间的相互调节

6. 调节机体各种功能活动的两大信息传递系统是
   A. 第一信使和第二信使
   B. 第一信号系统和第二信号系统
   C. 内分泌系统和神经系统
   D. 中枢神经系统和外周神经系统
   E. 含氮类激素和类固醇(甾体)激素

7. 甲状腺激素属于
   A. 氨基酸类激素
   B. 蛋白质激素
   C. 肽类激素
   D. 类固醇激素
   E. 胺类激素

8. 性激素属于
   A. 氨基酸类激素
   B. 肽类激素
   C. 蛋白质激素
   D. 类固醇激素
   E. 胺类激素

9. 肾上腺皮质激素属于
   A. 氨基酸类激素
   B. 肽类激素
   C. 类固醇激素
   D. 蛋白质激素
   E. 胺类激素

10. 类固醇激素发挥作用是
    A. 通过与细胞膜受体结合
    B. 通过蛋白激酶C(PKC)
    C. 通过C蛋白

D. 通过与细胞核内受体结合

E. 通过与细胞浆内受体结合

D. 性激素

E. 胰岛素

11. 蛋白质和肽类激素借助于下列哪种离子传递信息

A. K⁺

B. Na⁺

C. Cl⁻

D. Ca²⁺

E. H⁺

17. 下列哪个激素可穿过细胞膜与核受体结合而起作用

A. 生长素

B. 胰岛素

C. 甲状腺激素

D. 肾上腺素

E. 抗利尿激素

12. 由下丘脑视上核与室旁核分泌的激素是

A. 醛固酮

B. 降钙素

C. 精氨酸加压素

D. 催乳素

E. 生长抑素

18. 激素的半衰期可用来表示

A. 激素作用的速度

B. 激素作用的持续时间

C. 激素的更新速度

D. 激素的释放速度

E. 激素和受体结合的速度

13. 由下丘脑分泌并储存于神经垂体的激素

A. 抗利尿激素、缩宫素

B. 生长抑素

C. 促甲状腺激素释放激素

D. 黄体生成素、促卵泡素

E. 催乳素

19. 切除狗的肾上腺皮质,将出现

A. 血容量下降,血钠下降,尿钾上升

B. 血容量下降,血钠上升,尿钾上升

C. 血容量下降,血钠上升,尿钾下降

D. 血容量上升,血钠下降,尿钾上升

E. 血容量下降,血钠下降,尿钾下降

14. 下列哪种是类固醇激素

A. 催乳素

B. 胰岛素

C. 甲状腺激素

D. 降钙素

E. 雌二醇

20. 基础体温随月经周期变化,与哪种激素有关

A. 甲状腺激素

B. 孕激素

C. 雌激素

D. 催乳素

E. 促肾上腺皮质激素

15. 下列激素中,属于蛋白质类激素的是

A. 睾酮

B. 醛固酮

C. 促胃液素

D. 生长素

E. 前列腺素

21. 机体保钠的主要激素是

A. 醛固酮

B. 皮质醇

C. 促肾上腺皮质激素

D. 生长素

E. 抗利尿激素

16. 主要通过细胞膜受体起作用的激素是

A. 糖皮质激素

B. 盐皮质激素

C. 甲状腺素

22. 下列哪种属于类固醇激素(甾体激素)

A. 生长激素

B. 性激素、皮质激素

C. 肾上腺素

D. 甲状旁腺激素

E. 促甲状腺激素

D. 发育

E. 以上都是

23. "神经激素"指的是

A. 作用于神经细胞的激素

B. 神经细胞分泌的激素

C. 神经系统内存在的激素

D. 作用方式类似神经递质的激素

E. 具有酶功能的神经递质

24. "局部激素"指的是

A. 通过缝隙连接扩散至相邻靶细胞的激素

B. 通过细胞间液扩散至邻近细胞的激素

C. 通过血液作用于远距离靶细胞的激素

D. 在突触局部释放的激素

E. 作用于分泌细胞自身的激素

25. 血中激素浓度极低,但生理作用却非常明显,是因为

A. 激素的半衰期非常长

B. 激素与受体结合的时间非常长

C. 激素随血液分布全身

D. 细胞内存在高效能的生物放大系统

E. 激素的特异性很高

26. 体内最重要的内分泌腺体是

A. 性腺

B. 肾上腺

C. 胰岛

D. 甲状腺

E. 腺垂体

27. 分泌胰岛素的细胞是

A. 胰腺B细胞

B. 胰腺D1细胞

C. 胰腺PP细胞

D. 胰腺D细胞

E. 胰腺A细胞

28. 内分泌系统的功能是调节机体的

A. 代谢

B. 生长

C. 生殖

29. 下丘脑调节肽共有

A. 6种

B. 7种

C. 8种

D. 9种

E. 10种

30. 关于下丘脑调节肽的叙述,正确的是

A. 化学本质为胺类激素

B. TRH、GnRH和CRH均为脉冲式释放

C. 各种调节肽的作用机制相同

D. 仅在下丘脑促垂体区生成

E. 只能调节腺垂体的活动

31. 激素按其化学本质分为

A. 糖类激素与含氮类激素

B. 糖类激素与类固醇激素

C. 含氮激素、类固醇激素、脂肪酸激素

D. 类固醇激素与胺类激素

E. 含氮激素与胺类激素

32. 一天中血液中生长素水平最高处于

A. 清晨初醒时

B. 中午

C. 傍晚

D. 进食后

E. 深睡后

33. 刺激生长素分泌的代谢因素中,作用最强的是

A. 低血糖

B. 低血脂

C. 低蛋白

D. 高血糖

E. 高乳酸血症

34. 促进女性青春期乳腺发育的主要激素是

A. 生长素

B. 催乳素

C. 雌激素

D. 孕激素

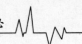

E. 甲状腺素

35. 分娩前没有乳汁分泌是因为
   A. 血中雌激素和孕激素浓度过高
   B. 血中雌激素和孕激素浓度过低
   C. 缺乏缩宫素的刺激
   D. 血中催乳素浓度过低
   E. 血中生长素浓度过低

36. 下丘脑室旁核主要分泌哪种激素
   A. 抗利尿激素
   B. 缩宫素
   C. 生长激素
   D. 促肾上腺皮质激素
   E. 促甲状腺激素

37. 幼年时生长素分泌过多会导致
   A. 肢端肥大症
   B. 黏液性水肿
   C. 向心性肥胖
   D. 侏儒症
   E. 巨人症

38. 成年人生长素分泌过多会导致
   A. 肢端肥大症
   B. 巨人症
   C. 黏液性水肿
   D. 侏儒症
   E. 向心性肥胖

39. 人幼年时生长素缺乏会导致
   A. 呆小症
   B. 侏儒症
   C. 黏液性水肿
   D. 糖尿病
   E. 肢端肥大症

40. 血中生物活性最强的甲状腺激素是
   A. 一碘甲腺原氨酸
   B. 二碘甲腺原氨酸
   C. T_3
   D. T_4
   E. r-T_3（逆T_3）

41. 甲状腺激素能够降低
   A. 糖酵解
   B. 糖异生
   C. 血浆游离脂肪酸浓度
   D. 血浆胆固醇水平
   E. 血浆氨基酸水平

42. 在甲状腺激素合成过程中，下列哪种酶作用最重要
   A. 羧基肽酶
   B. 碳酸酐酶
   C. 氧化酶
   D. 过氧化物酶
   E. 脱氢酶

43. 影响神经系统发育最重要的激素是
   A. 肾上腺素
   B. 甲状腺激素
   C. 生长素
   D. 胰岛素
   E. 醛固酮

44. 维持甲状腺激素分泌相对稳定的机制是
   A. 下丘脑促甲状腺激素释放激素的作用
   B. 血液中甲状腺激素的负反馈作用
   C. 甲状腺的自身调节作用
   D. 交感神经的作用
   E. 交感神经和副交感神经的协调作用

45. 治疗呆小症应在出生后何时补充甲状腺激素才能奏效
   A. 3个月左右
   B. 6个月左右
   C. 8个月左右
   D. 10个月左右
   E. 12个月左右

46. 成年人甲状腺激素分泌过少会导致
   A. 肢端肥大症
   B. 巨人症
   C. 黏液性水肿
   D. 侏儒症
   E. 水中毒

47. 调节血钙与血磷水平最重要的激素是
    A. 降钙素
    B. 1,25-二羟维生素D_3
    C. 甲状旁腺激素
    D. 骨钙素
    E. 甲状腺激素

48. 降钙素的主要靶器官是
    A. 甲状旁腺
    B. 骨
    C. 肾脏
    D. 胃肠道
    E. 下丘脑

49. 可促进小肠对钙吸收的是
    A. 维生素A
    B. 维生素B
    C. 维生素C
    D. 维生素D_3
    E. 维生素B_{12}

50. 产生有活性的维生素D_3的部位是
    A. 皮肤
    B. 肝脏
    C. 肾脏
    D. 小肠
    E. 骨骼

51. 切除肾上腺引起动物死亡的原因主要是由于缺乏
    A. 肾上腺素
    B. 去甲肾上腺素
    C. 性激素
    D. 醛固酮
    E. 皮质激素

52. 关于肾上腺皮质激素的分泌,下列哪项是正确的
    A. 束状带主要分泌糖皮质激素
    B. 束状带主要分泌盐皮质激素
    C. 网状带主要分泌糖皮质激素
    D. 网状带主要分泌盐皮质激素
    E. 球状带主要分泌性激素

53. 甲状腺的含碘量占全身总含碘量的
    A. 70%
    B. 75%
    C. 80%
    D. 85%
    E. 90%

54. 呆小症是由于
    A. 生长素不足
    B. 生长素介质不足
    C. 甲状腺激素不足
    D. 肾上腺皮质激素不足
    E. 胰岛素不足

55. 下列哪种激素促进蛋白质分解
    A. 生长激素
    B. 胰岛素
    C. 雄激素
    D. 雌激素
    E. 糖皮质激素

56. 糖皮质激素对代谢的作用是
    A. 促进葡萄糖利用,促进肌肉蛋白质分解
    B. 促进葡萄糖利用,抑制肌肉蛋白质分解
    C. 促进葡萄糖利用,促进肌肉蛋白质合成
    D. 抑制葡萄糖利用,抑制肌肉蛋白质分解
    E. 抑制葡萄糖利用,促进肌肉蛋白质分解

57. 下列有关肾上腺髓质激素生理作用,正确的是
    A. 促进糖原的合成
    B. 促进脂肪的合成
    C. 降低组织的耗氧量
    D. 使内脏血管舒张
    E. 使骨骼肌血管舒张

58. 肾上腺髓质的分泌细胞(嗜铬细胞)直接受
    A. 交感神经节前纤维支配
    B. 副交感神经节前纤维支配
    C. 交感神经节后纤维支配
    D. 副交感神经节后纤维支配
    E. 躯体运动神经支配

59. 调节胰岛素分泌最重要的因素是

A. 血糖水平

B. 血脂水平

C. 血中氨基酸水平

D. 血Na$^+$浓度

E. 血Ca^{2+}浓度

B. 使白细胞内遗传物质能诱导新的蛋白质合成

C. 使其他激素能够分泌入血

D. 使其他激素在靶细胞上产生的效应增强

E. 使其他激素在靶细胞上能够产生效应

60. B细胞在胰岛细胞中占的比例约为

    A. 5%

    B. 20%

    C. 30%

    D. 75%

    E. 90%

66. 血浆中降钙素的主要来源是

    A. 甲状旁腺细胞

    B. 甲状腺滤泡上细胞

    C. 甲状腺滤泡旁细胞

    D. 胰岛 β细胞

    E. 胰岛D细胞

61. 下列激素中能抑制胰岛素分泌的是

    A. 抑胃肽

    B. 生长素

    C. 皮质醇

    D. 甲状腺激素

    E. 去甲肾上腺素

67. 甲亢术后甲状腺危象的主要原因是

    A. 术中补液不够

    B. 术前准备不充分

    C. 术后出血

    D. 感染

    E. 精神紧张

62. 有关胰高血糖素作用的叙述,正确的是

    A. 是一种促进合成代谢的激素

    B. 促进糖原合成

    C. 促进葡萄糖异生

    D. 抑制氨基酸转运入肝细胞

    E. 促进脂肪的合成

68. 能抑制抗利尿激素分泌的麻醉方式是

    A. 硬脊膜外麻醉

    B. 吸入全身麻醉

    C. 静脉复合全身麻醉

    D. 神经阻滞麻醉

    E. 针刺麻醉

63. 松果体分泌的激素主要是

    A. 褪黑素和肽类激素

    B. 褪黑素和胺类激素

    C. 褪黑素和蛋白质激素

    D. 褪黑素和性腺激素

    E. 褪黑素和肾上腺皮质激素

69. 能使血浆皮质醇浓度明显增高的药物是

    A. 硫喷妥钠

    B. 氯氨酮

    C. 地西泮

    D. 琥珀胆碱

    E. 氟-芬合剂

64. 减轻"水中毒"应补充

    A. 糖皮质激素

    B. 盐皮质激素

    C. 抗利尿激素

    D. 甲状腺激素

    E. 胰岛素

70. 椎管内麻醉时下列何种激素明显升高

    A. 促肾上腺皮质激素(ACTH)

    B. 促甲状腺激素(TSH)

    C. 血管紧张素

    D. 生长激素(GH)

    E. 抗利尿激素(ADH)

65. 所谓激素的"允许作用"是指

    A. 使靶细胞的生理活动能够启动

71. 库欣综合征(Cushing's syndrome)是由于

    A. 肾上腺皮质功能亢进

B. 垂体功能亢进
C. 肾上腺髓质功能亢进
D. 甲状腺功能亢进
E. 肾上腺皮质功能减退

72. 肾上腺皮质束状带分泌的激素主要是
    A. 盐皮质激素
    B. 糖皮质激素
    C. 性激素
    D. 儿茶酚胺
    E. 肾素

73. 甲状旁腺功能亢进患者手术前应将血钙降低至
    A. 2.8mmol/L
    B. 3.0mmol/L
    C. 3.5mmol/l
    D. 3.8mmol/L
    E. 4.0mmol/L

74. 甲状旁腺激素对肾脏的作用是
    A. 促进钙的排泄
    B. 促进钠的再吸收
    C. 抑制磷的再吸收
    D. 促进氢离子排泄
    E. 抑制磷的排泄

75. 降钙素对骨骼的作用是
    A. 由骨骼游离钙离子
    B. 由骨骼游离磷离子
    C. 灭活骨细胞膜的腺苷酸环化酶
    D. 阻滞由骨骼游离钙离子
    E. 阻滞由骨骼游离镁离子

76. 挑选出下列哪项符合嗜铬细胞瘤者
    A. 收缩压和舒张压均升高,高血压有持续性和发作型
    B. 所谓sipple综合征是本症与慢性甲状腺炎的并发症
    C. 尿中肾上腺素、去甲肾上腺素增多,苦杏仁酸不增多
    D. 苄胺唑啉试验,可用于发作型
    E. 组胺诱发试验适用于持续性高血压患者

77. 下列对睾酮功能的叙述,**错误的**是
    A. 促进精子生长发育
    B. 抑制蛋白质合成
    C. 促进骨骼生长
    D. 促进副性征的出现
    E. 维持正常性欲

78. 下列关于激素的叙述,**错误的**是
    A. 激素是由体内的各种腺体分泌的高效能生物活性物质
    B. 多数激素经血液循环,运送至远距离的靶细胞发挥作用
    C. 某些激素可通过组织液扩散至邻近细胞发挥作用
    D. 神经细胞分泌的激素可经垂体门脉流向腺垂体发挥作用
    E. 激素在局部扩散后,可返回作用于自身而发挥反馈作用

79. 下列是类固醇激素,**除外**
    A. 皮质醇
    B. 醛固酮
    C. 1,25-二羟维生素D_3
    D. 雌二醇
    E. 睾酮

80. 下列是胺类激素,**除外**
    A. 肾上腺素
    B. 去甲肾上腺素
    C. 甲状腺激素
    D. 褪黑素
    E. 胰岛素

81. 关于激素受体的叙述,**错误的**是
    A. 指靶细胞上接受激素信息的装置
    B. 根据在细胞中的定位,可分为膜受体和细胞内受体
    C. 受体的合成与降解处于动态平衡之中
    D. 受体的亲和力可以随生理条件的变化而变化
    E. 受体的数量不随生理条件的变化而变化

82. 关于激素作用机制的叙述,**错误的**是
    A. 含氮激素的作用主要是通过第二信使传递

机制

    B. 类固醇激素主要是通过调控基因表达而发挥作用

    C. 含氮激素也可通过cAMP调节转录过程

    D. 有些类固醇激素也可作用于细胞膜上,引起一些非基因效应

    E. 甲状腺激素属于含氮激素,是通过第二信使而发挥作用的

83. 下列物质中,**不属于**激素的是

    A. 肾素

    B. 肝素

    C. 促红细胞生成素

    D. 促胰液素

    E. 维生素D_3

84. 关于第二信使学说,下列哪项**错误**

    A. 是大多数含氮激素的作用机制

    B. cAMP是唯一的第二信使

    C. 激素是第一信使

    D. 腺苷酸环化酶可催化ATP转变为cAMP

    E. 细胞膜中的G蛋白参与受体对腺苷酸环化酶活性的调节

85. 下列哪项**不属于**下丘脑调节肽

    A. 促甲状腺激素释放激素

    B. 缩宫素

    C. 促性腺激素释放激素

    D. 生长抑素

    E. 促肾上腺皮质激素释放激素

86. 下列腺垂体分泌的激素**不属于** "促激素" 的是

    A. 促甲状腺激素

    B. 促黑激素

    C. 卵泡激素

    D. 促肾上腺皮质激素

    E. 黄体生成素

87. 下列是腺垂体分泌的激素,**除外**

    A. 促甲状腺激素

    B. 黄体生成素

    C. 抗利尿激素

    D. 催乳素

    E. 促肾上腺皮质激素

88. 下列哪种激素的分泌**不受**腺垂体的控制

    A. 糖皮质激素

    B. 甲状腺激素

    C. 甲状旁腺激素

    D. 雌激素

    E. 雄激素

89. **不属于**生长素作用的是

    A. 促进蛋白质合成

    B. 升高血糖

    C. 促进脂肪分解

    D. 促进软骨生长发育

    E. 促进脑细胞生长发育

90. 下列关于缩宫素的叙述,哪项**错误**

    A. 由下丘脑视上核和室旁核合成

    B. 由神经垂体释放

    C. 促进妊娠子宫收缩

    D. 促进妊娠期乳腺生长发育

    E. 促进哺乳期乳腺排乳

91. 合成血管升压素的部位是

    A. 神经垂体

    B. 腺垂体

    C. 下丘脑视上核和室旁核

    D. 下丘脑-垂体束

    E. 下丘脑促垂体区

92. 关于甲状腺激素,哪项说法**错误**

    A. 碘是甲状腺激素合成的重要原料

    B. 用药物抑制合成后,血中水平1~2天内即下降

    C. 对婴幼儿脑的发育有促进作用

    D. 可增加组织耗氧量,增加产热

    E. 交感神经兴奋可使其合成分泌增加

93. 下列哪项**不是**甲状腺激素的生理作用

    A. 抑制糖原合成

    B. 促进外周细胞对糖的利用

    C. 适量时促进蛋白质合成

    D. 提高神经系统兴奋性

E. 减慢心率和减弱心肌收缩力

E. 有的只与胞膜或胞浆受体结合发挥作用

94. 关于甲状腺自身调节的叙述,**错误的**是
    A. 与TSH浓度无关
    B. 是一个有限度的调节系统
    C. 是一个快速的调节系统
    D. 有Wolff-Chaikoff效应
    E. 给甲亢患者术前服用碘剂,利于手术的进行

95. 关于肾上腺髓质激素的叙述,哪项**错误**
    A. 有肾上腺素和去甲肾上腺素
    B. 髓质激素的化学本质是类固醇
    C. 肾上腺素受体有α和β两大类
    D. 去甲肾上腺素升血压作用强于肾上腺素
    E. 肾上腺髓质激素的分泌受交感神经支配

96. 关于醛固酮的叙述,哪项**错误**
    A. 血钠降低可刺激其分泌
    B. 血钾下降可通过肾素-血管紧张素刺激其分泌
    C. 血压下降、血容量减少可使其分泌增加
    D. 有保钠、排钾、保水的作用
    E. 能增强血管平滑肌对儿茶酚胺的敏感

97. 关于促肾上腺皮质激素的分泌,哪项**错误**
    A. 受下丘脑促肾上腺皮质激素释放激素的调节
    B. 受糖皮质激素的负反馈调节
    C. 受醛固酮的负反馈调节
    D. 在应激状态下分泌增多
    E. 长期大量使用糖皮质激素,其分泌减少

98. 关于糖皮质激素的作用,**错误的**是
    A. 有抗胰岛素作用,抑制葡萄糖消耗
    B. 促进蛋白质分解
    C. 促进脂肪分解,增强脂肪酸在肝内氧化
    D. 促进水的排出,有很强的贮钠排钾作用
    E. 使红细胞、血小板和中性粒细胞数增加

99. 激素作用的特异性,下述**错误的**是
    A. 可作用于全身所有组织细胞
    B. 有的作用于靶腺
    C. 有选择性地作用于某些器官、腺体细胞
    D. 有的广泛影响细胞代谢

100. 下列哪种激素**不是**含氮激素
    A. 生长素
    B. 胰岛素
    C. 肾上腺素
    D. 缩宫素
    E. 雄激素

101. 关于前列腺素(PG)的描述,哪项**错误**
    A. PG分为A、B、C、D、E、F、G、H和 I 型
    B. PG_I 能使冠状血管和肾血管扩张调节局部血流
    C. PG_I 能调节血小板聚集,影响血小板功能
    D. PG_E 能使支气管痉挛,引起哮喘
    E. PG_F 使消化道平滑肌收缩, PG_E 抑制其收缩

102. 下列麻醉要点的叙述中,哪项**错误**
    A. 甲状腺功能减退患者对麻醉的耐受性差
    B. 甲状旁腺功能减退患者术前应补充钙剂
    C. 甲亢患者术前用药中镇静剂的用量需偏小
    D. 术前半年内曾较长时间应用激素者,应常规给激素作术前准备
    E. 艾迪生病患者麻醉耐受性差

103. 应激时β-内啡肽作用如下,**除外**
    A. 镇痛
    B. 增加心率
    C. 对糖代谢的双向调控作用
    D. 降低血压
    E. 降低血中ACTH

104. 下列糖尿病典型症状"三多一少"**不包括**
    A. 多饮
    B. 多尿
    C. 多食
    D. 体重少
    E. 体重多

105. 手术前对糖尿病患者的控制标准,哪项**不对**
    A. 无酮血症
    B. 尿酮体阴性
    C. 空腹血糖浓度不超过8.3mmol/L(150mg/dl)

D. 尿糖检查为阴性或弱阳性

E. 酮症酸中毒空腹血糖允许达11.1mmol/L（200mg/dl）

106. 麻醉对内分泌的影响,下列哪项叙述**不正确**

　　A. 麻醉对内分泌功能的影响一般较手术小

　　B. 各种麻醉方法中以全身麻醉的影响较大

　　C. 全身麻醉药物中静脉麻醉药影响最大

　　D. 低温抑制垂体-肾上腺皮质应激反应

　　E. 吗啡促进抗利尿激素的分泌

107. 关于糖皮质激素的作用,哪项**错误**

　　A. 促进糖异生,脂肪呈向心性分布

　　B. 肾小球滤过率升高

　　C. 胃内酸度降低,胃蛋白酶生成减少

　　D. 抑制抗原抗体反应

　　E. 部分患者可出现类固醇性糖尿病

108. 哪种心脏表现与甲亢**不符合**

　　A. 高血压

　　B. 心动过速

　　C. 房颤

　　D. 心室肥厚

　　E. 心动过缓

【A₂型题】

109. 女性,25岁,原发性甲状腺功能亢进。术前用碘剂和硫氧嘧啶治疗无效,改用普萘洛尔使基础代谢率和心率等达到手术要求,术前半小时肌注苯巴比妥和阿托品,在颈丛阻滞麻醉下行甲状腺大部分切除术,术中发现心率增加达180次/分。其原因是

　　A. 精神紧张

　　B. 手术刺激

　　C. 术前应用阿托品

　　D. 休克代偿期

　　E. 甲状腺危象早期

110. 患有糖尿病的全麻患者出现原因不明的心动过速、出汗、舒张压降低、脉压增宽、低血压、患者意识消失程度与麻醉深度不符,麻醉后患者神志恢复延迟,这时应考虑患者发生了

A. 高血糖症

B. 低血糖症

C. 过敏反应

D. 酮症酸中毒

E. 高渗综合征

【B₁型题】

问题111~113

A. AVP分泌过多

B. 生长激素(GH)分泌过多

C. 黄体生成素(LH)分泌过多

D. 皮质醇分泌过多

E. 醛固酮分泌过多

111. 可引起肢端肥大症的是

112. 常引起高血压及低钾血症的是

113. 可引起向心性肥胖的是

问题114~118

A. 肽类激素

B. 胺类激素

C. 蛋白质激素

D. 类固醇激素

E. 脂肪酸衍生物

114. 前列腺素属于

115. 甲状腺激素属于

116. 1,25-二羟维生素D₃属于

117. 甲状旁腺激素属于

118. 促胰液素属于

问题119~123

A. 呆小症

B. 侏儒症

C. 巨人症

D. 肢端肥大症

E. 黏液性水肿

119. 幼年时生长素分泌过多可导致

120. 幼年时生长素缺乏可导致

121. 成年人生长素分泌过多可导致

122. 成年人甲状腺激素分泌少可导致

123. 婴幼儿甲状腺激素分泌过少可导致

问题124~128

A. cAMP

B. 激素

C. 下丘脑

D. 腺垂体

E. 神经垂体

124. 被称为第一信使的是

125. 被称为第二信使的是

126. 能合成加压素的是

127. 能合成催乳素的是

128. 能合成促黑激素的是

问题129~135

A. 以激素调节为主

B. 以神经调节为主

C. 以代谢物反馈调节为主

D. 以自身调节为主

E. 受靶腺激素和下丘脑调节肽双重调节

129. 胰岛素的分泌

130. 缩宫素的分泌

131. 雌激素的分泌

132. 盐皮质激素

133. 肾上腺素

134. 促甲状腺激素（TSH）的分泌

135. 糖皮质激素的分泌

问题136~139

A. 一碘甲腺原氨酸

B. 二碘甲腺原氨酸

C. 三碘甲腺原氨酸

D. 四碘甲腺原氨酸

E. 逆-T_3

136. 血中含量最高的甲状腺激素是

137. 生物活性最高的甲状腺激素是

138. 血液中的T_3主要来自

139. 可以耦联生成T_4的是

问题140~143

A. 胰高血糖素

B. 胰岛素

C. 促甲状腺素

D. 胰多肽

E. 生长抑素

140. 胰岛A细胞产生

141. 胰岛B细胞产生

142. 胰岛D细胞产生

143. PP细胞分泌

问题144~147

A. 短（速）效型胰岛素

B. 中效型胰岛素

C. 长（慢）效型胰岛素

D. 混合胰岛素

E. 超长（慢）效型胰岛素

144. 正规（普）胰岛素属

145. 低精蛋白锌胰岛素属

146. 锌结晶胰岛素属

147. 鱼精蛋白锌胰岛素属

问题148~152

A. 抗利尿激素（ADH）

B. 缩宫素（OXT）

C. 促肾上腺皮质激素（ACTH）

D. 皮质醇

E. 心钠素（ANP）

148. 主要由心房合成释放的是

149. 由腺垂体（腺垂体）分泌

150. 室旁核神经分泌细胞分泌

151. 肾上腺皮质束状带分泌

152. 视上核神经分泌细胞分泌

【C型题】

A. 血磷升高

B. 血钙降低

C. 两者均有

D. 两者均无

153. 甲状腺手术中误切除甲状旁腺时

154. 维生素D_3代谢障碍时

155. 甲状旁腺过度增生时

A. 下丘脑释放因子

B. 下丘脑释放抑制因子

C. 两者均有

D. 两者均无

156. 下丘脑调节催乳素分泌的主要是

157. 下丘脑对促性腺激素分泌的调节是

158. 下丘脑对缩宫素分泌的调节是

A. T$_4$

B. T$_3$

C. 两者均有

D. 两者均无

159. 生物活性最高的甲状腺激素是

160. 血中含量最高的甲状腺激素是

161. 由甲状腺分泌的激素是

162. 可转化为r-T$_3$的激素是

A. 内分泌组织

B. 神经组织

C. 两者都是

D. 两者都无

163. 脊髓

164. 甲状腺

165. 脑垂体

A. 快反应类激素

B. 慢反应类激素

C. 两者均是

D. 两者均否

166. 肾上腺素

167. 去甲肾上腺素

168. 皮质醇

169. 促肾上腺皮质激素

170. 生长激素

171. 胰高血糖素

172. 降钙素

173. 胰岛素

【X型题】

174. 激素的作用方式有

A. 自分泌

B. 旁分泌

C. 外分泌

D. 神经分泌

E. 远距分泌

175. 中间反应速度类激素有哪些

A. 肾上腺素

B. 甲状腺素

C. 醛固酮

D. 加压素

E. 生长激素

176. 按其化学结构属于胺类激素的有

A. 褪黑素

B. 胰岛素

C. 肾上腺素

D. 去甲肾上腺素

E. 甲状腺激素

177. 关于激素间相互作用的叙述,正确的有

A. 可有协同作用

B. 可有拮抗作用

C. 协同作用只发生在受体水平

D. 拮抗作用只发生在受体后水平

E. 可有允许作用

178. 下列哪些物质属于第二信使

A. Ca^{2+}

B. cAMP

C. cGMP

D. G-蛋白

E. 蛋白激酶

179. 下丘脑"促垂体区"核团主要分布于

A. 视上核

B. 室旁核

C. 弓状核

D. 正中隆起

E. 腹内侧核

180. 能调节下丘脑促垂体区肽能神经元活动的肽类物质有

A. 脑啡肽

B. 神经降压素

C. P物质

D. 胆囊收缩素

E. 去甲肾上腺素

181. 下列哪些是腺垂体分泌的促激素

A. 促甲状腺激素

B. 促肾上腺皮质激素

C. 催乳素

D. 黄体生成素

E. 卵泡刺激素

182. 关于生长素的叙述,正确的有
    A. 促生长作用主要是通过胰岛素生长因子
       (IGF-I)介导的
    B. 加速蛋白质的合成
    C. 促进脂肪分解
    D. 抑制外周组织对葡萄糖的利用
    E. 对脑的发育有重要的作用

183. 下列哪些因素能促进生长素的分泌
    A. 慢波睡眠
    B. 运动
    C. 血氨基酸增多
    D. 应激刺激
    E. 低血糖

184. 应激反应中腺垂体分泌的三大激素有
    A. 催乳素
    B. 促肾上腺皮质激素
    C. 生长素
    D. 促甲状腺激素
    E. 黄体生成素

185. 关于缩宫素的叙述,正确的有
    A. 主要由视上核产生
    B. 对非孕子宫作用较弱
    C. 雌激素能增加子宫对缩宫素的敏感性
    D. 孕激素能降低子宫对缩宫素的敏感性
    E. 以体液调节为主

186. 关于甲状腺激素作用的叙述,正确的有
    A. 使绝大多数组织的氧耗量增加
    B. 促进蛋白质及各种酶的合成
    C. 促进小肠黏膜对糖的吸收
    D. 促进胆固醇的合成及降解
    E. 对脑和骨的发育尤为重要

187. 关于1,25-二羟维生素D_3的叙述,正确的有
    A. 促进小肠黏膜吸收Ca^{2+}
    B. 增加血钙,降低血磷
    C. 甲状旁腺激素可抑制其生成
    D. 生长素可促进其生成

E. 糖皮质激素抑制其生成

188. 肾上腺皮质分泌的激素有
    A. 盐皮质激素
    B. 糖皮质激素
    C. 性激素
    D. 肾上腺素
    E. 去甲肾上腺素

189. 有关糖皮质激素作用的叙述,正确的有
    A. 促进蛋白质分解
    B. 促进脂肪分解
    C. 促进水的排出,有较弱的贮钾排钠作用
    D. 增强血管平滑肌对儿茶酚胺的敏感性
    E. 促进胃酸分泌和胃蛋白酶的生成

190. 有关盐皮质激素作用的叙述,正确的有
    A. 有保Na^+排K^+作用
    B. 受肾素-血管紧张素的调节
    C. 血K^+浓度升高可促进醛固酮分泌
    D. 血Na^+浓度减少可促进醛固酮分泌
    E. 缺少时可导致水中毒

191. 有关ACTH的叙述,正确的有
    A. 有日节律波动
    B. 不能人工合成
    C. 促进黑色素的产生
    D. 促肾上腺激素释放激素(CRH)可促进其
       分泌
    E. 糖皮质激素浓度增高时可抑制其分泌

192. 应激反应的意义有哪些
    A. 使血液重新分配
    B. 心率加快,心输出量增加
    C. 血糖增加
    D. 提高中枢神经系统的兴奋性
    E. 呼吸加强加快,肺通气量增加

193. 有关胰岛素作用的叙述,正确的有
    A. 促进肝糖原和肌糖原的合成
    B. 促进组织对葡萄糖的摄取利用
    C. 促进脂肪合成并抑制其分解
    D. 减少蛋白质合成和贮存

E. 促进组织蛋白质分解

E. 属于循环激素

194. 下列物质中能促进胰岛素分泌的有
    A. 抑胃肽
    B. 赖氨酸
    C. 生长抑素
    D. 精氨酸
    E. 去甲肾上腺素

200. 糖皮质激素的生理作用
    A. 促进蛋白质分解
    B. 促淋巴细胞减少
    C. 升高血糖
    D. 使胃酸和胃蛋白酶增加
    E. 刺激肺泡Ⅱ型细胞产生二软脂酰卵磷脂

195. 下列关于胰岛素的叙述,正确的有
    A. 交感神经促进胰岛素分泌
    B. 副交感神经抑制胰岛素分泌
    C. 促进三大营养物质合成,抑制分解
    D. 胃肠激素具有刺激胰岛素分泌的作用
    E. 胰高血糖素可直接或间接刺激胰岛素分泌

201. 糖皮质激素的作用
    A. 促进蛋白质分解
    B. 促进糖异生
    C. 促进四肢脂肪分解
    D. 增强机体对有害刺激的抵抗力
    E. 维护毛细血管的通透性正常

196. 关于胰高血糖素的叙述,正确的有
    A. 促进糖原分解和葡萄糖异生
    B. 促进氨基酸转运入肝细胞,为糖异生提供材料
    C. 促进脂肪的动用和分解
    D. 使脂肪酸释放入血并进行氧化
    E. 代谢效应的靶器官是肝脏

202. 下列哪些激素是由腺垂体分泌的
    A. 生长激素
    B. 生长抑素
    C. 催乳素
    D. 缩宫素
    E. 精氨酸加压素

197. 松果体可分泌下列激素,除外
    A. 褪黑素
    B. 促甲状腺激素释放激素
    C. 促性腺激素释放激素
    D. 生长素
    E. 皮质醇

203. 具有调节水盐代谢作用的激素
    A. 雌二醇
    B. 醛固酮
    C. 甲状腺激素
    D. 抗利尿激素
    E. 心钠素

198. 关于褪黑素的描述,错误的有
    A. 是色氨酸的衍生物
    B. 呈现明显的昼夜节律变化
    C. 控制其分泌的昼夜节律中枢在视上核
    D. 对下丘脑-垂体-性腺轴功能有增强作用
    E. 不参与昼夜睡眠节律调控

204. 胰岛素的作用有
    A. 促进组织、细胞对糖的利用
    B. 减少脂肪合成,促进其分解
    C. 促进蛋白质合成
    D. 促进肝糖原分解
    E. 促进肝糖原合成

199. 关于前列腺素的描述,正确的有
    A. 分布广泛
    B. 种类繁多
    C. 作用复杂
    D. 代谢极慢

205. 引起血糖升高的激素有
    A. 糖皮质激素
    B. 肾上腺素
    C. 胰高血糖素
    D. 盐皮质激素
    E. 胰岛素

206. 下列哪些激素可引起负反馈
    A. 催乳素
    B. 甲状腺激素
    C. 生长素
    D. 皮质醇
    E. 肾素

207. 下面哪些是类固醇激素的作用机制
    A. 启动DNA转录
    B. 促进mRNA形成
    C. 诱导新蛋白质生成
    D. 直接与细胞内受体结合
    E. 属第一信使发挥作用

208. 下列哪些激素没有靶腺
    A. 促黑素细胞素（MSH）
    B. 催乳素（PRL）
    C. 生长素（GH）
    D. 促甲状腺激素（TSH）
    E. 促肾上腺皮质激素（ACTH）

209. 激素作用原理第二信使学说的主要内容包括
    A. 激素作为第一信使与细胞膜受体结合
    B. 细胞膜上腺苷酸环化酶系统激活
    C. 在Mg^{2+}存在下，胞浆中的ATP转化为cAMP
    D. cAMP激活蛋白激酶系统，引起靶细胞的反应
    E. 含氮激素与类固醇激素作用原理相同

210. 麻醉手术中影响醛固酮分泌的因素
    A. 血清Na^+升高、K^+降低，则醛固酮分泌增加
    B. 交感神经系统兴奋，醛固酮分泌增加
    C. 脱水、失血和血容量不足，醛固酮分泌
       增加
    D. 血浆ACTH浓度升高，醛固酮分泌增加
    E. 麻醉使肾血流降低，醛固酮分泌增加

211. ACTH分泌的主要调控因素有
    A. 加压素浓度
    B. 时辰性节律
    C. 皮质类固醇反馈
    D. 应激反应
    E. 生长激素浓度

212. 能把细胞外信息传向细胞内的特定物质称为第二信使，下列哪些是
    A. 环磷酰酐（cAMP）
    B. 血液中的激素
    C. 三磷腺苷（ATP）
    D. 环磷鸟苷（cAMP）
    E. Ca^{2+}

213. 位于下丘脑视上核及室旁核的神经分泌细胞分泌的激素主要有
    A. 抗利尿激素
    B. 促甲状腺激素释放激素
    C. 缩宫素
    D. 促肾上腺皮质激素释放激素
    E. 心钠素

214. 原发性醛固酮增多症的主要临床表现有
    A. 低血压
    B. 高血压
    C. 低钾血症
    D. 高钾血症
    E. 肾功能障碍

答　案

【A₁型题】

1. D	2. A	3. A	4. A	5. E	6. C	7. A	8. D	9. C	10. D
11. D	12. C	13. C	14. E	15. D	16. E	17. C	18. C	19. E	20. B
21. A	22. B	23. B	24. B	25. D	26. E	27. A	28. E	29. D	30. B
31. C	32. E	33. C	34. C	35. A	36. B	37. E	38. A	39. B	40. D
41. D	42. D	43. B	44. B	45. A	46. C	47. C	48. B	49. D	50. C
51. E	52. A	53. C	54. C	55. E	56. E	57. E	58. A	59. A	60. D

61. E　62. C　63. A　64. A　65. E　66. C　67. B　68. A　69. B　70. C

71. A　72. B　73. C　74. C　75. D　76. A　77. B　78. A　79. C　80. E

81. E　82. E　83. B　84. B　85. B　86. B　87. C　88. C　89. E　90. D

91. C　92. B　93. E　94. C　95. B　96. B　97. C　98. D　99. A　100. E

101. D　102. C　103. B　104. E　105. E　106. C　107. C　108. E

【A₂型题】

109. C　110. B

【B₁型题】

111. B　112. E　113. D　114. E　115. B　116. D　117. C　118. A　119. C　120. B

121. D　122. E　123. A　124. B　125. A　126. C　127. D　128. C　129. C　130. B

131. A　132. A　133. B　134. E　135. A　136. D　137. C　138. D　139. B　140. A

141. B　142. E　143. D　144. A　145. B　146. A　147. C　148. E　149. C　150. B

151. D　152. A

【C型题】

153. C　154. B　155. D　156. C　157. A　158. D　159. B　160. A　161. C　162. A

163. B　164. A　165. C　166. A　167. A　168. A　169. A　170. B　171. B　172. B

173. B

【X型题】

174. ABDE　175. BCD　176. ACDE　177. ABE　178. ABC　179. CDE

180. ABCD　181. ABCDE　182. ABCD　183. ABCDE　184. ABC　185. BCD

186. ABCDE　187. ADE　188. ABC　189. ABDE　190. ABCD　191. ADE

192. ABCDE　193. ABC　194. ABD　195. CDE　196. ABCDE　197. BCDE

198. DE　199. ABC　200. ABCDE　201. ABCD　202. AC　203. ABCDE

204. ACE　205. ABC　206. BCD　207. ABCDE　208. ABC　209. ABCD

210. BCDE　211. BCD　212. ADE　213. AC　214. BCE

（程明华　夏　瑞）

第10章

麻醉与免疫

【A₁型题】

1. 免疫的现代概念是
    A. 免于疾患
    B. 体抗感染过程
    C. 机体清楚自身的损伤或衰老细胞的功能
    D. 机体清楚或杀灭自身突变的细胞
    E. 机体识别和排除抗原性异物的功能

2. 宿主的天然抵抗力是
    A. 经遗传而获得
    B. 感染病原微生物而获得
    C. 接种疫苗而获得
    D. 母体的抗体（IgG）通过胎盘给婴儿而获得
    E. 给宿主传输致敏淋巴细胞而获得

3. T细胞分化成熟的场所是
    A. 骨髓
    B. 胸腺
    C. 腔上囊
    D. 淋巴结
    E. 脾

4. 与类风湿因子有关的Ig是
    A. IgG
    B. IgA
    C. IgM
    D. IgD
    E. IgE

5. 唯一能通过胎盘的Ig是
    A. IgG
    B. IgA
    C. IgM
    D. IgD

6. 激活补体能力最强的Ig是
    A. IgM
    B. IgG
    C. IgA
    D. IgD
    E. IgE

7. 能与肥大细胞和嗜碱性粒细胞结合的Ig是
    A. IgG
    B. IgM
    C. IgA
    D. IgD
    E. IgE

8. 本身具有调理作用的Ig是
    A. IgM
    B. IgG
    C. IgA
    D. IgE
    E. IgD

9. 血清中含量最高的Ig是
    A. IgM
    B. IgG
    C. IgA
    D. IgE
    E. IgD

10. 单克隆抗体的应用**不包括**
    A. 肿瘤的诊断
    B. 肿瘤的治疗
    C. 血清Cl⁻含量测定
    D. 激素水平测定

E. IgE

E. 细胞受体测定

11. 关于细胞因子
    A. 细胞因子是由细胞产生的
    B. 单一细胞因子可具有多种生物学活性
    C. 细胞因子可以自分泌和旁分泌两种方式发挥作用
    D. 细胞因子的作用不是孤立存在的
    E. 以上均正确

12. 下列哪一类细胞产生IgE
    A. T淋巴细胞
    B. B淋巴细胞
    C. 巨噬细胞
    D. 肥大细胞
    E. 嗜碱性粒细胞

13. 某妊娠妇女为Rh-,第一胎分娩Rh+胎儿,为防止再次妊娠的Rh+胎儿产生溶血症,应给Rh-母亲注射
    A. 抗Rh因子抗体
    B. Rh抗原
    C. 免疫抑制剂
    D. 免疫增强剂
    E. 以上都不是

14. 免疫自稳功能低下者易发生
    A. 肿瘤
    B. 超敏反应
    C. 病毒持续感染
    D. 自身免疫病
    E. 免疫缺陷病

15. 胸腺的作用是
    A. T细胞发生场所
    B. B细胞定居场所
    C. T细胞成熟、分化场所
    D. B细胞产生免疫应答的场所
    E. T细胞定居场所

16. 外周免疫器官不包括
    A. 骨髓
    B. 淋巴结

C. 脾脏
D. 黏膜伴随淋巴组织
E. 扁桃体

17. 人类B细胞分化成熟的场所是
    A. 胸腺
    B. 骨髓
    C. 淋巴结
    D. 脾脏
    E. 法氏囊

18. 中枢免疫器官与外周免疫器官的区别是
    A. 中枢免疫器官是T细胞分化成熟的场所
    B. 外周免疫器官是B细胞分化成熟的场所
    C. 中枢免疫器官是免疫细胞产生、分化成熟的场所;外周免疫器官是淋巴细胞分布定居和产生免疫应答的场所
    D. 外周免疫器官是B细胞分化成熟的场所
    E. 中枢免疫器官是B细胞分化成熟的场所

19. 参与固有性免疫应答的免疫分子是
    A. TCR
    B. BCR
    C. Ab
    D. 补体
    E. NK

20. 适应性免疫应答
    A. 时相是在感染后数分钟至96小时
    B. 可遗传
    C. 具有特异性
    D. 先天获得
    E. 吞噬是主要效应细胞

21. 机体防卫反应过高可导致
    A. 自身免疫病
    B. 超敏反应
    C. 肿瘤
    D. 病毒持续性感染
    E. 免疫缺陷

22. 既有非特异性免疫作用,也参与特异性免疫效应的物质是

A. 前列腺素

B. 补体

C. IgG

D. IgE

E. I性干扰素

23. 补体传统途径中各补体成分激活的顺序是

A. $C_{123456789}$

B. $C_{124536789}$

C. $C_{145236789}$

D. $C_{142356789}$

E. $C_{124356789}$

24. 有一种成分是补体反应的枢纽,既在两种激活途径中起中心作用,也是补体活化时正反馈的关键性成分,该补体成分是

A. C_1

B. C_2

C. C_3

D. C_4

E. C_5

25. 临床上最常见的变态反应是

A. Ⅰ型变态反应

B. Ⅱ型变态反应

C. Ⅲ型变态反应

D. Ⅳ型变态反应

E. Ⅴ型变态反应

26. 哪种变态反应一般不破坏组织细胞,并有明显个体差异

A. Ⅰ型变态反应

B. Ⅱ型变态反应

C. Ⅲ型变态反应

D. Ⅳ型变态反应

E. Ⅴ型变态反应

27. 肾上腺素治疗严重变态反应患者快速而确切有效,其最主要机制是

A. 缩血管,升高血压

B. 心肌β受体效应

C. 松弛支气管平滑肌

D. 增加细胞内环磷腺苷酸的水平,从而降低

肥大细胞和嗜碱性粒细胞释放化学介质

E. 降低细胞内环鸟苷酸的水平,从而降低化学介质的释放

28. Ⅲ型变态反应中引起组织损伤的细胞主要是

A. 红细胞

B. 中性粒细胞

C. 淋巴细胞

D. 单核细胞

E. 多型核白细胞

29. 机体对抗传染性因子和外来异物的主要非特异性防御物是

A. 吞噬细胞

B. 趋化因子

C. 补体系统

D. 调理素

E. 溶菌酶

30. 吞噬细胞能识别抗原-抗体复合物,是因其表面有

A. Fc受体

B. Gb受体

C. 受体

D. sIgM

E. sIgA

31. 既有非特异性免疫作用,也参与特异性免疫效应的物质是

A. 前列腺素

B. 补体

C. Ⅰ型干扰素

D. IgG

E. IgE

32. 变态反应时最重要的化学介质是

A. 5-羟色胺

B. 组胺

C. 激肽

D. 白三烯

E. P物质

33. 下列哪项是细胞毒反应型

A. Ⅰ型变态反应

B. Ⅱ型变态反应

C. Ⅲ型变态反应

D. Ⅳ型变态反应

E. Ⅴ型变态反应

34. 免疫系统包括

A. 胸腺、骨髓

B. T细胞、B细胞

C. 免疫器官、免疫细胞

D. 免疫器官、免疫分子

E. 免疫器官、免疫细胞、免疫分子

35. 在两个不同种组织和细胞中存在的不同抗原被认为是

A. 同种异型抗原

B. 异种抗原

C. 异嗜性抗原

D. 相容性抗原

E. 共同抗原

36. 在人血清中含量最高的Ig是

A. IgM

B. IgA

C. IgE

D. IgG

E. IgD

37. 吞噬细胞能识别抗原-抗体复合物,是因其表面有

A. Fc受体

B. C_3b受体

C. 受体

D. SmIg

E. SigA

38. 化验结果:HbsAg(+)、HbeAg(+)、抗-HBc(+)、抗-HBe(-)、抗-HBs(-),该患者为

A. 乙型肝炎病毒感染潜伏期

B. 急性乙型肝炎

C. 乙型肝炎恢复期

D. 急性甲型肝炎

E. 乙肝疫苗接种后的反应

39. 半抗原是

A. 既有免疫原性,也有反应性

B. 有免疫原性,但无反应性

C. 既无免疫原性,也无反应性

D. 有反应性,但无免疫原性

E. 大多数为蛋白质

40. 下述哪项在Ⅲ型变态反应(免疫复合物性疾病)导致组织损伤中,具有最重要的作用

A. 红细胞

B. 血小板

C. 淋巴细胞

D. 单核细胞

E. 多形核细胞

41. 皮肤迟发型过敏反应主要是

A. 肥大细胞脱颗粒

B. 白介素的作用

C. 用于皮肤的试剂直接毒性作用

D. 在皮肤中免疫复合物形成

E. 由细胞毒T细胞溶解

42. 麻醉期间药物诱发急性变态反应的临床表现取决于

A. 中性粒细胞

B. 单核细胞

C. 肥大细胞与嗜碱性粒细胞

D. T、B淋巴细胞

E. 巨噬细胞

43. 机体对抗传染性因子和外来异物的主要非特异性防御物是

A. 吞噬细胞

B. 趋化因子

C. 补体系统

D. 调理素

E. 溶解酶

44. 下列补体小分子片段,哪种对中性粒细胞具有更强的趋化性

A. C_3a

B. C_3b

C. C_5a

D. C_{567}

E. C_1q

B. Fcγ R II -B

C. KIR

D. CTLA-4

E. TCR

45. 在抗原的处理过程中可能起到调节作用的细胞是

A. 单核细胞

B. 吞噬细胞

C. 中性粒细胞

D. 淋巴细胞

E. 巨噬细胞

46. 下列哪种物质是完全抗原

A. 青霉素

B. 静脉麻醉药

C. 低分子右旋糖酐

D. 鱼精蛋白

E. 肌松药

47. 变态反应中最威胁生命的表现是

A. 心动过速

B. 高碳酸血症

C. 支气管痉挛

D. 血凝障碍

E. 严重低温

48. 严重变态反应的治疗目标是

A. 纠正低血压

B. 纠正心律失常

C. 抑制化学介质的继续释放

D. 缓解皮肤红肿、荨麻疹等

E. 纠正动脉低氧血症,抑制化学介质的继续释放,恢复血管内容量

49. 已知患者对鱼精蛋白有变态反应,鱼精蛋白的安全代用品是

A. 己二甲胺

B. 普尔安

C. 枸橼酸钠

D. 注射用血凝酶

E. 6-氨基己酸

50. 位于Th细胞表面的抑制性受体是

A. FcεR I

51. 临床上诱导免疫耐受的方法有

A. 切除胸腺

B. 切除脾脏

C. 增加MHC表达

D. 静脉注射同种异型抗原

E. 注射促有丝分裂原和免疫原

52. 在中枢免疫器官中淋巴细胞形成对非器官特异性抗原的免疫耐受是经过

A. 克隆消除

B. 克隆不活化

C. 克隆无能

D. 克隆忽视

E. 免疫隔离

53. 免疫细胞表面抑制性受体作用原理是

A. 在细胞内激活PTK酶

B. 产生ZAP-70

C. 产生SyK酶

D. 激活PTP酶

E. 通过ITIM传递抑制信号

54. 外周耐受中形成的克隆无能作用的机制是

A. 阴性选择

B. 组织细胞CD28缺乏

C. 组织细胞B7缺乏

D. 抗原受体缺乏

E. 免疫抑制细胞的作用

55. 抗体对B细胞的反馈抑制作用

A. 与抗体浓度无关

B. 与抗体类别无关

C. 与抗体特异性无关

D. 与抗体激活补体的能力有关

E. 与抗体完整性有关

56. 增强杀伤细胞内寄生病原体,采取的免疫调节策略是

A. 使用IL-10

B. 使用IL-4

C. 使用IFN-γ

D. 使用IL-2

E. 使用IL-1

57. 母体在妊娠中使遗传有父亲的MHC的胎儿不被排斥的原因是

A. 母亲体内Th1细胞水平高

B. 母亲体内Tc细胞水平高

C. 胎盘形成的生理屏障

D. 母体免疫系统不能识别有父亲MHC的胎儿细胞

E. 吞噬细胞的吞噬作用

58. 特异性体液免疫应答的介导细胞主要是

A. T淋巴细胞

B. B淋巴细胞

C. 巨噬细胞

D. 朗格汉斯细胞

E. TH1细胞

59. 免疫应答的发生场所是

A. 骨髓

B. 胸腺

C. 腔上囊

D. 淋巴结

E. 血液

60. 抗TD抗原抗体产生过程中需要参与的细胞有

A. 中性粒细胞与T细胞

B. 红细胞与B细胞

C. T细胞

D. 细胞共同参与

E. 树突状细胞与T细胞

F. 以上都不是

61. 细胞免疫应答的效应物质是

A. 抗体

B. 效应T细胞

C. IL-4

D. 溶酶体

E. IFN-γ

62. 具有免疫记忆的细胞是

A. 巨噬细胞

B. 中性粒细胞

C. T和B淋巴细胞

D. 肥大细胞

E. NK细胞

63. 关于B细胞,正确的说法是

A. 介导细胞免疫应答

B. 参与细胞免疫应答

C. 在胸腺内发育、分化、成熟

D. 在体液免疫应答中,既是抗原呈递细胞,也是免疫应答细胞

E. 可直接分泌产生免疫球蛋白

64. 体液免疫初次应答时产生Ig的特征是

A. 产生的抗体以IgG为主

B. IgG出现较晚

C. 抗体为高亲和力抗体

D. 抗体含量比再次应答高

E. 抗体的产生持续时间较长

65. 可直接特异性杀伤靶细胞的是

A. 巨噬细胞

B. 中性粒细胞

C. K细胞

D. NK细胞

E. 致敏Tc细胞

66. 属于T细胞活化的转录因子是

A. ZAP-70

B. AP-1

C. PLC-γ

D. SyK

E. IP3

67. TD-Ag引起的免疫应答的特点是

A. 产生体液免疫应答的细胞为B1细胞

B. 只引起体液免疫应答,不引起细胞免疫应答

C. 可诱导T、B淋巴细胞产生免疫应答

D. 只引起细胞免疫应答,不能引起体液免疫应答

E. 可诱导免疫记忆细胞形成

68. B细胞活化信号主要是由下列哪项传递到细胞浆中
   A. BCR
   B. CD4
   C. CD79
   D. CD19
   E. CD21

69. 参与特异性免疫应答的细胞都带有
   A. 抗原识别受体
   B. SmIg
   C. SRBC受体
   D. 促有丝分裂原受体
   E. MHC编码的产物

70. 抗体抗病毒感染可通过
   A. 中和作用
   B. 诱导非感染T细胞释放抗病毒物质
   C. 防止病毒脱落
   D. 直接溶解病毒
   E. 与细胞表面病毒诱导的抗原决定簇结合并活化补体

71. 出生后,人类的造血干细胞的主要来源是
   A. 胸腺
   B. 淋巴结
   C. 骨髓
   D. 肝脏
   E. 卵黄囊

72. 人造血干细胞的主要表面标志是
   A. CD1
   B. CD2
   C. CD19
   D. CD20
   E. CD34

73. 具有抗原呈递功能的细胞是
   A. T细胞
   B. 巨噬细胞
   C. 中性粒细胞
   D. 红细胞
   E. 血小板

74. 具有抗原呈递能力的吞噬细胞是
   A. 树突状细胞
   B. B细胞
   C. T细胞
   D. 并指状细胞
   E. 巨噬细胞

75. 移植排斥反应的防治原则是
   A. 血型相配
   B. 免疫耐受诱导
   C. 使用免疫抑制药物
   D. 选择MHC配型相配的供者
   E. 以上均对

76. 与载体偶联才具有免疫原性的物质称为
   A. 变应原
   B. 完全抗原
   C. 半抗原
   D. 佐剂
   E. 载体

77. 决定抗原与抗体反应特异性的物质基础是
   A. 载体
   B. 佐剂
   C. 抗原决定基
   D. TI-Ag
   E. TD-Ag

78. 甲、乙两种抗原都能与某一抗体发生特异性结合反应,这两种抗原相互称为
   A. 半抗原1
   B. 完全抗原
   C. TD-Ag
   D. TI-Ag
   E. 共同抗原

79. 下列物质中免疫原性最强的是
   A. 核酸
   B. 蛋白质
   C. 多糖
   D. 半抗原
   E. 脂类

80. 兄弟姐妹间进行器官移植引起排斥反应的物质是
    A. 异种抗原
    B. 自身抗原
    C. 同种异体抗原
    D. 异嗜性抗原
    E. 超抗原

81. 抗原在机体中不可能诱导出现
    A. 免疫耐受
    B. 超敏反应
    C. 自身免疫性疾病
    D. 免疫缺陷
    E. 免疫排斥

82. 抗原的特异性取决于
    A. 抗原的分子量
    B. 抗原决定基的性质
    C. 抗原的异物性
    D. 抗原的免疫反应性
    E. 抗原决定基的性质、数目和空间构象

83. 阿司匹林、氨基比林引起服用者出现溶血现象,解释的理论基础是依据
    A. 药物可引起人红细胞溶解
    B. 通过激活补体而使红细胞溶解
    C. 由细胞因子引起
    D. 载体-半抗原结合效应所致
    E. 由针对药物的抗体引起

84. 关于浆细胞正确的是
    A. 有吞噬功能
    B. 由T细胞分化而来
    C. 是产生抗体的效应细胞
    D. 属于嗜酸性粒细胞
    E. 与肥大细胞有共性

85. T、B细胞表面共有的标志是
    A. CD3
    B. PWM-R
    C. 绵羊红细胞受体
    D. 补体受体
    E. CD80分子

86. 胸腺发育不全的患者可表现为
    A. 细胞免疫功能缺陷
    B. 细胞及体液免疫功能低下
    C. 体液免疫功能低下
    D. 巨噬细胞缺陷
    E. NK细胞活性低下

87. 重症肌无力在损伤机制上属于
    A. 细胞免疫功能缺陷
    B. Ⅱ型超敏反应
    C. 体液免疫功能低下
    D. 巨噬细胞缺陷
    E. NK细胞活性低下

88. 系统性红斑狼疮(SLE)致病机制属于
    A. Ⅰ型超敏反应
    B. Ⅱ型超敏反应
    C. Ⅲ型超敏反应
    D. Ⅳ型超敏反应
    E. 免疫缺陷病

89. 典型最多见的类风湿因子(RF)是
    A. IgG型抗IgG抗体
    B. IgA型抗IgM抗体
    C. IgG型抗IgM抗体
    D. IgM型抗IgG抗体
    E. 上述任一种

90. MHC限制性表现于
    A. NK细胞的杀伤作用
    B. ADCC
    C. T细胞的抗原识别过程
    D. B细胞对TI抗原的应答
    E. 补体依赖细胞毒

91. 打破自身耐受的原因之一是
    A. 与自身抗原有相似结构成分的微生物进入体内
    B. Th细胞功能障碍
    C. Ts细胞增多
    D. 免疫系统不间断地与低剂量自身抗原接触
    E. 内源性可溶性抗原的产生

92. 下列哪种物质既是过敏毒素又是趋化因子
    A. C_3a
    B. C_4a
    C. C_5a
    D. C_3b
    E. C_5b

93. 同种异型抗原(allogenic Ag)
    A. 是一种动物某些个体的蛋白分子对遗传性不同的另一些个体表现出的抗原性
    B. 在同种所有个体中表现相同
    C. 是指蛋白质的同型抗原
    D. 在同种动物中不诱导免疫应答
    E. 在免疫球蛋白中限于IgG存在

94. Ig分子的Fab段能
    A. 通过胎盘
    B. 激活补体
    C. 结合抗原
    D. 固定于组织细胞
    E. 由重链和轻链的V区组成

95. 要诱导耐受,最好使用
    A. 聚合抗原,皮内注射
    B. 聚合抗原,肌内注射
    C. 聚合抗原,静脉注射
    D. 解聚抗原,肌内注射
    E. 解聚抗原,静脉内注射

96. 超急性排斥反应的主要病因是
    A. 细胞毒抗体
    B. 细胞毒T细胞
    C. NK细胞
    D. K细胞
    E. 抗Rh抗体

97. 皮肤迟发型过敏反应主要由什么引起
    A. 肥大细胞脱颗粒
    B. 白介素(细胞因子)的作用
    C. 用于皮肤的试剂的直接毒性作用
    D. 在皮肤中免疫复合物形成
    E. 由于细胞毒T细胞被融解

98. 以下哪种抗体不能通过胎盘因而不能从母体传递给胎儿
    A. IgG2破伤风抗毒素
    B. IgG4抗Ⅷ因子抗体
    C. IgG1抗Rh抗体
    D. IgM天然血型抗体
    E. IgG4抗胰岛素抗体

99. 哪一个是在补体旁路活化途径中的C3转化酶
    A. C_1s
    B. C_4b_2a
    C. C_3bBa
    D. C_3bBbp
    E. D因子

100. 慢性寄生虫感染时人体哪类免疫球蛋白升高显著
    A. IgG
    B. IgA
    C. IgM
    D. IgD
    E. IgE

101. 仅表达HLA-Ⅰ类分子
    A. 红细胞
    B. 淋巴细胞
    C. 血小板
    D. 单核细胞
    E. B淋巴细胞,单核细胞

102. 有丝分裂原
    A. 刀豆素A
    B. 植物血凝素
    C. 美洲商陆丝裂原
    D. 细菌脂多糖
    E. 以上均是

103. B细胞表面特有的标志是
    A. E受体
    B. pHA受体
    C. C_3b受体
    D. 抗原受体(SmIgM/D)
    E. L-2受体

104. 促进造血干细胞分化为髓系和淋巴系干细胞的是
   A. IL-1
   B. IL-2
   C. IL-3
   D. IL-8
   E. EPO

105. 调控Ⅰ型超敏反应的是
   A. 巨噬细胞
   B. T细胞
   C. B细胞
   D. NK细胞
   E. 嗜酸性粒细胞

106. 单核-吞噬细胞系统细胞功能
   A. 吞噬并清除病原微生物
   B. 清除衰老细胞,维持机体内环境稳定
   C. 抗原呈递作用
   D. 杀伤肿瘤细胞
   E. 以上均是

107. 能分化为巨噬细胞的前体细胞是
   A. 单核细胞
   B. B细胞
   C. T细胞
   D. 嗜酸性粒细胞
   E. 红细胞

108. AFP是
   A. 异种抗原
   B. 同种异型抗原
   C. 异嗜性抗原
   D. 自身抗原
   E. 肿瘤相关抗原

109. 抗原具有的免疫性能是
   A. 免疫原性
   B. 免疫反应原性
   C. 变应原性
   D. 耐受原性
   E. 以上均可

110. 抗原的特异性取决于
   A. 抗原的分子量
   B. 抗原决定基的性质
   C. 抗原的异物性
   D. 抗原的免疫反应性
   E. 抗原决定基的性质、数目和空间构象

111. 下列哪种细胞中**不是**吞噬细胞的是
   A. 吞噬细胞
   B. 中性粒细胞
   C. 红细胞
   D. 嗜酸性粒细胞
   E. 单核细胞

112. 关于变态反应的叙述,**不正确的**是
   A. 每个变态反应的发生机制各不相同
   B. 其发生取决于变应原的性质与机体反应性两方面
   C. 是机体为清除抗原异物的一种免疫反应
   D. 机体的反应超过正常人生理水平的一种异常或病理性免疫反应
   E. 是一种特异性反应

113. 下列哪种细胞或成分**不参与**机体的非特异性免疫
   A. 巨噬细胞
   B. 单核细胞
   C. 补体
   D. 免疫活性细胞
   E. 中性粒细胞

114. 有关吞噬细胞的描述哪种是**错误的**
   A. 有大小两类,大吞噬细胞是指单核细胞和巨噬细胞,小吞噬细胞是指中性粒细胞
   B. 吞噬细胞是机体对抗传染性因子和外来异物的主要非特异性防御因素
   C. 调理素是血清中一种干扰吞噬作用的物质
   D. 吞噬作用大致可分为趋化、识别、吞入三个主要过程
   E. 吞噬细胞能识别、处理和传递抗原,在特异性免疫中发挥作用

115. 免疫活性细胞的描述,哪项**错误**
    A. 受抗原刺激后能产生免疫反应的一类细胞
    B. T淋巴细胞主要负担细胞免疫
    C. B淋巴细胞主要负担体液免疫
    D. 淋巴细胞表面都有识别抗原的受体
    E. B淋巴细胞在胸腺素作用下分化和成熟

116. 关于细胞免疫,**错误**的观点是
    A. 需有抗原刺激
    B. 由T细胞介导
    C. 不需非T细胞参与
    D. 释放淋巴因子引起迟发型变态反应
    E. 特异性地杀伤作用

117. 麻醉期间的变态反应,哪项是**错误的**
    A. 主要参与的细胞是肥大细胞与嗜碱性粒细胞
    B. 主要参与的介质是组胺
    C. 连续测定血浆IgE和补体C_3、C_4浓度可证实变态反应的发生
    D. 全麻能抑制组胺释放,从而预防变态反应的发生
    E. 皮内过敏试验对局麻药和肌松药是否有价值尚有不同意见

118. 麻醉中类过敏反应的特点,哪项**错误**
    A. 由药物直接刺激肥大细胞和嗜碱性粒细胞释放组胺所致
    B. 不属于I~IV型变态反应
    C. 不需要事先致敏或有特异性抗体产生
    D. 其机制是非免疫反应性的
    E. 组胺释放的多少与药物剂量及注射速度无关

119. 关于补体的生物活性,哪项**不对**
    A. 具有溶菌、杀菌作用
    B. 具有免疫调理作用
    C. 具有免疫黏附作用
    D. 具有趋化作用
    E. 能促进抗体大量合成

120. 关于非特异性免疫,下列哪种说法是**不正确的**
    A. 是机体对多种抗原物质的生理性免疫应答
    B. 是机体对某一种特定抗原物质的生理性免疫应答
    C. 比较稳定、可以遗传
    D. 是一切免疫能力的基础
    E. 干扰素是抗病毒感染非特异性免疫的重要因素

121. 关于调理素,下列哪种说法是**错误的**
    A. 是血清中一种促进吞噬作用的物质
    B. 是一种促进吞噬细胞向某一部位定向移动的物质
    C. 分正常调理素和免疫调理素两种
    D. 正常调理素可能就是激活的补体,如C_3b
    E. 免疫调理素即指抗体

122. 关于特异性免疫,下列哪种说法是**不正确的**
    A. 主要特点是免疫作用有针对性
    B. 特异性免疫一般分为感应、应答和效应三个阶段
    C. 细胞免疫的免疫应答不能通过血清传递
    D. T淋巴细胞主要担负体液免疫
    E. 外周血中T淋巴细胞占淋巴细胞总数的70%

123. 麻醉与手术对免疫状态的影响,哪种说法**错误**
    A. B和T淋巴细胞功能都受麻醉和手术的抑制
    B. 应激反应中激素对免疫抑制的影响比麻醉本身更为重要
    C. 术前药和术后镇痛能明显增强淋巴细胞的反应性
    D. 为了减轻麻醉对免疫细胞的抑制,以浅麻醉为宜
    E. 不同麻醉方法对免疫的抑制没有明显的区别

124. 麻醉中的变态反应或类过敏反应,哪种说法**不正确**
    A. 蛛网膜下腔阻滞时变态反应的表现可能会加重
    B. 酯类局麻药比胺类局麻药容易引起变态反应
    C. 酯类和胺类局麻药没有交叉过敏

D. 肌松药都有可能引起过敏或类过敏反应

E. 丙泊酚和氯胺酮不会引起过敏或类过敏反应

125. 下列哪种免疫作用**不需抗体参加**

    A. ADCC作用

    B. 免疫调理作用

    C. 对毒素的中和作用

    D. NK细胞对靶细胞的直接杀伤作用

    E. 补体经典途径对靶细胞的溶解

126. 关于记忆细胞,**错误的**是

    A. 已接受抗原刺激

    B. 仅限于B细胞

    C. 可自下而上数月致数年

    D. 参加淋巴细胞再循环

    E. 再次遇到抗原时能迅速增殖、分化

【A₄型题】

问题127~131

患者男性,55岁。因肺癌拟行肺叶切除术。在静脉麻醉和肌松药诱导后,上肢和胸部随即出现出现红斑、皮疹及呼吸道阻力升高。血压由130/85mmHg降至80/50mmHg,心率增至122次/分。

127. 上述反应最可能是

    A. 高敏反应

    B. 中毒反应

    C. 变态反应

    D. 应激反应

    E. 静脉刺激反应

128. 采取的救治措施哪项**不妥**

    A. 加大肌松药剂量

    B. 静注肾上腺素

    C. 静注苯海拉明

    D. 静注氨茶碱

    E. 静注糖皮质激素

129. 该反应最常用的诊断性试验是

    A. 眼结膜试验

    B. IgE抑制试验

    C. 皮内试验

    D. 注射变应原吸收试验

E. 白细胞组胺释放试验

130. 抢救成功后查血浆IgE抗体浓度突然下降,补体C_3和C_4的血浆浓度无改变,应考虑下列哪项

    A. Ⅰ型变态反应

    B. Ⅱ型变态反应

    C. Ⅲ型变态反应

    D. Ⅳ型变态反应

    E. 其他型变态反应

131. 对该反应的预防哪项**不妥**

    A. 预先使用H_1-受体拮抗药苯海拉明

    B. 预先使用H_2-受体拮抗药西咪替丁

    C. 预先使用色甘酸钠

    D. 预先使用皮质激素

    E. 预先使用多巴胺

【B₁型题】

问题132~134

    A. ABO血型不符

    B. 抗原—抗体复合物

    C. RF因子

    D. 抗核抗体

    E. HLA抗原

132. 与引起移植排斥反应直接相关的是

133. 与肾小球肾炎的发病机制有关的是

134. 引起输血反应常见的原因是

问题135~142

    A. IgA

    B. IgM

    C. IgG

    D. IgE

    E. IgD

135. 生物体内最重要、人类血清中含量最高的是

136. 分为血清型和分泌型两种的是

137. 分子量最大的是

138. 血清中含量甚少,功能不清的是

139. 主要在呼吸道及胃肠道淋巴结中合成的是

140. 唯一能通过胎盘的免疫球蛋白是

141. 局部抗感染的免疫球蛋白是

142. 参与Ⅰ型变态反应的主要免疫球蛋白是

问题143~146

A. 需要有抗原与特异性抗体存在的是

B. 抗原可以直接激活补体C_3

C. C_2、C_3、C_4均增加,总补体活性正常或增高

D. C_3降低

E. C_4降低

143. 组织损伤和急性炎症时

144. 肝脏疾病

145. 补体传统激活途径

146. 补体替代激活途径

问题147~151

A. IgA

B. IgE

C. IgD

D. IgG

E. IgM

147. 生物体内最主要的Ig是

148. 能溶菌和溶血细胞

149. 易引起速发型（Ⅰ型）变态反应

150. 能通过胎盘,保护胎儿和婴儿免受感染

151. 可分为血清型和分泌型两种

问题152~157

A. IgG

B. IgA

C. IgM

D. IgD

E. IgE

152. 有血清型和分泌型两种

153. 血清中含量最高

154. 血清中含量最低且功能不清

155. 能与肥大细胞结合介导Ⅰ型变态反应

156. 分子量最大的免疫球蛋白

157. 唯一能通过胎盘,可保护胎儿和新生婴儿免受感染

【C型题】

问题158~162

A. 过敏反应

B. 类过敏反应

C. 两者都有

D. 两者都无

158. 硫喷妥钠可发生

159. 普鲁卡因可发生

160. 琥珀胆碱可发生

161. 鱼精蛋白可发生

162. 血浆代用品可发生

【X型题】

163. 现代免疫的概念概括起来有哪些意义

A. 阻止和清除各种病原体的侵袭

B. 调节机体各组织器官之间的生理功能和机体内外环境的动态平衡

C. 维持体内细胞的均一性

D. 完成体内物质运输以保证新陈代谢的正常进行

E. 识别和清除体内经常发生的突变细胞

164. 补体具有哪些生物学作用

A. 溶菌

B. 杀菌

C. 灭火病毒

D. 溶解细胞

E. 免疫黏附及调理作用

165. 特异性免疫的特点有

A. 多为后天获得的功能表现

B. 免疫作用有针对性

C. 可因抗原多次刺激而加强

D. 包括产生特异性抗体(体液免疫)和致敏淋巴细胞(细胞免疫)两方面的免疫作用

E. 特异性免疫系统由免疫器官和免疫活性细胞组成

166. Ⅰ型变态反应的特点有

A. 也称过敏反应,主要抗体为IgE

B. 参与细胞有肥大细胞和嗜碱性粒细胞

C. 发生机制大致可分为致敏和发敏两个阶段

D. 参与的主要介质有组胺等原发介质及白细胞三烯等继发介质

E. 临床主要表现包括过敏性休克、呼吸道过敏、消化道过敏及皮肤过敏反应

167. Ⅱ型变态反应的特点有

A. 又称细胞溶解型变态反应,主要抗体为

IgG和IgM

B. 由机体组织细胞上的抗原与相应抗体发生免疫反应

C. 发生机制有三个方面,即激活补体导致细胞溶解,吞噬细胞作用及抗体依赖的细胞介导的细胞毒性作用

D. 常见Ⅱ型变态反应疾病有输血反应、新生儿溶解疾病

E. 组胺释放在早期阶段起重要作用

168. 麻醉与手术对人体免疫功能的影响特点表现为

A. 麻醉药能直接并通过激素两方面影响机体免疫功能

B. 麻醉与手术对免疫功能的影响更多的是因应激反应所致

C. 围术期焦虑和疼痛不利于肿瘤患者杀瘤的免疫应答

D. 麻醉效果越完善,应激反应越轻,对免疫的抑制也越小

E. 围术期缺氧和CO_2蓄积可抑制免疫功能

169. 治疗过敏反应时,肾上腺素比抗组胺类药物好,是由于它能

A. 稳定肥大细胞

B. 松弛平滑肌

C. 增加细胞内cAMP水平

D. 激活G蛋白

E. β受体兴奋效应

170. 防治变态反应时,应采取哪项措施

A. 脱敏

B. 阻止活性介质释放

C. 对抗活性介质作用

D. 改善效应器官反应性

E. 治疗毛细血管通透性增加

171. 乙型肝炎传播的途径有

A. 消化道传播

B. 呼吸道传播

C. 母婴传播

D. 性接触传播

E. 血行传播

172. 免疫耐受的机制有

A. 克隆消除

B. 免疫忽视

C. 免疫隔离

D. 阳性选择

E. 阴性选择

173. 免疫耐受性通常是指

A. 机体对任何抗原都不发生反应的免疫应答

B. 机体对改变的自身组织成分不发生反应的免疫应答

C. 机体对自身组织成分不发生反应的免疫应答

D. 机体对非己抗原都不发生反应的免疫应答

E. 机体只对一个特定抗原不发生反应的免疫应答

174. 免疫耐受的临床治疗意义

A. 诱导肿瘤患者的免疫耐受

B. 诱导对器官移植的耐受

C. 注射抗独特型抗体诱导短暂的耐受

D. 抑制超敏反应的发生

E. 以诱导耐受方式防治自身免疫病

175. 可对T细胞产生负反馈抑制的有

A. Fas

B. FcγR

C. KIR

D. CD16

E. Ts细胞

176. 免疫应答的调控因素有

A. 抗原、抗体的调节

B. Ts细胞的调节

C. Th细胞的调节

D. MHC的群体调节

E. 神经内分泌免疫网络的调节

177. 有关抗体的调节作用描述正确的是

A. 应用抗Rh因子抗体预防新生儿溶血

B. 与抗体的类别无关

C. 抗体具有反馈调节作用

D. 与抗体的特异性有关

E. 用IgFab段注射可具有良好的抑制B细胞
产生抗体能力

178. 属于体液免疫应答效应阶段的是
A. 抗体参与的排异作用
B. 抗体的溶解细胞作用
C. 抗体的调理作用
D. 补体参与的溶细胞作用
E. 免疫调节作用

179. 具有免疫记忆的细胞是
A. B细胞
B. Th1细胞
C. 浆细胞
D. Th2细胞
E. NK细胞

180. 免疫应答的抗原识别阶段,巨噬细胞具备
A. 摄取、加工处理抗原
B. 释放IL-1促B细胞活化
C. 为Th细胞活化提供第一活化信号
D. 释放IL-2调节免疫应答
E. 诱导产生协同刺激信号

181. 免疫应答的抗原识别阶段参与细胞有
A. 巨噬细胞
B. T细胞
C. 浆细胞
D. B细胞
E. Tc细胞

182. 在抗体形成过程中,下列哪些叙述是正确的
A. 浆细胞是抗体产生细胞
B. B细胞分化为浆细胞
C. B细胞对TD抗原的应答需巨噬细胞和TH2细胞参与
D. 再次应答时B细胞为抗原呈递细胞
E. 所有B细胞都必须有双信号刺激

183. 免疫应答包括
A. T与B细胞增殖与分化
B. 膜信号的产生与传递
C. 膜受体的交联

D. 抗体的产生与释放
E. 免疫记忆的形成

184. B细胞是
A. 是体液免疫应答中的抗体产生细胞
B. 免疫调节细胞
C. 抗原识别细胞
D. 抗原呈递细胞
E. 免疫效应细胞

185. 特异性细胞免疫的特点**不包括**
A. 由TI和TD抗原引发
B. 效应T细胞在抗原刺激下活化,与抗体产生有关
C. 由抗原识别、活化与分化和效应期三个时期组成
D. 可介导同种移植排体反应
E. 具有抗肿瘤效应

186. 具有抗原呈递功能的细胞有
A. 单核细胞
B. 初始T细胞
C. T细胞
D. 巨噬细胞
E. 树突状细胞

187. MPS系统包括
A. 单核细胞
B. NK细胞
C. 库普弗细胞
D. 树突细胞
E. 巨噬细胞

188. 单核-吞噬细胞的有
A. 黏附细胞
B. 抗原呈递细胞
C. 抗原识别细胞
D. 吞噬细胞
E. 免疫调节细胞

189. 单核-吞噬细胞的功能有
A. 参与免疫应答的一类重要细胞
B. 可产生细胞因子,调节免疫应答

C. 可分泌某些补体成分

D. 是特异性杀伤细胞

E. 是重要的免疫细胞之一

190. 巨噬细胞

A. 由骨髓造血干细胞分化而来

B. 具有多种形式

C. 可摄入并降解微生物抗原

D. 可处理并向T细胞呈递抗原

E. 与血单核细胞来源相同

191. 决定某物质免疫原性强弱的因素是

A. 含有大量不同抗原决定基,分子量＞10KD者

B. 蛋白质组分中含有较多酪氨酸

C. 分子量＜4KD

D. 含有较多的芳香族氨基酸

E. 与宿主亲缘关系远近无关

192. 类毒素

A. 由细菌外毒素经处理而得到

B. 主要由脂类和糖基组成

C. 与外毒素有相同的免疫原性

D. 与外毒素有相同的毒性

E. 对人无毒性

193. ABO血型抗原在人体可引起以下哪几种抗体产生

A. 抗B抗原的抗体

B. 抗O抗原的抗体

C. 抗A抗原的抗体

D. 抗AB抗原的抗体

E. 以上均对

194. 佐剂

A. 可非特异性地增强抗原的免疫原性

B. 可促进TH细胞的活化,增强体液或细胞免疫应答

C. 可延长抗原在体内的存留时间

D. 可增加抗原分子表面的化学基因

E. 可增加抗体产生量

195. T细胞因何特点区别于B细胞

A. 可被PHA活化

B. 具抗原识别受体

C. 无胸腺不能发育成熟

D. 均由骨髓产生

E. 对TI-Ag是否有应答性

196. 可能诱发自身免疫病的因素有

A. 手术中破坏解剖屏障

B. 服用药物

C. 分子模拟

D. 外伤

E. 细菌感染

197. 自身免疫病的治疗原则包括

A. 预防感染

B. 免疫增强疗法

C. 抗感染治疗

D. 免疫抑制疗法

E. 细胞因子调节治疗

198. 免疫缺陷病的共同特点是

A. 易发超敏反应

B. 易发肿瘤

C. 易发自身免疫病

D. 易发对移植物的排斥反应

E. 可通过接种活疫苗增强免疫力

199. 免疫监视功能低下者容易发生

A. 免疫缺陷

B. 肿瘤

C. 自身免疫病

D. 病毒持续性感染

E. 超敏反应

200. 免疫的正常功能是

A. 免疫防御

B. 免疫损伤

C. 免疫自稳

D. 免疫监视

E. 免疫病理

201. 中枢免疫器官

A. 包括骨髓、胸腺和法氏囊

B. 参与淋巴细胞再循环

C. 在人类是胸腺和骨髓

D. 是免疫应答产生场所

E. 与免疫细胞发生有关

202. 成熟T细胞定居的场所有

　　A. 淋巴结浅皮质区

　　B. 淋巴结副皮质区

　　C. 脾索区

　　D. 黏膜伴随淋巴组织的弥散淋巴组织

　　E. 脾白髓小动脉周围淋巴鞘

203. 具有非特异性杀伤作用的免疫细胞包括

　　A. NK细胞

　　B. Tc细胞

　　C. B细胞

　　D. 中性粒细胞

　　E. 巨噬细胞

204. 因免疫反应导致的疾病有

　　A. 迟发型超敏反应

　　B. 病毒持续感染

　　C. 获得性免疫缺陷综合征

　　D. 自身免疫病

　　E. 先天性重症联合免疫缺陷症

205. 异嗜性抗原（Forssman抗原）

　　A. 不是种属特异性抗原

　　B. 溶血性链球菌感染后的肾小球肾炎与此抗原相关

　　C. 是一种共同抗原

　　D. 与人血型抗体的产生有关

　　E. 可引起交叉反应

206. 抗体

　　A. 由B细胞分泌产生

　　B. 具有同种异型标记

　　C. 具有独特型抗原决定基

　　D. 由浆细胞分泌合成

　　E. 是由多个亚基组成的蛋白分子

207. 有关抗体的描述正确的是

A. 抗体是免疫球蛋白，可特异性结合抗原

B. 免疫球蛋白是抗体，具有激活补体之功能

C. 抗体属于免疫球蛋白超家族成员

D. 抗体具有免疫原性，可诱发机体产生针对其的抗体

E. 抗体具有种属之差异性

208. IgG分子所具有的生物学功能有

　　A. 参与自然被动免疫

　　B. 结合SPA

　　C. 抗病毒、抗菌免疫

　　D. ADCC

　　E. 参与对自身组织或细胞的损伤

209. 补体替代激活途径激活顺序是

　　A. $C_{123456789}$

　　B. $C_{1423456789}$

　　C. $C_{124356789}$

　　D. $C_{12456789}$

　　E. C_{356789}

210. 补体活性片段中过敏毒素作用最强的是

　　A. C_2a

　　B. C_3a

　　C. C_4a

　　D. C_5a

　　E. C_3b

211. 补体活性片段中的趋化因子是

　　A. C_2a

　　B. C_5a

　　C. C_3a

　　D. C_4b

　　E. C_3b

212. 参与溶菌作用的补体成分有

　　A. $C_1 \sim C_9$

　　B. $C_3 \sim C_9$

　　C. $C_5 \sim C_9$

　　D. C_3，$C_5 \sim C_9$

　　E. $C_3 \sim C_5$

213. 补体C₃b的生物学作用包括
    A. 调理作用
    B. 细胞毒作用
    C. 溶解奈瑟菌
    D. 溶解细胞
    E. 炎症介质作用

214. C₃b黏附的细胞主要包括
    A. 红细胞
    B. 巨噬细胞
    C. 中性粒细胞

    D. 血小板
    E. 肥大细胞

215. 下述哪些情况时需要补体
    A. 卵磷脂酶溶解红细胞
    B. 特异性抗体介导红细胞溶解
    C. ADCC（antibody-dependent cell-mediated cytotoxicity，抗体依赖的细胞介导的细胞毒性作用）
    D. 促进吞噬作用
    E. 免疫黏附

答　案

【A₁型题】

1. E	2. A	3. B	4. C	5. A	6. A	7. E	8. B	9. B	10. C
11. E	12. B	13. A	14. D	15. C	16. A	17. B	18. C	19. D	20. C
21. B	22. B	23. D	24. C	25. A	26. A	27. D	28. B	29. A	30. A
31. B	32. B	33. D	34. E	35. B	36. D	37. A	38. B	39. D	40. E
41. B	42. C	43. A	44. C	45. E	46. D	47. C	48. E	49. B	50. D
51. D	52. A	53. D	54. C	55. E	56. C	57. C	58. B	59. D	60. C
61. B	62. C	63. D	64. B	65. E	66. A	67. C	68. C	69. A	70. A
71. C	72. E	73. B	74. E	75. E	76. C	77. C	78. E	79. B	80. C
81. D	82. E	83. D	84. C	85. B	86. B	87. C	88. C	89. D	90. C
91. A	92. C	93. A	94. C	95. E	96. A	97. B	98. D	99. D	100. E
101. C	102. E	103. D	104. C	105. E	106. E	107. A	108. C	109. E	110. E
111. C	112. A	113. D	114. C	115. E	116. C	117. D	118. E	119. E	120. B
121. B	122. D	123. D	124. E	125. D	126. B				

【A₄型题】

127. C	128. A	129. C	130. A	131. E

【B₁型题】

132. E	133. B	134. A	135. C	136. A	137. B	138. E	139. D	140. C	141. A
142. D	143. C	144. D	145. A	146. B	147. D	148. E	149. B	150. D	151. A
152. B	153. A	154. D	155. E	156. C	157. A			

【C型题】

158. C	159. A	160. C	161. C	162. C

【X型题】

163. ACE	164. ABCDE	165. ABCDE	166. ABCDE	167. ABCD	168. ABCDE
169. ABCDE	170. ABCDE	171. CDE	172. ABCE	173. CE	174. BCDE
175. ACE	176. ABCDE	177. ACD	178. ACDE	179. ABD	180. ABCE
181. ABDE	182. ABCD	183. ABCDE	184. BCDE	185. AB	186. ADE
187. AE	188. ABDE	189. ABCE	190. ABCDE	191. ABD	192. ACE
193. AC	194. ABCE	195. ACE	196. ABCDE	197. BCDE	198. BC

199. BD　　200. ACD　　201. ACE　　202. BE　　203. ADE　　204. ABCDE
205. ABCDE　　206. BCDE　　207. ADE　　208. ABCDE　　209. BDE　　210. ABE
211. ACE　　212. BE　　213. AE　　214. AD　　215. BDE

（程明华　夏　瑞）

第11章

麻醉与遗传

【A₁型题】

1. 某些疾病有家族遗传倾向,高血压的遗传方式是
   - A. 单基因遗传
   - B. 常染色体显性遗传
   - C. 多基因遗传
   - D. 常染色体隐性遗传
   - E. 伴性遗传

2. 葡萄糖-6-磷酸脱氢酶缺乏症的遗传方式是
   - A. 单基因遗传
   - B. 常染色体显性遗传
   - C. 多基因遗传
   - D. 性连锁遗传
   - E. 常染色体隐性遗传

3. 对怀疑为血卟啉症的患者最必要的实验室检查是
   - A. 血常规
   - B. 血糖
   - C. 血沉
   - D. 血清K^+、Na^+、Cl^-、Ca^{2+}、Mg^{2+}
   - E. 血 δ-ALA和PBG

4. 血卟啉症急性发作时,下列哪项处理是**不恰当的**
   - A. 停用一切可诱发发作的药物
   - B. 纠正脱水、低钠血症
   - C. 吗啡镇痛
   - D. 肌注硫喷妥钠抗癫痫
   - E. 静滴10%葡萄糖液

5. 对肝豆状核变性最有诊断价值的是
   - A. 血K^+、Na^+
   - B. 心电图
   - C. 肝脏B超
   - D. 卡-氟色素环

E. 肾功能

6. 在妊娠初几个月内手术和麻醉最容易引起新生儿畸形
   - A. 3个月
   - B. 6个月
   - C. 7个月
   - D. 8个月
   - E. 9个月

7. 关于恶性高热,下列哪项叙述**不正确**
   - A. 体温进行性升高
   - B. 全身骨骼肌强直收缩
   - C. 氟烷麻醉可诱发
   - D. 可选用琥珀胆碱使肌肉松弛
   - E. 丹曲洛林可用于治疗该疾病

8. 关于恶性高热,处理**不恰当的**一项是
   - A. 要积极降温
   - B. 停用一切麻醉药并终止手术
   - C. 用利多卡因治疗心律失常
   - D. 应用丹曲洛林改善肌强直
   - E. 给碳酸氢钠2~4mg/kg纠正酸中毒

9. 以下吸入药中,哪一种是被显示能诱发人类遗传变异的
   - A. 恩氟烷
   - B. 氟烷
   - C. 异氟烷
   - D. 氧化亚氮
   - E. 七氟烷

10. 以下哪种疾病**不是**常染色体显性遗传病
    - A. 卟啉病
    - B. 恶性高热

C. 强直性肌营养不良症

D. 葡萄糖-6-磷酸脱氢酶缺乏症

E. 周期性瘫痪

11. 葡萄糖-6-磷酸脱氢酶缺乏症禁用以下哪种

A. 丙泊酚

B. 磺胺

C. 维生素B

D. 硝酸甘油

E. 青霉素

12. 卟啉病是哪种酶的缺乏所致

A. 醇脱氢酶

B. PBG脱氨基酶

C. ALA合成酶

D. CTP$_{450}$

E. 以上都不是

13. 低钾性周期性瘫痪的麻醉处理**错误**的是

A. 术前尽可能纠正低钾血症

B. 术中低温可避免发生肌肉麻痹

C. 术中加强心电监护,有助于早期发现低钾血症

D. 术后长时间严密监护

E. 术前晚餐不宜进食过多,以免钾随大量葡萄糖进入细胞内而加重低钾血症

14. 强直性肌营养不良症的麻醉处理**错误的**是

A. 镇静安定药宜减量应用

B. 肌松药不使用琥珀胆碱

C. 注意保温,避免冷刺激

D. 术毕用新斯的明拮抗肌松药,使呼吸尽快恢复

E. 如果广泛的肌强直发作,用普鲁卡因胺、苯妥英、泼尼松等膜稳定剂治疗

【B$_1$型题】

问题15~19

A. 常染色体显性遗传

B. 常染色体隐性遗传

C. X连锁遗传

D. 多因子遗传

E. 以上都不是

15. 恶性高热

16. 高血压

17. 马方综合征

18. 遗传性舞蹈病

19. 葡萄糖-6-磷酸脱氢酶缺乏症

问题20~25

A. 肾上腺素

B. 丹曲林

C. 氟化钠

D. N$_2$O

E. DNA

20. 可安全应用于卟啉症患者的全麻药

21. 可治疗恶性高热的是

22. 最常用的假性胆碱酯酶抑制剂是

23. 动物实验中唯一证实有致畸作用的是

24. 遗传性血管神经性水肿急性发作时的一线药物是

25. 人体的遗传物质是

问题26~29

A. 复制

B. 转录

C. 反转录

D. 翻译

E. 基因表达

26. 以DNA为模板,合成RNA的过程

27. 是遗传信息从DNA→mRNA→蛋白质的传递过程

28. 以DNA为模板,合成DNA的过程

29. 以mRNA为模板,合成蛋白质的过程

问题30~34

A. 复制

B. 转录

C. 翻译

D. 转录或翻译

E. 转录或复制

30. 需要DNA的过程

31. 主要发生在细胞核

32. 导致基因组的复制

33. 将核苷酸顺序的信息转变成氨基酸顺序

34. 将双链上的信息转变成单链上的信息

【X型题】

35. 麻醉医师要考虑的有关遗传性疾病有
    A. 恶性高热
    B. 冠心病
    C. 溶血病
    D. 高血压
    E. 精神病

36. 可诱发恶性高热的药物是
    A. 氟烷
    B. 异氟烷
    C. 丙泊酚
    D. 琥珀胆碱
    E. 七氟烷

37. 关于恶性高热的治疗,处理正确的是
    A. 停止给予所有吸入麻醉药和琥珀胆碱
    B. 静脉注射丹曲林
    C. 滴注碳酸氢钠治疗酸中毒
    D. 使用单曲林时,合用维拉帕米治疗心律失常
    E. 积极降温

38. 可诱发卟啉症发作的药物
    A. 硫喷妥钠
    B. 利多卡因
    C. 地西泮
    D. 吗啡
    E. 阿托品

39. 葡萄糖-6-磷酸脱氢酶变异患者**禁用**的药物
    A. 磺胺
    B. 芬太尼
    C. 硝普钠
    D. 地西泮
    E. 亚甲蓝

40. 与急性间歇性卟啉症有关的叙述,正确的有
    A. 青年女性居多
    B. 可引起腹痛
    C. 有精神症状如谵妄
    D. 发热
    E. 血 δ-ALA和PBG增加

答 案

【A₁型题】

1. C	2. D	3. E	4. D	5. D	6. A	7. D	8. C	9. B	10. D
11. B	12. B	13. B	14. D						

【B₁型题】

15. A	16. D	17. D	18. C	19. C	20. D	21. B	22. C	23. D	24. A
25. E	26. B	27. E	28. A	29. D	30. E	31. A	32. A	33. C	34. B

【X型题】

35. ABCDE	36. ABDE	37. ABCE	38. ABC	39. ACE	40. ABCE

（万燕杰 郑利民）

第12章

麻醉与生物氧化及三大代谢

【A₁型题】

1. 小肠内吸收速率最高的是
   - A. 阿拉伯糖
   - B. 木酮糖
   - C. 果糖
   - D. 半乳糖
   - E. 葡萄糖

2. 糖酵解时哪一对代谢物质提供Pi使ADP生成ATP
   - A. 3-磷酸甘油醛及磷酸果糖
   - B. 1,3-二磷酸甘油酸及磷酸烯醇型丙酮酸
   - C. α-磷酸甘油酸及6-磷酸葡萄糖
   - D. 磷酸葡萄糖及磷酸烯醇型丙酮酸
   - E. 1,6-二磷酸果糖及1,3-二磷酸甘油酸

3. 1分子葡萄糖酵解时净生成几个ATP
   - A. 1
   - B. 2
   - C. 3
   - D. 4
   - E. 5

4. 糖原的1个葡萄糖残基酵解时净生成几个ATP
   - A. 1
   - B. 2
   - C. 3
   - D. 4
   - E. 5

5. 6-磷酸果糖激酶最强的变构激活剂是
   - A. AMP
   - B. ADP
   - C. ATP
   - D. 2,6-二磷酸果糖
   - E. 1,6-二磷酸果糖

6. 下列酶中哪个直接参与底物水平磷酸化
   - A. α-酮戊二酸脱氢酶
   - B. 琥珀酸脱氢酶
   - C. 3-磷酸甘油醛脱氢酶
   - D. 磷酸甘油酸激酶
   - E. 6-磷酸葡萄糖脱氢酶

7. 关于三羧酸循环过程的叙述正确的是
   - A. 循环一周可生成4个NADH
   - B. 循环一周可从ADP生成2个ATP
   - C. 乙酰CoA是α-酮戊二酸转变为草酰乙酸后可进行糖异生
   - D. 丙二酸司抑制延胡索酸转变为苹果酸
   - E. 琥珀酰CoA经三羧酸循环转变为琥珀酸时的中间产物

8. 1分子乙酰CoA经三羧酸循环氧化后产物
   - A. 草酰乙酸
   - B. 草酰乙酸和CO_2
   - C. CO_2和H_2O
   - D. 草酰乙酸+CO_2+H_2O
   - E. $2CO_2$及4分子还原当量

9. 三羧酸循环中有底物水平磷酸化的反应为
   - A. 枸橼酸→α-酮戊二酸
   - B. α-酮戊二酸→琥珀酸
   - C. 琥珀酸→延胡索酸
   - D. 延胡索酸→苹果酸
   - E. 苹果酸→草酰乙酸

10. 丙二酸能阻断糖的有氧氧化,是它
    - A. 抑制枸橼酸合成

B. 阻断电子传递

C. 抑制糖酵解

D. 抑制琥珀酸脱氯酶

E. 抑制丙酮酸脱氢酶

A. HMG-CoA合成酶

B. HMG-CoA还原酶

C. HMGI-CoA裂解酶

D. 甲羟戊酸激酶

E. 鲨烯环氧酶

11. 糖原分解所得到的产物是

A. UDPG

B. 磷酸葡萄糖

C. 葡萄糖

D. 6-磷酸葡萄糖

E. 1-磷酸葡萄糖及葡萄糖

17. 密度最低的蛋白质是

A. 乳糜微粒

B. β-脂蛋白

C. 前β-脂蛋白

D. α-脂蛋白

E. 脂蛋白

12. 下列物质在体内氧化成CO_2和H_2O时生成ATP最多的是

A. 甘油

B. 丙酮酸

C. 谷氨酸

D. 乳酸

E. 乙酰乙酸

18. 肝脏生成乙酰乙酸的直接前体是

A. β-羟丁酸

B. 乙酸乙酰CoA

C. β-羟丁CoA

D. 甲羟戊酸

E. 羟甲基戊二酸单酰CoA

13. 骨骼肌是机体最大的代谢器官,正常情况下骨骼肌利用速度最快的能量来源是

A. 酮体

B. 葡萄糖

C. 氨基酸

D. 游离脂肪酸

E. 乳酸

19. 胞浆中合成脂酸的限速酶是

A. β-酮脂酰合成酶

B. 水化酶

C. 乙酰CoA羧化酶

D. 脂酰转移酶

E. 软脂酸脱酰酶

14. 正常情况下,大部分血糖被哪一器官作为燃料

A. 肝

B. 脑

C. 肾

D. 脂肪

E. 肌肉

20. 合成脂酸所需的氢由下列哪一种递氢体提供

A. NADP

B. $FADH_2$

C. FAD

D. NADPH

E. NADH

15. 1分子葡萄糖有氧氧化时底物水平磷酸化几次

A. 2次

B. 3次

C. 4次

D. 5次

E. 6次

21. 细菌内毒素的特征是

A. 只有革兰阴性细菌产生

B. 少数革兰阳性细菌产生

C. 细菌在生活状态下释放

D. 抗原性强

E. 不耐热

16. 合成胆固醇的限速酶是

22. 食物中是主要的必需脂肪酸是

A. 软脂酸

B. 油酸

C. 亚油酸

D. 亚麻油酸

E. 花生四烯酸

23. 下列磷脂中哪个含胆碱

A. 脑磷脂

B. 卵磷脂

C. 磷脂酸

D. 脑苷脂

E. 心磷脂

24. 体内贮存的脂肪主要来源于

A. 类脂

B. 生糖氨基酸

C. 葡萄糖

D. 脂酸

E. 酮体

25. 软脂酰CoA经过一次β氧化,其产物通过三羧酸循环和氧化磷酸化生成ATP克分子数为

A. 5个

B. 9个

C. 12个

D. 17个

E. 36个

26. 脂酸β氧化酶系存在于

A. 细胞液

B. 微粒体

C. 溶酶体

D. 线粒体内膜

E. 线粒体基质

27. 脂酸合成酶系存在于

A. 细胞

B. 微粒体

C. 溶酶体

D. 线粒体内膜

E. 线粒体基质

28. 由乙酰CoA在胞浆内合成1分子硬脂酸需要多少分子NADPH

A. 14

B. 16

C. 7

D. 18

E. 9

29. 彻底氧化1分子硬脂酰CoA,共需消耗多少分子氧

A. 23

B. 26

C. 30

D. 16

E. 32

30. 脂肪酰CoA在肝脏进行β氧化,其酶促反应的顺序为

A. 脱氢、再脱氢、加水、硫解

B. 硫解、脱氢、再脱氢、加水

C. 脱氢、加水、再脱氢、硫解

D. 脱氢、加水、硫解、再脱氢

E. 加水、脱氢、再脱氢、硫解

31. 下列有关细胞色素的叙述哪项正确

A. 全部存在于线粒体

B. 都是递电子体

C. 都是递氢体

D. 全部含有血红素辅基

E. 都与CO、CN⁻结合后丧失活性

32. 催化单纯电子转移的酶是

A. 以NDA⁺为辅基的酶

B. 加单氧酶

C. 细胞色素和铁硫蛋白

D. 脱氧酶

E. 需氧脱氢酶

33. 有关呼吸链的叙述哪项正确

A. 体内最普遍的呼吸链为NADH氧化呼吸链

B. 呼吸链的电子传递方向从高电势→低电势

C. 如不与氧化磷酸化耦联,电子传递中断

D. 氧化磷酸化发生在细胞液中

E. β羟丁酸通过呼吸链氧化时P/O比值为2

34. 氰化物中毒是由于抑制了哪种细胞
    A. cyta
    B. cytb
    C. cytc
    D. cytaa$_3$
    E. cytc$_1$

35. 1克分子丙酮酸在线粒体内彻底氧化生成CO_2及H_2O可产ATP
    A. 4个
    B. 8个
    C. 12个
    D. 14个
    E. 15个

36. 人体活动主要的直接供能物质是
    A. 葡萄糖
    B. 脂肪酸
    C. ATP
    D. GPT
    E. 磷酸肌酸

37. P/O比值是
    A. 每消耗1克分子氧所消耗无机磷的克分子数
    B. 每消耗1克原子氧所消耗无机磷的克原子数
    C. 每消耗1克分子氧所消耗无机磷的克原子数
    D. 每消耗1克原子氧所消耗无机磷的克分子数
    E. 每消耗1克分子氧所合成的克分子数

38. 近来关于氧化磷酸化机制最公认为
    A. Wieland学说
    B. Mitchell学说
    C. Warburg学说
    D. Keilin学说
    E. 化学耦联学说

39. cAMP的作用通过下列何种方式完成
    A. 葡萄糖激酶
    B. 硫激酶
    C. 蛋白激酶
    D. 磷酸化酶激酶
    E. 氧化磷酸化

40. 人体内嘌呤核苷酸分解代谢主要终产物是
    A. 尿素
    B. 尿酸
    C. 肌酐
    D. 尿苷酸
    E. 肌酸

41. 下列哪种氨基酸经过转氨作用可生成草酰乙酸
    A. 谷氨酸
    B. 丙氨酸
    C. 苏氨酸
    D. 天门冬氨酸
    E. 脯氨酸

42. 甲状腺素是下列哪种物质的衍生物
    A. 苏氨酸
    B. 色氨酸
    C. 酪氨酸
    D. 硫胺素
    E. 酪胺

43. 在哺乳动物中,下列哪种氨基酸是非必需氨基酸
    A. 苯丙氨酸
    B. 赖氨酸
    C. 酪氨酸
    D. 亮氨酸
    E. 甲硫氨酸

44. 下列哪种氨基酸是生酮而不是生糖的氨基酸
    A. 异亮氨酸
    B. 酪氨酸
    C. 亮氨酸
    D. 苯丙氨酸
    E. 苏氨酸

45. 下列哪种氨基酸能为琥珀酰辅酶A提供碳
    A. 异亮氨酸
    B. 亮氨酸
    C. 精氨酸
    D. 组氨酸
    E. 色氨酸

46. 下列哪种氨基酸能直接脱去氨基变成 α-酮酸
    A. 亮氨酸
    B. 苏氨酸
    C. 脯氨酸
    D. 异亮氨酸
    E. 丙氨酸

47. 生物体内氨基酸脱氨的主要方式为
    A. 氧化脱氨
    B. 还原脱氨
    C. 直接脱氨
    D. 转氨
    E. 联合脱氨

48. 成人体内氨的最主要代谢去路为
    A. 形成非必需氨基酸
    B. 形成必需氨基酸
    C. 形成NH_4^+随尿排出
    D. 形成尿素
    E. 形成嘌呤嘧啶核苷酸

49. 儿茶酚胺是由哪个氨基酸转化生成的
    A. 色氨酸
    B. 谷氨酸
    C. 天门冬氨酸
    D. 酪氨酸
    E. 赖氨酸

50. 脑中 γ-氨基丁酸是由以下哪一代谢物产生
    A. 天门冬氨酸
    B. 谷氨酸
    C. 酪氨酸
    D. 色氨酸
    E. 草酰乙酸

51. 肾脏中氨主要来自
    A. 氨基酸的联合脱氨基作用
    B. 胺氧化
    C. 尿素的水解
    D. 谷氨酰胺的水解
    E. 氨基酸的非氧化脱氨基作用

52. 体内转运一碳单位的载体是

    A. 叶酸
    B. 维生素B_1
    C. 生物素
    D. 四氢叶酸
    E. s-腺苷蛋氨酸

53. 体内蛋白质分解代谢的最终产物是
    A. 氨基酸
    B. 肽类
    C. 肌酐肌酸
    D. 氨基酸、胺、尿酸
    E. CO_2、水、尿素

54. 尿素循环
    A. 需由CTP供能
    B. 天门冬氨酸的含碳部分参与
    C. 精氨酸是瓜氨酸的直接前身物
    D. 需要催化量的鸟氨酸
    E. 草酰乙酸是精氨酸代琥珀酸的直接产物

55. 脑中氨的主要去路
    A. 合成尿素
    B. 扩散入血
    C. 合成嘌呤
    D. 合成氨基酸
    E. 合成谷氨酰胺

56. 下列哪种氨基酸是生酮兼生糖氨基酸
    A. 丙氨酸
    B. 苯丙氨酸
    C. 苏氨酸
    D. 羟脯氨酸
    E. 亮氨酸

57. 肌肉中氨基酸脱氨的主要方式是
    A. 联合脱氨作用
    B. 嘌呤核苷酸循环
    C. 鸟氨酸循环
    D. 转氨作用
    E. L-谷氨酸氧化脱氨作用

58. 下列哪种物质是体内氨的储存及运输形式
    A. 谷氨酸

B. 酪氨酸

C. 蛋氨酸

D. 天冬氨酸

E. 谷氨酰胺

59. 鸟氨酸脱羧生成

A. 酪胺

B. 腐胺

C. 多巴胺

D. 尸胺

E. 尿酸

60. **不参与**糖酵解途径的酶是

A. 己糖激酶

B. 磷酸化酶

C. 烯醇化酶

D. 丙酮酸激酶

E. 磷酸烯醇式丙酮酸羧激酶

61. 关于糖的有氧氧化,下述哪项**错误**

A. 糖有氧氧化的产物是CO_2和H_2O

B. 糖有氧氧化是细胞获得能量的主要方式

C. 三羧酸循环是三大营养素相互转变的途径

D. 有氧氧化可抑制糖酵解

E. 葡萄糖氧化成CO_2和H_2O时产生36个ATP

62. 下列与能量代谢有关的途径在线粒体内进行,但**除外**

A. 三羧酸循环

B. 脂肪酸氧化

C. 糖酵解

D. 电子传递

E. 氧化磷酸化

63. 糖酵解途径中不可逆的反应是

A. 磷酸甘油酸激酶反应

B. 醛缩酶反应

C. 烯醇化酶反应

D. 丙酮酸激酶反应

E. 3-磷酸甘油醛脱氢酶反应

64. 下列哪种化合物**不是**脂类物质

A. 胆固醇

B. 辅酶Q

C. 磷脂酸

D. 维生素E

E. 甘油

65. 下列哪一种蛋白质**不含**血红素

A. 过氧化物酶

B. 过氧化氢酶

C. 细胞色素

D. 铁硫蛋白

E. 肌红蛋白

66. 关于限速酶**错误的**说法是

A. 常位于代谢途径的第一个反应

B. 代谢途径中限速酶的活性最高,对整个代谢途径的流量起决定作用

C. 如一代谢物有几条途径,则在分叉点的第一个反应常是其所在部位

D. 常是变构酶

E. 受激素调节的酶常是限速酶

67. 下列哪一个**不是**一碳单位

A. CO_2

B. $-CH_3$

C. $\equiv CH$

D. $=CH_2$

E. $-CH_2OH$

【B₁型题】

问题68~72

A. 葡萄糖激酶

B. 6-磷酸果糖激酶

C. 磷酸烯醇式丙酮酸羧激酶

D. 丙酮酸激酶

E. 磷酸甘油酸激酶

68. 决定糖酵解途径最主要的酶是

69. 决定肝摄取葡萄糖速率的是

70. 可以被丙氨酸抑制的是

71. 虽是激酶,催化的反应并无ATP参与

72. 催化的反应可逆,该酶是

问题73~75

A. 线粒体氧化体系

B. 微粒体氧化体系

C. 过氧化物氧化体系

D. 氧化还原体系

E. 无氧酵解反应体系

73. 体内产能的主要机构

74. 可为机体提供少量ATP

75. 不能为机体提供能量,但与内固醇类激素合成有关

问题76~78

A. 烟酰胺的吡啶环

B. 苯醌结构

C. 铁硫中心

D. 铁卟啉

E. 血红素

76. CoQ属于递氢体是由于其分子中含有

77. NAD⁺属于递氢体是由于其分子中含有

77. NAD^+属于递氢体是由于其分子中含有

78. 铁硫蛋白传递电子是由于其分子中含有

【C型题】

A. 含高能磷酸键

B. 含低能磷酸键

C. 两者均有

D. 两者均无

79. ATP

80. AM

81. DTPP

82. 丙酮酸

83. 肌酸

84. 磷酸核糖

A. 含有铁原子

B. 含有铜原子

C. 两者均有

D. 两者均无

85. 黄嘌呤氧化酶分子中

86. 醛脱氢酶分子中

87. 过氧化氧酶分子中

88. 加单氧酶分中

89. 细胞色素氧化酶分子中

A. 1,6-二磷酸果糖

B. 2,6-二磷酸果糖

C. 两者均有

D. 两者均无

90. 可分解为磷酸二羟丙酮及3-磷酸甘油醛

91. 6-磷酸果糖激酶的产物是

92. 6-磷酸果糖激酶的变构激活剂是

93. 受胰高血糖素调节合成的是

A. 脂酸β氧化

B. 脂酸合成

C. 两者均是

D. 两者均不是

94. 可被抗生物素蛋白抑制

95. 中间代谢产物是丙二酰CoA

96. 需FH₄参与D

96. 需FH_4参与D

97. 在线粒体基质中进行

98. 在胞液中进行

99. 需CoA参与

A. 氧化脱氨及转氨

B. 脱羧

C. 两者均需要

D. 两者均不需要

100. 维生素B₆

100. 维生素B_6

101. 生物素D

102. 维生素B₁

102. 维生素B_1

103. 维生素PP

A. 谷氨酰胺

B. 丙氨酸

C. 两者均是

D. 两者均不是

104. 组织间转运氨的载体

105. 糖异生原料

106. 脑组织转运氨的载体

107. 提供一碳单位

答　案

【A₁型题】

1. D	2. B	3. B	4. C	5. D	6. D	7. E	8. E	9. B	10. D
11. E	12. C	13. A	14. B	15. E	16. B	17. A	18. E	19. C	20. D
21. A	22. C	23. B	24. C	25. D	26. E	27. A	28. B	29. B	30. C
31. B	32. B	33. A	34. D	35. E	36. C	37. A	38. B	39. C	40. B
41. D	42. C	43. C	44. C	45. A	46. B	47. E	48. D	49. D	50. B
51. D	52. D	53. E	54. D	55. E	56. B	57. B	58. E	59. B	60. E
61. C	62. C	63. D	64. E	65. D	66. B	67. A			

【B₁型题】

68. B	69. A	70. D	71. C	72. E	73. A	74. E	75. B	76. B	77. A
78. C									

【C型题】

79. A	80. B	81. C	82. D	83. D	84. B	85. C	86. C	87. A	88. D
89. A	90. A	91. C	92. B	93. B	94. B	95. B	96. D	97. A	98. B
99. C	100. C	101. D	102. B	103. A	104. C	105. B	106. A	107. D	

（方蔚然　傅润乔）

第13章

创伤、手术、麻醉应激反应与能量代谢

【A₁型题】

1. 基础代谢率与
  A. 体重成正比
  B. 体重成反比
  C. 体表面积成正比
  D. 体表面积成反比
  E. 与身高成正比

2. 下列哪种食物的特殊动力作用最强
  A. 蛋白质
  B. 糖
  C. 脂肪
  D. 维生素
  E. 混合食物

3. 下列哪种食物的呼吸商为1.0
  A. 蛋白质
  B. 糖
  C. 脂肪
  D. 维生素
  E. 混合食物

4. 下列哪种食物的热价最高
  A. 蛋白质
  B. 糖
  C. 脂肪
  D. 维生素
  E. 混合食物

5. 人在下列哪种温度的环境中能量代谢最稳定
  A. 0℃~9℃
  B. 10℃~19℃
  C. 20℃~29℃
  D. 30℃~39℃

E. -10℃~-9℃

6. 患下列哪种疾病对基础代谢率影响最明显
  A. 白血病
  B. 糖尿病
  C. 甲状腺功能亢进
  D. 艾迪生病
  E. 帕金森病

7. 影响能量代谢最显著的因素是
  A. 进食
  B. 寒冷
  C. 高温
  D. 精神活动
  E. 肌肉活动

8. 体温每升高1℃,基础代谢率升高约
  A. 4%
  B. 8%
  C. 10%
  D. 13%
  E. 17%

9. 体温每降低1℃,基础代谢率降低约
  A. 4.7%
  B. 6.7%
  C. 8.7%
  D. 10.7%
  E. 11.7%

10. 下列哪种物质既是贮能物质,又是供能物质
  A. 葡萄糖
  B. 脂肪酸
  C. 一磷酸腺苷
  D. 二磷酸腺苷

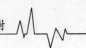

E. 三磷腺苷

11. 人体不感蒸发的量每日约
   A. 200mL
   B. 600mL
   C. 1000mL
   D. 1400mL
   E. 2000mL

12. 创伤、手术和麻醉时的应激是机体所产生的一种
   A. 特异性全身反应
   B. 非特异性防御反应
   C. 损害性全身反应
   D. 代偿性全身反应
   E. 防御性全身反应

13. 创伤、手术和麻醉时的应激原是
   A. 物理性因素（如寒冷等）
   B. 化学性因素（如缺氧等）
   C. 生物性因素（如感染等）
   D. 精神性因素（如恐惧等）
   E. 以上都是

14. 下列何种成分在创伤后免疫和代谢反应中十分重要，其血浓度低于正常值的50%时，创伤或感染的病死率将大大提高
   A. 前列腺素
   B. 白介素-1（IL-1）
   C. 补体
   D. 白三烯
   E. C-反应蛋白

15. 应激反应时体液代谢主要改变是
   A. 增加K$^+$的排出量
   B. 增加Na$^+$的排出量
   C. 增加水的排出量
   D. 增加Ca^{2+}的排出量
   E. 增加Mg^{2+}的排出量

16. 应激反应早期，血液系统常处于
   A. 低凝状态
   B. 高凝状态
   C. 溶血状态

D. 高血容量
   E. 无变化

17. 应激反应时产生既有正向意义又有负向意义的是
   A. 心率加快，心肌收缩力增强
   B. 促进糖原分解，血糖升高
   C. 血流重分布
   D. 儿茶酚胺增多
   E. 支气管扩张

18. 麻醉、手术期间，何种情况机体促肾上腺皮质激素（ACTH）无明显变化
   A. 气管内插管
   B. 腰麻后
   C. 切皮
   D. 牵拉内脏
   E. 全麻苏醒期

19. 何种激素在血中的浓度变化最可作为判断应激强度
   A. 生长激素
   B. 胰高血糖素
   C. 胰岛素
   D. 血浆皮质酮
   E. 血浆皮质醇

20. 人体能量的主要来源是
   A. 脂肪
   B. 蛋白质
   C. 肌糖原
   D. 肝糖原
   E. 葡萄糖

21. 持续饥饿1周时，脑的能量来源是
   A. 葡萄糖
   B. 氨基酸
   C. 脂肪
   D. 酮体
   E. 甘油

22. 应激反应中，传入刺激的靶器官是
   A. 大脑皮质

B. 下丘脑

C. 垂体

D. 延髓

E. 脊髓后角

23. 应激反应中,下列哪种激素水平与患者死亡率之间存有反比关系

A. ACTH

B. ADH

C. GH

D. R-A-A-S分泌的激素

E. T_4

24. 应激反应中,下列哪种激素的大量分泌对提高生存能力起主要作用

A. ACTH

B. TSH

C. ADH

D. GH

E. CA(儿茶酚胺)

25. 剖宫产手术,为减弱应激反应,下列哪种麻醉方法较好

A. 吸入全麻

B. 静脉全麻

C. 硬膜外阻滞

D. 蛛网膜下腔阻滞

E. 局麻 + 神经安定

26. 应激反应中较少受影响的无机盐是

A. 钠

B. 钾

C. 钙

D. 磷

E. 镁

27. 应激反应中起主要作用的是

A. 神经内分泌系统所产生的激素

B. 免疫系统激活的介质性物质

C. 凝血系统激活的介质性物质

D. 补体系统

E. 单核细胞因子

28. 儿茶酚胺的分泌在创伤后数秒钟内立即增加,可达基础分泌量的

A. 5倍

B. 10倍

C. 50倍

D. 100倍

E. 500倍

29. 手术刺激所致的糖耐量降低,血糖升高的主要原因是

A. 胰岛素分泌功能障碍

B. 胰高血糖素分泌增加

C. 对胰岛素的拮抗

D. 儿茶酚胺分泌增加

E. 血中分解性代谢激素浓度升高,导致葡萄糖生成/利用之比升高

30. 正常成人静息状态下其代谢所需能量约

A. 55kcal/kg

B. 45kcal/kg

C. 35kcal/kg

D. 25kcal/kg

E. 15kcal/kg

31. 创伤后机体耗O_2量增加,儿茶酚胺使肺动脉压升高,肺毛细血管通透性增加,出现通气和换气功能障碍,常表现为

A. 呼吸浅慢

B. V/Q比值不变,肺泡-动脉血氧分压差增加

C. V/Q比值失调,肺泡-动脉血氧分压差不变

D. V/Q比值不变,肺泡-动脉血氧分压差不变

E. V/Q比值失调,呼吸浅快,肺泡-动脉血氧分压差增加

32. 下面哪项是诱发创伤所致代谢反应的最强因素

A. 毒素

B. 体液丧失

C. 电解质紊乱

D. 营养不良

E. 脂肪和蛋白质分解产物

33. 肾素-血管紧张素系统活动增强时

A. 醛固酮减少

B. 静脉回心血量减少

C. 体循环平均充盈压降低

D. 交感神经末梢释放递质减少

E. 肾脏排钠量减少

B. 200mL

C. 280mL

D. 360mL

E. 400mL

34. 大量体液丢失后只输注葡萄糖会导致

    A. 高渗性脱水

    B. 低渗性脱水

    C. 等渗性脱水

    D. 水中毒

    E. 高血糖症

40. 肾上腺髓质释放的儿茶酚胺中

    A. 肾上腺素约占80%，去甲肾上腺素约占20%

    B. 肾上腺素约占60%，去甲肾上腺素约占40%

    C. 肾上腺素约占50%，去甲肾上腺素约占50%

    D. 肾上腺素约占40%，去甲肾上腺素约占60%

    E. 肾上腺素约占20%，去甲肾上腺素约占80%

35. 应激时机体代谢发生变化，下列哪项最全面

    A. 糖异生增加

    B. 脂肪动员增加

    C. 肌肉分解加强

    D. 负氮平衡

    E. 以上都是

41. 创伤、手术和麻醉时的应激是机体所产生的一种

    A. 特异性全身反应

    B. 非特异性全身反应

    C. 损害性全身反应

    D. 代偿性全身反应

    E. 防御性全身反应

36. 据目前研究的结果，造成围术期机体应激最强的是

    A. 麻醉方法

    B. 麻醉药物

    C. 手术创伤

    D. 室内环境

    E. 出血量

42. 应激时机体各种功能和代谢变化的发生基础主要是

    A. 神经内分泌反应

    B. 免疫反应

    C. 急性期反应

    D. 热休克反应

    E. 适应性反应

37. 组织对缺血的耐受性，下述哪种表达正确

    A. 骨骼肌＞脑＞心肌

    B. 心肌＞脑＞骨骼肌

    C. 脑＞心肌＞骨骼肌

    D. 骨骼肌＞心肌＞脑

    E. 心肌＞骨骼肌＞脑

43. 能作为应激原的是

    A. 噪声

    B. 心律失常

    C. 精神性因素

    D. 器官功能紊乱

    E. 以上都是

38. 正常成人静息状态下每分钟耗氧量约

    A. 150mL

    B. 250mL

    C. 350mL

    D. 450mL

    E. 500mL

44. 应激影响机体情绪反应的主要结构是

    A. 下丘脑

    B. 间脑

    C. 中脑

    D. 大脑边缘系统

    E. 大脑皮质

39. 正常成人静息状态每分钟产生CO_2约

    A. 120mL

45. 急性应激时免疫系统可表现为

    A. 外周血吞噬细胞数目增多

B. C-反应蛋白减少

C. 补体水平降低

D. 外周血吞噬细胞活性降低

E. 以上都是

46. 应激性胃溃疡形成的最基本条件是

A. 胆汁反流

B. 酸中毒

C. 胃黏膜缺血

D. 胃腔内H^+向黏膜内的反向弥散

E. 碱中毒

47. 应激时免疫系统参与神经内分泌的调控是通过

A. 感知病毒等非识别刺激

B. 通过免疫防御反应清除有害刺激

C. 免疫细胞可产生各种内分泌激素

D. 激素进入体循环,产生内分泌激素样作用

E. 以上都对

48. 应激时最核心的神经内分泌反应可能是

A. 肾上腺素的分泌

B. 去甲肾上腺素的分泌

C. 促肾上腺皮质激素释放激素的分泌

D. 胰岛素的分泌

E. 胰高血糖素的分泌

49. 蓝斑-去甲肾上腺素能神经元/交感-肾上腺髓质系统,主要与哪些部位有往返联系

A. 杏仁复合体

B. 海马结构

C. 边缘中脑

D. 边缘皮层

E. 以上都是

50. 应激时下列何种激素可降低

A. 胰高血糖素

B. 胰岛素

C. 催乳素

D. 抗利尿激素

E. β-内啡肽

51. 应激时促肾上腺皮质激素释放激素(CRH)分泌增多最主要的功能是

A. 调控应激时的情绪行为反应

B. 刺激ACTH分泌进而刺激糖皮质激素的分泌

C. 促进内啡肽释放

D. 促进蓝斑-去甲肾上腺素能神经元的活性

E. 促进催乳素的分泌

52. 急性期反应蛋白中具有清除异物和坏死组织作用的蛋白是

A. 纤维蛋白原

B. C-反应蛋白

C. 铜蓝蛋白

D. 结合珠蛋白

E. α_1-蛋白酶抑制剂

53. 被人形象地称为"分子伴娘"的物质是

A. 急性期蛋白

B. 促肾上腺皮质激素释放激素

C. 热休克蛋白

D. 糖皮质激素

E. 肾上腺素

54. 全身适应综合征(GAS)的抵抗期,起主要作用的是

A. 胰岛素

B. 胰高血糖素

C. 垂体加压素

D. 醛固酮

E. 糖皮质激素

55. 正常情况下也通过糖酵解供能的是

A. 脑

B. 肝脏

C. 肌肉

D. 红细胞

E. 以上都不是

56. 肌肉收缩时的直接能源是

A. 磷酸肌酸

B. 酮体

C. 葡萄糖

D. 脂肪酸

E. ATP

57. 大量体液丢失后只输注葡萄糖会导致
    A. 高渗性脱水
    B. 低渗性脱水
    C. 等渗性脱水
    D. 水中毒
    E. 高血糖症

58. 在救治创伤性休克时，"延迟复苏"的概念是指下列哪项内容
    A. "丢失多少，补充多少"
    B. 尽早建立静脉通道快速补充血容量
    C. 多补充胶体以维持较长时间的治疗效果
    D. 先应用升压药维持血压，然后扩容
    E. 手术止血后再进行大量复苏

59. 在严重创伤失血性休克救治过程中，大量输血输液最容易导致
    A. 溶血反应
    B. 高热反应
    C. 全身水肿
    D. 电解质紊乱
    E. 凝血功能障碍

60. 应激时过度的交感-肾上腺髓质系统兴奋，对机体不利的是
    A. 能量消耗过多
    B. 组织分解过度
    C. 组织缺血
    D. 致死性心律失常
    E. 以上都是

61. 安静状态下，下列哪处体温最高
    A. 脾脏
    B. 主动脉内血液
    C. 肾脏
    D. 肌肉
    E. 肝脏

62. 应激时糖皮质激素如下作用，**除外**
    A. 促进蛋白质分解
    B. 促进脂肪分解
    C. 稳定溶酶体膜
    D. 降低血糖

E. 维持心血管对儿茶酚胺的敏感性

63. 中胸段硬膜外阻滞可以消除或减弱多种激素水平的升高，但**不影响**
    A. 醛固酮
    B. 皮质醇
    C. 生长激素
    D. 肾上腺素
    E. 胰高血糖素

64. 应激反应中，下列激素或神经递质浓度均升高，但**除外**
    A. β-内啡肽
    B. 胰岛素
    C. ADH
    D. 白介素-1
    E. 多巴胺

65. 寒冷环境中，下列部位皮肤温度变化明显，**除外**
    A. 上肢
    B. 手足
    C. 下肢
    D. 躯干
    E. 头部

66. 应激时呼吸系统的变化**不存在**
    A. 肺动脉压降低
    B. 肺毛细血管通透性增加
    C. 通气/血流比值失调
    D. 肺泡-动脉血氧分压增加
    E. 严重时出现动脉血氧分压下降

67. 代谢高涨期，下列哪项变化**错误**
    A. 代谢率增加
    B. 体温升高
    C. 心排出量增加
    D. 血浆儿茶酚胺水平增加
    E. 正氮平衡

68. 中胸段硬膜外阻滞可以消除或减弱多种激素水平的升高，但**不影响**
    A. 醛固酮
    B. 皮质醇

C. 生长激素

D. 肾上腺素

E. 胰高血糖素

69. 下列药物均能增加或有增加儿茶酚胺浓度的倾向,**除外**

    A. 哌替啶

    B. 异丙嗪

    C. 阿托品

    D. 氯胺酮

    E. 丙泊酚

70. 应激时糖皮质激素具有下列作用,哪项**错误**

    A. 促进蛋白分解

    B. 促进脂肪动员

    C. 稳定溶酶体膜

    D. 降低血糖

    E. 维持心血管对儿茶酚胺的反应性

71. 应激时 β-内啡肽的作用,哪项**错误**

    A. 镇痛

    B. 心率增快

    C. 降低血压

    D. 减少心输出量

    E. 降低血中ACTH

72. 关于心房钠尿肽,下列哪项**错误**

    A. 使血管舒张,外周阻力下降

    B. 心输出量上升

    C. 肾脏排水排钠增多

    D. 细胞外液量减少

    E. 血压降低

73. 关于汗液,下列哪项**错误**

    A. 汗液蒸发属于可感蒸发

    B. 不感蒸发的水分与汗腺活动无关

    C. 汗液中的固体成分主要有NaCl、KCl和尿素

    D. 安静状态下,环境温度达25℃便可引起发汗

    E. 大量发汗易导致高渗性脱水

74. 有关创伤后机体应激反应,下列哪项**错误**

    A. 是一种非特异性全身反应

    B. 主要以神经内分泌反应为主

C. 免疫和凝血等系统亦参与反应

D. 对机体有防御和保护性作用

E. 机体反应越强,对机体越有利

【A₃型题】

问题75~78

患者,男,25岁,身高176cm,体重75kg,因酒后车祸致双上肢和左下肢骨折入院,入院时神志清晰,能够自由摇动头颈,入室前已经外周静脉补充了5%葡萄糖900mL。诊断性腹腔穿刺阴性。胸部平片阴性。ECG:窦性心动过速。实验室检查:血细胞比容32%。头颅CT阴性。入室后,BP 90/62mmHg,HR 117bpm,T 35℃,行上至下肢同时手术,术中一度BP 78/50mmHg,HR 136bpm。

75. 麻醉首选

    A. 硬膜外麻醉 + 臂丛神经阻滞

    B. 蛛网膜下腔麻醉 + 臂丛神经阻滞

    C. 下肢坐骨神经阻滞 + 臂丛神经阻滞

    D. 全身麻醉(缓慢诱导)

    E. 全身麻醉(快速诱导)

76. 如果采用全麻,诱导药物如何选择更合理

    A. 硫喷妥钠 + 阿曲库铵 + 芬太尼

    B. 丙泊酚 + 罗库溴铵 + 芬太尼

    C. 依托咪酯 + 阿曲库铵 + 芬太尼

    D. 依托咪酯 + 罗库溴铵 + 芬太尼

    E. 氯胺酮 + 阿曲库铵 + 芬太尼

77. 手术前使用的900mL 5%葡萄糖是否合适

    A. 合适

    B. 不合适,应补充葡萄糖林格液

    C. 不合适,应补充白蛋白

    D. 不合适,应补充人工胶体液

    E. 不合适,应补充生理盐水

78. 术中,BP 78/50mmHg,HR 136bpm,排除心衰后,如何治疗更好

    A. 加快输血输液,加深麻醉

    B. 减浅麻醉

    C. 加快输血输液,使用艾斯洛尔

    D. 加快输血输液,使用麻黄碱

    E. 加快输血输液,使用去氧肾上腺素

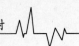

【B₁型题】

问题79~80
A. 代谢性酸中毒
B. 代谢性碱中毒
C. 混合性酸中毒
D. 混合性碱中毒
E. 无酸碱改变

79. 创伤后暂时性酸碱平衡失调是
80. 创伤后酸碱平衡失调可发展成

问题81~85
A. 影响细胞内葡萄糖的氧化
B. 增强肝细胞微粒体药物代谢酶的活性
C. 抑制组织对葡萄糖的摄取,干扰葡萄糖的磷酸化
D. 可使血中醛固酮升高,儿茶酚胺降低
E. 对代谢及内分泌无明显影响

81. 巴比妥类药
82. 乙醚
83. 恩氟烷
84. 氧化亚氮
85. 局部麻醉药

问题86~89
A. 辐射
B. 对流
C. 传导
D. 发汗
E. 肺呼吸

86. 受风速影响最大的散热方式
87. 环境温度等于或高于皮肤温度时的散热方式
88. 冰帽降温的主要机制是增加
89. 机体在安静状态下的主要散热方式

【C型题】

A. 交感神经兴奋
B. 副交感神经兴奋
C. 两者都有
D. 两者都无

90. 应激引起

A. 肾上腺素
B. 肾上腺皮质激素
C. 两者均是
D. 两者均否

91. 全身适应综合征的警觉期分泌最多的激素是
92. 全身适应综合征的抵抗期分泌最多的激素是
93. 全身适应综合征的衰竭期分泌最多的激素是

A. 促进糖异生和糖原分解
B. 抑制外周组织对葡萄糖的利用
C. 两者都有
D. 两者都无

94. 应激时血糖浓度增加是由于

A. 凝血功能增强
B. 纤溶功能增强
C. 两者都有
D. 两者都无

95. 创伤或手术后产生

A. 巴比妥类药
B. 氧化亚氮
C. 两者均可
D. 两者均不

96. 对代谢及内分泌无影响的是
97. 可使机体代谢率下降的是

A. 高凝状态
B. 低凝状态
C. 两者均是
D. 两者均不是

98. 创伤、休克的早期,机体多表现为
99. 创伤、休克的晚期,机体可能出现
100. 低温麻醉期间为

A. 手术刺激
B. 麻醉
C. 两者均是
D. 两者均不是

101. 对ACTH影响较大的是
102. 对醛固酮的分泌有影响的是
103. 应激原

【X型题】

104. 下列哪些因素可影响能量代谢
A. 体重

B. 肌肉活动

C. 精神活动

D. 环境温度

E. 麻醉

105. 所谓基础状态是指

A. 清晨空腹

B. 环境温度在20~25℃

C. 清醒安宁

D. 静卧

E. 肌肉松弛

106. 应激时机体内环境的主要改变包括

A. 交感-肾上腺髓质系统兴奋

B. 下丘脑-垂体-肾上腺皮质系统兴奋

C. 免疫系统激活以增强机体防御机制

D. 凝血及纤溶系统激活

E. 能量代谢发生改变

107. 手术或创伤早期血液暂时呈高凝的机制

A. 大量组织凝血活酶由损伤细胞释放

B. 血管完整性破坏,激活内源性凝血系统

C. 血小板增加

D. 凝血因子增加

E. 纤维蛋白原增加

108. 手术、创伤后出现水、钠潴留,是由于下列哪些激素的作用

A. 神经垂体激素

B. 生长激素

C. 醛固酮

D. 肾上腺素

E. 糖皮质激素

109. 创伤、手术和麻醉后营养状态的评估有哪些方法

A. 体重测量

B. 三头肌皮皱测量(脂肪贮存)

C. 肌苷身高指数测量(肌肉贮存)

D. 血清蛋白测定

E. 免疫功能测定

110. 应激反应是

A. 交感神经兴奋

B. 交感神经抑制

C. 垂体-肾上腺系统兴奋

D. 垂体-肾上腺系统抑制

E. 全身性的适应性反应

111. 下列哪些是应激原

A. 疼痛

B. 缺氧

C. 饥饿

D. 感染

E. 烧伤

112. 创伤后一般会发生

A. 血钾升高

B. 水钠潴留

C. 血钙增加

D. 钾排出增加

E. 血镁升高

113. 手术、创伤和麻醉的应激反应,会引起

A. 交感神经兴奋

B. 肾上腺髓质与肾上腺皮质激素增加

C. 胰岛素分泌减少

D. 胰高血糖素分泌增加

E. 生长素分泌增加

114. 创伤和手术引起机体全身性反应,包括

A. 血流动力学反应

B. 内分泌反应

C. 代谢反应

D. 免疫反应

E. 体温反应

115. 麻醉过浅时手术的强烈刺激可引起抗利尿激素的释放,导致

A. 明显的血管加压反应

B. 冠状血管舒张

C. 心肌供血减少

D. 心肌供血增加

E. 对冠状血管疾病患者会加重心肌缺血

116. 手术、创伤后发生高血糖的原因包括

A. 儿茶酚胺浓度升高致糖原分解增加

B. 儿茶酚胺抑制胰岛素分泌,降低机体对糖的利用率

C. 胰高血糖素分泌增加

D. 糖异生作用加速

E. 营养过剩

117. 创伤后,下列哪些物质分泌能促使脂肪分解

　A. 儿茶酚胺

　B. 肾上腺皮质激素

　C. 胰岛素

　D. 胰高血糖素

　E. 前列腺素

118. 下列哪些药物不会使血糖浓度明显增高

　A. 乙醚

　B. 安氟烷

　C. 氧化亚氮

　D. 异氟烷

　E. 七氟烷

119. 类固醇激素主要包括以下几种

　A. 糖皮质激素

　B. 雌激素

　C. 雄激素

　D. 醛固酮

　E. 甲状腺激素

答　案

【A₁型题】

1. C　2. A　3. B　4. C　5. C　6. C　7. E　8. D　9. B　10. E
11. C　12. B　13. E　14. C　15. A　16. B　17. D　18. B　19. E　20. A
21. D　22. B　23. E　24. A　25. D　26. C　27. A　28. D　29. E　30. D
31. E　32. B　33. E　34. B　35. E　36. C　37. D　38. B　39. B　40. A
41. B　42. A　43. E　44. D　45. A　46. C　47. E　48. C　49. E　50. B
51. B　52. B　53. C　54. E　55. D　56. E　57. B　58. D　59. E　60. E
61. E　62. D　63. E　64. B　65. E　66. A　67. E　68. E　69. E　70. D
71. B　72. B　73. D　74. E

【A₃型题】

75. E　76. D　77. D　78. E

【B₁型题】

79. D　80. A　81. B　82. C　83. D　84. E　85. A　86. B　87. D　88. C
89. A

【C型题】

90. C　91. A　92. B　93. B　94. C　95. C　96. B　97. A　98. A　99. B　100. B　101. A
102. C　103. C

【X型题】

104. BCDE　105. ABCDE　106. ABCDE　107. ABCDE　108. ACE　109. ABCDE
110. ACE　111. ABCDE　112. ABD　113. ABCDE　114. ABCDE　115. ACE
116. ABCD　117. ABD　118. BCDE　119. ABCD

（刘存明　程明华）

第14章

体液和电解质平衡

【A₁型题】

1. 男性成人体液总量大约占体重的
   A. 20%
   B. 30%
   C. 40%
   D. 50%
   E. 60%

2. 女性成人体液总量大约占体重的
   A. 20%
   B. 30%
   C. 40%
   D. 50%
   E. 60%

3. 液体占体重比例最高的人群为
   A. 婴儿
   B. 幼儿
   C. 少儿
   D. 青壮年
   E. 老年

4. 体液占体重比例最低的人群为
   A. 婴儿
   B. 幼儿
   C. 少儿
   D. 青壮年
   E. 老年

5. 细胞内液(ICF)大约占体重的
   A. 20%
   B. 30%
   C. 40%
   D. 50%
   E. 60%

6. 细胞外液(ECF)大约占体重的
   A. 20%
   B. 30%
   C. 40%
   D. 50%
   E. 60%

7. 成人组织间液约占体重的
   A. 5%
   B. 10%
   C. 15%
   D. 20%
   E. 25%

8. 血浆约占体重的
   A. 5%
   B. 10%
   C. 15%
   D. 20%
   E. 25%

9. 第三间隙是指
   A. 组织间液
   B. 血浆
   C. 局部水肿液
   D. 脑脊液
   E. 消化道分泌液

10. 细胞外液的主要阳离子为
    A. 钠离子
    B. 钾离子
    C. 钙离子
    D. 镁离子
    E. 铁离子

11. 细胞内液的主要阳离子为
    A. 钠离子
    B. 钾离子
    C. 钙离子
    D. 镁离子
    E. 铁离子

12. 人体调节水、电解质平衡的主要器官为
    A. 心
    B. 肝
    C. 脾
    D. 肺
    E. 肾

13. 正常人体最有效补充失水的机制是
    A. 抗利尿激素系统
    B. 肾素-血管紧张素-醛固酮系统
    C. 前列腺素
    D. 口渴机制
    E. 交感神经系统

14. 抗利尿激素主要作用于
    A. 近球小管
    B. 远球小管
    C. 髓袢降支
    D. 髓袢升支
    E. 集合管

15. 体态调节K^+代谢的主要内分泌激素为
    A. 肾素
    B. 血管紧张素
    C. 醛固酮
    D. 抗利尿激素
    E. 前列腺素

16. 人体水排出的主要方式是
    A. 汗排水
    B. 尿排水
    C. 呼吸排水
    D. 粪排水
    E. 不显性排水

17. 低钠血症的诊断标准为血清钠低于

A. 95mmol/L
B. 105mmol/L
C. 115mmol/L
D. 125mmol/L
E. 135mmol/L

18. 诊断高钠血症时，血清钠应高于
    A. 125mmol/L
    B. 135mmol/L
    C. 145mmol/L
    D. 155mmol/L
    E. 165mmol/L

19. 成年人高钠血症的治疗方法应当首选
    A. 口服补液
    B. 鼻饲补液
    C. 静脉输液
    D. 皮下输液
    E. 直肠补液

20. 男性脱水患者，原体重60kg，现体重56kg，血清钠离子浓度160mmol/L。补充液体的总量应为
    A. 1000ml
    B. 2000ml
    C. 3000ml
    D. 4000ml
    E. 5000ml

21. 女性患者，体重42kg，血清钠离子浓度157mmol/L，补充液体的总量应为
    A. 1000ml
    B. 1900ml
    C. 2400ml
    D. 3100ml
    E. 3800ml

22. 诊断低钾血症，血钾应低于
    A. 2.5mmol/L
    B. 3.5mmol/L
    C. 4.5mmol/L
    D. 5.5mmol/L
    E. 6.5mmol/L

23. 胰岛素治疗中,容易引起以下哪种血清离子浓度改变
   A. 钠离子
   B. 钾离子
   C. 钙离子
   D. 镁离子
   E. 铁离子

24. 以下低钾血症原因哪项**不正确**
   A. 厌食
   B. 酸中毒
   C. 利尿剂的使用
   D. 肾小管酸中毒
   E. 腹泻

25. 低钾血症时静脉补充钾盐,下列哪项**错误**
   A. 严重缺钾时,每日可以补充氯化钾6~8g
   B. 严重缺钾时,可以静脉推注10%氯化钾
   C. 补充氯化钾的浓度一般不宜超过3%
   D. 见尿补钾一般比较安全
   E. 静脉滴注速度不宜过快

26. 钾进入细胞较慢,完全纠正缺钾至少需要
   A. 1天
   B. 2天
   C. 3天
   D. 4天
   E. 5天

27. 高钾血症的诊断,血清钾大于
   A. 2.5mmol/L
   B. 3.5mmol/L
   C. 4.5mmol/L
   D. 5.5mmol/L
   E. 6.5mmol/L

28. 高钾血症时心电图会出现下列哪种变化
   A. 心房纤颤
   B. U波
   C. 房性期前收缩
   D. 高尖T
   E. ST段降低

29. 紧急对抗高钾血症心脏毒性作用应首选
   A. 氯化钠
   B. 氯化钙
   C. 硫酸镁
   D. 碳酸氢钠
   E. 葡萄糖

30. 处理高K^+血症出现的心律失常首选
   A. 阻止钾的摄入
   B. 5%碳酸氢钠静推
   C. 25%葡萄糖加胰岛素静推
   D. 利多卡因静推
   E. 10%葡萄糖酸钙静注

31. 有关高钾血症,下列叙述**错误的**是
   A. 一般无特异症状
   B. 可以发生四肢软弱
   C. 心电图常出现U波
   D. 可导致心跳停搏
   E. 可出现中枢神经系统症状

32. 以下哪项**不是**低钙血症的原因
   A. 大量输入枸橼酸库血
   B. 急性胰腺炎
   C. 甲状腺切除
   D. 急性肾衰竭
   E. 纤维性骨炎

33. 麻醉中低钙血症最常见的原因是
   A. 大量输液
   B. 输入库血
   C. 过度通气
   D. 低氧血症
   E. 去极化肌松药

34. 低钙血症的主要临床表现为
   A. 心血管症状
   B. 呼吸症状
   C. 消化症状
   D. 神经肌肉症状
   E. 中枢神经系统症状

35. 低钙血症时首先出现的体征为

A. 心动过速

B. 抽搐

C. 苍白

D. 嗜睡

E. 发绀

A. Na^+

B. K^+

C. Cl^-

D. HCO_3^-

E. Pr^-（蛋白质离子）

36. 低钙血症危险,主要是指

    A. 严重支气管痉挛

    B. 呼吸功能衰竭

    C. 心律失常

    D. 肾衰竭

    E. 喉痉挛窒息

37. 以高钙血症为主要表现的疾病为

    A. 原发性甲状旁腺功能亢进

    B. 甲状腺功能亢进

    C. 嗜铬细胞瘤

    D. 艾迪生病

    E. 席汗氏病

38. 高钙血症的特征性心电图表现为

    A. 房室传导阻滞

    B. 窦性心动过缓

    C. ST段下移

    D. Q-T间期延长

    E. T波低平或倒置

39. 血清镁浓度达到哪项时需要紧急处理

    A. 5.0mmol/L

    B. 4.5mmol/L

    C. 4.0mmol/L

    D. 3.5mmol/L

    E. 3.0mmol/L

40. "见尿补钾",补钾的最大滴速**不宜**超过

    A. 40mmol/h

    B. 35mmol/h

    C. 30mmol/h

    D. 25mmol/h

    E. 20mmol/h

41. 电解质与酸碱平衡密切相关,连接电解质与酸碱平衡的桥梁是

42. 长期应用ACTH或可的松引起的电解质平衡紊乱可导致

    A. 代谢性酸中毒

    B. 代谢性碱中毒

    C. 无明显变化

    D. 体总钠量减少

    E. 组织间液容量缩小

43. 经尿道前列腺电切术如使用普通水冲洗会出现什么结果

    A. 因溶血可能继发肾功能损害

    B. 细菌感染

    C. 水中毒

    D. 低钠血症

    E. 无明显影响

44. 以下高钙血症的症状哪项**不正确**

    A. 恶心、呕吐

    B. 便秘

    C. 多尿多饮

    D. 心律失常

    E. 肌力升高

45. 高钙血症危象的主要危险是

    A. 严重支气管痉挛

    B. 呼吸功能衰竭

    C. 心律失常

    D. 肾衰竭

    E. 喉痉挛窒息

46. 以下高镁血症的原因哪项**不正确**

    A. 甲状腺功能亢进

    B. 肺心病

    C. 肾衰竭

    D. 脱水

    E. 糖尿病酮症酸中毒

47. 高镁血症引起的临床表现哪项**不正确**
   A. 肌力降低
   B. 反射降低
   C. 呼吸肌麻痹
   D. 昏迷
   E. 心电图Q-T间期缩短

48. 低镁血症一般**不出现**
   A. 共济失调
   B. 呼吸肌麻痹
   C. 肌肉震颤
   D. 腱反射亢进
   E. 精神改变

49. 硫酸镁治疗后一周,判断患者是否出现高镁血症的方法为检查患者是否出现
   A. 眼球震颤
   B. 共济失调
   C. 腱反射降低
   D. 精神症状
   E. 心律失常

50. 实验室检查诊断高镁血症的标准为血镁大于
   A. 1.25mmol/L
   B. 2.25mmol/L
   C. 3.25mmol/L
   D. 4.25mmol/L
   E. 5.25mmolL

51. 实验室检查诊断低镁血症的标准为血镁小于
   A. 0.2mmol/L
   B. 0.7mmol/L
   C. 1.2mmol/L
   D. 1.7mmol/L
   E. 2.2mmol/L

【C型题】

   A. 阳离子以Na^+为主
   B. 阳离子以K^+为主
   C. 二者均有
   D. 二者均无

52. 细胞内液

53. 细胞外液

   A. 阴离子以Cl^-和HCO_3^-为主
   B. 阴离子以HPO_4^{2-}和蛋白质为主
   C. 二者均有
   D. 二者均无

54. 细胞外液

55. 细胞内液

   A. 5%碳酸氢钠
   B. 10%葡萄糖酸钙
   C. 二者均有
   D. 二者均无

56. 对K^+有拮抗作用的是

57. 能使K^+移至细胞内或由尿排出的是

【A₄型题】

问题58~60

   一成年患者手术后表情淡漠,血清K^+浓度3.4mmol/L,血清Na^+浓度125mmol/L,血细胞比容降低,平均红细胞体积增加,红细胞平均血红蛋白浓度降低

58. 比较可能的诊断应为
   A. 低钾血症
   B. 低钠血症
   C. 低渗性脱水
   D. 水中毒
   E. 等渗性脱水

59. 此时最重要的实验室检验应为
   A. 血浆渗透压
   B. 尿渗透压
   C. 脑CT
   D. 血气检查
   E. 术后引流物电解质检查

   提示: 血浆渗透压220mOsm/kg。

60. 最恰当的处理是
   A. 给予5%葡萄糖溶液
   B. 给予20%甘露醇
   C. 给予5%氯化钠液
   D. 给予5%碳酸氢钠
   E. 给予0.9%氯化钠

问题61~65

患者女性,54岁。反复高热3个月,诊断为膈下脓肿。禁食近一月,全身明显消耗。拟急诊剖腹探查。

61. 术前应特别注意哪项检查
　　A. 血红蛋白含量
　　B. 血清电解质
　　C. 血液白细胞计数
　　D. 血小板计数
　　E. 肝肾功能情况

62. 选用何种麻醉最适宜
　　A. 气管内插管全麻
　　B. 局部麻醉
　　C. 硬膜外麻醉
　　D. 腰麻
　　E. 局麻加强化

　　提示: 检查结果: 血清钾为2.8mmol/L,钠134mmol/L。

63. 该患者的麻醉诱导或肌松药哪项不宜
　　A. 咪达唑仑
　　B. 芬太尼
　　C. 琥珀胆碱
　　D. 依托咪酯
　　E. 羟丁酸钠

　　提示: 患者采用气管内插管全麻,诱导及维持过程中血压、心率稳定。皮肤消毒时突然出现室颤,经静注肾上腺素1mg及心脏按压2分钟后复苏。

64. 为查明原因,下述检查哪项最为必要
　　A. 动脉血气分析
　　B. 心电图
　　C. 血钾
　　D. 心肌酶谱
　　E. 心脏B超

65. 20分钟后患者清醒,下述处置哪项不宜
　　A. 立即积极补钾
　　B. 立即暂停手术
　　C. 立即继续手术
　　D. 继续循环支持
　　E. 继续呼吸支持

【X型题】

66. 关于体液量,下述哪些是正确的
　　A. 成年男性占体重60%
　　B. 成年女性占体重50%
　　C. 幼儿占体重70%
　　D. 新生儿体重75%
　　E. 老年人占体重50%

67. 以下哪些因素容易造成低钾血症
　　A. 厌食
　　B. 呕吐
　　C. 胰岛素治疗
　　D. 利尿药
　　E. 出汗

68. 下列哪些情况可引起低钠血症
　　A. 腹泻
　　B. 大面积烧伤
　　C. 高蛋白血症
　　D. 高血压
　　E. 支气管肺癌

69. 急性低钠血症的表现
　　A. 头痛
　　B. 恶心
　　C. 周期性瘫痪
　　D. 无力
　　E. 惊厥

70. 高钠血症的原因包括
　　A. 昏迷
　　B. 糖尿病
　　C. 腹泻
　　D. 尿崩症
　　E. 5%碳酸氢钠

71. 高钾血症的临床表现包括
　　A. 大汗
　　B. 肌无力
　　C. 腹痛
　　D. 室性心律失常
　　E. 淡漠、迟钝

72. 成年人高钠血症的临床表现为
    A. 高血压
    B. 心动过速
    C. 多尿
    D. 体温升高
    E. 口渴

73. 手术前纠正高钾血症的方法包括
    A. 10%葡萄糖500ml + 胰岛素12.5u静脉滴注
    B. 5%碳酸氢钠100ml静脉滴注
    C. 5%氯化钙10ml缓慢静脉注射
    D. 透析
    E. 利尿药

74. 与血清钾升高相关的心电图表现包括
    A. 房性期前收缩
    B. 房室传导阻滞
    C. 室性期前收缩
    D. 心室纤颤
    E. 心室停搏

75. 低钾血症的心电图表现包括
    A. T波低平或倒置
    B. U波增高
    C. 病理性Q波
    D. S波
    E. ST段降低

76. 低钾血症的表现为
    A. 肌肉软瘫由躯干向呼吸肌最后向四肢蔓延
    B. 有时在缺水缺钠被纠正后才出现症状
    C. 有胃肠功能改变
    D. 心电图表现为T波高尖, QRS波增宽
    E. 麻醉后苏醒延迟

77. 高钾血症常见于
    A. 肾衰竭
    B. 严重挤压伤
    C. 烧伤
    D. 心功能衰竭
    E. 腹泻

78. 以下哪些因素可导致血钾升高

A. 血管紧张素转换酶抑制剂
B. 肝素
C. 阿片类药物
D. 胰岛素
E. β-受体阻滞剂

79. 钙的生理作用包括
    A. 维持神经肌肉的正常兴奋性
    B. 调节骨骼肌及平滑肌的舒张
    C. 参与腺体分泌和激活补体
    D. 作为第二信使作用于信号传递过程
    E. 构成骨骼的主要成分

80. 甲状旁腺素的作用包括
    A. 动员骨钙入血
    B. 促进肾小管对钙的吸收
    C. 降低血磷
    D. 减少溶骨反应
    E. 抑制破骨细胞活性

81. 麻醉前高钾血症的治疗原则包括
    A. 限制钾的摄入
    B. 促进钾的排泄
    C. 促进钾向细胞内转移
    D. 拮抗钾的心肌毒性
    E. 无临床症状可不处理

82. 高镁血症患者临床可出现
    A. 神经肌肉功能障碍
    B. 中枢神经系统功能障碍
    C. 血管舒缩功能障碍
    D. 心脏传导功能障碍
    E. 换气功能障碍

83. 高钙血症的原因包括
    A. 甲状旁腺切除
    B. 甲状腺功能亢进
    C. 维生素D中毒
    D. 转移性硬癌
    E. 肿瘤坏死

84. 低钙血症的临床表现包括
    A. 手足搐搦

B. 喉痉挛

C. 传导阻滞

D. 恶心呕吐

E. Q-T间期缩短

85. 围术期低钙血症的病因包括

A. 严重碱血症

B. 低镁血症

C. 高磷血症

D. 低钾血症

E. 低蛋白血症

86. 高钙血症可以表现为

A. 胃肠道症状

B. 面神经叩击试验阳性

C. 精神错乱

D. 喉痉挛

E. 泌尿系结石

答　案

【A₁型题】

1. E	2. D	3. A	4. E	5. C	6. A	7. C	8. A	9. C	10. A
11. B	12. E	13. D	14. E	15. C	16. B	17. E	18. C	19. A	20. D
21. B	22. B	23. B	24. B	25. B	26. D	27. D	28. D	29. B	30. E
31. C	32. C	33. C	34. D	35. B	36. E	37. A	38. D	39. A	40. E
41. D	42. B	43. C	44. E	45. C	46. A	47. E	48. B	49. C	50. A
51. B									

【C型题】

52. B　53. A　54. A　55. B　56. C　57. A

【A₄型题】

58. D　59. A　60. B　61. B　62. A　63. E　64. C　65. C

【X型题】

66. ABDE	67. ABCD	68. ABCE	69. ABDE	70. ABDE	71. BDE
72. BDE	73. ABDE	74. BCDE	75. AB	76. BCE	77. ABC
78. ABE	79. ACDE	80. ABC	81. ABCD	82. ABCD	83. BCD
84. ABC	85. ACE	86. ACE			

（范志毅　刘菊英）

第15章

酸碱平衡及其失常

【A₁型题】

1. Henderson-Hasselbalch方程反映血液中下述何种关系
   A. HCO_3^-与PCO_2
   B. H^+与PCO_2
   C. H^+与CO_3^-
   D. H^+与pH剂HCO_3^-
   E. pH、PCO_2及HCO_3^-

2. 血液的pH取决于
   A. 呼吸功能
   B. 肾功能
   C. 胃酸的分泌
   D. H_2CO_3与HCO_3^-的比值
   E. 血乳酸浓度

3. 如果不考虑呼吸因素的影响,[HCO_3^-]变化10mmol/L,则pH相应变化
   A. 0.03
   B. 0.05
   C. 0.08
   D. 0.11
   E. 0.15

4. 如果不考虑代谢因素,$PaCO_2$变化10mmHg,则pH相应变化
   A. 0.03
   B. 0.05
   C. 0.08
   D. 0.11
   E. 0.15

5. 代谢性酸中毒常见于
   A. 长期静脉滴注葡萄糖

B. 幽门梗阻
C. 急性阑尾炎
D. 食管梗阻
E. 弥漫性腹膜炎

6. 代谢性酸中毒最突出的症状是
   A. 面色潮红
   B. 神志改变
   C. 呼吸深快
   D. 肌张力减退
   E. 腱反射消失

7. 酸血症的诊断标准为pH小于
   A. 7.05
   B. 7.15
   C. 7.25
   D. 7.35
   E. 7.45

8. 碱血症的诊断标准为pH大于
   A. 7.05
   B. 7.15
   C. 7.25
   D. 7.35
   E. 7.45

9. 代谢性酸中毒的诊断标准为BE小于
   A. 0mEq/L
   B. –1mEq/L
   C. –2mEq/L
   D. –3mEq/L
   E. –4mEq/L

10. 代谢性碱中毒的诊断标准为BE大于
    A. 0mEq/L

B. 1mEq/L

C. 2mEq/L

D. 3mEq/L

E. 4mEq/L

11. 呼吸性酸中毒的诊断标准为动脉二氧化碳分压大于
   A. 30mmHg
   B. 35mmHg
   C. 40mmHg
   D. 45mmHg
   E. 50mmHg

12. 呼吸性碱中毒的诊断标准为动脉二氧化碳分压小于
   A. 30mmHg
   B. 35mmHg
   C. 40mmHg
   D. 45mmHg
   E. 50mmHg

13. 血液总缓冲作用中血红蛋白的作用占有多大比重
   A. 10%
   B. 20%
   C. 30%
   D. 40%
   E. 50%

14. 治疗呼吸性碱中毒的主要方法是
   A. 输注2%氯化钠溶液
   B. 输注1%氯化钠溶液
   C. 输注乳酸林格液
   D. 积极处理原发病
   E. 输注等渗氯化钠溶液

15. 如果血液碳酸氢盐和碳酸的值以同样倍数上升,动脉血的pH将
   A. 保持不变
   B. 略升高
   C. 明显升高
   D. 略下降
   E. 显著下降

16. 成人在麻醉期间出现代谢性酸中毒,通常是由于
   A. 麻醉药本身的影响
   B. 组织血液灌流量减少
   C. 过度通气
   D. 各种麻醉气体中均有酸根
   E. 血液中有过多的碳酸氢盐

17. 代谢性碱中毒时组织可利用的氧减少,是因为
   A. 氧不能经肺泡膜弥散
   B. 血流淤滞
   C. 血红蛋白减少
   D. 血红蛋白与氧结合力增加
   E. 氧离曲线右移

18. 急性呼吸性酸中毒的生理改变不包括
   A. 呼吸加快加强
   B. "颅内窃血"
   C. 血儿茶酚胺增加
   D. 心率加快
   E. 肾脏碳酸氢根重吸收增加

19. 下列易发生代谢性酸中毒,但可除外
   A. 休克
   B. 低氧血症
   C. 呕吐
   D. 呼吸衰竭
   E. 肾功能不全

20. 高碳酸血症引起的变化哪项不确切
   A. 心率增快
   B. 血压增高
   C. 心输出量增加
   D. 肾血流量增加
   E. 低氧血症

21. 机体调节酸碱平衡的主要方式为
   A. 缓冲、代偿、纠正
   B. 缓冲、代偿、排泄
   C. 缓冲、纠正、排泄
   D. 代偿、纠正、排泄
   E. 酸碱中和反应

22. 机体内的五个缓冲对哪项起的作用最大

A. 氧合血红蛋白酸-氧合血红蛋白根

B. 还原血红蛋白酸-还原血红蛋白根

C. 血浆蛋白酸-磷酸氢二钠

D. 磷酸二氢钠-磷酸氢二钠

E. 碳酸-碳酸氢钠

23. 在排除H^+过程中起较大作用的缓冲对为

A. 氧合血红蛋白酸-氧合血红蛋白根

B. 还原血红蛋白酸-还原血红蛋白根

C. 血浆蛋白酸-血浆蛋白根

D. 磷酸二氢钠-磷酸氢二钠

E. 碳酸-碳酸氢钠

24. 慢性呼吸衰竭的患者,经呼吸机治疗其$PaCO_2$很快恢复正常,临床可能发生下列哪种情况

A. 呼吸功能恢复正常

B. 血pH恢复正常

C. 出现代偿性酸中毒

D. 出现代偿性碱中毒

E. 出现呼吸性碱中毒

25. 代谢性酸中毒肺代偿一般起始于代谢性变化后的

A. 0.5~1小时

B. 1.5~2小时

C. 2.5~3小时

D. 3.5~4小时

E. 4.5~5小时

26. 代谢性酸中毒肾代偿一般起始于呼吸变化后的

A. 1天

B. 3天

C. 5天

D. 7天

E. 9天

27. 低钾血症时患者易出现

A. 代谢性酸中毒

B. 呼吸性酸中毒

C. 代谢性碱中毒

D. 呼吸性碱中毒

E. 呼吸性酸中毒合并代谢性碱中毒

28. 代谢性酸中毒时患者常伴有

A. 高钾血症

B. 高钠血症

C. 高钙血症

D. 高镁血症

E. 高血锌

29. 血氯降低时患者往往存在

A. 代谢性酸中毒

B. 呼吸性酸中毒

C. 代谢性碱中毒

D. 呼吸性碱中毒

E. 呼吸性酸中毒合并代谢性碱中毒

30. 高氯血症患者往往存在

A. 代谢性酸中毒

B. 呼吸性酸中毒

C. 代谢性碱中毒

D. 呼吸性碱中毒

E. 呼吸性酸中毒合并代谢性碱中毒

31. 人体生命能耐受的pH值为

A. 7.0~8.0

B. 6.0~7.5

C. 6.8~7.8

D. 6.4~7.4

E. 6.2~7.6

32. 代谢性酸中毒时

A. pH低,$PaCO_2$高,BE和HCO_3^-低

B. pH低,$PaCO_2$低,BE和HCO_3^-低

C. pH高,$PaCO_2$高,BE和HCO_3^-高

D. pH高,$PaCO_2$高,BE和HCO_3^-高

E. pH低,$PaCO_2$高,BE和HCO_3^-高

33. 呼吸衰竭时最常发生的酸碱平衡紊乱是

A. 代谢性酸中毒

B. 呼吸性酸中毒

C. 代谢性碱中毒

D. 呼吸性碱中毒

E. 混合性酸碱紊乱

34. 慢性肾功能不全患者快速静脉输入碳酸氢钠

可能引起

A. 通气不足

B. 肝功能衰竭

C. 抽搐

D. 完全性房室传导阻滞

E. 溶血

35. 下述关于酸与碱的概念,何者是**错误的**

A. 阳离子是碱,阴离子是酸

B. H^+离解的多少反映酸性的强弱

C. 与H^+结合愈牢固者,其碱性愈强

D. 能接受H^+的物质为碱

E. 血浆中的阴离子多是碱

36. 下列说法哪项**不正确**

A. 肾脏可以直接排出H^+

B. 肾脏可以通过排出或保留HCO_3^-而调节pH

C. 肺可以排出CO_2,但对血H^+无影响

D. 呼吸调节可使$PaCO_2$维持在36~44mmHg

E. 肾脏一般每天可以排出H^+50~100mmHg

37. 麻醉中因CO_2吸收不全导致的高碳酸血症**不会**发生以下哪项变化

A. 心率增快

B. 血压增高

C. 心输血量增加

D. 肺血流量减少

E. 低氧血症

38. 关于低CO_2血症下列哪项**不正确**

A. 在临床麻醉中比较常见

B. 可影响氧合血红蛋白的解离

C. 可引起低钾血症

D. 可降低颅内压

E. 可使脑血管收缩,但不引起脑缺氧

【A_2型题】

39. 某慢性肾功能不全患者因上腹部不适呕吐急诊入院。血气分析和电解质检查结果如下: pH7.39, $PaCO_2$43.8mmHg, $HCO_3$26.3mEq/L, BE2, Na^+142mEq/L, K^+3.5mEq/L, Cl^-96.5mEq/L,诊断为

A. 急性呼酸

B. 慢性呼酸

C. 呼酸+代碱

D. 代谢性酸中毒

E. 代谢性酸中毒+代碱

40. 血气分析: pH 7.31, $PaCO_2$ 30mmHg, BE −10mmol/L,诊断为

A. 急性呼吸性酸中毒

B. 慢性呼吸性酸中毒

C. 呼吸性酸中毒+代谢性碱中毒

D. 代谢性酸中毒

E. 代谢性酸中毒+呼吸性碱中毒

41. 麻醉中血气分析发现pH 7.11, $PaCO_2$ 90mmHg, BE 2mmol/L,下列哪项处理是**错误的**

A. 增加吸入氧浓度

B. 更换钠石灰

C. 给予碳酸氢钠

D. 增加呼吸频率

E. 增加潮气量

42. 血气分析: pH 7.22, $PaCO_2$ 54mmHg, BE −6mmol/L,诊断为

A. 呼吸性酸中毒+代谢性酸中毒

B. 呼吸性酸中毒

C. 呼吸性酸中毒+代谢性碱中毒

D. 代谢性酸中毒

E. 代谢性酸中毒+代谢性碱中毒

43. 全麻中发现pH 7.11, $PaCO_2$ 90mmHg, BE 2mmol/L,下列哪项处理是**错误的**

A. 增加吸入氧浓度

B. 更换麻醉机的钠石灰

C. 给予适量的碳酸氢钠

D. 增加呼吸频率

E. 增加潮气量

44. 一位肠梗阻患者发病4天入院,血压75/52mmHg,心率116次/分,血钠130mmol/L,血钾4.5mmol/L, CO_2CP 14mmol/L,其治疗程序应首先

A. 纠正酸中毒

B. 补钾

C. 急诊手术

D. 含钠等渗或高渗液补充血容量

E. 输全血

45. 一心肺复苏患者,体重60kg,血气分析结果为BE –15mmol/L, pH 7.1,首次补充碱酸氢钠量应为

    A. 800mmoL

    B. 120mmoL

    C. 180mmoL

    D. 200mmoL

    E. 240mmoL

46. 一肺心病患者血气分析结果pH 7.35、$PaCO_2$ 73mmHg、BE –6mmol/L, PaO_2 49mmHg。改善患者缺氧及酸中毒的方法应为

    A. 经鼻导管吸氧

    B. 经面罩吸氧

    C. 给予碱酸氢钠

    D. 机械通气

    E. 观察患者

【A₃型题】

问题47~49

患者男性,35岁。因慢性胆囊炎、胆囊结石行经腹腔镜胆囊切除术。术中以1.5%的异氟烷维持麻醉,小剂量芬太尼辅助,机械通气。手术进行1小时后患者的血压升高、心率增快,将异氟烷的浓度升至2%,效果不佳,考虑患者可能出现了CO_2蓄积。

47. 本病例确定CO_2蓄积的最简便有效的方法为

    A. 观察钠石灰的颜色

    B. 患者的临床表现

    C. 测定呼气末CO_2分压

    D. 行动脉血气分析

    E. 测定分钟通气量

48. 正确的处理方法为

    A. 给予β-阻滞剂以降低心率

    B. 给予血管扩张剂以降低血压

    C. 加深麻醉以降低血压和心率

    D. 增加分钟通气量

    E. 不需要处理,等待手术后自然恢复

49. 下列哪项**不可能**是本患者CO_2蓄积的原因

    A. 钠石灰失效

    B. CO_2经腹膜吸收

    C. 腹内压升高致使呼吸总顺应性下降

    D. 芬太尼抑制呼吸中枢

    E. 呼吸机故障

【A₄型题】

问题50~53

男性患者65岁,术后第五天出现呼吸深快,面色潮红。测体温38.9 ℃,血压90/60mmHg,心率110,腹腔引流物明显增多,血气分析pH 7.28, $PaCO_2$28mmHg, BE-9mmol/L。

50. 该患者酸碱失衡诊断最可能是

    A. 呼吸性酸中毒合并代谢性酸中毒

    B. 代谢性酸中毒伴代偿性低CO_2血症

    C. 呼吸性碱中毒并代谢性酸中毒

    D. 代谢性碱中毒并呼吸性碱中毒

    E. 呼吸性酸中毒合并代谢性碱中毒

51. 此患者还应做的指标监测可以暂时**除外**

    A. ECG

    B. 血清电解质

    C. 血腹水

    D. 肺动脉压

    E. 中心静脉压

52. 该患者最合适的紧急处理应

    A. 5%碳酸氢钠

    B. 补充血容量

    C. 升压药

    D. 补钾

    E. 输血

53. 治疗过程中,如发生心律失常,T波低平,最可能的原因是

    A. 呼吸性碱中毒

    B. 代谢性碱中毒

    C. 高钾血症

    D. 高钠血症

    E. 低钾血症

【B₁型题】

问题54~55

A. [HCO_3^-]相对增多

B. [HCO_3^-]相对减少

C. [H_2CO_3]相对增多

D. [H_2CO_3]相对减少

E. [HCO_3^-]、[H_2CO_3]均无变化

54. 代谢性酸中毒时

55. 代谢性碱中毒时

问题56~58

A. 碳酸-碳酸氢钠缓冲对

B. 磷酸二氢钠-磷酸氢二钠缓冲对

C. 血浆蛋白缓冲对

D. 还原血红蛋白缓冲对

E. 氧合血红蛋白缓冲对

56. 在肾脏超滤液中,在排出H^+过程中作用较大

57. 又称开放性缓冲对,在缓冲对中其作用最强

58. 对呼吸性酸碱平衡失常较有价值

【C型题】

A. $PaCO_2$

B. HCO_3^-

C. 二者均有

D. 二者均无

59. 反映代谢性酸碱失衡的重要指标

60. 反映呼吸性酸碱失衡的重要指标

A. 乏力、腱反射减弱甚至软瘫、呼吸肌麻痹

B. ECG显示QT间期延长

C. 两者均有

D. 两者均无

61. 重症肌无力

62. 低钾血症

63. 高钾血症

64. 高镁血症

65. 低钙血症

A. BE下降

B. $PaCO_2$升高

C. 两者均有

D. 两者均无

66. 急性呼吸性酸中毒

67. 慢性呼吸性酸中毒

68. 代谢性碱中毒

69. 代谢性酸中毒

70. 代谢性酸中毒肺代偿

【X型题】

71. 治疗高碳酸血症时,如果$PaCO_2$下降过快可发生CO_2排出综合征,其表现包括

A. 血压下降

B. 心动过缓

C. 心律失常

D. 低氧血症

E. 面色潮红

72. 机体新陈代谢产生的酸性物质包括

A. 呼吸酸和代谢酸

B. 挥发性酸和非挥发性酸

C. H_2CO_3和乳酸

D. 磷酸和硫酸

E. 草酸和氯酸

73. 关于酸碱平衡的代偿机制以下哪些是正确的

A. 肺为快速机制,肾和肝为慢速机制

B. 快速机制起效快消退快,慢速机制起效慢消退也慢

C. 由于两种机制存在时间差,纠治时易致发生"矫枉过正"

D. 复合型酸碱平衡失常多由于代偿机制过度活跃所致

E. 同时出现酸中毒和碱中毒称为复合型酸碱紊乱

74. 治疗酸碱紊乱时以下哪些概念是正确的

A. 纠治代谢性碱中毒时应特别注意K^+、Cl^-

B. 对病情严重的代谢性酸中毒应及时、快速补足碱性药物

C. 代谢性酸中毒时血K^+增高,但体内仍可能缺钾

D. 慢性呼吸性酸中毒治疗中应注意补充Cl^-和K^+

E. 呼吸性碱中毒的治疗除控制通气外,能原发病治疗为主

75. 麻醉期间高碳酸血症有以下哪些特点
    A. 肾脏代偿不及，pH一般随$PaCO_2$升高而下降
    B. 可导致脑血管显著扩张
    C. 当脑组织有损害时，$PaCO_2$升高可致"窃血综合征"
    D. 骨骼肌和肺血管收缩，可导致或加重肺动脉高压
    E. 兴奋呼吸的作用常不能显示

76. 发生CO_2排出综合征的原因有
    A. $PaCO_2$升高时的应激反应突然消失
    B. 骨骼肌等血管扩张
    C. 冠状血管收缩而致心脏供血不足
    D. 过度通气时胸内压增高
    E. 脑血管舒张而导致颅内压增高

77. 下列说法哪些正确
    A. 细胞外液$[H^+]$增高引起高钾血症
    B. 细胞外液$[Cl^-]$减少引起碱血症
    C. 细胞外液$[K^+]$增高引起酸中毒和"反常性尿碱症"
    D. 细胞外液$[K^+]$减少引起碱中毒和"反常性尿酸症"
    E. 细胞外液$[K^+]$减少引起酸中毒

78. 代谢性酸中毒治疗原则有
    A. 消除病因
    B. $[HCO_3^-]>16\sim18mmol/L$时不必补碱
    C. $[HCO_3^-]<10mmol/L$时立即补碱

D. 不宜过速使血$[HCO_3^-]$超过$14\sim16mmol/L$
E. 宜快速使血$[HCO_3^-]$超过$14\sim16mmol/L$

79. 有关代谢性碱中毒正确的有
    A. 各种原因引起$[HCO_3^-]$增多
    B. 呼吸代偿的反应表现为呼吸变浅变慢
    C. 肾小管上皮细胞中碳酸酐酶和谷氨酰酶活性均降低
    D. 氧合血红蛋白解离曲线左移，组织易缺氧
    E. 氧合血红蛋白解离曲线右移，组织易缺氧

80. 以下说法正确的有
    A. 肾代偿的极限是$[HCO_3^-]\leq40mmol/L$或$BE\leq15mmol/L$
    B. 肺代偿的极限是$PaCO_2$至$15\sim20mmHg$
    C. 当呼酸时如$BE>15mmol/L$，则应考虑为复合性酸碱失衡
    D. 阴离子隙RA正常值为$12mmol/L$，如$>15mmol/L$为代酸
    E. 单纯性代酸时RA升高值应等于$[HCO_3^-]$的降低值

81. pH 7.52，$PaCO_2$ 70mmHg，BE −15mmol/L
    A. 碱血症
    B. 代谢性酸中毒
    C. 呼吸性酸中毒
    D. 代谢性碱中毒
    E. 呼吸性碱中毒

答　案

【A_1型题】

1. E	2. D	3. B	4. E	5. E	6. C	7. D	8. E	9. D	10. D
11. D	12. B	13. E	14. D	15. A	16. B	17. D	18. E	19. C	20. D
21. A	22. E	23. D	24. D	25. A	26. A	27. C	28. A	29. C	30. A
31. C	32. B	33. E	34. C	35. A	36. C	37. D	38. E		

【A_2型题】

39. E	40. D	41. C	42. A	43. C	44. D	45. B	46. D

【A_3型题】

47. C	48. D	49. D

【A_4型题】

50. B	51. D	52. A	53. E

【B₁型题】

54. B   55. A   56. B   57. A   58. C

【C型题】

59. B   60. A   61. A   62. C   63. D   64. C   65. D   66. B   67. B   68. D

69. A   70. A

【X型题】

71. ABC   72. ABC   73. BC   74. ACDE   75. ABCDE   76. ABCD

77. ABCD   78. ABCD   79. ABCD   80. ABCDE   81. ABC

（刘菊英　范志毅）

第16章

体液的渗透平衡与失常

【A₁型题】

1. 产生渗透现象和渗透压的必备条件
   A. 分子和溶液
   B. 溶液和细胞液
   C. 蛋白分子和毛细血管
   D. 溶液和半透膜
   E. 半透膜和蛋白分子

2. 与溶液的渗透压相关的因素为溶质的
   A. 分子量
   B. 重量
   C. 分子数
   D. 分子形状
   E. 原子价

3. 常用的血浆渗透克分子浓度单位为
   A. mOsm/L
   B. mOsm/kg
   C. mOsm
   D. Osmole
   E. mmole/L

4. 细胞内液（ICF）的主要渗透离子为
   A. 钠离子
   B. 钾离子
   C. 钙离子
   D. 镁离子
   E. 氯离子

5. 细胞外液（ECF）的主要渗透离子为
   A. 钠离子
   B. 钾离子
   C. 钙离子
   D. 镁离子

E. 氯离子

6. 血液和组织间液之间的有效渗透分子为
   A. 葡萄糖
   B. 尿素
   C. CO_2
   D. Na^+
   E. 蛋白质

7. 正常生理条件下影响血管内外水分布的因素主要为
   A. 组织间隙静水压、血浆胶体渗透压
   B. 毛细血管静水压、组织间隙胶体渗透压
   C. 毛细血管静水压、组织间隙静水压
   D. 组织间隙静水压、组织间隙胶体渗透压
   E. 血液胶体渗透压、组织间隙胶体渗透压

8. 临床计算渗透浓度的条件应为
   A. Na^+、BUN、血糖
   B. K^+、Na^+、Cl^-
   C. Na^+、K^+、Ca^{2+}
   D. BUN、血糖、HCO_3^-
   E. Na^+、Cl^-、血糖

9. 如果以某一离子浓度估算渗透浓度,则以下哪一离子较适用
   A. 钾离子
   B. 钠离子
   C. 氯离子
   D. 钙离子
   E. 镁离子

10. 以下哪一项为高渗溶液
    A. 5%葡萄糖
    B. 0.9%氯化钠

C. 1.68%尿素

D. 5%碳酸氢钠

E. 乳酸钠林格液

11. 血浆渗透分子浓度（Posm）的正常范围为

A. 260~275mOsm/kg

B. 275~290mOsm/kg

C. 290~305mOsm/kg

D. 305~320mOsm/kg

E. 320~335mOsm/kg

12. 低渗状态一般与以下哪项相关

A. 低钾血症

B. 低钠血症

C. 低氯血症

D. 低血糖

E. 低钙血症

13. 血管内保留水分的主要因素为

A. 血浆胶体渗透压

B. 毛细血管静水压

C. 血浆离子浓度

D. 组织间液静水压

E. 组织间液胶体渗透压

14. 生理条件下Posm降低后机体的反应为

A. ADH分泌降低

B. TSH分泌降低

C. ACTH分泌降低

D. OXT分泌降低

E. FSH降低

15. 低渗状态的主要临床症状为

A. 消化系统症状

B. 呼吸系统症状

C. 循环系统症状

D. 泌尿系统症状

E. 中枢神经系统症状

16. 高钠血症症状的严重程度取决于

A. 有效Posm值、脑细胞脱水程度

B. 有效Posm值、脑细胞脱水速度

C. 脑细胞脱水程度、脑细胞脱水速度

D. 是否合并脑出血

E. Posm升高的程度、Posm升高的速度

17. 临床常见的高渗透状态为

A. 高钠血症、高钙血症

B. 高血糖、高钙血症

C. 高钠血症、高氯血症

D. 高血糖、高氯血症

E. 高钠血症、高血糖

18. 高血糖症、酮症酸中毒患者在纠正血糖和酸中毒后易出现

A. 低钠血症

B. 高钠血症

C. 低钾血症

D. 高钾血症

E. 高钙血症

19. 保持人体内环境稳定需要下列哪些条件

A. 保持体液的容量

B. 保持体液的渗透压

C. 保持氢离子浓度

D. 保持钠离子浓度

E. 以上全部

20. 依据Starling定律，毛细血管的净滤出量的公式：$V=Kf(Pcap-\pi p)$，Pcap和πp分别代表

A. 毛细血管静水压和血浆胶体渗透压

B. 毛细血管静水压和组织间液静水压

C. 毛细血管静水压和组织间液胶体渗透压

D. 组织间液静水压和血浆胶体渗透压

E. 组织间液胶体渗透压和血浆胶体渗透压

21. 血浆渗透克分子浓度（Posm）的主要决定因素是

A. Na^+

B. K^+

C. H^+

D. Ca^{2+}

E. Mg^{2+}

22. 临床治疗体液低渗透状态的首要目标是使血浆Na^+大于

A. 110mmol/L

B. 120mmol/L

C. 135mmol/L

D. 140mmol/L

E. 145mmol/L

23. 纠正高血糖症并发代谢性酸中毒时, pH低于多少才用碱性药

A. 7.10

B. 7.15

C. 7.20

D. 7.25

E. 7.30

24. 在纠正酮症酸中毒时, 血浆K^+低于多少就应该补K^+

A. 3.5mmol/L

B. 4.0mmol/L

C. 4.5mmol/L

D. 5.0mmol/L

E. 5.5mmol/L

25. 高渗性缺水的治疗一般用

A. 单用等渗盐水

B. 等渗盐水和氯化钾

C. 5%葡萄糖溶液

D. 5%葡萄糖盐水

E. 复方氯化钠溶液

26. 急性腹膜炎合并麻痹性肠梗阻所致的缺水为

A. 高渗透缺水

B. 低渗透缺水

C. 等渗性缺水

D. 原发性缺水

E. 继发性缺水

27. 等渗性缺水输入大量等渗盐水, 会出现

A. 高钾

B. 高氯性酸中毒

C. 低氯性酸中毒

D. 低钾性碱中毒

E. 血钠过高

28. 重度低渗性缺水已有休克, 抢救时一般先输给

A. 5%葡萄糖水200~300ml

B. 0.45%氯化钠溶液200~300ml

C. 10%葡萄糖水200~300ml

D. 5%高渗盐水200~300ml

E. 0.9%氯化钠溶液200~300ml

29. 低渗脱水的体液容量改变为

A. 细胞内、外液按比例减少

B. 细胞内液显著减少, 细胞外液正常

C. 细胞外液显著减少, 细胞内液轻度减少

D. 细胞内液显著减少, 细胞外液轻度减少

E. 细胞外液减少, 细胞内液正常

30. 等渗液体急剧丧失会导致

A. 细胞内、外液按比例减少

B. 以细胞内液减少为主

C. 细胞外液容量快速减少, 最后引起细胞内液减少

D. 仅限于细胞外液减少

E. 以上均不正确

31. 测定血浆渗透压时, 哪一种抗凝剂最好

A. 肝素

B. 草酸钾

C. 双草酸盐

D. EDTA-2Na

E. 枸橼酸盐(枸橼酸盐)

32. 有关正常人血液、血清和血浆的胶体渗透压是

A. 全血>血浆

B. 全血=血浆

C. 血浆<全血

D. 血浆=血清

E. 血浆>全血

33. 在血浆胶体渗透压中, 下列哪项起主要作用

A. 纤维蛋白质

B. 白蛋白

C. 球蛋白

D. 组胺

E. 葡萄糖

34. 按下列哪种公式计算阴离子间隙是正确的
    A. $Na^+ 142-(Cl^{-1} 103 + K^+ 4)$
    B. $Na^+ 142-(Cl^{-1} 103 + HCO_3^{-1} 27)$
    C. $Na^+ 142-(Cl^{-1} 103 + PaCO_2 55)$
    D. $Na^+ 142-(Cl^{-1} 103 + Ca^{2+} 5)$
    E. $Na^+ 142-(Cl^{-1} 103 + Mg^{2+} 2)$

35. 急性酒精中毒患者血清乙醇含量与渗透压及临床表现的关系,哪项正确
    A. 血清乙醇含量<1g/L,渗透压<330mOsm/kgH₂O,无神志恍惚的症状
    B. 血清乙醇含量达2g/L,渗透压可达360mOsm/kgH₂O,产生神志恍惚
    C. 血清乙醇含量达3g/L,渗透压可达400mOsm/kgH₂O,患者有严重昏迷
    D. 血清乙醇含量5g>/L,渗透压将>450mOsm/kgH₂O,可立即致患者死亡
    E. 以上全对

36. 下列哪项**不是**产生晶体渗透压的分子或离子
    A. Na^+
    B. K^+
    C. 尿素
    D. 葡萄糖
    E. 白蛋白

37. 下列高钠血症的原因哪项是**错误的**
    A. 不显性失水
    B. 渗透性利尿
    C. 库欣(Cushing)综合征
    D. ADH分泌失当综合征
    E. 原发性醛固酮增多症

38. 有关等渗和等张溶液,以下叙述哪项是**错误的**
    A. 凡输入的溶液与细胞内液间不存在渗透梯度的,是等张溶液
    B. 凡输入溶液的渗透浓度低于细胞内液的,是低张溶液
    C. 凡输入溶液的渗透浓度高于细胞内液的,是高张溶液
    D. 等张溶液也都是等渗溶液
    E. 等渗溶液也都是等张溶液

39. 下列哪项心电图改变估计**不是**高钾血症的改变
    A. T波高尖
    B. QRS波延长
    C. PR间期延长
    D. U波出现
    E. QT间期延长

40. 等渗性缺水的补液原则,哪项**错误**
    A. 先给含钠液体
    B. 可给高渗氯化钠溶液
    C. 可给平衡盐溶液
    D. 可给等渗氯化钠溶液
    E. 必须先补足血容量

41. 低渗性缺水的症状,下列哪项**错误**
    A. 疲乏、头晕
    B. 手足麻木
    C. 血压下降
    D. 直立性晕倒
    E. 常有口渴

42. 下列哪一种溶液是等渗溶液
    A. 5%盐溶液
    B. 乳酸钠林格液
    C. 5%葡萄糖溶液
    D. 5%碳酸氢钠溶液
    E. 冰冻血浆

43. 有关血浆增容剂(均为6%浓度)的胶体渗透压哪项是**错误的**
    A. Dextran40能产生125.0cmH₂O胶体渗透压
    B. Dextran70能产生108.1cmH₂O胶体渗透压
    C. Hes40能产生77.6cmH₂O胶体渗透压
    D. Hes40能产生58.5cmH₂O胶体渗透压
    E. Pls能产生23.2cmH₂O的胶体渗透压

44. 下列哪种情况下阴离子间隙增加
    A. 水杨酸中毒
    B. 乳酸中毒
    C. 尿毒症
    D. 腹泻
    E. 糖尿病酸中毒

45. 临床上计算渗透浓度（Posm）的简易公式是
    A. Posm=17.5[Na$^+$] + BUN（mg/dl）/2.8 + [Cl$^-$]
    B. Posm=17.5[Na$^+$] + BUN（mg/dl）/2.8 + 血糖（mg/dl）/18
    C. Posm=17.5[Na$^+$] + 白蛋白（g/dl） + 血糖（mg/dl）/18
    D. Posm=17.5[Na$^+$] + BUN（mg/dl）/1.8 + 血糖（mg/dl）/28
    E. Posm=17.5[Na$^+$] + 白蛋白（g/dl） + [k$^+$]

【A₃型题】

问题46~50
患者60岁，男性。因左下肢坏疽拟行截肢术。入院后昏迷，呼出气有"烂苹果"味。

46. 昏迷的原因可能为
    A. 脑出血
    B. 高钠血症
    C. 低血糖血症
    D. 脑栓塞
    E. 高血糖血症

47. 病史中最可能有
    A. 高血压
    B. 冠心病
    C. 糖尿病
    D. 慢性肾炎
    E. 风湿性心脏病

48. 下列哪项检查最有助于确诊
    A. 血气分析、血电解质
    B. 血糖、酮体、尿糖
    C. 血尿常规
    D. 脑部CT、心电图
    E. 脑电图、心电图

49. 比较合适的治疗措施应为
    A. 神经外科手术
    B. 给予碳酸氢钠
    C. 给予10%葡萄糖
    D. 给予胰岛素、碳酸氢钠及氯化钠
    E. 不做处理而行截肢术

50. 麻醉应严密观察的项目为

    A. 心电图
    B. 神志状态
    C. 尿糖、尿酮
    D. 血糖、血电解质及血pH
    E. 尿钠

【B₁型题】

问题51~53
    A. 低渗性脱水
    B. 等渗性脱水
    C. 高渗性脱水
    D. 高钾血症
    E. 低钾血症

51. 急性肠梗阻，大量呕吐，脉搏细数，血压下降
52. 长期禁食，每日静滴葡萄糖水会造成
53. 长期禁食，每日静滴葡萄糖盐水，四肢软瘫、腹胀为

问题54~59
    A. 有效渗透分子
    B. 无效渗透分子
    C. 晶体渗透压
    D. 胶体渗透压
    E. 总渗透压

54. 对细胞膜而言，Na$^+$、葡萄糖是
55. 对细胞膜而言，尿素是
56. 对微血管壁而言，Na$^+$和葡萄糖是
57. 对微血管壁而言，血浆蛋白质是
58. 血浆中无机离子和不离解的溶质所产生的渗透压的总和为
59. 血浆中分子量大于30 000的大分子如白蛋白所提供的渗透压为

问题60~63
    A. 容积渗透克分子浓度
    B. 重量渗透克分子浓度
    C. 克分子浓度
    D. 毫克分子浓度
    E. 百分比浓度

60. 每千克纯水中的含渗透克分子数
61. 每升血浆中所含的渗透克分子数
62. 临床上11.2%乳酸钠的浓度为
63. 0.9%氯化钠又称生理盐水，其浓度为

问题64~68

A. 低张溶液
B. 等张溶液
C. 高张溶液
D. 低渗溶液
E. 高渗溶液

64. 输入的溶液与细胞内液（ICF）间不存在渗透梯度，细胞容积和形状都不可发生改变者为

65. 输入的溶液与ICF间存在渗透梯度并低于细胞内液，使水向细胞内转移，从而使细胞肿胀者为

66. 渗透梯度高于ICF，使细胞内水分向外转移从而使细胞容积收缩者为

67. 临床上常用的0.9%氯化钠溶液和5%葡萄糖溶液为

68. 临床上常用的5%碳酸氢钠和11.2%的乳酸钠为

【C型题】

A. CNS症状
B. Posm升高
C. 二者均有
D. 二者均无

69. 高血糖症

70. 低钠血症

71. 高钠血症

72. 低血糖症

73. 低钾血症

A. 血糖升高
B. 血钠降低
C. 两者均有
D. 两者均无

74. 低渗透状态

75. 高渗透状态

76. 高血糖症

A. 溶液
B. 半透膜
C. 两者均有
D. 两者均无

77. 产生渗透现象和渗透压必备的条件是

78. 产生渗透现象必备的条件之一是溶剂中必须有溶质存在而构成

79. 只能通过溶剂而不能通过溶质或只能通过小分子而不能通过大分子称

A. 等张溶液
B. 等渗溶液
C. 两者均是
D. 两者均不是

80. 临床上常用的0.9%的氯化钠和5%葡萄糖溶液属于

81. 临床使用的1.68%的尿素溶液属于

82. 10%葡萄糖溶液属于

83. 5%NaHCO$_3$液属于

A. 高钠血症
B. 高糖血症
C. 两者皆有
D. 两者皆无

84. 烧伤患者易发生

85. 渗透性利尿患者容易产生

86. 库欣综合征时易引起

87. 糖尿病未得到良好控制多发生

88. 应用苯妥英钠或氯甲苄噻时易导致

89. 长期应用抗高血压药物易引起

【X型题】

90. 引起低渗状态的因素包括
A. 有效循环血量减少
B. 袢利尿药的应用
C. 肾衰竭
D. 肾上腺皮质功能不全
E. 抗利尿激素的作用

91. 溶液的渗透压，以下叙述哪几项正确
A. 水分子单方向转移的静水压就是该溶液的渗透压
B. 与单位容积溶剂中所含溶质分子的大小成正比
C. 与单位容积溶剂中所含溶质分子的重量成正比
D. 与单位容积溶剂中所含溶质分子颗粒的多少成正比
E. 与单位容积溶剂中所含溶质分子的原子价成正比

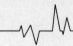

92. 高渗性脱水时可出现下列哪些症状和检查结果
   A. 口渴
   B. 抽搐发作
   C. 周身明显无力
   D. 严重心力衰竭
   E. 尿比重下降

93. 有关血浆渗透压的叙述,哪几项正确
   A. 晶体渗透压是小分子颗粒所产生渗透压的总和
   B. 胶体渗透压是大于30000的大分子所产生的渗透压的总和
   C. 血浆胶体渗透压等于25mmHg
   D. 晶体渗透压等于5373mmHg
   E. 晶体渗透压在保留血管内水方面起作用大

94. 等渗和低渗性缺水的共有症状有
   A. 血压下降
   B. 脉搏细速
   C. 肌肉抽痛

   D. 软弱无力、恶心呕吐
   E. 口渴明显

95. 关于血浆与尿的渗透性,下列哪些正确
   A. 血浆白蛋白在70g/L时,血浆渗透压为300mOsm/kg
   B. 正常人的尿渗透浓度波动范围在360~1400mOsm/kg
   C. 血浆胶体渗透压40%来自白蛋白
   D. 正常人的尿呈碱性和高渗
   E. 如尿渗透压<300mOsm/kg,则可能是中枢性尿崩或肾性尿崩症

96. 下面哪些属于胶体液
   A. 5%葡萄糖液
   B. 130/0.4羟乙基淀粉氯化钠液
   C. 200/0.5羟乙基淀粉氯化钠液
   D. 4%琥珀明胶液
   E. 醋酸钠林格液

答　案

【A₁型题】

1. D	2. C	3. B	4. B	5. A	6. E	7. E	8. A	9. B	10. D
11. B	12. B	13. A	14. A	15. E	16. C	17. E	18. C	19. E	20. A
21. A	22. B	23. B	24. D	25. C	26. C	27. B	28. D	29. C	30. C
31. A	32. E	33. B	34. B	35. E	36. E	37. D	38. E	39. D	40. B
41. E	42. B	43. E	44. D	45. B					

【A₃型题】

46. E	47. C	48. B	49. D	50. D

【B₁型题】

51. B	52. A	53. E	54. A	55. B	56. B	57. A	58. C	59. D	60. B
61. A	62. C	63. E	64. B	65. A	66. C	67. B	68. E		

【C型题】

69. C	70. A	71. C	72. A	73. D	74. B	75. A	76. C	77. C	78. A
79. B	80. C	81. B	82. D	83. D	84. A	85. A	86. A	87. B	88. B
89. D									

【X型题】

90. ABCDE　　91. AD　　92. ABCD　　93. ABCD　　94. ABCD　　95. ABE
96. BCD

（刘菊英　夏　瑞）

第17章

临床药理学基本原理

【A₁型题】

1. 关于药代学的房室概念,下列哪项叙述正确
   A. 中央室由循环系统中的血液构成
   B. 转运速率和分布相仿的部位可合成同一房室
   C. 吸收、分布和消除是三个独立的过程
   D. 脑组织和脂肪只能归入同一房室
   E. 房室概念与解剖学和生理学概念一致

2. 药效动力学主要研究
   A. 机体对药物的作用
   B. 药物的转运
   C. 药物的时量关系
   D. 药物对机体的作用
   E. 药物作用的结果

3. 药物跨过细胞膜的运动称为药物的转运,下列哪种叙述正确
   A. 主动转运分为简单扩散和滤过
   B. 主动转运不耗能,也没有饱和限速
   C. 被动转运耗能且有饱和现象
   D. 药物的转运以主动转运为主
   E. 药物的转运以被动转运为主

4. 一个弱碱性药物(pKa=9.4)在血浆pH为7.4时,该药的非解离部分可能是
   A. 99%
   B. 90%
   C. 10%
   D. 1%
   E. 0.1%

5. 关于药代学的速率过程,下列哪一项叙述正确
   A. 一级动力学过程是指随时间延长药物的剂量成指数衰减
   B. 零级动力学过程是指随时间延长药物的剂量成指数衰减
   C. 一级动力学过程药物转运或消除的半衰期与体内的量有关
   D. 零级动力学过程药物转运或消除的半衰期与体内的量无关
   E. 一级动力学药物转运或消除的半衰期与体内药量成反比

6. 下述5种药物都是以非解离形式被动转运吸收的,其吸收程度取决于被动转运情况。根据下列解离常数(pKa)判断,在小肠中吸收最好的药物是
   A. 水杨酸pKa=3.0
   B. 阿司匹林pKa=3.5
   C. 磺胺嘧啶pKa=6.5
   D. 苯巴比妥pKa=7.9
   E. 麻黄碱pKa=9.4

7. 药物首关效应是指
   A. 药物口服后在肌肉内受酶的作用发生变化
   B. 药物口服后通过尿液部分排泄
   C. 药物口服后通过粪便排泄
   D. 药物口服后在肠黏膜和肝脏产生生物转化,进入体循环有效药量减少
   E. 药物通过胃肠道受消化液的影响

8. 静脉注射一种药物2g以后,立即测血药浓度为10μg/ml,其表观分布容积可能是
   A. 50ml
   B. 2000ml
   C. 5000ml
   D. 20000ml
   E. 200000ml

9. 关于全身清除率（systematic clearance）的概念，下列哪项叙述正确
   A. 机体在单位时间内清除药物的质量
   B. 机体在单位时间内将一定体积血浆中的药物全部清除
   C. 机体在单位时间内排出尿液中的药物量
   D. 机体在单位时间内将一定体积尿液中的药物全部清除
   E. E机体在单位时间内排出粪便中的药物量

10. 关于药物静脉输注时量相关半衰期（context-sensitive half-time）的概念，正确叙述是
    A. 机体药物消除一半所需要的时间
    B. 血浆药物浓度下降一半所需要的时间
    C. 静脉输注药物时，任一时间停止输注，血浆药物浓度下降一半所需要的时间
    D. 静脉输注维持血浆药物浓度恒定时间，任一时间停止输注，血浆浓度下降一半所需要的时间
    E. 单次给药后，血浆浓度下降一半所需要的时间

11. 单次注射给药后，约经过几个半衰期血药浓度降低97%左右，并可认为药物已基本消除
    A. 1个半衰期
    B. 2个半衰期
    C. 3个半衰期
    D. 4个半衰期
    E. 5个半衰期

12. 连续恒速经脉点滴给药经过几个半衰期可达到稳态血浆浓度的97%
    A. 5个半衰期
    B. 4个半衰期
    C. 3个半衰期
    D. 2个半衰期
    E. 1个半衰期

13. 计算辅助药物输注时，可接受的执行百分误范围最大应
    A. >40%
    B. <50%
    C. <60%
    D. <30%

E. >30%

14. 最大效能（maximum efficacy）的定义是指
    A. 产生一定药理效应所需要的剂量
    B. 药物引起的最大效应的能力
    C. 标准品和被检品之间等效剂量的比值
    D. 群体中的个体对药物的反应
    E. 药物引起的临床效应

15. 半数致死量（LD_{50}）与半数有效量（ED_{50}）的比值为
    A. 效价
    B. 效能
    C. 安全系数
    D. 恢复指数
    E. 治疗指数

16. 机体脏器和组织中含有某些非特异性酶参与药物的代谢，主要在
    A. 肝脏
    B. 肺脏
    C. 肾脏
    D. 胰腺
    E. 肌肉

17. 药物的肝肠循环可能产生下列何种作用
    A. 诱导肝药酶
    B. 缩短半衰期
    C. 延长半衰期
    D. 不影响药物作用
    E. 减少肝内药酶的负担

18. 药物的效应随着剂量的增加而增加，此关系称
    A. 药物的依赖性
    B. 药物的安全范围
    C. 药物的治疗指数
    D. 药物的量效关系
    E. 药物的构效关系

19. 药理作用强度取决于
    A. 药物在尿中的浓度
    B. 药物在体内停留的时间
    C. 药物在体内的残留量

D. 药物的血浆半衰期

E. 药物在效应部位的浓度

20. 下列药物治疗指数不同,哪种药物最安全
    A. $LD_{50}/ED_{50}=5$
    B. $LD_{50}/ED_{50}=20$
    C. $LD_{50}/ED_{50}=50$
    D. $LD_{50}/ED_{50}=100$
    E. $LD_{50}/ED_{50}>200$

21. 一个药物的消除半衰期为4小时,一次静脉注射400mg后12小时体内尚存
    A. 200mg
    B. 100mg
    C. 50mg
    D. 25mg
    E. 几乎没有药物残留

22. 药物的血浆半衰期$t_{1/2}$指的是
    A. 药物的生物利用度下降一半
    B. 药物的血浆浓度下降一半
    C. 药物的有效血浆浓度下降一半
    D. 药物的稳态血浓度下降一半
    E. 以上都对

23. 某药的$t_{1/2}$为10小时,按半衰期时间间隔给药,达到稳态血浆浓度的时间是
    A. 0.5天
    B. 1天
    C. 1.5天
    D. 2天
    E. 3天

24. 治疗指数正确的计算公式是
    A. $TI=LD_{50}/ED_{99}$
    B. $TI=LD_{50}/ED_{50}$
    C. $TI=LD_5/ED_{95}$
    D. $TI=LD_1/ED_{50}$
    E. $TI=LD_{50}/ED_{95}$

25. 有关Vd(表观分布容积)的叙述哪项**错误**
    A. 比体液的实际容积大得多或少得多
    B. Vd大提示组织摄取药物的量大,药物在组

织中分布广而多

C. Vd小提示药物从血浆进入周围组织的量少,血药浓度高

D. Vd取决于药物的理化性质、组织中的分配系数、与血浆或组织蛋白的结合率

E. Vd大,毒性较小,而治疗剂量就较大

26. 关于效价和效能的概念,下列哪项**错误**
    A. 效价和效能是两个不同的概念
    B. 相同药理效应的药物,它们的效价和效能相同
    C. 一般常以标准品和被检品之间等效剂量的比值来表示效价
    D. 效能是指药物所能引起的最大效应
    E. 不同的药物可能具有相同的效能

27. 有关药物的代谢和排泄,以下叙述哪项**不正确**
    A. 药物代谢大致包括氧化、还原、分解和结合四种方式
    B. 肾脏是药物代谢的主要排泄器官
    C. 结合作用使药物灭活,利于排泄
    D. 有些药物也可以由胆、肺、乳腺、汗腺排泄
    E. 所有药物都必须经过第一相和第二相两个代谢过程

28. 经血管外与静脉给药时的血药浓度比值称为
    A. 绝对生物利用度
    B. 相对生物利用度
    C. 生物利用度
    D. 表观分布容积
    E. 药剂当量

29. 体内药量与血药浓度之间相互关系的比例常数为
    A. 生物利用度
    B. 表观分布容积
    C. 相对生物利用度
    D. 绝对生物利用度
    E. 浓度-时间曲线下面积

30. 肾小球血管的膜孔孔径为70-100A,多大的分子可以自由通过
    A. 4万

B. 5万

C. 6万

D. 7万

E. 8万

31. MAC与麻醉效能的关系为

    A. MAC愈小,麻醉效能愈强

    B. MAC愈小,麻醉效能愈弱

    C. MAC与麻醉效能无明显关系

    D. MAC与组织溶解度无关

    E. MAC愈大,麻醉效能愈强

32. 第一关卡效应影响药物的

    A. 持续时间

    B. 作用强度

    C. 药物消除

    D. 肝内代谢

    E. 肾脏排泄

33. 舌下给药的特点是

    A. 经第一关卡影响药效

    B. 不经第一关卡效应,显效较快

    C. 脂溶性低的药物吸收快

    D. 给药量不受限制

    E. 以上都不是

34. 体内药物总量(D, mg),血浆浓度(C, mg/ml),表观分布容积(Vd, ml),下面表达哪项正确

    A. Vd=D/C

    B. Vd=C/D

    C. Vd=D×C

    D. Vd=D+C

    E. VD=D−C

【X型题】

35. 以下哪些是药物代谢的酶系

    A. 微粒体酶系

    B. 非微粒体酶系

    C. 呼吸道菌丛酶系

    D. 肠道菌丛酶系

    E. 泌尿道菌丛酶系

36. 有关药代动力学的房室理论,下列哪些是正确的叙述

    A. 房室是理论上的空间概念

    B. 理论上房室数可以是任意大的正整数

    C. 效应室是指药物作用的效应部位

    D. 效应室药物浓度以目前的技术是不可测定的

    E. 理论上,药物维持恒速输注最终各房室间药物浓度可以达到平衡状态

37. 药物在体内的分布受下列哪些因素的影响

    A. 药物本身的理化特性

    B. 组织脏器的血流量

    C. 药物与血浆蛋白的结合量

    D. 药物在脂肪组织的储积量

    E. 血-脑屏障、胎盘屏障等的作用

38. 以下哪些不是药物代谢的酶系

    A. 微粒体酶系

    B. 非微粒体酶系

    C. 呼吸道菌丛酶系

    D. 肠道菌丛酶系

    E. 泌尿道菌丛酶系

39. 了解药物的表观分布容积(Vd)参数有哪些理论和实用意义

    A. 可决定给药间隔

    B. 大体上可了解该药的分布特点

    C. 已知血药浓度可估算出药物剂量

    D. 了解该药与组织中生物大分子的结合程度

    E. 以上都正确

40. 药代动力学是研究

    A. 药物在体内的转运和转化规律

    B. 药物作用机制

    C. 量效关系

    D. 时量关系

    E. 以上都不是

41. 药物能过细胞膜的特殊转运包括以下哪几种方式

    A. 简单扩散(脂溶扩散)

    B. 滤过(瞳孔扩散)

    C. 膜泵转运(耗能载体转运)

D. 易化扩散（中介转运）

E. 胞饮和胞吐现象

42. 药物在体内的分布受以下哪些因素的影响

A. 药物本身的理化特性

B. 组织脏器的血流量

C. 药物与血浆蛋白的结合量

D. 药物在脂肪组织的储积量

E. 血-脑屏障、胎盘屏障的作用

43. 体内催化药物代谢的酶系主要包括

A. 微粒体酶系

B. 线粒体酶系

C. 非微粒体酶系

D. 非线粒体酶系

E. 肠道菌丛的酶系统

44. 受体具有下列特征

A. 有内源性配体

B. 与配体结合高选择性

C. 与配体结合高亲和性

D. 与配体结合不可逆性

E. 与配体结合饱和性

答　案

【A₁型题】

1. B	2. D	3. E	4. D	5. A	6. E	7. D	8. E	9. B	10. D
11. E	12. A	13. D	14. B	15. E	16. A	17. C	18. D	19. E	20. E
21. C	22. B	23. D	24. B	25. E	26. B	27. E	28. A	29. B	30. A
31. A	32. B	33. B	34. A						

【X型题】

35. ABD	36. ABCDE	37. ABCDE	38. CE	39. BCD	40. AD
41. CDE	42. ABCDE	43. ACE	44. ABCE		

（张马忠　王祥瑞　陈绍洋）

第18章

全身麻醉原理

【A₁型题】

1. 下述哪项符合Meyer-Overton法则
   A. 全麻药的油/气分配系数与MAC值乘积趋于一常数
   B. 全麻药的作用点应当是多个
   C. 脂溶性高的化合物不一定都是全麻药
   D. 脂溶性高与脂溶性低的全麻药合用可能产生拮抗作用
   E. 脂溶性低的化合物也可成为全麻药

2. 关于Meyer-Overton法则下述哪项是正确的
   A. 全麻药的效能不一定与其油/气分配系数相关
   B. 同时应用两种全麻药时产生协同作用
   C. 全麻状态的产生与溶解在膜脂质中的麻醉药分子数有关
   D. 全麻药的作用点不单纯在脂质
   E. 有些脂溶性高的化合物具有全麻及致惊厥双重作用

3. 全麻药作用的疏水部位下述何项表达最全面
   A. 脂质内部的疏水基质
   B. 基质与蛋白质之间的疏水界面
   C. 蛋白质表面叠曲形成的疏水腔孔
   D. 暴露于水相中蛋白质的疏水区
   E. 上述全部

4. 下述全麻假说哪项是正确的
   A. 膜流体假说认为,全麻药使流动性降低,脂质膜变"硬",通道不能变形开放
   B. 相转换假说认为,全麻药使脂质膜从"液"相变为"固"相,影响通道开放
   C. 侧向分离假说认为,全麻药使侧向分离界面接近蛋白质,通道无法开启

D. 质子泵假说认为,全麻药使膜内质子外漏增加,膜功能受抑制
   E. 上述均不正确

5. 全麻时吸入气中可接受的最低氧浓度为
   A. 21%
   B. 28%
   C. 33%
   D. 40%
   E. 45%

6. 关于抑制性突触后电位(IPSP),下述哪项正确
   A. 多由抑制性中间神经元发放的冲动产生
   B. Cl⁻通道开放可降低IPSP
   C. IPSP常由乙酰胆碱受体通道传递
   D. IPSP使神经元的兴奋性增加
   E. 神经元产生去极化性抑制

7. 下述神经递质中哪种对全身麻醉最重要
   A. 肾上腺素
   B. 甘氨酸
   C. 门冬氨酸
   D. 5-羟色胺
   E. 乙酰胆碱

8. 导致全身麻醉的最重要通道是
   A. NMDA受体通道
   B. n-乙酰胆碱受体通道
   C. GABA$_A$受体通道
   D. 电压门控离子通道
   E. 尚未明确哪种成分和途径最重要

9. 下述有关全麻药作用的描述哪项是正确的
   A. 抑制外周感受器产生传入冲动
   B. 抑制A、C类纤维的兴奋传导

C. 在接近中枢神经元部位抑制轴突的传导

D. 抑制突触间的传递

E. 抑制中枢感受器产生传入冲动

10. 下述哪项**较少**作为测定全麻药强度的指标

    A. 切皮

    B. 夹尾

    C. 电刺激皮肤

    D. 翻正反射

    E. 意识

11. 下述哪种物质不属于第二信使

    A. Ca^{2+}

    B. IP_3

    C. 蛋白激酶C

    D. G蛋白

    E. ATP

12. 下述现象Meyer-Overton法则，**除外**

    A. 脂溶性相似的化合物具有相同的麻醉效能

    B. 化合物的脂溶性越高，麻醉效能越强

    C. 烃链长的化合物出现麻醉作用减弱甚至截止现象

    D. 全麻作用直接与进入脂质膜的药物分子数无关

    E. 受体激动剂通过作用在受体周围脂质产生麻醉协同作用

13. 有关全麻药作用与阿片受体的关系，下述哪项**错误**

    A. 麻醉性镇痛药可明显减少吸入麻醉药的用量

    B. 静注纳洛酮可部分逆转全麻药的作用

    C. 通过阿片受体是吸入麻醉药作用的机制之一

    D. 吸入麻醉药可使CNS释放内源性阿片

    E. 阿片拮抗剂可使CNS兴奋性增高

14. 关于离子通道下述哪项**错误**

    A. 可分为配体门控和电压门控两大类

    B. 通道的活动需要特殊的激动剂或拮抗剂参与

    C. 全麻药通过间接或直接作用于离子通道而发挥作用

    D. 全麻药作用的基本原理很可能统一在配体门控通道水平

    E. 电压门控离子通道在全麻机制上可能不起主要作用

15. 关于多部位膨胀学说下述哪项**不正确**

    A. 膨胀部位在疏水区

    B. 膨胀部位有多个

    C. 蛋白结构中的疏水区也可发生膨胀

    D. 不同的膨胀部位有相似的容积

    E. 麻醉是多部位膨胀的共同结果

16. 下述关于蛋白质作用学说的描述何者**错误**

    A. 作用部位在蛋白质表面的疏水区

    B. 作用部位在蛋白质内部的疏水区

    C. 作用部位是蛋白质的氨基酸残基

    D. 直接作用于蛋白质结构

    E. 作用于周围基质影响蛋白质功能

17. 全麻药蛋白质作用假说中下述哪项**错误**

    A. 全麻药作用在蛋白质结构的疏水区

    B. 全麻药与蛋白质氨基酸残基结合

    C. 全麻药影响蛋白质的三级结构

    D. 全麻药作用在周围基质间接影响蛋白质功能

    E. 全麻药与通道蛋白结合

18. 下述描述中哪项是**错误的**

    A. 夹尾的MAC高于翻正反射MAC

    B. 夹尾反应主要通过脊髓途径

    C. 翻正反射主要通过脑干以上途径

    D. 不同种系动物间的MAC有较大差别

    E. 同一种系动物的MAC相近

19. 全麻药对脂质膜的作用下述哪项**错误**

    A. 增加通透性，增加阳离子外流

    B. 膜膨胀，容积增加

    C. 减少膜流动性

    D. 增加侧向压力

    E. 使脂肪酸排列紊乱增加

【B_1型题】

问题20~23

    A. 乙酰胆碱

    B. 儿茶酚胺

C. γ-氨基丁酸

D. 谷氨酸

E. 甘氨酸

20. 属于兴奋性递质,对意识水平的控制起重要作用

21. 与镇痛、心血管和精神状态调节有关

22. 与中枢神经抑制和睡眠有关

23. 属于兴奋性递质,与学习、记忆和精神状态等中枢神经活动有关

问题24~26

A. 体温降低

B. 大气压增加

C. 代谢性酸中毒

D. 血清钾、钙增高

E. 血清钾降低

24. 麻醉作用增加

25. 麻醉作用减弱

26. 麻醉苏醒延迟

【X型题】

27. 全麻药的作用应包括下述哪些

A. 抑制疼痛

B. 抑制意识

C. 抑制自主神经反射

D. 抑制运动神经反射

E. 抑制黏膜及腺体分泌

28. 下述学说中哪些属于脂质学说的范畴

A. 疏水区作用学说

B. 亲水区作用学说

C. 自由容积学说

D. 临界容积学说

E. 多部位膨胀学说

29. 下述哪些描述是正确的

A. 并非所有脂溶性化合物都是麻醉剂

B. 低温不能逆转麻醉

C. 高压可逆转麻醉

D. 温度增加可拮抗麻醉

E. 低温可拮抗麻醉

30. 全麻药对突触传递的影响下述哪些是正确的

A. 抑制兴奋性突触的传递

B. 增强兴奋性突触的传递

C. 抑制抑制性突触的传递

D. 增强抑制性突触的传递

E. 增强抑制性中间神经元的兴奋性

31. 全麻药可通过下述哪些作用影响神经传递

A. 干扰递质释放

B. 抑制递质再摄取

C. 阻碍递质与受体结合

D. 影响递质合成

E. 改变递质与受体的结合效应

32. 下述哪些可增强麻醉作用

A. 使兴奋突触后电位增加

B. 使抑制性突触后电位增加

C. 使兴奋性突触前膜去极化

D. 使抑制性突触前膜去极化

E. 使抑制性中间神经元兴奋性增加

33. 下述哪些属于兴奋性中枢神经递质

A. 乙酰胆碱

B. 去甲肾上腺素

C. 甘氨酸

D. 门冬氨酸

E. 5-羟色胺

34. 下述有关全麻药与神经递质关系的描述哪些正确

A. 吸入全麻药可降低乙酰胆碱的合成速率

B. 中枢去甲肾上腺素含量增加可降低全麻药的MAC

C. 全麻药明显抑制GABA的释放及代谢过程

D. 氟烷和安氟醚可使兴奋性氨基酸递质释放增加

E. 氟烷可增加脑内多巴胺含量

35. 下述有关全麻药在突触水平作用的描述哪些正确

A. 突触是全麻药作用的重要靶位

B. 抑制兴奋性突触传递是全身麻醉的基本原理

C. 多突触通路比单突触通路更易被全麻药阻滞

D. 抑制多突触通路是导致全身麻醉重要机制

E. 全麻药对抑制性突触也有抑制作用

36. 下述神经递质中哪些属于抑制性氨基酸递质
   A. 多巴胺
   B. 谷氨酸
   C. γ-氨基丁酸
   D. 甘氨酸
   E. 门冬氨酸

37. 关于电压门控Ca^{2+}通道下述哪些是正确的
   A. 已发现有T、L、N和P4种亚型
   B. N和P型分布在神经元
   C. P型Ca^{2+}通道与神经递质释放有关
   D. 中枢Ca^{2+}通道对全麻药不敏感
   E. 外周Ca^{2+}通道对全麻药敏感

38. 关于第二信使,下述哪些是正确的
   A. 全麻药对细胞内静息Ca^{2+}无影响
   B. 临床浓度全麻药明显抑制蛋白激酶C的活性
   C. 临床浓度全麻药明显减少脑内IP_3含量
   D. 全麻药可使脑内cGMP减少
   E. 抑制第二信使系统是全麻药重要作用机制之一

39. 全麻药在中枢神经的宏观作用部位有
   A. 脑干网状结构
   B. 中脑结构
   C. 大脑皮质
   D. 脊髓背角
   E. 背根神经节

40. 全麻手术中体温下降的常见原因有
   A. 麻醉药对体温调节中枢的抑制
   B. 血管扩张增加散热
   C. 肌松药使肌肉产热功能丧失
   D. 室温低
   E. 冷液体和血液的输入

41. 小儿对全麻药的摄取量相对多于成年人,是因为
   A. 小儿对麻醉药的耐受性强
   B. 每分通气量较大
   C. 心排出量增加较快
   D. 肺泡通气量变动较小
   E. 灌流量较丰富的组织在整体组织中占比例大

答　案

【A₁型题】

1. A　　2. C　　3. E　　4. E　　5. C　　6. A　　7. E　　8. E　　9. D　　10. E
11. E　　12. C　　13. C　　14. B　　15. D　　16. E　　17. D　　18. D　　19. C

【B₁型题】

20. A　　21. B　　22. C　　23. D　　24. A　　25. B　　26. E

【X型题】

27. ABCD　　28. ACDE　　29. ABC　　30. ADE　　31. ABC　　32. BDE
33. ABD　　34. ADE　　35. ABE　　36. CD　　37. ABCD　　38. AD
39. ABCD　　40. ABCDE　　41. ABCDE

（招伟贤　项红兵）

第19章

吸入麻醉药与吸入麻醉

【A₁型题】

1. 麻醉气体的扩散从高分压区向低分压区运动,吸入麻醉诱导阶段分压梯度正确的是
   A. 挥发罐＞肺毛细血管＞肺内＞周围组织
   B. 挥发罐＞肺内＞肺毛细血管＞周围组织
   C. 挥发罐＞周围组织＞肺内＞肺毛细血管
   D. 挥发罐＞周围组织＞肺毛细血管＞肺内
   E. 挥发罐＞肺毛细血管＞肺内＞周围组织

2. 从临床角度看,吸入麻醉药最重要的物理特性是它的
   A. 分配系数
   B. 含氟量
   C. 比重
   D. 分子量
   E. 沸点

3. 七氟烷的时间常数为3.17分钟,则其脑组织浓度与动脉血中浓度达到平衡约需
   A. 3.17分钟
   B. 6.34分钟
   C. 9.51分钟
   D. 12.68分钟
   E. 15.85分钟

4. 肺泡通气量与吸入麻醉药的呼吸浓度比值曲线关系是
   A. 肺泡通气量增加,体内摄取部分不变
   B. 肺泡通气量增加,体内摄取部分增加
   C. 肺泡通气量减少,体内摄取部分减少
   D. 肺泡通气量减少,体内摄取部分不变
   E. 肺泡通气量增加,体内摄取部分减少

5. 心排出量与吸入麻醉药的呼吸浓度比值曲线关系是

A. 心排出量增加,体内摄取部分增加
B. 心排出量增加,体内摄取部分减少
C. 心排出量减少,体内摄取部分增加
D. 心排出量变化不影响体内摄取
E. 心排出量增加,体内摄取部分不变

6. 有关吸入麻醉,下列叙述哪项正确
   A. 每分钟气体总流量超过患者每分通气量时,吸入浓度大丁蒸发罐指示浓度
   B. 每分钟气体总流量小于患者每分通气量时,吸入浓度大于蒸发罐指示浓度
   C. 每分钟气体总流量小于患者每分通气量时,吸入浓度大于蒸发罐指示浓度
   D. 肺通气量不影响吸入麻醉药肺泡气达到吸入气浓度的速率
   E. 每分钟气体总流量超过患者每分通气量时,吸入浓度近似蒸发罐指示浓度

7. 心排出量影响吸入麻醉药的摄取,下列叙述中哪项**不正确**
   A. 血流通过肺泡的量越多,从肺泡中带走的麻醉药就越多,导致肺泡内麻醉药浓度降低
   B. 心排出量增大,组织中麻醉药分压上升越快
   C. 心排出量增加是麻醉药的摄取量增加是由于血容量的增加所致
   D. 心排出量增加导致组织麻醉药分压和动脉血麻醉药分压平衡加速
   E. 心排出量增加时,动脉血中麻醉药反而比心排血正常时要低

8. 吸入麻醉药浓度对肺泡气浓度以及达到该浓度的速率均有影响,下列叙述**错误的**是
   A. 吸入浓度愈高,肺泡气浓度上升愈快
   B. 浓度效应的原理是浓缩效应和吸气的增加
   C. 假设有50%的吸入麻醉药在一次呼吸中被

吸收,则其浓度降低一半

    D. 假设有50%的吸入麻醉药在一次呼吸中被吸收,则下次呼吸吸入的浓度增加

    E. 假设有50%的吸入麻醉药在一次呼吸中被吸收,则下次呼吸吸入的浓度不变

9. 关于第二气体效应,哪项说法正确

    A. 同时吸入高浓度和低浓度两种气体,低浓度气体吸收的速率不变

    B. 同时吸入高浓度和低浓度两种气体,低浓度气体吸收的速率增加

    C. 同时吸入高浓度和低浓度两种气体,低浓度气体吸收的速率降低

    D. 同时吸入高浓度和低浓度两种气体,高浓度气体吸收的速率降低

    E. 同时吸入高浓度和低浓度两种气体,低浓度气体吸收的速率不变

10. 高大气压能够部分拮抗挥发性麻醉药的事实支持以下何种麻醉理论

    A. 抑制 γ-氨基丁酸(GABA)降解假说

    B. 增加内啡肽生成假说

    C. 临界容积假说(Critical volume hypothesis)

    D. 蛋白受体假说

    E. 通过神经节背根抑制神经传导

11. 吸入麻醉药的效能与其脂溶性直接相关的理论被称为

    A. Michaelis和Menten规则

    B. Ferguson规则

    C. Singer和Nicholson规则

    D. Meyer和Overton规则

    E. Henderson和Hasselbalch规则

12. 目前有关全麻机制的理论提示所有的挥发性麻醉药

    A. 作用于一个特异受体

    B. 主要作用于网状激活系统

    C. 抑制神经递质的释放

    D. 影响突触传递

    E. 只有兴奋性突触传递会受影响,而抑制性突触不受影响

13. 吸入麻醉药的MAC是指

    A. 平均肺泡气中麻药浓度

    B. 麻醉药浓度的中位数

    C. 这种测定指标仅适用于挥发性麻醉药

    D. 75%的患者对切皮不发生体动反应的麻醉药剂量

    E. 50%的患者对切皮不发生体动反应时肺泡气中麻药浓度

14. 以下何种因素会降低挥发性麻醉药的MAC

    A. 可卡因

    B. 低钠血症

    C. 单胺氧化酶抑制剂治疗

    D. 三环类抗抑郁药

    E. 临时使用苯丙胺

15. 七氟烷的MAC会因以下何种原因而下降

    A. 过度通气至$PaCO_2$达25mmHg

    B. 长期滥用酒精

    C. 体温降至34℃

    D. 慢性贫血、血细胞比容为20%

    E. 长期滥用苯丙胺

16. 氟化物毒性反应引起的肾衰竭与以下何种情况最相像

    A. 急性肾小管坏死

    B. 肾乳头坏死

    C. 肝肾综合征

    D. 肾源性尿崩症

    E. 中枢性尿崩症

17. 挥发性麻醉药都会产生剂量依赖性的呼吸频率增加,以下最弱的是

    A. 氟烷

    B. 地氟烷

    C. 七氟烷

    D. 恩氟烷

    E. 异氟烷

18. 关于吸入麻醉药,以下何种说法是正确的

    A. 除了氧化亚氮,所有的吸入性麻醉药都会引起高碳酸血症

    B. 大于1MAC会减低对高二氧化碳的通气反应

C. 即使低于1MAC也会降低对低氧血症的通
　　气反应

D. 氟烷扩张支气管的作用最强

E. 以上全部

19. 如果保持吸入氧化亚氮浓度不变,血中氧化亚
　　氮的摄取(ml/min)会

A. 保持不变

B. 随时间而增加

C. 依赖于温度

D. 随时间而降低

E. 与浓度无关

20. 以下挥发性麻醉药在血中溶解度从低到高的
　　正确次序为

A. 异氟烷<氟烷<地氟烷<七氟烷

B. 氟烷<地氟烷<七氟烷<异氟烷

C. 地氟烷<七氟烷<异氟烷<氟烷

D. 七氟烷<异氟烷<氟烷<地氟烷

E. 氟烷<地氟烷<七氟烷<异氟烷<恩氟烷

21. 吸入麻醉药的全麻状态可以通过以下何种方
　　法而逆转

A. 提高环境温度

B. 降低环境温度

C. 给予竞争性拮抗剂

D. 提高大气压

E. 给予任何可以增加脑灌注的药物

22. 如果气态麻醉药的摄取(L/min)为M,当患者
　　的心排量突然增加一倍时,则摄取率会变成

A. M/2

B. 2M

C. 4M

D. M^2

E. 没有其他信息无法计算

23. 保持自主呼吸时,吸入麻醉药

A. 增加V_T,降低RR

B. 增加V_T,增加RR

C. 降低V_T,降低RR

D. 降低V_T,增加RR

E. 非以上任何一个

24. 对麻醉药的需要量从高到低的正确顺序为

A. 成人>婴儿>新生儿

B. 成人>新生儿>婴儿

C. 婴儿>新生儿>成人

D. 新生儿>成人>婴儿

E. 新生儿>成人>婴儿

25. 对于以下何种患者,异氟烷的诱导速度会比预
　　计正常速度有所降低

A. 休克

B. 贫血

C. 慢性肾衰竭

D. 慢性肝病

E. 心内右向左分流

26. 心内右向左分流对以下何种吸入麻醉药的诱
　　导速度的影响最大

A. 异氟烷

B. 地氟烷

C. 恩氟烷

D. 氟烷

E. 对于所有药物的影响程度相同

27. 以下有关挥发性麻醉药的说法中哪个是正确的

A. 无论何种挥发性麻醉药,患者年龄每降低
　　10岁,MAC降低6%

B. 给予外源性肾上腺素时,氟烷会增加心脏
　　对儿茶酚胺的敏感性,因而限制了氟烷的
　　使用

C. 异氟烷会降低$CMRO_2$,在2MAC会产生静息
　　性EEG

D. 麻醉后苏醒时间地氟烷大约比异氟烷缩短
　　50%

E. 以上全部

28. 近代麻醉史上,第一次成功的全身麻醉演示使
　　用的吸入麻醉药是

A. 氧化亚氮

B. 乙醚

C. 氯仿

D. 乙烯

E. 环丙烷

29. 小于1MAC的各种挥发性麻醉药对循环的影响,哪个正确
   A. 地氟烷引起交感兴奋,其他挥发性麻醉药则否
   B. 各挥发性麻醉药对交感活性均无影响
   C. 各挥发性麻醉药对循环抑制作用均弱,之间无明显差别
   D. 恩氟烷对循环的抑制较强,其他各药之间无明显差别
   E. 各挥发性麻醉药对循环的抑制都很强

30. 七氟烷对循环的影响的说法中哪个正确
   A. 对心率的影响与异氟烷相同
   B. 对心肌收缩力的影响与氟烷相同
   C. 增加心肌对儿茶酚胺的敏感性与氟烷相同
   D. 在人类有明确的心肌保护作用
   E. 引起剂量相关性血压下降

31. 以下吸入性麻醉剂中哪种最适合用于哮喘患者
   A. 异氟烷
   B. 恩氟烷
   C. 地氟烷
   D. 七氟烷
   E. 以上各药没有差别

32. 以下增强非去极化肌松药的神经肌肉阻滞作用最强的是
   A. 异氟烷
   B. 恩氟烷
   C. 地氟烷
   D. 七氟烷
   E. 氧化亚氮

33. 以下对心肌的抑制作用最强的是
   A. 异氟烷
   B. 恩氟烷
   C. 地氟烷
   D. 七氟烷
   E. 氧化亚氮

34. 能用于诱导的吸入麻醉药最重要的特性为
   A. 血气分配系数低

B. 没有刺激性气味
C. 对呼吸的抑制作用轻
D. 对循环的抑制作用轻
E. 没有可燃性

35. 阿片类药物对吸入麻醉药的作用为
   A. 拮抗
   B. 相加
   C. 协同
   D. 无影响
   E. 开始相加,随后协同

36. 以下吸入麻醉药中,肝损害发生率最低的是
   A. 氟烷
   B. 恩氟烷
   C. 七氟烷
   D. 异氟烷
   E. 地氟烷

37. 吸入性麻醉药抑制体动反应的最主要的中枢神经部位是
   A. 脊髓
   B. 网状结构
   C. 中脑导水管周围灰质
   D. 下丘脑
   E. 丘脑

38. 与七氟烷和地氟烷相比,异氟烷的优势在于
   A. 可降低心肌耗氧
   B. 不会引起室性心律失常
   C. 价格便宜
   D. 没有刺激气味
   E. 体内代谢少

39. 与异氟烷和七氟烷相比,地氟烷的优势在于
   A. 可降低心肌耗氧
   B. 不会引起室性心律失常
   C. 价格便宜
   D. 没有刺激气味
   E. 体内代谢少

40. 与异氟烷和地氟烷相比,七氟烷的优势在于
   A. 可降低心肌耗氧

B. 不会引起室性心律失常

C. 价格便宜

D. 没有刺激气味

E. 体内代谢少

B. 排出量与麻醉药的脂肪/血分配系数成反比

C. 也可以经皮肤排出

D. 排出过程与诱导过程的方向相反

E. 麻醉过程中不经皮肤、腹膜等弥散

41. 与七氟烷和地氟烷相比,异氟烷的**劣势**在于

    A. 苏醒时间最长

    B. 1MAC时增快心率的作用最明显

    C. 1MAC时降低心排量的作用最明显

    D. 儿科麻醉后术后躁动的发生率最高

    E. 被干燥的CO_2吸收剂降解,产生的NO最多

42. 与七氟烷和异氟烷相比,地氟烷的**劣势**在于

    A. 苏醒时间最长

    B. 1MAC时增快心率的作用最明显

    C. 1MAC时降低心排量的作用最明显

    D. 儿科麻醉后术后躁动的发生率最高

    E. 被干燥的CO_2吸收剂降解,产生的NO最多

43. 与异氟烷和地氟烷相比,七氟烷的**劣势**在于

    A. 苏醒时间最长

    B. 1MAC时增快心率的作用最明显

    C. 1MAC时降低心排量的作用最明显

    D. 儿科麻醉后术后躁动的发生率最高

    E. 被干燥的CO_2吸收剂降解,产生的NO最多

44. 七氟烷与碱石灰反应后产生的有肾毒性降解产物是

    A. 化合物A

    B. 三氟醋酸

    C. 无机氟

    D. 氢氯氟碳化合物

    E. 二氟乙烯

45. 以下吸入麻醉药中,血气分配系数最低的是

    A. 氟烷

    B. 恩氟烷

    C. 七氟烷

    D. 异氟烷

    E. 地氟烷

46. 吸入麻醉药的排出,叙述**错误的**是

    A. 大部分以原形排出

47. 以下有关吸入麻醉药的摄取及其影响因素,哪个**错误**

    A. 血中的溶解度影响摄取

    B. 肺泡血流影响摄取

    C. 肺泡气与静脉血之间的分压差影响摄取

    D. 麻醉药的摄取越多,吸入气与肺泡内浓度之差越大

    E. 麻醉药的摄取越多,诱导速度越快

48. 以下何种挥发性麻醉药**不是**醚的衍生物

    A. 地氟烷

    B. 七氟烷

    C. 恩氟烷

    D. 异氟烷

    E. 氟烷

49. 有关异氟烷的说法哪个是**错误的**

    A. 松弛子宫

    B. 增强非去极化肌松剂的作用

    C. 可诱发恶性高热

    D. 可辅助控制性降压

    E. 对琥珀胆碱的作用无影响

50. 以下有关吸入麻醉药的说法中哪个**错误**

    A. 第二气体效应中的第二气体指的是N_2O

    B. 血液溶解度越大,通气血流比失调对麻醉诱导速度影响越小

    C. 血液溶解度越大,心排量变化对麻醉诱导速度影响越大

    D. 提高吸入浓度可加快麻醉诱导

    E. N_2O与强效吸入麻醉药联合使用,加快诱导速度

51. 以下升高MAC的因素中应**除外**

    A. 高温

    B. 酗酒者

    C. 麻醉时间延长

    D. 高钠血症

E. 服用使中枢性儿茶酚胺升高的药物

52. 有关地氟烷的说法哪个是**错的**
    A. 在20℃以下呈气态
    B. 挥发罐需要有电加热、加压
    C. 脂肪溶解度是其他吸入麻醉药的一半
    D. 组织溶解度小,蓄积少,有利于长时间手术后的苏醒
    E. 容器一旦打开,在室温条件下迅速蒸发

53. 有关吸入麻醉药作用机制的说法中**错的**是
    A. 有多种分子机制假说
    B. 作用于特定的神经元膜蛋白
    C. 对细胞膜的物理状态没有影响
    D. 阻滞CNS兴奋性传递、增强抑制性传递
    E. 具有突触前和突触后效应

54. 有关低流量麻醉的优点**错误的**是
    A. 降低费用
    B. 减少麻醉药的用量
    C. 减少热量的散失
    D. 减少麻醉药向环境排放造成的污染
    E. 对CO_2吸收剂性能的依赖性降低

55. 有关氟烷引起的肝炎的说法中**错误的**是
    A. 是免疫介导的
    B. 轻型会引起ALT、AST轻度升高
    C. 儿童和成人的发生率相同
    D. 暴发型的死亡率在50%~70%
    E. 发生率有性别差异

【A₂型题】

56. 如果2%异氟烷与O_2共同输送,环路内流量为3L/min,6分钟后异氟烷的浓度为多少?假设气体在环路中得到充分混合,多余气体被清除。储气囊的容量为2L, CO_2吸收罐的容积为3L,连接管和阀门的容积为1L。
    A. 1.95%
    B. 1.90%
    C. 1.75%
    D. 1.25%
    E. 1.0%

57. 一名57岁的退休矿工,有阻塞性肺部疾患准备行右上肺叶切除术。他有困难插管的历史。采用溶解度低的吸入麻醉药诱导时,诱导过程会发生改变,是因为
    A. $PaCO_2$增加
    B. 灌注增加
    C. 心排量降低
    D. 通气不均
    E. 每分通气量降低

58. 一名39岁肥胖妇女行胆囊切除术。麻醉医师决定使用七氟烷作为唯一的麻醉药与氧气同时吸入,而不给予其他药物。要抑制对气管插管的体动反应,肺泡内七氟烷浓度需要达到大约
    A. 6%
    B. 4%
    C. 3%
    D. 2.25%
    E. 1.75%

59. 一名23岁男性因右胫/腓骨骨折行切开复位内固定术。他从船上跌入水中很长时间后才得救的。他现在低体温只有33℃,其他生命体征和实验室检查在正常范围。对该患者异氟烷的MAC大约为
    A. 1.0%
    B. 1.25%
    C. 1.5%
    D. 1.75%
    E. 2.0%

60. 一名13岁男孩采用氟烷/N_2O/O_2全身麻醉下行腹股沟疝修补手术,术中保持自主呼吸。在心电图监测仪上出现交界性心律,心率60次/分,血压90/50mmHg。此时最正确的处理方式为
    A. 给予阿托品
    B. 给予肾上腺素
    C. 停止吸入氟烷
    D. 不需要采取任何措施
    E. 停止吸入N_2O,并使用100% O_2过度通气

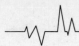

61. 一名19岁学生被送入手术室行急诊阑尾切除术。他的唯一手术史为一年前因自发性气胸放置胸腔引管,其他方面健康。BP 120/75mmHg、HR 72/min,全麻诱导顺利,气管导管位置确定。麻醉维持输注芬太尼、吸入异氟烷/N_2O/O_2。手术结束前,脉搏氧饱和度迅速下降至85%,且血压下降至80/40mmHg。氧饱和度下降的最可能原因是

　　A. 导管意外脱出

　　B. 误吸

　　C. 支气管痉挛

　　D. 肺大疱-气胸

　　E. 气管导管进入支气管或食管

【A₃型题】

问题62~64

一名45岁女性,92 kg,准备行腹腔镜阑尾切除术。患者体健。BP 120/75mmHg、HR 80次/分、吸空气SpO_2 96%。麻醉诱导采用芬太尼100μg、利多卡因100mg、丙泊酚200mg,肌松剂用罗库溴铵,诱导和插管顺利。麻醉维持采用异氟烷/N_2O/O_2,然后患者被置于斜度很大的Trendelenburg体位。套管穿入腹壁,向腹腔内充CO_2。患者血压突然降到75/45mmHg。

62. 哪个原因可能与患者低血压**无关**

　　A. 静脉CO_2气栓

　　B. 出血

　　C. 压迫下腔静脉

　　D. 腹膜扩张或内脏牵拉引起的迷走兴奋

　　E. Trendelenburg体位

63. 以下有关静脉CO_2气栓对机体的影响的说法中哪个**错误**

　　A. 低氧血症

　　B. 肺动脉高压

　　C. 低血压

　　D. $P_{ET}CO_2$降低

　　E. $P_{ET}CO_2$升高

64. 适当的即刻处理是

　　A. 通知术者

　　B. 立刻解除气腹

　　C. 停止吸入N_2O,使用100% O_2通气

　　D. 将患者置于左侧卧、头低位

　　E. 以上全部

问题65~66

一名51岁男性因骨关节病行右全肩关节成形术。他除患骨关节病外,还因肥厚性心肌病服用普萘洛尔。患者无症状,功能状态中等,术前经心内科医生检查认为可以手术。在等候区患者非常紧张。

65. 在行肌间沟臂丛神经阻滞前给予哪种麻醉前用药是**不适当的**

　　A. 咪达唑仑

　　B. 东莨菪碱

　　C. β受体阻滞剂

　　D. 阿托品

　　E. 钙通道阻断剂

66. 以下有关能减轻此患者左室流出道梗阻的因素中,**不正确的**是

　　A. β受体阻滞剂

　　B. 增加前负荷

　　C. 增加后负荷

　　D. 减慢心率

　　E. 硝酸甘油

问题67~69

一名55岁妇女有突发性头痛、高血压、大汗及心悸的病史,准备行肾上腺嗜铬细胞瘤切除术。患者目前服用酚苄明和美托洛尔。BP 128/75mmHg、HR75次/分、吸空气SpO_2为97%。诱导采用芬太尼、利多卡因和依托咪酯。麻醉维持采用异氟烷/O_2/空气及芬太尼输注。患者对3hr的手术耐受良好,且血流动力学稳定。拔管后被送入观察室。患者持续嗜睡达10hr。

67. 对此患者应**避免**使用

　　A. 琥珀胆碱

　　B. 氯胺酮

　　C. 迷走神经阻滞药(例如抗胆碱能药和泮库溴铵)

　　D. 引起组胺释放的药物(如吗啡、阿曲库铵)

　　E. 以上全部

68. 麻醉诱导顺利,维持采用以下何种药物与N_2O

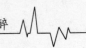

联合**不适当**

A. 恩氟烷

B. 异氟烷

C. 氟烷

D. 七氟烷

E. 地氟烷

69. 患者苏醒延迟最可能的原因是

A. 异氟烷和芬太尼的作用延长

B. 术后低血压

C. 循环中有活性的儿茶酚胺突然减少

D. 低血糖

E. 以上全部

问题70~71

一名39岁妇女因蛛网膜下出血被送入手术室行开颅、血管钳夹术。患者其他方面健康。采用芬太尼、利多卡因、丙泊酚进行诱导,用罗库溴铵达到肌肉松弛,诱导及插管顺利。用吸入空气-氧气-地氟烷维持麻醉。

70. 颅骨被掀开后,随着硬膜被打开,神经外科医师抱怨患者的脑组织太"紧"。以下措施中哪个是**不适当的**

A. 用地氟烷加深麻醉

B. 停吸地氟烷,用丙泊酚加深麻醉

C. 过度通气至$PaCO_2$ 25~30mmHg

D. 用甘露醇和呋塞米

E. 将患者置于反式30° Trendelenburg

71. 以下哪项**不是**在此例麻醉中应用地氟烷的潜在优点

A. 起效迅速-有利于产生暴发性抑制

B. 起效迅速-有利于控制血压

C. 出现低血压时,停药后可快速排出

D. 苏醒迅速-有利于尽早评估神经功能

E. 非常便宜

【A_4型题】

问题72~82

一名13岁49kg男孩准备行扁桃体摘除术。他曾经在七氟烷/N_2O麻醉下行斜视矫正术,手术顺利。其他方面健康。患儿非常紧张,口服咪达唑仑镇静、预给氧后采用七氟烷/N_2O/O_2麻醉诱导,

之后开放外周静脉,给予70mg琥珀胆碱气管插管。气管导管位置经确认。用N_2O/O_2/地氟烷维持麻醉。手术开始后约15分钟,你发现虽然提高每分通气量但其$P_{ET}CO_2$仍然从30mmHg迅速升高至50mmHg,且监护仪上显示心动过速伴T波高尖、P波消失、ST段压低,体温升高。高度怀疑恶性高热(MH)。

72. 以下有关恶性高热(MH)的说法中哪个是**错误的**

A. MH的临床综合征是由于骨骼肌细胞内钙水平异常及难以控制的升高造成的

B. 钙离子升高后不能对肌动和肌球蛋白的相互作用产生抑制,导致肌肉持续收缩

C. 对MH最准确的诊断性试验为氟烷-咖啡因挛缩试验

D. 此试验有高度特异性、无假阳性

E. 此试验高度敏感,接近100%

73. 一般来说,以下何种药物是MH的触发剂,有危险因素的患者应避免

A. 所有强效挥发性麻醉药

B. 所有吸入性麻醉药

C. 琥珀胆碱

D. A和C

E. A、B和C

74. 对此病例你应该采取以下何种紧急措施

A. 呼唤帮助

B. 停止给予所有麻醉药,通知术者尽早结束手术

C. 给患者100% O_2、过度通气

D. 给予丹曲林,放置Foley尿管,如患者病情不稳定考虑开放中心静脉

E. 以上全部

75. 此患者的心电图表现显示

A. 高钾血症

B. 低钾血症

C. 高钙血症

D. 低钙血症

E. 高镁血症

76. 对此患者的心电图表现应如何紧急处理

A. 缓慢静注0.5~1.0g $CaCl_2$。如果心电图的改变持续可在5分钟内重复给予此剂量

B. 给予100% O_2，过度通气

C. 给予$NaHCO_3$、葡萄糖和胰岛素

D. 使用标准抗心律失常药物治疗心律失常

E. 以上全部

77. 如静脉联合给予丹曲林和维拉帕米可使该患者发生何种危险

　　A. 低钾血症

　　B. 肝毒性

　　C. 心血管虚脱

　　D. 凝血酶原时间（PT）和部分促凝血酶原激酶时间（PTT）延长

　　E. 加重肌无力

78. 下列哪种积极的降温措施是**不正确的**

　　A. 冰盐水灌洗胃、直肠和腹腔

　　B. 静脉给予冷液体（如盐水）

　　C. 降低室温

　　D. 当患者体温低于37℃时停止降温

　　E. 用冰毯或冰袋行体表降温

79. 处理这种危象时,你将严密监测哪些指标

　　A. $P_{ET}CO_2$和核心温度

　　B. 动脉血气分析、电解质和凝血功能

　　C. 肌红蛋白和肌酸激酶（CK）水平

　　D. 尿量

　　E. 以上全部

80. 恶性高热会发生什么并发症

　　A. 弥散性血管内凝血（DIC）

　　B. 肾衰竭

　　C. 高钾血症、心律失常和心搏骤停

　　D. 筋膜室综合征、肌肉痉挛和肌痛

　　E. 以上全部

81. 如该患者复苏成功后被转运至ICU继续治疗,静脉给予丹曲林至术后48hr。口服丹曲林防治MH最常见的不良反应是

　　A. 恶心、呕吐

　　B. 视力模糊

　　C. 肌无力

D. 腹泻

E. 肝炎

82. 对给予琥珀胆碱后出现牙关紧闭（咬肌痉挛）的患者预示会发生MH的比例大概是

　　A. 30%

　　B. 40%

　　C. 50%

　　D. 75%

　　E. 80%

　　问题83~87

　　一名8岁、30kg女孩因急性呼吸窘迫和纵隔肿物准备行经皮肿物活检。患者没有服药治疗。体检发现她的心音遥远、双肺清、气道评估正常,但有一颗门牙松动。血细胞比容为36%,其他实验室检查均在正常范围内。已经开放静脉通路,并被送入手术室,因患者在Trendelenburg体位呼吸更顺畅因而被置于此体位。

83. 对于此患者你应考虑什么

　　A. 肿物的大小

　　B. 肿物是否压迫气管或心血管组织

　　C. 在诱导过程中是否会出现循环呼吸虚脱

　　D. 找寻患者为什么在Trendelenburg体位呼吸更顺畅的原因

　　E. 以上全部

84. 对此患者的处理哪个是**不适当的**

　　A. 清醒经口纤维支气管镜引导下插管

　　B. 采用氯胺酮镇静

　　C. 假设肿物造成气道明显受压,则有必要保持胸腔负压通气

　　D. 雾化吸入利多卡因

　　E. 保持自主通气吸入七氟烷、纤维支气管镜引导下插管

85. 某麻醉医师试图行清醒经口纤维支气管镜引导下插管,但患儿不能保持合作。那么对此患者你可以采用什么诱导和维持方案,**除了**

　　A. 使用氯胺酮,维持自主通气

　　B. 使用氟烷,维持自主通气

　　C. 使用七氟烷,维持自主通气

　　D. 使用地氟烷,维持自主通气

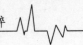

E. 避免呼吸系统(也可能是心血管系统)虚脱

86. 该患者最可能患哪种肿瘤
    A. 淋巴瘤
    B. 甲状腺瘤
    C. 胸腺瘤
    D. 畸胎瘤
    E. 神经母细胞瘤(可以解释为什么在Trendelenburg体位呼吸困难能够得到改善)

提示: 如果是前纵隔肿物,肿物可能是畸胎瘤、胸腺瘤、甲状腺瘤或淋巴瘤。神经母细胞瘤是后纵隔肿瘤(这可能就能够解释为什么在Trendelenburg体位患者的呼吸困难能够得到改善)。

87. 如患者突然发生低血压, BP从100/64mmHg降至65/40mmHg。你的鉴别诊断是
    A. 肺栓塞
    B. 大出血
    C. 脑缺血
    D. 压迫无名动脉引起心血管虚脱
    E. 以上全部

问题88~95
一名51岁男性有长期哮喘和COPD病史,准备行急诊眼球破裂修补术。患者其他的内科疾病包括: 病态肥胖、OSA(阻塞性睡眠呼吸暂停)及胃食管反流病(GERD)。2年前行双侧髋关节置换手术后被告知出现插管困难。他每天吸2包烟,已有35年。患者否认胸痛、心肌梗死和下肢水肿的历史。身高164cm,体重134kg。吸空气SpO_2 91%。其他生命体征均在正常范围。患者清醒、警觉。气道评估MP Ⅱ、颈部短粗。心血管正常。双肺呼吸音清,未闻哮鸣音。

88. 你准备给该患者何种麻醉前用药
    A. 甲氧氯普胺和H_2受体阻滞剂
    B. 咪达唑仑
    C. 枸橼酸钠
    D. 沙丁胺醇和异丙托溴铵MDI(计量吸入器)
    E. 以上全部

89. 你准备采用何种药物和方式诱导
    A. 氯胺酮、琥珀胆碱,快速序贯诱导、压迫环

状软骨、气管插管
    B. 硫喷妥钠、琥珀胆碱,快速序贯诱导、压迫环状软骨、气管插管
    C. 丙泊酚、阿曲库铵,快速序贯诱导、压迫环状软骨、气管插管
    D. 七氟烷吸入诱导
    E. 清醒、充分口咽、鼻咽表面麻醉下纤维支气管镜引导下插管

90. 患者入室,连接标准监测、预给氧。你正准备采用自己的方案进行诱导,患者突然发生严重哮喘发作。你现在怎么办
    A. 静脉注射氯胺酮、利多卡因,快速序贯诱导、压迫环状软骨、如果气管插管失败插入喉罩
    B. 紧急气管切开
    C. 紧急环甲膜切开
    D. 沙丁胺醇气雾剂吸入,必要静脉给予肾上腺素,然后行清醒纤维支气管镜引导下插管
    E. 氟烷吸入诱导、保持患者的自主呼吸,置入喉罩然后加深麻醉

91. 患者插管顺利。下面药物做维持麻醉,较好的是
    A. 七氟烷
    B. 异氟烷
    C. 氟烷
    D. 恩氟烷
    E. 地氟烷

92. 如采用七氟烷/O_2/空气及芬太尼维持麻醉。手术开始20分钟,患者的气道峰压从30cmH_2O上升至55cmH_2O。双肺可闻明显的哮鸣音。鉴别诊断有
    A. 误吸性肺炎、肺水肿或肺栓塞
    B. 气管支气管内分泌物或血液阻塞
    C. 气管导管打折或气管滑入支气管内
    D. 哮喘发作
    E. 以上全部

93. 你排除了其他可能性,考虑是麻醉过浅诱发的严重支气管痉挛。患者血压正常。此时采取以下何种步骤最合适

A. 静脉注射肾上腺素

B. 通过呼吸回路给予沙丁胺醇

C. 采用七氟烷加深麻醉

D. 静脉注射氯胺酮

E. 以上全部

94. 假设同一患者行前列腺根治切除术。预计失血量为1500ml。采用1.5 MAC七氟烷/N$_2$O维持麻醉。BP为77/50mmHg, HR 105次/分。患者出现严重哮喘发作，此时你应当怎么办

A. 采用七氟烷加深麻醉

B. 气道内给予沙丁胺醇

C. 静脉注射氯胺酮

D. 静脉注射肾上腺素

E. 加快输注胶体液

95. 假设此患者有严重COPD并继发肺动脉高压，正在行右全肩关节成形术。应禁用以下何种吸入性麻醉药

A. 氟烷

B. 异氟烷

C. N$_2$O

D. 七氟烷

E. 地氟烷

【B$_2$型题】

问题96~105

A. 氟烷

B. 恩氟烷

C. 异氟烷

D. 七氟烷

E. 地氟烷

F. 氧化亚氮

G. 甲氧氟烷

96. 肾毒性最低的挥发性麻醉药

97. 体内代谢最少的挥发性麻醉药

98. 轻度增加肺动脉和体循环的动脉压力

99. 最常用于诱导的吸入麻醉药

100. 有轻度增快心率的作用，与吸入浓度无明显关系

101. 增加心肌对儿茶酚胺的敏感性的作用最突出

102. 是异氟烷的同分异构体

103. 引起肝损害发生率最高

104. 不会引起剂量依赖性血压降低

105. 对肾脏损害最大的是

问题106~113

A. MAC awake

B. MAC$_{TI}$

C. MAC$_{BAR}$

D. MAC amnesia

E. MAC incision

F. MAC respiration

106. 50%的患者在暴露声门时声带松弛、气管插管时不发生体动和呛咳反应的肺泡气麻醉药浓度

107. 50%的患者在切皮时不发生肾上腺素能反应的肺泡气麻醉药浓度

108. 50%的患者对简单指令能睁眼的肺泡气麻醉药浓度

109. 50%的患者能产生遗忘的肺泡气麻醉药浓度

110. 1.2~1.3MAC

111. 0.3~0.5MAC

112. MAC系列中数值最低的

113. MAC系列中数值最高的

问题114~127

A. MAC无改变

B. MAC增加

C. MAC降低

D. 长期应用降低MAC，临时使用增加MAC

E. 长期应用增加MAC，临时使用降低MAC

F. 先增加后降低

114. 高钾血症

115. 高钠血症

116. 高温

117. 甲亢

118. 酒精

119. 右美托咪定

120. 利多卡因

121. 锂剂

122. 三环类抗抑郁药

123. 妊娠

124. 麻醉持续时间

125. 性别

126. PaO$_2$为35mmHg

127. 严重贫血（Hb<4.3g/dL）

问题128~132
A. HR无改变，SVR无改变，心脏指数降低
B. HR降低，SVR降低，心脏指数降低
C. HR增加，SVR降低，心脏指数降低
D. HR增加，SVR降低，心脏指数无改变
E. HR无改变，SVR降低，心脏指数降低
F. HR增加，SVR增加，心脏指数增加

128. 地氟烷（1MAC）
129. 七氟烷（1MAC）
130. 异氟烷（1MAC）
131. 氟烷（1MAC）
132. 恩氟烷（1MAC）

【C型题】

A. 丹曲林治疗
B. 多巴胺受体激动剂
C. 两个都是
D. 两个都不是

133. 恶性高热
134. 神经安定类药物恶性综合征
135. 5-羟色胺综合征

A. 肌苷磷酸激酶（CPK）水平降低
B. 肌苷磷酸激酶（CPK）水平升高
C. 两个都是
D. 两个都不是

136. 恶性高热
137. 甲状腺危象

A. 剂量相关性直接扩张支气管的作用
B. 间接扩张支气管作用，与剂量无相关性且不能预测
C. 两个都是
D. 两个都不是

138. 氟烷
139. 七氟烷
140. 氯胺酮

【X型题】

141. 脑组织内吸入麻醉药分压受下列哪些因素的影响

A. 麻醉药的吸入浓度
B. 麻醉药在肺内的分布
C. 麻醉药跨肺泡膜进入到肺毛细血管的过程
D. 循环系统的功能状态
E. 经血-脑屏障向细胞内的扩散状态

142. 影响吸入麻醉药摄取的因素有
A. 溶解度
B. 心排出量
C. 肺泡静脉血氧分压差
D. 时间常数
E. 肺泡膜的厚度

143. 血：气分配系数为1.5意味着
A. 药物在血中的浓度比肺泡中的高1.5倍
B. 药物在肺泡中的分压比肺泡中的高1.5倍
C. 每毫升血液储存的药物是每毫升肺泡气中储存的1.5倍
D. 对于等量的麻醉药，输送到血液所需的时间是输送到肺泡所需时间的1.5倍
E. 每分通气量高1.5倍

144. 以下哪些**不是**全身麻醉药的特点
A. 异氟烷的两个光学异构体的效能相等
B. 有些吸入性全身麻醉药在常温下是气态
C. 所有全身麻醉药的作用都可以用其破坏膜脂质-蛋白的相互作用来解释
D. 其麻醉效果可通过增加环境大气压来逆转
E. 所有挥发性麻醉药在常温下都是液态

145. 吸入气道内的挥发性麻醉药的分压低于新鲜气流内的麻醉药分压，是因为
A. 橡胶管路和连接对药物的吸收
B. 呼吸环路对新鲜气流的稀释作用
C. 碱石灰的吸收作用
D. 患者对药物的摄取
E. 麻醉机对麻醉剂的吸收作用

146. 影响麻醉药在肺泡内张力的最重要的因素包括
A. 通气频率
B. 心排量
C. 吸入的浓度

D. 体温

E. 肺泡通气量

147. 挥发性麻醉药

A. 增加EEG电压

B. 对不同神经递质型神经元的突触传递的影响相同

C. 抑制兴奋性突触后电位

D. 阻断冲动传导的浓度低于抑制突触传递所需的浓度

E. 降低EEG频率

148. 异氟烷的MAC值

A. 在幼儿最高

B. 低体温时降低

C. 80岁时的MAC低于20岁时

D. 因同时吸入50% N_2O 而降低

E. 静脉输注右美托咪定的患者MAC值降低

149. 异氟烷麻醉后的苏醒

A. 不受麻醉时间长短的影响

B. 受心排量的影响

C. 比从 N_2O 苏醒的时间长

D. 肺泡浓度曲线显示苏醒过程为摄取图形的翻转

E. 肺泡浓度曲线显示苏醒过程不为摄取图形的翻转

150. 麻醉深度在肺泡浓度为MAC-awake的患者

A. 对简单指令有反应

B. 可能没有呼吸

C. 可能有兴奋的表现

D. 对手术切皮不会发生体动反应

E. MAC-awake数值适用于全麻诱导过程,也适用于全麻苏醒过程

151. 健康人在全麻过程中,体温降至33℃会发生

A. 大多数药物的代谢减慢

B. 地氟烷的作用增强

C. 罗库溴铵的作用时间延长

D. 对脑缺血有保护作用

E. 室性心律失常的风险增加

152. 神经外科手术中使用吸入麻醉药,哪些是正确的

A. 氧化亚氮可增加脑氧代谢,故很少用于神经外科手术

B. 恩氟烷会诱发癫痫样放电,不适于神经外科手术

C. 对于颅内压升高的患者应避免使用高浓度吸入麻醉药

D. 强效吸入性麻醉药和静脉麻醉药都能降低脑氧代谢,故具有相同的脑保护效果

E. 因脑血管有自主调节的能力,故吸入麻醉药不会影响脑的血流动力学

153. 全麻维持过程中吸入50%的氧化亚氮具有哪些优点

A. 减少阿片类药物的用量

B. 减少术后恶心呕吐的发生

C. 有利于快速苏醒

D. 减少术中知晓的发生率

E. 减少肌松药的用量

154. 有关氧化亚氮对脑血流的影响,正确的是

A. 与挥发性麻醉药相似,可增加脑血流(CBF)和颅内压

B. 与挥发性麻醉药相似,可降低脑氧代谢

C. 挥发性麻醉药会增强其增加CBF的作用

D. 巴比妥类药物能减弱其增加CBF的作用

E. 低碳酸血症能减弱其增加CBF的作用

155. 与静脉麻醉药相比,吸入麻醉药具有的优点

A. 具有催眠、镇痛、肌松多重作用

B. 使用方便

C. 可控性强

D. 通过监测可估计组织内浓度

E. 相对便宜

156. 心脏手术中使用吸入性麻醉药,正确的是

A. 可产生遗忘作用,防止术中知晓

B. 在体外循环转流期间降低外周血管阻力

C. 挥发性麻醉药辅以小剂量麻醉性镇痛药有利于早期拔管

D. 异氟烷可引起冠脉窃血,增加CABG患者围术期的心肌梗死发生率

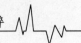

E. 虽然异氟烷有冠脉窃血现象,但CABG术应用对患者转归没有影响

157. 有关产科麻醉中使用吸入麻醉药,哪些正确
    A. 氧化亚氮是产科镇痛中最常使用的吸入药物
    B. 产科手术中采用强效含氟类药物有利于松弛子宫
    C. 采用吸入诱导可降低误吸的发生率
    D. 新生儿的预后与吸入麻醉药的选择无明显相关性
    E. 小于1MAC的强效吸入麻醉药不会增加手术出血

158. 吸入麻醉药的血液溶解度的说法,正确的有
    A. 溶解度越高,改变通气量对肺泡气浓度的影响就越大
    B. 溶解度越低,改变心排量对肺泡气浓度的影响越小
    C. 溶解度越高,血气分配系数越高
    D. 溶解度越高,药物的摄取就越多
    E. 溶解度越高,麻醉诱导速度越快

159. 有关MAC的说法中哪些是正确的
    A. 随年龄的增加逐渐降低
    B. 是用来评价吸入麻醉药强度的指标
    C. 与气压无关
    D. 与药物在体内的摄取和分布有关
    E. 在测定人的MAC时采用外科切皮作为伤害性刺激

160. 吸入麻醉药会影响以下哪些神经递质
    A. 兴奋性氨基酸
    B. γ-氨基丁酸
    C. 乙酰胆碱
    D. 儿茶酚胺
    E. 5-羟色胺

161. 影响肺泡内吸入麻醉药分压升高的因素有
    A. 气道压
    B. 通气量
    C. 心排量
    D. 血气分配系数

    E. 吸入气中麻醉药浓度

162. 吸入麻醉药对医务人员的影响,说法正确的有
    A. 长期接触氧化亚氮废气者容易出现维生素B_{12}缺乏
    B. 长期接触麻醉废气者健康可能会受到不良影响
    C. 目前严格的流行病调查证明女麻醉医师的流产率高于其他科
    D. 既往绝大多数有关接触麻醉废气的人员出现自然流产和子女出现畸形的流行病调查存在严重方法学缺陷
    E. 有明确证据表明接触麻醉废气导致手术室工作人员癌症发病率增加

163. 吸入麻醉药对肝脏的影响,说法正确的有
    A. 吸入麻醉药对肝脏血流的影响通常大于手术的影响
    B. 既往合并肝脏损害的患者,应用吸入麻醉药后更容易出现肝功能异常
    C. 吸入麻醉药不通过肝脏代谢
    D. 近期服用苯巴比妥等药物的患者,应用某些吸入麻醉药后更容易出现肝功能障碍
    E. 肝损害的发生率与接触时间和次数无关

164. 挥发性麻醉药对支气管的影响,说法中哪些正确
    A. 挥发性麻醉药都是强效支气管扩张剂
    B. 常规方法处理哮喘持续状态无效时,应用吸入麻醉药也无效
    C. 挥发性麻醉药通过直接抑制平滑肌收缩而舒张气道平滑肌
    D. 上皮受损时可显著减弱挥发性麻醉药对支气管的扩张作用
    E. 因氟烷扩张支气管的作用强,故对哮喘和COPD患者首选氟烷

165. 挥发性麻醉药对呼吸系统的影响,说法中哪些正确
    A. 剂量依赖性地减弱人对低氧血症的通气反应
    B. 降低纤毛的摆动频率,对黏液的清除速率无影响

C. 明显抑制体内低氧性肺血管收缩

D. 降低潮气量和每分通气量

E. 抑制呼吸肌

166. 门诊手术中使用吸入麻醉药的说法中,正确包括

A. 七氟烷的诱导速度比丙泊酚快

B. 七氟烷诱导是门诊手术的首选诱导药物

C. 地氟烷和七氟烷是门诊手术中全麻的理想药物

D. 地氟烷和七氟烷麻醉术后恶心呕吐发生率高于采用丙泊酚维持,患者出院时间明显延长

E. 避免使用氧化亚氮可能减少术后恶心呕吐的发生

167. 降低吸入麻醉药的MAC的因素中应**除外**

A. 低温

B. 严重低血压

C. 甲亢

D. 高血压

E. 代谢性酸中毒

168. 有关MAC的说法中正确的有

A. 影响MAC的因素有很多

B. 与静脉麻醉药ED_{50}的意义相似

C. 可用于确定其他麻醉药与吸入麻醉药之间的相互作用

D. 其基础是平衡状态下肺泡和脑内吸入麻醉药分压相近

E. 0.5MAC的异氟烷与0.5MAC的氧化亚氮合用的效果与1MAC的异氟烷相同

169. 下述药物对吸入麻醉药MAC的影响,哪些是**错误的**

A. α_2受体激动剂右美托咪定增加MAC

B. 巴比妥类药物降低MAC

C. 利多卡因对MAC无影响

D. 利血平降低MAC

E. 地西泮降低MAC

170. 有关异氟烷对心肌供血的影响,**错误的有**

A. 异氟烷的冠脉窃血现象有明确临床意义

B. 能减轻离体心脏缺血再灌注损伤

C. CABG术中使用异氟烷、七氟烷或地氟烷,患者转归基本相同

D. 异氟烷与腺苷引起的冠脉窃血机制完全不同

E. 通过阻断交感神经间接扩张冠状动脉

171. 有关七氟烷的说法中哪些是正确的

A. 有刺激性气味

B. 需要特殊的挥发罐

C. 一般情况下其代谢产物不会引起肾损伤

D. 引起肝炎的报道很少

E. 临床应用没有发现其与钠石灰相互作用产生的代谢产物造成明显的副作用

172. 与异氟烷相比,七氟烷

A. MAC更高

B. 溶解度更高

C. 扩张冠脉作用更强

D. 代谢产生的无机氟更多

E. 诱导时发生呛咳和喉痉挛的几率更高

173. 有关恶性高热的说法中哪些是正确的

A. 激发试验中使用的吸入性麻醉药为氟烷

B. 使用非去极化肌松药能推迟吸入性麻醉药引起的恶性高热的发作

C. 氧化亚氮与挥发性麻醉药都能诱发恶性高热

D. 恶性高热有遗传特征

E. 地氟烷和七氟烷是效价较低的激发药物,引起恶性高热更加缓慢的发作

174. 与七氟烷相比,地氟烷

A. 诱导和苏醒更迅速

B. 麻醉效能更高

C. 更适合于小儿麻醉的诱导

D. 对心肌收缩力的影响更小

E. 体内代谢更少

175. 有关地氟烷对循环的影响,哪些**错误**

A. 快速增加浓度,引起交感—过性兴奋而增加心率和血压

B. 剂量依赖性增加人的心率

C. 临床浓度会引起冠脉窃血

D. 降低血压的作用是由于降低血管阻力

E. 降低血压的作用主要与降低心肌收缩力和心输出量有关

176. 以下是氧化亚氮禁忌证，**除外**

A. 对颅内压升高的患者

B. 对休克患者

C. 对气胸患者

D. 行鼓膜成形术患者

E. 对癫痫患者

177. 下面有关氧化亚氮的缺点有哪些

A. 恢复过程中可出现弥散性缺氧

B. 容易引起术后恶心呕吐

C. 需要在手术停止前30分钟停药，以防止低氧血症

D. 连续长时间应用可能引起骨髓抑制

E. 吸入浓度超过50%时，对动物有致畸作用

178. 下面是氧化亚氮的优点，应**除外**

A. MAC awake最高，清醒速度最快

B. 与挥发性吸入麻醉药不同，不会抑制机体对低氧和高碳酸血症的反应

C. 在产科麻醉中应用有利于减少子宫收缩乏力的发生

D. 镇痛效果强

E. 具有与挥发性吸入麻醉药相似的扩张支气管的作用

179. 恩氟烷致癫痫性的说法中哪些是正确的

A. 高碳酸血症可促发脑电惊厥性棘波

B. 高浓度可能引起脑电图惊厥性棘波

C. 棘波产生时，脑氧代谢增加

D. 可利用恩氟烷激活脑电的特性进行癫痫病灶定位

E. 有癫痫倾向的患者应避免使用恩氟烷

180. 有关氧化亚氮的性质中哪些是正确的

A. 基本无味

B. MAC为104%

C. 在高压下以液态形式贮存于钢瓶中

D. 没有燃烧性，但具有助燃作用

E. 沸点高

181. 有关氙气的说法中哪些是正确的

A. 为惰性气体

B. 麻醉效能低于氧化亚氮

C. 诱导和清醒迅速

D. 对血流动力学没有明显影响

E. 价格昂贵

答　案

【A₁型题】

1. B	2. A	3. B	4. E	5. A	6. E	7. D	8. C	9. B	10. C
11. D	12. D	13. E	14. B	15. C	16. D	17. E	18. E	19. D	20. C
21. D	22. B	23. D	24. C	25. E	26. B	27. E	28. B	29. C	30. E
31. D	32. C	33. D	34. B	35. C	36. E	37. A	38. C	39. E	40. D
41. A	42. E	43. D	44. A	45. E	46. E	47. E	48. E	49. E	50. A
51. C	52. A	53. C	54. E	55. C					

【A₂型题】

56. B	57. D	58. C	59. A	60. C	61. D

【A₃型题】

62. E	63. D	64. E	65. D	66. E	67. E	68. C	69. C	70. A	71. E

【A₄型题】

72. D	73. E	74. E	75. A	76. E	77. C	78. D	79. E	80. E	81. C
82. A	83. E	84. A	85. D	86. E	87. E	88. E	89. E	90. D	91. A

92. E　　93. C　　94. D　　95. C

【B₂型题】

96. E　97. E　98. F　99. D　100. C　101. A　102. B　103. A　104. F　105. G

106. B　107. C　108. A　109. D　110. B　111. A　112. D　113. C　114. A　115. B

116. B　117. A　118. E　119. C　120. C　121. C　122. B　123. C　124. A　125. A

126. C　127. C　128. C　129. B　130. D　131. A　132. E

【C型题】

133. A　134. C　135. D　136. B　137. A　138. A　139. A　140. B

【X型题】

141. ABCDE　142. ABCE　143. AC　144. AC　145. ABCD　146. ABCE

147. ACE　148. ABCDE　149. ABCD　150. ACE　151. ABCDE　152. BC

153. AC　154. ACDE　155. ABCDE　156. ABCE　157. ABDE　158. ABCE

159. ABE　160. ABCDE　161. BCDE　162. ABD　163. BD　164. ACD

165. ADE　166. CE　167. CD　168. ABCDE　169. AC　170. AE

171. CDE　172. AD　173. ABCD　174. AE　175. CE　176. BE

177. ABDE　178. BE　179. BCDE　180. ABCD　181. ACDE

（李　民　李成付　张利萍　张马中　王祥瑞）

第20章

静脉全身麻醉药

【A₁型题】

1. 丙泊酚属于什么房室模型
    A. 一房室模型
    B. 二房室模型
    C. 三房室模型
    D. 四房室模型
    E. 五房室模型

2. 增加颅内压的静脉麻醉药物是
    A. 硫喷妥钠
    B. 丙泊酚
    C. 依托咪酯
    D. 咪达唑仑
    E. 氯胺酮

3. 依托咪酯的主要优点是
    A. 心血管稳定
    B. 镇痛佳
    C. 协同肌松作用
    D. 呼吸道分泌物较少
    E. 苏醒完善

4. 依托咪酯临床应用最常见的不良反应是
    A. 痛觉过敏
    B. 低血压
    C. 锥体外系症状
    D. 组胺释放
    E. 呼吸抑制

5. 硫喷妥钠与丙泊酚在消除半衰期上的差异主要是因
    A. 肾脏清除率不同
    B. 蛋白结合程度不同
    C. 肝脏代谢率不同
    D. 分布容积不同

    E. 肺内代谢率不同

6. 以下何种诱导药物最容易在麻醉诱导时产生心动过缓或心搏骤停
    A. 硫喷妥钠
    B. 丙泊酚
    C. 咪达唑仑
    D. 依托咪酯
    E. 氯胺酮

7. 等效剂量,以下何种诱导药物最容易引起心肌抑制
    A. 丙泊酚
    B. 硫喷妥钠
    C. 咪达唑仑
    D. 依托咪酯
    E. 氯胺酮

8. 以下何种静脉麻醉药在进入血液循环后由水溶性转变为脂溶性
    A. 硫喷妥钠
    B. 丙泊酚
    C. 咪达唑仑
    D. 依托咪酯
    E. 氯胺酮

9. 以下何种静脉麻醉剂引起术后恶心呕吐的发生率最高
    A. 氯胺酮
    B. 硫喷妥钠
    C. 丙泊酚
    D. 依托咪酯
    E. 咪达唑仑

10. 以下何种药物能够降低氯胺酮麻醉引起的噩梦、幻觉及苏醒阶段的谵妄

A. 格隆溴铵
B. 阿托品
C. 咪达唑仑
D. 东莨菪碱
E. 毒扁豆碱

A. 单次给药
B. 分次给药
C. 连续给药
D. 靶控输注
E. 联合用药

11. 患者评价依托咪酯麻醉不满意的最常见的原因是
    A. 血栓性静脉炎
    B. 肌阵挛
    C. 注射痛
    D. 术后呃逆
    E. 术后恶心呕吐

12. 静脉麻醉药的优缺点**不包括**
    A. 起效迅速
    B. 对注射部位有无刺激作用
    C. 对呼吸道无刺激
    D. 不污染手术室空气
    E. 操作简单方便

13. 丙泊酚的药理学特点**不正确**的是
    A. 扩张血管
    B. 恶心呕吐
    C. 扩张支气管
    D. 降低颅内压
    E. 抑制呼吸

14. 丙泊酚的药理学特点**不包括**
    A. 镇痛良好
    B. 注射痛
    C. 呼吸抑制
    D. 低血压
    E. 镇吐

15. 丙泊酚的不良反应**不包括**
    A. 注射痛
    B. 呼吸抑制
    C. 循环抑制
    D. 过敏反应
    E. 增加心肌对儿茶酚胺的敏感性

16. 丙泊酚用于门诊肠镜检查,给药方法**不正确**的是

17. 氯胺酮的药理学作用**不包括**
    A. 镇痛良好
    B. 镇静良好
    C. 肌松良好
    D. 起效快
    E. 增加口内分泌物

18. 氯胺酮与下列许多受体相互作用产生药理效应,**除外**
    A. NMDA(N-甲基-D-天门冬氨酸)受体
    B. GABA(γ-氨基丁酸)受体
    C. 阿片受体
    D. 单胺能受体
    E. 毒蕈碱受体

19. 以下有关丙泊酚的说法中哪个是**错误的**
    A. 其代谢产物无活性
    B. 丙泊酚是一种烷基酚类化合物
    C. 血浆浓度为1~1.5mcg/mL时即可苏醒
    D. 给予丙泊酚时脑血管自主调节能力保持不变
    E. 丙泊酚降低脑血管对CO_2的反应

20. 以下有关依托咪酯的说法中哪个是**错误的**
    A. 是一种羧化咪唑
    B. 降低脑氧代谢率
    C. 诱导时引起肌阵挛
    D. 抑制肾上腺皮质的合成功能
    E. 临床常规剂量能够有效抑制喉镜检查引起的交感反应

【A₂型题】

21. 一名42岁、75kg男性因腹股沟嵌顿疝行急诊疝修补手术。其唯一的内科疾病为高血压,每日晨口服可乐定0.2mg。在等候区给予氟哌利多1.25mg后患者诉恶心呕吐。给予2mg咪达唑仑用于镇静。预给氧后,采用芬太尼、利多卡因

及150mg丙泊酚进行诱导,肌松采用100mg琥珀胆碱。随后发现患者胸部出现皮疹、肺部有哮鸣音,静脉给予苯海拉明50mg。30分钟手术顺利。术毕患者苏醒、拔管后被送入PACU。但患者在PACU昏睡。以下药物都可能引起患者昏睡,**除了**

A. 可乐定

B. 氟哌利多

C. 丙泊酚

D. 咪达唑仑

E. 苯海拉明

22. 一名40岁男性连续输注硫喷妥钠3个小时总量达10mg/kg,患者有以下情况,其中哪种因素与长时间输注硫喷妥钠后麻醉状态延长有关

A. 哮喘

B. 发热

C. 滥用可卡因

D. 肥胖

E. 酗酒减轻

23. 一名40岁男性采用75μg/kg阿芬太尼诱导,之后在1h的胆囊切除和胆道造影过程中以1.5μg/(kg·min)的速度持续输注。此种给药方法可能引起以下情况,**除了**

A. 术中知晓

B. 肌肉强直

C. 胆道压力升高

D. 术后呼吸抑制

E. 有2~4h的术后镇痛作用

24. 一名30岁男性因摩托车意外发生右胫腓骨骨折被送到手术室行切开复位内固定术。患者为酗酒者,正在使用双硫仑(disulfiram)和纳曲酮(naltrexone)进行戒酒治疗。以下何种术后镇痛方案最适合此患者

A. 持续输注纳曲酮,必要时追加低剂量吗啡

B. 持续输注纳曲酮,复合24h不间断地应用低剂量美散痛

C. 持续输注纳曲酮,必要时复合低剂量纳布啡

D. 停止输注纳曲酮,必要时使用吗啡治疗疼痛

E. 停止输注纳曲酮,必要时使用非甾体抗炎药治疗疼痛

25. 一名24岁女性孕29周,被送进手术室行急诊腹腔镜胆囊切除手术。患者身高165cm,体重62kg。其他方面正常,否认手术史。预给氧后,采用利多卡因、丙泊酚和100mg琥珀胆碱,快速序贯诱导并压迫环状软骨。采用空气/O$_2$/地氟烷维持麻醉。在整个手术过程中监测TOF,显示0/4。患者血流动力学稳定,对为时1h的手术耐受良好。停止吸入地氟烷30分钟后患者仍然无反应、无呼吸。以下有关假性胆碱酯酶异常患者的肌松阻滞持续时间及其处理的说法中哪个是**错误的**

A. 在妊娠期间假性胆碱酯酶水平降低-阻滞时间增加1倍

B. 不典型假性胆碱酯酶(杂合子)-阻滞时间增加1倍或2倍

C. 不典型假性胆碱酯酶(纯合子)-阻滞时间达4至8hr

D. 应使用新斯的明和格隆溴铵进行拮抗

E. 对患者应使用机械通气直到肌肉功能恢复正常

【A$_3$型题】

问题26~28

一名57岁86kg男性,有惊恐发作、哮喘、糖尿病和冠心病的病史,被送入手术室行择期CABG。在等候区静脉给予总量5mg的咪达唑仑。放置标准监测及动脉测压通路后,给氧、利多卡因、芬太尼0.25mg及依托咪酯20mg诱导。1分钟后患者意识消失,却发现不能对患者进行面罩通气

26. 你的鉴别诊断是

A. 支气管痉挛

B. 过敏反应

C. 肌肉强直

D. 机械故障

E. 以上全部

27. 未发现皮疹或哮鸣音,呼吸机和环路工作正常,之后最适当的处理是

A. 肾上腺素

B. 纳洛酮

C. 维库溴铵

D. 琥珀胆碱

E. 沙丁胺醇气雾剂

28. 以下有关骨骼肌肌肉强直的说法中哪个或哪些是正确的
    A. 使用肌松剂或阿片类拮抗剂可以缓解强直
    B. 这是一种中枢介导的强直
    C. 这种强直特异性地表现为胸壁和咽/喉肌肉的强直
    D. 可严重到影响正常通气程度
    E. 以上全部

问题29~30

一名46岁、85kg男性，有高血压、糖尿病（1型）及终末肾病，准备行动静脉造瘘术。其生命体征包括BP 170/95mmHg、HR 90次/分、吸空气SpO₂ 95%。Hb为9.0g/mL，包括K⁺在内的电解质检查，都在正常范围。血糖为150mg/dl。外科医师要求对患者实施监护下麻醉。患者非常紧张，但他对咪达唑仑过敏。在术前等待区，给予10mg地西泮进行镇静。连接标准监测后，开始给患者输注丙泊酚，速度为25mcg/（kg·min）达到清醒镇静，间断给予总量0.25mg芬太尼以镇痛。手术至40分钟时，根据术者的要求给予1500单位肝素。10分钟后，患者意识消失。

29. 引起患者意识消失的最可能的原因是
    A. 丙泊酚
    B. 芬太尼
    C. 地西泮
    D. 肝素
    E. 肝素与地西泮的相互作用

30. 对此最适当的处理是
    A. 控制气道
    B. 维持血流动力学的稳定
    C. 停止输注丙泊酚
    D. 必要时给予氟马西尼
    E. 以上全部

【A₄型题】

问题31~33

某患儿，4岁，因腺样体增生拟在全麻下行腺样体切除术。患儿有哮喘病史，经常发作。术前检查正常。

31. 该患儿宜选用的麻醉药物是
    A. 氯胺酮

B. 硫喷妥钠
    C. 依托咪酯
    D. 芬太尼
    E. 羟丁酸钠

32. 术中发现患儿气道压力升高至25cmH₂O，血氧饱和度降至73，发绀，呼气末二氧化碳56mmH，心率70次/分钟。该患儿最可能出现
    A. 哮喘发作
    B. 误吸
    C. 导管折叠
    D. 通气不足
    E. 心衰

33. 对上述问题的处理最有效的抢救手段是
    A. 加大氯胺酮用量
    B. 气管内给予异丙肾上腺素
    C. 气管切开
    D. 给予阿托品
    E. 给予芬太尼

问题34~38

一名47岁、81kg男性准备行开颅手术。患者有3周的头痛症状、并在入院前1日行CT检查时出现一次癫痫发作，检查发现患者有脑瘤。目前患者口服苯妥英钠。患者既往无药物过敏史，但对鸡蛋和大豆过敏，其他方面正常。患者诉到达等候区之前有些恶心呕吐，在等候区开放静脉通路并放置动脉测压通路。连接标准监测后，预给氧、按指示深呼吸达到过度通气的程度，准备采用200mg硫喷妥钠进行诱导。但你指导的低年住院医师刚刚注射了不足100mg的硫喷妥钠后患者诉注射部位极其疼痛。你发现住院医是通过动脉通路给予的硫喷妥钠。

34. 该患者最适当的诱导药物是
    A. 丙泊酚
    B. 硫喷妥钠
    C. 依托咪酯
    D. 氯胺酮
    E. 咪达唑仑

35. 动脉内注射硫喷妥钠后会引起的病理生理改变
    A. 动脉痉挛、受累侧手部疼痛

B. 受累侧手部会缺血坏疽

C. 组织丧失功能

D. 以上全部

E. 仅有短暂影响

36. 此时如何处理此患者

    A. 给予生理盐水以稀释药物

    B. 静脉给予肝素以防止血栓形成

    C. 给予利多卡引或普鲁卡因以扩张血管

    D. 给予罂粟碱或酚苄明以扩张血管

    E. 以上全部

37. 与神经外科医师商量后决定推迟开颅手术。患者清醒,置于30°反式Trendenlenburg体位,静脉给予40mg呋塞米、10mg地塞米松。立刻请血管外科医生进行会诊,受累部位出现缺血表现。为缓解痉挛、改善受累部位的血流,外科医师建议进行神经阻滞。对此患者有效的神经阻滞方法是

    A. 臂丛神经阻滞

    B. 星状神经节阻滞

    C. 桡神经阻滞

    D. A和B

    E. 颈丛神经阻滞

38. 如果误注动脉的是依托咪酯,最适当的处理应为

    A. 缓慢注射稀释过的HCO_3^-

    B. 动脉内给予可乐定

    C. 动脉内给予胍乙啶

    D. 星状神经节阻滞

    E. 观察

问题39~45

一名49岁男性准备行右全肩关节成形术。他的内科疾病包括骨性关节炎、高血压及急性间歇性卟啉病。他曾在4年前行胆囊切除术,麻醉与手术顺利。患者称自己对疼痛的耐受阈值很低。他其他方面正常,实验室检查结果均在正常范围。心电图显示正常窦性心律、节律正常、有QT间期延长。在等候区患者要求采用肌间沟臂丛神经阻滞进行术后镇痛。

39. 患者实施神经阻滞之前,何种麻醉前用药最适合

    A. 氯氮䓬(利眠宁)

    B. 格鲁米特

    C. 戊巴比妥

    D. 吗啡

    E. 丙米嗪

40. 连接标准监测、及给氧。神经阻滞刺入顺利,患者能很好耐受。但你指导的低年住院医师注射完0.5%布比卡因30mL之后约1分钟,患者出现惊厥。他立刻给患者静脉注射100mg硫喷妥钠。患者出现严重恶心、呕吐和腹痛。目前其BP为190/120mmHg,HR为120次/分。怀疑患者发生急性间歇性卟啉病。以下何种机制是正确的

    A. 卟啉病为一组先天性代谢缺陷,特点为卟啉化合物及前体的产生过量

    B. 合成亚铁血红素(血红蛋白的成分之一)和药物代谢所必需的细胞色素(包括P-450)时需要卟啉的参与

    C. 甘氨酸和醋酸盐合成亚铁血红素的速度是由线粒体内的氨基乙酰丙酸合成酶所控制

    D. 酶活性的异常可以造成卟胆原过量蓄积

    E. 以上全部

41. 对急性间歇性卟啉病的处理应是

    A. 立刻静脉给予正铁血红素(3~4mg/kg,大于20分钟输入)

    B. 充分补液、静脉给予葡萄糖(20g/hr)

    C. β受体阻滞剂

    D. 阿片类药物

    E. 以上全部

42. 输注正铁血红素治疗可能产生什么并发症

    A. PTT延长

    B. PT延长

    C. 纤溶

    D. 以上全部

    E. 非以上任何一种

43. 以下有关对已知有发生卟啉病风险的患者的预防和处理的说法,哪个正确

    A. 避免使用可引发急性发作的药物

B. 饥饿、脱水和感染可能诱发急性发作

C. 雌激素和妊娠可能与发作的严重程度和频率增加有关

D. 对严重卟啉病伴急性加重的患者应用生长抑素和血浆置换也许能够完全缓解症状

E. 以上全部

44. 一个月后,患者回来再做手术,手术进展顺利。术后患者诉严重疼痛。以下何种镇痛方案最适合

A. 静脉哌替啶和酮咯酸

B. 静脉酮咯酸

C. 芬太尼和非那西丁

D. 喷他佐辛

E. 静脉吗啡或芬太尼

45. 如患者出现迟发性皮肤卟啉病,围术期应做何种特殊考虑

A. 避免使用硫喷妥钠

B. 特别要注意对皮肤的压力

C. 由于神经毒性应避免采用局部麻醉技术

D. 有必要减少经肾脏代谢的药物的剂量

E. 有必要增加非去极化肌松剂的剂量

问题46~52

一名15岁男孩因特发性脊柱侧弯准备行后路脊柱融合内固定植入手术。其父亲否认男孩有任何内科疾病或手术史,也无知药物过敏史。但父亲非常紧张,说自己的亲兄弟2年前在做手术的时候因麻醉下的"高热"而死亡。此男孩的生命体征BP 110/65mmHg、HR 90次/分,吸空气SpO_2 98%、T 37.0℃。实验室检查包括血常规、电解质、BUN/Cr、EKG及肺功能检查均在正常范围。

46. 你怀疑患者的叔叔死于恶性高热(MH)。术前对这个男孩做肌肉活检的说法中,哪个正确

A. 如果怀疑患者易感,就有必要做

B. 有必要做,以排除患者的易感性

C. 没有必要做

D. 这种检查没有假阳性或假阴性的结果

E. 非以上任何一个

47. 以下哪种术前用药是正确的

A. 预防性给予丹曲林

B. 阿托品

C. 吩噻嗪类

D. 咪达唑仑

E. 以上全部

48. 你如何准备手术室

A. MH急救车,包括丹曲林,应该就在手边

B. 使用干净的麻醉机、新的呼吸环路和钠石灰

C. 使用10L/min的新鲜气流冲洗回路达10分钟

D. 去掉所有的挥发罐

E. 以上全部

49. 诱导或维持采用以下何种TIVA(全静脉麻醉)的复合方案是正确的

A. 诱导用芬太尼和依托咪酯,罗库溴铵肌松,丙泊酚和瑞芬太尼维持

B. 维持用丙泊酚、芬太尼和咪达唑仑

C. 维持用氯胺酮、丙泊酚和咪达唑仑

D. 维持用丙泊酚、右美托咪定和咪达唑仑

E. 以上全部

50. 对此患者采用持续输注丙泊酚和瑞芬太尼维持麻醉。在第一位麻醉医师被接替去吃午饭后10分钟,第二位麻醉师因外科医生抱怨患者体动开始给予地氟烷和琥珀胆碱60mg。25分钟后患者BP为170/120mmHg、HR 130次/分,在通气不变的情况下$P_{ET}CO_2$升至60mmHg。怀疑发生了MH。以下处理中哪个是正确的

A. 停止吸入地氟烷、通知术者并请求帮助

B. 使用呼吸囊给予100% O_2,过度通气

C. 给予丹曲林和碳酸氢钠

D. 开始降温、必要时给予正性肌力药和抗心律失常药物

E. 以上全部

51. 以下临床表现当中哪种是反映MH最敏感的指征

A. 高热

B. 心动过速

C. 在恒定通气过程中$P_{ET}CO_2$升高

D. 呼吸急促

E. 发绀

52. 此时你如何处理此患者

A. 停止手术

B. 放置动脉通路,进行血气分析、检查K⁺

C. 大量补液、监测并维持尿量

D. 将患者送入ICU,持续给予丹曲林,并密切监测患者

E. 以上全部

【B₁型题】

问题53~58

A. 硫喷妥钠

B. 地西泮

C. 丙泊酚

D. 依托咪酯

E. 氯胺酮

53. 禁用于颅内压升高的患者

54. 禁用于有惊厥发作的患者

55. 抑制肾上腺皮质

56. 有注射痛,对老年人可造成严重低血压

57. 是控制局麻药中毒引起的惊厥的首选是

58. 在放置喉罩前最佳的诱导药物

【C型题】

A. 对循环系统有抑制作用

B. 对呼吸系统有抑制作用

C. 两个都是

D. 两个都不是

59. 常规临床麻醉剂量硫喷妥钠

60. 常规临床麻醉剂量丙泊酚

61. 常规临床麻醉剂量依托咪酯

62. 常规临床麻醉剂量氯胺酮

A. 增加BP、增快HR

B. 增加TV、降低RR

C. 两个都是

D. 两个都不是

63. 硫喷妥钠

64. 常规临床麻醉剂量氯胺酮

65. 常规临床麻醉剂量γ-OH

66. 常规临床麻醉剂量丙泊酚

【X型题】

67. 丙泊酚的药理学特点正确的是

A. 一个臂-脑时间起效

B. 苏醒完全

C. 引起噩梦

D. 诱导平稳

E. 消除快

68. 丙泊酚禁忌证包括

A. 5岁以下小儿

B. 对鸡蛋过敏者

C. 高脂血症

D. 严重循环功能不全者

E. 强脊炎

69. 丙泊酚适用于ICU患者的镇静,是由于

A. 丙泊酚为乳剂,应用丙泊酚可补充ICU患者的脂类不足

B. 在体内无蓄积

C. 清醒完全,易于对患者的神经系统功能进行评价

D. 对呼吸影响小

E. 具有良好的镇痛作用

70. 氯胺酮的精神症状包括

A. 躁狂

B. 幻视

C. 幻听

D. 惊厥

E. 脑卒中

71. 羟丁酸钠对呼吸系统的影响正确的是

A. 抑制呼吸中枢对二氧化碳的敏感性

B. 潮气量增加

C. 呼吸频率减慢

D. 每分通气量明显减少

E. 抑制咽喉部和气管反射

72. 羟丁酸钠对药理作用正确的是

A. 起效慢

B. 镇痛效果好

C. 心率减慢

D. 代谢完全

E. 呼吸道分泌物增多

73. 有关氯胺酮引起的精神作用(错觉和幻觉)的说法中哪些是正确的

A. 可通过事先应用苯二氮䓬类降低其发生率

B. 可通过事先应用丙泊酚而降低其发生率

C. 可通过事先应用硫喷妥钠降低其发生率

D. 可通过事先应用戊巴比妥降低其发生率

E. 儿科患者的发生率较低

74. 反复给予或静脉输注硫喷妥钠会引起苏醒延迟,是因为

A. 其半衰期长

B. 其被脂肪组织摄取,释放非常缓慢

C. 肝脏对硫喷妥钠的代谢缓慢

D. 肾脏对硫喷妥钠的排泄降低

E. 无脂肪组织对硫喷妥钠的稀释作用减少

75. 单次注射丙泊酚的快速苏醒是由于

A. 其半衰期短

B. 在肝脏与葡糖醛酸苷共轭结合

C. 共轭结合的代谢产物通过尿排泄

D. 其代谢产物没有催眠作用

E. 再分布到肌肉等无脂肪组织

76. 以下有关丙泊酚消除半衰期短的原因中哪些正确

A. 在肝脏与葡糖醛酸苷共轭结合

B. 蛋白结合率高

C. 有肝外机制

D. 通过肾脏排泄

E. 脂溶性高

77. 长时间输注依托咪酯可能产生的不良反应包括

A. 高钾血症

B. 低钠血症

C. ACTH升高

D. 采用麻黄碱处理低血压无效

E. 抑制11β-羟化酶

78. 以下何种药物可能产生肌阵挛的不良反应

A. 依托咪酯

B. 丙泊酚

C. 氯胺酮

D. 硫喷妥钠

E. 咪达唑仑

79. 对有惊厥发作的患者应谨慎或避免使用

A. 氯胺酮

B. 氟马西尼

C. 哌替啶

D. 依托咪酯

E. 恩氟烷

80. 有关丙泊酚的心血管效应的说法中哪些是正确的

A. 扩张动脉

B. 扩张静脉

C. 降低交感活性

D. 心肌抑制

E. 增加HR的作用小于硫喷妥钠

81. 巴比妥类的神经保护作用可能是由于

A. 逆转脑血流的窃血(Robin Hood效应)

B. 清除自由基

C. 阻断兴奋性氨基酸受体

D. 稳定脂质体膜

E. 降低氧需

82. 以下有关氯胺酮的说法中哪些是正确的

A. 它是苯环利定的衍生物,几乎完全通过肝脏代谢

B. "分离麻醉"是有关氯胺酮的常用术语

C. 可造成不同程度的肌张力升高及骨骼肌不自主运动

D. 对躯体痛的镇痛作用强于对内脏痛的镇痛作用

E. 可刺激交感神经系统

83. 对终末肝病患者以下哪些药物的血浆半衰期是延长的

A. 琥珀胆碱

B. 利多卡因

C. 氯普鲁卡因

D. 罗库溴铵

E. 地西泮

84. 硫喷妥钠引起低血压是因为

    A. 降低心率

    B. 减少静脉回流

    C. 抑制外周交感神经系统

    D. 抑制延髓血管运动中枢

    E. 减少CNS交感活性传出

85. 以下有关丙泊酚的说法中哪些是正确的

    A. 也许可用于治疗椎管内给予阿片类药物引起的瘙痒

    B. 低剂量有明显的止吐作用

    C. 不会增强罗库溴铵的神经阻滞作用

    D. 对有慢性阻塞性肺（COPD）患者有扩张支气管的作用

    E. 可用于镇静、麻醉诱导及维持

86. 以下哪些药物通过静脉给药时可能引起静脉炎和血栓形成

    A. 硫喷妥钠

    B. 地西泮

    C. 丙泊酚

    D. 依托咪酯

    E. 劳拉西泮

87. 以下有关硫喷妥钠的药理学特点中哪些是正确的

    A. 可引起低血压

    B. 可用于心搏骤停后的脑保护

    C. 预防性使用可能具有减少局部脑缺血事件发生时的脑保护作用

    D. 诱导剂量的硫喷妥钠能够明显抑制咽部或咳嗽反射,故和丙泊酚一样适用于放置喉罩时的诱导

    E. 硫喷妥钠麻醉诱导后的快速苏醒反映了其具有很高的肝脏清除率

答 案

【A₁型题】

1. C   2. E   3. A   4. C   5. C   6. B   7. B   8. C   9. D   10. C

11. E   12. B   13. B   14. A   15. E   16. A   17. C   18. B   19. E   20. E

【A₂型题】

21. C   22. D   23. E   24. D   25. D

【A₃型题】

26. E   27. D   28. E   29. E   30. E

【A₄型题】

31. A   32. A   33. B   34. B   35. D   36. E   37. D   38. E   39. D   40. E

41. E   42. D   43. E   44. E   45. B   46. C   47. D   48. E   49. E   50. E

51. C   52. E

【B₁型题】

53. E   54. D   55. D   56. C   57. A   58. C

【C型题】

59. C   60. C   61. B   62. D   63. D   64. A   65. B   66. D

【X型题】

67. ABDE   68. BCD   69. CD   70. ABCD   71. BCE   72. BCDE

73. ABCDE   74. BCE   75. ABE   76. AC   77. ABCDE   78. ABC

79. ABCDE   80. ABCD   81. ABCDE   82. ABCDE   83. ABCDE   84. BDE

85. ABCE   86. ABCDE   87. AC

（李成付 李 民 张诗海）

第21章

镇静安定药及其拮抗药

【A₁型题】

1. 地西泮抗焦虑作用的主要部位是
   A. 大脑皮质
   B. 边缘系统
   C. 脑干网状结构
   D. 黑质-纹状体
   E. 延髓腹外侧部

2. 最早合成的苯__氮䓬类药物是
   A. 地西泮
   B. 氯氮䓬
   C. 咪达唑仑
   D. 劳拉西泮
   E. 三唑仑

3. 苯二氮䓬类化学结构属于
   A. 1,5苯二氮䓬类衍生物
   B. 2,4苯二氮䓬类衍生物
   C. 1,3苯二氮䓬类衍生物
   D. 1,2苯二氮䓬类衍生物
   E. 1,4苯二氮䓬类衍生物

4. 苯二氮䓬类对脑干网状结构和大脑边缘系统的
   作用表现为
   A. 减弱GABA作用
   B. 降低脑内5-羟色胺水平
   C. 降低 γ-氨基丁酸作用
   D. 增加脑内5-羟色胺水平
   E. 增强去甲肾上腺素能神经元作用

5. 苯二氮䓬类受体位于神经元突触膜上,与GABA
   受体相邻耦合于共同的
   A. 钾离子通道
   B. 氯离子通道
   C. 钠离子通道
   D. 钙离子通道
   E. 镁离子通道

6. 地西泮的肌松作用是通过
   A. 阻断多巴胺受体
   B. 阻断神经肌肉接头乙酰胆碱释放
   C. 阻断突触膜受体
   D. 抑制脑干网状结构内和脊髓内的多突触通道
   E. 加速乙酰胆碱水解

7. 地西泮的代谢与排泄主要是通过
   A. 以原形从尿中排出
   B. 几乎全部在肝脏进行生物转化
   C. 肺脏代谢
   D. 肠道菌群代谢
   E. 在肾脏生物转化从肾小管分泌

8. 用下列哪种药物可消除地西泮引起的躁动
   A. 毒扁豆碱
   B. 氟哌利多
   C. 氯丙嗪
   D. 氟马西尼
   E. 氟哌啶醇

9. 咪达唑仑的效价为地西泮的
   A. 1.5~2倍
   B. 2~4倍
   C. 5~10倍
   D. 10~20倍
   E. 50~100倍

10. 咪达唑仑的消除半衰期约为地西泮的
    A. 1/2
    B. 1/4
    C. 1/6

D. 1/8

E. 1/10

11. 氟马西尼拮抗下列哪种药物引起的中枢抑制最好

　　A. 地西泮

　　B. 硫喷妥钠

　　C. 吗啡

　　D. 芬太尼

　　E. 氟哌利多

12. 氟马西尼的主要作用机制是

　　A. 增加去甲肾上腺素能神经兴奋性

　　B. 降低GABA的作用

　　C. 增强谷氨酸和门冬氨酸的作用

　　D. 与BZ受体结合拮抗苯二氮䓬类药物的效应

　　E. 增强乙酰胆碱的作用

13. 术中发生顽固性呃逆,静注下列哪种药物可以迅速制止

　　A. 地西泮

　　B. 氟哌啶醇

　　C. 哌替啶

　　D. 咪达唑仑

　　E. 氟马西尼

14. 下列哪一种药物应用时并发静脉炎和静脉血栓的可能性最大

　　A. 氯硝西泮

　　B. 地西泮

　　C. 氟硝安定

　　D. 硝西泮

　　E. 咪达唑仑

15. 下列哪一种药物在小剂量时产生镇静,中剂量产生催眠作用,大剂量则产生全身麻醉作用

　　A. 丁酰苯类

　　B. 噻嗪类

　　C. 抗精神病类

　　D. 苯二氮䓬类

　　E. 巴比妥类

16. 一名产妇在剖宫产时应用下列哪种药物可能出现"婴儿松软综合征"

　　A. 利多卡因

　　B. 地西泮

　　C. 普罗卡因

　　D. 尼可刹米

　　E. 回苏林

17. 吩噻嗪类药物产生锥体外系不良反应主要是因为

　　A. 阻滞边缘系统的多巴胺受体

　　B. 阻滞结节漏斗部的多巴胺受体

　　C. 阻滞黑质纹状体的多巴胺受体

　　D. 对第四脑室底化学感受区的抑制

　　E. 抗肾上腺素作用

18. 组成Ⅱ型神经安定麻醉药物配方是

　　A. 地西泮与氯胺酮

　　B. 氟哌利多与氯胺酮

　　C. 地西泮与喷他佐辛

　　D. 地西泮与吗啡

　　E. 氟哌利多与芬太尼

19. 下列有抗组胺作用的药物是

　　A. 阿托品

　　B. 新斯的明

　　C. 吗啡

　　D. 阿曲库铵

　　E. 异丙嗪

20. 地西泮抗焦虑作用的主要部位是

　　A. 大脑皮质

　　B. 边缘系统

　　C. 脑干网状结构

　　D. 黑质-纹状体

　　E. 延髓腹外侧部

21. 苯二氮䓬类对脑干网状结构和大脑边缘系统的作用表现为

　　A. 减弱GABA的作用

　　B. 降低脑内5-羟色胺水平

　　C. 降低γ-氨基丁酸作用

　　D. 增加脑内5-羟色胺水平

　　E. 增强去甲肾上腺素能神经元作用

22. 苯二氮草类受体位于神经元突触膜上,与GABA受体相邻耦合于共同的
   A. 钾离子通道
   B. 氯离子通道
   C. 钠离子通道
   D. 钙离子通道
   E. 镁离子通道

23. 服用抗凝血药华法林的同时加服苯巴比妥,则抗凝血作用
   A. 显著增强
   B. 稍有加强
   C. 减弱
   D. 消失
   E. 基本不变

24. 相对咪达唑仑,地西泮临床麻醉已少用的原因,除外
   A. 作用时间短
   B. 作用时间长
   C. 易产生静脉炎
   D. 遇其他药发生混浊
   E. 代谢时间长

25. 地西泮的清除半衰期为
   A. 3~5h
   B. 10~15h
   C. 20~40h
   D. 40~60h
   E. 60~80h

26. 地西泮的代谢与排泄主要通过
   A. 以原型从尿中排出
   B. 几乎全部在肝脏进行生物转化
   C. 肺脏代谢
   D. 肠道菌丛代谢
   E. 在肾脏生物转化从肾小管分泌

27. 用下列哪种药物可消除地西泮引起的躁动
   A. 毒扁豆碱
   B. 氟哌利多
   C. 氯丙嗪
   D. 氟马西尼
   E. 氟哌啶醇

28. 咪达唑仑的效价约为地西泮的
   A. 1.5~2倍
   B. 2~4倍
   C. 5~10倍
   D. 10~20倍
   E. 50~100倍

29. 目前临床唯一的水溶性苯二氮草类药为
   A. 地西泮
   B. 咪达唑仑
   C. 氟硝安定
   D. 劳拉西泮
   E. 去甲羟安定

30. 能增加食管下端括约肌张力的苯二氮草类药物为
   A. 地西泮
   B. 咪达唑仑
   C. 氟硝安定
   D. 劳拉西泮
   E. 去甲羟安定

31. 下列哪种药物应用时并发静脉炎和静脉血栓的可能性最大
   A. 氟硝安定
   B. 地西泮
   C. 氟硝安定
   D. 硝西泮
   E. 咪达唑仑

32. 下列哪种药物应用时易发生术后呕吐、失眠和头痛
   A. 氟硝安定
   B. 地西泮
   C. 氟硝安定
   D. 硝西泮
   E. 咪达唑仑

33. 小剂量产生镇静,中剂量产生催眠作用,大剂量产生全身麻醉的是
   A. 丁酰苯类
   B. 噻嗪类
   C. 抗精神病类

D. 苯二氮䓬类

E. 巴比妥类

D. 抑制单胺类递质释放

E. 促进单胺类递质释放丙抑制再摄取

34. 可乐定有镇静作用,其说法哪项正确

    A. 对呼吸抑制作用大于吗啡

    B. 镇静效能大于咪达唑仑

    C. 血压效应与用药方式无关

    D. 具有间接利尿作用

    E. 刺激 β 细胞释放胰岛素

40. 地西泮效应最强的给药途径是

    A. 肌注

    B. 静注

    C. 口服

    D. 直肠

    E. 气管内

35. 治疗外周神经痛可选用

    A. 苯巴比妥

    B. 地西泮

    C. 卡马西平

    D. 乙琥胺

    E. 阿司匹林

41. 咪达唑仑的消除半衰期是

    A. 2~3h

    B. 4~5h

    C. 5~6h

    D. 6~8h

    E. 10h

36. 下列哪种药的中间代谢产物能透过血-脑屏障并产生麻醉作用

    A. 氯胺酮

    B. 硫喷妥钠

    C. 地西泮

    D. 羟丁酸钠

    E. 丙泊酚

42. 咪达唑仑用于全身麻醉诱导时其剂量是

    A. 0.1~0.4mg/kg

    B. 0.5~1mg/kg

    C. 2~3mg/kg

    D. 3.5~4mg/kg

    E. 4.5~5mg/kg

37. 如需稀释,要求用5%葡萄糖的是

    A. 羟丁酸钠

    B. 丙泊酚

    C. 依托咪酯

    D. 氯胺酮

    E. 氟哌利多

43. 下列有抗组胺作用的药物是

    A. 阿托品

    B. 新斯的明

    C. 吗啡

    D. 阿曲库铵

    E. 异丙嗪

38. 治疗氯丙嗪引起的体位性低血压首选

    A. 肾上腺素

    B. 去甲肾上腺素

    C. 麻黄碱

    D. 异丙肾上腺素

    E. 多巴胺

44. 下列哪项**不是**安定的临床应用

    A. 消除焦虑,治疗失眠

    B. 控制肌痉挛和抽搐

    C. 治疗共济失调

    D. 麻醉前用药

    E. 消除氯胺酮的精神作用

39. 三环类抗抑郁药的作用机制是

    A. 促进单胺类递质释放

    B. 抑制单胺类递质再摄取

    C. 促进单胺类递质再摄取

45. 以下按照苏醒和意识功能恢复的速度排列正确的是

    A. 丙泊酚>咪达唑仑>硫喷妥钠>美索比妥

    B. 丙泊酚>硫喷妥钠>咪达唑仑>美索比妥

    C. 丙泊酚>咪达唑仑>美索比妥>硫喷妥钠

D. 丙泊酚>美索比妥>硫喷妥钠>咪达唑仑

E. 丙泊酚>硫喷妥钠>美索比妥>咪达唑仑

D. 加强中枢抑制药的作用

E. 翻转肾上腺素的升压作用

46. 有关氯丙嗪的叙述,正确的是

   A. 氯丙嗪是哌嗪类抗精神病药

   B. 氯丙嗪可加强中枢兴奋药的作用

   C. 氯丙嗪可与异丙嗪、哌替啶配伍成"冬眠"合剂,用于人工冬眠疗法

   D. 氯丙嗪可用于治疗帕金森症

   E. 以上说法均不对

47. 地西泮**不具**有下列哪项作用

   A. 抗焦虑作用

   B. 全身麻醉作用

   C. 中枢性骨骼肌松弛作用

   D. 抗惊厥作用

   E. 镇静催眠作用

48. 有关地西泮的应用,**不正确的**是

   A. 可引起注射部位疼痛

   B. 可减少氯胺酮的精神副作用

   C. 广泛用于镇静,如分娩期

   D. 长期用药有耐受性

   E. 用于预防局麻药中毒

49. 关于咪达唑仑的叙述,**错误的**是

   A. $T_{1/2\beta}$是2.1~3.1小时

   B. 水溶性药物

   C. 局部刺激轻微

   D. 可与碱性药物混合后应用

   E. 口服首关效应大

50. 关于氯丙嗪的叙述**错误的**是

   A. 可引起锥体外系症状

   B. 镇吐

   C. 有抗肾上腺素能作用和抗胆碱作用

   D. 消除寒战,有利于降温

   E. 可诱发心律失常

51. 有关氯丙嗪的药理作用,**错误的**是

   A. 抗精神病作用

   B. 催眠和麻醉作用

   C. 镇吐和降温作用

52. 下列对氯丙嗪的叙述**错误的**是

   A. 可对抗去水吗啡的催吐作用

   B. 大剂量直接抑制呕吐中枢

   C. 能阻断催吐化学感受区的D_2受体

   D. 可治疗各种原因引起的呕吐

   E. 制止顽固性呕逆

53. 下列对氯丙嗪的叙述**错误的**是

   A. 对体温调节的影响与环境温度有关

   B. 对体温调节中枢有很强的抑制

   C. 只使发热者体温降低

   D. 在高温环境中使体温升高

   E. 在低温环境中使体温降低

54. 氯丙嗪对心血管的作用下列哪项是**错误的**

   A. 可翻转肾上腺素的升压效应

   B. 抑制血管运动中枢

   C. 直接舒张血管平滑肌

   D. 反复用药可产生耐受性

   E. 扩张血管使血压下降,可作为抗高血压药应用

55. 苯巴比妥有如下作用,但**除外**

   A. 镇静

   B. 催眠

   C. 抗惊厥

   D. 抗癫痫

   E. 静脉麻醉

56. 关于苯巴比妥类的叙述,哪项**错误**

   A. 延长氯通道开放时间增加Cl^-内流,引起超极化

   B. 较高浓度时抑制Ca^{2+}依赖的递质释放

   C. 常用至镇静剂量时才显示抗焦虑作用

   D. 目前很少用于镇静和催眠

   E. 大剂量也不抑制呼吸

57. 有关水合氯醛的描述,哪项**错误**

   A. 口服易吸收

   B. 不缩短快动眼睡眠时相

C. 长期应用不产生耐受性及依赖性

D. 催眠作用发生快

E. 对胃有刺激性

58. 有关地西泮的应用,**不正确的**是

A. 可引起注射部位疼痛

B. 临床剂量0.2mg/kg

C. 可减少氯胺酮的精神副作用

D. 广泛用于镇静,如分娩期

E. 长期用药有耐受性

59. 关于氯丙嗪的叙述**错误的**是

A. 可引起锥体外系症状

B. 镇吐

C. 为α-肾上腺素受体阻滞剂

D. 可引起黄疸

E. 可诱发心律失常

【B₁型题】

问题60~63

A. 阻断中枢神经系统DA(多巴胺)受体

B. 形成GABA_A-苯二氮䓬类受体-Cl⁻通道复合物

C. 延长Cl⁻开放时间

D. 竞争性占据BZ受体

E. 抑制中枢神经系统去甲肾上腺素受体

60. 咪达唑仑作用机制

61. 氟哌利多作用机制

62. 硫喷妥钠作用机制

63. 氟马西尼的作用机制

问题64~68

A. 阻滞M胆碱受体

B. 阻滞α肾上腺素受体

C. 阻滞结节-漏斗多巴胺受体

D. 阻滞中脑-皮层系统多巴胺受体

E. 阻滞黑质-纹状体多巴胺受体

64. 氯丙嗪引起锥体外系反应是由于

65. 氯丙嗪能治疗精神分裂症是由于

66. 翻转肾上腺素的升压作用是由于

67. 引起口干、便秘、视力模糊等是由于

68. 使催乳素分泌增加,引起乳房肿大及泌乳

【X型题】

69. 苯二氮䓬类的中枢作用机制包括

A. 增加脑内5-羟色胺水平

B. 增强γ-氨基丁酸的作用

C. 抑制肾上腺素能神经

D. 促使Cl⁻通道开放

E. 阻滞中枢神经系统多巴胺受体

70. 苯二氮䓬类的药理作用有

A. 中枢性肌肉松弛作用

B. 抗焦虑作用

C. 镇静催眠作用

D. 抗惊厥作用

E. 抗抑郁作用

71. 苯二氮䓬类的体内过程特点有

A. 口服与肌肉给药吸收良好

B. 口服后约1小时达到血药峰浓度

C. 血浆蛋白结合率高

D. 可在脂肪组织中蓄积

E. 主要以原形从肾脏排出

72. 苯二氮䓬类药物具有下列哪些性质

A. 缩短睡眠诱导时间,延长持续时间

B. 对REM影响较小

C. 缩短REM,停药是代偿性延长

D. 停药后代偿性反跳较轻

E. 连续应用可致依赖性而发生停药困难

73. 苯二氮䓬类具有下列哪些药理作用

A. 镇静催眠作用

B. 抗焦虑作用

C. 抗惊厥作用

D. 镇吐作用

E. 中枢性肌肉松弛作用

74. 巴比妥类作为镇静催眠剂逐渐被苯二氮䓬类取代的主要原因是

A. 催眠剂量方显抗焦虑效应,不适于术前用药

B. 术前用药抑局麻药中毒反应不如苯二氮䓬类

C. 长期用药更易产生依赖性

D. 10倍催眠剂量可抑制呼吸

E. 有肝药酶诱导作用而影响疗效

75. 咪达唑仑可用于
   A. 麻醉诱导
   B. 麻醉维持
   C. ICU中镇静
   D. 降压
   E. 电复律镇静

76. 镇静安定药在临床麻醉中有下列哪些用途
   A. 作为麻醉前用药
   B. 作为局麻和部位麻醉的辅助用药
   C. 作为全麻诱导药
   D. 作为全麻术后止吐药
   E. 可作为复合麻醉的组成部分

77. 苯二氮䓬类主要作用于大脑哪些部位
   A. 脑干网状结构
   B. 大脑皮层
   C. 中脑
   D. 大脑边缘系统
   E. 脊髓背角

78. 在中枢神经中BZ受体密度多的部位是
   A. 额叶
   B. 枕叶皮层
   C. 海马
   D. 小脑皮层
   E. 延髓

79. 关于巴比妥类,正确的叙述有
   A. 小剂量即产生抗焦虑作用
   B. 具有普遍性中枢抑制作用
   C. 可增强GABA介导Cl⁻的内流
   D. 久服可产生成瘾性
   E. 有肝药酶诱导作用

80. 巴比妥类药物急性中毒的临床表现是
   A. 深度昏迷
   B. 呼吸抑制
   C. 血压降低
   D. 体温下降
   E. 肾衰竭

81. 卡马西平除了用于治疗癫痫外,还可用于
   A. 心律失常
   B. 神经源性尿崩症
   C. 躁狂抑郁症
   D. 心绞痛
   E. 外周神经痛

82. 下列哪些药能降低颅内压
   A. 硫喷妥钠
   B. 氯丙嗪
   C. 乙酰丙嗪
   D. 氟哌利多
   E. 丙泊酚

83. 下列哪些药物抑制体温中枢最确切
   A. 羟丁酸钠
   B. 氯丙嗪
   C. 乙酰丙嗪
   D. 氟哌利多
   E. 丙泊酚

84. 下列哪些药物具有抑制腺体分泌作用
   A. 羟丁酸钠
   B. 丙泊酚
   C. 氟哌利多
   D. 乙酰丙嗪
   E. 氯丙嗪

85. 临床氟哌利多可用于
   A. 术中镇静
   B. 组成神经安定镇痛合剂
   C. 镇吐
   D. 伍用于术后镇痛
   E. 麻醉前用药

86. 关于氟哌利多的描述正确的是
   A. 起效时间3~5分钟
   B. 持续时间3~6小时
   C. 应用于休克患者效果好
   D. 无α肾上腺素受体阻滞作用
   E. 可减少氯胺酮的精神副作用

87. 苯二氮䓬受体存在于人体的

A. 额叶和枕叶皮质

B. 海马和小脑皮质

C. 纹状体、苍白球、下丘脑

D. 延髓、脊髓

E. 肾、肝、肺也有存在

88. 有关GABAA受体(γ-氨基丁酸A型受体)方面的表述哪些正确

　　A. 是一种离子型受体,而且是一类配体门控型离子通道

B. 此通道的内源性配体是一种被称为GABA的神经递质

C. 与其结合的GABA既是一种抑制性递质又是一种刺激性递质

D. 巴比妥类、乙醇、吸入麻醉剂等药导致GABAA受体对神经元活动中度抑制时消除患者焦虑感,更强抑制时会产生全身麻醉

E. 苯二氮䓬类药和苯二氮䓬受体结合,可以增强GABA与GABA受体的亲和力而增加GABA能神经的抑制效应

答　　案

【A₁型题】

1. B	2. B	3. E	4. D	5. B	6. D	7. B	8. A	9. A	10. E
11. A	12. D	13. B	14. B	15. E	16. B	17. C	18. E	19. E	20. B
21. D	22. B	23. C	24. A	25. C	26. D	27. A	28. A	29. B	30. C
31. B	32. D	33. E	34. D	35. C	36. D	37. B	38. B	39. B	40. B
41. A	42. A	43. E	44. C	45. D	46. A	47. B	48. C	49. D	50. E
51. B	52. D	53. C	54. E	55. E	56. E	57. C	58. D	59. E	

【B₁型题】

60. B	61. A	62. C	63. D	64. E	65. D	66. B	67. A	68. C

【X型题】

69. ABCD	70. ABCD	71. BCD	72. ABDE	73. ABCE	74. ABDE
75. ABCE	76. ABCE	77. AD	78. ABCD	79. BCDE	80. ABCDE
81. ABCE	82. ABCDE	83. BC	84. DE	85. ABCDE	86. ABE
87. ABCDE	88. ABCDE				

(万燕杰　张马忠　王祥瑞)

第22章

麻醉性镇痛药及其拮抗药

【A₁型题】

1. 麻醉性镇痛药的经典代表是
   A. 喷他佐辛
   B. 哌替啶
   C. 吗啡
   D. 芬太尼
   E. 苯哌替啶

2. 吗啡用于疼痛治疗常见的不良反应是
   A. 皮肤瘙痒、尿潴留、偶尔也引起呼吸抑制
   B. 烦躁不安、失眠
   C. 肌肉震颤
   D. 呕吐、腹痛
   E. 散瞳、流涎、出汗

3. 具有直接心肌抑制作用的麻醉性镇痛药是
   A. 哌替啶
   B. 舒芬太尼
   C. 芬太尼
   D. 吗啡
   E. 阿芬太尼

4. 快速注射最易引起肌肉僵硬而影响通气的麻醉性镇痛药是
   A. 吗啡
   B. 哌替啶
   C. 芬太尼
   D. 舒芬太尼
   E. 二氢埃托啡

5. 下列哪种药物催吐作用最强
   A. 吗啡
   B. 纳布啡
   C. 二氢埃托啡

D. 烯丙吗啡
E. 阿朴吗啡

6. 吗啡作用延髓孤束核的阿片受体,产生
   A. 镇咳作用
   B. 催吐作用
   C. 镇痛作用
   D. 减轻情绪反应
   F. 止吐作用

7. 下列可用于解救酒精急性中毒的是
   A. 地佐辛
   B. 纳洛酮
   C. 丁丙诺啡
   D. 布托啡诺
   E. 喷他佐辛

8. 非阿片类镇痛药物是
   A. 吗啡
   B. 地佐辛
   C. 芬太尼
   D. 瑞芬太尼
   E. 曲马多

9. 目前公认的阿片受体分为三型,它们是
   A. μ、κ、δ
   B. μ、κ、σ
   C. μ、δ、γ
   D. μ、σ、α
   E. κ、δ、σ

10. 吗啡最突出的不良反应是
    A. 眩晕
    B. 呕吐
    C. 便秘

D. 排尿困难

E. 耐受性和依赖性

11. 下述吗啡的适应证是

A. 支气管哮喘和上呼吸道梗阻

B. 急性心肌梗死引起的急性疼痛

C. 颅内占位性病变或颅脑外伤

D. 严重肝功能障碍

E. 待产妇和1岁以内婴儿

12. 快速注射不会引起肌肉僵硬的麻醉性镇痛药是

A. 哌替啶

B. 芬太尼

C. 舒芬太尼

D. 阿芬太尼

E. 瑞芬太尼

13. 阿片受体拮抗药主要拮抗

A. μ受体

B. κ受体

C. δ受体

D. σ受体

E. π受体

14. 吗啡作用于边缘系统的阿片受体,产生

A. 止吐作用

B. 镇痛作用

C. 镇咳作用

D. 减轻由疼痛引起的焦虑、紧张等情绪反应

E. 催吐作用

15. 吗啡急性中毒的特征性体征为

A. 眩晕

B. 呼吸抑制

C. 血压下降

D. 恶心、呕吐

E. 针尖样瞳孔

16. 吗啡急性中毒主要致死原因为

A. 循环衰竭

B. 呼吸麻痹

C. 针尖样瞳孔

D. 恶心、呕吐

E. 脑缺血

17. 瓣膜病变心脏患者,静注吗啡后表现为

A. 外周阻力降低,血压下降,心排出量增加

B. 外周阻力增加,血压增加,心排出量下降

C. 外周阻力不变,血压下降,心排出量下降

D. 外周阻力不变,血压增加,心排出量增加

E. 外周阻力降低,血压下降,心排出量下降

18. 哌替啶可引起外周血管扩张和组胺释放,致

A. 应激性溃疡

B. 心率减慢

C. 血压下降甚至虚脱

D. 胆道压力下降

E. 胃肠蠕动增加

19. 哌替啶与吗啡不同之处表现为

A. 阿托品样作用

B. 外周血管扩张

C. 呼吸抑制

D. 恶心、呕吐

E. 兴奋延髓催吐化学感受区

20. 目前临床起效最快、作用时间最短的镇痛药为

A. 芬太尼

B. 阿芬太尼

C. 舒芬太尼

D. 哌替啶

E. 瑞芬太尼

21. 下列哪种药物镇痛作用最强

A. 吗啡

B. 芬太尼

C. 阿芬太尼

D. 舒芬太尼

E. 哌替啶

22. 下列哪种药物对平滑肌有解痉作用

A. 苯哌利啶

B. 吗啡

C. 哌替啶

D. 二氢埃托啡

E. 芬太尼

23. 急性麻醉性镇痛药中毒时,首选下列哪种药物拮抗其呼吸抑制作用
    A. 纳洛酮
    B. 烯丙吗啡
    C. 布托啡诺
    D. 喷他佐辛
    E. 纳布啡

24. 新生儿受其母体麻醉性镇痛药影响而致呼吸抑制时,可用下列哪种药物拮抗
    A. 丁丙诺啡
    B. 氯胺酮
    C. 纳洛酮
    D. 布托啡诺
    E. 喷他佐辛

25. 纳洛酮用于拮抗大剂量麻醉性镇痛药后可出现
    A. 交感神经系统抑制
    B. 交感神经系统兴奋
    C. 副交感神经系统兴奋
    D. 副交感神经系统抑制
    E. 交感和副交感神经系统无明显变化

26. 对疑为麻醉性镇痛药成瘾者,下列哪种药物可激发戒断症状,有诊断价值
    A.氯胺酮
    B.纳洛酮
    C.安泰酮
    D.羟黄体酮酯钠
    E.二氢埃托啡

27. 有关吗啡对呼吸的作用,**不正确的**是
    A. 有显著的呼吸抑制作用,表现为呼吸频率减慢
    B. 呼吸抑制程度与剂量无关
    C. 降低延髓呼吸中枢对二氧化碳的反应
    D. 对脑桥呼吸调整中枢也产生抑制作用
    E. 降低颈动脉体和主动脉体化学感受器对缺氧的反应

28. 小剂量吗啡用于术后硬膜外镇痛,下列哪项说法**不正确**

A. 用药后早期可能发生呼吸抑制
B. 用药后12小时左右仍可能发生呼吸抑制
C. 对呼吸功能没有影响
D. 可能是引起尿潴留的原因之一
E. 可能是引起瘙痒的原因

29. 有关吗啡对心血管系统的影响,**错误的**是
    A. 治疗剂量的吗啡对正常人的心血管系统一般没有多大影响
    B. 对心肌收缩力没有直接的抑制作用
    C. 引起外周血管扩张有体位性低血压危险,低血容量患者尤易
    D. 可引起组胺释放
    E. 对心率影响不明显

30. 有关纳洛酮的叙述,**错误的**是
    A. 静注2~3分钟即产生最大效应
    B. 应用于解救麻醉性镇痛药的急性中毒
    C. 可用于解救酒精急性中毒
    D. 有交感神经兴奋作用
    E. 不能用于抗休克治疗

31. 硬膜外注射吗啡会引起下面,**除外**
    A. 镇痛
    B. 皮肤瘙痒
    C. 尿潴留
    D. 血压下降
    E. 偶可严重的呼吸抑制

【B₁型题】

问题32~36
    A. 吗啡
    B. 地佐辛
    C. 纳洛酮
    D. 哌替啶
    E. 芬太尼

32. 阿片受体激动药的代表是

33. 临床上应用最广的阿片受体拮抗药

34. 麻醉上有被舒芬太尼、瑞芬太尼取代趋势的镇痛药

35. 能引起瞳孔散大,并抑制涎液分泌的阿片受体激动药是

36. 非红处方的麻醉性镇痛药是

问题37~40

A. 哌替啶

B. 芬太尼

C. 舒芬太尼

D. 阿芬太尼

E. 二氢埃托啡

37. 纯粹的阿片受体激动药,与μ、δ、κ受体均有很强的亲和力,无明显催吐作用

38. 超短效麻醉性镇痛药,不抑制心肌收缩力,无组胺释放作用

39. 长效麻醉性镇痛药,作用时间超过60min;快速静注也可引起咳嗽

40. 对心肌有直接抑制作用;有阿托品样作用,可增快心率、瞳孔散大,抑制涎液分泌

【C型题】

A. 镇痛作用

B. 镇咳作用

C. 两者均可

D. 两者均无

41. 吗啡

42. 可待因

43. 哌替啶

44. 纳洛酮

【X型题】

45. 瑞芬太尼相对于芬太尼族其他成员,其显著优点

A. 注射后起效迅速

B. 药效消除快

C. 即使长时间输注也无蓄积

D. 清除率与肝肾功能有关

E. 手术结束停止输注后仍可保持一定的镇痛作用

46. 吗啡的临床应用包括

A. 用于严重创伤、急性心肌梗死等引起的急性疼痛

B. 麻醉前用药

C. 全凭静脉麻醉或静吸复合全麻用药

D. 椎管内给药用于手术后镇痛

E. 治疗左心衰竭所致急性肺水肿

47. 阿片受体激动药吗啡,哌替啶,苯哌利啶,芬太尼,舒芬太尼和阿芬太尼共有的药理作用包括

A. 镇痛

B. 呼吸抑制

C. 引起恶心、呕吐

D. 抑制咳嗽

E. 缩瞳、减慢心率

48. 哌替啶的阿托品样作用包括

A. 抑制胃肠蠕动

B. 心率可增快

C. 使瞳孔散大

D. 抑制涎液分泌

E. 明显呼吸抑制作用

49. 有关芬太尼的叙述正确有

A. 起效迅速

B. 呼吸抑制

C. 组胺释放

D. 反复注射有蓄积作用

E. 与氟哌利多组成Ⅱ型NLA

50. 下列情况可用吗啡,但除了

A. 心源性哮喘

B. 法洛四联症

C. 肺水肿

D. 颅内肿瘤

E. 不全性肠梗阻

答　案

【A₁型题】

1. C	2. A	3. A	4. C	5. E	6. A	7. B	8. E	9. A	10. E
11. B	12. A	13. A	14. D	15. E	16. B	17. A	18. C	19. A	20. E
21. D	22. D	23. A	24. C	25. B	26. B	27. B	28. C	29. E	30. E
31. D									

【B₁型题】

32. A　　33. C　　34. E　　35. D　　36. B　　37. E　　38. D　　39. C　　40. A

【C型题】

41. C　　42. C　　43. A　　44. D

【X型题】

45. ABC　　　46. ABCDE　　　47. ABC　　　48. BCD　　　49. ABDE　　　50. DE

（张马忠　王祥瑞　万燕杰）

第23章

非甾体类抗炎镇痛药

【A₁型题】

1. 非甾体类抗炎镇痛药共同的作用机制是
   - A. 直接抑制中枢神经系统
   - B. 抑制多巴胺的生物合成
   - C. 抑制GABA的生物合成
   - D. 抑制环氧化酶的活性
   - E. 激动中枢阿片受体

2. 非甾体类抗炎镇痛药
   - A. 对各类疼痛都有效
   - B. 可抑制各种致痛因子的生成
   - C. 其镇痛作用部位主要在中枢
   - D. 可抑制缓激肽的生成
   - E. 可减轻PG的致痛作用和痛觉增敏作用

3. 非甾体类抗炎镇痛药的降低体温特点
   - A. 仅降低发热者体温,不影响正常体温
   - B. 既降低发热者体温,也影响正常体温
   - C. 使体温调节失灵
   - D. 对体温的影响随外界环境温度而变化
   - E. 需由物理降温配合

4. 风湿性关节炎伴有胃溃疡的患者最好选用
   - A. 阿司匹林
   - B. 罗非昔布
   - C. 塞来昔布
   - D. 保泰松
   - E. 对乙酰氨基酚

5. 阿司匹林预防血栓形成的机制是
   - A. 促进PGI$_2$合成
   - B. 抑制TXA$_2$合成
   - C. 抑制凝血酶原
   - D. 直接抑制血小板聚集

   - E. 以上都对

6. 布洛芬的主要特点是
   - A. 解热作用较强
   - B. 镇痛作用较强
   - C. 抗炎作用较强
   - D. 胃肠道反应较轻
   - E. 镇静作用较强

7. 除外下列哪个细胞,哺乳动物的各种细胞都能合成前列腺素
   - A. 红细胞
   - B. 炎症细胞
   - C. 内皮细胞
   - D. 巨噬细胞
   - E. 滑液纤维细胞

8. 下列有关前列腺素(PG)的特性,不正确的是
   - A. PGE$_2$和PGI$_2$具有较强烈的扩血管作用
   - B. PGE$_1$和PG$_2$可引起疼痛
   - C. PGE$_1$和PG$_2$能使痛觉敏感化
   - D. PG一般不在细胞内贮存
   - E. PG是在受到某种刺激时才合成和释放

9. 组织损伤后COX-2一般不表达在
   - A. 静息细胞
   - B. 内皮细胞
   - C. 滑液纤维细胞
   - D. 软骨细胞
   - E. 成骨细胞

10. IC$_{50}$比值(表示IC$_{50}$COX-2/IC$_{50}$COX-1)描述错误的是
   - A. 即抑制50%酶活性所需的药物浓度
   - B. 越高,药物抑制酶活性的能力也就越高

C. 越高,药物抑制酶活性的能力也就越低

D. 越小,说明该药对COX-2的选择性抑制作用越大

E. 越小,说明该药不良反应较少

【B$_1$型题】

问题11~12

A. 胃肠道事件

B. 呼吸道事件

C. 肾脏事件

D. 中枢神经系统事件

E. 心血管事件

11. COX-2抑制药临床应用的安全性问题主要是

12. 小剂量阿司匹林有预防

问题13~15

A. 尼美舒利

B. 布洛芬缓释胶囊

C. 萘普生

D. 阿司匹林

E. 吲哚美辛

13. 属于COX-2抑制药是

14. IC$_{50}$COX-2/IC$_{50}$COX-1比值最大

15. IC$_{50}$COX-2/IC$_{50}$COX-1比值最小

【C型题】

A. 抑制COX-1

B. 抑制COX-2

C. 两者均有

D. 两者均无

16. NSAIDs对炎症的有效治疗作用源于

17. 阿司匹林

18. NSAIDs导致胃肠道等不良反应源于

19. 塞来昔布主要

【X型题】

20. 不同种类的NSAID有相同的作用机制,它们都是

A. 通过抑制环氧化酶的活性

B. 从而抑制花生四烯酸最终生成前列环素（PGI$_1$）

C. 从而抑制前列腺素（PGE$_1$、PGE$_2$）

D. 从而抑制血栓素A$_2$（TXA$_2$）

E. 抑制炎症过程中缓激肽的释放

21. 两种环氧化酶（COX），即COX-1和COX-2表述正确的有

A. COX-1是结构酶,人体正常情况下即存在,具有胃黏膜保护作用

B. COX-2则是诱导酶,在炎症时才大量表达,会加重疼痛和炎症反应

C. COX-2是结构酶,人体正常情况下即存在,具有胃黏膜保护作用

D. COX-1则是诱导酶,在炎症时才大量表达,会加重疼痛和炎症反应

E. COX-1和COX-2都是结构酶

22. NSAID种类繁多,美国食品医药管理局（FDA）确认的NSAID三类是

A. 阿司匹林盐类,包括阿司匹林

B. 非乙酰基水杨酸盐类,包括水杨酸镁、水杨酸钠、双水杨酸酯等

C. 非水杨酸盐类,包括布洛芬、吲哚美辛（消炎痛）、氟比洛芬、保泰松、芬洛芬等

D. COX-1抑制类

E. COX-2抑制类

23. 下述表达正确的有

A. 非选择性NSAID药有布洛芬缓释胶囊、双氯芬酸钠

B. 选择性COX-2抑制剂有西乐葆（塞来昔布）

C. 非选择性NSAID药物有西乐葆

D. 选择性COX-2抑制剂有布洛芬缓释胶囊、双氯芬酸钠

E. 布洛芬缓释胶囊、双氯芬酸钠、西乐葆均是非特异性

24. 对环氧化酶（COX）认识正确的有

A. NSAIDs对炎症的有效治疗作用源于对COX-1的选择性抑制

B. NSAIDs对炎症的有效治疗作用源于对COX-2的选择性抑制

C. 药物对COX-1抑制的选择性越强,诱发胃肠道副作用越小,呈良好的线性关系

D. 药物对COX-2抑制的选择性越强,诱发胃肠道副作用越小,呈良好的线性关系

E. 阿司匹林之所以引起较严重的胃溃疡,其原因是对COX-2抑制作用较弱

25. 对COX-1的抑制可主要导致如下不良反应
    A. 胃肠道
    B. 呼吸道
    C. 肾脏
    D. 中枢神经系统
    E. 心血管

26. 存在心血管安全性的非甾体类抗炎镇痛药有
    A. 阿司匹林
    B. 萘普生
    C. 罗非昔布

D. 塞来昔布
E. 吲哚美辛

27. 有关COX-2特性的描述正确的有
    A. COX-2是通过酶诱导方式表达的
    B. COX-2主要表达在炎症细胞中
    C. COX-2在静息细胞中很少出现
    D. COX-2可表达在组织损伤后的软骨细胞及成骨细胞中
    E. 促使炎症部位PGE_2、PGI_2、PGE_1的合成增加

答　案

【A₁型题】

1. D   2. E   3. A   4. C   5. B   6. D   7. A   8. B   9. A   10. B

【B₁型题】

11. E   12. E   13. A   14. E   15. A

【C型题】

16. B   17. C   18. A   19. B

【X型题】

20. ABCDE   21. AB   22. ABC   23. AB   24. BDE   25. ABC

26. BCDE   27. ABCDE

（项红兵　招伟贤）

第24章

局部麻醉药及作用机制

【A₁型题】

1. 决定局麻药进入体内中央室的速率是
   A. 局麻药的浓度
   B. 局麻药的给药速度
   C. 局麻药的给药方式
   D. 局麻药的剂量
   E. 局麻药的部位

2. 局麻药发生麻醉最佳效能的主要因素是
   A. 不带电荷的脂溶性碱基
   B. 阳离子
   C. 不带电荷的碱基和阳离子
   D. 阴离子
   E. 药物浓度

3. 下列哪种物质可形成半抗原
   A. 羰基化合物
   B. 苯胺化合物
   C. 对氨基化合物
   D. 氨基化合物
   E. 羟基化合物

4. 肾上腺素与局麻溶液的浓度比应为
   A. 1:40000
   B. 1:80000
   C. 1:200000
   D. 1:300000
   E. 1:400000

5. 表面麻醉最常用药物
   A. 可卡因
   B. 普鲁卡因
   C. 利多卡因
   D. 丁卡因

   E. 布比卡因

6. 某些脂类局麻药最初降解是通过
   A. 血浆中假性胆碱酯酶水解
   B. 在肝脏中与葡糖醛酸结合
   C. 氧化作用
   D. 肾脏的排泄
   E. 在肝脏中的还原作用

7. 能在一定时间内阻滞神经纤维冲动传导所需的局麻药最低浓度为
   A. 局麻药有效浓度
   B. 局麻药的最低中毒浓度
   C. 局麻药的最低麻醉浓度
   D. 局麻药作用神经纤维最大浓度
   E. 局麻药的标准浓度

8. 下列局麻药中哪种比普鲁卡因代谢还快
   A. 布比卡因
   B. 氯普鲁卡因
   C. 利多卡因
   D. 丁卡因
   E. 罗哌卡因

9. 下列哪种局麻药本身收缩血管的作用最强
   A. 普鲁卡因
   B. 可卡因
   C. 氯普鲁卡因
   D. 地布卡因
   E. 丁卡因

10. 作用持续时间最长的局麻药为
    A. 普鲁卡因
    B. 地布卡因
    C. 卡波卡因

D. 丁吡卡因

E. 丙胺卡因

11. 局部麻醉药的局麻作用主要是通过
    A. 生物碱本身的作用
    B. 有机酸的作用
    C. 游离基的作用
    D. 环氧化物的作用
    E. 在组织内慢性水解作用

12. 局麻药分子结构主要由三部分组成,正确的是
    A. 芳香基、中间链、胺基
    B. 烃基、芳香基、胺基
    C. 中间链、芳香基、烃基
    D. 酯连、苯环、烃基
    E. 苯甲胺、酯链、烃基

13. 局麻药化学结构中下述哪项与亲水性有关
    A. 胺基
    B. 芳香基
    C. 酯链
    D. 酰胺链
    E. 羟基

14. 局麻药的作用机制主要是
    A. 阻断钙离子通道
    B. 阻断钠离子通道
    C. 阻断钾离子通道
    D. 阻断镁离子通道
    E. 阻断氢离子通道

15. 神经纤维对局麻药的敏感性与神经纤维断面的直径成
    A. 反比
    B. 正比
    C. 无关
    D. 无明显比例关系
    E. 等比

16. 常用的局麻药在相同剂量和浓度时,它们的毒性排位哪项正确
    A. 丁卡因>利多卡因>普鲁卡因
    B. 普鲁卡因>利多卡因>丁卡因

C. 丁卡因>普鲁卡因>利多卡因

D. 利多卡因>丁卡因>普鲁卡因

E. 利多卡因>普鲁卡因>丁卡因

17. 利多卡因用于神经阻滞时,其麻醉作用强度为普鲁卡因的
    A. 1倍
    B. 1.5倍
    C. 3倍
    D. 6倍
    E. 12倍

18. 对一体重60kg的患者,使用含肾上腺素的利多卡因行神经阻滞麻醉,最大的安全剂量是
    A. 1000mg
    B. 750mg
    C. 500mg
    D. 400mg
    E. 300mg

19. 成人用1%丁卡因行表面麻醉,最大剂量是
    A. 20mg
    B. 40mg
    C. 60mg
    D. 120mg
    E. 160mg

20. 各种神经阻滞的局麻药吸收速率,按下列哪种顺序递增是正确的
    A. 臂丛神经阻滞-硬膜外腔阻滞-骶管阻滞-肋间神经阻滞
    B. 骶管阻滞-硬膜外腔阻滞-臂丛神经阻滞-肋间神经阻滞
    C. 骶管阻滞-臂丛神经阻滞-硬膜外腔阻滞-肋间神经阻滞
    D. 硬膜外腔阻滞-臂丛神经阻滞-骶管阻滞-肋间神经阻滞
    E. 肋间神经阻滞-硬膜外腔阻滞-臂丛神经阻滞-骶管阻滞

21. 以下局部麻醉药毒性最大的是
    A. 0.5%普鲁卡因100ml
    B. 2%普鲁卡因25ml

C. 1%普鲁卡因50ml

D. 2%氯普鲁卡因25ml

E. 1%氯普鲁卡因50ml

22. 既往曾经以普鲁卡因与琥珀胆碱合用静脉点滴麻醉,下述哪项会出现

A. 抑制琥珀胆碱的作用

B. 缩短普鲁卡因的作用时间

C. 延长普鲁卡因的作用时间

D. 两种药彼此之间无影响

E. 缩短琥珀胆碱的作用时间

23. 理论上成人发生局麻药中毒反应有抽搐或惊厥现象时,下列处理最恰当的是

A. 氯胺酮20mg静注

B. 苯巴比妥钠0.1g静注

C. 地西泮5mg静注

D. 2.5%硫喷妥钠3-8ml静注

E. 丙泊酚50~100mg静注

24. 局麻药中毒的早期表现为肌肉颤动,最常见部位是

A. 颈部肌肉

B. 腹部

C. 颜面部

D. 局部和胸部

E. 躯干

25. 以下哪一种局麻药是在血浆内被胆碱酯酶所分解、代谢的

A. 利多卡因

B. 布比卡因

C. 罗比卡因

D. 氯普鲁卡因

E. 甲哌卡因

26. 药物的解离常数用下列哪种符号表示

A. pH

B. pK

C. pHa

D. pKa

E. logpKa

27. 肾上腺素加入局麻药溶液中的浓度应该

A. 500μg/ml

B. 50μg/ml

C. 5μg/ml

D. 80μg/ml

E. 8μg/ml

28. 局麻药在体内呈三室模式分布,第三室也被称为

A. 快速稀释组

B. 快分布相

C. 慢分布相

D. 分布容积

E. 稳定分布容积(Vdss)

29. 利多卡因只通过肝脏的哪两种酶进行代谢

A. 微粒体混合功能氧化酶和酰胺酶

B. 胆碱酯酶和酰胺酶

C. 胆碱酯酶和微粒体混合功能氧化酶

D. 磷酸酯酶和酰胺酶

E. 磷酸酯酶和微粒体混合功能氧化酶

30. 据统计,局麻药不良反应中变态反应占

A. 2%

B. 5%

C. 10%

D. 15%

E. 20%

31. 何谓快速耐药性

A. 首次注射局麻药后,出现神经阻滞效能减弱、时效缩短

B. 反复注射局麻药后,出现神经阻滞效能减弱、时效缩短

C. 反复注射局麻药后,出现神经阻滞效能增加、时效延长

D. 首次注射局麻药后,出现神经阻滞效能增加、时效延长

E. 反复注射局麻药后,未出现神经阻滞效能改变

32. 普鲁卡因、氯普鲁卡因和琥珀胆碱都被血浆中哪种酶水解

A. 溶酶体酶

B. 单胺氧化酶

C. 假性胆碱酯酶

D. 碱性磷酸酶

E. 酰胺酶

33. 静注利多卡因过量最常见的不良反应是

A. 支气管痉挛

B. 恶心、呕吐

C. 惊厥

D. 腹泻

E. 血小板减少

34. 下面哪种局麻药属酰胺类

A. 普鲁卡因

B. 氯普鲁卡因

C. 罗哌卡因

D. 丁卡因

E. 可卡因

35. 下面哪种局麻药属酯类

A. 利多卡因

B. 左旋布比卡因

C. 布比卡因

D. 罗哌卡因

E. 氯普鲁卡因

36. 吸收至血内的局麻药主要与血浆中

A. 白蛋白结合

B. 球蛋白结合

C. α-酸性糖蛋白结合

D. 血红蛋白结合

E. 酯蛋白结合

37. 影响局麻药弥散的最重要屏障是

A. 神经内膜

B. 神经束膜

C. 周膜

D. 神经外膜

E. 髓鞘

38. 哪种局麻药最易通过胎盘,使胎儿脐静脉血药浓度较母体略高

A. 丁卡因

B. 利多卡因

C. 甲哌卡因

D. 丙胺卡因

E. 布比卡因

39. 局麻药实用浓度较理论上最低麻醉浓度

A. 基本相等

B. 大1倍左右

C. 大3倍左右

D. 大5倍左右

E. 大7倍左右

40. 注射相同剂量浓度不同的局麻药,血内浓度明显不同的是

A. 普鲁卡因

B. 利多卡因

C. 丁卡因

D. 甲哌卡因

E. 布比卡因

41. 下列哪项**不符合**局麻药的要求

A. 对组织无刺激性,对神经无损害

B. 作用出现迅速、消退迅速、作用时间长

C. 可逆性好,作用消退后,不遗留麻木感和运动障碍

D. 作用起效慢,药物半衰期长

E. 可溶于水,可耐高压消毒,而不被破坏

42. 局麻药溶液中加用肾上腺素可达到如下目的,**除外**

A. 减慢局麻药的吸收速率

B. 降低血内局麻药浓度

C. 延长局麻药或阻滞的时效

D. 减少腺体分泌以防误吸

E. 减少全身性不良反应

43. 局麻药产生神经神经阻滞的原理下列哪种学说**不是**

A. 受体部位学说

B. 闸门控制学说

C. 表面电荷学说

D. 膜膨胀学说

E. 钙离子学说

44. 下列哪种因素**不影响**局麻药的起效时间
    A. 局麻药的浓度
    B. 局麻药的离解常数
    C. 神经轴的粗细
    D. 周围组织结构
    E. 血清钠离子的浓度

45. 普鲁卡因的作用包括下列,**除外**
    A. 抗高热
    B. 局麻
    C. 止痒
    D. 抑制单胺氧化酶
    E. 抗惊厥

46. 对一般成人,下列哪种局麻药局麻或神经阻滞的一次限量**是错误的**
    A. 普鲁卡因1000mg
    B. 丁卡因60mg
    C. 布比卡因150mg
    D. 利多卡因400mg
    E. 氯普鲁卡因1500mg

47. 局部浸润麻醉产生中毒反应的原因,下列哪项**错误**
    A. 一次性用药量超过最大剂量
    B. 注射部位血管丰富
    C. 误将麻醉药注入血管内
    D. 患者对局麻药过敏
    E. 患者对局麻药的耐药量降低

48. 关于局麻药的药理,下列哪项**错误**
    A. 低浓度的局麻药有抑制、镇痛、抗惊厥的作用
    B. 高浓度的局麻药可以诱发惊厥
    C. 局麻药所诱发的惊厥,被视为局麻药的毒性表现
    D. 局麻药能促进去极化期间的钠传导,增加心肌兴奋性
    E. 临床常见利多卡因治疗室性心律失常

49. 有关局麻药的变态反应,以下叙述哪项**错误**
    A. 真正的变态反应是罕见的
    B. 酯类局麻药引起的变态反应远比酰胺类多见
    C. 同类型的局麻药,并不出现交叉性变态反应

D. 对疑有变态反应的患者可行皮内试验
E. 皮内试验的假阳性反应较多,其结果仅供参考

50. 有关布比卡因的心脏毒性,以下叙述哪项**错误**
    A. 血管内误入逾量能引起室性心律失常
    B. 妊娠妇女对其心脏毒性更为敏感
    C. 引起的心血管意外复苏困难
    D. 可用利多卡因纠正其引起的室性心律失常
    E. 酸中毒和缺氧可显著的强化其心脏毒性

51. 关于酯类局麻药,哪项**错误**
    A. 在化学结构中中间链为(-CO-)
    B. 亲酯基为苯甲胺
    C. 一般中间链长为0.6~0.9nm
    D. 中间链越长局麻药的效能越强
    E. 在血浆内水解或胆碱酯酶所分解

52. 关于布比卡因的心脏毒性,哪种**不正确**
    A. 妊娠患者更敏感
    B. 布比卡因的心血管意外复苏困难
    C. 复苏时,首先要纠正缺氧、酸中毒和高钾血症
    D. 使用利多卡因治疗室性心律失常
    E. 心室纤颤时可用电除颤和溴苄胺

53. 关于局麻药中毒引起的惊厥,哪种**不正确**
    A. 是重症毒性反应的突出表现
    B. 是全身性强直性阵挛性惊厥
    C. 是局麻药作用于大脑的边缘系统
    D. 表现是短暂的和自限的
    E. 用大剂量硫喷妥钠治疗

54. 使用局麻药,下列哪种情况下**不易**发生惊厥
    A. 酸中毒
    B. CO_2 蓄积
    C. 寒冷
    D. 高热
    E. 全麻下

【B₁型题】

问题55~59
A. ≤1000mg
B. ≤80mg
C. ≤400mg

D. ≤150mg

E. ≤200mg

55. 利多卡因成人一次最大量

56. 普鲁卡因或氯普鲁卡因成人一次最大量

57. 丁卡因成人一次最大量

58. 布比卡因成人一次最大量

59. 罗哌卡因成人一次最大量

问题60~64

A. 丁哌卡因

B. 利多卡因

C. 氯普鲁卡因

D. 罗哌卡因

E. 丁卡因

60. 哪种药物表面麻醉作用强

61. 哪种药物作用时间长

62. 哪种药感觉-运动阻滞分离特性最明显

63. 哪种药是常用抗心律失常药

64. 哪种药用于产科麻醉最好

问题65~66

A. 8mg/kg

B. 2mg/kg

C. 20mg/kg

D. 300mg/kg

E. 1mg/kg

65. 浸润麻醉时,利多卡因一次最大量

66. 浸润麻醉时,氯普鲁卡因一次最大量

问题67~70

A. 0.25%~0.5%普鲁卡因

B. 2.5%~3%氯普鲁卡因

C. 1%~2%丁卡因

D. 1.5%~2%利多卡因

E. 0.125%布比卡因

67. 硬膜外阻滞首选

68. 分娩镇痛首选

69. 黏膜表面麻醉首选

70. 利多卡因硬膜外麻醉产生快速耐药,改选

【B₂型题】

问题71~76

A. Aα型神经纤维

B. Aβ型神经纤维

C. Aγ型神经纤维

D. Aδ型神经纤维

E. B型神经纤维

F. C型神经纤维

71. 无郎飞结属

72. 传导迅速,与锐痛有关

73. 与慢疼痛有关

74. 轴径最粗

75. 传导速度最慢

76. 需要高浓度局麻药才能阻滞

问题77~87

A. 1000mg

B. 500mg

C. 400mg

D. 200mg

E. 150mg

F. 120mg

G. 60mg

H. 10mg

I. 20mg

77. 成人丁卡因气管表面麻醉一次最大量

78. 成人利多卡因表面麻醉一次性最大量

79. 成人普鲁卡因局部浸润麻醉一次最大量

80. 成人利多卡因浸润麻醉(含副肾)一次最大量

81. 成人普鲁卡因腰麻一次最大量

82. 成人氯普鲁卡因一次腰麻最大剂量

83. 成人丁卡因腰麻一次最大量

84. 成人利多卡因腰麻一次最大量

85. 成人布比卡因腰麻一次最大量

86. 成人布比卡因神经阻滞一次最大量

87. 成人罗比卡因神经阻滞一次最大量

问题88~95

A. 0.2%~0.3%

B. 0.33%

C. 0.5%

D. 0.5%~0.75%

E. 1%~2%

F. 1.5%~2.0%

G. 2%

H. 2.5%~3%

88. 氯普鲁卡因腰麻用

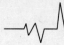

89. 丁卡因腰麻用
90. 利多卡因腰麻用
91. 布比卡因腰麻用
92. 丁卡因表面麻醉用
93. 丁卡因硬膜外腔阻滞用
94. 利多卡因硬膜外腔阻滞用
95. 布比卡因硬膜外腔阻滞用

【C型题】

A. 肝脏代谢
B. 肾脏排泄
C. 两者皆有
D. 两者皆无

96. 普鲁卡因
97. 利多卡因
98. 布比卡因

A. 酯类局麻药
B. 酰胺类局麻药
C. 两者均有
D. 两者均无

99. 高敏反应
100. 肝内代谢
101. 血浆内分解
102. 神经毒性

A. 作用于钠通道轴浆侧(内侧)受体
B. 作用于神经膜
C. 两者均有
D. 两者均无

103. 普鲁卡因
104. 利多卡因
105. 利多卡因季铵类衍生物
106. 苯佐卡因等中性局麻药

【X型题】

107. 有些药物须要胆碱酯酶(cholinesterase)水解,下述有关胆碱酯酶的表述正确的有
   A. 胆碱酯酶是一类糖蛋白,以多种同工酶形式存在于体内
   B. 一般可分为真性胆碱酯酶和假性胆碱酯酶

C. 真性胆碱酯酶也称乙酰胆碱酯酶(acetylcholinesterase),主要存在于胆碱能神经末梢突触间隙,特别是运动神经终板突触后膜的皱褶中聚集较多;也存在于胆碱能神经元内和红细胞中
D. 真性胆碱酯酶对于生理浓度的Ach作用最强,特异性也较高,一个酶分子可水解 3×10 分子Ach,一般简称胆碱酯酶
E. 假性胆碱酯酶广泛存在于神经胶质细胞、血浆、肝、肾、肠中。对Ach的特异性较低,可水解其他胆碱酯类,如琥珀胆碱

108. 下列属于酰胺类局麻药有
   A. 利多卡因
   B. 甲哌卡因
   C. 布比卡因
   D. 氯普鲁卡因
   E. 罗哌卡因

109. 局麻药对细胞膜钠通道的阻断使钠通道失活常通以下列哪几种机制实现
   A. 减少活化的通道分数
   B. 减少失活的通道分数
   C. 抑制通道从静息转化为开放
   D. 激活通道从静息转化为开放
   E. 减少通过开放通道的离子流

110. 获得神经传导阻滞的条件
   A. 局麻药必须达到足够的浓度
   B. 有充分的时间,使局麻药分子到达神经膜上的受体部位
   C. 应有一定的局麻药量
   D. 有足够的神经长轴与局麻药直接接触
   E. 注射局麻药的部位

111. 从注射局麻药部位吸收至血液内受哪些因素影响
   A. 剂量
   B. 注射部位
   C. 注射部位的血液灌注量
   D. 与组织和血浆蛋白的结合
   E. 理化因素

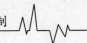

112. 有关局麻药的说法,下述哪些正确
 A. 最多见的不良反应是过敏性休克
 B. 普鲁卡因主要由血浆胆碱酯酶分解
 C. 利多卡因主要在肝脏被分解
 D. 利多卡因的一次的最大容许剂量为10mg/kg
 E. 局麻药效果在炎症区加强

113. 关于局麻药高敏反应,下述哪些正确
 A. 易发生在大剂量使用局麻药时
 B. 酯类比酰胺类发生率高
 C. 表现为过敏性休克
 D. 表现为毒性反应
 E. 剂量常在正常范围

114. 临床上,在局麻药溶液中加用肾上腺素,目的有
 A. 减慢局麻药的吸收速率
 B. 降低血内局麻药的浓度
 C. 完善对神经深层的阻滞
 D. 延长局麻药阻滞的时效
 E. 减少全身性不良反应

115. 以下哪几种局麻药属于酰胺类
 A. 普鲁卡因
 B. 利多卡因
 C. 丁卡因
 D. 布比卡因
 E. 罗比卡因

116. 局麻药最低麻醉浓度(Cm)受下列哪些因素的影响
 A. 溶液的电解质浓度
 B. 神经纤维轴径的粗细
 C. 溶液的pH
 D. 溶液的钙浓度
 E. 神经兴奋的频率

117. 以下哪些因素可以促使局麻药毒性反应的发生率增高
 A. $PaCO_2$升高
 B. pH降低
 C. 高热
 D. 肝功能障碍

 E. 恶病质

118. 下列各种局麻药的同义语或商品名组合中,哪几组是正确的
 A. Procaine, Novocine
 B. Pontocaine, Dicaine
 C. Lidocaine, Xylocaine
 D. Bupivacaine, Marcaine
 E. Ropivacainge, LEA103

119. 以下哪几项符合理想局麻药
 A. 起效迅速
 B. 在有效浓度内全身毒性低
 C. 满足不同手术所需要的麻醉时效
 D. 既可用于神经阻滞,又可用于黏膜表面麻醉
 E. 麻醉效果是完全可逆的

120. 关于局麻药的变态反应,哪些是正确
 A. 较罕见
 B. 与IgE有关
 C. 酯类较酰胺类多见
 D. 同类型的局麻药可能出现交叉性变态反应
 E. 做过敏试验可完全避免变态反应

121. 局麻药的中枢神经毒性反应有
 A. 舌唇麻木
 B. 头晕耳鸣
 C. 视力模糊,注视困难
 D. 惊厥
 E. 呼吸停止

122. 预防局麻药的毒性反应,哪些是正确的
 A. 应用其安全剂量
 B. 添加肾上腺素
 C. 防止误注入血管内
 D. 警惕毒性反应的先兆症状
 E. 给予有效的地西泮等术前药

123. 有关局麻药的神经毒性
 A. 是接触性不良反应
 B. 是最严重的局部不良反应
 C. 与浓度过高有关

D. 并非单纯药物本身引起

E. 与直接注射神经内有关

124. 影响局麻药起效时间的主要因素

　　A. 局麻药浓度

　　B. 离解常数

　　C. 神经轴的粗细

　　D. 周围的组织结构

　　E. 温度

125. 局麻药的快速耐药性与哪几项有关

　　A. 反复注药次数

　　B. 追加时机

　　C. 神经的粗细

　　D. 局麻药的pKa

E. 局麻药的浓度

126. 与局麻药吸收有关的因素

　　A. 注药部位

　　B. 注药剂量

　　C. 局部组织血液灌流

　　D. 药物-组织结合性

　　E. 加用血管收缩药

127. 局麻药中加用肾上腺素,是正确的有

　　A. 有心血管疾病患者不适用

　　B. 甲亢患者不适用

　　C. 阴茎手术不适用

　　D. 手指、足趾手术禁用

　　E. 如用,肾上腺素浓度1∶200 000为宜

答　案

【A₁型题】

1. C	2. C	3. C	4. C	5. D	6. A	7. C	8. B	9. B	10. D
11. C	12. A	13. A	14. B	15. A	16. A	17. C	18. C	19. C	20. A
21. B	22. C	23. D	24. C	25. D	26. D	27. C	28. E	29. A	30. A
31. B	32. C	33. C	34. C	35. E	36. C	37. C	38. D	39. E	40. D
41. D	42. D	43. B	44. E	45. A	46. E	47. D	48. D	49. C	50. D
51. D	52. D	53. E	54. E						

【B₁型题】

55. C	56. A	57. B	58. D	59. E	60. E	61. A	62. D	63. B	64. C
65. A	66. C	67. D	68. E	69. C	70. B				

【B₂型题】

71. F	72. A	73. F	74. A	75. F	76. A	77. G	78. D	79. A	80. B
81. E	82. G	83. H	84. F	85. I	86. D	87. D	88. H	89. B	90. G
91. C	92. E	93. A	94. F	95. D					

【C型题】

96. B	97. C	98. C	99. C	100. B	101. A	102. C	103. C	104. C	105. A
106. B									

【X型题】

107. ABCDE	108. ABCE	109. ACE	110. ABD	111. ABCDE	112. BC
113. DE	114. ABCDE	115. BDE	116. ABCDE	117. ABCDE	118. ABCDE
119. ABCDE	120. ABCD	121. ABCDE	122. ABCDE	123. ABCDE	124. ABCD
125. ABD	126. ABCDE	127. ABCDE			

（傅润乔　黄绍农）

第25章

血管扩张/降压药

【A₁型题】

1. 心力衰竭时应用扩管药物的作用
   - A. 使回心血量增加而增加心排出量
   - B. 减慢心率使心肌氧耗减少
   - C. 增加心肌收缩力
   - D. 降低心脏排血阻力从而减少心肌氧耗
   - E. 减少水钠潴留,使循环容量减少

2. 临床上应用血管扩张药的基本指征是
   - A. 肺动脉高压,使右向左分流加大
   - B. 心室充盈且心脏每搏量减少
   - C. 周围血管阻力升高和(或)心室充盈压升高
   - D. 充血性心力衰竭
   - E. 主动脉瓣替换手术后心功能不全

3. 降压时伴有心率加快、心输出量增加和肾素活性增高的药物是
   - A. 依钠普利
   - B. 可乐定
   - C. 哌唑嗪
   - D. 硝苯地平
   - E. 普萘洛尔

4. 肾性高血压最好选用
   - A. 肼屈嗪
   - B. 卡托普利
   - C. 呋塞米
   - D. 硝酸甘油
   - E. 可乐定

5. 可作为各期高血压的降压药是
   - A. 可乐定
   - B. 利血平
   - C. 肼屈嗪

   - D. 硝苯地平
   - E. 甲基多巴

6. 关于三甲噻芬下列哪项不正确
   - A. 具有神经节组滞作用
   - B. 直接扩张血管平滑肌
   - C. 释放组胺,诱发支气管痉挛
   - D. 缺点是降压过程脉率常增快,严重时伴有心律失常
   - E. 在青壮年不易出现快速耐受性

7. 关于哌唑嗪,说法不正确的是
   - A. 是节后 α_2 受体竞争性拮抗药
   - B. 通过阻断小动脉和静脉 α_1 受体产生降压作用
   - C. 与酚妥拉明比较,较少产生反射性心率加快
   - D. 不影响去甲肾上腺素对自身释放的负反馈调节
   - E. 有扩张冠脉作用

8. 关于乌拉地尔说法不正确的是
   - A. 具有中枢和外周双重作用
   - B. 外周作用主要为阻断突出后膜 α_2 受体产生降压作用
   - C. 中枢作用主要通过激活5-羟色胺-1A受体,降低延髓心血管中枢的交感反馈
   - D. 快速静注1分钟即产生降压作用
   - E. 使外周血管阻力、肺动脉压下降,而心率和心排出量变化不大

9. 高血压患者使用可乐定治疗,该药物
   - A. 原发作用部位在脑干
   - B. 手术前可迅速停药
   - C. 手术中应输注
   - D. 有镇痛作用,可被纳洛酮拮抗
   - E. 增加吸入麻醉药的MAC值

10. 酚妥拉明引起血压过低的处理方法**除外**
    A. 改变患者体位,增加回心血量
    B. 加速输血、补液
    C. 停用对心血管系统抑制的其他药物
    D. 应用强心苷增加心收缩力
    E. 应用α-肾上腺素能受体兴奋剂

11. 氰化物中毒的常用治疗措施**不包括**
    A. 停药、吸氧、维持有效循环
    B. 使用亚硝酸钠
    C. 使用硫代硫酸钠
    D. 维生素C、地塞米松
    E. 亚甲蓝

12. 静脉使用硝酸甘油会产生下述效果,**除外**
    A. 剂量容易调节,很少发生血压过低
    B. 用于控制性降压会引起颅内压升高
    C. 心律不变
    D. 改善冠脉循环
    E. 长期使用会有耐药现象

13. 高血压患者,术中突然出现心动过速、心绞痛,选用
    A. 利多卡因
    B. 维拉帕米
    C. 硝酸甘用
    D. 硝普钠
    E. 硝苯地平

14. 高血压合并心力衰竭患者下面哪项**不宜**用
    A. 氢氯噻嗪
    B. 哌唑嗪
    C. 卡托普利
    D. 普萘洛尔
    E. 可乐定

15. 高血压合并冠心病患者宜选用
    A. 硝苯地平
    B. 肼屈嗪
    C. 哌唑嗪
    D. 氢氯噻嗪
    E. 尼卡地平

16. 麻醉手术中高血压危象应首选
    A. 硝苯地平
    B. 硝普钠
    C. 尼群地平
    D. 依那普利
    E. 乌拉地尔

17. 高血压伴有溃疡病患者,下列哪种药物应**忌用**
    A. 卡托普利
    B. 哌唑嗪
    C. 甲基多巴
    D. 可乐定
    E. 利血平

18. 尤其适用于伴有肾功能不全或心绞痛的降压药是
    A. 钙拮抗药
    B. 神经节阻断药
    C. 利尿降压药
    D. 外周交感神经抑制药
    E. 直接扩张血管药

19. 可作为各期高血压的降压药是
    A. 可乐定
    B. 利血平
    C. 肼屈嗪
    D. 硝苯地平
    E. 甲基多巴

20. 血管扩张药的适应证**不包括**
    A. 手术期间控制性降压
    B. 高血压危象
    C. 乳头肌梗死引起的急性二尖瓣反流
    D. 急性右心衰,左室充盈正常的患者
    E. 体外循环术后低心排综合征

21. 关于神经节阻滞扩血管药,哪项**错误**
    A. 主要通过与神经节细胞内N₁胆碱受体竞争性结合发挥作用
    B. 交感、副交感神经均有阻滞作用
    C. 均为季铵类药物
    D. 使神经节的兴奋性传递一过性阻断
    E. 可产生强烈、迅速的扩血管作用

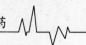

22. 硝酸甘油静脉用药的优点**除外**
 A. 剂量容易调节,很少发生血压过低
 B. 控制性降压引起颅内压升高
 C. 心率增加比硝普钠轻
 D. 改善冠脉循环
 E. 基本无毒性

23. 有关硝普钠,下列说法**不正确的**是
 A. 其中毒量为有效量的四倍
 B. 可降低肺毛细血管楔压
 C. 用于控制性降压可产生耐药性
 D. 口服静脉注射均可
 E. 可引起颅内压升高

【A₃型题】

 问题24~26

 女性患者,33岁,身高156cm,体重45kg,血压持续升高1年余,波动于240-190/100-120mmHg, B超检查: 右侧肾上腺肥大。血儿茶酚胺检查: E、NE轻度升高。

24. 最可能的诊断为
 A. 原发性高血压
 B. 肾上腺皮质醇增多症
 C. 原发性醛固酮增多症
 D. 嗜铬细胞瘤
 E. 肾上腺肿瘤

25. 下列哪类药可用于该患者的诊断
 A. 酚妥拉明
 B. 硝苯地平
 C. 维拉帕米
 D. 三甲噻芬
 E. 卡托普利

26. 术中患者出现高血压、心动过速,不宜单用哪种药物降压
 A. 硝酸甘油
 B. 硝普钠
 C. 三甲噻芬
 D. 乌拉地尔
 E. 维拉帕米

 问题27~30
 男性患者,35岁。进行性高血压8年。近4年

来昏倒3次,过去心电图曾记录到室扑、室颤。体检:血压高达240/140mmHg, 血钾2.2mEq/L,24小时尿醛固酮100.8μg。VMA正常高限。心电图示心肌损害。

27. 最可能的诊断是
 A. 垂体瘤
 B. 库欣综合征
 C. 醛固酮增多症
 D. ADDISON病
 E. 嗜铬细胞瘤

28. 该患者室扑、室颤的原因最可能是
 A. 严重高血压
 B. 严重呼吸功能不全
 C. 严重低钾血症
 D. 严重低钙血症
 E. 严重冠脉供血不足

29. 术前高血压的控制首选下列哪项
 A. 利血平
 B. 螺内酯
 C. 双氢克尿噻
 D. 酚苄明
 E. 复方降压片

30. 术前纠正水钠潴留与低钾血症,下列哪项是**错误的**
 A. 螺内酯
 B. 利尿酸
 C. 口服补钾
 D. 静脉补钾
 E. 氨苯蝶啶

【B₁型题】

 问题31~35
 A. 颅内压升高
 B. 体液潴留和药物性狼疮
 C. 组胺释放诱发支气管痉挛
 D. 体位性低血压、心悸、头痛、口干、视力模糊
 E. 定向障碍、肌肉抽搐并有代谢性酸中毒

31. 肼屈嗪的副作用

32. 硝酸甘油的副作用

33. 硝普钠的中毒反应

34. 哌唑嗪的副作用
35. 三甲噻芬的副作用

问题36~40
A. 主要直接作用于小动脉
B. 主要作用于小静脉
C. 主要作用于ACE
D. 主要作用于钾通道
E. 主要作用于钙通道

36. 酚妥拉明
37. 利多卡因
38. 尼卡地平
39. 硝酸甘油
40. 卡托普利

【C型题】

A. 受体依赖性血管扩张
B. 改变离子通道特性所致血管舒张
C. 两者均有
D. 两者均无

41. 酚妥拉明的作用机制
42. 尼卡地平的作用机制

A. 以扩张静脉为主
B. 以扩张小动脉为主
C. 两者均有
D. 两者均无

43. 硝酸酯类
44. 酚妥拉明
45. 硝普钠

A. 钙通道阻断剂
B. β-受体阻滞剂
C. 两者均有
D. 两者均无

46. 心肌缺血伴哮喘使用
47. 变异型心绞痛使用
48. 劳力型心绞痛使用
49. 严重的房室传导阻滞使用
50. 高血压伴冠状动脉缺血使用

A. α-受体阻滞剂
B. β-受体阻滞剂
C. 两者都有
D. 两者都无

51. 拉贝洛尔
52. 乌拉地尔
53. 艾司洛尔
54. 治疗外周血管痉挛性疾病如间歇性跛行

【X型题】

55. 血管扩张药的使用原则
A. 先用小剂量药试探
B. 根据血流动力学效应逐渐加量
C. 保持中心静脉压在正常范围
D. 血压在正常后,收缩压下降以10mmHg为限
E. 用药有效的征象:指端温暖红润、尿量增加、脉搏有力、脉压增宽

56. 血管扩张药的临床适应证包括
A. 手术期间控制性降压
B. 心源性休克、急性二尖瓣反流或室间隔破裂
C. 体外循环心内直视手术后低心排综合征
D. 急性肺水肿
E. 急性心肌梗死

57. 应用硝普钠应注意下列哪些项事项
A. 密切监测动脉压
B. 预先补充血容量
C. 较长时间使用,监测血pH、乳酸
D. 用药量最好不超过4 μg/(kg·min)
E. 出现厌食、恶心症状,应停药

58. 麻醉手术中SNP降压效果不佳,可能是
A. 产生快速耐药
B. 出现反射性的心动过速
C. 通气不足
D. 麻醉偏浅
E. 钠石灰失效

59. 关于降压药物作用机制叙述正确的有
A. 硝普钠仅扩张阻力血管
B. 咪噻吩为神经节阻滞剂
C. 乌拉地尔通过抑制心肌降压
D. 硝酸甘油扩张容量血管
E. 右美托咪定降低中枢交感活性输出降压

60. 硝酸甘油的心肌保护作用
    A. 抑制冠脉痉挛
    B. 减慢心率
    C. 降低前负荷
    D. 降低后负荷
    E. 降低心肌氧耗

61. 卡托普利的副作用包括
    A. 咳嗽
    B. 肾动脉狭窄的患者可引起肾衰竭
    C. 蛋白尿
    D. 高钾血症
    E. 皮疹

62. 高血压危象可选用
    A. 尼卡地平
    B. 可乐定
    C. 硝普钠
    D. 肼屈嗪
    E. 乌拉地尔

63. 能引起心率减慢的降压药
    A. 氢氯噻嗪
    B. 右美托咪定
    C. 甲基多巴
    D. 硝苯地平
    E. 普萘洛尔

64. 高血压合并充血性心力衰竭者,可选用的有
    A. 卡托普利
    B. 维拉帕米
    C. 普萘洛尔
    D. 乌拉地尔
    E. 可乐定

65. 有关NO的说法正确的有
    A. 由内皮细胞产生,使血管平滑肌舒张引起血管扩张
    B. 可经呼吸道吸入,选择性扩张肺血管
    C. 入血后迅速失活,无体循环作用
    D. 与氧气结合生成有毒的NO_2,引起肺水肿
    E. 吸入后迅速与血红蛋白结合生成高铁血红蛋白

66. 有关咪噻吩(阿方那特、三甲硫吩)说法正确的有
    A. 阻滞交感和副交感神经节,直接扩张动静脉
    B. 小剂量单纯扩张血管,对脑血管的自动调节功能影响不大
    C. 激活肾素-血管紧张素系统,血浆儿茶酚胺水平升高
    D. 控制性降压时,升高颅内压
    E. 大剂量给药可引起组胺释放和心动过速

67. 有关可乐定的说法正确的有
    A. 激活中枢神经的α_2-受体,降低交感神经的传出冲动
    B. 作用于血管平滑肌α_2-受体,引起血管扩张
    C. 提倡术前停药,防止围术期低血压
    D. 可静脉给药、口服或皮肤贴片
    E. 兼有镇静、镇痛、抑制过度应激等作用

68. 关于乌拉地尔,叙述正确的有
    A. 外周作用主要是阻断突触后膜α_1-受体
    B. 中枢作用只要是激活多巴胺受体
    C. 有较弱的α_2-受体阻滞作用
    D. 心率变化不大
    E. 降压作用缓和安全

69. 应用硝普钠时应注意
    A. 密切监测动脉压
    B. 预先补充血容量
    C. 较长时间应用,应监测血pH、乳酸值
    D. 用药量最好不超过200μg/min
    E. 出现厌食、恶心症状应停药

70. SNP降压效果不佳,可能是
    A. 产生快速耐药
    B. 出现反射性心动过速
    C. 通气不足
    D. 麻醉偏浅
    E. 钠石灰失效

71. 关于哌唑嗪的叙述正确的是
    A. 通过降压反射性加快心率
    B. 首次给药可致严重的体位性低血压
    C. 对血脂无明显影响

D. 能拮抗去甲肾上腺素的升压作用

E. 选择性阻滞突触后膜的 α_1-受体

72. 有关前列腺素E_1的说法正确的是

A. 直接作用于血管平滑肌细胞的前列腺素受体使血管扩张

B. 经肺内皮细胞代谢后活性显著降低,体循

环血管作用减弱

C. 强烈扩张肺血管,适用于肺动脉高压和（或）右心室衰竭

D. 选择性扩张新生儿和婴幼儿动脉导管

E. 主要副作用有血小板抑制、严重低血压、婴幼儿呼吸暂停

答　案

【A_1型题】

1. D	2. C	3. D	4. B	5. D	6. E	7. A	8. B	9. A	10. D
11. E	12. C	13. B	14. D	15. A	16. E	17. E	18. A	19. D	20. D
21. C	22. B	23. D							

【A_3型题】

24. D	25. A	26. C	27. C	28. C	29. B	30. B

【B_1型题】

31. B	32. A	33. E	34. D	35. C	36. A	37. D	38. E	39. B	40. C

【C型题】

41. A	42. B	43. A	44. B	45. C	46. A	47. A	48. B	49. D	50. C
51. C	52. A	53. B	54. A						

【X型题】

55. ABCDE	56. ABCDE	57. ABCDE	58. ABD	59. BDE	60. ACE
61. ABCDE	62. ACE	63. BCE	64. ABCD	65. ABCDE	66. ABE
67. AE	68. ACDE	69. ABCDE	70. AB	71. BDE	72. ABCDE

（王天龙　肖　玮　石学银）

第26章

钙通道阻断药

【A₁型题】

1. 下列哪组药抑制心肌作用最强
   A. 氟烷加硝苯地平
   B. 氟烷加维拉帕米
   C. 氟烷加尼卡地平
   D. 异氟烷加维拉帕米
   E. 异氟烷加地尔硫䓬

2. 心脏传导阻滞患者用七氟醚麻醉,钙通道阻断药可选
   A. 佩尔地平或地尔硫䓬
   B. 尼卡地平或地尔硫䓬
   C. 维拉帕米或地尔硫䓬
   D. 佩尔地平或尼卡地平
   E. 尼卡地平或维拉帕米

3. 钙通道阻断药对肌松药的影响是
   A. 增强非去极化肌松药
   B. 增强去极化肌松药
   C. 两类肌松药均增强
   D. 两类肌松药均减弱
   E. 两类肌松药不受影响

4. 因肾功能不全的高血压和肾移植手术中,高血压的治疗宜选
   A. 地尔硫䓬
   B. 维拉帕米
   C. 硝苯地平
   D. 尼卡地平
   E. 尼群地平

5. 对缺血性脑损伤保护作用较好的是
   A. 尼莫地平
   B. 维拉帕米

C. 地尔硫䓬
D. 尼群地平
E. 硝苯地平

6. 变异型心绞痛可用下述钙拮抗剂治疗,除外
   A. 硝苯地平
   B. 维拉帕米
   C. 地尔硫䓬
   D. 尼莫地平
   E. 尼卡地平

7. 钙通道阻断剂
   A. 为抗心律失常药
   B. 静脉注射后3分钟达峰
   C. 与血浆蛋白结合差
   D. 干扰钙离子内流
   E. 所有该类药物作用强度相同

8. 关于钙离子阻断剂的外周血管扩张作用,哪项正确
   A. 尼群地平>尼卡地平>尼莫地平
   B. 尼群地平>尼莫地平>尼卡地平
   C. 尼卡地平>尼莫地平>尼群地平
   D. 尼卡地平>尼群地平>尼莫地平
   E. 尼莫地平>尼卡地平>尼群地平

9. 关于钙离子通道的冠脉扩张作用,哪项正确
   A. 尼群地平>尼卡地平>尼莫地平
   B. 尼群地平>尼莫地平>尼卡地平
   C. 尼卡地平>尼莫地平>尼群地平
   D. 尼卡地平>尼群地平>尼莫地平
   E. 尼莫地平>尼卡地平>尼群地平

10. 心脏传导阻滞患者,如需用钙通道阻断药最好用
    A. 硝苯地平

B. 地尔硫䓬

C. 维拉帕

D. 尼卡地平

E. 尼莫地平

11. 下列哪项对钙离子通道阻断剂的药代动力学
影响最小
   A. 芬太尼
   B. 丙泊酚
   C. 恩氟烷
   D. 异氟烷
   E. 七氟烷

12. 地尔硫䓬较维拉帕米特有的作用是
   A. 抑制窦房结自律性
   B. 有非竞争性拮抗心肌β-受体作用
   C. 减慢房室结传导性
   D. 适用于治疗阵发性室上性心动过速
   E. 可防治心绞痛

13. 关于地尔硫䓬不正确的是
   A. 能明显抑制窦房结自律性
   B. 对房室传导有明显抑制作用
   C. 治疗心房颤动可使心室率减慢
   D. 口服吸收完全
   E. 对血管舒张作用大大弱于硝苯地平

14. 维拉帕米
   A. 治疗室上性心动过速有效
   B. 哮喘是禁忌证
   C. 与普萘洛尔合用尤为有效
   D. 潜在的血管收缩药
   E. 对起搏细胞没有影响

15. 下列哪项药物可增加局麻药毒性的危险
   A. 地尔硫䓬
   B. 维拉帕米
   C. 硝苯地平
   D. 尼卡地平
   E. 尼莫地平

16. 下列哪组钙通道阻断剂最容易透过血-脑屏障,而常用于防治脑血管痉挛

A. 地尔硫䓬和尼莫地平

B. 维拉帕米和尼群地平

C. 硝苯地平和尼卡地平

D. 尼卡地平和尼莫地平

E. 尼莫地平和维拉帕米

17. 对缺血性脑保护作用较好的是
   A. 尼莫地平
   B. 维拉帕米
   C. 地尔硫䓬
   D. 尼群地平
   E. 硝苯地平

【A₂型题】

18. 女性患者,45岁,肾移植手术后1年余,血压进行性升高。对该患者治疗药物宜选
   A. 地尔硫䓬
   B. 维拉帕米
   C. 硝苯地平
   D. 尼卡地平
   E. 尼群地平

【A₄型题】

问题19~21

男性患者,65岁,高血压病史10余年,拟行胃癌根治术。

19. 术中血压骤升至170/105mmHg,心率82次/分,下列何种药对此降压效果最好
   A. 维拉帕米
   B. 尼莫地平
   C. 尼群地平
   D. 尼卡地平
   E. 硝苯地平

20. 如术中发生室上性心动过速,宜选
   A. 维拉帕米
   B. 氟哌利多
   C. 硝苯地平
   D. 尼卡地平
   E. 地西泮

21. 如术中因使用钙通道阻断药血压骤降,宜用
   A. 肾上腺素

B. 多巴胺

C. 去氧肾上腺素

D. 毛花苷丙

E. 10%的葡萄糖酸钙

【B₁型题】

问题22~25

A. 维拉帕米

B. 尼莫地平

C. 尼群地平

D. 尼卡地平

E. 地尔硫䓬

22. 降低心肌收缩力最强的是

23. 周围血管扩张最强的是

24. 冠脉扩张最强的是

25. 透过血-脑屏障,扩张脑血管最强

问题26~28

A. 主要经肝脏代谢

B. 主要经肾脏代谢

C. 原形经尿液排出

D. 血浆酯酶分解

E. 肝肾排泄各占约45%~55%

26. 维拉帕米

27. 尼卡地平

28. 硝苯地平

问题29~32

A. 主要抑制窦房结及延迟房室传导

B. 主要扩张冠状动脉及周围血管

C. 主要扩张脑血管

D. 主要增加心肌收缩力

E. 主要增加肺动脉压

29. 硝苯地平

30. 尼卡地平

31. 维拉帕米

32. 尼莫地平

【C型题】

问题33~34

A. 受体操纵性钙通道

B. 电压依从性钙通道

C. 对两者作用等同

D. 对两者作用均无

33. 钙通道阻断剂主要作用于

34. 心脏β₁受体阻滞剂

【X型题】

35. 血管活性药物的作用机制

A. 受体依赖型血管扩张

B. 改变离子通道特性所致血管舒张

C. 中枢性降压作用

D. 直接舒张血管平滑肌

E. 递质负反馈抑制

36. 钙通道阻断剂

A. 围术期可继续使用

B. 已使用大剂量阿片类药患者会有严重负性
肌力作用

C. 与吸入麻醉药协同可延长房室传导

D. 可拮抗肌松剂作用

E. 心电图可见P-R间期延长

37. 钙通道阻断剂在围术期的适应证有

A. 治疗心律失常

B. 增加心肌收缩力

C. 治疗高血压

D. 控制性降压

E. 缺血后心律失常

38. 钙通道阻断剂有哪些作用

A. 心脏负性变时作用

B. 心脏负性变力作用

C. 心脏负性变传导作用

D. 外周血管扩张作用

E. 冠状动脉扩张作用

39. 钙通道阻断剂可增强哪些药物的作用

A. 硬膜外局麻药

B. 丙泊酚

C. 肌松药

D. 七氟烷

E. 异氟烷

40. 除心血管效应外,钙通道阻滞剂还有下列哪些
作用

A. 抗动脉粥样硬化作用

B. 松弛支气管平滑肌

C. 促进血小板聚集

D. 减少红细胞变形能力,增加血液黏度

E. 较大量能抑制多种内分泌功能

41. 维拉帕米的作用机制包括

A. 抑制心肌收缩力

B. 抑制传导速度

C. 减慢心率

D. 血管收缩

E. 延长房室结的有效不应期

42. 维拉帕米治疗折返性室上性心动过速的电生理作用为

A. 减慢房室结的传导速度

B. 提高窦房结的自律性

C. 延长房室结的有效不应期

D. 血管收缩

E. 降低普肯耶纤维的自律性

43. 维拉帕米的适应证包括

A. 室上性心动过速

B. 房扑

C. 房颤

D. 房室传导阻滞

E. 缺血后心律失常

44. 变异性心绞痛可用以下哪些钙拮抗剂治疗

A. 硝苯地平

B. 维拉帕米

C. 地尔硫䓬

D. 尼莫地平

E. 尼群地平

45. 有关维拉帕米的说法正确的是

A. 是治疗室上性心动过速的一线用药

B. 注射速度勿过快,否则可致心搏骤停

C. 可用于预激并发室上速者

D. 可治疗体外循环升主动脉开放后的顽固性室颤

E. 左室功能不全者慎用

46. 有关尼卡地平的说法正确的是

A. 可用于治疗室上性心动过速

B. 扩张冠状动脉,改善心肌氧供

C. 降压同时引起明显反射性心动过速

D. 抑制血管明显,抑制心肌不明显

E. 降压的同时增加心、脑、肾的血流量

47. 钙通道阻断药可增强哪些药物的作用

A. 吗啡和芬太尼

B. 丙泊酚

C. 肌松药

D. 七氟烷

E. 异氟烷

48. 除心血管作用外,钙通道阻断药还有

A. 抗动脉粥样硬化作用

B. 松弛支气管平滑肌

C. 促进血小板聚集

D. 减少红细胞变形能力,增加血液黏滞度

E. 较大量能抑制多种内分泌功能

49. 钙通道阻断药对血管的作用包括

A. 舒张冠状血管

B. 舒张脑血管

C. 舒张外周血管,治疗外周血管痉挛性疾病

D. 显著舒张静脉,减轻心脏前负荷

E. 舒张静脉作用大于舒张动脉作用

50. 硝苯地平比维拉帕米

A. 对窦房结抑制作用较弱

B. 对房室结抑制作用较弱

C. 对血管的舒张作用明显

D. 对心肌收缩性的抑制作用较弱

E. 因反射性交感活性升高不降低心肌收缩性

51. 硝苯地平可用于治疗

A. 心绞痛

B. 高血压

C. 肺动脉高压

D. 阵发性室上性心动过速

E. 房颤

52. 有关氨氯地平的叙述正确的是

A. 扩张血管作用较强
B. 无心肌抑制作用
C. 抗动脉粥样硬化
D. 适用于房室传导阻滞伴有高血压的患者
E. 心衰合并高血压和心绞痛患者首选用药

答 案

【A₁型题】

1. A 2. D 3. C 4. E 5. A 6. D 7. D 8. A 9. D 10. D
11. A 12. B 13. E 14. A 15. B 16. D 17. A

【A₂型题】

18. E

【A₄型题】

19. D 20. A 21. E

【B₁型题】

22. A 23. C 24. D 25. B 26. A 27. E 28. A 29. B 30. B 31. A 32. C

【C型题】

33. B 34. D

【X型题】

35. ABCDE 36. ACE 37. ACDE 38. ABCDE 39. ABCDE 40. ABE
41. ABCE 42. AC 43. ABCE 44. ABC 45. ABDE 46. BCDE
47. ABCDE 48. ABE 49. ABC 50. ABCDE 51. ABC 52. ABCDE

（石学银 王天龙 肖 玮）

第27章

α_2受体激动药与麻醉

【A₁型题】

1. 外周 α_2-受体主要存在于
   A. 突触前膜
   B. 突触后膜
   C. 神经末梢
   D. 血管平滑肌
   E. 心肌细胞膜

2. 外周 α_2-受体兴奋时
   A. 正反馈增加去甲肾上腺素的释放
   B. 负反馈抑制去甲肾上腺素的释放
   C. 无功能
   D. 正反馈增加肾上腺素的释放
   E. 负反馈抑制肾上腺素的释放

3. 中枢 α_2-受体主要存在于
   A. 突触前膜
   B. 突触后膜
   C. 神经末梢
   D. 血管平滑肌
   E. 心肌细胞膜

4. 中枢 α_2-受体存兴奋时
   A. 使抑制性神经元兴奋
   B. 使抑制性神经元抑制
   C. 使兴奋性神经元兴奋
   D. 使兴奋性神经元抑制
   E. 无效应

5. 可乐定对 α_2和 α_1的选择性作用之比是
   A. 100：1
   B. 200：1
   C. 300：1
   D. 400：1
   E. 1620：1

6. 右美托咪定对 α_2和 α_1的选择性作用之比是
   A. 100：1
   B. 200：1
   C. 300：1
   D. 400：1
   E. 1620：1

7. 静脉注射可乐定后血压变化表现为
   A. 仅有持久降压作用，无升压效应
   B. 先短暂升压，继之发生持久性降压
   C. 仅有升压作用，无降压效应
   D. 血压不变，仅产生镇静作用
   E. 体位性低血压

8. 可乐定口服、肌注或皮下注射后血压变化表现为
   A. 仅有持久降压作用，无升压效应
   B. 先短暂升压，继之发生持久性降压
   C. 仅有升压作用，无降压效应
   D. 血压不变，仅产生镇静作用
   E. 体位性低血压

9. 可乐定属于下列哪类药
   A. α_1-受体激动剂
   B. β_1-受体激动剂
   C. α_2-受体激动剂
   D. α_1-受体拮抗剂
   E. β_1-受体拮抗剂

10. 关于可乐定的药理作用正确的叙述是
    A. 与阿片类药物的呼吸抑制产生协同作用
    B. 其镇静作用与 α_1-受体有关
    C. 激活抗利尿激素对肾小管的作用
    D. 促进血小板聚集
    E. 具有较强的镇静、镇痛和抗焦虑作用

11. 可乐定硬膜外腔注射75~150μg的镇痛作用可持续
　　A. 1~2小时
　　B. 3~4小时
　　C. 5~6小时
　　D. 7~8小时
　　E. 9~10小时

12. 硬膜外腔注射可乐定加吗啡,两者联合应用的效应表现为
　　A. 镇痛时间延长、镇痛效应协同
　　B. 镇痛时间缩短
　　C. 镇痛时间不变
　　D. 镇痛效应相加
　　E. 镇痛作用相互拮抗

13. 临床研究发现,延长脊麻中局麻药时效最长的辅助药是
　　A. 肾上腺素
　　B. 去甲肾上腺素
　　C. 可乐定
　　D. 去氧肾上腺素
　　E. 维拉帕米

14. 关于α₂-受体**错误的**是
　　A. 突触前α₂-受体是通过负反馈机制抑制交感神经末梢释放NE
　　B. α₂-主要存在于突触后
　　C. α₂-受体有三种异构体
　　D. α₂-受体的效应机制与β受体有所不同
　　E. α₂-受体激动后将抑制环磷酸腺苷

15. α₂-受体激动的中枢神经系统效应,**不正确的**是
　　A. 可产生较强的镇痛作用
　　B. 可以抑制阿片戒断后不良的生理和心理症状
　　C. 无镇静作用
　　D. 有抗焦虑作用
　　E. 大剂量也可成为焦虑源

16. α₂-受体激动药的生理学效应**错误的**是
　　A. 可抑制交感-肾上腺轴的分泌
　　B. 可调节胃酸分泌,但通常不改变胃内容物
　　C. 有严重的呼吸抑制

D. 临床应用不促进血小板凝聚
E. 可产生较强的镇痛作用

17. 下列何者**不是**α₂-受体激动药
　　A. 去氧肾上腺素
　　B. 可乐定
　　C. 去甲肾上腺素
　　D. 氯压胍
　　E. 右美托咪定

18. 麻醉前口服α₂-受体激动药的主要不良反应,**错误的**是
　　A. 一过性低血压
　　B. 高血压
　　C. 心动过缓
　　D. 反跳性高血压
　　E. 口干

19. 单次静注α₂-受体激动药的不良反应**不包括**
　　A. 高血压
　　B. 低血压
　　C. 心动过缓
　　D. 反跳性高血压
　　E. 水、钠潴留

20. 可乐定在临床麻醉应用中,**错误的**描述是
　　A. 全身性给药可减少PCA的吗啡用量
　　B. 可用于术前用药
　　C. 硬膜外给药可作为术后镇痛
　　D. 不减低吸入麻醉药的MAC
　　E. 椎管内给药与阿片类的镇痛作用有协同作用

21. 右美托咪定的作用**不包括**
　　A. 心率减慢
　　B. 心排出量降低
　　C. 外周血管阻力下降
　　D. 脑血流下降
　　E. 血压下降

【X型题】

22. 下列哪些具有α₂-受体激动作用
　　A. 可乐定
　　B. 右美托咪定

C. 麻黄碱

D. 去甲肾上腺素

E. 间羟胺

23. 下列哪些具有 α_2-受体激动作用但没有 α_1-受体激动作用

A. 可乐定

B. 右美托咪定

C. 麻黄碱

D. 去甲肾上腺素

E. 间羟胺

24. α_2-受体激动可分为以下哪几类

A. 苯乙胺类

B. 苯二氮䓬类

C. 咪唑啉类

D. 草氮䓬类

E. 丁酰苯类

25. α_2-受体激动要的主要禁忌证有

A. 应用三环类抗抑郁药

B. 胰岛素分泌障碍

C. 低血容量性休克

D. 心力衰竭

E. 严重心脏房室传导阻滞

26. 可乐定能引起的不良反应是

A. 水、钠潴留

B. 诱发心绞痛

C. 口干

D. 镇静、嗜睡

E. 突然停药,可出现心悸、血压突然升高

27. 右美托咪定在麻醉上的作用包括

A. 增强全麻作用,降低吸入麻醉药的MAC

B. 增强椎管内注射镇痛作用

C. 降低麻醉手术的应激反应,稳定血流动力学

D. 降低寒战反应

E. 治疗阿片类戒断综合征

28. 可乐定、右美托咪定的降压作用机制有

A. 激动延髓咪唑啉受体,降低外周交感张力

B. 激动中枢 α_1-受体

C. 激动外周交感神经突触前膜 α_1-受体

D. 激动外周交感神经突触前膜 α_2-受体

E. 激动外周咪唑啉受体

29. 下列哪些药物可减轻气管插管所致的心血管反应

A. 右美托咪定

B. 芬太尼

C. 艾司洛尔

D. 尼卡地平

E. 可乐定

30. 右美托咪定在麻醉上的效果有

A. 有利于循环稳定,术中平稳

B. 无呼吸抑制,术后安全

C. 有镇痛作用,患者舒适

D. 有自然睡眠作用,减少术中知晓

E. 有中枢镇吐作用,减少术后恶心呕吐

答　案

【A₁型题】

1. A	2. B	3. B	4. A	5. B	6. E	7. B	8. A	9. C	10. E
11. B	12. A	13. C	14. B	15. C	16. C	17. A	18. B	19. E	20. D
21. D									

【X型题】

22. ABCDE	23. AB	24. ACD	25. ABCDE	26. ACDE	27. ABCDE
28. ADE	29. ABCDE	30. ABCDE			

（张马忠　王祥瑞）

第28章

利尿药与脱水药

【A₁型题】

1. 急性肾衰患者出现少尿，应首选
   A. 氢氯噻嗪
   B. 呋塞米
   C. 氢氯噻嗪与螺内酯合用
   D. 螺内酯
   E. 甘露醇

2. 噻嗪类利尿药的作用部位是
   A. 髓袢升支粗段皮质部
   B. 髓袢降支粗段皮质部
   C. 髓袢升支粗段髓质部
   D. 髓袢降支粗段髓质部
   E. 远曲小管及集合管

3. 慢性心功能不全者禁用
   A. 呋塞米
   B. 氢氯噻嗪
   C. 螺内酯
   D. 氨苯蝶啶
   E. 甘露醇

4. 治疗特发性高钙尿症及尿结石可选用
   A. 呋塞米
   B. 氢氯噻嗪
   C. 螺内酯
   D. 氨苯蝶啶
   E. 甘露醇

5. 通过竞争醛固酮受体而起利尿作用的药物是
   A. 呋塞米
   B. 氢氯噻嗪
   C. 螺内酯
   D. 氨苯蝶啶

E. 阿米洛利

6. 下列哪种利尿药**不宜**与氨基糖苷类抗生素合用
   A. 呋塞米
   B. 氢氯噻嗪
   C. 螺内酯
   D. 氨苯蝶啶
   E. 阿米洛利

7. 下列哪项**不是**高效利尿药的不良反应
   A. 低钙血症
   B. 高尿酸血症
   C. 耳毒性
   D. 降低肾血流量
   E. 胃肠道反应

8. 关于噻嗪类利尿药，下列所述**错误的**是
   A. 痛风患者慎用
   B. 糖尿病患者慎用
   C. 可引起低钙血症
   D. 肾功不良者禁用
   E. 可引起高脂血症

9. 拮抗醛固酮功能的利尿药为
   A. 螺内酯
   B. 依他尼酸
   C. 呋塞米
   D. 氨苯蝶啶
   E. 氢氯噻嗪

10. 使用氢氯噻嗪时加用螺内酯的主要目的
    A. 延长氢氯噻嗪的作用时间
    B. 增强利尿作用
    C. 对抗氢氯噻嗪的升血糖作用

D. 对抗氢氯噻嗪的低钾血症

E. 对抗氢氯噻嗪升高血尿酸的作用

11. 易致耳毒性反应的药物是

    A. 乙酰唑胺

    B. 氢氯噻嗪

    C. 呋塞米

    D. 螺内酯

    E. 氨苯蝶啶

12. 急性肺水肿首选药物是

    A. 氢氯噻嗪

    B. 呋塞米

    C. 甘露醇

    D. 螺内酯

    E. 氨苯蝶啶

13. 急性脑水肿首选药物是

    A. 氢氯噻嗪

    B. 呋塞米

    C. 甘露醇

    D. 螺内酯

    E. 氨苯蝶啶

14. 呋塞米治疗轻度充血性心力衰竭的主要作用机制是

    A. 抑制Na^+-K^+-ATP酶

    B. 抑制Na^+-K^+-$2Cl^-$同向协同转运体

    C. 抑制Na^+-Cl^-同向协同转运体

    D. 抑制Cl^-转运体

    E. 抑制Ca^{2+}转运体

15. 下表是5种利尿药治疗剂量对尿中离子浓度的影响结果,最有可能是呋塞米的是

	Na^+	Cl^-	K^+	Ca^{2+}	HCO_3^-	Mg^{2+}
A	+	+	+	−	±	+
B	+	+	+	−	0	+
C	+	+	+	+	0	+
D	+	+	−	0	+	0
E	+	+	+	0	+	0

+,增加; −,降低; 0,无变化; ±,剂量依赖性增加

16. 对慢性充血性心力衰竭的患者,下列利尿药物中尽量避免使用的是

    A. 氢氯噻嗪

    B. 甘露醇

    C. 阿米洛利

    D. 依他尼酸

    E. 螺内酯

17. 下列利尿药中,对地高辛与心肌组织Na^+-K^+-ATP酶结合抑制作用最大的是

    A. 阿米洛利

    B. 甘露醇

    C. 氢氯噻嗪

    D. 依他尼酸

    E. 乙酰唑胺

18. 35岁肾结石男性患者,尿钙明显增高,血钙及甲状旁腺激素水平正常,选择下列何种药物治疗较好

    A. 呋塞米

    B. 氢氯噻嗪

    C. 氨苯蝶啶

    D. 乙酰唑胺

    E. 甘露醇

19. 一高血压患者,用直接扩血管药治疗时,为使治疗效果更好,最好合用下列哪种利尿药

    A. 乙酰唑胺

    B. 氨苯蝶啶

    C. 螺内酯

    D. 甘露醇

    E. 氢氯噻嗪

20. 关于螺内酯的叙述,正确的是

    A. 在肝脏生物转化后失去活性

    B. 与胞浆中受体结合

    C. 利尿作用比氢氯噻嗪效果强

    D. 通过抑制醛固酮的合成发挥利尿作用

    E. 抑制肾小管远曲小管近端Na^+的再吸收

21. 使用下列哪种药物可能引起高血糖、高尿酸血症和高镁血症

    A. 氨苯蝶啶

B. 螺内酯

C. 呋塞米

D. 氢氯噻嗪

E. 环戊氯噻嗪

22. 噻嗪类利尿药**不用于**下列哪种水肿

A. 慢性充血性心力衰竭引起的水肿

B. 糖皮质激素引起的水肿

C. 高血压所致的水肿

D. 腹水

E. 青光眼

23. 可加速毒物排泄的药物是

A. 噻嗪类

B. 布美他尼

C. 氨苯蝶啶

D. 乙酰唑胺

E. 甘露醇

24. 能降低眼内压用于治疗青光眼的药物是

A. 呋塞米

B. 乙酰唑胺

C. 螺内酯

D. 氯苯蝶啶

E. 氢氯噻嗪

25. 可用于治疗尿崩症的利尿药是

A. 呋塞米

B. 甘露醇

C. 氢氯噻嗪

D. 氯苯蝶啶

E. 乙酰唑胺

26. 关于氨苯蝶啶的叙述正确的是

A. 竞争性拮抗醛固酮受体

B. 代谢产物没有活性

C. 抑制远曲小管和集合管对K^+的分泌及Na^+的重吸收

D. 利尿作用比氢氯噻嗪效果强

E. 对切除肾上腺的动物没有利尿作用

27. 强效利尿药中利尿作用效能最高的药物是

A. 呋塞米

B. 吡咯他尼

C. 依他尼酸

D. 阿佐塞米

E. 布美他尼

28. 呋塞米**不用于**下列哪种疾病的治疗

A. 急性肺水肿和脑水肿

B. 急性肾衰竭

C. 高尿酸血症

D. 巴比妥类药物中毒

E. 高血压危象

29. 关于噻嗪类利尿药,**错误的**是

A. 属中等强度的利尿药

B. 影响尿液的浓缩和稀释过程

C. 是治疗高血压的基础药物

D. 有抗利尿作用

E. 大剂量长期应用可引起高血糖、高血脂

30. A patient with compromised renal hemodynamics is given a trial of mannitol. Of the following, which is the least likely to be associated with the effect of mannitol?

A. Retention of water in the tubular fluid

B. Ability to be metabolically altered to an active form

C. Capacity to be freely filtered

D. Ability to resist complete reabsorption by the renal tubule

E. Effectiveness as nonelectrolytic, osmotically active particles

31. Of the following agents, which is best avoided when a patient is being treated with an aminoglycoside?

A. Metolazone

B. Triamterene

C. Furosemide

D. Spironolactone

E. Acetazolamide

32. The Mannitol dose for an adult is

A. 1.5-2.0g/kg IV

B. 25-50mg IV

C. 0.5mg/kg to 0.8mg/kg IM

D. 0.2ml in 2.5ml saline IV

E. 0.5-1.0g/kg IV

33. MANNITOL is an osmotic diuretic that inhibits sodium and water absorption in the kidneys. It would most likely be used for

A. GI bleeds

B. acute cerebral edema

C. kidney injury

D. heart failure

E. Loop of Henley dysfunction

【B₁型题】

A. 呋塞米

B. 乙酰唑胺

C. 螺内酯

D. 氨苯蝶啶

E. 甘露醇

34. 脱水和渗透利尿作用较强的药物

35. 可与醛固酮竞争醛固酮受体的药物

36. 可直接抑制钠离子选择性通道的药物

37. 可抑制碳酸酐酶、抑制 H^+-Na^+ 交换的药

38. 抑制髓袢升支粗段的 $Na^+-K^+-2Cl^-$ 偶联转运系统的药物

A. 甘露醇

B. 氨苯蝶啶

C. 呋塞米

D. 乙酰唑胺

E. 氢氯噻嗪

39. 作用于髓袢升支粗段

40. 作用于远曲小管近端

41. 作用于远曲小管末端和集合管

A. 呋塞米

B. 乙酰唑胺

C. 螺内酯

D. 20%甘露醇

E. 氢氯噻嗪

42. 用于肝硬化水肿的早期治疗

43. 用于急性肺水肿治疗

44. 用于尿崩症治疗

【X型题】

45. 具有排钾作用的利尿药物包括

A. 呋塞米

B. 氢氯噻嗪

C. 乙酰唑胺

D. 螺内酯

E. 氨苯蝶啶

46. 甘露醇的适应证是

A. 脑水肿

B. 预防急性肾衰竭

C. 青光眼

D. 心性水肿

E. 心衰

47. 渗透性利尿药应具备下列哪些特点较为理想

A. 易经肾小球滤过

B. 不易被肾小管再吸收

C. 在体内不被代谢

D. 易从血管渗入组织

E. 不易从血管渗入组织

48. 呋塞米利尿作用与以下哪些叙述有关

A. 抑制髓襻升支粗段对NaCl的再吸收

B. 抑制远端小管曲部和集合管 Na^+-K^+ 交换

C. 影响肾脏的稀释功能

D. 影响肾脏的浓缩功能

E. 拮抗醛固酮的作用

49. 呋塞米的适应证有

A. 急性肾衰竭

B. 脑水肿

C. 轻度高血压

D. 高钙血症

E. 青光眼

50. 静脉注射呋塞米有利于急性肾衰竭是因为

A. 竞争醛固酮作用

B. 抑制碳酸酐酶

C. 增加前列腺素E含量

D. 增加肾血流量

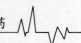

E. 抗利尿作用

51. 呋塞米用于急性肾衰竭的机制是
   A. 扩张小动脉,降低肾血管阻力
   B. 通过利尿作用维持一定的尿量,保持水平衡
   C. 扩张小静脉,减轻心脏负荷
   D. 增加肾血流量,尤其是增加缺血区肾血流量
   E. 增加前列腺素合成,抑制前列腺素分解

52. 可用于脑水肿的药物
   A. 呋塞米
   B. 甘露醇
   C. 螺内酯
   D. 氨苯蝶啶
   E. 乙酰唑胺

53. 可用于青光眼的药物
   A. 呋塞米
   B. 氢氯噻嗪
   C. 甘露醇
   D. 螺内酯
   E. 乙酰唑胺

54. 渗透性利尿药应具备哪些特点
   A. 能迅速提高血浆渗透压
   B. 易被肾小管再吸收
   C. 在体内被代谢成小分子化合物
   D. 不易从毛细血管渗入组织
   E. 易经肾小球滤过

55. 噻嗪类利尿药治疗尿崩症的机制是
   A. 抑制远曲小管近端Na$^+$-Cl$^-$同向转运体,抑制NaCl的再吸收
   B. 提高远曲小管和集合管对水的通透性,增加水的重吸收
   C. 降低血钠浓度,减轻口渴感,减少饮水
   D. 促进垂体释放加压素
   E. 抑制磷酸二酯酶,增加远曲小管和集合管细胞内cAMP含量

56. 可引起血钾增高的药物是
   A. 吲达帕胺
   B. 氨苯蝶啶

C. 布美他尼
D. 阿米洛利
E. 螺内酯

57. 为增强利尿作用,减少不良反应,下列药物合用正确的是
   A. 螺内酯 + 卡托普利治疗慢性充血性心力衰竭
   B. 氢氯噻嗪 + 氨苯蝶啶治疗慢性充血性心力衰竭引起的中度水肿
   C. 呋塞米 + 甘露醇治疗急性脑水肿
   D. 呋塞米 + 氯化钠治疗巴比妥类药物中毒的抢救
   E. 螺内酯 + 氢氯噻嗪治疗肝硬化腹水

58. 甘露醇的临床应用**错误的**是
   A. 脑膜炎引起的脑水肿
   B. 急性肾衰竭伴有少尿
   C. 脑外伤伴活动性颅内出血
   D. 慢性充血性心力衰竭伴下肢水肿
   E. 大面积烫伤引起的水肿

59. 中效利尿药包括
   A. 吲达帕胺
   B. 氢氯噻嗪
   C. 氯噻酮
   D. 氯磺丙脲
   E. 螺内酯

60. 噻嗪类利尿药的不良反应包括
   A. 低钾血症
   B. 耳毒性
   C. 升高血糖
   D. 男性乳房女性化
   E. 低氯碱血症

61. 一充血性心力衰竭患者使用了洋地黄和氢氯噻嗪治疗后出现快速型心律失常,以下处理措施正确的是
   A. 停用氢氯噻嗪加服氯化钾
   B. 停用洋地黄
   C. 将氢氯噻嗪换成呋塞米
   D. 将氢氯噻嗪换成螺内酯
   E. 将氢氯噻嗪换成甘露醇

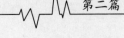

62. 氨苯蝶啶有以下哪些作用

　　A. 作用于远曲小管和集合管

　　B. 抑制二氢叶酸还原酶,可引起叶酸缺乏

　　C. 抑制远曲小管和集合管对钾的分泌

　　D. 抑制钠的再吸收使管腔负电位减小

　　E. 利尿作用不受体内醛固酮水平的影响

63. 噻嗪类利尿药与其他药合用相互作用叙述正

确的是哪些

　　A. 与奎尼丁合用可引起扭转型室性心动过速

　　B. 与氯磺丙脲合用可增强后者的降血糖作用

　　C. 吲哚米辛能减弱氢氯噻嗪的利尿作用

　　D. 地塞米松可加重氢氯噻嗪引起的低钾血症

　　E. 氢氯噻嗪与氨基苷类抗生素合用可增强后者的耳毒性

答　案

【A₁型题】

1. B	2. A	3. E	4. B	5. C	6. A	7. D	8. C	9. A	10. D
11. C	12. B	13. C	14. B	15. C	16. B	17. A	18. B	19. E	20. B
21. D	22. E	23. B	24. E	25. C	26. C	27. E	28. C	29. B	30. B
31. C	32. A	33. B							

【B₁型题】

34. E	35. D	36. C	37. B	38. A	39. C	40. E	41. B	42. C	43. A
44. E									

【X型题】

45. ABC	46. ABC	47. ABCE	48. ACD	49. ABC	50. CD
51. ABDE	52. ABE	53. CE	54. ADE	55. BCE	56. BDE
57. ABCDE	58. ABE	59. ABC	60. ACE	61. ABD	62. ABCDE
63. ACD					

（韩如泉）

第29章

强心与肾上腺素能受体兴奋药

【A₁型题】

1. 下列哪种药物仅有 α肾上腺素能激动剂效应
   A. 肾上腺素
   B. 去甲肾上腺素
   C. 甲氧明(美速克新命)
   D. 异丙肾上腺素
   E. 麻黄碱

2. 何种神经纤维支配的受体为肾上腺素受体
   A. 交感神经节前纤维
   B. 副交感神经节前纤维
   C. 交感神经节后纤维
   D. 副交感神经节后纤维
   E. 运动神经纤维

3. 释放到突触间隙的去甲肾上腺素主要的消除方式是
   A. 被血浆蛋白结合带走
   B. 被其作用的受体灭活
   C. 被儿茶酚胺氧位甲基转移酶(COMT)降解
   D. 被单胺氧化酶(MAO)降解
   E. 被从肾上腺能神经末梢重新吸收

4. 下面哪种药物**不适宜**肌内注射给药
   A. 多巴胺
   B. 去甲肾上腺素
   C. 间羟胺
   D. 肾上腺素
   E. 麻黄碱

5. 心搏骤停复苏的最佳药物是
   A. 肾上腺素
   B. 去甲肾上腺素
   C. 麻黄碱

D. 多巴胺
E. 间羟胺

6. 使用过量会诱发心律失常的药物是
   A. 肾上腺素
   B. 去甲肾上腺素
   C. 间羟胺
   D. 多巴胺
   E. 麻黄碱

7. 抢救过敏性休克首选
   A. 肾上腺素
   B. 去甲肾上腺素
   C. 间羟胺
   D. 多巴胺
   E. 麻黄碱

8. 肾上腺素扩张支气管的作用机制是
   A. 阻滞 α_1-受体
   B. 阻滞 β_1-受体
   C. 兴奋 α_1-受体
   D. 兴奋 β_1-受体
   E. 兴奋 β_2-受体

9. 下列哪种疾病**不能**使用肾上腺素
   A. 支气管哮喘
   B. 心源性哮喘
   C. 药物过敏性哮喘
   D. 延长局麻药作用
   E. 局部表面止血

10. 去甲肾上腺素引起
    A. 心脏兴奋,皮肤黏膜血管收缩
    B. 收缩压升高,舒张压降低,脉压扩大
    C. 肾血管收缩,骨骼肌血管扩张

D. 心脏兴奋,支气管平滑肌松弛

E. 中枢神经系统兴奋

D. 与心率显著增快相关

E. 为非人工合成的儿茶酚胺类药物

11. 哪种药物可用于Ⅱ、Ⅲ度房室传导阻滞

A. 去甲肾上腺素

B. 异丙肾上腺素

C. 多巴胺

D. 肾上腺素

E. 麻黄碱

12. 关于异丙肾上腺素,下列哪项**不正确**

A. 对 α-受体几乎无作用

B. 增加心肌耗氧量

C. 对皮肤黏膜血管无作用

D. 对冠状血管产生收缩作用

E. 对胃肠血管产生扩张作用

13. β-肾上腺能受体激动活性与α-肾上腺能受体活性之比率,最高的是

A. 异丙肾上腺素

B. 多巴酚丁胺

C. 肾上腺素

D. 去甲肾上腺素

E. 去氧肾上腺素

14. 麻黄碱可兴奋的受体是

A. α-和β-受体

B. β-受体

C. α-受体

D. β_1-和β_2-受体

E. DA-受体

15. 下列哪项**不是**麻黄碱的适应证

A. 预防支气管哮喘发作

B. 感冒引起的鼻塞

C. 防治椎管内麻醉的低血压

D. 过敏性休克

E. 缓解荨麻疹的皮肤黏膜症状

16. 多巴酚丁胺

A. 主要为 α-肾上腺能受体激动剂

B. 主要为 β_1-肾上腺能受体激动剂

C. 可使肾血流量下降

17. 关于多巴胺下列哪项**不正确**

A. 与 α_1、β_1-肾上腺素受体相互作用

B. 从肾上腺髓质释放

C. 与特殊的多巴胺受体相作用

D. 小剂量多巴胺的血管活性作用可被酚妥拉明拮抗

E. 大剂量多巴胺的血管活性作用可被酚妥拉明拮抗

18. 心脏手术后发生低心排综合征,常选

A. 异丙肾上腺素

B. 去甲肾上腺素

C. 麻黄碱

D. 间羟胺

E. 多巴胺

19. 下列哪项是β-肾上腺能受体拮抗剂

A. 异丙肾上腺素

B. 多巴酚丁胺

C. 艾司洛尔

D. 乌拉地尔

E. 麻黄碱

20. 氨力农

A. 降低cAMP水平

B. 由单胺氧化酶代谢

C. 抑制磷酸二酯酶

D. 为β-肾上腺能激动剂

E. 增加外周血管阻力

21. 下列关于洋地黄类药物在治疗浓度对心脏电生理的描述,哪项正确

A. 窦房结的自律性增高

B. 心肌细胞的兴奋性不变

C. 房室结的传导速度加快

D. 房室结的有效不应期延长

E. 心肌细胞的收缩性减弱

22. 强心苷类对哪类疾病所致的充血性心力衰竭最有效

A. 高血压性心脏病

B. 二尖瓣狭窄

C. 主动脉瓣狭窄

D. 缩窄性心包炎

E. 贫血性心脏病

A. 单胺氧化酶

B. 儿茶酚胺甲基转移酶(COMT)

C. 红细胞酯酶

D. 假性胆碱酯酶

E. 乙酰胆碱酯酶

23. 中毒量强心苷严重抑制Na^+、K^+-ATP酶,可使

A. 心肌细胞内钾增加,钙增加

B. 心肌细胞内钠增加,钙降低

C. 心肌细胞内钾降低,钙增加

D. 心肌细胞内钾增加,钙降低

E. 心肌细胞内钠降低,钙增加

24. 强心苷对房颤的治疗作用

A. 停止房颤,转变为窦性节律

B. 减慢窦性频率

C. 抑制房室传导,减慢心室频率

D. 延长心房有效不应期

E. 减慢心房颤动频率

25. 强心苷中毒所引起的心动过缓或房室传导阻滞,可用

A. 利多卡因

B. 钾盐口服

C. 苯妥英钠

D. 阿托品

E. 钾盐静脉滴注

26. 强心苷可治疗阵发性室上性心动过速,是因为

A. 延长心房不应期

B. 兴奋迷走神经,减慢房室传导

C. 提高窦房结自律性

D. 增强心肌收缩力

E. 降低普肯耶纤维的自律性

27. 下列哪种正性肌力药物有血管扩张作用

A. 钙剂

B. 胺碘酮

C. 地高辛

D. 胰高血糖素

E. T_3

28. 灭活艾司洛尔的是

29. 下列哪种药物能防止和逆转慢性心功能不全时的心室肥厚并降低病死率

A. 地高辛

B. 米力农

C. 血管紧张素I转化酶抑制药

D. 氢氯噻嗪

E. 地尔硫䓬

30. 下列关于洋地黄类药物在治疗浓度对心脏电生理的影响,哪项正确

A. 窦房结的自律性增加

B. 心肌细胞的兴奋性不变

C. 房室结的传导速度加快

D. 房室结的传导减慢

E. 心肌细胞的收缩性减弱

31. 关于强心苷对血管的作用,哪项正确

A. 标准剂量强心苷可显著影响血压

B. 标准剂量强心苷可增加血管床对血管收缩剂的敏感性

C. 长期应用强心苷的患者,外周血管阻力升高

D. 中毒剂量时可导致外周血管阻力升高甚至冠状动脉收缩

E. 长期应用强心苷的患者,外周血管阻力不变

32. 中毒量强心苷严重抑制Na^+-K^+-ATP酶,可使

A. 心肌细胞内K^+增加,Ca^{2+}增加

B. 心肌细胞内Na^+增加,Ca^{2+}降低

C. 心肌细胞内K^+降低,Ca^{2+}增加

D. 心肌细胞内K^+增加,Ca^{2+}降低

E. 心肌细胞内Na^+降低,Ca^{2+}增加

33. 强心苷对房颤的治疗作用

A. 停止房颤,转变为窦性心律

B. 减慢窦性频率

C. 抑制房室传导,减慢心室频率

D. 延长心房有效不应期

E. 减慢心房颤动频率

C. 地高辛

D. 胰高糖素

E. T_3

34. 强心苷可治疗阵发性室上性心动过速,是因为
    A. 延长心房不应期
    B. 兴奋迷走神经,减慢房室传导
    C. 增高窦房结自律性
    D. 增强心肌收缩力
    E. 降低普肯耶纤维的自律性

40. 硬膜外阻滞后低血压,下列何为首选
    A. 多巴胺
    B. 可乐定
    C. 麻黄碱
    D. 异丙肾上腺素
    E. 去甲肾上腺素

35. 非苷类强心药(氨力农、米力农等)增强心肌收缩力的机制是
    A. 抑制Na^+-K^+-ATP酶
    B. 兴奋交感神经系统
    C. 抑制迷走神经系统
    D. 抑制心肌磷酸二酯酶
    E. 兴奋心肌β-受体

41. II度房室传导阻滞患者宜选用
    A. 异丙肾上腺素
    B. 可乐定
    C. 肾上腺素
    D. 去甲肾上腺素
    E. 多巴胺

36. 非苷类强心药与儿茶酚胺类药物正性肌力作用的共同点之处在于
    A. 都需要β-受体介导
    B. 都能抑制磷酸二酯酶
    C. 都不减少心室的容积
    D. 都不会引起心肌的电生理变化
    E. 都是通过增加细胞内cAMP发挥作用

42. 肾上腺皮质合成的皮质醇通过肾上腺髓质时激活,哪种酶使去甲肾上腺素转化成肾上腺素的量增加
    A. 儿茶酚胺氧位甲基转移酶(COMT)
    B. 单胺氧化酶(MAO)
    C. 多巴胺脱羧酶
    D. 多巴胺-β-羟化酶
    E. 苯乙醇胺-N-甲基转移酶

37. 非苷类强心药对体循环(SVR)和肺循环(PVR)的影响是
    A. SVR降低,PVR降低
    B. SVR升高,PVR降低
    C. SVR降低,PVR降低
    D. SVR升高,PVR降低
    E. SVR不变,PVR不变

43. 小剂量去甲肾上腺素伍用低剂量的下列哪种药有助于维持肾灌注压和功能
    A. 酚妥拉明
    B. 普鲁卡因
    C. 艾司洛尔
    D. 拉贝洛尔
    E. 多巴胺

38. 下列哪种药物在强心的同时可增加肾脏血流
    A. 多巴酚丁胺
    B. 多巴胺
    C. 洋地黄
    D. 肾上腺素
    E. 去甲肾上腺素

44. 多巴胺增加肾血流的主要机制是
    A. 兴奋$β_1$-受体
    B. 兴奋$β_2$-受体
    C. 兴奋多巴胺受体
    D. 阻滞α-受体
    E. 直接松弛肾血管平滑肌

39. 下列哪种正性肌力药物有血管扩张作用
    A. 钙剂
    B. 胺碘酮

45. 下面有明显中枢兴奋作用的药物是

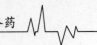

A. 肾上腺素

B. 去甲肾上腺素

C. 麻黄碱

D. 多巴胺

E. 间羟胺

46. 多巴胺用于

　　A. 急性心功能不全

　　B. 支气管哮喘

　　C. II、III度房室传导阻滞

　　D. 心律失常

　　E. 心衰肺水肿

47. 肾上腺素升压作用可被下列哪类药物所反转

　　A. M胆碱受体阻滞药

　　B. N胆碱受体阻滞药

　　C. α-肾上腺素受体阻滞药

　　D. β-肾上腺素受体阻滞药

　　E. H_1受体阻滞药

48. 关于去甲肾上腺素,下述哪项正确

　　A. 为外源性儿茶酚胺

　　B. 不被再摄取利用

　　C. 其代谢产物仅由肾脏直接排出

　　D. 其贮存量有限,易引起耗竭

　　E. 神经兴奋性冲动导致其释放

49. 儿茶酚胺合成过程中的限速酶是

　　A. 酪氨酸羟化酶

　　B. DOPA

　　C. 多巴胺-β-羟化酶

　　D. MAO

　　E. COMT

50. 测定血清中何种酶的活性可以反映交感神经的活性

　　A. 酪氨酸羟化酶

　　B. DOPA

　　C. 多巴胺-β-羟化酶

　　D. MAO

　　E. COMT

51. 对去氧肾上腺素(去氧肾上腺素)描述**错误的**是

　　A. 升高血压,心率反射性减慢

　　B. 使肾血流减少,但不如去甲肾上腺素明显

　　C. 除静脉给药外,也可肌注

　　D. 可用于阵发性室上性心动过速

　　E. 兴奋瞳孔开大肌,引起瞳孔扩大

52. 下列疾病可使用肾上腺素,但**除外**

　　A. 支气管哮喘

　　B. 甲状腺功能亢进

　　C. 药物过敏性哮喘

　　D. 延长局麻药作用

　　E. 局部表面止血

53. 关于交感神经系统,哪项**不正确**

　　A. 交感神经节前纤维释放的递质为乙酰胆碱

　　B. 支配汗腺的节后纤维为胆碱能神经纤维

　　C. 交感神经节后纤维释放递质为肾上腺素

　　D. 交感神经系统的调控中枢为下丘脑

　　E. 交感神经节在椎旁两侧构成交感神经链

54. 关于肾上腺素,哪项**不正确**

　　A. 微小剂量时呈β-受体效应

　　B. 稍大剂量时呈α-受体效应

　　C. 增强心脏自律性

　　D. 使支气管平滑肌收缩

　　E. 不引起反射性心动过缓

55. 异丙肾上腺素,下列哪项**不正确**

　　A. 可降低肺动脉压

　　B. 增加心肌耗氧量

　　C. 对皮肤黏膜血管无作用

　　D. 收缩冠状血管

　　E. 对胃肠血管产生扩张作用

56. 关于多巴胺,下列哪项**不正确**

　　A. 与α_1、β_1-肾上腺素受体相互作用

　　B. 从肾上腺髓质释放

　　C. 有与特殊的多巴胺受体相的作用

　　D. 小剂量多巴胺的血管活性作用可被酚妥拉明拮抗

　　E. 大剂量多巴胺的血管活性作用可被酚妥拉明拮抗

57. 关于肾上腺素,下列描述中哪种**错误**
    A. 皮肤血管收缩
    B. 心脏兴奋性增加
    C. 支气管平滑肌收缩
    D. 糖原分解
    E. 抑制胃肠道张力

【A₂型题】

58. 男性患者,45岁,甲亢,合并高血压,服用普萘洛尔30mg/d,血压控制一般,术前对该药物的处理是
    A. 立即停药,手术推迟二天
    B. 立即停药,手术推迟两周
    C. 继续服药,术前加倍剂量
    D. 继续服药,术前减半剂量
    E. 继续服药,术前剂量不变

【B₁型题】

问题59~63
    A. 肾上腺素
    B. 去氧肾上腺素
    C. 异丙肾上腺素
    D. 去甲肾上腺素
    E. 麻黄碱

59. 抢救心搏骤停的首选药
60. 严重的房室传导阻滞可用
61. 硬膜外麻醉低血压首选
62. 法洛四联症急性缺氧发作时可选用
63. 可用于治疗上消化道出血

问题64~68
    A. 多巴酚丁胺
    B. 肾上腺素
    C. 异丙肾上腺素
    D. 去氧肾上腺素
    E. 去甲肾上腺素

64. 作用于β₁、β₂-受体,对α-受体几乎无作用
65. 主要作用于α-受体,对β-受体的作用弱
66. 小剂量是β-受体效应,大剂量是α-受体效应
67. 作用于β₁-受体,对β₂-受体和α-受体作用不明显
68. 作用于α-受体而对β-受体无作用

问题69~73
    A. 血压升高,心率增快
    B. 血压下降,心率减慢
    C. 心脏自律性增强
    D. 血管扩张
    E. 支气管舒张

69. 突触α₁-受体兴奋
70. 突触α₂-受体兴奋
71. β₁-受体兴奋
72. β₂-受体兴奋
73. DA₂-受体兴奋

问题74~77
    A. 以周围血管收缩为主
    B. 以心率明显增快为主
    C. 增快心率和升高血压均明显
    D. 小剂量增加肾血流
    E. 以增加心肌收缩力为主

74. 异丙肾上腺素
75. 去甲肾上腺素
76. 多巴胺
77. 毛花苷丙

【C型题】

    A. 增强心肌收缩力
    B. 扩张外周血管
    C. 两者均有
    D. 两者均无

78. 米力农
79. 尼卡地平
80. 毒毛旋花子苷K

    A. 主要作用β₁-受体
    B. 主要作用于DA-受体
    C. 两者均有
    D. 两者均无

81. 多巴胺<2μg/(kg·min)
82. 多巴胺2~5μg/(kg·min)
83. 多巴胺>10μg/(kg·min)

【X型题】

84. 麻黄碱
    A. 属于儿茶酚胺类

B. 直接作用的纯α-肾上腺能受体激动剂

C. 长期使用没有快速耐药反应

D. 不减少子宫血流

E. 缓解荨麻疹的皮肤黏膜症状

85. 麻黄碱

  A. 有显著的中枢兴奋作用

  B. 也促进去甲肾上腺素释放而间接发挥作用

  C. 易产生快速耐受性

  D. 也明显加快心率

  E. 作用相对弱而持久

86. 非儿茶酚胺类的拟交感活性药包括

  A. 麻黄碱

  B. 多巴胺

  C. 甲氧明

  D. 异丙肾上腺素

  E. 肾上腺素

87. 甲氧明（美速胺、美速克新命、甲氧胺）

  A. 纯α-肾上腺能受体激动剂

  B. 与反射性心动过速相关

  C. 增加后负荷

  D. 用于治疗心动过缓

  E. 与去氧肾上腺素类似

88. 内源性儿茶酚胺包括

  A. 肾上腺素

  B. 去甲肾上腺素

  C. 异丙肾上腺素

  D. 麻黄碱

  E. 多巴胺

89. 去甲肾上腺素

  A. 源自酪氨酸

  B. 被单胺氧化酶灭活

  C. 可被突触前神经元再摄取

  D. 与N-受体结合

  E. 对α-受体的作用强于β-受体

90. 肾上腺素

  A. 激动α、β-肾上腺能受体

  B. 具有较强的变时性效应

C. 可导致心律失常

D. 可降低外周血管阻力

E. 使支气管平滑肌收缩

91. 异丙肾上腺素可用于

  A. 治疗心衰合并肺动脉高压

  B. 作为临时起搏

  C. 支气管扩张剂

  D. 治疗过度β-肾上腺能受体阻滞

  E. 抢救过敏性休克

92. 异丙肾上腺素对心脏的兴奋作用包括

  A. 心肌收缩力增强

  B. 心率加快

  C. 传导加速

  D. 心输出量增加

  E. 心肌耗氧增加

93. 异丙肾上腺素

  A. 静脉给药治疗II、III度房室传导阻滞

  B. 使骨骼肌血管舒张，舒张压下降，SVR下降

  C. 使肺血管舒张，降低肺动脉压，PVR下降

  D. 使胃肠、肾血管收缩

  E. 使支气管平滑肌痉挛

94. 去氧肾上腺素（苯肾上腺素）

  A. 治疗脊髓麻醉中出现的低血压

  B. 导致心输出量增加

  C. 增加肺动脉楔压

  D. 单次剂量为1~2mg/kg静注

  E. 收缩冠状动脉

95. 战斗或运动前的β肾上腺能受体激动，可使

  A. 增加心输出量

  B. 支气管收缩

  C. 提高血糖

  D. 睫状肌收缩

  E. 骨骼肌血管扩张

96. 多巴胺对心血管作用的机制包括

  A. 与α、β₁-肾上腺素受体相互作用

  B. 中枢兴奋作用

  C. 促进肾上腺素能神经释放去甲肾上腺素

D. 与多巴胺受体相互作用

E. 抑制副交感神经作用

97. 强心苷可用于治疗

A. 慢性心功能不全

B. 心房纤颤

C. 心房扑动

D. 阵发性室上性心动过速

E. 室性心动过速

98. 强心苷的负性频率作用

A. 是强心苷取得疗效的必要条件

B. 有利于心脏较好的休息

C. 有利于增加冠脉血流

D. 使静脉回流更充分,每搏量增加

E. 是强心苷增敏窦弓压力感受器的结果

99. 强心苷禁用于下列哪些情况

A. 心房颤动

B. 房室传导阻滞

C. 瓣膜关闭不全所致心衰

D. 肥厚梗阻型心肌病

E. 高血压性心脏病性心衰

100. 地高辛

A. 增加心肌收缩力

B. 减慢心率

C. 抑制Na^+、K^+-ATP酶

D. 与钙有协同作用

E. 提高心肌自律性

101. 美托洛尔

A. 选择性β_1-肾上腺能受体拮抗剂

B. 抑制异丙肾上腺素的血管扩张效应

C. 抑制异丙肾上腺素的变时性效应

D. 与异丙肾上腺素的正性肌力作用协同

E. 在心跳快血压高时可首选

102. 满足下列哪些指针可以考虑预防性应用强心苷

A. 有心衰史,手术当日处于代偿状态

B. 有房颤

C. 有重要的房性心律失常史

D. 心脏显著增大,无心衰史

E. 肥厚性心肌病

103. 强心苷正性肌力作用特点有

A. 选择性作用于心肌细胞

B. 对心房肌、心室肌均有作用

C. 对正常心和已衰竭心均有效

D. 对心肌耗氧量的影响与心功能状态无关

E. 心肌收缩最高张力和最大缩短速率均提高

104. 非苷类强心药的作用包括

A. 正性肌力

B. 正性变舒

C. 血管舒张

D. 改善通气

E. 免疫调整

105. 非苷类强心药和儿茶酚胺类正性肌力作用机制的不同主要表现在

A. 增加细胞内cAMP是否需要β-受体介导

B. 增加左心室充盈压的同时是否减少其容积

C. 增强心肌收缩力的同时是否影响电生理

D. 增强心肌收缩力是否与心肌功能状态有关

E. 对呼吸功能的影响

106. 苯丙胺类药物(麻黄碱、间羟胺等)的作用可能是通过

A. 对肾上腺素受体的直接作用

B. 对多巴胺受体的直接作用

C. 置换促进神经囊泡中的去甲肾上腺素

D. 抑制乙酰胆碱受体

E. 心血管中枢兴奋作用

107. 异丙肾上腺素对心脏的兴奋作用包括

A. 心肌收缩力加强

B. 心率加快

C. 传导加速

D. 心输出量增加

E. 心肌耗氧量增加

108. 多巴胺对心血管作用的机制包括

A. 与α、β-肾上腺素受体相互作用

B. 中枢性兴奋作用

C. 促进肾上腺素能神经释放去甲肾上腺素

D. 与多巴胺受体相互作用

E. 抑制副交感神经作用

109. 多巴胺用于抗休克治疗的主要优点包括

A. 升血压作用明显

B. 可明显改善微循环

C. 明显增加重要器官的血流量

D. 增加尿量,改善肾功能

E. 不容易引起心律失常

110. β-肾上腺受体激动引起

A. 心脏兴奋

B. 支气管平滑肌松弛

C. 骨骼肌血管舒张

D. 皮肤黏膜血管收缩

E. 肥大细胞释放组胺等过敏介质

111. 肾上腺素

A. 常用于支气管哮喘发作

B. 可松弛支气管平滑肌

C. 抑制肥大细胞释放组胺等过敏性物质

D. 使支气管黏膜血管收缩

E. 激动支气管平滑肌 β₁-受体

112. 多巴胺

A. 不易通过血-脑屏障

B. 可激动心肌 β₁-受体,也具释放去甲肾上腺素作用

C. 激动多巴胺受体,使肾和肠系膜血管舒张

D. 一般剂量对心率影响不明显

E. 有排钠利尿作用

113. 异丙肾上腺素

A. 用于治疗 II、III 度房室传导阻滞

B. 骨骼肌血管舒张,舒张压下降,PVR 下降

C. 使肺血管舒张,降低肺动脉压,SVR 下降

D. 使肾、胃肠血管收缩

E. 使支气管平滑肌痉挛

114. 麻黄碱药理特点

A. 促使储存的去甲肾上腺素释放

B. 收缩压升高＞舒张压升高

C. 对皮肤黏膜的收缩作用较肾上腺素弱

D. 鼻黏膜血管收缩后存在反跳性舒张

E. 心率增快是其直接作用

115. 下列关于麻黄碱的描述哪些是正确的

A. 对外周的作用强于对心脏的作用

B. 对心脏的作用强于对外周的作用

C. 仅对心脏有作用

D. 仅对外周有作用

E. 可引起中枢兴奋

答　案

【A₁型题】

1. C	2. C	3. E	4. B	5. A	6. A	7. A	8. E	9. B	10. A
11. B	12. D	13. A	14. A	15. D	16. B	17. D	18. E	19. C	20. C
21. D	22. A	23. C	24. C	25. D	26. B	27. B	28. C	29. C	30. D
31. D	32. C	33. C	34. B	35. D	36. E	37. A	38. B	39. B	40. C
41. A	42. E	43. E	44. C	45. C	46. A	47. C	48. E	49. A	50. C
51. E	52. B	53. C	54. D	55. C	56. B	57. C			

【A₂型题】

58. E

【B₁型题】

59. A	60. C	61. E	62. B	63. D	64. C	65. E	66. B	67. A	68. D
69. A	70. B	71. C	72. E	73. D	74. B	75. A	76. D	77. E	

【C型题】

78. C	79. B	80. A	81. B	82. C	83. D

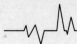

【X型题】

84. DE	85. ABCDE	86. AC	87. ACE	88. ABE	89. ABCE
90. ABCD	91. ABCD	92. ABCDE	93. ABC	94. ACE	95. ACE
96. ACD	97. ABCD	98. BCDE	99. BD	100. ABCDE	101. ACE
102. ABCD	103. ABCE	104. ABCDE	105. ABC	106. AC	107. ABCDE
108. ACD	109. CDE	110. ABC	111. BCD	112. ABCDE	113. ABC
114. ABCE	115. AE				

（王天龙　肖　玮　石学银）

第30章

抗心律失常药与治疗

【A₁型题】

1. 决定传导速度的重要因素是
   A. 有效不应期
   B. 膜反应性
   C. 阈电位水平
   D. 4相自动除极速率
   E. 闰盘

2. 属于适度阻断钠通道药（IA类）的是
   A. 利多卡因
   B. 维拉帕米
   C. 胺碘酮
   D. 氟卡尼
   E. 普鲁卡因胺

3. 选择性延长复极过程的药物是
   A. 普鲁卡因胺
   B. 胺碘酮
   C. 氟卡尼
   D. 普萘洛尔
   E. 普罗帕酮

4. 明显阻断钠通道的药物是
   A. 氟卡尼
   B. 奎尼丁
   C. 普鲁卡因胺
   D. 苯妥英钠
   E. 丙吡胺

5. 有抗胆碱作用和阻滞 α-受体作用的药物是
   A. 利多卡因
   B. 普萘洛尔
   C. 奎尼丁
   D. 胺碘酮

E. 美西律

6. 奎尼丁取消折返的机制是
   A. 减弱膜反应性,延长ERP(有效不应期)
   B. 增加膜反应性,延长ERP
   C. 缩短ERP,减弱膜反应性
   D. 缩短ERP,增加膜反应性
   E. 缩短APD(动作电位时程)和ERP

7. 奎尼丁减慢传导速度的作用部位是
   A. 心房、房室结、心室
   B. 心房、房室结、普肯耶纤维
   C. 心房、心室、普肯耶纤维
   D. 房室结、心室、普肯耶纤维
   E. 以上都不是

8. 可治疗预激综合征的药物是
   A. 利多卡因
   B. 苯妥英钠
   C. 胺碘酮
   D. 奎尼丁
   E. 美西律

9. 属于广谱抗心律失常药的是
   A. 普罗帕酮
   B. 利多卡因
   C. 苯妥英钠
   D. 氟卡尼
   E. 奎尼丁

10. 能阻断钠、钾和钙离子通道的药物是
    A. 利多卡因
    B. 维拉帕米
    C. 苯妥英钠
    D. 奎尼丁

E. 普萘洛尔

E. 普鲁卡因胺

11. 缩短APD和ERP的药物是
    A. 苯妥英钠
    B. 普鲁卡因胺
    C. 奎尼丁
    D. 胺碘酮
    E. 维拉帕米

12. 抑制4相钠离子内流和促进钾离子外流的药物是
    A. 奎尼丁
    B. 普鲁卡因胺
    C. 利多卡因
    D. 胺碘酮
    E. 维拉帕米

13. 室颤宜选用
    A. 奎尼丁
    B. 利多卡因
    C. 维拉帕米
    D. 普萘洛尔
    E. 美西律（别名：慢心律，脉克定）

14. 具有抗癫痫作用的抗心律失常药是
    A. 利多卡因
    B. 维拉帕米
    C. 普鲁卡因胺
    D. 妥卡尼
    E. 苯妥英钠

15. 治疗强心苷所致的频发室性期前收缩首选
    A. 普鲁卡因胺
    B. 胺碘酮
    C. 普萘洛尔
    D. 利多卡因
    E. 苯妥英钠

16. 窦性心动过速宜选用
    A. 利多卡因
    B. 苯妥英钠
    C. 胺碘酮
    D. 普萘洛尔

17. 与交感神经兴奋有关的心律失常宜选用
    A. 普鲁卡因胺
    B. 利多卡因
    C. 苯妥英钠
    D. 普萘洛尔
    E. 胺碘酮

18. 可引起尖端扭转型心动过速的药物是
    A. 利多卡因
    B. 索他洛尔
    C. 苯妥英钠
    D. 普萘洛尔
    E. 维拉帕米

19. 增强膜反应性的药物是
    A. 奎尼丁
    B. 普鲁卡因胺
    C. 普萘洛尔
    D. 利多卡因
    E. 维拉帕米

20. 减弱膜反应性的药物是
    A. 利多卡因
    B. 苯妥英钠
    C. 奎尼丁
    D. 美西律
    E. 妥卡尼（室安卡因）

21. 治疗房颤选用
    A. 利多卡因
    B. 氟卡尼
    C. 奎尼丁
    D. 苯妥英钠
    E. 美西律

22. 关于奎尼丁的叙述，下列哪项是正确的
    A. 缩短APD和ERP
    B. 兴奋迷走神经
    C. 促进钾离子外流
    D. 减弱膜反应性
    E. 减慢房室结传导

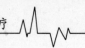

23. 药物降低自律性是A
    A. 增大最大舒张电位,4相除极速度减慢,提高阈电位
    B. 减小最大舒张电位,4相除极速度减慢,提高阈电位
    C. 增大最大舒张电位,4相除极速度加快,提高阈电位
    D. 增大最大舒张电位,4相除极速度减慢,降低阈电位
    E. 减小最小舒张电位,4相除极速度加快,提高阈电位

24. 关于普鲁卡因胺的叙述,下列哪项是正确的
    A. 属于IB类抗心律失常药
    B. 常用于室上性心动过速
    C. 长期口服不良反应少见
    D. 药理作用与奎尼丁相似而较弱
    E. 红斑性狼疮样综合征以快代谢者易发生

25. 促进钾离子外流的药物是
    A. 丙吡胺
    B. 奎尼丁
    C. 利多卡因
    D. 普鲁卡因胺
    E. 普萘洛尔

26. 奎尼丁延长ERP是
    A. 减慢K^+外流
    B. 促进K^+外流
    C. 抑制Ca^{2+}内流
    D. Na^+通道恢复重新开放的时间延长
    E. 以上都不是

27. 乳酸钠治疗奎尼丁中毒的机制是
    A. 减少奎尼丁吸收
    B. 促进奎尼丁排泄
    C. 直接保护心脏
    D. 抗心律失常
    E. 降低血钾和增加奎尼丁与血浆蛋白结合

28. 治疗浓度利多卡因的作用部位是
    A. 心房、房室结、心室、希-浦系统
    B. 房室结、心室、希-浦系统

    C. 心室、希-浦系统
    D. 希-浦系统
    E. 全部心脏组织

29. 利多卡因对传导速度的影响是
    A. 治疗浓度时对传导速度没有影响
    B. 在细胞外K^+浓度较高时加快传导速度
    C. 血K^+降低时减慢传导速度
    D. 高浓度时也不影响传导
    E. 高浓度时加速传导

30. 关于普罗帕酮,哪项是**错误的**
    A. 口服吸收完全
    B. 有β受体阻滞作用
    C. 主要降低希普氏纤维的自律性
    D. 减慢希普纤维的传导速度
    E. 是一个很安全的常用的广谱抗心律失常药

31. 阵发性室上性心动过速首选
    A. 维拉帕米
    B. 硝苯地平
    C. 尼卡地平
    D. 尼索地平
    E. 地尔硫革

32. 哪种药物对心房颤动无效
    A. 奎尼丁
    B. 地高辛
    C. 普萘洛尔
    D. 胺碘酮
    E. 利多卡因

33. 强心苷引起的房室传导阻滞最好选用
    A. 异丙肾上腺素
    B. 氯化钾
    C. 肾上腺素
    D. 阿托品
    E. 苯妥英钠

34. 对地高辛引起的窦性心动过缓和轻度房室传导阻滞最好选用
    A. 阿托品
    B. 异丙肾上腺素

C. 苯妥英钠

D. 肾上腺素

E. 氯化钾

35. 地高辛治疗心房纤颤的主要作用是

    A. 缩短心房有效不应期

    B. 抑制窦房结

    C. 减慢房室传导

    D. 降低普肯耶纤维的自律性

    E. 直接降低心房的兴奋性

36. 维拉帕米对哪种心律失常疗效最好

    A. 房室传导阻滞

    B. 室性心动过速

    C. 室性期前收缩

    D. 阵发性室上性心动过速

    E. 强心苷过量的心律失常

37. 胺碘酮的作用是

    A. 阻断Na^+通道

    B. 促K^+外流

    C. 阻断Ca^{2+}通道

    D. 延长动作电位时程

    E. 阻滞 β-受体

38. 兼具抗心律失常,抗高血压,抗心绞痛的药物是

    A. 阿托品

    B. 普萘洛尔

    C. 异丙肾上腺素

    D. 硝酸甘油

    E. 可乐定

39. 利多卡因对下列哪种心律失常无效

    A. 心室纤颤

    B. 室性期前收缩

    C. 心房纤颤

    D. 心肌梗死所致的室性期前收缩

    E. 强心苷中毒所致的室性心律失常

40. 能与强心苷竞争Na^+-K^+-ATP酶的抗心律失常药是

    A. 苯妥英钠

B. 维拉帕米

C. 普萘洛尔

D. 普罗帕酮

E. 胺碘酮

41. 关于抗心律失常药物,下列哪种阐述是错误的

    A. 抗心律失常药物可减少或消除快速性心律失常的发生

    B. 抗心律失常药物均可减少心脏性猝死的发生率

    C. 小剂量胺碘酮可降低心脏性猝死的发生率

    D. β受体阻滞剂可降低心脏性猝死的发生率

    E. 某些抗心律失常药物存在促心律失常作用

42. 治疗洋地黄中毒所致的缓慢心律失常有误的是

    A. 停用洋地黄

    B. 补钾

    C. 阿托品

    D. 安装临时起搏器

    E. 洋地黄特异性抗体

43. 下列哪项与洋地黄中毒无关

    A. 恶心、呕吐

    B. 心电图ST段鱼钩样改变

    C. 频发室性期前收缩

    D. 黄视、绿视

    E. Ⅲ度房室传导阻滞

44. 对于无器质性心脏病的室性期前收缩的处理,应采用

    A. 去除病因和诱因

    B. 胺碘酮

    C. 维拉帕米

    D. 普罗帕酮

    E. 美西律

45. 预激综合征伴发心房颤动时,应选用

    A. 毛花苷丙

    B. 普萘洛尔

    C. 维拉帕米

    D. 普罗帕酮(别名:丙胺苯丙酮,普罗帕酮)

    E. 硫氮草酮

46. 尖端扭转型室速的病因**不包括**
    A. 先天性
    B. 低钾血症
    C. 低镁血症
    D. IC类抗心律失常药物
    E. Ⅱ类抗心律失常药物

47. 下列哪项治疗措施对尖端扭转型室速**无效**
    A. 补充钾盐与镁盐
    B. 异丙基肾上腺素
    C. 普罗帕酮
    D. β受体阻滞剂
    E. 心脏起搏

48. 预激综合征合并心房颤动的治疗,下列哪项描述**错误**
    A. 禁用洋地黄类药物
    B. 禁用钙通道阻滞剂
    C. 禁用β受体阻滞剂
    D. 可联合应用钙通道阻断剂与β-受体阻滞剂
    E. 可使用IC类抗心律失常药物

49. 关于普鲁卡因胺的叙述,下列哪项**错误**
    A. 常用于室性期前收缩、阵发性室性心动过速
    B. 与奎尼丁相似,具有抗胆碱和阻断α-受体作用
    C. 大剂量可致窦性停搏、房室阻滞
    D. 长期使用有10%~20%患者出现红斑性狼疮样综合征
    E. 代谢产物仍具有活性

50. 关于利多卡因的叙述,下列哪项**错误**
    A. 抑制Na^+和K^+外流
    B. 治疗浓度降低普肯耶纤维的自律性
    C. 治疗浓度对传导没有影响
    D. 缩短APD和ERP,但以APD更显著
    E. 仅用于室性心律失常

51. 关于普萘洛尔的叙述,下列哪项**错误**
    A. 降低窦房结、心房和普肯耶纤维的自律性
    B. 减慢房室结及普肯耶纤维的传导速度
    C. 缩短房室结ERP

D. 较高浓度时有膜稳定作用
    E. 窦性心动过速首选

52. 胺碘酮有下列不良反应,**除外**
    A. 甲状腺功能紊乱
    B. 角膜黄色微型沉着
    C. 体位性低血压
    D. 间质性肺炎
    E. 损伤肾功能

53. 对房性期前收缩**无效**的药物是
    A. 普萘洛尔
    B. 维拉帕米
    C. 胺碘酮
    D. 奎尼丁
    E. 利多卡因

54. 对阵发性室上性心动过速**无效**的药物是
    A. 维拉帕米
    B. 苯妥英钠
    C. 普萘洛尔
    D. 胺碘酮
    E. 普罗帕酮

【A_2型题】

55. 患者男性,56岁,因“急性心肌梗死”入院,心电图提示: 室性心动过速、阵发性心室纤颤,请问宜选下列何药
    A. 奎尼丁
    B. 普萘洛尔
    C. 利多卡因
    D. 胺碘酮
    E. 维拉帕米

56. 患者女性,52岁,既往患甲状腺功能亢进。近来因心悸、气短就诊,心电图提示: 频发性室性期前收缩,请问该患者**不宜选用**下列何药
    A. 普萘洛尔
    B. 普罗帕酮
    C. 利多卡因
    D. 胺碘酮
    E. 奎尼丁

57. 崔某,32岁,患高血压病多年,近来心慌、气短,心电图提示:阵发性室性心动过速,请问宜选用下列何药静脉滴注控制症状
    A. 胺碘酮
    B. 维拉帕米
    C. 普萘洛尔
    D. 普罗帕酮
    E. 利多卡因

【B₁型题】

问题58~59
    A. Ⅰ类抗心律失常药物的作用机制是
    B. Ⅱ类抗心律失常药物的作用机制是
    C. Ⅲ类抗心律失常药物的作用机制是
    D. Ⅳ类抗心律失常药物的作用机制是
    E. 洋地黄类药物的作用机制是
58. 阻断快速钠离子通道
59. 阻断快速钾离子通道

问题60~61
    A. 奎尼丁
    B. 苯妥英钠
    C. 普萘洛尔
    D. 普鲁卡因胺
    E. 维拉帕米
60. 增强膜反应性改善传导的药物是
61. 选择性阻断Ca^{2+}通道的药物是

问题62~63
    A. 胺碘酮
    B. 利多卡因
    C. 苯妥英钠
    D. 氟卡尼
    E. 恩卡尼
62. 用于房颤,可恢复及维持窦性节律的药物是
63. 急性心急梗死时室性期前收缩的首选药物是

问题64~65
    A. 维拉帕米
    B. 胺碘酮
    C. 奎尼丁
    D. 普鲁卡因胺
    E. 丙吡胺

64. 治疗窦性心动过速宜用
65. 治疗室颤选用

问题66~67
    A. 利多卡因
    B. 苯妥英钠
    C. 维拉帕米
    D. 胺碘酮
    E. 普鲁卡因胺
66. 阵发性室上性心动过速首选药物
67. 广谱抗心律失常药

【C型题】
    A. 维拉帕米
    B. 普萘洛尔
    C. 两者均是
    D. 两者均否
68. 治疗高血压、心律失常、心绞痛的药物是
69. 阻断Ca^{2+}通道的药物是

    A. 奎尼丁
    B. 索他洛尔
    C. 两者均是
    D. 两者均否
70. 大剂量可出现尖端扭转型室性心动过速的药物是
71. 阻断Na^+、K^+、Ca^{2+}通道的药物是

    A. 利多卡因
    B. 苯妥英钠
    C. 两者均是
    D. 两者均否
72. 治疗室性期前收缩的药物是
73. 治疗房颤的药物是

【X型题】
74. 药物消除折返的机制有
    A. 增强膜反应性改善传导
    B. 减弱膜反应性减慢传导
    C. 绝对延长ERP
    D. 相对延长ERP
    E. 促使邻近细胞ERP的不均一趋向均一

75. 抗心律失常的基本电生理作用是
    A. 降低自律性
    B. 减少后除极与触发活动
    C. 减弱膜反应性取消折返
    D. 改变ERP及APD而减少折返
    E. 增强膜反应性取消折返

76. 利多卡因对心肌电生理的影响是
    A. 轻度降低0相上升最大速度,略减慢传导
    B. 抑制4相Na^+内流,降低自律性
    C. 促进K^+外流,缩短复极过程
    D. 减慢K^+外流,延长APD
    E. 阻断α-受体

77. 治疗阵发性室性心动过速的药物有
    A. 利多卡因
    B. 丙吡胺
    C. 美西律
    D. 妥卡尼
    E. 普鲁卡因胺

78. 治疗强心苷中毒时的室性期前收缩的药物是
    A. 苯妥英钠
    B. 维拉帕米
    C. 胺碘酮
    D. 利多卡因
    E. 氟卡尼

79. 心律失常发生的电生理机制是
    A. 自律性增高
    B. 早后除极与触发活动
    C. 迟后除极与触发活动
    D. 单纯性传导障碍
    E. 折返激动

80. 下述哪些说法正确
    A. 窦性心律不齐多见于小儿,一般无临床重要性
    B. 室上性心动过速多见于无器质性心脏病患者
    C. Ⅱ度Ⅱ型房室传导阻滞均属于器质性病变,易致血流动力学紊乱和A-S综合征
    D. 左束支传导阻滞多提示有弥漫性心肌损害

    E. 窦性心动过缓时出现的室性期前收缩可在心率增快后消失,不需针对室性期前收缩进行处理

81. 术前需要纠正的心律失常包括
    A. 心房颤动和心房扑动伴快速室率
    B. 频发室性期前收缩
    C. 偶发房性期前收缩
    D. Ⅱ度以上房室传导阻滞
    E. 无症状的右束支传导阻滞

82. 利多卡因对下列哪些心律失常疗效好
    A. 房颤与房扑
    B. 室性心动过速
    C. 心室纤颤
    D. 房室传导阻滞
    E. 强心苷所致的室性期前收缩

83. 普萘洛尔的临床适应证是
    A. 心律失常
    B. 心绞痛
    C. 高血压
    D. 心功能不全
    E. 支气管哮喘

84. 阵发性室上性心动过速可选用
    A. 强心苷
    B. 维拉帕米
    C. 普萘洛尔
    D. 美西律
    E. 利多卡因

85. 普罗帕酮(心律平)
    A. 为广谱高效膜抑制性抗心律失常药
    B. 具有膜稳定作用及竞争性β-受体阻滞作用
    C. 能降低心肌兴奋性,延长动作电位时程及有效不应期,延长传导
    D. 预防和治疗:室性、室上性异位搏动;室性、室上性心动过速;预激综合征;电复律后室颤发作
    E. 起效快、作用持久

答　案

【A₁型题】

1. B	2. E	3. B	4. A	5. C	6. A	7. C	8. D	9. E	10. D
11. A	12. C	13. B	14. E	15. E	16. D	17. D	18. B	19. D	20. C
21. C	22. D	23. A	24. D	25. C	26. D	27. E	28. D	29. A	30. E
31. A	32. E	33. D	34. A	35. C	36. D	37. D	38. B	39. C	40. A
41. B	42. B	43. B	44. A	45. D	46. E	47. C	48. D	49. B	50. A
51. C	52. C	53. E	54. B						

【A₂型题】

55. C　　56. D　　57. E

【B₁型题】

58. A	59. C	60. B	61. E	62. A	63. B	64. A	65. D	66. C	67. D

【C型题】

68. C　　69. A　　70. C　　71. A　　72. C　　73. D

【X型题】

74. ABCDE	75. ABCDE	76. ABC	77. ABCDE	78. AD	79. ABCDE
80. ABCDE	81. ABD	82. BCE	83. ABC	84. ABC	85. ABCDE

（林培容　张东亚）

第31章

麻醉期间药物的相互作用

【A₁型题】

1. 以下哪药物**不能**对细胞色素P-450代谢系统产生诱导作用
   A. 西咪替丁
   B. 苯妥英钠（大仑丁）
   C. 巴比妥类
   D. 格鲁米特（导眠能）
   E. 酒精，当长期摄入时

2. 以下关于药物相互作用的陈述哪项**不正确**
   A. 因药物的相互作用而产生重要临床变化常见于低治疗指数的药物
   B. 因药物的相互作用而产生重要临床变化常见于治疗终点很不明确的药物
   C. 只要一种药物的药理作用被第二种药物改变，就会发生相互作用
   D. 应用可达到期望药效的不同药物可以避免药物相互作用的发生
   E. 应用H₂受体阻滞剂如西咪替丁，不会发生药物相互作用

3. 以下关于西咪替丁的叙述哪项**不正确**
   A. 它是一种竞争性H₂受体拮抗剂
   B. 它降低肝血流
   C. 和H₁受体阻滞剂一样产生嗜睡
   D. 使患者更容易出现利多卡因的全身毒性反应
   E. 使患者更容易出现布比卡因的全身毒性反应

4. 以下哪项叙述最好地描述了药物的增效作用
   A. 增效作用发生在两种有相同药效的药物合用时，效应等于分别给药时的药效总和
   B. 增效作用发生在两种有相同药效的药物合用时，效应大于分别给药时的药效总和
   C. 增效作用发生在两种有相同药效的药物合用时，效应等于各药的单一药效
   D. 增效作用发生于一种自身没有药效的药物，与另一种有效药的药物合用而增强它药的药效
   E. 以上都不对

5. 以下关于与苯二氮䓬类药物相互作用的叙述，正确的是
   A. 肝素会将苯二氮䓬类从蛋白结合位点置换出来，增加游离药物浓度
   B. 西咪替丁与细胞色素P-450结合，减低其代谢
   C. 红霉素抑制咪达唑仑的代谢并使其作用时间延长3倍
   D. 苯二氮䓬类降低挥发性麻醉药的MAC高达30%
   E. 以上都对

6. 哪些药物或药物组合会显著降低血压和外周血管阻力，对于有缺血或有瓣膜性心脏病的患者这种协同作用特别明显
   A. 吗啡
   B. 哌替啶
   C. 瑞芬太尼
   D. 咪达唑仑
   E. 咪达唑仑和阿片类药物

7. 阿托品治疗有机磷农药中毒有效是因为
   A. 直接兴奋α-受体
   B. 直接兴奋β-受体
   C. 使被抑制的胆碱酯酶复活
   D. 阻滞正常的神经节传导
   E. 在中枢和外周位点阻断乙酰胆碱的作用

8. 以下哪个药物与华法林合用时，需要增加华法林的剂量

A. 阿司匹林

B. 格鲁米特

C. 保泰松

D. 双硫仑（用以治疗慢性酒精中毒）

E. 甲氧苄啶-磺胺甲基异噁唑

9. 以下药物可能加重支气管哮喘症状，**除了**

A. 哌替啶

B. 吗啡

C. 阿曲库铵

D. 美托洛尔

E. 氯胺酮

10. 以下哪一药物**不是**混合功能氧化酶系统（细胞色素P-450代谢系统）的抑制剂

A. 西咪替丁

B. 苯巴比妥类

C. 一氧化碳

D. 四氯化碳

E. 有机磷农药

11. 下列关于局部麻醉药的叙述哪项**不正确**

A. 琥珀胆碱和普鲁卡因合用能增强两种药的效应

B. 假性胆碱酯酶抑制剂导致酯类局麻药的代谢作用降低

C. 西咪替丁和普萘洛尔降低肝血流量和利多卡因的清除率

D. 肝硬化或充血性心衰患者更易发生酰胺类局麻药的全身毒性反应

E. 升压类药物对酰胺类局麻药的代谢速率没有影响

12. 麦角生物碱包括以下特点，**除了**

A. 兴奋平滑肌，是强效子宫收缩药，用来减少术后出血

B. 是色胺和多巴胺能受体的激动剂

C. 具有中枢神经系统刺激效应

D. 它们能被普萘洛尔阻滞

E. 产生血管收缩作用，酒石酸麦角胺可治疗偏头痛

13. 硬膜外给予局麻药时加入肾上腺素，局麻药的

哪种特性是决定了肾上腺素能多大程度地延长其阻滞持续时间

A. pKa

B. 浓度

C. 脂溶性

D. 分子量

E. 结构上是酰胺类还是酯类

14. 有以下哪种神经系统疾病的患者**不能**将东莨菪碱作为术前用药

A. 昏睡病

B. 多发性硬化症

C. 阿尔茨海默氏病

D. 帕金森病

E. 肌萎缩侧索硬化

【A₂型题】

15. 一位72岁的帕金森病男性患者，内科治疗失败，刚刚经过一次深部脑刺激器植入手术。手术耐受良好。在麻醉后监护病房诉恶心呕吐。应避免给予以下止吐药，**除了**

A. 甲氧氯普胺（灭吐灵）

B. 氟哌利多

C. 氯丙嗪

D. 异丙嗪（非那根）

E. 恩丹西酮（枢复宁）

16. 27岁的女性在飞机上非常焦虑，除了抑郁和焦虑，其他方面是健康的，她所用的药包括舍曲林（Sertraline，Zoloft）和郁复伸（Effexor）。为防止严重的晕动病，她在耳后用了东莨菪碱贴剂，并在飞机起飞前服用了20mg法莫替丁和10mg氯丙嗪。起飞后30分钟，诉恶心、出汗，2h后意识模糊。导致她意识模糊的最大可能是

A. 氯丙嗪

B. 法莫替丁

C. 东莨菪碱贴剂

D. 舍曲林

E. 肺栓塞

17. 55岁体重60kg的女性，因房颤服用地高辛。在小脑幕上脑膜瘤切除术中给予呋塞米30mg和甘露醇60g，过度换气后$PaCO_2$从38mmHg降至

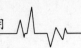

25mmHg,心电图显示多源性室性期前收缩。最可能的解释是

A. 脑缺血

B. 气体栓塞

C. 急性低钾血症

D. 即将出现脑干部位脑疝

E. 脑膜瘤手术操作反射

18. 20岁女性因车祸造成开放性胫腓骨骨折,需在麻醉下行急诊切开复位内固定,一小时前服用过可卡因。血压170/110mmHg,以下哪项对控制高血压**无效**

A. 拉贝洛尔

B. 肼屈嗪

C. 硝普钠

D. 酚妥拉明

E. 普萘洛尔

19. 30岁男性黄疸患者需要在全麻下行门-腔静脉分流术,他有长期滥用可卡因和酒精史,并有肝硬化和腹水。以下关于对此患者麻醉诱导的特殊考虑,哪项**不正确**

A. 琥珀胆碱作用的持续时间会延长

B. 误吸风险加大

C. 阿芬太尼是合适的用药

D. 面罩给氧去氮可能会比预想的快

E. 硫喷妥钠的诱导量减少

20. 45岁有躁狂抑郁症史的女性行择期左胫骨髓内钉取出术。以下关于锂剂治疗的潜在不良反应的叙述,哪项**不正确**

A. 呋塞米可能增加血浆锂浓度

B. 长期用药可能引起肾性尿崩症

C. 给予琥珀胆碱可能引起高钾血症

D. 长期锂剂治疗可能致甲状腺功能减退

E. 泮库溴铵的作用时间会延长

21. 一62岁男性正在进行右全膝关节成形术的术前评估。他目前正在接受高血压、顽固性室性心动过速及代偿性充血性心衰的治疗。患者陈述一直以来情况良好,直到昨天出现厌食、恶心、视色觉改变。你应该告诉患者停用以下哪种药将最有可能消除这些不良反应

A. 依那普利

B. 可乐定

C. 普鲁卡因胺

D. 地高辛

E. 丙吡胺

22. 一位65岁的男性患者,他有肺栓塞、消化性溃疡和骨关节炎的病史。腰麻下行左髋关节成形术后,患者正在PACU休息,感觉舒适。你正准备将他送回病房,患者说回普通病房后要继续服用在家服用的药物,其妻要求了解所有可能的不良反应。以下这些药物或者不良反应都与相应的原因和结果准确地对应,**除了**

A. 华法林引起的坏疽-发生于治疗开始后3~10天

B. 大出血-2%接受治疗的患者

C. 西咪替丁-增强抗凝血反应

D. 苯巴比妥-减低抗凝血反应

E. 紫趾综合征-静脉血栓引起

23. 一名61女性患者,有高血压和冠心病,被送入手术室拟行冠状动脉旁路移植术。她正在使用顺铂来治疗卵巢癌,这种药物具有肾毒性。预防性使用以下哪种利尿剂能够最有效地降低围手术期急性肾衰的风险

A. 呋塞米

B. 氯噻嗪

C. 乙酰唑胺

D. 甘露醇

E. 利尿酸

24. 69岁老年男性,既往有青光眼病史。由于成年人脊柱侧弯拟行后路胸椎融合和器械固定术。插管时应避免使用以下哪种神经肌肉阻滞剂

A. 维库溴铵

B. 氯筒箭毒碱

C. 泮库溴铵

D. 琥珀胆碱

E. 加拉明

25. 50岁女性患者于全麻下行选择性胆囊切除术。她既往有高血压和胆结石,平时服用普萘洛尔。麻醉诱导采用丙泊酚、芬太尼,肌松药是

罗库溴铵,吸入异氟烷维持麻醉。手术结束后,溴吡斯的明和阿托品合用拮抗肌松剂,患者清醒,吸痰拔管送PACU。在PACU给予10mg吗啡,1h后由于她的心率由89减到40次/分,护士要求你处理。以下哪一项能够最好地解释该患者心动过缓的原因

A. 吗啡

B. 普萘洛尔

C. 再箭毒化

D. 溴吡斯的明

E. 阿托品的反常作用

26. 67岁男性由于癌症拟于全麻下行左侧盆骨切除术,该患者其他方面正常。以丙泊酚和芬太尼诱导,以泮库溴铵肌松,维持用异氟烷。预防性地静脉滴注庆大霉素100mg、头孢唑林1g。手术结束时,尺神经TOF刺激可引出拇指颤动程度为2/4,以足量的新斯的明和阿托品拮抗肌松,患者苏醒,自主呼吸回复,吸痰拔管。就在要送到PACU时患者发生喉痉挛,正压通气失败后给予40mg琥珀胆碱,面罩100%氧气维持通气一小时后,他仍旧没有呼吸。以下哪个是患者呼吸暂停的最可能的解释

A. 卒中

B. 庆大霉素

C. 泮库溴铵

D. 再箭毒化

E. 琥珀胆碱

【A₃型题】

问题27~30

一52岁男性患者由于癌拟行双侧颈淋巴结清扫术。他目前的内科疾病包括高血压和2型糖尿病。生活史:25年的吸烟史,每天2包。家族史:他的父母和舅舅死于心脏病或卒中。他最近开始服用西地那非(伟哥)来治疗勃起功能问题。身高179cm,体重105kg。生命体征:BP 140/85mmHg,HR 96bpm,吸空气时SpO_2 95%。连接标准监测后,以芬太尼、利多卡因和依托咪酯诱导,给维库溴铵肌松,以$2\mu g/(kg \cdot h)$静脉泵入芬太尼、O_2/N_2O(1:1)、1%异氟烷维持。另给2英寸的硝酸甘油贴剂预防术中心脏病发作。大约40分钟后,尽管用了静脉补液的支持疗法和间断推注去氧肾上腺

素,他的血压仍逐渐降至80/50mmHg。

27. 血压仍逐渐降的最有可能原因是

A. 心肌梗死

B. 静脉气栓

C. 颈动脉体刺激

D. 西地那非、硝酸甘油和(或)异氟烷之间的相互作用

E. 以上都不是

28. 对此最适当的处理是

A. 停止吸入异氟烷

B. 去除硝酸甘油贴膜

C. 给予去氧肾上腺素

D. 静脉补液

E. 以上全部

29. 西地那非和硝酸盐类药之间可以发生严重的威胁生命药物相互作用。将任何一种硝酸盐类药物和西地那非同时使用都能引起严重的低血压、昏厥甚至死亡。以下哪种不是硝酸盐类药

A. 单硝酸异山梨酯

B. 硝酸异山梨酯

C. 硝酸甘油

D. 亚硝酸异戊酯

E. 硝普钠

30. 患者对手术耐受良好。他在PACU诉恶心,呕吐。以下哪种药需避免使用

A. 甲氧氯普胺

B. 氟哌利多

C. 西咪替丁

D. 异丙嗪

E. 恩丹西酮

【A₄型题】

问题31~35

一名65岁老年男性患者,有高血压、冠心病和高脂血症病史(每天服用80mg辛伐他汀)拟行冠状动脉旁路移植术。该患者其他方面都还健康,实验室检查显示全血细胞计数、电解质、BUN/Cr和肝功能检查都在正常范围内。以芬太尼、利多卡因和依托咪酯行诱导,泮库溴铵肌松,维持用

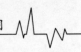

O_2/空气/异氟烷。手术全过程包括体外循环都很顺利,最后拮抗肌松。患者苏醒,拔气管导管送ICU。在ICU发生房颤,但其血流动力学稳定。你给予患者胺碘酮400mg/d,持续7天。患者回家后继续服用胺碘酮每天200mg。他在家的其他治疗还包括:华法林、美托洛尔和阿司匹林。3周后该患者因为全身疼痛,疲劳和茶色尿来看急诊。急诊实验室检查显示:肌酸激酶66 680U/L,BUN 80,Cr 4.6mg/dL,AST 1220U/L,ALT 576U/L。该患者被诊断为横纹肌溶解症和急性肾衰竭(少尿期)。

31. 此诊断最有可能的原因是
   A. 辛伐他汀
   B. 胺碘酮
   C. 辛伐他汀和阿司匹林
   D. 辛伐他汀和胺碘酮
   E. 辛伐他汀和美托洛尔

32. 以下哪个处理是恰当的
   A. 暂时停掉辛伐他汀和胺碘酮
   B. 碱化尿液(碳酸氢钠)
   C. 透析
   D. 频繁检测BUN、Cr和肝功能
   E. 以上都是

33. 以下提出的相关的机制哪个是正确的
   A. 辛伐他汀通过CYP3A4代谢
   B. 胺碘酮是CYP3A4有效的抑制剂
   C. 由于胺碘酮的抑制作用,胺碘酮和辛伐他汀相互作用结果是减慢了辛伐他汀代谢
   D. 同时应用他汀类药和CYP3A4抑制剂会增加横纹肌溶解症发生的风险
   E. 以上都是

34. 以下哪个关于他汀类药和胺碘酮药物相互作用的陈述是正确的
   A. 普伐他汀、氟伐他汀和罗苏伐他汀的风险最低
   B. 阿伐他汀导致中等风险
   C. 辛伐他汀和洛伐他汀的风险最高,对服用CYP3A4抑制剂的患者应避免使用
   D. 以上都对
   E. 以上皆非

35. 以下哪项关于他汀类药的药代动力学和好处的陈述是正确的
   A. 他汀类药物对于降低血脂代谢障碍患者心血管疾病的发生率和死亡率的能力已经得到了充分的确认
   B. 普伐他汀主要通过硫酸盐化来进行消除,而现有的其他他汀类药都是通过细胞色素P450系统进行代谢
   C. 氟伐他汀和罗苏伐他汀主要通过CYP2C9代谢。其他三种他仃类药:阿伐他汀、洛伐他汀和辛伐他汀通过CYP3A4进行广泛的首次代谢
   D. CYP3A4是最重要的药物代谢酶之一,负责人体50%以上药物的氧化代谢
   E. 以上都是

问题36~42
   一名67岁老年男性,既往有高血压病史,终末肾病(ESRD)已经进行了2年透析治疗(每周3次),还患有(闭角型)青光眼,拟行后路C_3-C_5颈椎融合术器械固定。该患者对吗啡过敏,有严重的术后恶心和呕吐病史。在入手术室之前预防性给予东莨菪碱贴剂。以芬太尼、利多卡因和丙泊酚行麻醉诱导,阿曲库铵肌松,手术过程平稳,术毕,患者完全清醒,自主呼吸恢复,拔管。在送往PACU的途中,患者述切口很痛,给予哌替啶25mg后在PACU又追加哌替啶75mg(总共100mg)用于镇痛。另用了25mg苯海拉明止痒。患者的疼痛和瘙痒症状正逐渐好转,但是现在诉眼疼、视物模糊并且畏光。

36. 以下几种情况或药物中,哪项最不可能与他的眼部不适有关
   A. 角膜上皮擦伤
   B. 由于东莨菪碱使青光眼症状加重
   C. 由于东莨菪碱和哌替啶的使用使青光眼症状加重
   D. 由于东莨菪碱和苯海拉明的使用使青光眼症状加重
   E. 缺血性视神经病

37. 眼科急会诊。在眼科医生检查前,患者眼内被滴入1滴1%阿托品滴眼液。患者述口干、心率加快,进行性视物模糊随后便产生幻觉情绪激

动、谵妄、定向力丧失。以下哪个陈述**不正确**

A. 仅仅是阿托品产生的症状

B. 很有可能发展为中枢抗胆碱能综合征

C. 抗组胺类药物可以增强抗胆碱能药的不良反应

D.（三环类）抗抑郁药可以增强抗胆碱能药的不良反应

E. 抗精神病药可以增强抗胆碱能药的不良反应

38. 下列哪种药是抗胆碱能药过量使用后有效的解毒剂

A. 滕喜隆

B. 新斯的明

C. 吡斯的明

D. 毒扁豆碱

E. 乙酰胆碱

39. 经过适当的用药处理后，患者的精神状态恢复正常，最后终于完全清醒。然而就在即将被送往病房前患者突发癫痫倒地。以下哪个处理**不恰当**

A. 呼吸道管理，给O_2，保证通气

B. 咪达唑仑

C. 地西泮

D. 苯妥英钠

E. 巴比妥

40. 以下哪个最有可能导致其癫痫的发作

A. 尿毒症

B. 东莨菪碱

C. 哌替啶

D. 去甲哌替啶

E. 阿托品

41. 哌替啶应当在以下何种情况下小心使用

A. 头部创伤

B. 有癫痫病史

C. 胆道手术

D. 妊娠期

E. 上述全部

42. 以下关于其他药物与哌替啶相互作用的陈述哪个**不正确**

A. 哌替啶和氯丙嗪联合用药能导致严重的嗜睡和（或）体位性低血压

B. 哌替啶和其他具有抗胆碱能药性质的药一起使用能导致严重的中枢神经系统抑制

C. 已证实巴比妥类能够增加有神经毒性的代谢产物去甲哌替啶的产生

D. 纳洛酮不能阻滞哌替啶的作用

E. 哌替啶或地西泮可增强阿托品及其衍生物作用

问题43~49

一名47男性患者，由于椎管狭窄、拟行腰椎融合术和器械固定术，正在术前评估门诊等待术前评估。他有重度抑郁、Ⅱ型DM，精神分裂症，腰背痛。他不记得在家服用的药物。他刚在医院的咖啡厅吃过午餐，吃了奶酪汉堡还喝了啤酒。现在述头痛和恶心。他的BP 240/120mmHg，HR 65次/分。

43. 疑似高血压危象（酪胺引起），以下哪种药物是最有关联的

A. 麻醉性镇痛药

B. 胰岛素

C. 三环抗抑郁药（TCA）

D. 单胺氧化酶抑制剂（MAOI）

E. 吩噻嗪类

44. 以下关于MAO和MAOI的叙述哪个**不正确**

A. 患者服用了MAOI后就不能降解从饮食中摄取的酪胺

B. MAOI防止单胺在神经元内的失活，引起过量的神经递质弥散到突触间隙

C. MAO是一种仅能在神经元内发现的线粒体酶

D. 单胺包括去甲肾上腺素、5-羟色胺和多巴胺

E. 酪胺能引起储存在神经末梢的儿茶酚胺大量释放

45. 以下哪个处理**不恰当**

A. 尽快安抚患者，让他平躺冷静避免血压进一步恶化

B. 哌唑嗪

C. 酚妥拉明

D. 艾司洛尔

E. 教育这个患者不能食用含有酪胺的食物

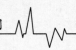

46. 经过你全面的处理,患者感觉好多了,血压降到了平常水平。经过3h的观察,你准备让他回家,患者问你:"医生,我需要在腰背部手术前多久停服MAOI?",你的回答是
    A. 1周
    B. 2周
    C. 3周
    D. 4周
    E. 非以上任何一个

47. 1月后,该患者入院行腰椎融合术及器械植入。给予患者标准监测。给氧,以芬太尼、利多卡因和丙泊酚诱导,罗库溴铵肌松,气管插管位置确切。此时,血压降至80/45mmHg,但心率维持在65次/分,静脉注入麻黄碱20mg,血压升至250/120mmHg,吸入氧浓度为50%时脉搏氧饱和度100%。最有可能的原因是
    A. 麻醉过浅
    B. 甲亢
    C. 恶性高热
    D. 嗜铬细胞瘤
    E. 麻黄碱与单胺氧化酶抑制剂的相互作用

48. 经过正确处理后,患者血压降至正常范围,4h的手术过程中,麻醉平稳。术后拔管,送入麻醉恢复室,患者诉严重疼痛。下面哪种药应**避免**使用
    A. 吗啡
    B. 氢吗啡酮
    C. 芬太尼
    D. 哌替啶
    E. 酮咯酸

49. 患者疼痛控制后,又出现剧烈寒战。如果患者没有因抑郁而使用单胺氧化酶抑制剂,那么下面哪种药物对治疗寒战最有效
    A. 舒芬太尼
    B. 瑞芬太尼
    C. 氢吗啡酮
    D. 吗啡
    E. 哌替啶

    问题50~56
    一女性,21岁,车祸致右下肢开放性骨折急诊

入手术室行切开复位内固定术。既往有哮喘史,服用茶碱类药物,并使用海洛因8个月。五天前开始自服中药麻黄以减肥并治疗哮喘,身体其他方面正常。体检:身高162cm,体重89kg,血压BP90/50mmHg,心率110次/分,呼吸18次/分。意识清楚,警觉,焦虑。由于疼痛而躁动不安。实验室检查:血红蛋白10.5g/dL,海洛因和麻黄的代谢产物阳性。

50. 该患者最合适的术前用药是
    A. 咪达唑仑
    B. 司可巴比妥
    C. 纳布啡
    D. 地佐辛
    E. 吗啡和地西泮

51. 该患者使用苯二氮䓬类,下面哪种说法正确
    A. 咪达唑仑的镇静作用被茶碱拮抗
    B. 吗啡可以通过降低其清除率而增强镇静作用
    C. 西咪替丁可以通过降低其清除率而增强镇静作用
    D. 巴比妥类可增加其中枢神经系统毒性
    E. 以上全部正确

52. 对该患者采用利多卡因、芬太尼250μg、氯胺酮(1.5mg/kg),琥珀胆碱100mg快速序贯诱导并压迫环状软骨,气管插管顺利,位置经确认。患者出现多源性室性期前收缩。此时,患者血压250/130mmHg,心率120/min,脉搏氧饱和度99%。最可能的原因是
    A. 气管插管对气管或隆突的刺激
    B. 呼吸暂停导致低碳酸血症
    C. 嗜铬细胞瘤
    D. 氯胺酮与麻黄和(或)茶碱的相互作用
    E. 以上都不对

53. 追加250μg芬太尼、100mg丙泊酚后,患者血压仍高达220/115mmHg、心率90次/分,下一步最合适的治疗是
    A. 地高辛
    B. 哌唑嗪
    C. 拉贝洛尔
    D. 维拉帕米
    E. 硝普钠

54. 经过治疗后,患者的血压回到基础值 130/80mmHg。术中以芬太尼3mg/(kg·h)持续输注,O_2/N_2O(1:1)和一种挥发性吸入麻醉药维持,罗库溴铵肌松。下面哪种药需谨慎使用
   A. 地氟烷
   B. 七氟烷
   C. 异氟烷
   D. 氟烷
   E. 氧化亚氮

55. 如果该患者在全麻下做择期手术,其服用的麻黄应在术前多久停止使用
   A. 12小时
   B. 24小时
   C. 48小时
   D. 72小时
   E. 1周

56. 麻黄可以提取出麻黄碱,下面关于麻黄的药理作用哪种说法正确
   A. 激动α和β肾上腺素受体
   B. 对受体有直接和间接作用
   C. 通过增加心排出量和收缩外周血管提高血压
   D. 治疗哮喘、减肥、增强体能和性功能,使精神愉悦
   E. 以上全对

【B₂型题】

问题57~63

巴比妥类药物与其他许多药物具有相互作用。从以下药物列表中,选择其与巴比妥类药物相互作用的最可能的机制。
   A. 诱导肝微粒体酶
   B. 干扰肾排泄
   C. 体外不相容性
   D. 抑制非微粒体酶
   E. 增强药理作用
   F. 与其他药物竞争血浆蛋白结合位点

57. 地高辛

58. 华法林

59. 右旋糖酐

60. 吩噻嗪类

61. 反苯环丙胺(Tranylcypromine,一种单胺氧化酶抑制剂)

62. β-受体阻滞剂

63. 阿司匹林

【X型题】

64. 下面哪些情况下,阿托品和普萘洛尔的作用会减弱
   A. 严重周围神经病变
   B. 严重自主神经病
   C. 脑死亡
   D. 心脏移植后
   E. 高位脊髓(C_5)麻醉

65. 药物从血浆蛋白结合位点被置换出来可能会引起哪些效应
   A. 副作用增加
   B. 预期作用降低
   C. 血浆游离药物浓度增加
   D. 血浆药物半衰期延长
   E. 血浆游离药物浓度降低

66. 下面哪些药可导致海洛因成瘾患者产生戒断症状
   A. 纳洛酮
   B. 纳布啡
   C. 丁丙诺啡
   D. 喷他佐辛
   E. 美沙酮

67. 以下药物相互作用的说法中哪些是正确的
   A. 可乐定可增强阿片类药物的镇痛作用
   B. 苯丙胺或氯胺酮可增强阿片类药物的镇痛作用
   C. 单胺氧化酶抑制剂或三环抗抑郁药可增强所有阿片类药物的抑制作用
   D. 单胺氧化酶抑制剂和哌替啶同时使用可产生致命的高热和精神兴奋作用
   E. 吩噻嗪类可增强所有阿片类药物的抑制作用

68. 下面哪些说法是正确的
   A. 西咪替丁可延长舒芬太尼的半衰期
   B. 西咪替丁可延长芬太尼的半衰期

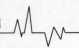

C. 西咪替丁可延长瑞芬太尼的半衰期

D. 西咪替丁可延长吗啡的半衰期

E. 西咪替丁可延长哌替啶的半衰期

69. 下面哪些药物适用于有恶性高热倾向的患者

A. 布比卡因

B. 丙泊酚

C. 氧化亚氮

D. 阿片类

E. 罗库溴铵

70. 女性,20岁,孕1产0,患有严重先兆子痫,正服用硫酸镁,现急诊行剖宫产术,关于该患者使用琥珀胆碱进行肌松的说法,哪些是正确的

A. 没有影响

B. 硫酸镁可增强其作用

C. 注射琥珀胆碱后不会产生肌束震颤

D. 肌松作用时间延长

E. 能够被$CaCl_2$拮抗

71. 女性,33岁,因特发性肥厚性主动脉瓣下狭窄服用维拉帕米治疗。在芬太尼、氟烷、N_2O和O_2麻醉下行腹腔镜胆囊切除术。腹腔CO_2气腹形成后,HR升至140bpm,BP降至80/60mmHg,心电图示ST段降低,$ETCO_2$浓度没有变化。使用下面哪些药物比较合适

A. 硝酸甘油

B. 去氧肾上腺素

C. 艾司洛尔

D. 美托洛尔

E. 氯化钙

72. 女性,40岁,因急性胆囊炎准备行胆囊切除术。在予以吗啡及咪达唑仑25分钟后,诉恶心及右上腹剧烈疼痛。以下能缓解该症状的药物包括

A. 阿托品

B. 胰高血糖素

C. 硝酸甘油

D. 盐酸纳洛酮

E. 氟马西尼

73. 一名65岁男性,疑似肺癌患者,拟于全麻下行纵隔镜检查,术后需要机械通气。术前患者双

肩肌肉力量弱,但通过锻炼力量可增强。那么,这个患者可能出现

A. 使用免疫抑制剂肌肉力量增加

B. 对去极化和非去极化肌松药的敏感性增加

C. 使用抗胆碱药不能完全拮抗神经肌肉阻滞药的作用

D. 血浆置换法可增加肌肉力量

E. 使用氢化可的松可缓解症状

74. 43岁肥胖患者,患有高血压及胰岛素依赖性糖尿病,麻醉下行全膝置换术。该患者每天使用15单位的胰岛素以及10单位的精蛋白锌胰岛素达25年。此种情况会对麻醉产生何种影响

A. 增加鱼精蛋白过敏反应的发生率

B. 减少心率对阿托品的反应性

C. 减少心率对普萘洛尔的反应性

D. 增加体外循环中低血糖的发生率

E. 增加体外循环中高血糖的发生率

75. 一名20岁妊娠妇女,G_1P_0,产程活跃,要求行硬膜外分娩镇痛。硬膜外置管顺利。由于需要行急诊剖宫产手术,给予15mL 0.5%的布比卡因(误入到血管内)。2分钟后患者诉头晕,然后发生抽搐,随后心搏骤停。以下哪些是可以处理心搏骤停的正确方法

A. 气管插管后予以100% O_2

B. 脂肪乳静注(20%)

C. 丙泊酚

D. 体外循环

E. 利多卡因

76. 以下有关哌甲酯的说法中哪些是正确的

A. 它能够降低抗高血压药物(尤其是胍乙啶)的降血压作用

B. 乙酰唑胺(Acetazolamide)能够减少哌甲酯从体内的消除,因而延长其作用时间,增加其产生副作用风险

C. 碳酸氢钠减少哌甲酯从体内的消除,增加其产生副作用风险

D. 它能够减少口服抗凝药(如华法林)的消除,增加其副作用

E. 它能够减少三环类抗抑郁药(如阿米替林)、选择性5羟色胺再吸收抑制剂(如氟西

汀)和抗惊厥药(如苯妥英钠)的消除,因而
延长其作用时间

77. 术前使用下面哪些药物能延长非去极化肌松
剂的作用时间
A. 锂剂
B. 硫酸镁
C. 吸入麻醉剂
D. 卡马西平(Carbamazepine)
E. 维拉帕米(Verapamil)

78. 患者,男,59岁,体重83kg,择期进行右肩关节
置换术。既往史:骨关节炎和房颤并服用胺
碘酮。BP 125/78mmHg, HR 90次/分。麻醉诱
导:芬太尼0.15mg,丙泊酚160mg,以及肌松剂
爱可松(Rocuronium)时,发现患者血压下降
至60/40mmHg,心率减慢至45次/分。怀疑是
胺碘酮与芬太尼的相互作用。关于血压和心
率下降的正确陈述有
A. 是胺碘酮与芬太尼相互作用引起的
B. 如果需要可以使用正性肌力药
C. 如果需要可以使用加快心跳速度的药
D. 如果需要可以使用血管加压素
E. 阿托品对如此发生心率减慢有效

79. 患者76岁的老年女性,择期行乳癌改良根治
术。由于患有肺结核使用异烟肼和利福平治
疗。下列有关异烟肼的药物的相互作用的叙
述哪些是正确的
A. 与氟烷合用,增加吸入麻醉药氟烷的肝脏
毒性
B. 与哌替啶合用,能降低血压

C. 与哌替啶合用,能增加中枢神经系统抑制
D. 与恩氟烷一起使用,导致高输出量的肾衰
E. 异烟肼能增加非去极化肌松剂的阻滞作用

80. 患者,53岁的男性,脑肿瘤手术需要做颅骨切
开术,既往有癫痫发作史,正在服用苯妥英
(Phenytoin),下面有关苯妥英药物的相互作用
的陈述哪些是正确的
A. 与多巴胺合用,能显著降低血压
B. 与多巴胺合用,可以引起心跳停止
C. 与吸入麻醉药合用,能增强吸入麻醉药的
作用
D. 与非去极化肌松药合用,可减少肌松药的
作用时间,需增加非去极化肌松药量
E. 如果血压降低,需停止输注苯妥英钠

81. 患者35岁女性,既往有哮喘发作史,拟行胆囊
切除术,长期服用氨茶碱治疗哮喘。下面哪些
是正确的
A. 用氟烷,可增加诱发心律失常
B. 用氯胺酮,可诱导癫痫
C. 用麻醉性镇痛药,作用增强
D. 用丙泊酚,镇静作用削弱
E. 用咪达唑仑,镇静作用减少

82. 下面那些抗生素与非去极化肌松剂并用,能延
长后者的作用时间
A. 克林霉素(Clindamycin)
B. 林可霉素(Lincomycin)
C. 万可霉素(Vancomycin)
D. 氨基糖苷(Aminoglycosides)
E. 四环素(Tetracycline)

答　案

【A₁型题】
1. A　　2. E　　3. C　　4. D　　5. E　　6. E　　7. E　　8. B　　9. E　　10. B
11. E　　12. D　　13. C　　14. C
【A₂型题】
15. E　　16. C　　17. E　　18. E　　19. E　　20. C　　21. D　　22. E　　23. D　　24. D
25. D　　26. E
【A₃型题】
27. D　　28. E　　29. E　　30. C

【A₄型题】

31. D	32. E	33. E	34. D	35. E	36. E	37. A	38. D	39. E	40. D
41. E	42. D	43. D	44. C	45. D	46. E	47. E	48. D	49. E	50. E
51. E	52. D	53. E	54. D	55. B	56. E				

【B₂型题】

57. A	58. A	59. C	60. E	61. D	62. A	63. F

【X型题】

64. BCD	65. AC	66. ABCD	67. ABCDE	68. ABDE	69. ABCDE
70. BCD	71. BCD	72. ABCD	73. ABCD	74. ABCE	75. ABD
76. ABCDE	77. ABCE	78. ABCD	79. ABCD	80. ABCDE	81. ABCDE
82. ABCDE					

（李成付 王焱林 王成夭）

第三篇　临床麻醉学

第三篇　创伤救护学

第32章

术前评估、准备和麻醉选择

【A₁型题】

1. 麻醉前病情评估的主要目的是
    A. 认识患者以防发生麻醉错误
    B. 与患者建立感情,获得患者的信任
    C. 了解手术方式
    D. 了解患者对麻醉手术方式的耐受力
    E. 确定麻醉方案

2. 有关患者术前状况,以下叙述哪项正确
    A. 体温上升常表示体内存在炎症,一般均耐药量大
    B. 年龄小于3个月的婴儿,术前Hb应超过80g/L
    C. 基础代谢率可明显影响麻醉药用量和麻醉耐受性
    D. 超过标准体重10%以上者,麻醉剂量比一般人小
    E. 尿蛋白阳性提示泌尿系统存在炎症

3. 成人标准体重可按身高(cm)减多少粗略计算
    A. 60
    B. 80
    C. 100
    D. 120
    E. 140

4. 高血压病患者的术前准备,以下哪项正确
    A. 凡舒张压持续超过100mmHg,均给抗高血压药治疗
    B. 对舒张压超过110mmHg,抗高血压治疗必须延续到手术日晨
    C. 长期用抗高血压药治疗,如血压稳定,术前3天可以停药
    D. 高血压并存心肌缺血者,择期手术应列为禁忌

E. 单纯慢性高血压患者,对麻醉的耐受力较差

5. 慢性支气管炎患者的麻醉前准备,哪项正确
    A. 禁烟至少1周
    B. 适当控制急、慢性肺部感染
    C. 支气管痉挛者,雾化吸入去甲肾上腺素
    D. 麻醉前用药芬太尼比哌替啶好
    E. 阿托品应待体位引流、咳嗽排痰后再用

6. 妊娠妇女并发外科疾病,施行限期手术的最佳时间是
    A. 妊娠1~2个月
    B. 妊娠3~4个月
    C. 妊娠5~6个月
    D. 妊娠7~8个月
    E. 妊娠9~10个月

7. 对麻醉医生来说,术前哪项最重要
    A. 现病史
    B. 个人史
    C. 过去史
    D. 既往手术麻醉史
    E. 治疗用药史

8. 临床麻醉工作的目的,哪项正确
    A. 消除疼痛
    B. 保证安全
    C. 便利外科手术
    D. 意外情况的预防与处理
    E. 以上全部

9. 麻醉前对患者的分级,其ASA的意义为
    A. American society of Anesthesiologists
    B. American Stomatological Association
    C. American Surgical Association

D. American Standard Association

E. American Statistical Association

10. 有关ASA分级与麻醉死亡率哪一项是正确的
    A. ASA Ⅰ~Ⅱ级,麻醉死亡率近1/10 000
    B. ASA Ⅲ级,麻醉死亡率近28/10 000
    C. ASA Ⅳ级,麻醉死亡率近74/10 000
    D. ASA Ⅴ级,麻醉死亡率近155/10 000
    E. 以上都对

11. 一位50岁的糖尿病患者,每日晨用中性鱼精蛋
    白锌胰岛素混悬液(NPH)30单位,拟行急性
    阑尾炎切除术,应为
    A. Ⅱ级
    B. Ⅲ级
    C. Ⅳ级
    D. E Ⅱ级
    E. E Ⅳ级

12. 一55岁,体重67kg,血压180/100mmHg的女患
    者计划施行择期胆囊切除术,高血压未经正规
    治疗,其ASA应为
    A. Ⅰ级
    B. Ⅱ级
    C. Ⅲ级
    D. E Ⅱ级
    E. E Ⅲ级

13. 麻醉死亡率与以下哪一项有关
    A. 年龄
    B. 病情
    C. 手术种类
    D. 麻醉方法与维持时间
    E. 以上全部

14. 屏气试验是粗略测定心功能的简单方法,正常
    人可持续多少秒以上
    A. 15秒
    B. 30秒
    C. 60秒
    D. 90秒
    E. 120秒

15. 关于体位与肺通气不足的叙述,其严重程度由
    重到轻,哪项是正确的
    A. 深度屈氏体位、头低截石位、俯卧位、侧卧位
    B. 深度屈氏体位、俯卧位、头低截石位、侧卧位
    C. 头低截石位、深度屈氏体位、侧卧位、俯卧位
    D. 俯卧位、深度屈氏体位、头低截石位、侧卧位
    E. 俯卧位、头低截石位、深度屈氏体位、侧卧位

16. 对心衰患者施行择期手术,最好使心衰控制
    A. 3天以后
    B. 1周以后
    C. 2周以后
    D. 3~4周以后
    E. 1个月以后

17. 人取45°头低斜坡位,心脏循环可出现
    A. 心率减慢,静脉压升高,脑血流减少
    B. 心率增快,静脉压增高,舒张压上升
    C. 心脏容积增大,收缩压下降,脑静脉压下降
    D. 动静脉血氧差减少,静脉压增高,脑血流增加
    E. 心率增快,心输出量下降,静脉压升高

18. 有关麻醉后改变体位对患者血压的影响,哪项
    正确
    A. 头高30°,立即出现低血压
    B. 头高30°,立即出现高血压
    C. 头高30°,血压可没有变化
    D. 头低30°,立即出现低血压
    E. 头低30°,血压可没有变化

19. 全麻后(非气管插管时)哪种体位最为安全
    A. 俯卧位
    B. 俯卧位床尾稍高
    C. 仰卧位
    D. 侧卧位床尾稍高
    E. 头抬高的仰卧位

20. 拟行全麻的患者,应从哪些方面估价经口插管
    的难易度
    A. 张口度
    B. 颈部活动度
    C. 下颌间隙
    D. 舌/咽的相对大小

E. 以上全部

21. 临床上估计小儿体重的方法,哪一公式是正确的
    A. 患儿体重=年龄×2+3
    B. 患儿体重=年龄×2+4
    C. 患儿体重=年龄×2+5
    D. 患儿体重=年龄×2+6
    E. 患儿体重=年龄×2+8

22. 基础代谢率(%)可用Read公式计算,正确的是
    A. 0.75×每分钟脉率数+0.74×脉压−72
    B. 0.76×每分钟脉率数+0.75×脉压−73
    C. 0.77×每分钟脉率数+0.76×脉压−74
    D. 0.78×每分钟脉率数+0.77×脉压−75
    E. 0.79×每分钟脉率数+0.78×脉压−76

23. 下列哪些情况术前药应给予异丙嗪
    A. 过敏体质的患者
    B. 有糖尿病的患者
    C. 有高血压病的患者
    D. 有卟啉症的患者
    E. 肝、肾功能损害者

24. 椎管内麻醉术前用阿托品的目的是
    A. 预防呕吐
    B. 减少胃肠道腺体分泌
    C. 减弱迷走神经反射
    D. 减轻内脏牵涉痛
    E. 镇静

25. 关于麻醉前用药的目的哪项是正确的
    A. 解除焦虑,充分镇静和产生遗忘
    B. 稳定血流动力学和内环境
    C. 提高痛阈,减少麻醉药需求量
    D. 抑制呼吸道腺体分泌,保持呼吸道通畅
    E. 以上全部

26. 地西泮作为术前用药的主要作用是
    A. 降低麻醉药和催眠药的作用
    B. 防止体位变动时的低血压
    C. 单独应用可防止烦躁不安
    D. 安定情绪
    E. 作为催眠

27. 在有疼痛存在时,下列哪种药可引起谵妄和不安
    A. 咪达唑仑
    B. 氯丙嗪
    C. 东莨菪碱
    D. 地西泮
    E. 氟哌利多

28. 静注吗啡后,对呼吸发生最强烈抑制的时间是在注射后
    A. 1~2分钟
    B. 3~7分钟
    C. 15~30分钟
    D. 30~45分钟
    E. 60~90分钟

29. 关于术前用药的注意事项,下述哪条正确
    A. 老年人一般用量要大些
    B. 小儿按体重,阿托品的用量要比成人小
    C. 即使手术时间推迟,也不必重复给药
    D. 用药后保持安静,但不可疏忽观察
    E. 阿托品的镇静作用比东莨菪碱强

30. 有关术前禁食,下列哪项合理
    A. 成人麻醉前禁食6~8h
    B. 术前1d餐后开始禁食以使胃完全排空
    C. 对于妊娠妇女在术前可以饮用清水(<150ml)
    D. 择期手术术前12h开始禁饮禁食
    E. 幼小儿不用禁饮以避免哭闹

31. 一般来说,饱食后急诊手术全麻,预防误吸的最好措施是
    A. 快速诱导,气管插管
    B. 放置粗大胃管,排空胃内容物
    C. 刺激咽喉,诱发患者呕吐
    D. 待胃排空后再手术
    E. 清醒气管插管

32. 以下哪项是容易发生吸入性肺炎的条件
    A. 胃内充满胃内容物
    B. 服用抗酸剂
    C. 胃液pH值在2.5以下
    D. 胃液量在2ml/kg以上
    E. sellick法(压迫环状软骨)

33. 麻醉前用药中,麻醉性镇痛剂的主要目的是
    A. 降低耗氧量
    B. 降低痛阈
    C. 抑制肠管运动
    D. 稳定血压
    E. 止呕

34. 关于麻醉前用药的药理作用,以下叙述哪项正确
    A. 催眠剂量巴比妥类药可产生遗忘和镇静作用
    B. 哌替啶有时可出现"遗忘"呼吸现象
    C. 地西泮可解除恐惧、引导睡眠和遗忘作用
    D. 阿托品不能直接兴奋呼吸中枢
    E. 东莨菪碱不产生镇静和遗忘作用

35. 非药物性解除患者术前焦虑,哪种最有效
    A. 手术医生耐心的术前解释与安慰
    B. 麻醉医师的术前访视与安慰
    C. 给患者阅读《手术简介》小册
    D. 给患者放映麻醉、手术录像
    E. 尽早安排手术,缩短患者等待时间

36. 东莨菪碱和阿托品药理作用的区别,哪条正确
    A. 阿托品的镇静作用强
    B. 东莨菪碱抑制腺体分泌作用强
    C. 阿托品散大瞳孔的作用弱
    D. 东莨菪碱对基础代谢影响大
    E. 阿托品拮抗吗啡的呼吸抑制作用较强

37. 你和你的实习医生刚刚结束对一位38岁、95kg、拟行择期腹腔镜胆囊切除术患者的术前评估,学生问你:"哪一项肺功能参数对预测术后肺部并发症的发生意义最重要?"你的回答是
    A. 潮气量
    B. 补吸气量
    C. 肺容量
    D. 功能残气量
    E. 深吸气量

38. 一位61岁男性患者拟行右上肺叶切除术,假设该患者在云南省丽江地区(假设一个大气压为630mmHg,呼吸商为0.8,$PaCO_2$是34mmHg),请问该患者在不吸氧状态下P_AO_2应是
    A. 40mmHg
    B. 50mmHg
    C. 60mmHg
    D. 70mmHg
    E. 80mmHg

39. 对于评价慢性支气管炎的严重性,最好的方法是测量
    A. 潮气量
    B. 二氧化碳容积
    C. 24个小时痰量
    D. ABG
    E. 用力肺活量(FVC)

40. 以下哪项可区分Pickwickian综合征与病态肥胖病
    A. 上呼吸道堵塞
    B. 增加的分流分数
    C. 二氧化碳潴留
    D. 减少的用力呼气量
    E. 增加的功能残气量FRC

41. 嗜铬细胞瘤很可能共存以下哪种情况
    A. 胰岛素瘤
    B. 脑下垂体的腺瘤
    C. 类癌型肿瘤
    D. 甲状腺髓心癌
    E. 原发性醛固酮增多症

42. 戒酒后发生的震颤谵妄通常起始于
    A. 8~24个小时
    B. 24~48个小时
    C. 2~4天
    D. 4~7天
    E. 大于7天

43. 关于择期手术前患者准备以下哪项不正确
    A. 成人禁食6小时
    B. 乳婴儿术前2~3小时可喂少量糖水
    C. >60岁应做肺功能评估
    D. 急性上呼吸道感染者,应推迟至治愈2周后再手术
    E. 成人Hb应不低于80g/L

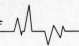

44. 关于麻醉用气源，以下哪项**不正确**
  A. 中心供氧压恒定在3.5kg/cm²
  B. 压缩筒氧压150kg/cm²
  C. 压缩N₂O筒压满筒时应为52kg/cm²
  D. 使用N₂O时，N₂O逐渐消耗，压力呈逐渐下降
  E. N₂O筒压为25kg/cm²时应该更换新筒

45. 体位改变试验具有临床意义，以下所说的哪项**不妥**
  A. 体位倾斜试验可粗略了解当时缺血量
  B. 控制性降压时，配合体位调节可进一步减少手术野出血
  C. 合理安置手术体位，可减少手术麻醉中呼吸循环功能变化
  D. 摆放手术体位必须首先考虑便利手术要求
  E. 平卧位改为直立位时，循环系统反应为外周血管收缩，HR增快

46. 正确摆放体位可减少并发症，以下哪种说法**不对**
  A. 仰卧位时，应头部垫高，保持颈前屈，双上肢伸直置于体侧
  B. 俯卧位时支撑垫上垫应放在肩及胸骨柄处，下垫以髂前上棘及耻骨联合为负重点
  C. 俯卧位颜面支撑点就为前额及双颧骨
  D. 侧卧位时，腋下垫软枕
  E. 侧卧位时为防止体位改变，可在腹背处对称放置沙袋

47. 有关术前准备，下面哪项**错误**
  A. 并存急性上呼吸道感染者，择期手术应该推迟到治愈1周以后
  B. 过度肥胖者，宜采用清醒气管内插管
  C. 拟行椎管内麻醉者，需常规检查脊柱情况和脊髓功能
  D. 瓣膜病心脏扩大者，对麻醉耐受性好
  E. 拟行神经阻滞麻醉者，应检查局部解剖标志是否清楚

48. 有关术前药物治疗准备，下述哪项**错误**
  A. 洋地黄类药物调整剂量后，应该用至术前
  B. 抗凝治疗的患者，椎管内麻醉术前至少停用抗凝药物3天

  C. 长期服用的中枢神经抑制药，术前应停用
  D. 可依据病情确定术前是否继续使用抗高血压药
  E. 1个月前曾服用较长时间皮质激素者，术前不必再用

49. 估计术后并发肺功能不全的高度危险性指标，哪项**不是**
  A. 最大通气量<50L/min
  B. VC<3.0L
  C. FEV₁<0.5L
  D. PaO₂<55mmHg
  E. PaCO₂>45mmHg

50. 下列有关心功能临床评估哪一项是**错误的**
  A. 心功能Ⅰ级，屏气试验>30秒，临床认为心功能正常
  B. 心功能Ⅱ级，屏气试验20~30秒，临床认为心功能较差
  C. 心功能Ⅲ级，屏气试验10~20秒，临床认为心功能不全
  D. 心功能Ⅳ级，屏气试验<10秒，临床认为心功能衰竭
  E. 心功能Ⅴ级，屏气试验<5秒，随时有死亡的危险

51. 妊娠合并外科疾病时是否能施行麻醉和手术，哪项**错误**
  A. 必须考虑妊娠妇女和胎儿的双安全性
  B. 妊娠头3个月易导致胎儿畸形或流产，尽可能避免手术
  C. 择期手术可在4个月以后施行
  D. 妊娠4~6个月是手术治疗的最佳时机
  E. 急症手术在麻醉时避免缺氧和低血压

52. 麻醉后改变体位易导致反流，下列哪项**错误**
  A. 侧卧位较仰卧位容易反流
  B. 仰卧位较侧卧位容易反流
  C. 头低位时最易反流，但误吸的机会较平卧位少
  D. 麻醉后只要保持腹肌松弛不易引起反流
  E. 麻醉后胃内压维持在18cmH₂O不易引起反流

53. 术前准备中,下列哪项处理**不正确**
    A. 心力衰竭患者需控制3~4周后才实施手术
    B. 经常发作哮喘的患者,可每日3次口服地塞米松0.75mg
    C. 肝功能严重损害者,一般不宜施行麻醉手术
    D. 肾衰者,只要在有效的透析处理下,能接受手术
    E. 糖尿病患者大手术前,必须将尿糖控制阴性水平

54. 关于麻醉前用药哪一种说法是**错误的**
    A. 甲亢患者须用较大剂量的镇静剂
    B. 高热患者宜用抗胆碱药东莨菪碱
    C. 卟啉病患者应常规使用苯巴比妥
    D. 体重小于10kg的小儿一般不用镇静剂
    E. 迷走张力高的患者应常规使用阿托品

55. 芬太尼与吗啡不同之处在于
    A. 应用同效镇痛剂量时,抑制呼吸的作用较弱
    B. 不会引起"胸廓木僵"(wooden chest)征
    C. 释放组胺的作用较弱
    D. 应用同效镇痛剂量时,对心血管抑制作用较强
    E. 作用时间比吗啡长

56. 有关抗胆碱药,下列哪项叙述是**错误的**
    A. 各种抗胆碱药都有减少唾液分泌的效应
    B. 近年来术前应用抗胆碱药病例日渐减少
    C. 抗胆碱药能预防胃酸误吸危害的效应
    D. 格隆溴铵引起心动过速、发热和面红比阿托品轻
    E. 东莨菪碱更适用于心脏手术的术前用药

57. 单独使用东莨菪碱作术前用药对下列哪种患者**不妥**
    A. 急性胆囊炎
    B. 脑血管功能不全
    C. 重症肌无力
    D. 原发性高血压
    E. 剧烈疼痛

58. 关于麻醉前用药,下述哪项是**错误的**

A. 一般在病房预先给患者使用某些药物
B. 用药效果一般应以使患者神志消失为原则
C. 药物的种类和剂量应考虑患者的具体情况
D. 抗胆碱药已不作为常规使用
E. 抗组胺药做麻醉前用药具有价值

59. 麻醉前给药的用药途径,**不包括**
    A. 口服
    B. 肌注
    C. 静脉给药
    D. 鼻腔
    E. 气管内

60. 关于术前焦虑,下述哪项是**错误的**
    A. 手术前多数患者处于不同程度焦虑状态
    B. 解除焦虑有药物性和非药物性两类方法
    C. 解除焦虑不能单纯依靠麻醉前用药而忽视精神准备
    D. 术前焦虑状态对术后康复没有影响
    E. 术前焦虑状态并不能全部都在手术前解除

61. 抗高血压药的术前用药原则,哪项**不正确**
    A. 目的之一在于稳定血流动力
    B. 抗高血压药需持续用到手术日晨
    C. 可乐定可以作为术前抗高血压药
    D. 可乐定不能减少麻醉药的需要量
    E. 可乐定有减弱气管插管应激反应作用

【A₂型题】

62. 一名17岁的高中女生因下肢胫腓骨骨折正在准备间等待手术,既往健康,除患肢疼痛外无任何不适。假如此时仅可允许进行一种化验检查,哪个应该首先考虑
    A. CBC(全血细胞计数)
    B. 血生化
    C. EKG
    D. 尿常规
    E. 尿HCG

63. 70岁男性,患有高血压、重度嗜烟,伴有COPD和CAD,并于一个周前发生过无并发症的MI,现患者因肠梗阻需紧急实行结肠切除术。以下陈述中哪项**不正确**

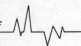

A. 进行手术

B. 行围术期风险分析与预测

C. 对风险因素管理

D. 考虑延迟或取消手术

E. 术中预防性给予β-受体阻滞药

64. 87岁男性,患高血压、EKG异常,有卒中史,体能状态低下,拟行白内障手术。下一个步术前评估应做

A. 有创的检查,例如冠状血管造影

B. 无创性的检查

C. 按计划手术,术中给予β-受体阻断药

D. 术前医疗优化

E. 取消手术

65. 46岁合并慢性乙型肝炎的肥胖症男性患者,因骨关节炎拟行全髋关节置换术。术前检查其肝功能显示白蛋白3.4,碱性磷酸酶110(38-126),AST 93(11-47)和ALT 87(7-53)。CBC、血生化和PT/PTT/INR在正常范围内。患者肝功能在6个月前显示AST 105,ALT 95和白蛋白3.3。对于这个患者,有关麻醉选择和管理中什么是最重要的考虑

A. 全身麻醉

B. 脊椎麻醉

C. 硬膜外麻醉

D. 取消手术并且6个月后复查肝功

E. 维护患者BP基线和正常的肝脏灌注

66. 69岁妇女在麻醉准备间出现不安和幻觉。之前她接受了吗啡4mg和东莨菪碱0.4mg肌注作为术前药并通过鼻饲管吸氧,氧流量为2L/min。患者氧分压是97%。最适当的处理步骤是

A. 纳洛酮静注

B. 毒扁豆碱静注

C. 给予全麻诱导

D. 检查血清电解质含量

E. 立即CT扫描头部

67. 55岁妇女,拟行纤支镜检查。患者诉腿部痛并软弱,行走时有所改善。双下肢腱反射减弱。以下哪个陈述是正确的

A. 术前应备好溴吡斯的明

B. 她对琥珀胆碱将有抵抗性

C. 她比通常需要罗库溴铵的药量小

D. 她也许有胸腺瘤的共存性疾病

E. 将对胆碱酯酶抑制剂有反应

68. 39岁妇女因重症肌无力拟行胸腺摘除术。下列哪项术前肺功能检查应该正常

A. 用力肺活量(FVC)

B. 第1秒用力呼气量(FEV_1)

C. FEV_1/FVC比率

D. 最大通气量

E. 用力吸气峰值

69. 7岁男孩因患Duchenne肌肉萎缩症拟行左侧跟腱延长以矫正左下肢的缩短。患者既往无手术史,午夜后禁食。最适当的麻醉的计划是

A. O_2、N_2O和Halothane面罩吸入诱导

B. O_2、N_2O和Desflurane面罩吸入诱导

C. 静脉Propofol诱导,吸入O_2、N_2O和Isoflurane维护

D. 静脉Etomidate诱导并给予肌松药琥珀胆碱

E. 静脉Propofol诱导,肌松药Rocuronium,TIVA维护

70. 20岁,80kg胰岛素依赖型糖尿病患者,因阑尾炎急诊入院。患者表现为糖尿病酮症酸中毒。动脉血气pH 6.95,$PaCO_2$ 30mmHg,PaO_2 98mmHg,HCO_3^- 6mEq/L。在阑尾切除术之前,该患者大概缺乏HCO_3^-的总量为

A. 500mEq

B. 400mEq

C. 300mEq

D. 200mEq

E. 100mEq

71. 比较非肝病患者,一个46岁酗酒的肝硬化患者将会出现有

A. 不改变Pancuronium分配容积

B. 增加游离Vecuronium浓度

C. 注入Vecuronium后有更大的储积

D. 使用Sux后更易发生II相阻滞

E. 给Atracurium清除半衰期会延长

72. 一62kg、67岁没有急性出血倾向的患者,术前检查血小板计数为40K/mm³。术前注入10个单位血小板后,预计血小板计数是
   A. 50K/mm³
   B. 70K/mm³
   C. 90K/mm³
   D. 140K/mm³
   E. 200K/mm³

73. 术前一位58岁拟行声带修补术的患者接受评估。周期性喉头神经麻痹是一个公认的并发症,在众多原因中除了
   A. 动脉导管结扎
   B. 纵隔镜
   C. 星状神经节或肌间沟阻滞
   D. 在开心脏手术期间局部使用冰融
   E. 腋路臂丛神经阻滞

74. 一个65岁男性携带他的外院测试结果。患者流速-容量曲线如下图b所示。请问这位患者很可能发生了什么疾病

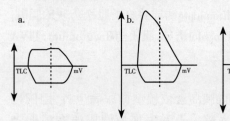

图(问题74): Flow-Volume Loop(流速-容量曲线)
   A. 双侧声带麻痹
   B. 慢性支气管炎或COPD
   C. 气管低位肿瘤
   D. 正常呼吸状态
   E. 气管造口术后气管狭窄6个月

75. 一77岁男性,因主动脉瓣置换术后长期服用华法林钠抗凝治疗,现拟行根治性前列腺摘除术。请问该患者最适当的抗凝管理是
   A. 继续华法林钠抗凝治疗、术前给新鲜冰冻血浆2U
   B. 继续华法林钠抗凝治疗、术中输全血替换血液丢失
   C. 术前晚停华法林钠,术前4h给予维生素K
   D. 术前3d停止华法林钠,术后1~7d恢复使用

E. 肝素皮下注射1周、静脉肝素给药到术前6h

76. 一67岁妇女因AAA破裂紧急送往手术室拟行动脉瘤紧急修补。患者呈休克状,20分钟快速输入O型、Rh阴性健康全血10U。前10分钟,5U注入后,患者血压上升到80/46mmHg。后10分钟,依然保持5U的输注,但BP慢慢跌落至61/40mmHg。患者窦性心动过速(124/min),QT间期从320ms增加到490ms,并且CVP由8mmHg上升至17mmHg,患者呼吸浅快。该情况最可能的原因是
   A. 血钾过多
   B. 溶血反应
   C. 枸橼酸盐毒性反应
   D. 心脏压塞
   E. 张力性气胸

77. 一69岁多发性骨髓瘤和肾结石患者,因病理性骨折并高钙血症被收治在ICU。高钙血症主要的麻醉风险是
   A. 喉痉挛
   B. 心律失常
   C. 低血压症
   D. 凝血病
   E. 体液不平衡

78. 45岁肥胖症男性在全麻下接受胃旁路手术。5年前他曾经施行了甲状腺次全切除术,并且接受左甲状腺素治疗。评估这名患者甲状腺功能是否正常,最有价值的检查是
   A. T_3
   B. T_4
   C. TSH
   D. 树脂三碘甲状腺原氨酸的吸收
   E. 放射性碘吸收

79. 39岁的消防人员遭受热力伤,导致40%身体三度烧伤,受伤13天拟行清创术和植皮术。以下有关该患者与正常患者比较对去极化和非去极化肌肉松弛剂敏感性的问题,哪项是正确的
   A. 对去极化和非去极化肌肉松弛剂敏感性均减少

B. 对去极化和非去极化肌肉松弛剂敏感性均增加

C. 对去极化肌肉松弛剂敏感性减少,对非去极化敏感性增加

D. 对非去极化肌肉松弛剂敏感性不变,对去极化敏感性增加

E. 对去极化肌肉松弛剂敏感性增加,对非去极化敏感性减少

80. 一位因恐惧打针而焦虑的49岁妇女,拟行颈部椎间盘摘除和C_{4-5}、C_{5-6}融合术。给予术前药后患者在预备间等待。40分钟后患者诉说口干不适,麻醉医生测量患者心率为44次/分。以下术前药最可能导致这个副作用的是

A. 氟哌利多

B. 东莨菪碱

C. 可乐定

D. 哌替啶

E. 咪达唑仑

81. 27岁妇女患有发作性HTN(高血压)、心悸、头疼和出汗三个月。最近诊断出嗜铬细胞瘤,该手术期间应选择的肌肉松弛剂是

A. Mivacurium

B. Pancuronium

C. Suxamethonium

D. Atracurium

E. Vecuronium

82. 你刚对一名患有唐氏综合征(21三体综合征)的患者进行了术前评估。你的住院医师问:"在该类患者上不增加发生率的相关事件是什么?"

A. 先天性心脏病

B. 恶性高热

C. 甲状腺功能不足

D. 气管狭小

E. 寰枢椎不稳定

83. 150kg,29岁妇女择期在全麻下施行胆囊摘除术。以下叙述关于150kg的她与理想体重(75kg)的她有关心输出量(CO)的比较的评估,哪项是正确的

A. CO是相同的

B. CO的减少有两个因素

C. CO减少10%

D. CO加倍增加

E. CO增加10%

84. 一49岁血友病患者择期行全膝关节成形术。他的Ⅷ因子仅为正常的40%。手术前最适当的疗法是

A. 输注新鲜冰冻血浆直到Ⅷ因子恢复100%正常

B. 给予充足的冷凝蛋白使Ⅷ因子达正常的50%

C. 给予足够的浓缩Ⅷ因子和血小板,使其达正常的50%

D. 给予浓缩Ⅷ因子,直到恢复100%正常

E. 不在上述

85. 67岁男性,身高175cm,体重155kg,一月前行右膝关节成形术现拟行固定物取出和冲洗灌溉术。患者既往有HTN,DM(Ⅱ),CAD曾行CABG,OA,代偿性CHF和慢性肾功能不全。Cr.3.4, Hb/HCT 10.3/30.7, INR 1.4, PT/PTT 16.8/55,血小板420K。最恰当合理的麻醉选择是

A. 全麻辅助肌肉松弛剂Sux

B. 全麻辅助肌肉松弛剂Atracurium

C. GA使用LMA

D. 蛛网膜下腔阻滞

E. 坐骨神经和股神经阻滞

【A_3型题】

问题86~88

某女45岁,因子宫肌瘤拟行择期子宫切除术。住院期间患者咳嗽、多痰、体温38.1℃。近3年每到冬季就开始咳嗽、咳痰,持续3~4个月方可缓解。

86. 依据病史,该患者伴发

A. 慢性支气管炎

B. 急性支气管炎

C. 慢性支气管炎急性发作

D. 上呼吸道感染

E. 哮喘

87. 麻醉前准备,下述哪项检查必不可少

A. 肺功能检测

B. 血糖

C. 血脂

D. 全身CT

E. 脑电图

88. 手术的最佳时间是

A. 体温降至正常以后

B. 咳痰量明显减少以后

C. 咳嗽有所缓解以后

D. 急慢性肺部感染有所控制以后

E. 彻底控制急慢性肺部感染1周后

问题89~91

某男32岁,餐后因车祸致骨盆骨折,右股骨干开放性骨折。体温38.9℃,血压50/20mmHg,脉搏130次/分,呼吸20次/分。术前未置胃肠减压管,拟急症行股骨干骨折切开复位内固定术。

89. 术前抗胆碱药宜选

A. 阿托品

B. 东莨菪碱

C. 山莨菪碱

D. 透皮东莨菪碱

E. 格隆溴铵

90. 最佳的麻醉方案是

A. 硬膜外阻滞

B. 全麻喉罩通气

C. 全麻清醒插管

D. 全麻快速诱导插管

E. 脊麻-硬膜外联合阻滞

91. 术前准备哪项是**错误的**

A. 静脉注射哌替啶50mg止痛

B. 静脉注射甲氧氯普胺(胃复安)10mg

C. 置入硬质粗胃管,吸引胃内容物

D. 静脉注射西咪替丁200mg

E. 快速补液,血压回升时即开始麻醉

问题92~94

70岁男性患者,9个月前因心肌梗死并放置药物洗脱支架(DES),择期行全髋关节成形术。病史中有高血压、骨性关节炎、吸烟和COPD。常规用药包括阿司匹林、氯吡格雷(Clopidogrel)、美托洛尔、布洛芬、沙丁胺醇和异丙托溴铵雾化吸入。请对该患者进行术前评估。

92. 下列叙述正确的是

A. 至少推迟三个月手术

B. 手术前7-10天停用阿司匹林(ASA)

C. 手术前7-10天停用氯吡格雷(Plavix)

D. 停抗血小板治疗(ASA和Plavix),改用肝素

E. 继续手术

93. 关于DES和抗血小板治疗(APT),下列说法**不正确的**是

A. 2004年DES被介绍和认可

B. 和单纯金属支架相比,其主要优点是再狭窄率低和维持时间更长

C. 起初12个月如果中断APT,DES的并发症可增加

D. DES使用的风险增加,应被淘汰

E. 起初12个月如果中断APT,DES的死亡率可增加

94. 关于放有冠脉支架的患者,APT的共识

A. 择期手术不应该在金属支架放置一个月内实施手术,即使不中断APT的情况下

B. 择期手术不应该在DES放置一个月内实施手术,即使不中断APT的情况下

C. 放置DES不中断APT:(1)放置后APT至少使用12个月;(2)建议APT应尽可能长,大概一年以上

D. 择期手术建议APT治疗后至少一年

E. 以上全部

【A₄型题】

问题95~101

某女50岁,拟行子宫内膜癌根治术。现有轻度活动后即感心慌、气短。既往有27年风湿病史,曾心力衰竭3次。胸片、ECG、心音图均诊断为二尖瓣狭窄并关闭不全,中度肺动脉高压、房颤。

95. 患者的ASA分级是

A. Ⅰ

B. Ⅱ

C. Ⅲ

D. Ⅳ

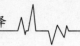

E. V

96. 患者的心功能分级是
    A. Ⅰ
    B. Ⅱ
    C. Ⅲ
    D. Ⅳ
    E. Ⅴ

97. 根据病情,下列哪项合适
    A. 无手术指征
    B. 立即行二尖瓣置换术
    C. 立即行子宫内膜癌根治术
    D. 首先纠正心功能
    E. 以上均不可

98. 最佳的麻醉方法是
    A. 气管内插管全麻
    B. 你掌握最熟练、最能预判和处理的麻醉
    C. 硬膜外麻醉
    D. 硬膜外麻醉复合全麻
    E. 脊麻-硬膜外联合麻醉

99. 假如在分离膀胱与子宫黏膜间隙时,ECG突然显示室颤,应该首先采用
    A. 胸内心脏按压
    B. 胸外心脏按压
    C. 继续手术
    D. 胸外电击除颤
    E. 静注2%利多卡因5ml

100. 在上述处理的同时应尽早
    A. 肾上腺素2mg气管内注入
    B. 5%碳酸氢钠100ml静注
    C. 利多卡因100mg静注
    D. 胸内电除颤
    E. 胸外电除颤

101. 复苏成功及手术结束后,患者生命体征平稳,但尚未清醒,处理应是
    A. 带气管导管回ICU病房
    B. 带气管导管回普通病房
    C. 拔管后回ICU病房
    D. 拔管后回普通病房
    E. 待清醒后送回普通病房

问题102~109

68岁男性患者,体重95kg,择期行左腕包块切除和左手滑膜切除术。既往有风湿性关节炎、重度COPD、大量吸烟、高血压性肾病、充血性心力衰竭、冠心病史,并于1998年发作心肌梗死。心电图显示正常窦性心律,经食管超声心动图显示左心室射血分数45%,胸部X线检查显示重度COPD,全血细胞计数、凝血活酶时间/部分凝血活酶时间/血沉和血生化正常。

102. 徒手操作,最佳麻醉选择是
    A. 腋路神经阻滞
    B. 静脉内麻醉
    C. 全麻喉罩通气
    D. 肌间沟神经阻滞
    E. 锁骨上神经阻滞

103. 如果能开展超声引导下区域阻滞,选择是
    A. 腋路神经阻滞
    B. 静脉内麻醉
    C. 锁骨下神经阻滞
    D. 肌间沟神经阻滞
    E. 锁骨上神经阻滞

104. 此患者用40ml 1.5%甲哌卡因(加1:200 000肾上腺素)进行神经阻滞,每10ml甲哌卡因中加1mEq $NaHCO_3$。加$NaHCO_3$目的是
    A. 提高pH
    B. 增加药物非游离部分浓度
    C. 增加非解离药物比例
    D. 加速扩散、加速起效
    E. 以上全部

105. 神经阻滞1分钟后患者出现躁动、视觉障碍和耳鸣,紧接着抽搐发作。紧急处置是
    A. 求援
    B. 100%氧气面罩通气
    C. 咪达唑仑,或地西泮
    D. 使用硫喷妥钠
    E. 以上全部

106. 静注100mg硫喷妥钠抽搐发作终止,密切观察1h患者生命征平稳,无心血管和神经并发症。患者请求继续手术,麻醉医生和外科医生同意后改为全麻,插管顺利,正压通气5分钟后SpO₂从100%降为81%,最高气道压达55cmH₂O,BP从145/90mmHg降为80/40mmHg,左肺无呼吸音。最可能的诊断是
    A. 右支气管插管
    B. 食管插管
    C. 气胸
    D. 肺水肿和充血性心力衰竭
    E. 支气管痉挛

107. 假如此患者实施了肌间沟臂丛神经阻滞。最常见的并发症是
    A. 气胸
    B. 抽搐发作
    C. 声带麻痹
    D. 一侧膈肌麻痹
    E. 颈段硬膜外阻滞

108. 实施肌间沟臂丛神经阻滞后,患者发生Horner综合征。此综合征的表现**不包括**
    A. 患侧上睑下垂
    B. 瞳孔缩小
    C. 面部无汗症
    D. 眼球内陷
    E. 巩膜充血

109. 实施肌间沟臂丛神经阻滞后,如患者发生声嘶并说话困难。最可能的解释是
    A. 气胸
    B. 膈神经麻痹
    C. 颈交感神经节阻滞
    D. 喉返神经阻滞
    E. 延迟全身中毒反应

【B₁型题】

问题110~112
    A. 流量表输出口磨损
    B. 气筒与流量表之间存在漏气
    C. 氧浓度分析仪故障

    D. 判断麻醉机是否漏气
    E. 麻醉机呼吸活瓣失灵

110. 打开麻醉机开关,堵住呼吸管三叉接口,快速充气至压力表值达30~40cmH₂O,停止充气后压力表指针逐渐下移

111. 开启流量表控制钮后,浮子升降过度灵敏

112. 关闭流量控制钮,将打开的氧气筒阀门关闭,气筒压力表指针迅速降到零位

问题113~114
    A. 除要求镇静、镇痛外,还应考虑肌肉松弛问题
    B. 只要求有完善的镇痛
    C. 麻醉不应引起颅内压明显增高
    D. 除要求镇痛外,还要便于控制肺内压力
    E. 对麻醉无具体要求

113. 体表手术

114. 腹部手术

问题115~125
术前禁食是为了减少健康患者择期手术时肺误吸的风险。下面提供的禁食时间适用于所有年龄患者但孕产妇除外
    A. 2h
    B. 4h
    C. 6h
    D. 8h
    E. 不在上述

115. 矿泉水

116. 婴儿食物

117. 绿茶

118. 橙汁

119. 黑咖啡

120. 母乳

121. 可口可乐

122. 非母乳

123. 清淡便餐

124. McDonald或者KFC快餐

125. 孕产妇的择期手术

【B₂型题】

问题126~167
有关术前治疗药物的应用,在给药时间上与

择期手术的关系是

  A. 手术当天的早晨给药

  B. 不应该于手术早晨给药

  C. 术前6h停药

  D. 术前12h停药

  E. 术前24h停药

  F. 术前48h停药

  G. 术前72h时停药

  H. 术前5~7d停药

  I. 术前两周停药

  J. 术前三周停药

  K. 术前四周停药

  L. 术前六周停药

  M. 术前和手术开始肝素注入是许可的

  N. 不在上述

126. 血管紧张素转化酶抑制剂

127. 硫酸硫酸沙丁胺醇Albuterol（Proventil）吸入剂

128. 盐酸胺碘酮Amidarone

129. 药物洗脱支架（DES）患者阿斯匹灵的应用

130. 非DES的患者阿斯匹灵的应用

131. β-受体阻滞药

132. 钙通道阻断剂

133. 环氧合酶-2（COX-2）治疗骨关节炎时

134. 环氧合酶用于术后急性疼痛管理

135. 氯吡格雷Clopidogrel（Plavix）用于DES的患者

136. 氯吡格雷Clopidogrel（Plavix）用于非DES的患者

137. 可乐定

138. 心房纤颤患者Wafarin的应用

139. 机械二尖瓣患者Wafarin的应用

140. 机械主动脉瓣和有卒中病史患者Wafarin的应用

141. Digoxin

142. Diuretcis

143. Dilantin（Phenytoin）

144. 麻黄

145. Echothiophates（眼药水）

146. 大蒜

147. 人参制品

148. H_2和质子泵阻滞剂

149. 肝素（低分子量，LMW）为血栓预防，患者拟行神经轴阻滞

150. 肝素（低分子量，LMW）为治疗用药，患者拟行神经轴阻滞

151. 肝素（低分子量）为治疗用药，患者拟行手术

152. 肝素皮下（微药量）预防

153. 肝素IV

154. 胰岛素

155. 氯沙坦Losartan（Cozaar）-血管紧缩素II受体拮抗剂

156. 单胺氧化酶抑制剂

157. 非类固醇类消炎药（NSAIDS）

158. 硝酸甘油

159. 阿片类

160. 口服降血糖剂Hypoglycemics

161. 改善末梢血管循环的药物Pentoxifylline（Trental）

162. 吩噻嗪类药物Phenothiazines

163. 镇静剂

164. 他汀类药物Statins

165. 合成甲状腺素

166. 烟草

167. 三环类抗抑郁药（TCA）

【X型题】

168. 麻醉诱导前麻醉器械检查，应包括哪几个方面

  A. 气源

  B. 麻醉机

  C. 监护仪

  D. 全麻插管用品或穿刺用包

  E. 吸引器

169. 麻醉前访视中，病史应包括以下哪几个方面

  A. 个人史

  B. 既往史

  C. 手术麻醉史

  D. 治疗用药史

  E. 家族史

170. 麻醉前评估中体格检查应包括

  A. 体重

  B. 营养状况

  C. 心血管功能及指标

  D. 呼吸系统功能及相关指标

  E. 肝肾功能

171. 麻醉实施前，患者方面应完成的准备包括

A. 心理准备,尽量减轻焦虑与紧张情绪

B. 适应术后需要的相应训练

C. 胃肠道准备

D. 膀胱准备

E. 口腔卫生准备

172. 为减少术后呼吸系统并发症,术前相关准备应包括

    A. 戒烟2周

    B. 减肥

    C. 慢支患者,控制痰量,预防性使用药敏抗生素

    D. 急性呼吸道感染者推迟择期手术

    E. 深呼吸,咳嗽,排痰训练

173. 麻醉方案的选择,应考虑哪些因素

    A. 强调以患者安全为前提

    B. 根据手术部位选择麻醉方法

    C. 根据术者特殊要求实施麻醉

    D. 根据麻醉医师的经验与技术能力

    E. 根据可能发生的手术意外

174. 麻醉前病情评估分级,应从哪几个方面进行

    A. 全身状况

    B. 重要器官功能状况

    C. 外科疾病造成的全身影响

    D. 择期或急诊手术

    E. 手术部位和大小

175. 麻醉前评估和准备工作应包括

    A. 全面了解患者的全身健康状况和特殊病情

    B. 针对全身状况和器官功能,做些相应的术前准备

    C. 预计术中可能发生某些并发症,采取相应的防治措施

    D. 估计和评定患者接受麻醉和手术的耐受力

    E. 拟定具体的麻醉实施方案

176. 麻醉诱导前即刻,麻醉医师应该了解

    A. 确认手术患者(三方核对)

    B. 基本生命征

    C. 术前用药

    D. 禁饮禁食时间

E. 是否履行谈话签字

177. 术前需要纠正的心律失常包括

    A. 心房颤动和心房扑动伴快速室率

    B. 频发室性期前收缩

    C. 偶发室性期前收缩

    D. Ⅱ度以上房室传导阻滞

    E. 无症状的右束支传导阻滞

178. 以下哪几种试验可以估计患者的心脏功能

    A. 屏气试验

    B. 吹气试验

    C. 体力活动试验

    D. 起立试验

    E. Allen试验

179. 面对肥胖概念,下述哪些是**错误的**

    A. 体重超过标准体重的5%~10%为轻度肥胖

    B. 体重超过标准体重的10%~15%为肥胖

    C. 体重超过标准体重的15%~20%为明显肥胖

    D. 体重超过标准体重的20%~30%为过度肥胖

    E. 体重超过标准体重的>30%为极度肥胖

180. 麻醉医师在麻醉前访视患者的目的是

    A. 获得有关病史、体检和精神状态方面的资料

    B. 指导患者熟悉有关的麻醉问题,解除其焦虑心理

    C. 与外科医生和患者之间取得一致的处理意见

    D. 向患者介绍麻醉和麻醉医生的责任

    E. 获得患者的信任

181. 一名42岁的男性患者有下列哪些情况时评为ASA Ⅳ级

    A. 濒死状态,外科救活的机会很小

    B. 二尖瓣狭窄,肺动脉压高于30mmHg

    C. 有过敏休克史

    D. 有肺气肿,肺活量1L

    E. 有轻度糖尿病,血压150/95mmHg

182. 麻醉前用药应依据以下哪些原则来确定

    A. 基础代谢率

    B. 拟采用的麻醉方法

C. 患者精神状态和全身状况

D. 患者特殊病情

E. 患者本人的意愿

A. 东莨菪碱

B. 琥珀胆碱

C. 拔除气管导管后PaCO₂ 50mmHg

D. 泮库溴铵

E. CVP升高

183. 松弛引出法(elicitation of relaxation response)的作用包括

A. 低氧耗

B. 降低动脉血压

C. 代替术前镇静药

D. 减少术后镇痛药的需求量

E. 缩短住院天数

184. 术前用药原则,下述哪几项正确

A. 老年人一般用量要减少

B. 手术时间推迟,不必再给药

C. 小儿按体重计算比成人小

D. 患者用药后应保持安静

E. 由麻醉医师在访视患者后开出

185. 对一位将实施胃旁路手术的女性患者(体重178kg)进行术前评估。下列哪些与Pickwickian综合征(肥胖通气不足综合征)有关

A. 低碳酸血症

B. 通气不足

C. 肺动脉高压

D. 右心衰(CHF)

E. 延迟苏醒

186. 85岁患者,有痴呆和急性闭角性青光眼病史,择期行股骨颈骨折内固定术。下列可增高该患者眼内压的是

187. 65岁女性患者,类风湿关节炎病史,择期行全髋置换术。下列与类风湿关节炎有关的是

A. 寰枢关节不稳定或半脱位

B. 贫血

C. 心包胸膜积液

D. 肺纤维化

E. 主动脉反流

188. 术前气道评估时,下列哪类患者可出现伸展时稳定,而屈曲时可压迫脊髓或延髓(如:寰枢关节不稳)

A. 青少年型类风湿关节炎

B. 成人型风湿性关节炎

C. Down综合征

D. 强直性脊柱炎

E. 黏多糖增多症(如Morquio病)

189. 67岁男性患者,困难气管插管史,择期行颈廓清术和游离皮瓣。午夜开始禁食。实施清醒经鼻气管插管前,应阻滞下列哪些神经

A. 舌咽神经

B. 喉返神经

C. 喉上神经

D. 舌下神经

E. 三叉神经分支

答　案

【A₁型题】

1. D	2. C	3. C	4. B	5. E	6. C	7. A	8. E	9. A	10. E
11. D	12. B	13. E	14. B	15. A	16. D	17. A	18. A	19. D	20. E
21. E	22. A	23. A	24. C	25. E	26. C	27. C	28. B	29. D	30. A
31. E	32. A	33. B	34. C	35. B	36. C	37. D	38. E	39. D	40. C
41. D	42. C	43. D	44. D	45. D	46. E	47. E	48. C	49. B	50. E
51. C	52. B	53. E	54. C	55. C	56. C	57. E	58. B	59. E	60. D
61. D									

【A₂型题】

62. E	63. D	64. C	65. E	66. B	67. C	68. C	69. E	70. C	71. B
72. D	73. E	74. A	75. D	76. C	77. B	78. C	79. E	80. C	81. E
82. B	83. D	84. D	85. E						

【A₃型题】

86. C	87. A	88. E	89. B	90. C	91. A	92. A	93. D	94. E

【A₄型题】

95. C	96. C	97. D	98. B	99. B	100. E	101. A	102. A	103. E	104. E
105. E	106. C	107. D	108. E	109. D					

【B₁型题】

110. D	111. A	112. B	113. B	114. A	115. A	116. C	117. A	118. A	119. A
120. B	121. A	122. C	123. C	124. D	125. E				

【B₂型题】

126. B	127. A	128. A	129. A	130. H	131. A	132. A	133. H	134. A	135. A
136. H	137. A	138. H	139. M	140. M	141. A	142. B	143. A	144. E	145. J
146. H	147. H	148. A	149. D	150. E	151. F	152. A	153. C	154. B	155. B
156. A	157. H	158. A	159. A	160. B	161. F	162. A	163. A	164. A	165. A
166. L	167. A								

【X型题】

168. ABCDE	169. ABCDE	170. ABCDE	171. ABCDE	172. ABCDE	173. ABCDE
174. ABCDE	175. ABCDE	176. ABCDE	177. ABD	178. ACD	179. AE
180. ABCDE	181. BD	182. ABCD	183. ABDE	184. ADE	185. BCD
186. ABCE	187. ABCDE	188. ABCDE	189. ABCE		

（罗爱林 李成付 衡新华）

第33章

麻醉物理学

【A₁型题】

1. 肺泡内部压力,表面张力和肺泡半径之间关系由以下哪条定律描述
   A. Graham's law
   B. Beer's law
   C. Newton's law
   D. Laplace's law
   E. Bernoulli's law

2. 一个"E"号的压缩气体钢瓶完全充满N_2O可以贮存
   A. 1160L
   B. 1470L
   C. 1590L
   D. 1640L
   E. 1750L

3. 下列方法可用于检测所有现代麻醉机低压环路中的漏气,正确的是
   A. 氧气充气试验
   B. 气体出口堵塞试验
   C. 传统的正压漏气试验
   D. 负压漏气试验
   E. 没有哪种试验可以检测所有的现代麻醉机

4. 下列哪种阀门可以阻止贮气钢瓶之间的气体流动
   A. 安全阀
   B. 排气阀
   C. 压力感受关闭阀
   D. 可调节压力限制阀
   E. 出口检测阀

5. 在温度不变时气体保持质量不变,其压力和容积的乘积亦保持不变,称之为

   A. Graham's law
   B. Bernoulli's law
   C. Boyle's law
   D. Dalton's law
   E. Chares's law

6. 一个"E"号氧气钢瓶其读数为1600psi,以2L/min的速度可多长时间使瓶中氧气排完
   A. 90分钟
   B. 140分钟
   C. 250分钟
   D. 320分钟
   E. 不能计算出

7. 氧气压力感受关闭阀允许氧化亚氮通过流量计的最低氧气开放压为
   A. 10psi
   B. 25psi
   C. 50psi
   D. 100psi
   E. 600psi

8. 经过减压压力调节器传送恒定的氧气至流量计的压力是
   A. 4psi
   B. 8psi
   C. 16psi
   D. 32psi
   E. 64psi

9. 美国职业健康与安全协会(NIOSH)允许手术间内可检测到的氧化亚氮浓度最高为
   A. 1ppm
   B. 5ppm
   C. 25ppm

D. 50ppm

E. 100ppm

10. 一种不知名的挥发性麻醉药,当它与氟烷有哪种相同特性时,可使用氟烷挥发罐并可蒸发出精确的浓度

A. 分子量

B. 黏度

C. 蒸气压

D. 血气分配系数

E. 油气分配系数

11. Ohmeda 7100和7900型麻醉机其上呼吸机风箱的驱动是由

A. 压缩氧气

B. 压缩空气

C. 单纯电驱动

D. 电和压缩氧气

E. 电和压缩空气

12. 下列哪种旋转流量指示计是从其正中读数

A. Bobbin

B. "H" 型浮标

C. 球形浮标

D. 锥型浮标

E. 不旋转的浮标

13. 当一个 "E" 号氧化亚氮储气钢瓶压力从先前一直维持的750psi开始下降,此时钢瓶内大概有的气体是

A. 200L

B. 400L

C. 600L

D. 800L

E. 不能计算出

14. 无论给予何种浓度的挥发性麻醉药,其分离比率依靠以下哪种特性

A. 蒸气压

B. 大气压

C. 分子量

D. 特定温度

E. 一个大气压下的MAC

15. 下列哪些吸入麻醉药可交替使用同一蒸发罐,且可保证输出浓度精确

A. 氟烷、七氟烷和异氟烷

B. 七氟烷和异氟烷

C. 氟烷和七氟烷

D. 氟烷和异氟烷

E. 七氟烷和地氟烷

16. 呼吸机的减压(呼气)活瓣在关闭位置时粘住会导致

A. 气压性创伤

B. 肺换气不足

C. 低氧血症

D. 肺换气过度

E. 低气道循环压力

17. 下列哪项将会导致输入患者的挥发性麻醉药的浓度将会高于所设定的浓度

A. 氟烷挥发罐使用七氟烷

B. 氟烷挥发罐使用异氟烷

C. 异氟烷挥发罐使用氟烷

D. 异氟烷挥发罐使用七氟烷

E. 七氟烷挥发罐使用氟烷

18. 在高海拔,气体通过流量计的流量将会

A. 大于预设值

B. 小于预设值

C. 高流量时大于预设值,低流量时小于预设值

D. 高流量时小于预设值,低流量时大于预设值

E. 高流量时大于预设值,低流量时与预设值相同

19. 层流气体通过管道时,最主要的阻力因素是

A. 管道长度

B. 管道半径

C. 气体黏度

D. 气体密度

E. 气体质量

20. 下列均会降低手术室的气体污染,但除外

A. 循环中使用高流量气体

B. 面罩诱导时密封严密

C. 使用废气处理系统

D. 预先清洁麻醉机

E. 在拔管前尽可能长的使患者吸入100%氧气

21. 手术室麻醉气体泄漏污染最主要部位是

A. 麻醉面罩周围

B. 挥发罐

C. 流量计

D. 二氧化碳吸收罐

E. 气管导管

22. Baralyme钠石灰颗粒的主要组成是

A. 水

B. 硅

C. 氢氧化钡

D. 氢氧化钙

E. 氢氧化钾

23. 关于麻醉装置所造成医源性细菌感染的叙述,错误的是

A. 高浓度氧对空气中细菌是致命的

B. 用力呼气会使细菌从咽前部清除

C. 所有细菌中,抗酸杆菌抵抗破坏力最强

D. 温度和湿度的改变是杀死细菌的最重要因素

E. 麻醉呼吸环路的细菌过滤器100%降低术后肺部感染的发生率

24. 麻醉机的废气排出系统管道打折或堵塞可引起

A. 气压伤

B. 通气不足

C. 低氧血症

D. 过度通气

E. 以上均不是

25. 若大气压630mmHg,异氟烷挥发罐设在刻度为1.15%,患者接受到的MAC是

A. 大约大于1MAC 20%之间

B. 大约大于1MAC 10%之间

C. 1MAC

D. 大约小于1MAC 10%之间

E. 大约小于1MAC 20%之间

26. 呼吸机压力释放阀门失灵可导致

A. 低氧血症

B. 气压伤

C. 低回路压信号

D. 通气不足

E. 过度通气

27. 麻醉供气系统向患者供氧不足的机械故障,最常见原因是

A. 氧气输入口连接错误压缩气

B. 建造手术室时管道交叉

C. 氧流量计调节不当

D. 麻醉机到呼吸环路的新鲜气流线路中断

E. 供氧系统与患者中断

28. 通过回路系统自主呼吸时,麻醉囊在吸气时收缩。气体从麻醉囊而传至患者,必须流经的设备是

A. 新鲜气入口(共用气体出口)

B. CO_2吸收器

C. 通气风箱

D. 吸入活瓣

E. B + D

29. 若麻醉呼吸回路与患者气管内导管断开,会发出下列哪种报警

A. 高压力报警

B. 持续压力报警

C. 低于大气压力报警

D. 最小通气压力报警

E. 最大通气压力报警

30. 下列哪种材料在气道激光手术时不会被点燃

A. 橡胶

B. 树脂

C. 聚氯乙烯(PVC)

D. 金属

E. 塑料

31. 钡石灰颗粒的组成是

A. 氢氧化钡

B. 氢氧化钠

C. 水

D. 氧化钙

E. A + C + D

E. Mapleson E

32. 有关钠石灰颗粒正确的描述是
    A. 为达最佳活性要求特定的含水量
    B. 颗粒的硬度是由于添加了硅
    C. CO_2 与颗粒的反应产生热量
    D. 颗粒主要由氢氧化钠组成
    E. 以上均是

33. 下列哪项可影响 CO_2 吸收罐中 CO_2 中和效力
    A. 通路(颗粒的缝隙)
    B. 潮气量
    C. 颗粒大小
    D. 吸收罐中液体的pH值
    E. 以上均是

34. 目前全身麻醉最常用的麻醉装置是
    A. 来回吸收密闭式装置
    B. 半密闭式装置
    C. 循环吸收密闭式装置
    D. 简单活瓣装置
    E. 开放式和无活瓣装

35. 麻醉通气系统的主要指标是哪项
    A. 预知吸入的麻醉气体浓度
    B. 预知吸入的氧浓度
    C. 有效地排尽 CO_2
    D. 能控制和监测肺通气量
    E. 以上全部

36. Mapleson系统属于下列哪一种
    A. 开放系统
    B. 半开放系统
    C. 紧闭系统
    D. 半紧闭系统
    E. T形管装置系统

37. Mapleson系统中,自主呼吸时可无明显重复吸入,排除 CO_2 效果最好的是
    A. Mapleson A
    B. Mapleson B
    C. Mapleson C
    D. Mapleson D

38. Mapleson系统中,控制呼吸时重复吸入最少,新鲜气流利用效率最高的是
    A. Mapleson A
    B. Mapleson B
    C. Mapleson C
    D. Mapleson D
    E. Mapleson E

39. 高流量麻醉机是指 N_2O、O_2 的气流量在多少以上
    A. 0.1L/min
    B. 0.2L/min
    C. 0.3L/min
    D. 0.4L/min
    E. 0.5L/min

40. 体重约在多少以上的儿童才适于用循环式麻醉机
    A. 20~24kg
    B. 25~30kg
    C. 31~35kg
    D. 36~40kg
    E. 以上均可

41. 下列哪一项符合半紧闭式装置
    A. 贮气囊内的呼出气无重复吸入
    B. 用毛巾盖在开放点滴的面罩上
    C. 用充气法使无重复吸入
    D. 部分呼出气和部分 CO_2 重复吸入
    E. 用Bain循环

42. 压缩气的定义
    A. 密闭容器内,气体绝对压 >2.8kg/cm²、21℃
    B. 密闭容器内,气体绝对压 >7.3kg/cm²、70℃
    C. 密闭容器内,挥发性气体的蒸气压 >2.8kg/cm²、37.8℃
    D. 凡瓶内气压力表值 >1.75kg/cm² 的气体均称为压缩气
    E. 以上定义均正确

43. 在21℃下,气筒压力表值超过多少即为压缩气

A. 2.23kg/cm^2

B. 3.15kg/cm^2

C. 0.87kg/cm^2

D. 1.25kg/cm^2

E. 1.75kg/cm^2

44. 压缩气筒一般规定几年需要进行一次最大静水压忍受力试验

　A. 1年

　B. 2年

　C. 3年

　D. 4年

　E. 5年

45. 麻醉过程中,中心供氧气压不稳,需要换氧气瓶气源,正确的操作方法是

　A. 关闭中心供气源阀门后,再开启氧气筒阀门

　B. 打开氧气筒阀门后,再关闭中心供气源阀门

　C. 同时开启两个气源阀门

　D. 继续使用中心供气至氧气瓶换好后

　E. 以上操作均不正确

46. 关于减压阀的叙述,正确的是

　A. 减压阀的输出气流压力始终是恒定不变的

　B. 减压阀的输出气流压力随输入气流的压力的减小而稍稍增大

　C. 减压阀的输出气流压力随输入气流的压力的减小而稍稍减小

　D. 不同类型的减压阀的输出气流压力随输入气流的压力的变化情况不同

　E. 压力调节器包括减压阀和增压阀两种

47. N$_2$O最高实际使用压力为

　A. 21kg/cm^2

　B. 31kg/cm^2

　C. 41kg/cm^2

　D. 51kg/cm^2

　E. 61kg/cm^2

48. 碱石灰每吸收1克分子CO$_2$可产热

　A. 11 500卡

　B. 12 500卡

　C. 13 500卡

D. 14 500卡

E. 16 500卡

49. 碱石灰的颗粒大小以筛孔表示,哪项气流阻力小、吸收CO$_2$效果最好

　A. 1~2筛孔

　B. 3~4筛孔

　C. 4~8筛孔

　D. 8~10筛孔

　E. 10~12筛孔

50. 1千克钠石灰的有效吸收时间约为

　A. 2小时

　B. 4小时

　C. 6小时

　D. 8小时

　E. 10小时

51. 有关温度-流量补偿型蒸发器的特点,哪项正确

　A. 双路可变

　B. 抽吸型

　C. 温度补偿

　D. 药物专用和环路外形

　E. 以上全部

52. 有关蒸发器的分类,下列哪项正确

　A. 增加蒸发面积型蒸发器如鼓泡式蒸发器

　B. 抽吸型蒸发器如滴入型蒸发器

　C. 间接热源型蒸发器如铜盘型蒸发器

　D. 直接加热型蒸发器

　E. 以上全部

53. 成人麻醉面罩中的无效腔容量约为

　A. 25mL

　B. 50mL

　C. 200mL

　D. 600mL

　E. 1000mL

54. 碱石灰中加入硅酸盐的目的是

　A. 增加硬度

　B. 增加吸收量

　C. 增白

D. 增加活性

E. 增加再生能力

55. 检测蒸发器输出浓度以下哪种方法正确

    A. 紫外线或红外线分析仪

    B. 气相色谱法

    C. 质谱仪

    D. 折射率法

    E. 以上全部

56. 氧气表减压阀中有油可发生下列哪种类型的爆炸

    A. 自动蔓延的

    B. 绝热的

    C. 自然的

    D. 医疗事故的

    E. 冷焰的

57. 轴针安全指示系统(PISS)的作用是

    A. 防止麻醉机共同气体出口输出错误气体

    B. 防止贮气筒出口管道漏气

    C. 防止贮气筒减压阀失灵时漏气

    D. 防止麻醉回路连接错误

    E. 防止麻醉机蒸发器安装错误

58. 可以提高气体在液体中的物理溶解量的是

    A. 减少气体压强

    B. 增大气体压强

    C. 降低温度

    D. 提高温度

    E. 扩大液体表面积

59. 麻醉蒸发器中装有棉线等织物制成的吸液芯的作用是

    A. 节约药液

    B. 防止液体晃动

    C. 温度补偿

    D. 增加蒸发表面积

    E. 过滤通过的气体

60. Venturi面罩的吸入氧浓度可调范围为

    A. 21%~55%

    B. 24%~50%

    C. 21%~35%

    D. 25%~50%

    E. 52%~100%

61. 机械控制通气(CMV)适用于

    A. 适用于自主呼吸停止的患者

    B. 常用于撤离呼吸机之前的呼吸肌锻炼

    C. 对呼吸运动不稳定的患者作为撤机前的过渡方式比较安全

    D. 用于治疗伴有弥漫性肺浸润改变的低氧血症

    E. 适用于各种需要通气治疗的人

62. 同步间歇指令通气(SIMV)常用于

    A. 呼吸停止的患者

    B. 已有自主呼吸,作为撤离呼吸机之前的呼吸肌锻炼

    C. 用于呼吸不稳定患者

    D. 用于治疗伴有弥漫性肺浸润的低氧血症

    E. 用于各种需要机械通气的患者

63. 安德鲁斯实验表明,气体在临界温度以上,增大压强会发生

    A. 液化

    B. 出现液气共存现象

    C. 固化

    D. 体积膨胀

    E. 保持气态

64. 红外线监测仪吸入麻醉药蒸汽浓度常采用下列哪种波长的红外光源

    A. 2.8 μm

    B. 3.3 μm

    C. 4.3 μm

    D. 5.1 μm

    E. 6.3 μm

65. 由麻醉面罩、接管形成的无效腔称

    A. 机械无效腔

    B. 肺泡无效腔

    C. 解剖无效腔

    D. 生理无效腔

    E. 解剖无效腔 + 肺泡无效腔

66. 麻醉蒸发器其室内吸液芯的作用是
    A. 保持蒸发室温度
    B. 稳定载气的流动
    C. 节省吸入麻醉药
    D. 储存麻醉药液
    E. 增加麻醉药液的蒸发面积

67. 全身麻醉维持中如只应用氧气作为传递麻醉药物的媒介,可施行密闭式装置,则每分钟气流量只需氧气
    A. 100~200mL
    B. 200~300mL
    C. 300~500mL
    D. 600~800mL
    E. 900~1000mL

68. N_2O需要多少个大气压才能压缩成液态保存于高压钢瓶供临床使用
    A. 20
    B. 30
    C. 40
    D. 50
    E. 60

69. 现代麻醉机的氧气进气压力报警系统,当压力下降至多少PSIG(磅/平方英寸)时即报警
    A. 10
    B. 20
    C. 30
    D. 40
    E. 50

70. 麻醉中使用呼气末正压(PEEP)的目的是
    A. 休克患者的呼吸治疗
    B. 全身麻醉时施行机械通气
    C. 治疗呼吸性酸中毒
    D. 气胸患者的呼吸支持
    E. 使萎陷的肺泡再膨胀,提高PaO_2

71. 关于麻醉气体在血液中的溶解度和诱导及清醒速度的关系,正确的是
    A. 溶解度小的麻醉药,诱导迅速,清醒也快
    B. 溶解度小的麻醉药,诱导迅速,清醒慢

C. 溶解度小的麻醉药,诱导缓慢,清醒快
D. 溶解度小的麻醉药,诱导缓慢,清醒也慢
E. 溶解度大的麻醉药,诱导迅速,清醒也快

72. 关于麻醉气体的弥散,正确的叙述是
    A. 弥散是指气体从分压高的地方向分压低的地方移动
    B. 弥散是指气体从分压低的地方向分压高的地方移动
    C. 麻醉气体弥散在麻醉诱导是从分压高的地方向分压低的地方移动,清醒时从分压低的地方向分压高的地方移动
    D. 麻醉气体弥散在麻醉诱导是从分压低的地方向分压高的地方移动,清醒时从分压高的地方向分压低的地方移动
    E. 以上叙述都不正确

73. 麻醉蒸发器安放位置现代采用最多的是
    A. 麻醉回路内
    B. 吸气阀旁
    C. 二氧化碳吸收器旁
    D. 麻醉机流量计与共同出口之间
    E. 共同出口与回路系统之间

74. 现代麻醉蒸发器温度补偿采用最多的方式是
    A. 利用高比热和热传导系数较高的金属作蒸发器
    B. 利用化学性的吸附热原理,安放吸附剂,提供热量
    C. 利用化学原理加入晶体溶解放热
    D. 采用热敏温度补偿阀门调节流量
    E. 安放电供热系统直接供热

75. 蒸发器产生泵吸作用的主要原因是
    A. 由于吸呼气流产生的间歇逆压的影响
    B. 由于外界大气压变化的影响
    C. 由于蒸发室温度变化的影响
    D. 由于麻醉药蒸发产生的压力的影响
    E. 由于患者呼气产生的二氧化碳的影响

76. 麻醉机"故障保险"系统的功能为
    A. 如果蒸发器中的上升气流存在泄漏,可预防低氧混合

B. 可作为O_2传感器,放置在流量计和和患者之间预防低氧混合

C. 是现代麻醉机流量计之间预防低氧混合的装置

D. 如果O_2供应失败,能够打开O_2池给麻醉机供应

E. 感应O_2压力,当O_2与N_2O混合气中O_2的比例下降时,可减少N_2O的供应预防低氧混合

77. 麻醉通气系统的主要指标是

A. 预知吸入的麻醉气体浓度

B. 预知吸入的氧浓度

C. 能有效的排尽二氧化碳

D. 能控制和监测肺通气量

E. 以上全部

78. 碱石灰与CO_2的化学反应式,哪项不对

A. $CO_2 + H_2O \rightarrow H_2CO_3$

B. $H_2CO_3 + 2NaOH \rightarrow Na_2CO_3 + 2H_2O + 热$

C. $H_2CO_3 + Ca(OH)_2 \rightarrow CaCO_3 + 2H_2O$

D. $Na_2CO_3 + 2Ca(OH)_2 \rightarrow 2NaOH + CaCO_3$

E. $CaCO_3 + 2NaOH \rightarrow Na_2CO_3 + Ca(OH)_2$

79. 下列哪项不是CO_2吸收系统的优点

A. CO_2排出完全

B. 吸入的温度和湿度最适宜

C. 显著节省麻醉药和氧

D. 成人和小孩都适用

E. 麻醉深浅易调节

80. 有关T形管的描述,哪项是错误的

A. 无效腔小

B. 呼吸阻力小

C. 在新鲜气流相当于分通量1.5~2倍的情况下,CO_2重复吸入少

D. 适合12岁以下小儿用

E. 麻醉气体易被空气稀释,麻醉不易加深

81. 下列压力单位换算,哪个不正确

A. 1atm=1bar

B. $1kg/cm^2 \approx 14.22PSI$

C. $1mPa \approx 10kg/cm^2$

D. $1bar \approx 14.7PSI$

E. $1atm \approx 1.5kg/cm^2$

82. 钠石灰的组成不含下列哪一种成分

A. $Ca(OH)_2$

B. NaOH和KOH

C. $Ba(OH)_2$

D. 甲基橙

E. 硅酸盐

83. 有关钡石灰成分的叙述,哪项错误

A. 是80%$Ca(OH)_2$和20%$Ba(OH)_2$的混合体

B. 质地硬,粉末少

C. 不需要加硅酸盐做粘合剂

D. 暴露于干燥环境种湿度变化比碱石灰稳定

E. 吸收二氧化碳的有效性为碱石灰的2倍

84. 下列哪项不是影响蒸发器输出的因素之一

A. 时间

B. 流量

C. 温度

D. 大气压

E. 后压力泵吸

85. 麻醉机安全装置不包括下列哪项

A. 压缩气筒颜色标志

B. 压力调节装置

C. 轴针指数安全系统(PISS)和阻拦活瓣

D. 低氧压自动切断装置

E. 各种压力、容量、浓度报警装置

86. 国际标准组织(ISO R32)对麻醉用压缩气筒外表的颜色标记,哪项错误

A. 氧气为白色

B. 氮气为黑色

C. 二氧化碳为灰色

D. 环丙烷为橘红色

E. 氧化亚氮为浅蓝色

87. 我国对麻醉用压缩气筒外表颜色标记,哪项错误

A. 氧气为浅蓝色

B. 氧化亚氮为银灰色

C. 二氧化碳为灰色

D. 氮气为黑色

E. 空气为黑色

88. 下列哪项**不是**碱石灰的常用指示剂

　　A. 酚酞

　　B. 溴甲酚蓝

　　C. 陶土黄

　　D. 甲基橙

　　E. 乙酯紫

89. 有关麻醉用气体储存于压缩气筒内的物理状态,哪项**错误**

　　A. 氧气为压缩气状态

　　B. 二氧化碳为液化气状态

　　C. 空气为压缩气状态

　　D. 环丙烷为压缩气状态

　　E. 氧化亚氮为压缩气状态

90. 有关Bain同轴环路装置的优点,哪项**错误**

　　A. 结构简单,重量轻,使用简便

　　B. 可取代循环紧闭装置,不需要导向活瓣及二氧化碳吸收器

　　C. 适用于任何年龄和任何手术,并可远离患者头部操做麻醉

　　D. 仅适用于自主呼吸存在的场合,不能借助外管呼出气的温度加温吸入气体

　　E. 可与废气清除阀连接,以排除全部废气

91. 有关同轴环路装置的叙述,哪项**错误**

　　A. 同轴环路装置又称双套管装置

　　B. 它是麦氏D型装置的改良型

　　C. 同轴环路装置可分为Bain和Lack两种类型

　　D. 同轴环路装置不能施行全身麻醉时的控制呼吸

　　E. Bain同轴环路装置在1972年由Bain描述

92. 下列哪项内容不是紧闭循环装置的组成部件

　　A. 新鲜气流入口,呼气和吸气导向活瓣

　　B. 吸气和呼气呼吸管

　　C. 面罩和气管导管

　　D. Y形三叉接管和逸气活瓣

　　E. 呼吸囊和二氧化碳吸收器(含碱石灰)

93. 有关麻醉废气的处理方法哪项**不可取**

　　A. 吸引排放法

　　B. 排入室内大气法

　　C. 冷却凝集法

　　D. 吸附装置法

　　E. 排入室外大气法

94. 贮气囊的作用**不包括**下列哪项

　　A. 可进行控制或辅助呼吸

　　B. 可使气体加温

　　C. 挤压呼吸囊可使萎缩肺膨胀

　　D. 缓冲和防止高压气体对肺的损伤

　　E. 便于观察患者呼吸频率、幅度和呼吸阻力

95. 麻醉机功能包括如下,**除外**

　　A. 预知血压

　　B. 有效排尽CO_2

　　C. 预知吸入氧浓度

　　D. 控制和监测肺通气量

　　E. 预知麻醉吸入气体浓度

96. 麻醉机的组成部分,**不包括**

　　A. 气体(氧气)流量系统

　　B. CO_2吸收系统

　　C. 气管通气导管

　　D. 呼吸控制、监测和报警系统

　　E. 通气回路(螺纹管、贮气囊、面罩)

97. 有关麻醉机中CO_2吸收装置描述正确的**除外**

　　A. CO_2吸收装置是循环紧闭麻醉机的必备设备

　　B. 装置中的碱石灰与CO_2发生化学反应清除CO_2

　　C. 装置中的碱石灰是氢氧化钠或氢氧化钡

　　D. 装置容积的大小,不小于成人潮气量

　　E. 不同型号麻醉机的CO_2吸收装置可以相互通用

98. 低流量麻醉机是指最低氧流量可达

　　A. 0.00~0.01L/min

　　B. 0.02~0.03L/min

　　C. 0.04~0.05L/min

　　D. 0.06~0.07L/min

　　E. 0.08~0.09L/min

99. 通气机的基本组成**除外**
    A. 动力系统
    B. 控制系统
    C. 通气源
    D. 呼吸气路
    E. 手控呼吸囊

100. 通气机工作的基本参数**除外**
    A. 每分通气量(V_E)
    B. 潮气量(V_t)
    C. 气道压(P)
    D. 通气频率(f)
    E. 通气呼吸比($I:E$)

101. 有关通气机分类的描述**错误**的是
    A. 按通气源和控制系统分气动气控、电动电控和气动电控通气机
    B. 按用途分类分急救、麻醉、呼吸治疗、小儿和高频通气机
    C. 按气流分类分恒流吸气、减流吸气、增流吸气和正弦吸气
    D. 按性质分类分定容和定压通气机
    E. 按产地分进口和国产通气机

102. 控制通气的呼吸自动切换方式**除外**
    A. 压力切换
    B. 随意切换
    C. 容量切换
    D. 时间切换
    E. 气流切换

103. 有关心脏除颤,说法**错误**的是
    A. 室颤是除颤的适应证
    B. 胸外除颤能量为200~300J
    C. 胸内除颤能量为20~50J
    D. 心室细颤的除颤效果优于粗颤
    E. 直流电除颤释放的能量比交流电大

104. 有关心脏起搏器的说法,**错误**的是
    A. 起搏器的特定频率脉冲电流引起心脏收缩
    B. 起搏导线多为铜丝,外裹硅胶或聚氨酯绝缘层
    C. 起搏器分临时起搏与永久起搏两种

    D. 心脏手术引起的房室传导阻滞常用临时起搏器
    E. 获得性完全房室传导阻滞要用永久性起搏器

105. 临床麻醉监测的基本项目**不包括**
    A. 血压
    B. 体温
    C. 心电图
    D. 脉搏氧饱和度
    E. 呼气末二氧化碳

106. 常用临床麻醉监测仪器**除外**
    A. 循环系统监测仪
    B. 呼吸系统监测仪
    C. 肌松监测仪
    D. 麻醉气体监测仪
    E. 颅内压监测仪

107. 有关麻醉监护仪功能的描述正确的是
    A. 麻醉气体监测项目不包括CO_2
    B. 旁流式通气监测可连续双向监测患者气道压波形
    C. 有创桡动脉直接测压精确度不如直接袖带测压
    D. BIS检测是测定麻醉深度的金标准
    E. 心脏手术体外转流时$ETCO_2$曲线维持正常

【A₂型题】

108. 一位58岁患者患有严重的呼吸短促和喘息。查体,该患者吸气呼气均有喘鸣。进一步评估显示近端气管明显受一肿物压迫。在气管受压部分的气流形式为
    A. 层流
    B. 孔状流
    C. 波状流
    D. 窄流
    E. 以上均不是

109. 在上述题中的患者,若给予70%氦加30%氧气代替100%氧气将会减小气流通过气管狭窄处的阻力,这是因为
    A. 氦气减小混合气体的黏度

B. 氦气减小混合气体的摩擦系数

C. 氦气减小混合气体的密度

D. 氦气减小混合气体的雷诺(Reynolds)系数

E. 以上均不是

110. 一位25岁平素体健的患者,在全麻下行腹股沟疝修补术,麻醉由异氟烷和50%氧化亚氮与氧气混合维持,行机械通气。突然,脉氧监测仪报警显示低氧饱和度,立即断开机械通气行人工辅助通气,氧饱和度迅速恢复正常。随后,检查麻醉设备,发现氧流量计中浮标未动。这可能表明

A. 氧化亚氮通过氧气流量计

B. 没有氧气通过氧气流量计

C. 通过流量计的氧气流量小于流量计的读数

D. 氧流量计浮标以上漏气

E. 氧流量计浮标以下漏气

111. 如果周一早上发现麻醉机在上个周末氧流量计未关闭,氧气以5L/min输出,那么在进行下一个麻醉前应该采取的最合理措施是

A. 诱导前关闭麻醉机30分钟

B. 把湿化器连接在呼出端

C. 避免用七氟烷

D. 更换二氧化碳吸收剂

E. 麻醉的第一个小时用100%的氧

112. 由1%恩氟烷、70%氧化亚氮和30%氧气组成混合气体给患者持续吸入30分钟,呼出气中恩氟烷的浓度为1%,此时关闭氧化亚氮,换为70%氮气与氧气、恩氟烷共同吸入,十分钟后,呼出气中恩氟烷浓度为2.3%,这种现象合理的解释为

A. 间歇性回复压力(泵效应)

B. 弥散性缺氧

C. 浓度效应

D. 在恩氟烷中的氧化亚氮溶解效应

E. 氧化亚氮与二氧化碳相似的质量电荷比效应

113. 全麻时第一分钟七氟烷从肺内吸收量为50ml。从第16到第36分钟之间肺吸收七氟烷的量是

A. 25ml

B. 50ml

C. 100ml

D. 200ml

E. 500ml

114. 一位38岁其他方面健康患者在全身麻醉下行右侧腹股沟疝修补术。在器械通气时,麻醉医师发现废气排除系统贮气囊在吸气时扩张。最可能的原因是

A. 呼吸机中压力释放阀门失调

B. 患者呼吸回路中压力释放阀门失调

C. 患者呼吸回路中吸气单向阀门失调

D. 患者呼吸回路中呼气单向阀门失调

E. 以上均不是;废气排除系统的贮气囊应在吸气时扩张

115. 内含空气的"E"型的压缩气罐压力表显示为900psi。以10L/min的速度,大约多久可以将气罐中的气体放完

A. 10分钟

B. 20分钟

C. 30分钟

D. 40分钟

E. 50分钟

116. 在给患者施行全身麻醉前,麻醉医师堵住呼吸回路患者端,通过氧气充气至贮气囊充盈,至回路内压力大约15至20cmH$_2$O,这样来检查麻醉机是否漏气。麻醉机在共用气体出口有一出气检测阀。然后氧流量逐渐减小直至压力不再上升。这种麻醉机可大致识别麻醉机的哪些组件的漏气

A. 单向呼出阀门

B. 单向吸入阀门

C. CO$_2$吸收器

D. 挥发罐

E. A + B + C

【B$_1$型题】

问题117~119

A. 半开放式麻醉

B. 半紧闭式麻醉

C. 紧闭式麻醉

D. 低流量紧闭麻醉

E. 开放式麻醉

117. 运用Jackson-Rees装置施行小儿麻醉属于

118. 环路中安装CO_2吸收装置,部分呼出气重复吸入属于

119. 手术室空气污染最小,O_2和吸入全身麻醉药耗量最少属于

问题120~122

A. PEEP

B. SIMV

C. PCV

D. CPAP

E. HFV

120. 对喉镜检查,气管和支气管手术及支气管胸膜瘘的患者易采取

121. 使患者从机械通气过渡到自主呼吸准备撤离呼吸机之前,采用

122. 在自主呼吸基础上呼吸机在吸气期和呼气期向气道内输送恒定正压,使整个呼吸周期保持正压的通气方式为

问题123~127

A. 灰色

B. 棕色

C. 白色

D. 橘红色

E. 浅蓝色

123. 氧气筒

124. 二氧化碳筒

125. 氮气筒

126. 氧化亚氮筒

127. 环丙烷筒

问题128~131

A. 无CO_2吸收装置,有部分呼出气被重吸入

B. 有或无CO_2吸收装置,呼出气有较多部分被重吸入

C. 无CO_2吸收装置,呼出气完全不被重吸入

D. 有CO_2吸收装置,呼出气部分被重吸入

E. 有CO_2吸收装置,呼出气CO_2被CO_2吸收器完全清除后,其余全部被重吸入

128. 开放式

129. 半开放式

130. 半紧闭式

131. 紧闭式

【C型题】

A. 氧化反应

B. 还原反应

C. 二者均有

D. 二者均无

132. 钠石灰与氧的反应为

133. 钠石灰吸收CO_2的反应为

134. 钡石灰吸收CO_2的反应为

【X型题】

135. 现代麻醉机的基本要求是

A. 气体流量准确

B. 供氧充足,排除CO_2完全

C. 无效腔小

D. 呼吸阻力低

E. 具有安全报警装置系统

136. 压缩气筒应达到的要求有

A. 全钢制成

B. 筒壁厚0.94cm

C. 有一定的膨胀性

D. 筒壁按规定颜色油漆

E. 具有制作准确的气筒阀门及轴针安全系统

137. 关于麻醉机流量计的叙述,正确的是

A. 转子式流量计其锥形浮标顶面平齐的刻度数为流量数值

B. 现代麻醉机的流量计多采用单管双刻度流量计

C. 不同麻醉机通过流量控制钮的气流压不同

D. N_2O流量玻璃管安装在O_2流量管的上气流位,为减少O_2流量管破裂时发生低氧的危险

E. 进气口可变型流量计,气流量值易受出气口气流阻力的影响

138. 关于CO_2吸收剂的叙述,正确的是

A. 以碱石灰最为常用,其主要活性成分为Ca(OH)$_2$

B. 碱石灰中的NaOH及KOH催化CO$_2$吸收反应

C. 碱石灰指示剂颜色变化,可粗略反映碱石灰的消耗程度

D. 现代麻醉机大罐碱石灰在使用过程中不需要每小时更换一次

E. 碱石灰的吸收效能可以从指示剂颜色的变化、温度变化及其颗粒的坚硬度等指标进行粗略评估

139. 关于麻醉呼吸器,下列叙述正确的是

　　A. 在麻醉过程中作机械通气时,O$_2$流量或混合气流量应升至2-3L/min

　　B. 直立型折叠囊多为呼气相折叠囊升开向上移动

　　C. 直立型折叠囊便于发现漏气,安全性较高

　　D. 吸入相的产生机制为囊外运行的驱动气挤压折叠囊将囊内气体挤入肺内

　　E. 通气环路发生脱管是机械通气中严重意外的主要原因之一

140. 麻醉机使用前的基本检查有

　　A. 气源,氧供输出压力在50~60psi,到麻醉机氧压减为45psi

　　B. 流量计测试

　　C. 导向活瓣功能状况

　　D. 麻醉机安全系统有无漏气

　　E. 通气活瓣及废气清除系统

141. 麻醉机的基本部分包括

　　A. 通气环路

　　B. 呼吸器

　　C. 供氧源

　　D. 压力表及减压装置

　　E. 蒸发器

142. 麻醉机的监测装置主要包括

　　A. 氧浓度分析仪

　　B. 潮气量及分通气量测定仪

　　C. 气道压力测定仪

　　D. 呼吸末O$_2$浓度测定仪

　　E. 麻醉气体浓度分析仪

143. 影响温度-流量补偿性蒸发器输出的主要因素有

　　A. 气流量

　　B. 麻醉药容量

　　C. 温度

　　D. 蒸发器容积

　　E. 后压力泵吸

144. 麻醉通气系统有哪些种类

　　A. 无重复吸入系统

　　B. 半紧闭法

　　C. T形管装置

　　D. 同轴环路装置

　　E. 紧闭法

145. T管的特点

　　A. 属于Mapleson E系统,无活瓣及贮气囊

　　B. 阻力及无效腔小

　　C. 排除CO$_2$效率高

　　D. 可控呼吸

　　E. 适用于新生儿、婴儿及5岁以下低体重幼儿

146. 低流量吸入麻醉的优点

　　A. 减少手术室的污染,节约吸入麻醉药

　　B. 增加对患者情况的了解

　　C. 保持湿度和温度

　　D. CO$_2$排除完全

　　E. 易于发现回路故障

147. 导管上的低压大容量套囊特点是

　　A. 注气后成圆柱状

　　B. 注气后成梭球形

　　C. 与气管接触面大

　　D. 套囊内气压需在25mmHg以上

　　E. 减轻对气管黏膜压迫所致缺血坏死

148. 以下哪些属于机械通气停机的指征

　　A. 自主呼吸频不高于25次/分

　　B. Vt大于6mL/kg

　　C. PaO$_2$<55mmHg(FiO$_2$=0.40)

　　D. PaO$_2$>70mmHg(FiO$_2$=0.40)

　　E. 最大吸气负压应高于25cmH$_2$O

149. 蒸发是液体的汽化现象,下列哪些方法可以加速蒸发
  A. 增加液体表面积
  B. 提高气压
  C. 增加表面气流
  D. 提高温度
  E. 提高气体湿度

150. 碱石灰失效的表现有
  A. 气道压增高
  B. 变色
  C. 变硬
  D. 患者出现CO_2蓄积的症状
  E. 吸收罐发热

151. 钠石灰在吸收CO_2时会发生下列哪些现象
  A. 生热
  B. 生水
  C. 产生酸性物质
  D. 产生碳酸钙
  E. 与氧化亚氮接触会产生有毒物质

152. 麻醉设备气路气密性的基本检查方法有
  A. 万用表检查法
  B. 正压法
  C. 流量计法
  D. 皂膜法
  E. 负压法

153. 射流是喷射形成的高速流体束,具有下列哪些特殊的物理性质
  A. 射流温度增加
  B. 卷吸射流周围的流体进入流管
  C. 质量流量降低
  D. 射流流速不随射流距离改变
  E. 倾向于附着在邻近的管壁上流动

154. F-V曲线是哪两个特性函数的复合曲线
  A. 流速函数
  B. 流率函数
  C. 容量函数
  D. 肺泡压函数
  E. 气道压函数

155. 低流量吸入麻醉的缺点是
  A. 须用合适的麻醉机
  B. 吸气浓度不易控制
  C. 不易保持温度与湿度
  D. 不易发现回路故障
  E. 回路内有麻醉气体以外的气体蓄积

156. 常用的通气模式有
  A. 控制通气
  B. 辅助/控制通气
  C. 间歇指令通气
  D. 压力支持通气
  E. 呼气末正压

157. 钠石灰的主要成分包括
  A. $Ca(OH)_2$
  B. $NaOH$或KOH
  C. 少量的硅酸盐
  D. $CaCO_3$
  E. 少量的指示剂

158. 对于影响蒸发器输出浓度的主要因素,叙述正确的是
  A. 温度变化是直接影响蒸发器输出浓度的重要因素
  B. 麻醉蒸发器的输出浓度与大气压的变化成反比关系
  C. 麻醉蒸发器的输出浓度与大气压的变化成正比关系
  D. 蒸发器输出口下游的间歇正压可以造成输出浓度的明显升高
  E. 蒸发器输出口下游的间歇正压可以造成输出浓度的明显降低

答　案

【A₁型题】

1. D	2. C	3. D	4. E	5. C	6. C	7. B	8. C	9. C	10. C
11. A	12. C	13. B	14. A	15. D	16. A	17. E	18. E	19. B	20. A
21. A	22. D	23. E	24. A	25. B	26. D	27. E	28. E	29. D	30. D
31. E	32. E	33. E	34. C	35. E	36. B	37. A	38. D	39. E	40. E
41. D	42. E	43. E	44. E	45. A	46. B	47. D	48. C	49. C	50. D
51. E	52. E	53. C	54. A	55. E	56. B	57. A	58. B	59. D	60. B
61. A	62. B	63. E	64. B	65. A	66. E	67. C	68. D	69. C	70. E
71. A	72. A	73. D	74. D	75. A	76. E	77. E	78. E	79. D	80. D
81. E	82. C	83. E	84. A	85. B	86. B	87. C	88. B	89. D	90. D
91. D	92. C	93. B	94. B	95. A	96. C	97. E	98. B	99. E	100. C
101. E	102. B	103. D	104. B	105. E	106. E	107. B			

【A₂型题】

108. B	109. C	110. B	111. D	112. D	113. C	114. A	115. C	116. D

【B₁型题】

117. A	118. B	119. D	120. E	121. B	122. D	123. C	124. A	125. B	126. E
127. D	128. C	129. A	130. B	131. E					

【C型题】

132. D	133. C	134. A

【X型题】

135. ABCDE	136. ABCDE	137. ABCDE	138. ABCDE	139. ABCDE	140. ABCDE
141. ABCDE	142. ABCDE	143. ACE	144. ABCDE	145. ABCDE	146. ABCE
147. ACE	148. ABDE	149. ACD	150. BCD	151. ABCD	152. BCDE
153. BE	154. BC	155. ADE	156. ABCDE	157. ABCE	158. ABD

（程明华　万燕杰）

第34章

气管、支气管插管术

【A₁型题】

1. 成人喉头的位置相当于颈椎
   A. $C_{1\sim3}$
   B. $C_{2\sim4}$
   C. $C_{3\sim5}$
   D. $C_{4\sim6}$
   E. $C_{5\sim7}$

2. 临床上最常见的气管导管标号是
   A. 法制（F）标号
   B. 内径（ID）标号
   C. 外径（ED）标号
   D. 长度（L）标号
   E. 以00-10 Magil专利号

3. 经鼻比经口气管插管深
   A. 1cm
   B. 2~3cm
   C. 4cm
   D. 5cm
   E. 6cm

4. 有关导管气囊充气，哪项正确
   A. 充气2~3ml
   B. 充气4~5ml
   C. 充气6~7ml
   D. 充气8~9ml
   E. 充气至吸气呼气刚好不漏气为准

5. 择期气管插管的绝对禁忌证是
   A. 急性喉头水肿
   B. 气管内肿瘤
   C. 凝血功能障碍
   D. 喉返神经麻痹
   E. 颅内高压

6. 强调全麻气管插管前给予抗胆碱药之目的哪项正确
   A. 镇静
   B. 提高痛阈
   C. 减少气管插管时气道分泌物过多
   D. 促进胃排空
   E. 扩张支气管

7. 经鼻气管插管前鼻腔滴入3%的麻黄碱的目的是
   A. 局部麻醉
   B. 润滑鼻腔
   C. 收缩鼻黏膜血管
   D. 预防麻醉诱导时低血压
   E. 预防感染

8. 插管气管内一次吸痰时间应限制在
   A. 2秒以内
   B. 5秒以内
   C. 10秒以内
   D. 20秒以内
   E. 30秒以内

9. 判断气管导管误入食管的最佳方法是
   A. SpO_2下降
   B. 手控通气阻力大
   C. 通气时腹部隆起
   D. 听诊
   E. $ETCO_2$曲线消失

10. 按Steward苏醒评分，患者须达哪项才能送回病房
    A. 1分
    B. 2分

C. 3分

D. 4分

E. 5分

11. 会厌的神经支配是

A. 舌咽神经

B. 迷走神经

C. 三叉神经

D. 副神经

E. 舌咽神经和迷走神经

12. 成年男性门齿到隆突的距离是

A. 10~14cm

B. 15~18cm

C. 19~22cm

D. 23~27cm

E. 28~32cm

13. 气管插管术之关键是

A. 吸入纯氧,过度通气

B. 应用足量肌肉松弛剂

C. 消除气管插反应

D. 避免牙齿和气道损伤

E. 显露声门

14. 下列哪项提示气管导管误入食管

A. 导管端口有温热气流呼出

B. 能听到呼吸气流声

C. 两肺呼吸音均匀一致

D. 挤压气囊时两侧胸廓同时均匀抬起

E. 挤压气囊时腹部隆起

15. 经鼻气管插管时正确的插入方向是

A. 向头顶方向插入

B. 向鼻根部插入

C. 保持水平方向插入

D. 与面部垂直方向插入

E. 向对侧倾斜10° 插入

16. 小儿气道最狭窄的部位在

A. 声门

B. 环状软骨

C. 咽腔

D. 甲状软骨

E. 鼻腔

17. 成人气管长度约为

A. 10~14cm

B. 28~32cm

C. 10~18cm

D. 15~18cm

E. 5~8cm

18. 右主支气管与气管中轴延长线的夹角约为

A. 25~30°

B. 40~50°

C. 65~80°

D. 30~45°

E. 10~20°

19. 右肺上叶的支气管开口距气管隆嵴的距离约为

A. 1.5~2cm

B. 4~5cm

C. 3~4cm

D. 2~3cm

E. 5~6cm

20. 鼻咽通气管禁忌用于

A. 凝血机制异常

B. 颅底骨折

C. 鼻咽腔感染

D. 鼻中隔偏移解剖畸形

E. 以上都是

21. 鼻咽通气管的插入长度一般可按下列哪种方法推算

A. 鼻尖至外耳道的距离

B. 门齿到甲状软骨的距离

C. 门齿到外耳道的距离

D. 鼻尖到喉头距离

E. 下颌骨水平段距离

22. 6岁以下的小儿需采用无套囊气管导管,以增加使用安全性,这与下列哪个因素有关

A. 小儿气道狭窄部在环状软骨处

B. 小儿气管较细

C. 避免套囊对气管黏膜的压迫

D. 小儿气管较短

E. 小儿气管黏膜毛细血管灌注压较低

23. 通气导管设置充气套囊的目的是
   A. 为施行控制呼吸或辅助呼吸提供气道无漏气的条件
   B. 防止呕吐物等沿气管导管与气管壁之间的缝隙流入下呼吸道（误吸）
   C. 防止吸入麻醉气体从麻醉通气系统外逸，维持麻醉平稳
   D. 在胸科手术时实施肺隔离技术
   E. 以上都是

24. 气管导管通过声门进入气管的深度，成人一般为
   A. 4cm
   B. 7cm
   C. 8cm
   D. 10cm
   E. 13cm

25. 保证清醒插管成功的最重要关键是
   A. 全面完善的咽喉气管内表面麻醉
   B. 选择合适的气管导管
   C. 做好患者的解释工作
   D. 充分给氧
   E. 维持气道的正常反射

26. 为暴露声门，置入喉镜的着力点在
   A. 上门齿
   B. 舌根会厌之间的脂肪组织
   C. 下门齿
   D. 舌体
   E. 硬腭

27. 管理喉外肌和环甲肌运动的唯一神经是
   A. 喉返神经
   B. 喉上神经
   C. 迷走神经
   D. 舌咽神经
   E. 三叉神经

28. 对于上呼吸道梗阻的患者插入口咽或鼻咽通

气管的作用是
   A. 使舌根与咽后壁分隔开，从而恢复呼吸道通畅
   B. 避免出现喉痉挛
   C. 防止恶心、呕吐
   D. 避免患者咬伤舌头
   E. 防止损伤气道

29. 气管导管套囊的充气量应是控制囊内压不超过
   A. 30mmHg
   B. 40mmHg
   C. 35mmHg
   D. 10mmHg
   E. 45mmHg

30. F39卡伦双腔导管（Carlen DLT）其内径相当于
   A. 5.0mm
   B. 5.5mm
   C. 6.0mm
   D. 4.5mm
   E. 6.5mm

31. 成人正常最大张口时，上下门齿间距相当于
   A. 3指宽
   B. 2指宽
   C. 4指宽
   D. 5指宽
   E. 1指宽

32. 6岁以内小儿气管导管内径的选择，可利用哪个公式做出初步估计
   A. 年龄/4 + 4
   B. 体重/4 + 4
   C. 身高/10 + 2
   D. 年龄/2 + 12
   E. 年龄/5 + 3

33. 在使用喉镜前强调常规应用面罩施行纯氧吸入"去氮"，目的**不包括**哪项
   A. 提高体内氧的储备量和肺内氧浓度
   B. 纠正潜在的低氧血症
   C. 缓冲插管无通气期的缺氧

D. 延长插管期呼吸停止的时限

E. 维持气道保护性反射

34. 根据实践经验,经右鼻孔盲探气管内插管时,患者头部处于下列哪个位置时便于操作

A. 头部宜偏右斜

B. 头部宜偏左斜

C. 头部宜后仰

D. 头部宜前屈

E. 头部宜处于水平位

35. 对于鼾症患者在全麻下行手术治疗,麻醉结束拔除气管导管前必须具备的条件下列哪项是**错误的**

A. 拔管前必须先吸尽残留于口、鼻、咽喉和气管内分泌物

B. 肌肉松弛药的残余作用已被满意逆转

C. 麻醉性镇痛药的呼吸抑制作用已消失

D. 咳嗽、吞咽反射活跃,自主呼吸气体交换量恢复正常

E. 可在患者处于较深麻醉下拔管以减轻拔管时应激反应

36. 气管插管时最常见的心血管反应是

A. 血压生高,心率增快

B. 血压生高,心率减慢

C. 血压降低,心率增快

D. 血压降低,心率增快

E. 血压正常,心率增快

37. 颌面外伤者选用经鼻气管插管前应排除有

A. 牙齿松动

B. 下颌关节脱位

C. 下颌骨骨折

D. 颅底骨折

E. 舌外伤

38. 甲状腺巨大肿块,术前X线证实有气管压迫,麻醉应选择

A. 局部麻醉加镇静

B. 神经安定镇痛

C. 高位硬膜外

D. 气管内麻醉

E. 颈丛神经阻滞

【A₂型题】

39. 患者,女,因胸骨后甲状腺肿拟在全身麻醉下行甲状腺肿切除术,术前实验室检查基本正常,X线片显示气管受压移位严重。麻醉诱导选择

A. 琥珀胆碱快诱导气管插管

B. 气管造口插管

C. 表面麻醉清醒气管插管

D. 逆行气管插管

E. 置入喉罩

40. 患者,男,43岁,因右上肺肿瘤拟在全麻下行右上肺叶切除术,顺利插入左侧Robertshaw DLT,听诊时左下肺呼吸音清晰、而左上肺无呼吸音,如右支气管通气时则气道阻力大,此时管的位置

A. 正确

B. 过深

C. 偏浅

D. 插入右侧

E. 插入食管

【A₄型题】

问题41~50

患者48岁,男性,体重86kg,因患右支气管扩张咯血,拟于次日在全麻下行右肺叶全切除术。术前有关实验室检查如下:血常规正常;生化报告正常;ECG为窦性心律。

41. 该患者术前还需要做哪些必要的检查

A. X-胸片

B. 肺功能测定

C. 动脉血气分析

D. 胸部CT

E. 以上都是

42. 若该患者行憋气试验,多长时间提示肺功能基本正常

A. >30秒

B. >10秒

C. >20秒

D. >25秒

E. >60秒

43. 该患者麻醉气管插管应选择何种类型的导管
    A. 右双腔支气管导管
    B. 左双腔支气管导管
    C. 普通气管导管
    D. 螺旋丝增强型气管导管
    E. 喉罩

44. 插管后摆体位侧卧位时要注意
    A. 保持循环稳定
    B. 保持呼吸道通畅
    C. 保持头颈部与胸廓之间位置不变
    D. 维持麻醉深度
    E. 清除呼吸道分泌物

45. 如果选用的是插入右侧DLT,最担心的问题是
    A. 插管困难
    B. 右上肺开口对位困难
    C. 损伤大
    D. 术中需要退管
    E. 单肺通气不能维持

46. DLT最准确的对位方法是
    A. 听诊法
    B. 根据气道压力
    C. 根据插管深度
    D. 纤维支气管镜
    E. 根据身高

47. 麻醉结束后拔除气管导管时,**错误的**是
    A. 意识恢复
    B. 能维持良好的自主呼吸
    C. 呼吸道防御反射恢复
    D. 气道分泌物清理干净
    E. 深麻醉状态下拔管

48. 如果拔除气管导管后该患者出现呼吸困难,并出现喉鸣音,你首先考虑可能的原因是
    A. 发生了喉痉挛
    B. 气管塌陷
    C. 舌根后坠
    D. 发生误吸
    E. 气管异物

49. 假如是喉痉挛,此时应采取的措施
    A. 咽喉部吸引,清除分泌物
    B. 立即行气管切开
    C. 托起下颌并用面罩加压供氧
    D. 立即静脉注入琥珀胆碱行气管插管
    E. 立即环甲膜穿刺

50. 如何预防上述术毕拔管后的症状
    A. 充分氧合储备后拔管
    B. 没有二氧化碳蓄积
    C. 双腔支气管先退至主气管,通气1分钟以上再拔管
    D. 使用注药型导管,在拔管前先注射表面麻醉药或边拔边注射
    E. 以上均是

【B₁型题】

问题51~55
    A. 经鼻盲探气管插管
    B. 清醒气管插管
    C. 右侧支气管插管
    D. 经气管造口插管
    E. 左侧支气管插管

51. 气管不全梗阻宜选
52. Ⅲ度张口困难宜选
53. 巨大咽后壁脓肿宜选
54. 右侧支气管肿瘤宜选
55. 左上肺袖式切除宜选

问题56~59
    A. 13~15cm
    B. 10~12cm
    C. 28~32cm
    D. 28~33cm
    E. 2cm

56. 门齿→声门
57. 环状软骨→隆嵴(气管)
58. 门齿→隆嵴
59. 右总支气管

【C型题】

    A. 声音嘶哑
    B. 窒息

C. 两者均有

D. 两者均无

60. 喉上神经阻滞或损伤

61. 单侧喉返神经阻滞或损伤

62. 双侧后返神经能阻滞或损伤

63. 舌咽神经阻滞

【X型题】

64. 对喉痉挛的处理是

　A. 解除刺激源

　B. 提下颌向前向上位

　C. 用纯氧气道正压通气

　D. 静脉注射琥珀胆碱

　E. 反复吸引咽喉部痰液

65. 小儿喉头解剖特点

　A. 喉头位置比成人高

　B. 新生儿的会厌较宽、僵硬呈U状或V状

　C. 环状软骨是整个上气道中最狭窄的部位

　D. 在婴儿构状软骨的声带突占声带全长的1/2,声带突向喉腔内倾斜

　E. 小儿声门下淋巴组织丰富,容易发生声门及声门下水肿

66. 必需待患者完全清醒方可拔除气管导管的患者包括

　A. 麻醉仍深,咳嗽、吞咽反射尚未恢复,呼吸交换量尚未满意恢复

　B. 循环系统功能尚不稳定

　C. 估计在拔管后无法用麻醉面罩呼吸囊施行有效辅助呼吸者

　D. 手术涉及呼吸道而患者咽喉反射尚未满意恢复

　E. 饱胃患者

67. 清醒气管插管的适应证包括

　A. 估计在全身麻醉诱导期间有误吸胃内容物危险者

　B. 气道不全梗阻

　C. 患者的咽、喉、颈或纵隔存在病理情况,估计在全麻诱导或面罩通气时会发生困难者

　D. 启口障碍、颞下颌关节强直等

　E. 上呼吸道先天性畸形

68. 气管插管成功的机械指征

　A. 导管外端有温热气流呼出

　B. 能听到呼吸气流声

　C. 两肺呼吸音左、右、上、下均匀一致

　D. 挤压贮气囊两侧胸廓同时均匀抬起

　E. 上腹部膨隆

69. 气管插管的适应证包括

　A. 急性喉炎

　B. 胸腔和心血管手术

　C. 俯卧或坐位等特殊体位的全麻手术

　D. 湿肺全麻手术

　E. 呼吸道难以保持通畅的患者

70. 气管插管的优点包括

　A. 可有效保持呼吸道通畅,便于清除气管支气管系分泌物

　B. 对呼吸功能不全或喉反射不健全患者,可有效施行辅助呼吸或控制呼吸

　C. 对胸腔内手术患者或需要呼吸治疗患者,可按需施行各类正压通气

　D. 允许手术者将患者安置在任何体位患者不致产生过分的通气障碍

　E. 允许麻醉科医师远离患者继续有效操做麻醉与通气

71. 经鼻插管的禁忌证包括

　A. 颅底骨折

　B. 凝血功能障碍

　C. 菌血症倾向(如心脏置换或瓣膜病)等患者

　D. 肥胖患者

　E. 张口困难的患者

72. 需等待患者完全清醒方能拔管的患者包括

　A. 手术涉及呼吸道而患者咽喉反射尚未满意恢复

　B. 饱胃患者

　C. 麻醉仍深,吞咽反射尚未恢复的患者

　D. 合并有高血压冠心病的患者

　E. 对颌、面、鼻腔手术涉及呼吸道者

73. 拔除气管导管时要做到的是

　A. 气管内吸引的前和后,应常规吸氧

B. 必须采用无菌吸引管,注意无菌操作

C. 一旦患者出现持续呛咳和发绀时,应继续吸引到吸引干净

D. 拔出导管前先将套囊放气

E. 对于可能出现呼吸道梗阻的患者要做好再次插管的准备

74. 为减轻插管时的应激反应,可采取的措施包括

A. 采取较浅的麻醉深度

B. 尽量缩短喉镜操作时间

C. 结合气管内喷雾局麻药

D. 应用药物性预防措施

E. 喉镜插管前施行几次过度通气以增加氧合

75. 对已经进入静脉快速诱导状态而又遇到插管困难的患者,反复试行插管而屡遭失败时应采取的措施包括

A. 原则上应终止插管,改期手术

B. 严密监测ECG、血压、SpO_2和$ETCO_2$

C. 用面罩维持人工有效通气,等待自主呼吸完全恢复

D. 坚持次插管直至成功

E. 置入喉罩进行通气和麻醉

76. 气管拔管的并发症有

A. 呛咳

B. 误吸

C. 喉痉挛

D. 声带损伤

E. 心血管反应

77. 气管插管参考的上呼吸道三条轴线是

A. 鼻轴线

B. 咽轴线

C. 口轴线

D. 喉轴线

E. 气管轴线

78. Robertshaw双腔导管的特点包括

A. 不设置隆突钩,有利于导管插入

B. 管腔比较大,可降低气流阻力和方便于支

气管内吸引

C. 利于全肺切除术或靠近隆突部位的手术操作

D. 右侧型管前端的套囊中间也带有裂隙,以保证右肺上叶通气

E. F28管只有右侧型管

79. 对于插管困难患者的拔管应注意的内容包括

A. 对待插管困难患者的拔管,必须持十分慎重的态度

B. 首先吸除口、咽、鼻、气管导管和胃管内的分泌物和内容物

C. 等待患者的意识、自主呼吸完全恢复,逐步渐进,随时能做到主动控制气道

D. 经气管导管置入纤维光束支气管镜,逐步退管,必要时可重新置入气管导管

E. 对困难插管病例手术后,必须随访患者2~3天

80. 某患者双侧鼻腔长满鼻息肉,全麻插管诱导,你要注意的有

A. 非此类患者,全麻诱导通气主要是通过鼻道

B. 此类患者通气靠经口腔通气

C. 准备好口咽通气管

D. 一旦自主呼吸抑制,前移并向上托起下颌露出口腔,紧扣面罩通气

E. 一旦自主呼吸抑制,立即置入口咽通气管,紧扣面罩通气

81. 气管插管是的心血管反应,激素水平升高的有

A. ACTH

B. 肾上腺素

C. 去甲肾上腺素

D. 心钠素

E. 胰岛素

82. 有助于减轻气管插管心血管不良反应的方法有

A. 咽喉气管内表面麻醉

B. 麻醉性镇痛药

C. 喉上神经阻滞

D. 右美托咪定、可乐定

E. 动作轻柔、尽快插管成功

答　案

【A₁型题】

1. D	2. B	3. B	4. E	5. A	6. C	7. C	8. D	9. E	10. D
11. E	12. E	13. E	14. E	15. D	16. B	17. A	18. A	19. A	20. E
21. A	22. A	23. E	24. B	25. A	26. B	27. B	28. A	29. A	30. C
31. A	32. B	33. E	34. A	35. E	36. A	37. D	38. D		

【A₂型题】

39. C　40. B

【A₄型题】

41. E	42. A	43. B	44. C	45. B	46. D	47. E	48. A	49. C	50. E

【B₁型题】

51. B	52. A	53. D	54. E	55. C	56. A	57. B	58. C	59. E

【C型题】

60. A　61. A　62. C　63. D

【X型题】

64. ABCD	65. ABCDE	66. ABCDE	67. ABCDE	68. ABCD	69. BCDE
70. ABCDE	71. ABC	72. ABCE	73. ABDE	74. BCDE	75. ABCE
76. ABCDE	77. BCD	78. ABCD	79. ABCDE	80. ABCDE	81. ABCD
82. ABCDE					

（万　里　张传汉）

第35章

喉罩及其临床应用

1. 关于喉罩你认为下列哪项是正确的
   A. 目前喉罩大多为一次性使用
   B. 由一个较短的气管导管样管子和膨大的罩组成
   C. 前端膨大处是充气囊
   D. 充气的气囊罩能扣住喉部开口
   E. 上述全部

2. 喉罩导管前端的斜面开口方向朝
   A. 后
   B. 前
   C. 左
   D. 右
   E. 下，即无斜面

3. 正确插入LMA的方法是
   A. 开口向后，插入过程中旋转180°
   B. 开口向前，插入过程中旋转180°
   C. 开口向后，插入过程中旋转90°
   D. 开口向左，插入过程中旋转90°
   E. 开口向右，插入过程中旋转90°

4. 目前多数型喉罩
   A. 跟第一代喉罩置入方法一样
   B. 不需要旋转直接插入
   C. 必须充满气再插入
   D. 充气越多越不会漏气
   E. 有牙无牙对用喉罩没区别

5. 喉罩较早在哪个国家应用较多
   A. 美国
   B. 英国
   C. 日本
   D. 中国
   E. 德国

6. 喉罩插入后密封不良的原因是
   A. 插入过深
   B. 插入过浅
   C. 气囊充气过少
   D. 气囊充气过多
   E. 上述A~D

7. 喉罩的绝对适应证是
   A. 气管插管困难患者
   B. 咽反射强烈患者
   C. 饱胃患者
   D. 小口畸形患者
   E. 需要全麻醉手术患者

8. 在国外杂志上，LMA最早出现于
   A. Anesthesiology，1981
   B. Anaesthesia，1982
   C. Br J of Anaesth，1983
   D. Anesth Analg，1984
   E. Can J Anaesth，1985

9. 国内最早介绍LMA的杂志是
   A. 中华外科学杂志，1983
   B. 中华麻醉学杂志，1984
   C. 国外医学.麻醉学与复苏，1985
   D. 中国医疗器械杂志，1987
   E. 临床麻醉学杂志，1987

10. 喉罩应用最多的场合是
    A. 儿童全麻时
    B. 椎管内麻醉时
    C. 成人全麻时

D. 局麻时

E. 基础麻醉时

11. 通常情况下,喉罩的通气密封压是

　　A. 45~55cmH₂O

　　B. 35~40cmH₂O

　　C. 25~30cmH₂O

　　D. 15~20cmH₂O

　　E. 5~10cmH₂O

12. LMA 2号喉罩适用于

　　A. 学龄前儿童

　　B. 8~12个月儿童

　　C. 3个月~2岁儿童

　　D. 青少年

　　E. 成人

13. 一般成人用的最多的喉罩是

　　A. 2号

　　B. 4号

　　C. 1号

　　D. 5号

　　E. 3号

14. 下列哪项适用于以喉罩通气

　　A. 呼吸心搏骤停的患者

　　B. 可能发生呕吐的患者

　　C. 气管肿瘤的患者

　　D. 喉痉挛的患者

　　E. 气管软化的患者

15. 下列哪项适用于以喉罩通气

　　A. 饱胃的急诊患者

　　B. 广泛和重度外伤的患者

　　C. 头面部烧伤的患者

　　D. 腹部外伤的患者

　　E. 服药中毒的患者

16. 下列哪项表明喉罩置入位置**不正常**

　　A. 密封罩充气后,喉罩会退出少许

　　B. 插至咽喉部有阻力感时,喉结向前移动

　　C. 加压通气时,气流通畅,胸部听到清晰呼吸音

　　D. 喉结两侧听不到管状呼吸音

E. 自发呼吸时,贮气囊有正常的膨缩

17. 下列哪项**不适用**喉罩通气

　　A. 眼科浅表手术

　　B. 纤维支气管镜检

　　C. 肠梗阻急腹症

　　D. 小儿扁桃体摘除术

　　E. 急救复苏

18. 下列有关喉罩的应用哪项**错误**

　　A. 准备型号合适的喉罩

　　B. 置入喉罩前应给予表面麻醉或施全麻

　　C. 置入喉罩后即行密封罩充气

　　D. 听诊双肺呼吸音,观察胸廓起伏

　　E. 气道阻力很大时,应托起下颌加压通气

19. 下列有哪项**不属**喉罩的并发症

　　A. 喉痉挛

　　B. 反流和误吸

　　C. 呼吸道梗阻

　　D. 呼吸停止

　　E. 术后咽喉痛

20. 下列有关喉罩通气的处理,**错误的**是

　　A. 使用前检查密封罩是否漏气

　　B. 置入喉罩时,可叫助手拖起下颌等

　　C. 对缺牙者使用牙垫一起固定可防止移位

　　D. 尽量采用高压力通气,以保证足够通气量

　　E. 患者在指令下能张口,方可拔除喉罩

21. 下列关于喉罩使用**错误的**是

　　A. 严重肥胖或肺顺应性降低的患者应列为禁忌

　　B. 有潜在呼吸道梗阻的患者禁忌

　　C. 需要特殊手术体位如俯卧位患者,可以使用

　　D. 过小常致插入过深,造成通气不良;过大不易到位,容易漏气

　　E. 使用前应常规检查罩周套囊是否漏气

22. 人工气道**除外**

　　A. 面罩

　　B. 喉罩

　　C. 气管内导管

　　D. 支气管内导管

E. 纤维支气管镜

23. 声门外通气装置**除外**
    A. 喉罩
    B. 面罩
    C. 气管导管
    D. 口咽通气道
    E. 食管气管联合导管

24. 有关气道管理设备的描述,正确的是
    A. 喉罩置入引起的心血管反应大于气管插管
    B. 气管插管借助管芯并不提高成功率
    C. Macintosh喉镜片使用率不高
    D. 气管导管套囊充气压力不宜大于25mmHg
    E. 双腔气管插管对位借助纤维支气管镜无效

【A₄型题】

问题25~28

患者女性,69岁,53kg,拟行眼眶肿瘤切除术,需要全麻,准备术中行喉罩通气。

25. 术前检查哪项对麻醉意义最大
    A. 查体温
    B. 尿液分析
    C. 咽喉检查
    D. 脑电图检查
    E. 血液流变学检查

26. 选择哪号喉罩合适
    A. 1号
    B. 2号
    C. 3号
    D. 4号
    E. 5号

27. 喉罩插入后,通气阻力很大如何处理
    A. 增加潮气量,克服气道阻力
    B. 更换小一号喉罩
    C. 更换大一号喉罩
    D. 拔出喉罩重新插入
    E. 旋转喉罩管,调整喉罩位置

28. 该患者手术,喉罩通气麻醉,下面哪句话表达**不妥**

A. 手术部位离喉罩近,给麻醉的呼吸道管理增添了风险
B. 要适当增加阿托品量控制分泌物
C. 该手术气道管理首选喉罩
D. 该手术气道管理首选气管插管
E. 术中避免自主呼吸出现

【X型题】

29. LMA(喉罩通气道,简称喉罩),下述正确的有
    A. 是第一个由Archie Brain医生在1981年发明的声门外通气设备
    B. 罩是由套囊、指示仪和注气导管构成,通过注气导管可以向套囊内注气并监测其套囊内压
    C. 在通气导管与通气罩的连接处有两条栅栏,用于防止会厌阻塞通气管腔
    D. 常用于全麻中、手术室外的呼吸道管理和气管插管困难和失败时使用
    E. 是困难气道协会将其列为呼吸道管理的方法之一

30. 喉罩的优势有
    A. 置入和拔出时对患者血流动力学和眼内压的影响远比气管插管和拔管时小
    B. 苏醒期间,LMA刺激患者引起咳嗽、呛咳比气管导管小
    C. 对患者喉、气道黏膜纤毛的功能影响比气管导管小
    D. 能在麻醉诱导后的60秒内不需要使用肌松剂和喉镜下置入
    E. 消除手握面罩通气而引起的手腕疲乏、面罩所致的眼和面神经损伤

31. 喉罩使用的适应证包括
    A. 颈椎不稳定患者
    B. 呼吸道出血的患者
    C. 急救复苏(CRP)插管困难时
    D. 不需要肌肉松弛的体表手术全麻
    E. 饱食、腹内压过高的患者

32. LMA绝对**禁忌证**有哪几项
    A. 饭后患者
    B. 机械通气吸气压超过25cmH₂O者

C. 上呼吸道有出血者

D. 高危反流和误吸者

E. 咽喉有病变者

33. 与喉罩插入困难有关因素有

    A. 高喉头

    B. 扁桃体炎

    C. 舌头过大

    D. 尖下颌

    E. 头后仰困难

34. 使用喉罩的并发症有

    A. 胃内容物反流误吸

B. 口咽腔分泌物过多

C. 定位不当引起的胃扩张

D. 套囊内如超过咽部组织的毛细血管灌注压会引起局部压迫损伤

E. 已有报道引起舌下神经和双侧喉返神经麻痹

35. 目前临床使用喉罩的种类包括

    A. ProSeal喉罩

    B. 插管型喉罩

    C. Supreme喉罩

    D. SLIPA喉罩

    E. Aura(可弯曲)和Aura(直弧形)喉罩

答　案

【A₁型题】

1. E	2. B	3. A	4. B	5. B	6. E	7. A	8. C	9. D	10. C
11. D	12. C	13. B	14. A	15. C	16. D	17. C	18. E	19. D	20. D
21. C	22. E	23. C	24. D						

【A₄型题】

25. C　　26. C　　27. D　　28. C

【X型题】

29. ABCDE　　30. ABCDE　　31. ACD　　32. BCDE　　33. BC　　34. ABCDE

35. ABCDE

（夏　瑞　傅润乔）

第36章

全 麻 技 术

【A₁型题】

1. 静脉麻醉药的中央室容积(V₁)、峰效应时分布容积($V_{d,峰效应}$)和稳态分布容积(V_{dss})三者的关系是
   A. $V_1 > V_{d,峰效应} > V_{dss}$
   B. $V_1 > V_{dss} > V_{d,峰效应}$
   C. $V_{dss} > V_{d,峰效应} > V_1$
   D. $V_{dss} > V_1 > V_{d,峰效应}$
   E. $V_{d,峰效应} > V_{dss} > V_1$

2. 分次注入麻醉药物的的**缺点**是
   A. 迅速达到适宜的麻醉深度
   B. 多用于麻醉诱导和维持
   C. 也可用于短小手术
   D. 操作简便
   E. 麻醉深浅容易波动

3. 静脉麻醉诱导,插管时出现高血压,插管后血低血压,最可能的原因是
   A. 气管插管产生的刺激大于普通手术刺激
   B. 患者心血管功能不全
   C. 老年患者
   D. 未在药物作用的峰浓度行插管操作
   E. 麻醉药物的用量不足

4. 芬太尼的封顶效应浓度是
   A. 1~2ng/ml
   B. 3~4ng/ml
   C. 5~6ng/ml
   D. 7~8ng/ml
   E. 9~10ng/ml

5. 在生命体征稳定的前提下,完善的麻醉需要达到四个目的,**除外**
   A. 意识消失

B. 镇痛完全
C. 肌松松弛
D. 自主神经反射抑制
E. 患者恢复迅速

6. 为达到完善的麻醉,又能使患者最快的恢复,全凭静脉麻醉联合用药时应根据药代学动力学的哪项指标调节
   A. 吸收半衰期
   B. 分布半衰期
   C. 消除半衰期
   D. 峰效应时分布容积
   E. 持续输注即时半衰期

7. 常用静脉麻醉药按等效剂量单次注射后,患者恢复由快到慢的顺序是
   A. 丙泊酚、依托咪酯、硫喷妥钠、咪达唑仑、氯胺酮
   B. 丙泊酚、硫喷妥钠、咪达唑仑、氯胺酮、依托咪酯
   C. 氯胺酮、丙泊酚、咪达唑仑、依托咪酯、硫喷妥钠
   D. 依托咪酯、丙泊酚、硫喷妥钠、咪达唑仑、氯胺酮
   E. 硫喷妥钠、依托咪酯、丙泊酚、氯胺酮、咪达唑仑

8. 有关时间常数相关的概念,正确的叙述是
   A. 新鲜气流量越大、麻醉药血/气分配系数越大、组织摄取量越少,时间常数越小
   B. 新鲜气流量越大、麻醉药血/气分配系数越小、组织摄取量越大,时间常数越小
   C. 新鲜气流量越小、麻醉药血/气分配系数越小、组织摄取量越少,时间常数越小
   D. 新鲜气流量越大、麻醉药血/气分配系数越

大、组织摄取量越大,时间常数越小

E. 新鲜气流量越大、麻醉药血/气分配系数越小、组织摄取量越少,时间常数越小

9. 低流量麻醉的新鲜气流量为

A. <3L

B. <2L

C. <1L

D. <0.5L

E. 0.2~0.25L

10. 低流量麻醉对系统的密闭性要求较高,内部压力为20cmH₂O时,一般气体的泄漏应小于

A. 50mL

B. 100mL

C. 150mL

D. 200mL

E. 250mL

11. 低流量麻醉最引人关注的问题是

A. 低氧

B. 二氧化碳蓄积

C. 吸入麻醉药的意外超量

D. 新鲜气流

E. 回路内压力

12. MAC常用来判断吸入麻醉的麻醉深度,相当于95%有效剂量的MAC是

A. 1.0MAC

B. 1.3MAC

C. 1.5MAC

D. 1.8MAC

E. 2.2MAC

13. 吸入麻醉药诱导麻醉不宜用于

A. 小儿

B. 老年人

C. 女性

D. 肾功能障碍者

E. 嗜酒、体格强壮者

14. 吸入麻醉浓度降低到多少时,95%的患者能够按照指令睁眼

A. 0.1MAC

B. 0.2MAC

C. 0.3MAC

D. 0.4MAC

E. 0.5MAC

15. 关于效应室的叙述**错误的**是

A. 药物作用的效应部位

B. 其表观药物浓度与药物效应平行

C. 药物进出效应室不影响血浆浓度浓度

D. 效应室消除速率常数越大,单次注射后药物达到峰值的时间越短,反之亦然

E. 效应室浓度是可以测定的

16. 静脉麻醉药较长时间输注时,停药后血药浓度下降与下列哪项**无关**

A. 血浆蛋白结合率

B. 分布半衰期

C. 消除半衰期

D. 周边室的大小

E. 静脉输注即时半衰期

17. 吸入麻醉药的排除

A. 大部分以原形经肺排除

B. 大部分从肾脏以原形排除

C. 大部分经肾脏代谢排除

D. 大部分经肝脏代谢排除

E. 大部分被体内的酶分解

18. 50%患者意识消失的丙泊酚浓度是

A. 1.5μg/ml

B. 2.4μg/ml

C. 3.4μg/ml

D. 4.4μg/ml

E. 5.7μg/ml

19. 洗出吸入性麻醉药时,最好注射哪种药物以增加患者对气管导管的耐受

A. 丙泊酚

B. 依托咪酯

C. 硫喷妥钠

D. 氯胺酮

E. 芬太尼

【X型题】

20. 靶控输注(TCI)系统的缺点包括
    A. 系统药代学参数和患者药代学不匹配
    B. 尚无技术实时监测药物浓度进行误差纠正
    C. 注射泵的流量误差
    D. 药代学模型本身存在局限性
    E. 计算机运算的精确度

21. TCI系统的评价指标包括
    A. 执行误差的百分数(%PE)
    B. 偏倚(bias)
    C. 精确度(precision)
    D. 分散度(divergence)
    E. 摆动(wobble)

22. 有关效应室的概念正确的有
    A. 药物作用的效应部位
    B. 其表观药物浓度与药物效应平行
    C. 药物进出效应室同样会影响血浆浓度浓度
    D. 效应室消除速率常数越大,单次注射后药物达到峰值的时间越短,反之亦然
    E. 效应室消除速率常数越大,单次注射后药物达到峰值的时间越长,反之亦然

23. 低流量吸入麻醉的技术要求包括
    A. 供气系统需有缺氧报警装置
    B. 精密的气体流量计
    C. 精密的麻醉药蒸发罐
    D. 系统的密闭性能
    E. 二氧化碳吸收装置以及呼吸器

24. 全凭静脉麻醉与吸入麻醉比较,前者的缺陷包括
    A. 可控性不如吸入麻醉
    B. 所需设备简单
    C. 多数静脉药物的代谢受肝肾功能影响
    D. 无法连续监测血药浓度
    E. 药物过量会使术后恢复延长

25. 监护性麻醉技术的内容包括
    A. 镇静
    B. 镇痛
    C. 肌松
    D. 监护生命体征
    E. 意识消失

26. 连续输注静脉麻醉药的优点包括
    A. 避免了药物高峰和低谷的跌宕波动
    B. 静脉麻醉起效迅速
    C. 有利于减少麻醉药的用量
    D. 速度调整有利于满足不同手术需要
    E. 不会产生麻醉药物过量

答 案

【A₁型题】

1. C 2. E 3. D 4. B 5. E 6. E 7. A 8. E 9. C 10. B
11. A 12. B 13. E 14. D 15. E 16. A 17. A 18. C 19. E

【X型题】

20. ABCD 21. ABCDE 22. ABD 23. ABCDE 24. ACDE 25. ABDE
26. ACD

（张马忠 王祥瑞）

第37章

静脉全身麻醉(TCI技术)

【A₁型题】

1. 关于理想的静脉麻醉药的描述,**不正确的**是
   - A. 起效快
   - B. 维持平稳
   - C. 恢复迅速
   - D. 可达到预期和满意的药物作用和时间过程
   - E. 以上均不正确

2. 关于TCI的描述,**不正确的**是
   - A. 以药代动力学和药效动力学原理为基础
   - B. 以血浆或效应室的药物浓度为指标
   - C. 手动控制给药,达到按临床需要调节麻醉、镇静和镇痛深度为目的
   - D. 给药同时可显示目标血浆药物浓度、效应室药物浓度、给药时间和累计剂量等
   - E. TCI系统又被称为"静脉蒸发器"

3. 关于TCI系统,描述**不正确的**是
   - A. 随时观察手术中不同程度的伤害性刺激,及时调整靶浓度
   - B. 应提前预防性改变靶浓度来对抗伤害性刺激
   - C. 在伤害性刺激出现后改变靶浓度来对抗伤害性刺激
   - D. 通过计算机根据药代动力学原理,计算出给药模式和泵速,从而达到预先设置的靶浓度
   - E. 降低靶浓度只能采取停泵,然后完全依赖该药在体内的重新分布与代谢

4. 关于持续输注后半衰期,说法**不正确的**是
   - A. 维持恒定血药浓度一定时间后停止输注,中央室的药物浓度下降50%所需的时间
   - B. 与药物消除半衰期($t_{1/2}\beta$)相同
   - C. 苏芬太尼$t_{1/2}\beta$比阿芬太尼长,但持续输注8小时后,苏芬太尼恢复比阿芬太尼快
   - D. 某些具有较长的$t_{1/2}\beta$的药物可以具有较短的持续输注后半衰期
   - E. 持续输注时间越长,持续输注后半衰期时间越长

5. 麻醉药血中浓度与脑组织浓度达到平衡需要
   - A. 一个时间常数
   - B. 5~6分钟
   - C. 约10个臂-脑时间
   - D. 三个时间常数
   - E. 以上都不是

6. 被称作静脉蒸发器的是
   - A. 静脉持续泵注
   - B. TCI技术
   - C. 静脉间断给药
   - D. 静脉单次给药
   - E. 以上都不是

7. 经过下面哪个半衰期,体内的麻醉药物可以基本清除
   - A. 1~2个
   - B. 2~3个
   - C. 3~4个
   - D. 4~5个
   - E. 5~6个

8. 适用于TCI系统的理想镇痛药应该具有的条件是
   - A. 血浆与效应室之间转运迅速
   - B. 药物的半衰期短
   - C. 患者清醒
   - D. 不影响呼吸
   - E. 以上都对

9. 应用TCI技术时效应部位药物浓度与血浆药物浓度的关系是
  A. 总是保持一致
  B. 大致保持一致
  C. 稍微提前
  D. 稍微滞后
  E. 关系不确定

10. 下列最适合TCI的是
  A. 芬太尼
  B. 舒芬太尼
  C. 阿芬太尼
  D. 瑞芬太尼
  E. 以上都不适合

11. 下列关于静脉全麻药的描述哪项**错误**
  A. 氯胺酮具有良好的体表镇痛
  B. 任何一种静脉全麻药均难以单独完成全身麻醉
  C. 静脉全麻药的可控性与吸入麻醉药相似
  D. 有癫痫史的患者麻醉诱导禁用r-OH
  E. 依托咪酯麻醉中有时出现肌震颤

12. 全静脉麻醉是用多种药物复合静脉给药的一种方法,优点**除外**
  A. 多种药物相复合,可取长补短
  B. 诱导快,患者无痛苦
  C. 麻醉加深快而容易,呼吸道无刺激
  D. 麻醉深度明确且易判定
  E. 手术室空气无污染

13. 下列均可作为监测全麻肌松下麻醉深度的客观参考指标,**除外**
  A. 脑电图
  B. 血浆药物浓度
  C. 听觉诱发电位
  D. 食管内压力
  E. 患者无体动反应

14. 下列均可作为判断复合麻醉深度变浅的指标,**除外**
  A. 瞳孔逐渐变大
  B. 角膜反射存在

C. 心率逐渐变快
D. 眼眶中含有泪珠
E. 血压较基值高20~40mmHg

15. 有关瑞芬太尼的说法下列**错误的**是
  A. 可以被非特异性水解酶持续水解
  B. 作用快速,术后镇痛效果较好
  C. 输注后半衰期不变
  D. 持续输注不影响其镇痛效果
  E. 不产生呼吸抑制

【B₁型题】

问题16~21
  A. 6~9 μg/ml
  B. 3~4.5 μg/ml
  C. 2.5~7 μg/ml
  D. 6~16 μg/ml
  E. 0.1~2 μg/ml

16. 丙泊酚+氧化亚氮用于麻醉维持的治疗窗
17. 无麻醉前用药,丙泊酚的治疗窗
18. 有麻醉前用药,丙泊酚的治疗窗
19. 丙泊酚+阿片类药物用于麻醉维持的治疗窗
20. 丙泊酚+单纯氧气用于麻醉维持的治疗窗
21. 丙泊酚用于镇静的治疗窗

问题22~26
  A. C_T
  B. V_1
  C. $C_{p, initial}$
  D. $C_{p, peak\ effect}$
  E. $V_{peak\ effect}$

22. 效应部位的靶浓度
23. 中央室分布容积
24. 最初血浆药物浓度
25. 峰效应时血浆药物浓度
26. 峰效应时的分布容积

【B₂型题】

问题27~31
  A. TCI
  B. Cls
  C. $t_{1/2}\beta$
  D. context-sensitive half time

E. k_{e0}

F. $t_{1/2ke0}$

27. 靶浓度控制输注麻醉给药系统

28. 总清除率

29. 药物消除半衰期

30. 持续输注后半衰期

31. 单位时间内药物的转运量与现有量之间的比值

【X型题】

32. 靶浓度控制输注麻醉给药系统
　　A. 药代动力学和药效动力学原理为基础
　　B. 以血浆或效应室的药物浓度为指标
　　C. 由计算机控制给药输注速率的变化
　　D. 可调节麻醉、镇静和镇痛深度
　　E. 以上都不对

33. 联合诱导
　　A. 两种或多种不同麻醉药物联合应用
　　B. 作用相加或协同
　　C. 减少麻醉药各自的用量
　　D. 减轻可能产生的副作用
　　E. 以上都不对

34. 阿片类药持续输注较间断给药的益处
　　A. 减少总用药量
　　B. 血流动力学稳定
　　C. 减少副作用
　　D. 减少追加
　　E. 意识恢复迅速

35. TCI给药的同时可以显示
　　A. 目标血浆药物浓度
　　B. 效应室药物浓度
　　C. 给药时间
　　D. 累积剂量
　　E. 以上都不对

36. 适用于TCI系统的理想镇痛药应具备的条件有
　　A. 在血与效应室之间的转运非常迅速
　　B. 停药后药物浓度迅速下降
　　C. 达到患者清醒和不抑制呼吸的水平
　　D. 在血与效应室之间转运缓慢
　　E. 停药后药物浓度缓慢代谢

37. 与间断给药相比,阿片类药物持续输注的益处包括
　　A. 减少总用药量
　　B. 血流动力学稳定
　　C. 减少副作用
　　D. 减少追加
　　E. 意识恢复迅速

38. 关于效应室浓度为目标浓度控制输注的特点正确的是
　　A. 效应室浓度迅速达到最大值
　　B. 迅速达到预期的中枢效应
　　C. 诱导时间短,预见性强
　　D. 血浆浓度产生明显的超射,并可能对呼吸循环产生抑制
　　E. 适用于年轻、体壮、心功能良好的患者

39. 关于以血浆浓度为目标浓度控制输注的特点
　　A. 血浆浓度迅速上升至设定值
　　B. 效应室浓度上升相对缓慢
　　C. 所需效应产生滞后
　　D. 诱导和维持平稳
　　E. 适用于老年、体弱、心功能较差的患者

40. 关于TCI的诱导原则,正确的有
　　A. 根据病情、术前用药,选择靶血药浓度
　　B. 等待足够时间,待血浓度与脑浓度达平衡
　　C. 如达到峰效应时间,效果仍不满意,继续升高靶浓度以获得满意的麻醉效果
　　D. 高危患者的诱导,选从低浓度(1 μg/ml)开始,观察患者反应
　　E. 高危患者的诱导应等待效应部位达到平衡,再逐渐升高浓度(0.5-1 μg/ml/次),直至满意

41. 关于TCI系统手术结束停药原则,正确的有
　　A. 丙泊酚+瑞芬太尼维持者,手术前半小时,给予镇痛药
　　B. 丙泊酚+瑞芬太尼维持者,手术结束前15分钟, BIS 60-70
　　C. 丙泊酚+瑞芬太尼维持者,丙泊酚血浆浓度< 2 μg/ml,瑞芬太尼 <2ng/ml不影响呼吸和意识
　　D. 丙泊酚+苏芬太尼维持者,手术结束前半小时,苏芬太尼效应室浓度不需要减量

E. 丙泊酚+苏芬太尼维持者,苏芬太尼效应室浓度<0.08ng/ml不影响意识恢复

42. 关于ke0与$t_{1/2}$ke0,说法正确的有
   A. 丙泊酚的ke0为0.27,$t_{1/2}$ke0为2.4分钟
   B. 瑞芬太尼的ke0为0.58,$t_{1/2}$ke0为1.3分钟
   C. ke0通常用于表示药物从效应室转运至中央室的速率常数,即反映药物在中央室和效应室之间的平衡速度
   D. 药物ke0越大,中央室和效应室之间平衡的时间越长
   E. $t_{1/2}$ke0是维持一个稳态血药浓度时,效应室浓度达到血浆浓度50%时所需要的时间

43. 关于静脉麻醉中知晓的说法,正确的有
   A. 麻醉中知晓包括外显记忆和内隐记忆
   B. 一般来说,麻醉下记忆的丧失是呈剂量相关的
   C. 镇静剂量的丙泊酚尚不能完全消除外显记忆,更不能消除内隐记忆
   D. 临床满意的麻醉下仍可存在某些形式的记忆,特别是内隐记忆
   E. 听觉诱发电位指数可作为麻醉下内隐记忆的一个监测指标,它比BIS在反映意识的转

变和有无记忆方面要更加准确

44. 关于TCI系统与麻醉恢复的描述正确的有
   A. 药物的药代动力学特性会影响麻醉恢复
   B. 丙泊酚、瑞芬太尼长时间输注停药后,恢复仍迅速
   C. 停药以后,TCI系统仍可继续计算和显示血浆和效应室浓度下降
   D. TCI系统可以预测效应室药物浓度从麻醉状态降至苏醒可以拔除气管插管的时间
   E. 以上均不正确

45. TCI系统存在的问题有
   A. 不同的病人群体之间药代动力学参数和药效学有差异,TCI系统不能满足这些差异
   B. TCI系统可以维持一个稳定的预设靶浓度,但不能自动适应外科手术刺激活引起的生理波动
   C. 一旦发生故障,退出系统后,TCI系统不会考虑体内现存的药量,仍将集体血浆浓度视为零,再用误差很大
   D. TCI的靶浓度,过于精确,不适用于临床系统
   E. TCI系统最终可以减少麻醉药用量

答 案

【A₁型题】

1. E　　2. C　　3. C　　4. B　　5. D　　6. B　　7. D　　8. E　　9. D　　10. D
11. C　　12. D　　13. E　　14. B　　15. B

【B₁型题】

16. C　　17. A　　18. B　　19. C　　20. D　　21. E　　22. A　　23. B　　24. C　　25. D
26. E

【B₂型题】

27. A　　28. B　　29. C　　30. D　　31. E

【X型题】

32. ABCD　　33. ABCD　　34. ABCDE　　35. ABCD　　36. ABC　　37. ABCDE
38. ABCDE　　39. ABCDE　　40. ABCDE　　41. ABCE　　42. ABCE　　43. ABCDE
44. ABCD　　45. ABC

（王天龙　肖　玮　吴安石）

麻醉期间的呼吸管理

【A₁型题】

1. 临床麻醉上最常见的上呼吸道梗阻
   A. 舌后坠
   B. 分泌物过多
   C. 误吸
   D. 喉痉挛
   E. 气管导管打折

2. 手法解除舌后坠哪种方法最有效
   A. 托颈法
   B. 提颏法
   C. 托颌法
   D. 偏头法
   E. 仰头法

3. 解除喉痉挛方法首先是
   A. 解除诱因
   B. 吸氧
   C. 加深麻醉
   D. 静注肌松药
   E. 喷雾表面麻醉药

4. 解除支气管痉挛方法首选
   A. 静注苯海拉明
   B. 静注肾上腺素
   C. 吸入沙丁胺醇
   D. 吸入糖皮质激素
   E. 静注利多卡因

5. 下列哪项是呼吸过速的临界值
   A. 呼吸频率20次/分
   B. 呼吸频率30次/分
   C. 呼吸频率40次/分
   D. 呼吸频率50次/分

   E. 呼吸频率60次/分

6. 下列哪项是呼吸过缓的临界值
   A. 呼吸频率20次/分
   B. 呼吸频率15次/分
   C. 呼吸频率10次/分
   D. 呼吸频率8次/分
   E. 呼吸频率5次/分

7. 在麻醉简陋条件下,非控制呼吸时,对呼吸的观察主要是
   A. 潮气量
   B. 呼吸幅度
   C. 呼吸频率和幅度
   D. 呼吸频率
   E. 是胸式还是腹式

8. 如果患者术前胸部X线显示气胸、肺气肿性大泡和囊肿,下列哪种麻醉药**不能**选用
   A. 氧化亚氮
   B. 异氟烷
   C. 恩氟烷
   D. 七氟烷
   E. 地氟烷

9. 一般来说,机械通气期间,安全吸入氧浓度应为
   A. 20%
   B. 100%
   C. 80%
   D. 70%
   E. 60%

10. 麻醉机机控呼吸时,仅仅将吸呼比从1：2调至1：1.5,可发生下列哪一变化
    A. 气道平均压下降

B. 气道平均压升高

C. 无效腔量增加

D. 无效腔量减少

E. 肺泡通气血流比例改善

B. 听诊双肺没有呼吸音

C. 挤压气囊时腹部隆起

D. 挤压气囊时胸廓没有起伏

E. $P_{ET}CO_2$迅速降为0

11. 麻醉机机控呼吸行半紧闭麻醉时,仅仅将吸呼比从1:1.5调至1:2,可发生下列哪一变化

A. 气道平均压下降

B. 潮气量轻微减少

C. 无效腔量增加

D. 无效腔量减少

E. 肺泡通气血流比例改善

17. 盲探气管插管时,如导管探查受阻,管口呼吸音中断,可见喉结处隆起肿包,可能是导管

A. 打折

B. 误入食管

C. 误入咽后间隙

D. 滑入一侧梨状窝

E. 进入气管

12. 麻醉中使用呼气末正压(PEEP)的目的是

A. 休克患者的呼吸治疗

B. 全麻时施行机械通气

C. 治疗呼吸性酸中毒

D. 气胸患者的呼吸支持

E. 使萎陷的肺泡再膨胀,提高PaO_2

18. 长期留置气管导管时,为避免套囊压迫气管黏膜造成局部缺血坏死,应间隔多长时间放气一次

A. 2~3小时

B. 4~6小时

C. 5~6小时

D. 1小时

E. 半小时

13. 误吸引起化学性肺炎的典型临床征象是

A. 高热

B. 心率减慢

C. 支气管痉挛

D. 肺不张

E. 呼吸急促

19. 湿肺患者麻醉的主要危险是

A. 呼吸道脓痰梗阻

B. 肺泡弥散障碍

C. 肺血流分布异常

D. 肺活量下降

E. 潮气量减少

14. 手术时俯卧头低位对呼吸的影响为

A. 可使肺胸顺应性降低35%

B. 可使肺胸顺应性降低18%

C. 可使肺胸顺应性增加35%

D. 可使肺胸顺应性增加35%

E. 对肺胸顺应性无明显影响

20. 下列哪一项**不是**喉痉挛的诱因

A. 喉部手术刺激

B. 血液和分泌物刺激

C. 缺氧

D. 迷走亢进

E. 应用了去极化肌松药

15. 脉搏氧饱和度(SpO_2)90%相当PaO_2

A. 60mmHg

B. 45mmHg

C. 90mmHg

D. 80mmHg

E. 50mmHg

21. 咽喉部手术麻醉关键是

A. 保持呼吸道通畅

B. 维持血压平稳

C. 镇痛

D. 镇静

E. 肌松完善

16. 鉴别气管导管误入食管最确切的方法是

A. 按压胸廓没有气流呼出

22. 用鼻咽导管法吸氧时,其氧浓度的计算公式为

A. $FiO_2=21+2\times$ 氧流量（L/min）

B. $FiO_2=21+3\times$ 氧流量（L/min）

C. $FiO_2=21+4\times$ 氧流量（L/min）

D. $FiO_2=21+5\times$ 氧流量（L/min）

E. $FiO_2=21+6\times$ 氧流量（L/min）

23. 颈前肿块患者气管受压,选用气管内插管全身麻醉,气道梗阻最危险的时期是

A. 平卧位

B. 麻醉前

C. 气管插管后

D. 摆放手术体位后

E. 拔管后

24. 口腔内术毕,全麻拔除气管导管后应重点观察下列哪一情况

A. 血压波动

B. 心律失常

C. 呼吸道通畅

D. 电解质异常

E. 血容量不足

25. 下列哪项**不是**呼吸道解剖特点

A. 成人喉腔最狭窄处位于声门裂

B. 气管的分叉部位于胸骨角平面

C. 气管隆嵴黏膜内有丰富的迷走神经

D. 右支气管与气管所成的夹角大

E. 胸骨柄上缘的颈静脉切迹相当于声门和气管隆嵴之间

26. 下列哪项**不是**小儿呼吸系统的特点

A. 呼吸道最狭窄处在声门

B. 气管分叉角度两侧基本相同

C. 气道阻力及肺阻力均大于成人

D. 胸肺顺应性较高

E. 喉头黏膜下组织疏松,易发生水肿

27. 双腔支气管插管的主要目的是

A. 有利于更好地控制呼吸

B. 使健康肺和患侧肺的气道隔离通气

C. 通气效率高

D. 手术视野清楚

E. 避免开胸侧肺萎缩,出现低氧血症

28. 保证清醒插管成功的关键是

A. 恰当的气管导管弯度

B. 良好的咽喉表面麻醉

C. 对患者作好解释工作

D. 环甲膜穿刺表面麻醉

E. 完善的咽喉和气管内表面麻醉

29. 呼吸音的监听,哪项**不是**

A. 胸部听诊

B. 鼻孔气流听诊

C. 螺纹管听诊

D. 食管听诊

E. 腹部听诊

30. 观察下述部位颜色了解呼吸功能,哪项**不是**

A. 口唇

B. 四肢末梢

C. 手术野

D. 皮肤

E. 尿液

31. 关于呼吸道梗阻哪种说法**不对**

A. 麻醉期间呼吸道阻塞多为急性

B. 按发生部位可分上、下呼吸道阻塞

C. 按阻塞程度可分完全性和部分阻塞

D. 椎管内麻醉致肋间肌麻痹属外呼吸道阻塞

E. 严重者可出现呼吸"三凹征"

32. 关于舌后坠致呼吸道梗阻那种说法**不对**

A. 是由于咬肌松弛,下颌下垂导致

B. 是由于舌肌及颈部肌松弛,舌体后坠所致

C. 凡舌后坠均有鼾声

D. 成人、小儿均可舌后坠

E. 全麻、非全麻时均可舌后坠

33. 支气管痉挛时心率加快,哪种药禁用

A. 氨茶碱

B. 氟哌利多

C. 氯胺酮

D. 阿托品

E. 艾司洛尔

34. 下列药物临床剂量注射过快均有呼吸暂停,**除外**

A. 硫喷妥钠

B. 依托咪酯

C. 咪达唑仑

D. 丙泊酚

E. 氟哌利多

B. 支气管痉挛

C. 喉痉挛

D. 呕吐物阻塞咽喉部

E. 急性喉头水肿

35. 下列易诱发急性下呼吸道梗阻,**除外**

A. 慢性支气管炎

B. 麻醉过浅

C. 气管导管插入过深

D. 气管异物

E. 麻醉过深

36. 气管内一次吸痰时间应限制在

A. 2秒以内

B. 5秒以内

C. 10秒以内

D. 20秒以内

E. 30秒以内

37. 高位硬膜外麻醉,患者**不易**出现

A. 呼吸频率减慢

B. 呼吸频率增快

C. 发绀

D. 呼吸幅度变小

E. 颜面潮红

38. 下述血气参数中,哪一项最能反映肺通气状况

A. $PaCO_2$

B. PaO_2

C. SaO_2

D. pH

E. BE

39. 肺切除和气管切开可使下列哪种无效腔量减少

A. 机械无效腔

B. 解剖无效腔

C. 生理无效腔

D. 肺泡无效腔

E. 功能无效腔

40. 下列情况属于急性上呼吸道梗阻,但**除外**

A. 舌后坠

41. 二氧化碳蓄积的早期表现,以下哪项是**错误的**

A. 呼吸加深

B. 脉搏加快

C. 血压下降

D. 肌张力增加

E. 面部潮红

42. 全麻诱导给氧去氮时新鲜氧气的流量应大于

A. 患者氧耗量

B. 潮气量

C. 功能潮气量

D. 分钟通气量

E. 肺活量

43. 颈部外伤时气栓好发于

A. 颈动脉损伤

B. 颈内静脉损伤

C. 气管损伤

D. 合并开放性气胸时

E. 呼吸道梗阻

44. 麻醉机机控呼吸时,提高新鲜气体流量引起潮气量增加的程度与下列哪一因素有关

A. 气道压力

B. 吸气时间

C. 呼气时间

D. 原有潮气量

E. 无效腔量

45. 下列哪一情况应将麻醉机的逸气活瓣完全打开

A. 患者自主呼吸时

B. 辅助呼吸

C. 控制呼吸

D. PEEP

E. 麻醉诱导

46. 坐位手术麻醉,呼吸的观察应尤其注意哪一并

发症

A. 静脉血栓

B. 脑梗死

C. 脑疝

D. 空气栓塞

E. 颈椎脱位

47. 氧合指数(PaO_2/FiO_2)是常用的评价肺氧合和换气功能的指标,正常值为

A. >300mmHg

B. >150mmHg

C. <300mmHg

D. <150mmHg

E. <200mmHg

48. 为了降低颅内压,麻醉中多采用过度通气,$PaCO_2$控制在什么水平既可以缩脑血管降低颅内压又不会引起脑缺血

A. 20mmHg

B. 15mmHg

C. 40mmHg

D. 30mmHg

E. 45mmHg

49. 用Bain回路施行控制呼吸,新鲜气流量至少需要多少才能有效防止二氧化碳蓄积

A. 8~10ml/(kg·min)

B. 15~20ml/(kg·min)

C. 30~40ml/(kg·min)

D. 100~120ml/(kg·min)

E. 200~250ml/(kg·min)

【A₂型题】

50. 某2岁患儿因支气管异物(花生米)急症行支气管镜检异物取出术,异物取出后约2分钟,患儿突然出现呼吸困难,SpO_2降至60%,心率增至186次/分,听诊双肺可及哮鸣音。最可能的诊断是

A. 支气管内异物残留

B. 喉痉挛

C. 舌后坠

D. 支气管痉挛

E. 急性左心衰

【A₃型题】

问题51~53

男,35岁,因外伤,急症手术。选用全身麻醉,在麻醉诱导中发生胃内容物反流,气管内插管后进行人工呼吸,发现气道阻力增加,气道压力升高达34~37mmHg,两肺闻及哮鸣音,同时伴有痉挛,血氧饱和度降低至95%以下。

51. 该患者可以诊断为

A. 上呼吸道梗阻

B. Mendelson综合征

C. 急性肺水肿

D. 急性心肌梗死

E. 上呼吸道感染

52. 上述情况紧急处理的方法是

A. 停用所有的吸入性麻药

B. 使用机械通气,以PEEP方式改善氧供

C. 激素、氨茶碱、抗生素,并给气管内冲洗

D. 强心、利尿,以维持循环稳定

E. 增加肌松药剂量,降低气道阻力

53. 对该患者下列哪项预防措施是正确的

A. 暂缓手术,待6小时后再麻醉

B. 麻醉诱导时禁用吸入性麻药

C. 术前预防性应用氨茶碱

D. 术前置口径大胃管,尽可能吸除胃内容物

E. 术前应用大剂量抗胆碱能药物

【A₄型题】

问题54~58

患者女性,45岁。在硬膜外阻滞下行右乳癌根治术,麻醉效果好,单纯ECG示心率70次/分。术中手术医生突然说"血色发暗"。

54. 麻醉医生第一反应是

A. 灯光问题

B. 呼吸抑制

C. 低血压

D. 全脊髓麻醉

E. 输血反应

55. 处理措施首先是

A. 面罩给氧辅助/控制呼吸

B. 胸外心脏按压

C. 静注麻黄碱

D. 加快输液

E. 气管插管

56. 其处理措施哪项**不妥**

A. 呼叫患者

B. 测量血压

C. 静注阿托品

D. 静注肾上腺素

E. 面罩给氧辅助/控制呼吸

57. 如果在清除患侧腋窝淋巴结时,患者诉痛。即给予哌替啶、异丙嗪和剂1/3量,此时最应注意

A. 低血压

B. 心搏骤停

C. 患者入睡

D. 呼吸抑制

E. 全脊髓麻醉

58. 如果术中麻醉效果完善,你也未与患者对话,且无ECG监测。手术医生突然说"创面不渗血",你的第一反应应该是

A. 呼吸停止

B. 心搏骤停

C. 低血压

D. 手术止血好

E. 以上均错

【C型题】

A. 喉痉挛

B. 支气管痉挛

C. 两者均有

D. 两者均无

59. 肌松药可以解除

60. 氯胺酮可以缓解

61. 高位硬膜外可以缓解

62. 浅全麻无肌松药下刺激咽喉、会厌可诱发

63. 七氟烷诱导可产生

64. 缺氧下吸痰可诱发

65. 硫喷妥钠基础麻醉后用喉镜窥视可诱发

A. 呼吸的自主节律发生改变

B. 通气功能产生下降

C. 两者均有

D. 两者均无

66. 俯卧位脊椎手术

67. 多根肋骨骨折时

68. 5岁小儿静脉氯胺酮麻醉下,腹股沟斜疝修补术,在牵拉疝囊时会出现

69. 25岁男性胸部刀伤,在全麻气管插管机械通气下,闭式引流术时会出现

【X型题】

70. 麻醉期间呼吸功能的观察有

A. 望、触胸腹部呼吸运动

B. 胸部呼吸听诊

C. 黏膜颜色

D. 皮肤颜色

E. 术野颜色

71. 呼吸运动的观察包括

A. 呼吸类型(胸式、腹式)

B. 呼吸频率

C. 呼吸幅度

D. 呼吸节律

E. 胸腹呼吸是否同步

72. 下列哪些人容易发生舌后坠

A. 小儿

B. 老人

C. 肥胖者

D. 熟睡时

E. 睡眠呼吸暂停综合征者

73. 麻醉期间分泌物过多的因素

A. 麻醉前未用抗胆碱药或剂量不足

B. 麻醉过浅

C. 手术刺激咽喉部

D. 缺氧与二氧化碳蓄积

E. 使用了右美托咪定

74. 能导致呼吸道分泌物多的药物

A. 乙醚

B. 七氟烷

C. 氯胺酮

D. 恩氟烷

E. 羟丁酸钠

75. 发现呼吸道分泌物过多地方法
    A. 观察是否有口水外流
    B. 听呼吸音
    C. 用听诊器听诊
    D. 耳贴螺纹管听诊
    E. SpO_2下降或CO_2下降

76. 下面哪些是呼吸道梗阻
    A. 气管导管扭曲、打折、咬扁
    B. 气管导管斜口贴于气道壁
    C. 螺纹管扭曲或被压扁
    D. 麻醉机呼吸活瓣失灵或缺如
    E. 气管或支气管被术者夹闭

77. 喉痉挛的临床表现
    A. 呼气性呼吸困难
    B. 吸气性呼吸困难
    C. 吸气时调鸡鸣音
    D. 吸气时"三凹征"
    E. 发绀

78. 所谓通气不足是指
    A. 潮气量不足,呼吸频率正常
    B. 潮气量正常,呼吸频率不够
    C. 动脉二氧化碳分压高
    D. 动脉氧分压低或正常
    E. 分钟通气量不足

79. 通气不足的原因有
    A. 呼吸暂停
    B. 呼吸肌乏力
    C. 肺顺应性降低
    D. 机械通气设置不当
    E. 呼吸道梗阻

80. 引起呼吸暂停的原因有
    A. 麻醉药
    B. 肌松药
    C. 机械刺激所致神经反射
    D. 慢性缺氧或高二氧化碳排除时

E. 颅脑外伤

81. 呼吸肌乏力的原因有
    A. 高位椎管内麻醉
    B. 重症肌无力
    C. 低钾血症
    D. 肌营养不良
    E. 吉兰-巴雷综合征

82. 麻醉后通气不足解决的办法有
    A. 解除原因
    B. 辅助通气
    C. 控制通气
    D. 给予吗啡拮抗剂
    E. 给予肌松拮抗剂

83. 关胸时将萎陷的肺吹张,使用
    A. 间歇加压辅助通气
    B. 连续加压辅助通气
    C. 压力递增通气
    D. 压力递减通气
    E. PEEP通气

84. 下列哪些可引起呼吸频率变缓
    A. 麻醉性镇痛药
    B. 羟丁酸钠
    C. 二氧化碳蓄积晚期
    D. 脑干受伤
    E. 颅内高压

85. 下列哪些可引起呼吸频率加快
    A. 静注东莨菪碱
    B. 腰麻
    C. 疼痛
    D. 寒战
    E. 高热

86. 围术期能够治疗支气管痉挛的药物包括
    A. β_2-受体激动剂
    B. 抗胆碱药
    C. 氨茶碱
    D. 皮质激素
    E. 色甘酸钠

87. 气道完全梗阻时可能出现的征象包括
    A. 胸廓及膈肌剧烈收缩
    B. 面罩加压困难
    C. 显著发绀
    D. 压胸时口鼻无气呼出
    E. 血压脉搏波动明显

88. 麻醉机的呼吸功能测定装置可监测
    A. 潮气量
    B. 气道压
    C. 呼吸频率
    D. 吸呼比
    E. 动脉氧分压

89. 麻醉期间发生舌根后坠的处理包括
    A. 托起下颌
    B. 置入口咽或鼻咽通气管
    C. 置入喉罩通气管
    D. 气管切开
    E. 头后仰并偏向一侧

90. 为预防围术期误吸的发生,可以采取的预防措施包括
    A. 术前充分禁食禁饮
    B. 诱导时采取头低位
    C. 有误吸危险的患者应先上胃管
    D. 准备好吸引器及吸痰管
    E. 采用Sellick手法

91. 麻醉恢复期通气不足较常见的原因是
    A. 呼吸道梗阻
    B. 麻醉药残余作用
    C. 肌松药残余作用
    D. 呼吸中枢损伤
    E. 误吸

92. 全麻后舌后坠的处理方法有
    A. 托起下颌
    B. 放置口咽通气道
    C. 气管插管
    D. 拮抗肌松药残余作用
    E. 使用血管活性药物

93. 下列哪些情况属于下呼吸道梗阻
    A. 气管导管堵塞
    B. 喉痉挛
    C. 支气管痉挛
    D. 舌后坠
    E. 气管及支气管内分泌物蓄积

94. 麻醉期间容易发生的呼吸意外包括
    A. 上气道梗阻
    B. 降低中枢性呼吸驱动及抑制呼吸肌力的通气泵衰竭
    C. 支气管痉挛
    D. 肺水肿
    E. 误吸

95. 口腔颌面手术后引起呼吸道梗阻的常见原因包括
    A. 出血
    B. 呕吐
    C. 喉水肿
    D. 口腔分泌物
    E. 气管损伤

96. 麻醉期间发生急性气道阻塞时出现三凹征,分别是
    A. 胸骨上凹
    B. 锁骨上凹
    C. 肋间隙凹陷
    D. 腹部
    E. 面颊

97. 坐位手术麻醉呼吸管理应重点注意
    A. 气管导管扭曲
    B. 气管导管滑脱
    C. 增加气道压力
    D. 降低潮气量
    E. 降低气道压力

98. 为预防呕吐反流,可采取下列哪些措施
    A. 禁食
    B. 格隆溴铵
    C. 压迫环状软骨
    D. 头低位

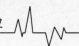

E. 清醒插管

99. 口腔颌面手术后引起呼吸道梗阻的常见原因包括
  A. 出血
  B. 呕吐
  C. 喉水肿
  D. 口腔分泌物
  E. 气管损伤

100. 老年人麻醉期间呼吸管理应注意的问题包括
  A. 呼吸系统发生退行性变,潜在低氧血症,

即使局部麻醉也需常规吸氧,并监测SpO_2

B. 常有牙齿缺失损坏,牙周及咽部组织疏松,使用面罩时应防止漏气和松动牙齿脱落误入气道

C. 易发生舌后坠,放置口咽通气道可维持呼吸道通畅

D. 呼吸道对刺激反应迟钝,防护性发射降低,胃内容物易反流造成误吸,应经常吸引口腔分泌物、反流物

E. 代谢及排泄药物的能力减退,应减少药物的剂量及延长给药间隔,否则麻醉恢复期自主呼吸恢复困难

答　案

【A₁型题】

1. A	2. B	3. A	4. C	5. C	6. C	7. C	8. A	9. E	10. B
11. B	12. E	13. C	14. A	15. A	16. E	17. D	18. B	19. A	20. E
21. A	22. C	23. E	24. C	25. D	26. A	27. B	28. E	29. E	30. E
31. D	32. C	33. E	34. E	35. E	36. E	37. A	38. A	39. B	40. B
41. C	42. D	43. B	44. B	45. A	46. D	47. A	48. D	49. D	

【A₂型题】

50. D

【A₃型题】

51. B   52. C   53. D

【A₄型题】

54. B   55. A   56. D   57. D   58. B

【C型题】

59. A   60. B   61. B   62. C   63. D   64. C   65. C   66. B   67. B   68. A

69. D

【X型题】

70. ABCDE	71. ABCDE	72. ABCDE	73. ABCD	74. ACDE	75. ABCDE
76. ABCDE	77. BCDE	78. ABCE	79. ABCDE	80. ABCDE	81. ABCDE
82. ABCDE	83. CE	84. ABCDE	85. ABCDE	86. ABCDE	87. ABCDE
88. ABCD	89. ABCE	90. ACDE	91. ABCDE	92. ABCD	93. ACE
94. ABCDE	95. ABCD	96. ABC	97. ABC	98. ABCE	99. ABCD

100. ABCDE

（万燕杰　万　里　张传汉）

第39章

麻醉期间的循环管理

【A₁型题】

1. 中心静脉压的正常值为
   A. 0~6cmH₂O
   B. 6~12cmH₂O
   C. 12~18cmH₂O
   D. 18~24cmH₂O
   E. 24~30cmH₂O

2. 测定中心静脉压设定的零点应位于
   A. 腋前线
   B. 腋中线
   C. 腋后线
   D. 胸骨水平
   E. 心尖水平

3. 中心静脉压低伴动脉压低常提示
   A. 血容量不足
   B. 心功能不全
   C. 周围血管阻力增高
   D. 肺循环阻力增高
   E. 心功能不全伴周围血管阻力增高

4. 中心静脉压正常但血压低常提示
   A. 血容量不足
   B. 心功能不全
   C. 周围血管阻力增高
   D. 肺循环阻力增高
   E. 心功能不全伴周围血管阻力增高

5. 中心静脉压高但地面压低常提示
   A. 血容量不足
   B. 心功能不全
   C. 周围血管阻力增高
   D. 肺循环阻力增高
   E. 心功能不全伴周围血管阻力增高

6. 中心静脉压低伴动脉压低的正确处理措施是
   A. 快速补液
   B. 应用强心药
   C. 试验性补液
   D. 应用扩管药
   E. 限制不液

7. 新生儿增加心排出量的主要通过
   A. 每搏量增加
   B. 心率增快
   C. 心肌收缩力增强
   D. 左室充盈压增加
   E. 回心血量增加

8. 新生儿心脏储备有限,主要表现在
   A. 心率增快有限
   B. 心室收缩力增加有限
   C. 中心静脉压升高受限
   D. 每搏量增加受限
   E. 心排出量增加受限

9. 麻醉患者的低血压的定义为
   A. 血压低于麻醉前20%或动脉压低于80mmHg
   B. 血压低于麻醉前30%或动脉压低于80mmHg
   C. 血压低于麻醉前40%或动脉压低于80mmHg
   D. 血压低于麻醉前50%或动脉压低于80mmHg
   E. 血压低于麻醉前60%或动脉压低于80mmHg

10. 麻醉患者高血压的定义为
    A. 血压高于麻醉前20%或血压升高达160/95mmHg
       以上
    B. 血压高于麻醉前30%或血压升高达160/95mmHg
       以上
    C. 血压高于麻醉前40%或血压升高达160/95mmHg

以上

D. 血压高于麻醉前50%或血压升高达160/95mmHg
以上

E. 血压高于麻醉前60%或血压升高达160/95mmHg
以上

11. 休克指数为
A. 脉率/脉压
B. 脉率/舒张压
C. 脉率/收缩压
D. 脉率/中心静脉压
E. 脉率/肺动脉压

12. 休克指数正常值为
A. 小于0.5
B. 1~1.5
C. 1.5~2
D. 2~2.5
E. 3以上

13. 一般情况下脉压主要是反映下列哪项
A. 心排出量
B. 外周血管张力
C. 大动脉弹性
D. 血液黏度
E. 主动脉瓣功能

14. 腋动脉波动强,桡动脉波动弱,提示
A. 动脉硬化
B. 外周血管收缩
C. 外周血管扩张
D. 心脏抑制
E. 血容量不足

15. 快速输液提升中心静脉压,潜在风险是
A. 右心房负荷过重
B. 急性右心功能不全
C. 急性左心功能不全
D. 体循环高血压
E. 体循环淤血

16. 老年人手术麻醉中,循环管理的难度增加,主要是

A. 生理性血容量减少
B. 心脏储备和代偿功能减退
C. 窦房结功能受损
D. 瓣膜功能下降
E. 左心室射血阻力增加

17. 下面何情况下,动脉压会明显下降
A. 室性期前收缩
B. 窦性心动过速
C. 窦性心动过缓
D. 血细胞比容20%
E. 血细胞比容35%

18. 椎管内麻醉,下面哪类患者血压下降大
A. 小儿
B. 子宫肌瘤患者
C. 中年高血压者
D. 老年高血压者
E. 肥胖症者

19. 下列哪项最可能提示有心肌供血不足
A. 血压升高,心率减慢
B. 血压降低,心动过速
C. 血压升高,心率加快
D. 血压降低,心率减慢
E. 血压正常,心率正常

20. 婴幼儿循环变化特点
A. 正常发育,心脏代偿功能较强
B. 发育不全,安静时CO与其最大CO相差大
C. 心肌组织的收缩性相对于成人强
D. 左心室顺应性高
E. 麻醉期间心率减慢导致CO减少

21. 婴幼儿循环特点,下面哪项错误
A. 心肌收缩性较弱
B. 左室顺应性较差
C. 心率增快易致心排降低
D. 心脏储备较差
E. 缺氧易产生心肌抑制

22. 下述麻醉产生低血压的叙述,错误的是
A. 吗啡类与巴比妥类合用,低血压发生率增加

B. 烷类吸入麻醉药可产生血管扩张性低血压

C. 局麻药中毒时心肌和血管中枢受抑制导致低血压

D. 维库溴铵释放组胺导致低血压

E. 丙泊酚扩张外周血管产生低血压

23. 麻醉中的高血压,下述哪项**错误**

    A. 神经反射是气管插管时高血压的重要机制

    B. 本身高血压患者,气管插管时血压升高反应更剧烈

    C. CO_2蓄积通过化学感受器反射使周围血管收缩,血压升高

    D. 颅内手术刺激到三叉神经,可引起血压升高

    E. 浅麻醉时刺激腹膜出现心率增快、血压升高

24. 麻醉期间血压的观察,下面哪项**不对**

    A. 一般患者,血压测量仍以袖带血压为主

    B. 血压是重要生命参数,应反复测量

    C. 血压是循环的重要参数

    D. 脉压减小,提示心排量可能减小

    E. 脉压消失,即可断定血压消失

25. 关于脉搏,下面哪项**不正确**

    A. 观察部位常选桡动脉

    B. 脉搏的强弱可反映心脏每搏量的变化

    C. 脉搏的节律可正确反映心律失常的性质

    D. 周围动脉搏动幅度增加,提示外周血管阻力升高

    E. 周围动脉搏动幅度减小,提示外周血管阻力正常

26. 麻醉中低血压的原因**除外**

    A. 血容量不足

    B. 二氧化碳蓄积

    C. 过敏反应

    D. 麻醉过深

    E. 神经反射

【A₂型题】

27. 某老年患者,全身麻醉诱导后血压降低至80/45mmHg,首先处理下述何者最好

    A. 快速输液

    B. 静注麻黄碱10mg

C. 面罩吸氧

D. 输血

E. 头低脚高位

【A₄型题】

问题28~34

    某患者,男,38岁,术前诊断为嗜铬细胞瘤。在腹腔镜下行肿瘤切除术。选择气管内全麻,吸入异氟烷维持麻醉,呼气末异氟烷浓度维持在1.5MAC。在分离肿瘤的过程者发现患者血压为190/130mmHg,心率120次/分钟,偶发室性期前收缩,中心静脉压5cmH₂O。

28. 患者心律处于

    A. 心动过缓

    B. 心动过速

    C. 在正常范围内

    D. 室上速

    E. 房颤

29. 患者心率变化是由于

    A. 血容量不足

    B. 高二氧化碳血症

    C. 麻醉过浅

    D. 儿茶酚胺释放

    E. 气管导管刺激

30. 心肌耗氧量的指标是指

    A. 收缩压乘以心率

    B. 舒张压乘以心率

    C. 平均动脉压乘以心率

    D. 中心静脉压乘以心率

    E. 平均肺动脉压乘以心率

31. 根据心肌耗氧指标,此患者的心肌耗氧量为

    A. 增加

    B. 降低

    C. 在正常范围内

    D. 难以确定

    E. 与中心静脉压相关

32. 控制此患者血压最有效的药物是

    A. 酚妥拉明

    B. 硝普钠

C. 异氟烷浓度增加

D. 维拉帕米

E. 拉贝洛尔

33. 按照上述处理高血压时,心率也需控制,则用

A. 酚妥拉明

B. 硝普钠

C. 异氟烷浓度增加

D. 维拉帕米

E. 艾司洛尔

34. 在治疗后发现患者出现频发室性期前收缩,正确的处理是

A. 维拉帕米

B. 拉贝洛尔

C. 阿托品

D. 胺碘酮

E. 利多卡因

【B₁型题】

问题35~38

A. 中心静脉压低,动脉压低

B. 中心静脉压低,动脉压正常

C. 中心静脉压高,动脉压低

D. 中心静脉压高,动脉压正常

E. 中心静脉压正常,动脉压低

35. 血容量不足

36. 心功能不全

37. 心功能不全,周围血管阻力降低

38. 输液过多,但心功能正常

问题39~47

A. 血压升高,心率加快

B. 血压升高,心率减慢

C. 血压降低,心率加快

D. 血压降低,心率减慢

E. 血压、心率不变

39. 麻醉诱导后气管插管

40. 硬膜外麻醉下,手术牵拉子宫

41. 局麻药中毒晚期

42. 药物过敏

43. 二氧化碳蓄积

44. 严重缺氧

45. 颅内高压去骨瓣减压

46. 嗜铬细胞瘤术中挤压肿瘤

47. 胸段硬膜外阻滞

【C型题】

A. 心排出量减少

B. 心排出量增加

C. 两者均有

D. 两者均无

48. 深麻醉

49. 浅麻醉

50. CO_2蓄积早期

51. 缺氧

【X型题】

52. 下述哪些有助于预防坐位麻醉时的低血压

A. 下肢裹弹力绷带

B. 腹部加压

C. 呼吸末正压通气

D. 扩充血容量

E. 保持自主呼吸

53. 麻醉手术中假如你没有较好的监护仪来了解动脉搏动,必须用手摸,便利常选择的有

A. 桡动脉

B. 足背动脉

C. 肱动脉

D. 股动脉

E. 颞动脉

54. 动脉有创血压监测常用于

A. 心脏手术麻醉

B. 嗜铬细胞瘤手术麻醉

C. 大血管手术麻醉

D. 颅脑手术麻醉

E. 俯卧位手术时间较长的麻醉

55. 微循环血流状态的观察,指标有

A. 尿量

B. 皮肤颜色

C. 黏膜颜色

D. 末梢充盈试验

E. 中心静脉压

56. 围术期维护循环稳定的主要措施有
　　A. 维持有效血容量
　　B. 维持适当麻醉深度
　　C. 正当有效地呼吸管理
　　D. 合理的心血管药物
　　E. 纠正酸碱失衡

57. Swan-Ganz导管可观测到指标包括
　　A. 肺动脉压
　　B. 主动脉压
　　C. 肺楔压
　　D. 心排出量
　　E. 混合静脉血氧饱和度

58. 低血压的常见原因包括
　　A. 血容量不足
　　B. 二氧化碳潴留
　　C. 血液稀释

　　D. 交感神经阻滞
　　E. 体位干扰

59. 术中高血压的原因包括
　　A. 麻醉过浅
　　B. 气管插管操作
　　C. 低二氧化碳血症
　　D. 颅内压升高
　　E. 补液过多

60. 术中急性大出血导致低血压可通过下列哪些指标快速反映
　　A. Hct显著降低
　　B. Hb显著降低
　　C. 中心静脉压显著降低
　　D. 心率显著增快
　　E. 心排出量显著降低

答　案

【A₁型题】

1. B　　2. B　　3. A　　4. E　　5. B　　6. A　　7. B　　8. E　　9. A　　10. A
11. C　　12. A　　13. C　　14. B　　15. C　　16. B　　17. D　　18. D　　19. B　　20. E
21. C　　22. D　　23. E　　24. E　　25. E　　26. B

【A₂型题】

27. E

【A₄型题】

28. B　　29. D　　30. A　　31. A　　32. A　　33. E　　34. E

【B₁型题】

35. A　　36. C　　37. E　　38. D　　39. A　　40. D　　41. D　　42. C　　43. A　　44. D
45. C　　46. A　　47. D

【C型题】

48. A　　49. C　　50. B　　51. C

【X型题】

52. ABD　　53. ABE　　54. ABCDE　　55. ABCD　　56. ABCDE　　57. ACDE
58. ADE　　59. ABDE　　60. CDE

（傅润乔　张诗海）

第40章

全身麻醉期间严重并发症

【A₁型题】

1. Mendelson是由误吸哪项引起
   - A. 碱性食物碎片
   - B. 酸性食物碎片
   - C. 低酸性胃液
   - D. 高酸性胃液
   - E. 胆汁液

2. 急性肺水肿的早期表现是
   - A. 肺部湿性啰音
   - B. 粉红色泡沫痰
   - C. 支气管痉挛
   - D. 呼吸三凹征
   - E. 血压突然降低

3. Mendelson综合征的肺损害程度与胃液的pH有关,下列哪项对肺的损害最大
   - A. pH=3
   - B. pH=4
   - C. pH=5
   - D. pH>6
   - E. pH<2.5

4. 麻醉期间急性心肌梗死的主要诊断靠
   - A. CVP
   - B. BP
   - C. EKG
   - D. HR
   - E. PAWP

5. 全身麻醉所致的并发症或意外,**除外**
   - A. 恶性高热
   - B. 脑血管意外
   - C. 全脊髓麻醉

   D. 心搏骤停
   E. 苏醒延迟

6. 下列哪项引起肺栓塞的可能性可**排除**
   - A. 血栓
   - B. 脂肪
   - C. 生理盐水
   - D. 空气
   - E. 羊水

7. 下面对Mendelson综合征的描述,**错误的**是
   - A. 1946年首先由Mendelson描述
   - B. 误吸后2~4h出现"哮喘样综合征"
   - C. 临床表现有发绀、心动过速、支气管痉挛、呼吸困难
   - D. pH>2.5的胃液比<2.5所致的肺损害重
   - E. 误吸24h X线片可见不规则、边缘模糊的斑状阴影

8. 急性肺不张确诊手段正确的是
   - A. 气道压力升高
   - B. 血二氧化碳分压升高
   - C. 呼吸音减弱
   - D. 胸部X线检查
   - E. 肺部闻及水泡音

9. 对全麻引起的外周性呼吸困难,处理**不对的**是
   - A. 辅助或控制呼吸
   - B. 使用呼吸兴奋剂
   - C. 停止使用肌松药
   - D. 使用肌松药拮抗剂
   - E. 查血气和电解质

10. 全麻期间肺栓塞的表现,**除外**
   - A. 通气好但有进展性发绀

B. 出现低血压

C. 呼吸困难

D. 心动过速

E. 肺部哮鸣音

11. 全麻中张力性气胸的表现**除外**

　　A. SpO_2下降

　　B. 气道压升高

　　C. 发绀

　　D. 血压升高

　　E. 通气阻力升高

12. 全麻中出现中枢性呼吸抑制的常见原因**除外**

　　A. 麻醉过深

　　B. 通气过度

　　C. 阿片类药过量

　　D. 肌松药过量

　　E. 低体温

13. 纤维光导支气管镜检查在急性肺不张中的作用正确的是

　　A. 确定气管插管的位置

　　B. 吸痰

　　C. 直接在肺不张部位给予异丙肾上腺素

　　D. 确诊

　　E. 促使患者咳嗽

14. 肺栓塞的描述正确的是

　　A. 肺栓塞一定有低氧血症

　　B. 肺栓塞一定有血二氧化碳升高

　　C. 肺栓塞一定导致休克

　　D. 肺栓塞一定导致气道压力升高

　　E. 肺栓塞易漏诊

15. 肺栓塞的EKG表现如下,**除外**

　　A. 电轴右倾

　　B. 肺性P波

　　C. 快速房颤

　　D. ST段和T波改变

　　E. QT延长

16. 血栓引起的急性肺栓塞正确的是

　　A. 静脉系血栓脱落

B. 动脉系血栓脱落

C. 房颤引起的左房血栓脱落

D. 血浆输注过多

E. 丙泊酚输注过多过快

17. 颅后窝手术最易导致

　　A. 血栓性肺栓塞

　　B. 脂肪性肺栓塞

　　C. 空气性肺栓塞

　　D. 肿瘤性肺栓塞

　　E. 药物性肺栓塞

18. 下述有关羊水栓塞,正确的是

　　A. 自然生产不导致羊水栓塞

　　B. 剖宫产不会导致羊水栓塞

　　C. 羊水过多与肺栓塞相关

　　D. 巨大胎儿与羊水栓塞相关

　　E. 以上均不对

19. 急性肺栓塞最常见的体征是

　　A. 低氧血症

　　B. 高二氧化碳血症

　　C. 气道压力升高

　　D. 心动过速

　　E. 肺部湿啰音

20. 血栓致急性大面积肺栓塞,处理**不正确**的是

　　A. 胸外按压

　　B. 溶栓

　　C. 血栓取出术

　　D. 抗心律失常

　　E. 反比呼吸

21. 空气导致的急性肺栓塞,体位处理是

　　A. 右侧卧位

　　B. 左侧卧位

　　C. 头高脚低位

　　D. 头低脚高位

　　E. 俯卧位

22. 支气管痉挛出现

　　A. 吸气性呼吸困难

　　B. 呼气性呼吸困难

C. 弥散功能障碍

D. 肺通气/血流比例失调

E. 肺水肿

23. 急性肺栓塞的确诊依据是

A. 缺氧

B. 高二氧化碳血症

C. 低血压

D. 听诊

E. 胸部X线检查

24. 全麻后苏醒防止误吸,正确指标是

A. TOF=0.7

B. TOF无衰减

C. 通气量正常

D. 能抬头保持在5秒以上

E. 睁眼

【A₃型题】

问题25~29

患者,女,12岁,因脊柱侧弯拟在全麻下行脊柱侧弯矫正术。术前常规检查正常。在丙泊酚2.5mg/kg和维库溴铵0.15mg/kg诱导下插入内径6.5mm的气管导管,插管顺利。麻醉维持为吸入异氟烷。麻醉15分钟后发现患者面色潮红,血压升高,心率增快,钠石灰罐发烫。

25. 该患者最可能出现

A. 通气不足

B. 肺水肿

C. 麻醉过浅

D. 支气管痉挛

E. 恶性高热

26. 现在要诊断该并发症的依据主要是

A. 神经功能检查

B. 骨科情况检查

C. 血清钙浓度测定

D. 肌肉活检

E. 肝功能检查

27. 立即治疗的办法,正确的是

A. 加深麻醉使血压降低

B. 加大维库溴铵用量松弛肌肉

C. 应用丹曲洛林

D. 检查麻醉机

E. 应用氨茶碱

28. 麻醉中下述具有诊断意义的检查是

A. 血清钙测定

B. 血清钾测定

C. 血气分析

D. 心肌酶谱测定

E. 乳酸同工酶测定

29. 经处理后发现患者体温持续升高,最有效的抢救治疗措施是

A. 脑部低温

B. 全身酒精擦浴

C. 更换钠石灰

D. 过度通气

E. 体外循环降温

【X型题】

30. 全身麻醉期间的严重并发症有

A. 误吸

B. 肺栓塞

C. 张力性气胸

D. 支气管痉挛

E. 急性心肌梗死

31. 误吸的临床表现有

A. 急性呼吸道梗阻

B. Mendelson综合征

C. 吸入性肺不张

D. 吸入性肺炎

E. 发绀

32. 预防围麻醉期误吸和吸入性肺炎的措施有

A. 麻醉前禁食禁饮以减少胃内容物

B. 急诊饱胃,置胃管吸引或催吐

C. 口服、肌注或静注H₂受体拮抗药

D. 肌注或静注甲氧氯普胺以加快胃排空

E. 麻醉诱导时用合理头位、保持气道通畅、用有套囊的气管导管

33. 如果麻醉中,患者不幸误吸,如何处理

A. 清除咽喉部胃内呕吐、反流物

B. 经气管导管反复吸引气管内或支气管内误吸物,同时要避免缺氧

C. 可气管内反复注射生理盐水5~10ml冲洗和吸引

D. 静注地塞米松,必要时β₂受体兴奋剂

E. 5~10cmH₂O PEEP通气

34. 全麻患者术后苏醒延迟的原因是
A. 全麻药残余
B. 肌松药残余
C. 低体温
D. 低钾
E. 酸中毒

35. 急性肺不张的手术前因素包括
A. 急性呼吸道感染
B. 吸烟
C. 肥胖
D. 老年患者
E. 新生儿

36. 急性肺不张的手术因素包括
A. 呼吸道分泌物过多
B. 胸腔手术
C. 外科手术疼痛
D. 肌松剂用量不足
E. 镇痛药使用不当

37. 急性肺不张预防措施包括
A. 术前禁烟
B. 控制急性呼吸道感染
C. 预防性应用糖皮质激素
D. 应用叹气式通气
E. 应用PEEP

38. 急性肺不张处理正确的有
A. 限制输液
B. 反比呼吸
C. 持续正压通气
D. 纯氧通气
E. PEEP通气

39. 血栓引起的急性肺栓塞正确的有
A. 失血性休克
B. 静脉血流缓慢
C. 静脉血管创伤
D. 止血带应用时间过长
E. 中心静脉穿刺

40. 空气导致的急性肺栓塞的治疗正确的有
A. 立即采用右侧卧位
B. 立即采用左侧卧位
C. 右心导管抽吸
D. 高压氧治疗
E. 正压通气

41. 有关恶性高热临床表现正确的有
A. 低钾血症
B. 高二氧化碳血症
C. 体温升高
D. 肌肉松弛
E. 心动过速

42. Mendelson综合征的临床表现正确的有
A. 面色潮红
B. 发绀
C. 心动过缓
D. 支气管痉挛
E. 肺啰音

43. 预防误吸的措施包括
A. 较少胃容量
B. 提高胃pH值
C. 降低胃内压
D. 应用喉罩快速控制气道
E. 清醒气管内插管

44. 有关Mendelson综合征正确的有
A. 吸入量达30ml
B. 胃液pH必须低于1.5
C. 通常30分钟内出现症状
D. 激素有助于改善预后
E. 气道冲洗有助于改善预后

答　案

【A₁型题】

1. D　　2. C　　3. E　　4. C　　5. C　　6. C　　7. D　　8. D　　9. B　　10. E

11. D　　12. D　　13. B　　14. E　　15. E　　16. A　　17. C　　18. E　　19. D　　20. E

21. B　　22. B　　23. E　　24. D

【A₃型题】

25. E　　26. D　　27. C　　28. E　　29. E

【X型题】

30. ABCDE　　31. ABCDE　　32. ABCDE　　33. ABCDE　　34. ABCDE　　35. ABCD

36. ABCE　　37. ABD　　38. CE　　39. BCD　　40. BCDE　　41. BCE

42. BDE　　43. ABCE　　44. ACE

（傅润乔　张诗海）

第41章

局部麻醉、神经阻滞、并发症

【A₁型题】

1. 哪种麻醉药是最常用的局部麻醉药
   A. 普鲁卡因
   B. 利多卡因
   C. 丁卡因
   D. 布比卡因
   E. 氯普鲁卡因

2. 利多卡因在神经阻滞中产生中枢神经系统症状的阈剂量是
   A. 5.0mg/kg
   B. 7.0mg/kg
   C. 10.0mg/kg
   D. 12.5mg/kg
   E. 15mg/kg

3. 局麻药中毒时,发生惊厥的主要机制
   A. 大脑皮质兴奋
   B. 兴奋大脑兴奋性通路
   C. 抑制大脑抑制性通路
   D. 兴奋交感神经系统
   E. 抑制副交感神经系统

4. 老年患者脊麻的特点是
   A. 起效慢、扩散广
   B. 起效快、扩散广、作用时间短
   C. 起效快、扩散广、作用时间长
   D. 起效快、扩散范围小
   E. 起效慢、扩散范围狭小

5. 以下哪种手术应该首选椎管内麻醉
   A. 肾切除术
   B. 膀胱全切,回肠代膀胱术
   C. 腹腔镜手术
   D. 经尿道前列腺电切

E. 包皮手术

6. 含肾上腺素的利多卡因行局部浸润麻醉一次最大剂量是
   A. 200mg
   B. 300mg
   C. 400mg
   D. 500mg
   E. 600mg

7. 0.5%普鲁卡因(不含肾上腺素)行局部浸润麻醉一次最大剂量
   A. 100ml
   B. 140ml
   C. 160mg
   D. 200ml
   E. 250ml

8. 利多卡因(含肾上腺素)行局部浸润麻醉,作用时间最常可达
   A. 60分钟
   B. 90分钟
   C. 120分钟
   D. 240分钟
   E. 360分钟

9. 通常用普鲁卡因作为局部浸润麻醉是因其
   A. 毒性小
   B. 作用时间长
   C. 毒性小,作用发挥迅速
   D. 毒性小,麻醉效果强
   E. 以上都不对

10. 氯普鲁卡因硬膜外阻滞的浓度是
    A. 0.5%

B. 1%

C. 1.5%

D. 2%~3%

E. 3%~4%

11. 氯普鲁卡因脊麻的浓度是

    A. 0.5%

    B. 1%

    C. 1.5%

    D. 2%~2.5%

    E. 3%

12. 现在许多文献发表了氯普鲁卡因用于脊麻,是因为

    A. 过去发表的文献是错误的

    B. 氯普卡因不含防腐剂、变得安全

    C. 氯普鲁卡因含有防腐剂

    D. 氯普鲁卡因作用时间短

    E. 氯普鲁卡因价廉

13. 下列哪种局麻药用作表面麻醉是**错误的**

    A. 布比卡因

    B. 可卡因

    C. 利多卡因

    D. 丁卡因

    E. 氯普鲁卡因

14. 局麻时患者出现面色苍白心悸、气短、烦躁不安,首先考虑

    A. 局麻药中毒反应

    B. 过敏反应

    C. 肾上腺素反应

    D. 高敏反应

    E. 疼痛反应

15. C_4支配的皮肤区域与以下哪一神经支配的区域相邻

    A. 枕下神经

    B. C_6神经

    C. T_1神经

    D. T_2神经

    E. 面神经

16. 颈部横突最突出的椎体是

    A. C_3

    B. C_4

    C. C_5

    D. C_6

    E. C_7

17. 颈部神经丛是由哪些神经构成的

    A. 颈1~4脊神经

    B. 颈2~4脊神经

    C. 颈3~4脊神经

    D. 颈1~8脊神经

    E. 颈5~胸1脊神经

18. 哪一神经主要为运动神经

    A. 枕下神经

    B. 颈前神经

    C. 耳大神经

    D. 枕小神经

    E. 锁骨下神经

19. 骶神经丛组成

    A. L_4前支一部分, L_5前支,骶尾神经前支

    B. L_5前支,骶尾神经前支

    C. 骶神经前支

    D. 尾神经前支

    E. 骶尾神经前支

20. 腋入路最容易阻滞的神经是

    A. 桡神经

    B. 正中神经

    C. 尺神经

    D. 前臂外侧皮神经

    E. 肌皮神经

21. 腋入臂丛阻滞为防止止血带疼痛,要阻滞

    A. 正中神经

    B. 肋间臂神经

    C. 肌皮神经

    D. 上臂内侧皮神经

    E. 桡神经

22. 行指或趾神经阻滞时局部麻醉药液中,不加肾

上腺素是因为

A. 引起指或趾缺血坏死

B. 局麻药用量少不需要另加肾上腺素

C. 使药物吸收减慢

D. 可增加药物毒性

E. 引起心率增快、血压升高

23. 臂丛神经是由那些神经组成的

A. 颈5~胸1的前支

B. 颈5~胸1的后支

C. 颈5~颈8的前支

D. 颈5~颈8的前支和后支

E. 颈2~颈5的前支

24. 颈丛神经由哪些神经的前支组成

A. C_1~C_4

B. C_2~C_5

C. C_3~C_6

D. C_4~C_7

E. C_5~C_8

25. 腋路臂丛阻滞时,不容易被阻滞的神经是

A. 肌皮神经

B. 尺神经

C. 正中神经

D. 腋神经

E. 前臂内侧皮神经

26. 眼科手术最常用的局麻药是

A. 丁卡因

B. 利多卡因

C. 可卡因

D. 苯左卡因

E. 地布卡因

27. 与黏膜吸收速度相近的麻醉给药方式是

A. 皮肤

B. 静脉注射

C. 肌内注射

D. 皮下注射

E. 皮内注射

28. 肌间沟法臂丛神经阻滞,其穿刺点定位为

A. 胸锁乳突肌与前斜角肌之间

B. 前斜角肌与中斜角肌之间

C. 中斜角肌与后斜角肌之间

D. 颈阔肌之间

E. 斜方肌与中斜角肌之间

29. 哪种臂丛神经阻滞法血、气胸并发症发生最高

A. 腋路臂丛阻滞法

B. 锁骨上臂丛阻滞法

C. 肌间沟阻滞法

D. 喙突下臂丛阻滞法

E. 经颈路臂丛阻滞法

30. 拇指基底部手术,神经阻滞较好的应是

A. 腋路臂丛阻滞

B. 肌间沟臂丛阻滞

C. 尺神经阻滞

D. 桡神经阻滞

E. 正中神经

31. 如果根动脉血流障碍,易引起那些节段的脊髓缺血坏死而发生截瘫

A. T_4或L_1

B. T_6或L_5

C. T_{10}或L_2

D. C_6或T_{12}

E. C_7或L_5

32. 腰椎旁交感神经阻滞的一个危险的并发症是

A. 腹膜内麻醉

B. 周围神经阻滞

C. 腹膜后血肿

D. 低血压

E. 高血压

33. 对甲状腺切除术施行颈深丛阻滞,应阻滞的是

A. $C_{1~3}$

B. $C_{2~4}$

C. $C_{3~5}$

D. $C_{4~6}$

E. $C_{5~7}$

34. 臂丛阻滞,下列哪种神经可以被锁骨上入路阻

滞而不能被腋入路阻滞
A. 正中神经
B. 肌皮神经
C. 前臂内侧皮神经
D. 桡神经
E. 尺神经

35. 在第二骶后孔阻滞骶神经最常见的并发症是
A. 损伤脊髓
B. 硬膜外阻滞
C. 穿刺针刺入盆腔
D. 注药入血管
E. 脊麻

36. 静脉注射局麻药后最容易发生的即刻并发症是
A. 神经炎
B. 组织坏死
C. 血栓性静脉炎
D. 心肌抑制
E. 昏迷

37. 血液中局麻药的浓度达到或超过足以引起中枢神经系统兴奋或抑制临床症状,为局麻药的
A. 高敏反应
B. 毒性反应
C. 特异质反应
D. 变态反应
E. 局部神经反应

38. 变态反应的发生率占局麻药不良反应的
A. 1.2%
B. 1.8%
C. 2%
D. 2.2%
E. 2.5%

39. 肌间沟阻滞法
A. 不会阻滞膈神经
B. 臂、肩部及桡侧阻滞较好
C. 会引起气胸
D. 尺侧神经阻滞较好
E. 不易误入蛛网膜下腔

40. CEA要使胸式呼吸不被抑制,阻滞平面不宜超过
A. T_2
B. T_3
C. T_4
D. T_6
E. T_8

41. 丁卡因常用作表面麻醉是因为
A. 局麻效力强
B. 毒性较大
C. 对黏膜的穿透力强
D. 作用持久
E. 比较安全

42. 臂丛阻滞入路中,局麻药发生毒性反应率较高的是
A. 肌间沟阻滞法
B. 锁骨上臂丛阻滞法
C. 锁骨下臂丛阻滞法
D. 腋路臂丛阻滞法
E. 经颈路臂丛阻滞法

43. 颈丛阻滞患者出现声音嘶哑或失声,最可能的原因是
A. 药液误入硬脊膜外腔间隙
B. 局麻药的毒性作用
C. 膈神经阻滞
D. 迷走神经阻滞
E. 颈交感神经阻滞

44. 决定硬膜外麻醉平面的最主要因素是
A. 局麻药容积
B. 穿刺间隙
C. 导管方向
D. 注药方式
E. 体位

45. 下列哪种药物的运动-感觉分离作用最明显
A. 罗哌卡因
B. 利多卡因
C. 丁卡因
D. 普鲁卡因
E. 氯普鲁卡因

46. 咽喉气管表面麻醉,哪项**不正确**
    A. 麻醉前须注射阿托品
    B. 可用2%利多卡因做环甲膜穿刺
    C. 局麻药吸收速度与静脉注射相似
    D. 表面麻醉要控制局麻药用量
    E. 要吞下局麻药

47. 静脉局部麻醉,哪项**不正确**
    A. 适用成人四肢手术
    B. 注射部位与成功率无关
    C. 避免注射后20分钟内放止血带
    D. 放止血带应采取间歇放气法
    E. 放气后作用常在2~3分钟消失

48. 霍纳综合征(Horner's syndrome)的表现**除外**
    A. 患侧眼裂缩小
    B. 患侧眼结膜充血
    C. 患侧瞳孔扩大
    D. 患侧鼻塞
    E. 患侧面微红及无汗

49. 下列哪一神经**不属于**颈浅丛
    A. 颈前神经
    B. 耳大神经
    C. 枕下神经
    D. 枕小神经
    E. 锁骨下神经

50. 影响局部麻醉药吸收的因素下列哪项**不是**
    A. 药物剂量
    B. 术前用药
    C. 局麻药性能
    D. 血管收缩药使用
    E. 作用部位

51. 颈丛阻滞常用的体表标志**除外**
    A. 乳突
    B. 胸锁乳突肌
    C. 横突
    D. 脊突
    E. 颈外静脉

52. 哪一神经**不是**骶神经丛分支

A. 臀上神经
B. 臀下神经
C. 阴部神经
D. 坐骨神经
E. 闭孔神经

53. 肌间沟法臂丛阻滞哪项**不正确**
    A. 易于掌握
    B. 肥胖患者或不合作小儿适用
    C. 上臂、肩部阻滞效果好
    D. 高位阻滞不引起气胸
    E. 不易阻滞喉返神经

54. 臂丛神经阻滞穿刺点定位哪项**不正确**
    A. 腋路法以腋动脉搏动为定位
    B. 锁骨上法以锁骨中点定位
    C. 锁骨下血管旁法以锁骨下动脉搏动定位
    D. 肌间沟法主要以C_6横突定位
    E. 喙突下法以喙突定位

55. 下面哪一项**不是**腰神经丛的分支
    A. 髂腹股沟神经
    B. 股外侧皮神经
    C. 股神经
    D. 坐骨神经
    E. 闭孔神经

56. 局部麻醉前用药说法**错误的**是
    A. 可以消除患者紧张情绪
    B. 减轻操作时不适感
    C. 镇痛催眠使患者遗忘掉围术期经历
    D. 苯二氮䓬类药物可能掩盖局麻药如布比卡因心脏毒性的早期症状
    E. 不会提高局麻药惊厥阈值

57. 有关臂丛神经阻滞,下列说法哪项**错误**
    A. 肌间沟法适用于上臂及肩部手术
    B. 肌间沟法尺神经阻滞起效快
    C. 锁骨上法气胸发生率较高
    D. 腋路法局麻药毒性反应发生率较高
    E. 腋路法无误入蛛网膜下隙和硬膜外间隙的可能

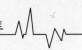

58. 关于三叉神经的描述以下哪项**不正确**
    A. 为脑神经中最粗大的神经
    B. 主要由运动神经纤维构成
    C. 主要由感觉神经纤维构成
    D. 分布于头、面部
    E. 有眼神经、上颌神经和下颌神经三大分支

59. 关于颈丛神经,下列哪项**错误**
    A. 由第1~5颈神经的前支组成
    B. 分为浅、深两支
    C. 颈丛浅支从胸锁乳突肌后缘中点处穿出
    D. 颈丛浅支有4条分支
    E. 颈丛深支支配颈部深肌、肩胛提肌、舌骨下肌群和膈

60. 腋路臂丛阻滞哪一项**不正确**
    A. 针随腋动脉搏动而摆动
    B. 入腋鞘突破感
    C. 注药有外溢
    D. 注药后呈梭形扩散
    E. 针刺有坚实骨质感

61. 哪一项**不是**腋路路丛阻滞的优点
    A. 不会引起气胸
    B. 不会阻滞膈神经
    C. 不会误入椎管
    D. 位置表浅,易于阻滞
    E. 桡神经阻滞完全

62. 关于颈丛阻滞,哪项**错误**
    A. 颈深丛与颈浅丛均属感觉神经丛
    B. C_{1-4}神经构成颈丛
    C. 颈丛阻滞其骨性标志为C_4横突
    D. 甲状腺手术颈丛阻滞应同时阻滞两侧颈浅颈深丛
    E. 颈丛阻滞易发生喉返神经阻滞

63. 局麻药产生局麻作用的原理是
    A. 阻滞钠离子内流
    B. 阻滞钠离子外流
    C. 阻滞钾离子内流
    D. 阻滞钾离子外流
    E. 阻滞钙离子内流

64. 当局麻药作用于外周混合神经干时麻醉顺序
    A. 先麻醉感觉神经后麻醉运动神经
    B. 先麻醉运动神经后麻醉感觉神经
    C. 感觉神经和运动神经同时麻醉
    D. 只麻醉感觉神经
    E. 只麻醉运动神经

65. 为预防局麻药中毒反应,以下哪项**错误**
    A. 一次用药不超过最大剂量
    B. 使用最低有效浓度
    C. 避免注入血管内
    D. 凡局麻药内都必须加入肾上腺素
    E. 术前给予巴比胺类或地西泮

66. 颈丛神经阻滞的并发症下列哪项**不是**
    A. Horner综合征
    B. 膈神经阻滞
    C. 喉返神经阻滞
    D. 气胸
    E. 局麻药毒性反应

67. 关于肋间神经阻滞,那项**不对**
    A. 穿刺点应在脊柱旁开8~10cm
    B. 局麻后进针滑过肋骨上缘后注药
    C. 穿刺中应保持呼吸平稳,避免深吸气
    D. 肋间神经阻滞主要并发症为肺损伤
    E. 肋间神经与动脉伴行,阻滞时可能注入血管,引起毒性反应

68. 关于颈丛阻滞,哪项叙述**不正确**
    A. 颈丛为感觉神经,臂丛为混合神经
    B. 肌间沟注射局麻药,可同时阻滞颈丛和臂丛
    C. 颈丛阻滞时C_4横突定位方法为乳头与胸锁乳突肌胸骨头连接中点
    D. 颈深丛阻滞时局麻药应注射在横突附近,颈浅丛阻滞注射于皮下、颈阔肌筋膜下
    E. 颈丛阻滞可出现阻滞侧面红无汗现象

69. 局麻药中毒致抽出或惊厥,下列处理哪项**错误**
    A. 立即停止使用局麻药
    B. 立即静注苯妥英钠
    C. 立即静注硫喷妥钠
    D. 用肌肉松弛剂,同时做人工呼吸

E. 各种支持疗法维持呼吸与循环

70. 表面麻醉容易产生逾量中毒,采取防治措施中哪项**错误**
    A. 严格控制剂量
    B. 黏膜有损伤忌用
    C. 于咽喉部喷雾后,不可将局麻药咽下
    D. 作气管内喷雾时,应加肾上腺素
    E. 麻醉前给予苯巴比妥或地西泮

71. 局麻药引起惊厥与下列哪种因素**无关**
    A. $PaCO_2$
    B. 酸碱度
    C. 温度
    D. 药物相互作用
    E. 贫血

72. 局麻药的不良反应下列哪一项**不是**
    A. 高敏反应
    B. 特异质反应
    C. 变态反应
    D. 胃肠道反应
    E. 毒性反应

73. 影响局麻药在硬膜外腔扩散的因素,**除外**
    A. 局麻药的容积和浓度
    B. 局麻药注射的速度
    C. 年龄
    D. 身高
    E. 脑脊液压

74. 关于局部麻醉药,下列哪项说法**错误**
    A. 一般的局麻药中枢神经系统毒性表现多先于心脏毒性
    B. 布比卡因中枢神经系统毒性先于心脏毒性
    C. $PaCO_2$升高时,更容易引起惊厥
    D. 妊娠妇女比非孕患者对布比卡因的心脏毒性更敏感
    E. 寒冷、高热均能影响中枢神经系统毒性

【A_2型题】

75. 某女27岁,诊断为甲状腺瘤。行右侧颈丛麻醉,于C_3、C_4横突部分别注1%利多卡因5ml,阻滞颈

深丛,麻醉后10分钟左右患者出现右侧瞳孔缩小、颜面潮红、上睑下垂、球结膜充血。诊断为
    A. 局麻药中毒
    B. 肾上腺素反应
    C. 局麻药过敏
    D. 神经节阻滞
    E. 霍纳综合征

76. 某患者椎管内麻醉时给予2%利多卡因4ml(含1∶20万肾上腺素)立即感心悸、气促、烦躁不安、面色苍白。最可能的诊断是
    A. 肾上腺素反应
    B. 局麻药毒性反应
    C. 过敏反应
    D. 全脊麻
    E. 精神高度紧张

【A_3型题】

问题77~79

患者女性,14岁,36kg,拟在局麻下行扁桃体摘除术。用2%利多卡因18ml作局部浸润,待15分钟后,患者出现颜面苍白,意识恍惚、脉搏细弱。立即将其平卧,肌注肾上腺素1mg,地塞米松5mg,患者突然全身抽搐、末梢发绀、呼吸停止、心音停不清,经急救、复苏等处理2分钟后心跳、自主呼吸恢复,1小时后神志恢复正常。

77. 依据患者的临床表现,可以诊断为
    A. 局麻药高敏反应
    B. 局麻药毒性反应(局麻药中毒)
    C. 局麻药变态反应(过敏反应)
    D. 局麻药过敏性休克
    E. 癫痫大发作

78. 导致患者出现异常反应的直接原因是
    A. 利多卡因的浓度过高,单次用量过大
    B. 麻醉选择不当
    C. 麻醉操作失误
    D. 手术操作不当
    E. 患者高度紧张

79. 制止患者抽搐,哪种方法**不可选**
    A. 地西泮5~10mg静脉注射
    B. 琥珀胆碱1mg/kg静脉注射

C. 2.5%硫喷妥钠溶液2~4ml静脉注射

D. 咪达唑仑3~5mg静脉注射

E. 氯胺酮50mg静脉注射

问题80~84

患者男性,25岁。左下肢胫腓骨开放性粉碎性骨折。查体:一般情况好,心率80次/分、律齐。血压120/80mmHg,术前给予阿托品0.5mg,苯巴比妥0.1g,在行硬膜外腔穿刺注射1%普鲁卡因约5ml,3分钟后出现头痛、头晕、呼吸困难、肌肉颤搐。患者在3天前行清创缝合时,曾用了普鲁卡因。

80. 首先考虑为局麻药的

    A. 毒性反应

    B. 变态反应

    C. 高敏反应

    D. 接触性不良反应

    E. 疼痛反应

81. 紧急处理时**不应考虑**

    A. 给氧,停止局麻药的应用

    B. 输液

    C. 抗过敏药的应用

    D. 肾上腺素应用

    E. 抗生素应用

82. 患者病情加重出现呼吸停止应立即行

    A. 胸外按压

    B. 气管内插管给氧呼吸

    C. 呼吸兴奋剂的应用

    D. 上胃管减低胃张力

    E. 脱水药的应用

83. 患者出现惊厥、抽搐,可选药**除外**

    A. 异丙嗪

    B. 硫喷妥钠

    C. 丙泊酚

    D. 羟丁酸钠

    E. 咪达唑仑

84. 患者病情平稳后,哪一项观察**不重要**

    A. 呼吸功能

    B. 循环功能

    C. 肾脏功能

D. 神经功能

E. 胃肠道功能

问题85~89

患者女性,32岁,甲状腺功能亢进,在颈丛神经阻滞麻醉下行甲状腺大部分切除术。心率90次/分,律齐。血压120/80mmHg。一般情况尚可。利用0.25%布比卡因+0.3%普鲁卡因总量40ml行双侧颈深丛(各10ml)、颈浅丛(各10ml)神经阻滞10分钟后,患者突然发生谵妄、神志不清、抽搐、全身发绀、呼吸停止。

85. 该患者首先考虑

    A. 局麻药过敏反应

    B. 局麻药中毒

    C. 癔症

    D. 甲状腺危象

    E. 心肺功能衰竭

86. 下列哪种处理方法**不需要**

    A. 给氧

    B. 镇静、抗抽搐药物的应用

    C. 气管插管辅助呼吸

    D. 循环系统监测

    E. 上胃管

87. 抗抽搐药物首选

    A. 异丙嗪

    B. 氯胺酮

    C. 硫喷妥钠

    D. 丙泊酚

    E. 羟丁酸钠

88. 如果科室没有硫喷妥钠,则选

    A. 异丙嗪

    B. 氯胺酮

    C. 硫喷妥钠

    D. 丙泊酚

    E. 羟丁酸钠

89. 继续手术应该采用何种麻醉

    A. 局麻

    B. 针麻

    C. 全麻喉罩通气

    D. 全麻气管插管

E. 颈丛

D. 加用肾上腺素,浓度为1:400 000

E. 加不加均可

问题90~92

某60岁患者在连续硬膜外麻醉下行腹股沟疝修补术,硬膜外置管后即给予1%利多卡因和0.2%丁卡因混合液(含副肾)8ml,数分钟后患者心跳呼吸骤停。

90. 最可能的原因是
　　A. 局麻药对心脏的毒性
　　B. 迷走反射
　　C. 心肌梗死
　　D. 全脊麻
　　E. 局麻药误入血管中毒反应

91. 你的抢救措施是
　　A. 立即叫外科医生胸外按压
　　B. 自己立即面罩加压通气
　　C. 立即通知护士准备静注肾上腺素
　　D. 立即准备气管插管或喉罩插入通气
　　E. 以上全部

92. 防止上述可怕事件,你应该是
　　A. 做到穿刺置管顺利
　　B. 注药前回抽无血液
　　C. 注药前回抽无脑脊液
　　D. 预防性用阿托品、麻黄碱
　　E. 正确使用试验剂量

【A₄型题】

问题93~103

患者女性,40岁,55kg。无呼吸困难,因甲状腺功能亢进拟行甲状腺大部切除术。

93. 首选麻醉方法
　　A. 颈部硬膜外
　　B. 气管内全身麻醉
　　C. 静脉全麻
　　D. 颈丛阻滞
　　E. 经颈入路臂丛麻醉

94. 如选用颈丛阻滞以下哪一项正确
　　A. 不应加用肾上腺素
　　B. 加用肾上腺素,浓度为1:100 000
　　C. 加用肾上腺素,浓度为1:200 000

95. 使用1%利多卡因与0.125%丁卡因合剂,总容量**不应**超过
　　A. 20ml
　　B. 30ml
　　C. 40ml
　　D. 50ml
　　E. 60ml

96. 在一侧阻滞后,行对侧C_3深丛阻滞时针刺抵横突后,注1%利多卡因5ml,突然发现患者意识不清,全身强直性阵挛,最大可能为
　　A. 高敏反应
　　B. 甲状腺危象
　　C. 变态反应
　　D. 中毒反应
　　E. 误入蛛网膜下腔

97. 如利多卡因100mg、丁卡因25mg产生了毒性反应,最可能原因为
　　A. 高敏反应
　　B. 局麻药过量
　　C. 未加肾上腺素
　　D. 误入血管
　　E. 甲状腺功能亢进控制不满意

98. 如果在注药前回抽时无血,但注药时药物进入血管,最大可能为
　　A. 针头移动
　　B. 回抽未用力
　　C. 针头被骨质阻塞
　　D. 注药速度太快
　　E. 注药压力太大

99. 如患者出现的是中枢神经中毒反应,可能是因
　　A. 甲状腺功能亢进患者耐药差
　　B. 颈部血运丰富吸收太快
　　C. 误注入了椎动脉
　　D. 误入了蛛网膜下腔
　　E. 误注入了颈静脉

100. 对上述反应,首先采取的步骤是
    A. 吸氧,过度通气
    B. 镇静
    C. 避免血压下降
    D. 气管插管
    E. 加快输液

101. 以上措施哪项多不作首选
    A. 吸氧,辅助过度通气
    B. 镇静
    C. 避免血压下降
    D. 气管插管
    E. 加快输液

102. 以往常选静注硫喷妥钠治疗惊厥,常用浓度剂量是
    A. 1.25% 25~50mg
    B. 2.5% 50~100mg
    C. 1.25% 100~200mg
    D. 5% 100~200mg
    E. 浓度受限剂量不限,直至惊厥停止

103. 下列哪一项不能预防该反应的发生
    A. 术前使用地西泮
    B. 术前使用苯巴比妥
    C. 术前使用哌替啶
    D. 过度通气
    E. 局麻药中添加适量肾上腺素

问题104~109
    患者男性,32岁,75kg。因右手电锯伤,行清创、屈肌腱、神经吻合术。

104. 最常用的麻醉方法
    A. 局部浸润麻醉
    B. 静脉全麻
    C. 臂丛阻滞
    D. 区域阻滞
    E. 静脉局部麻醉

105. 如选臂丛神经阻滞,理论上首选
    A. 锁骨上法
    B. 肌间沟法
    C. 锁骨下法
    D. 腋路法
    E. 喙突下法

106. 如果腋路注入1%利多卡因40ml(含1/200 000肾上腺素),10分钟后刷洗创面,麻醉作用不全,处理的方法哪项不正确
    A. 停止刷洗,等待作用完全
    B. 肌间沟追加1%利多卡因20ml
    C. 加用镇痛剂哌替啶50mg
    D. 加用局部浸润0.5%利多卡因10ml
    E. 改全身麻醉

107. 30分钟后作用仍不完全,肌间沟追加2%利多卡因6ml。5分钟后患者自述憋气,最大可能
    A. 局麻药中毒
    B. 变态反应
    C. 膈神经麻痹
    D. 误入蛛网膜下腔
    E. 气胸

108. 遇到上述情况,哪一项处理比较合适
    A. 快速输液
    B. 吸氧,必要时辅助通气
    C. 拍胸片,除外气胸
    D. 肌注镇静药
    E. 按局麻药中毒处理

109. 如果麻醉手术一小时后患者仍然有憋气症状,最大可能
    A. 局麻药中毒延迟反应
    B. 迟发变态反应
    C. 误入硬膜外腔阻滞
    D. 膈神经麻痹
    E. 肌间沟补充阻滞所致气胸

【B₁型题】

问题110~112
    A. 导致了支气管痉挛、血管性水肿、荨麻疹
    B. 口唇麻木、视物模糊、意识不清、惊厥
    C. 较小剂量引起毒性反应初期症状
    D. 臂丛阻滞后同侧肌无力
    E. 臂丛阻滞后对侧肌力正常

110. 局麻药的中枢神经系统毒性

111. 高敏反应
112. 变态反应

问题113~116
A. 声音嘶哑、失声、呼吸困难
B. 呼吸困难及胸闷
C. 同侧眼睑下垂、瞳孔缩小、眼结膜充血及鼻塞
D. 口唇麻木、视物模糊
E. 呼吸心搏骤停
113. Horner综合征
114. 喉返神经阻滞
115. 膈神经阻滞
116. 局麻药毒性反应

问题117~122
A. 局麻药的理化性质
B. 局麻药的剂量
C. 局麻药的浓度
D. 局麻药的容量
E. 局麻药的浓度梯度
117. 阻滞范围主要取决于局麻药的
118. 离体局麻药起效时间取决于
119. 临床上潜伏期长短主要取决于
120. 临床上为增加局麻药剂量,常采取提高
121. 感觉、运动阻滞有差别性,依据
122. 局麻药的弥散主要取决于

问题123~125
A. 0.5%普鲁卡因局部注射
B. 2%利多卡因灌注
C. 1%丁卡因喷雾
D. 1.5%利多卡因神经周围注射
E. 用浸有1%丁卡因棉片填入
123. 尿道黏膜表面麻醉
124. 咽喉部黏膜表面麻醉
125. 鼻腔黏膜表面麻醉

问题126~131
A. 股外侧皮神经支配
B. 股神经支配
C. 闭孔神经支配
D. 坐骨神经支配
E. 髂腹股沟神经支配
126. 大腿外侧
127. 大腿前面
128. 大腿内侧
129. 大腿后侧
130. 小腿前内侧
131. 小腿和足部大部分

问题132~142
A. 腋路臂丛阻滞法
B. 喙突下臂丛阻滞法
C. 肌间沟臂丛阻滞法
D. 锁骨上臂丛阻滞法
E. 经颈入路臂丛阻滞法
132. 尺神经前移患者首选
133. 门诊患者不适用
134. 有损伤椎动脉可能
135. 易出现Horner综合征
136. 肩部皮瓣带蒂转移术患者可用
137. 上臂手术最安全的入路
138. 有误入蛛网膜下腔可能
139. 颈下部手术也可用
140. 局麻药毒性反应高
141. 喉返神经易被阻滞
142. 老年人肩关节脱位也适用

问题143~146
A. $C_5 \sim T_1$
B. $C_6 \sim T_1$
C. $C_7 \sim T_1$
D. $C_5 \sim C_7$
E. $C_3 \sim C_5$
143. 尺神经组成
144. 桡神经组成
145. 正中神经组成
146. 肌皮神经组成

问题147~149
A. 除要求镇痛外,还应考虑肌肉松弛良好
B. 只要求有完善的镇痛
C. 麻醉不应引起颅内压明显升高
D. 除要求镇痛外,还要便于控制肺内压
E. 对麻醉无具体要求

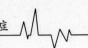

147. 体表手术时

148. 四肢长骨骨折,做闭合复位手术时

149. 腹内手术时

【C型题】

A. 腋路臂丛神经阻滞

B. 肌间沟臂丛阻滞

C. 两者均有

D. 两者均无

150. 同时行双侧阻滞

151. 双侧阻滞间隔30分钟以上

152. 拇指手术

153. 胸臂皮瓣带蒂术

A. 气胸

B. 麻药误注入血管

C. 两者均有

D. 两者均无

154. 腋窝法臂丛神经阻滞易发生

155. 锁骨上法臂丛神经阻滞易发生

A. 局麻药中毒

B. 喉返神经阻滞

C. 两者均有

D. 两者均无

156. 腋路臂丛阻滞

157. 肌间沟臂丛阻滞

158. 硬膜外阻滞

159. 喉上神经阻滞

A. 颈交感神经阻滞

B. 喉返神经麻痹

C. 两者均有

D. 两者均无

160. 颈丛阻滞

161. 肌间沟臂丛阻滞

【X型题】

162. 常见局部麻醉有

A. 表面麻醉

B. 局部浸润麻醉

C. 区域阻滞

D. 神经传导阻滞

E. 硬膜外阻滞

163. 局部麻醉药的全身性不良反应有哪些

A. 高敏反应

B. 变态反应

C. 中枢神经毒性反应

D. 心脏毒性反应

E. 组织毒性

164. 臂丛阻滞入路中,容易发生气胸的是

A. 肌间沟阻滞法

B. 锁骨上臂丛阻滞法

C. 锁骨下臂丛阻滞法

D. 腋路臂丛阻滞法

E. 颈臂丛联合阻滞法

165. 关于局部与神经阻滞麻醉正确的有

A. 神经内注射

B. 穿刺有异感时神经损伤发生率增高

C. 局部感染为局部麻醉禁忌证

D. 使用斜面穿刺针及神经刺激仪定位可以减少神经损伤发生率

E. 穿刺靠近血管丰富部位时尽可能用细针

166. 强直性脊柱炎应避免做下面哪项,以防止膈神经阻滞

A. 肌间沟臂丛阻滞

B. 腋路臂丛神经阻滞

C. 锁骨上法臂丛阻滞

D. 锁骨下法臂丛阻滞

E. 尺神经阻滞

167. 下列哪些局麻药相对适合于分娩镇痛和产科手术麻醉

A. 利多卡因

B. 丁卡因

C. 氯普鲁卡因

D. 罗哌卡因

E. 布比卡因

168. 关于局部麻醉,下列哪些是正确的

A. 患者神志清醒

B. 感觉神经被阻断

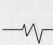

C. 运动神经保持良好

D. 阻滞完全可逆

E. 有时产生阻滞损害

169. 表面麻醉可使用部位

　　A. 眼

　　B. 鼻腔

　　C. 气管

　　D. 皮肤

　　E. 直肠

170. 局部浸润麻醉

　　A. 每次注药量不要超过极限

　　B. 感染及癌肿部位不宜使用

　　C. 每次注药前应抽吸

　　D. 逐层浸润

　　E. 改变穿刺方向时,应先退针至皮下

171. 神经丛阻滞成功的因素有

　　A. 熟悉的解剖

　　B. 正确的位置

　　C. 患者的合作

　　D. 安全剂量麻醉药

　　E. 合理辅助镇静药

172. 腰神经丛的主要分支有

　　A. 坐骨神经

　　B. 股神经

　　C. 闭孔神经

　　D. 阴部神经

　　E. 股外侧皮神经

173. 在止血带下行小腿骨折切开复位,需阻滞

　　A. 髂腹股沟神经

　　B. 股神经

　　C. 股外侧皮神经

　　D. 闭孔神经

　　E. 坐骨神经

174. 星状神经节阻滞的适应证有

　　A. 头痛

　　B. 雷诺症

　　C. 冻伤

D. 面神经麻痹

E. 带状疱疹

175. 星状神经节阻滞可出现的并发症

　　A. 血肿

　　B. 误入椎管内

　　C. 气胸

　　D. 膈神经麻痹

　　E. 喉返神经麻痹

176. 肌间沟法臂丛阻滞缺点有哪些

　　A. 尺神经阻滞不全或较迟

　　B. 有损伤追动脉的可能

　　C. 有误入椎管内的可能

　　D. 低位法可产生气胸

　　E. 不能同时进行双侧阻滞

177. 确定肌间沟位置有哪些体表标志

　　A. 前中斜角肌

　　B. C_6横突

　　C. 胸锁乳突肌

　　D. 环状软骨

　　E. 锁骨下动脉搏动

178. 关于上肢神经组成,哪项正确

　　A. 尺神经来自$C_8 \sim T_1$组成的下干

　　B. 正中神经起源于$C_{6 \sim 8}$及T_1脊神经

　　C. 桡神经源于$C_{5 \sim 8}$及T_1脊神经

　　D. 肌皮神经由$C_{5 \sim 7}$组成

　　E. 膈神经主要有C_4组成

179. 腰神经丛由哪些神经组成

　　A. T_{12}前支的一部分

　　B. L_1前支

　　C. L_2前支

　　D. L_3前支

　　E. L_4前支的一部分

180. 可引起气胸的臂丛入路有哪些

　　A. 腋路

　　B. 锁骨下血管旁

　　C. 低位肌间沟法

　　D. 高位肌间沟法

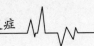

E. 锁骨上法

181. 腋路阻滞一侧臂丛30分钟后,还可用哪些入
路阻滞另一侧
A. 腋路
B. 喙突下
C. 肌间沟
D. 锁骨上
E. 颈路臂丛阻滞

182. 锁骨上臂丛阻滞法易同时阻滞的神经有
A. 迷走神经
B. 喉返神经
C. 膈神经
D. 颈前神经
E. 枕下神经

183. 与臂丛鞘有关的结构有
A. 锁骨下血管周围鞘
B. 腋鞘
C. 椎前筋膜
D. 喙锁胸筋膜
E. 腋筋膜

184. 关于臂丛神经
A. 臂丛与大血管伴行
B. 臂丛周围有臂丛鞘包裹
C. 腋鞘与锁骨下血管周围鞘相通
D. 腋鞘注入足量亚甲蓝,可扩散到颈神经丛
E. 所以,麻醉药只要注入到神经鞘内就会有效

185. 颈丛阻滞的并发症可能有
A. 误入硬膜外腔
B. 误入蛛网膜下腔
C. 局麻药中毒
D. 膈神经阻滞
E. 喉返神经阻滞

186. 下列哪些情况禁忌在局麻药中加肾上腺素
A. 哮喘患者
B. 甲状腺功能亢进
C. 背部肿瘤局麻下切除
D. 重度高血压患者

E. 指神经阻滞麻醉

187. 预防局麻药中毒的措施包括
A. 加入微量肾上腺素
B. 最低有效局麻药浓度
C. 麻醉前应用镇静药
D. 减小局麻药用量
E. 加快注药速度

188. 某患者普鲁卡因过敏,需行神经阻滞麻醉,最
好选用下列哪种药物
A. 布比卡因
B. 丁卡因
C. 利多卡因
D. 罗哌卡因
E. 氯普鲁卡因

189. 神经阻滞成功条件包括哪些因素
A. 熟悉解剖、定位标准
B. 安全剂量用药
C. 适当的镇静药应用
D. 患者清醒、合作
E. 备好预防、急救用品

190. 星状神经节阻滞出现下列哪些体征
A. 面红
B. 鼻塞
C. 眼睑下垂
D. 瞳孔散大
E. 眼球塌陷

191. 简便易行的变态反应试验有
A. 皮内注射试验
B. 神经反射试验
C. 嗜碱性细胞脱粒试验
D. 结膜试验
E. 阿托品试验

192. 颈深丛神经阻滞的并发症包括
A. 颈动脉窦阻滞
B. 膈神经阻滞
C. 喉返神经阻滞
D. 霍纳综合征
E. 全脊髓麻醉

答　案

【A₁型题】

1. B	2. A	3. C	4. C	5. D	6. D	7. D	8. E	9. C	10. D
11. D	12. B	13. A	14. C	15. D	16. D	17. A	18. A	19. A	20. C
21. B	22. A	23. A	24. A	25. A	26. A	27. B	28. B	29. B	30. B
31. A	32. C	33. B	34. B	35. E	36. D	37. B	38. C	39. B	40. C
41. C	42. D	43. D	44. B	45. A	46. E	47. B	48. C	49. C	50. B
51. D	52. E	53. B	54. D	55. D	56. E	57. B	58. B	59. A	60. E
61. E	62. D	63. A	64. A	65. D	66. D	67. B	68. C	69. B	70. D
71. E	72. D	73. D	74. B						

【A₂型题】

75. E　　76. A

【A₃型题】

77. B	78. A	79. E	80. B	81. E	82. B	83. A	84. E	85. B	86. E
87. C	88. D	89. D	90. D	91. E	92. E				

【A₄型题】

93. D	94. C	95. B	96. D	97. D	98. C	99. C	100. A	101. D	102. B
103. C	104. C	105. D	106. B	107. C	108. B	109. E			

【B₁型题】

110. B	111. C	112. A	113. C	114. A	115. B	116. D	117. D	118. A	119. B
120. C	121. C	122. E	123. B	124. C	125. E	126. A	127. B	128. C	129. D
130. B	131. D	132. D	133. D	134. C	135. E	136. E	137. D	138. C	139. E
140. A	141. C	142. E	143. C	144. A	145. B	146. D	147. B	148. A	149. A

【C型题】

150. D	151. A	152. C	153. B	154. B	155. C	156. A	157. C	158. A	159. D
160. C	161. C								

【X型题】

162. ABCD	163. ABCD	164. BC	165. BCDE	166. AC	167. CDE
168. ABCDE	169. ABCDE	170. ABCDE	171. ABCDE	172. BCE	173. BCE
174. ABCDE	175. ABCDE	176. ABCDE	177. ABCDE	178. ABCDE	179. ABCDE
180. BCE	181. ABCDE	182. ABC	183. ABCDE	184. ABCDE	185. ABCDE
186. BDE	187. ABCD	188. ACD	189. ABCDE	190. ABCE	191. ACD
192. ABCDE					

（肖少华　万燕杰）

第42章

椎管内麻醉与并发症

【A₁型题】

1. 从全国来讲,目前我国最多的麻醉方法是
   A. 针麻
   B. 监护看管式麻醉
   C. 椎管内麻醉
   D. 喉罩通气全麻
   E. 气管内插管全麻

2. 成人硬脊膜终止于
   A. 腰1
   B. 腰2
   C. 骶1
   D. 骶2
   E. 骶裂孔

3. 多数情况下骶裂孔至硬膜囊下端的距离为
   A. 2cm
   B. 3cm
   C. 3.7cm
   D. 4.7cm
   E. 5.7cm

4. 硬膜外间隙哪段负压最明显
   A. 颈段
   B. 上胸段
   C. 下胸段
   D. 腰段
   E. 骶段

5. 成人脊髓终止于
   A. 胸12椎下缘
   B. 腰1椎下缘
   C. 腰2椎下缘
   D. 腰3椎下缘

   E. 腰4椎下缘

6. 交感神经起始于脊髓胸1~腰3的
   A. 灰质前柱细胞
   B. 灰质柱后细胞
   C. 灰质中间侧角细胞
   D. 白质前索
   E. 白质后索

7. 骶副交感神经起始于脊髓骶2~4的
   A. 灰质前柱细胞
   B. 灰质柱后细胞
   C. 灰质中间侧角细胞
   D. 白质前索
   E. 白质后索

8. 关于交感及骶副交感神经的走向哪个正确
   A. 进入前根
   B. 进入后根
   C. 进入侧根
   D. 交叉到对侧前根
   E. 交叉到对侧后根

9. 脊麻时神经纤维被阻滞的顺序是
   A. 温觉、痛觉、触觉、运动、压力、血管舒缩神经
   B. 血管舒缩神经、温觉、痛觉、触觉、运动、压力
   C. 血管舒缩神经、痛觉、触觉、温觉、运动、压力
   D. 血管舒缩神经、运动、温觉、痛觉、触觉、压力
   E. 运动、血管舒缩神经、温觉、痛觉、触觉、压力

10. 临床上所谓高位腰麻是指阻滞平面达
    A. T_{10}
    B. T_8
    C. T_6
    D. T_4

E. T_2

E. T_{12}以下

11. 临床上所谓阻滞平面是指
    A. 交感神经阻滞平面
    B. 温觉阻滞平面
    C. 痛觉神经阻滞平面
    D. 运动神经阻滞平面
    E. 压力感觉神经阻滞平面

12. 一般来说,平面到达T_4的脊麻,平均动脉压下降可达
    A. 21%
    B. 30%
    C. 44%
    D. 56%
    E. 65%

13. 脊麻时下述哪一项参数下降率最大
    A. 右房内压
    B. 左房内压
    C. 心输出量
    D. 动脉血压
    E. 外周血管阻力

14. 椎管内阻滞血压下降的主要因素
    A. 肌肉麻痹
    B. 肾上腺素
    C. 交感神经阻滞
    D. 副交感神经阻滞
    E. 中枢交感神经介质释放减少

15. 全脊麻演变过程中哪一致命征最先产生
    A. 血压下降
    B. 心搏骤停
    C. 意识消失
    D. 呼吸停止
    E. 脉搏细弱

16. 低位腰麻是指阻滞平面
    A. T_4以下
    B. T_6以下
    C. T_8以下
    D. T_{10}以下

17. 腰麻平面达T_6,则其交感神经阻滞平面达
    A. T_9
    B. T_8
    C. T_7
    D. T_6
    E. T_4

18. 硬膜外阻滞下界平面达L_2,则下界运动平面在
    A. T_{10}
    B. T_{12}
    C. L_2
    D. L_4
    E. L_5

19. 腹腔脏器的交感神经支配来源于
    A. $T_{4\sim10}$交感神经节前纤维
    B. $T_{5\sim12}$交感神经节前纤维
    C. $T_5\sim L_1$交感神经节前纤维
    D. $T_5\sim L_2$交感神经节前纤维
    E. $T_6\sim L_4$交感神经节前纤维

20. 硬膜外给药后药液扩散停止需
    A. 5分钟
    B. 10分钟
    C. 15分钟
    D. 20分钟
    E. 25分钟

21. 硬膜外阻滞完善的时间需
    A. 5分钟
    B. 10分钟
    C. 12~20分钟
    D. 25~30分钟
    E. 40分钟

22. 椎管内麻醉前给阿托品的主要目的是
    A. 抑制剂呼吸道分泌物
    B. 预防心动过缓
    C. 提高痛阈
    D. 缓解局麻药中毒
    E. 预防恶心呕吐

23. 妊娠妇女硬膜外阻滞平面扩散较广的主要机制
    A. 体弱平面易扩散
    B. 硬膜外间隙是负压
    C. 硬膜外间隙是正压
    D. 硬膜外血管充盈间隙变小
    E. 通气量大

24. 1969年Usubiaga实验证明颈、胸、腰、骶部硬膜外穿刺负压出现率分别为
    A. 98%、88%、0%
    B. 88%、98%、0%
    C. 98%、0%、88%
    D. 88%、0%、98%
    E. 0%、98%、88%

25. 腰麻穿刺最常用的间隙
    A. $T_{12}\sim L_1$
    B. $T_{12}\sim L_1$
    C. $L_{1\sim2}$
    D. $L_{2\sim3}$
    E. $L_{3\sim4}$

26. 腰麻穿刺进入蛛网膜下腔的部位俗称
    A. 马尾
    B. 终池
    C. 脊髓
    D. 腰膨大
    E. 脊髓后跟

27. 成人仰卧位时脊柱最高部位
    A. C_3
    B. L_1
    C. L_3
    D. T_6
    E. T_{10}

28. 成人仰卧位时脊柱最低部位
    A. C_3
    B. L_1
    C. L_3
    D. T_6
    E. T_{10}

29. 腰麻时血压下降的主要原因
    A. 术前脱水
    B. 心动徐缓
    C. 交感神经节前纤维阻滞
    D. 肌张力下降
    E. 肾上腺素能神经纤维阻滞

30. 腰麻平面达T_4，心率减慢的主要原因
    A. 支配心脏交感神经被阻滞
    B. 血压下降
    C. 右房血压下降
    D. 窦弓反射
    E. 肾上腺素能神经纤维阻滞

31. 布比卡因脊麻的起效时间同
    A. 利多卡因
    B. 丁卡因
    C. 普鲁卡因
    D. 罗哌卡因
    E. 地布卡因

32. 椎管内麻醉时出现死亡的主要原因
    A. 循环抑制
    B. 呼吸抑制
    C. 低血容量
    D. 神经反射
    E. 药物中毒

33. 硬膜外穿刺产生负压的主要原因
    A. 硬膜外间隙原为负压
    B. 硬脊膜突然顶开
    C. 黄韧带突然顶开
    D. 穿刺针进入静脉
    E. 穿刺针进入蛛网膜下腔

34. 硬膜外留管最适宜长度
    A. 1.5cm
    B. 2cm
    C. 3cm
    D. 4cm
    E. 5cm

35. 下述哪种药易出现快速耐药现象

A. 普鲁卡因

B. 丁卡因

C. 利多卡因

D. 罗哌卡因

E. 布比卡因

36. 为减缓局麻药在硬膜外的吸收并延长其作用时间,局麻药最常加

A. 麻黄碱

B. 多巴胺

C. 甲氧明

D. 肾上腺素

E. 去氧肾上腺素

37. 局麻药中加入1∶200 000肾上腺素是指20ml药液中加入肾上腺素

A. 0.1mg

B. 0.2mg

C. 0.3mg

D. 0.4mg

E. 0.01mg

38. 蛛网膜下腔穿刺时,穿刺针穿过的组织哪项正确

A. 皮肤、皮下组织、棘上韧带、棘间韧带、黄韧带、硬膜外腔、硬脊膜

B. 皮肤、皮下组织、棘上韧带、硬膜外腔、黄韧带、硬膜下腔、硬脊膜

C. 皮肤、皮下组织、黄韧带、棘上韧带、硬膜外腔、棘间韧带、硬脊膜

D. 皮肤、皮下组织、棘上韧带、硬膜外腔、黄韧带、硬脊膜

E. 皮肤、皮下组织、棘间韧带、棘上韧带、硬膜、黄韧带、硬膜外腔

39. 脊麻注药后,各类脊神经纤维先后被阻滞的顺序是

A. 感觉神经、运动神经、交感神经

B. 运动神经、感觉神经、交感神经

C. 交感神经、感觉神经、运动神经

D. 运动神经、交感神经、感觉神经

E. 交感神经、运动神经、感觉神经

40. 关于骶管麻醉的叙述哪项是正确的

A. 是硬膜外麻醉

B. 别名称鞍区阻滞

C. 不易发生局麻药中毒

D. 易引起马尾神经综合征

E. 阴囊手术不可选取

41. 下列哪种情况可采行腰麻

A. 老年患者行胃癌手术

B. 腹盆腔恶性肿瘤

C. 慢性贫血(血红蛋白700g/L以上)

D. 子宫肌瘤

E. 脊髓肿瘤

42. 配置含有1∶20万肾上腺素的1%利多卡因溶液20ml。加入0.1%的肾上腺素溶液是

A. 2.0ml

B. 1.5ml

C. 1.0ml

D. 0.2ml

E. 0.1ml

43. 有关成人骶管腔的容积,哪项正确

A. 25ml

B. 35ml

C. 45ml

D. 55ml

E. 60ml

44. 硬脊膜上的穿刺孔的愈合时间,哪项正确

A. 8小时

B. 24小时

C. 72小时

D. 1~2周

E. 3周以上

45. 麻醉平面达到脐部是指哪一脊神经高度

A. 胸4

B. 胸5

C. 胸8

D. 胸10

E. 胸12

46. 椎管麻醉时,哪种神经功能被最后阻断
    A. 随意运动
    B. 温度觉
    C. 深部感觉(本体感觉)
    D. 自主神经功能
    E. 痛觉

47. 腰麻下行剖宫产术,发生严重低血压的主要原因是
    A. 疼痛反应
    B. 缩宫素剂量不足
    C. 儿茶酚胺释放
    D. 下腔静脉受压
    E. 输入液体过多

48. 下列哪种药不延长或仅稍延长脊麻作用时间
    A. 肾上腺素
    B. 去氧肾上腺素
    C. 甲氧明
    D. 去甲肾上腺素
    E. 麻黄碱

49. 若脊麻没有引起并发症,脊麻后一周脑脊液应该是
    A. 正常
    B. 白细胞计数增加
    C. 蛋白含量增加
    D. 压力仍高于正常
    E. 还能检测到局麻药

50. 下列哪种局麻药与脑脊液是等比重
    A. 0.33%丁卡因
    B. 0.375%布比卡因
    C. 2%氯普鲁卡因
    D. 2%利多卡因
    E. 5%普鲁卡因

51. 纠正脊麻引起的低血压,最好兴奋
    A. α-肾上腺素能受体
    B. β-肾上腺素能受体
    C. α-和β-肾上腺素能受体
    D. α-肾上腺素能受体
    E. β-肾上腺素能受体

52. 有关脊麻时低血压的原因,哪项正确
    A. 阻滞交感神经节前纤维
    B. 阻滞支配肾上腺髓质的神经
    C. 脑脊液丢失
    D. 肌肉瘫痪
    E. 静脉收缩

53. 椎管内麻醉后血压急剧下降,最有效的处理措施
    A. 立即快速静脉输液
    B. 立即静脉注射麻黄碱15~30mg
    C. 头低脚高位
    D. 头高位,以控制麻醉平面
    E. 异丙肾上腺素50μg静注

54. 骶管穿刺须经过下列哪一种结构
    A. 骶棘韧带
    B. 后骶尾韧带
    C. 骶管
    D. 骶骨前韧带
    E. 骶尾侧韧带

55. 取仰卧位时,脊柱弯曲度最高点在
    A. 第1腰椎间隙
    B. 腰3
    C. 腰1
    D. 第4腰椎间隙
    E. 第5腰椎间隙

56. 取仰卧位时,脊柱弯曲度最低点在
    A. 胸2
    B. 胸6
    C. 胸7
    D. 胸9
    E. 胸12

57. 正常人直立时,哪些椎体的棘突为水平位
    A. 颈椎,全部胸椎和上4个腰椎
    B. 颈椎,上4个胸椎和下4个腰椎
    C. 前2个颈椎,全部胸椎和下4个腰椎
    D. 颈椎和腰椎
    E. 颈椎,上3个胸椎和全部腰椎

58. 侧路穿刺进入蛛网膜下腔所遇到的唯一韧带

A. 棘上韧带

B. 棘间韧带

C. 黄韧带

D. 后纵韧带

E. 前纵韧带

59. 硬膜外腔内充满以下什么组织

    A. 血管

    B. 脂肪组织

    C. 淋巴管

    D. 网状组织

    E. 以上全部

60. 脊髓的硬膜囊延伸到哪一部位

    A. 第2腰椎

    B. 第5腰椎

    C. 第2骶段

    D. 第4骶段

    E. 尾骨

61. 新生儿的脊髓通常伸展到哪一部位

    A. 腰1

    B. 胸12

    C. 椎管的全长度

    D. 腰3

    E. 腰5

62. 有关腰麻后发生的脑神经麻痹,下列哪项正确

    A. 以第Ⅵ对脑神经发生率高

    B. 第Ⅸ对脑神经麻痹多见

    C. 原因为无菌性脊髓膜炎

    D. 50%的病例须经1年以上才能恢复

    E. 多为操作不当引起

63. 下列脊髓神经与其分布区,哪项正确

    A. 颈1:头颈部皮肤

    B. 颈4:上臂

    C. 胸6:十二指肠

    D. 腰1:睾丸

    E. 骶3:阴道

64. 棘突呈覆瓦状排列的椎段位

    A. 颈椎

B. 胸椎

C. 腰椎

D. 骶椎

E. 尾椎

65. 椎骨由三条韧带组成,韧带的强度顺序为

    A. 脊上韧带>脊间韧带>黄韧带

    B. 脊间韧带>脊上韧带>黄韧带

    C. 黄韧带>脊上韧带>脊间韧带

    D. 脊间韧带>黄韧带>脊上韧带

    E. 脊上韧带>黄韧带>脊间韧带

66. 脊神经共有

    A. 8对

    B. 12对

    C. 5对

    D. 24对

    E. 31对

67. 有关脊神经的描述正确的是

    A. 脊神经前根是混合神经

    B. 脊神经后根司是混合神经

    C. 脊神经前根司感觉,脊神经后根司是混合神经

    D. 脊神经前根司运动,后根司感觉

    E. 脊神经的前、后根均为混合神经

68. 胸骨柄上缘支配的神经是

    A. T_2

    B. T_6

    C. T_8

    D. T_{10}

    E. T_{12}

69. 两侧乳头连线支配的神经是

    A. T_2

    B. T_4

    C. T_8

    D. T_{10}

    E. T_{12}

70. 剑突下支配的神经是

    A. T_2

B. T_6

C. T_8

D. T_{10}

E. T_{12}

71. 季肋部肋缘支配的神经是

   A. T_2

   B. T_6

   C. T_8

   D. T_{10}

   E. T_{12}

72. 平脐支配的神经是

   A. T_2

   B. T_6

   C. T_8

   D. T_{10}

   E. T_{12}

73. 耻骨联合部支配的神经是

   A. T_2

   B. T_6

   C. T_8

   D. T_{10}

   E. T_{12}

74. 蛛网膜下腔阻滞中最后被阻滞的神经是

   A. 运动神经

   B. 痛觉神经

   C. 触觉神经

   D. 压力感觉神经

   E. 本体感觉神经

75. 确定穿刺针进入硬膜外腔最重要的指标是

   A. 落空感

   B. 负压

   C. 气泡反流

   D. 抽吸无脑脊液

   E. 置管顺利

76. 局部麻醉药中加入肾上腺素最主要的目的是

   A. 阻止麻醉中血压下降

   B. 阻止麻醉中心率减慢

   C. 减缓局麻药吸收,预防中毒

   D. 阻止术野渗血

   E. 加快麻药作用时间

77. 局麻药中毒的本质是

   A. 肝衰竭

   B. 呼吸抑制

   C. 过敏反应

   D. 中枢神经系统受抑制

   E. 组胺释放

78. 蛛网膜膜下腔神经阻滞最常见的并发症是

   A. 心动过缓

   B. 低血压

   C. 呼吸抑制

   D. 局麻药毒性反应

   E. 头痛

79. 腰麻后头痛最常见的原因是

   A. 化学刺激

   B. 中枢神经系统感染

   C. 脑脊液漏

   D. 神经损伤

   E. 局麻药刺激

80. 腰麻后头痛的描述正确的是

   A. 直立性头疼

   B. 偏头痛

   C. 血管搏动性头痛

   D. 平卧性头痛

   E. 紧张性头痛

81. 预防腰麻后头痛的最重要措施是

   A. 补充大量5%葡萄糖液

   B. 选择坐位穿刺

   C. 穿刺点尽可能低

   D. 选择笔尖式细穿刺针

   E. 给予镇静剂

82. 减轻腰麻后头痛最常用的措施是

   A. 补充5%葡萄糖液

   B. 给予镇静剂

   C. 硬膜外腔血片

D. 去枕平卧

E. 蛛网膜下腔注射生理盐水补充脑脊液

D. 虚性脑膜炎

E. 马尾综合征

83. 腰麻后头痛给予大量5%葡萄糖的目的是

　　A. 补充能量

　　B. 防止电解质平衡紊乱

　　C. 增加尿量排除局麻药

　　D. 增加脑脊液生成量

　　E. 增加神经细胞的修复

89. 脊麻后头痛最常见于脊麻后

　　A. 12小时以内发生

　　B. 12~36小时内发生

　　C. 36~60小时内发生

　　D. 60~82小时内发生

　　E. 82小时内发生

84. 硬膜外血片填充治疗腰麻后头痛,填充血量为

　　A. 5ml

　　B. 15ml

　　C. 30ml

　　D. 40ml

　　E. 50ml

90. 硬膜外麻醉致死的主要原因是

　　A. 呼吸抑制

　　B. 循环抑制

　　C. 局麻药中毒

　　D. 局麻药过敏

　　E. 空气栓塞

85. 全脊麻最常见的表现是

　　A. 呼吸深大

　　B. 心搏骤停

　　C. 低血压

　　D. 局麻药中毒

　　E. 抽搐

91. 硬膜外穿刺针穿破硬脊膜后的头痛发生率约

　　A. 10%

　　B. 11%~19%

　　C. 20%~29%

　　D. 30%~76%

　　E. 80%

86. 硬膜外导管断裂在硬膜外腔内,正确的处理是

　　A. 应用抗生素,暂时不处理

　　B. 暂时不处理

　　C. 立刻在全麻下行导管取出术

　　D. 立刻在局麻下行导管取出术

　　E. 立刻在硬膜外腔镜下行导管取出术

92. 硬膜外穿刺针和导管误入血管的发生率约

　　A. 0.1%~0.19%

　　B. 0.2%~2.8%

　　C. 3.0%~4.0%

　　D. 4.1%~5.5%

　　E. 5.6%~10%

87. 硬膜外腔注射血液治疗腰麻后头痛的有效率为

　　A. 90%以上

　　B. 80%~90%

　　C. 70%~80%

　　D. 60%~70%

　　E. 60%以下

93. 硬膜外麻醉时产生全脊髓麻的发生率平均约

　　A. 0.005%

　　B. 0.01%

　　C. 0.024%

　　D. 0.035%

　　E. 0.045%

88. 既往的非腰硬联合穿刺针脊麻后最常见的并
　　发症是

　　A. 腰背痛

　　B. 头痛

　　C. 颅内感染

94. 硬膜外需留置导管一般主张以哪一时间为限

　　A. 3天

　　B. 1周

　　C. 2周

　　D. 3个月

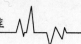

E. 半年

95. 下列哪项**不是**脊髓麻醉后并发症
    A. 腰背痛
    B. 空气栓塞
    C. 颅内感染
    D. 头痛
    E. 马尾神经综合征

96. 硬膜外穿刺到达硬膜外隙，注射空气**不宜**超过
    A. 1ml
    B. 3ml
    C. 5ml
    D. 7ml
    E. 9ml

97. 脊麻后头痛的特点**除外**
    A. 平卧位时加重，坐起时减轻
    B. 平卧位时减轻，坐起时加重
    C. 头痛部位多见于枕部
    D. 疼痛性质属胀满且程度不一
    E. 疼痛时可伴恶心呕吐

98. 预防脊麻后头痛的措施哪项绝对**错误**
    A. 局麻药宜用高压蒸汽灭菌，不宜消毒液浸泡
    B. 麻醉操作者宜常规刷手消毒
    C. 戴手套后应冲净滑石粉
    D. 术前访视时应告诉患者脊麻后可能头痛
    E. 麻醉后应去枕平卧6小时

99. 脊麻后严重时头痛的治疗哪项**不是**
    A. 输注低分子右旋糖酐
    B. 硬膜外自体血填充
    C. 快速滴入500mg咖啡因
    D. 硬膜外注入生理盐水或右旋糖酐10~15ml
    E. 头部理疗

100. 预防硬膜外针穿破硬脊膜的措施哪项**不对**
    A. 初学者应在老师的指导下操作
    B. 操作要正规
    C. 要充分依赖突破感或负压的出现
    D. 用力均衡，勿用猛力

E. 落空感、注气阻力下降等指针都不是100%

101. 硬膜外麻醉致脊髓或神经根损伤的描述哪句**不对**
    A. 神经根损伤时即有触电或痛感
    B. 脊髓损伤为剧痛，偶伴一过性意识障碍
    C. 神经根损伤以运动障碍为主
    D. 神经根损伤后感觉缺失仅限于1~2根脊神经支配的皮区，且与穿刺点棘突的平面一致
    E. 脊髓损伤的感觉障碍与穿刺点不在同一平面

102. 硬膜外间隙的结构哪项**错误**
    A. 侧界是椎弓和椎间孔
    B. 为一潜在间隙
    C. 内含脂肪、血管、淋巴结
    D. 经背中线穿刺易刺破硬膜外静脉
    E. 是位于硬脊膜与黄韧带之间的间隙

103. 影响硬膜外阻滞平面的因素哪项相对**不重要**
    A. 患者身高
    B. 穿刺间隙
    C. 导管方向
    D. 药物容积
    E. 注药速度

104. 脊柱的组成哪项**错误**
    A. 颈椎8节
    B. 胸椎12节
    C. 腰椎5节
    D. 骶椎5节
    E. 尾椎4节

105. 成人脊柱有生理弯曲，哪项**错误**
    A. 颈曲
    B. 胸曲
    C. 腰曲
    D. 骶曲
    E. 尾曲

106. 对蛛网膜的描述哪项**错误**
    A. 薄而透明
    B. 为一层韧带

C. 与软膜之间为蛛网膜下腔
D. 与软膜之间有丝状小梁相连
E. 含有网状纤维和弹力纤维

B. 小儿椎间孔常狭窄或闭锁
C. 老年人椎间孔常狭窄或闭锁
D. 有蛛网膜绒毛突入
E. 年龄增大则绒毛增多

107. 对硬膜外间隙的说法,哪项**不对**
　　A. 是一充满脂肪、血管、淋巴管的潜在间隙
　　B. 在L_2处最宽约5~6mm
　　C. 在中胸部宽约3~5mm
　　D. 在下颈部宽约1.5~2mm
　　E. 上自枕骨大孔,下至骶2

113. 有关硬膜外阻滞的说法哪项**不对**
　　A. 糖尿病及动脉硬化者用药量减少
　　B. 脱水及休克者用药量减少
　　C. 只阻滞感觉神经不阻滞运动神经
　　D. 可用于支气管哮喘患者
　　E. 麻药浓度决定阻滞质量

108. 关于脑脊液量,下面哪项**不对**
　　A. 成人总量约120~150ml
　　B. 脑室约60~70ml
　　C. 脑蛛网膜下腔约35~40ml
　　D. 脊蛛网膜下腔约25~30ml
　　E. 终池约35~40ml

114. 椎管内麻醉术前用药**不妥**的是
　　A. 苯巴比妥钠
　　B. 阿托品
　　C. 哌替啶
　　D. 氯丙嗪
　　E. 地西泮

109. 关于腰麻药比重,哪项**错误**
　　A. 等比重药液作用时间较短
　　B. 重比重可用5%~10%葡萄糖配制
　　C. 重比重药液作用时间延长
　　D. 轻比重可用注射用水配制
　　E. 等比重可用5%碳酸氢钠配制

115. 脊麻的适应证中下列哪项应**排除**
　　A. 胸部手术
　　B. 腹部手术
　　C. 盆腔手术
　　D. 肛门会阴手术
　　E. 下肢手术

110. 有关脊麻的作用机制哪项**不是**
　　A. 局麻药直接作用于脊神经根和脊髓
　　B. 后根局麻药高于前根
　　C. 后根脊神经节中的麻药浓度低,但对麻药最敏感
　　D. 局麻药通过周围软膜均匀直接渗透到脊髓深部
　　E. 脊髓内的麻药浓度以后根及侧柱最高

116. 下面是脊麻的绝对禁忌证,**除外**
　　A. 穿刺部位感染
　　B. 休克
　　C. 脊髓灰质炎
　　D. 男50岁,小肠梗阻一周,频繁呕吐
　　E. 女65岁,右股骨骨折,血压150/85mmHg,拟行人工股骨头置换术

111. 下列哪项**不是**中、高位脊麻的作用
　　A. 血压下降,心率减慢
　　B. 呼吸加快
　　C. 尿潴留
　　D. 胃肠道蠕动增加
　　E. 胃酸分泌减少

117. 下列手术选择硬膜外麻醉,其穿刺点哪个**不当**
　　A. 阑尾切除$T_{11~12}$
　　B. 胃穿孔修补术$T_{8~9}$
　　C. 输尿管中下段切开取石$T_{8~9}$
　　D. 剖宫产$L_{2~3}$
　　E. 降结肠肿瘤切除术$L_{1~2}$

112. 硬膜外间隙的解剖特点哪项**错误**
　　A. 内含丰富的脂肪组织、血管、淋巴结

118. 下述指征表明穿刺针进入硬膜外间隙,**除外**
　　A. 遇阻力

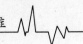

B. 突破感

C. 负压现象

D. 注气注水无阻力

E. 注气注水后气泡外溢

119. 硬膜外阻滞处理,哪项**不对**

    A. 放管至15cm刻度处即退针

    B. 放管至13cm刻度处遇阻力可快速注水2ml再置管

    C. 如B处理无效即拔出导管,旋转180° 再置管

    D. 回抽导管血流不断应将导管外拔少许至回抽无血

    E. 回抽导管间断有血可将5mg麻黄碱稀释后注入

120. 有关骶管的说法哪项**不对**

    A. 骶裂孔与两髂后上棘三点的连线是等边三角形

    B. 骶管有丰富的静脉丛,药液吸收快

    C. 国人约有20%骶管变异,约10%骶裂孔畸形或闭锁

    D. 骶管腔与硬膜外腔不通

    E. 骶管容积成人约25ml

121. 作重比重腰麻时,下述影响平面的因素中哪项**错误**

    A. 注射时患者的体位

    B. 注射后患者的体位

    C. 注射速度

    D. 穿刺针进入深度

    E. 药物剂量

122. 下列脊麻叙述中哪项是**错误的**

    A. 麻醉失败或作用不全时,应考虑没将局麻药准确注入到蛛网膜下腔

    B. 成人应在第2腰椎以下选择脊椎穿刺点

    C. 麻醉后膝反射多消失

    D. 针刺法测得的感觉消失的高度低于交感神经阻滞的高度

    E. 注射腰麻药时速度不宜过慢

123. 硬膜外麻醉术中突然出现心率减慢,与哪项**无关**

A. 牵拉反射

B. 麻醉平面过高

C. 低血压,缺氧

D. 全脊髓麻醉

E. 手术切皮

124. 为防止误入蛛网膜下腔,骶管穿刺针尖深度不应超过

    A. 第5腰椎棘最高点

    B. 髂后上棘连线的平面

    C. 第1对骶后孔水平

    D. 第4对骶后孔水平

    E. 髂嵴最高点连线

125. 有关硬膜外麻醉的叙述中哪项是**错误的**

    A. 应选用开口斜面约45° 比较钝的穿刺针

    B. 蛛网膜下腔内可检出局麻药

    C. 硬膜外腔内置入导管不宜>5cm

    D. 局麻药内可加入适量肾上腺素或麻醉性镇痛药

    E. 腰硬联合穿刺后不能再置入硬膜外导管麻醉

126. 关于再次硬膜外麻醉,下列叙述哪项**错误**

    A. 48小时内重复行硬膜外麻醉时,麻醉扩散的范围比第一次广泛

    B. 1周内重行硬膜外麻醉时,可因硬膜外隙有粘连而影响麻醉药扩散

    C. 如前几次硬膜外穿刺有出血或注药后回流较多,则此次硬膜外麻醉的失败几率增加

    D. 反复进行硬膜外麻醉对麻醉效果无任何影响

    E. 多次硬膜外麻醉对再次麻醉效果有影响

127. 下列有关骶管阻滞的叙述中,哪项**错误**

    A. 骶管解剖变异较多,成人约占20%

    B. 硬膜囊的尖端达第2~3骶孔的高度

    C. 骶管穿刺出现负压明显

    D. 可借注入空气试验确证穿刺针是否在骶管内

    E. 适合于会阴、肛门部手术

128. 下列有关全脊髓麻醉的叙述哪项**错误**

    A. 心率减缓

    B. 上肢能自主活动

C. 神志消失

D. 呼吸停止

E. 血压下降

129. 腰麻时有关血压的描述哪项是**错误的**

A. 阻滞平面在T_4以上者,血压约下降14%

B. 阻滞平面在T_4以下者下降可达21%

C. 可致肺动脉压下降15%~35%

D. 可致全身静脉压下降12%~35%

E. 可致左房压下降36%~53%

130. 脊麻时患者容易发生恶心呕吐的原因哪项**错误**

A. 未被阻滞的迷走神经传入冲动所诱发

B. 胃肠蠕动增强、胆汁反流

C. 患者精神因素

D. 低血压、脑缺氧

E. 术前用药没有影响

131. 影响局麻药在硬膜外腔扩散的因素**除外**

A. 局麻药的容积和浓度

B. 注射速度

C. 年龄

D. 身高

E. 脑脊液压

132. 在确定棘突的位置时,下列哪项体表标志**错误**

A. 颈部最大突起为第7颈椎棘突

B. 两侧肩胛冈连线为第3胸椎棘突

C. 肩胛角连线为第7胸椎棘突

D. 两侧髂嵴最高点的连线为第4腰椎棘突或腰4~5棘突间隙

E. 两侧髂后上棘连线在第1骶椎平面

133. 关于硬膜外腔下列哪项说法**不正确**

A. 硬膜外腔(epidural)、硬脊膜周围腔(perdural)、硬脊膜外腔(extradural space)是同义词

B. 硬脊膜周围腔是硬脊膜和椎骨骨膜之间的腔

C. 硬脊膜外腔向颅侧通过枕骨大孔与颅内相通

D. 尾端与骶端相连

E. 硬脊膜外腔终止于横跨骶裂孔的膜上

134. 对脊麻后低脊髓压力性头痛的处理哪项**不当**

A. 大量输液

B. 使用腹带

C. 硬膜外自家血充填

D. 静注高张葡萄糖液

E. 蛛网膜下腔注射生理盐水

【A₂型题】

135. 一位脊麻患者在局麻药注入5分钟后,脉搏由82次/分,降至50次/分。他的心动过缓的原因是

A. 反射性迷走神经兴奋

B. 心脏加速神经受抑制

C. 术前用药量过大

D. 双下肢肌肉瘫痪

E. 循环时间增加100%

【A₃型题】

问题136~140

某男性患者25岁,80kg,身高168cm,拟行急性阑尾炎手术。行腰麻,局麻药是1%丁卡因1ml+10%葡萄糖1ml+3%麻黄碱1ml(俗称1∶1∶1合剂),注药后15分钟,患者说: 出不来气、两只手也发麻。监护仪显示心率40次/分、血压70/35mmHg、氧饱和度95%。

136. 患者说: 出不来气、两只手也发麻。这是什么意思

A. 自言自语,意义不大

B. 神经阻滞平面到达臂丛

C. 局麻药过量中毒

D. 已经全脊髓麻醉

E. 患者癔症

137. 对于上述信息,你的第一步处理应该是

A. 面罩辅助或加压给氧通气

B. 喉罩置入通气

C. 喉镜窥视气管插管

D. 呼叫助手静注麻黄碱

E. 调床使患者头高脚低位

138. 对于上述信息,你的第二步处理应该是

A. 面罩辅助或加压给氧通气

B. 喉罩置入通气

C. 喉镜窥视气管插管

D. 呼叫麻醉助手或护士静注麻黄碱

E. 调床使患者头高脚低位

139. 对于上述信息,你的第三步处理应该是
    A. 面罩辅助或加压给氧通气
    B. 喉罩置入通气
    C. 喉镜窥视气管插管
    D. 调床使患者头高脚低位
    E. 上述处理有效,静待观察

140. 对该患者下述哪项处理**错误**
    A. 静注全麻药立即喉罩或气管插管通气
    B. 面罩辅助或加压给氧通气
    C. 快速输液
    D. 静注麻黄碱
    E. 经BCD有效处理后,静待阻滞平面下降

【A4型题】

问题141~144

患者,女,47岁,因宫颈糜烂拟在蛛网膜下腔神经阻滞下颈阴道行宫颈锥切术。术前检查全身无异常。

141. 穿刺部位最好在
    A. T11~L2
    B. L12~L1
    C. L1~2
    D. L2~3
    E. L3~4

142. 患者取截石位,你发现患者血压为80/40mmHg,下述处理中较好的选项是
    A. 改平卧位
    B. 应用阿托品
    C. 应用肾上腺素
    D. 应用麻黄碱
    E. 应用多巴胺

143. 术后第3天,患者诉右腿外侧疼痛、发木。该患者可能出现
    A. 马尾神经损害
    B. 会阴神经损伤
    C. 脊髓贯通伤
    D. 坐骨神经损伤
    E. 股外侧皮神经损伤

144. 该患者的神经损伤最可能的原因是
    A. 局麻药物的神经毒性作用
    B. 脑脊液外漏
    C. 穿刺针误伤神经
    D. 手术损伤
    E. 体位不当

问题145~159

某青年26岁,80kg。慢性阑尾炎急性发作3天,血压125/75mmHg,心率80次/分,拟行开腹阑尾切除术。

145. 麻醉方式宜首选
    A. 局麻
    B. 腰骶丛神经阻滞
    C. 气管不插管全麻
    D. 气管插管全麻
    E. 椎管内麻醉

146. 如选硬膜外麻醉,其穿刺点最恰当的是
    A. L1~2
    B. L2~4
    C. T12~L1
    D. T11~12
    E. T10~11

147. 其硬膜外用药哪项**不合适**
    A. 2%利多卡因(含副肾)
    B. 1%利多卡因+0.25%丁卡因混合液(含副肾)
    C. 1%利多卡因(含副肾)
    D. 2.5%氯普鲁卡因(含副肾)
    E. 0.75%布比卡因(含副肾)

148. 对该患者的上述麻醉的准备有重要意义的是
    A. 地西泮
    B. 麻黄碱
    C. 丙泊酚
    D. 甲氧氯普胺(胃复安)
    E. 哌替啶

如现场条件很差,没有自动血压、心电图、脉搏氧饱和度连续监测,给药后13分钟患者突然打哈欠、欲睡。

149. 首先应想到的直接原因是

A. 有脑缺氧

B. 局麻药中毒

C. 肾上腺素反应

D. 呼吸抑制

E. 循环抑制

150. 对此应优先采取的措施是

A. 给患者吸氧

B. 测量血压

C. 测试阻滞平面

D. 加快输液

E. 询问患者有何不适

如果在硬膜外注射上述药物试验量后,患者立刻主诉头昏、头痛、心慌。

151. 最有可能的诊断为

A. 局麻药中毒反应

B. 局麻药过敏反应

C. 就局麻药高毒反应

D. 肾上腺素反应

E. 空气栓塞反应

152. 其处理措施最应该是

A. 立即放弃硬膜外麻醉

B. 吸氧、给降压药

C. 拔出导管改变间隙重新穿刺

D. 后退导管少许至回抽无血

E. 不用处理

153. 如果硬膜外麻醉的针刺阻滞平面上端达T_5,下端L_1,患者最有可能出现

A. 心动过速

B. 心动过缓

C. 呼吸减慢

D. 缺氧

E. 休克

如果该患者术后1小时出现伤口痛,2小时下肢活动自如,8小时又出现双下肢麻木并逐渐加重,甚至运动无力。

154. 最有可能的诊断

A. 硬膜外穿刺致脊髓损伤

B. 硬膜外穿刺致脊神经根损伤

C. 硬膜外穿血肿

D. 硬膜外穿脓肿

E. 脊髓前动脉综合征

155. 上述诊断一经明确应采取

A. 手术切开肿块清除

B. 加强抗感染治疗

C. 给予神经营养药

D. 给予扩血管药

E. 给予激素加强理疗

如果该患者实施的是腰麻,10分钟后阻滞平面达到T_5,血压80/40mmHg,心率52次/分。

156. 如若处理则首选

A. 地西泮

B. 麻黄碱

C. 阿托品

D. 去氧肾上腺素

E. 多巴胺

如果椎管内麻醉下,阻滞平面$T_7\sim L_1$,在处理阑尾时患者主诉胃痛、恶心,血压下降到95/35mmHg,心率降为46次/分。

157. 基于可能的理论,处理血压心率,应将下述哪项作为首选

A. 哌替啶

B. 麻黄碱

C. 咪达唑仑

D. 阿托品

E. 羟乙基淀粉注射液

158. 你的选择应该是基于

A. 阻滞不完善,内脏牵拉反应(迷走神经反射)强

B. 阻滞不完善需要镇痛

C. 阻滞不完善需要镇静

D. 局麻药反应

E. 血容量不足

159. 对上述情况,解除患者不适反应的最好办法是

A. 静注哌替啶

B. 静注氯胺酮

C. 静注阿托品

D. 静注甲氧氯普胺

E. 阑尾系膜局麻封闭

问题160~166

患者女性,92岁,因右股骨上段骨折行切开复位内固定术。入室血压220/120mmHg,心率110bpm。静注硝苯地平后BP(140-160)/(90-100)mmHg,心率105bpm。L_{3-4}间隙穿刺注入腰麻药丁麻糖(1:1:1)1.5ml,平面在T_{10}以下。10分钟后血压(100-110)/(65-80)mmHg,ST下移2.5mv,心率140bpm。给予麻黄碱6mg iv,硝酸甘油0.1μg/(kg·min)泵注。血压维持在(95-120)/(45-65)mmHg。手术开始后输入RBC 2U,给予多巴胺2-5μg/(kg·min)泵注,患者心率120-140bpm之间,血压(85-120)/(40-60)mmHg,ST下移3.5-2.5mv之间。

160. 下面是患者麻醉前后心率增快、血压下降的原因,**除外**

    A. 血管扩张

    B. 硝酸甘油

    C. 硝苯地平

    D. 容量不足

    E. 出血

161. 如果患者术前ECG示ST-T改变、偶发室性期前收缩。此类患者选择血管活性药物要考虑下述若干项,**不恰当的是**

    A. 预防交感神经系统活动增加

    B. 降低心率

    C. 维持冠脉灌注压

    D. 单纯心肌收缩兴奋药

    E. 给予糖皮质激素

162. 该患者麻醉前血压高的因素,可以**除外**

    A. 心动过速

    B. 患者高龄动脉血管硬化

    C. 患者紧张

    D. 患者疼痛

    E. 交感神经兴奋

163. 麻醉后患者血压心率的变化,宜选下面哪项治疗

    A. 钙拮抗剂

B. 再次麻黄碱

C. β-受体阻滞剂

D. 阿片受体激动剂

E. 右美托咪定

164. 根据该患者麻醉前后心率血压的变化,你认为上述治疗的最佳时机是

    A. 此时,即麻醉后即刻

    B. 麻醉前就给药观察后在麻醉

    C. 麻醉前快速输液500ml后

    D. 麻醉后快速输液500ml后

    E. 不用治疗

165. 实际上患者血压在麻醉后进行了治疗。如果患者血压经麻黄碱及多巴胺处理上升后又下降并低于处理前、心率仍快,下述处理哪项**不对**

    A. 暂停摆手术体位

    B. 患者情况有麻醉医师处理,外科医师可以开始摆手术体位

    C. 给予小剂量如50μg去氧肾上腺素

    D. 如果血压监测是无创,应尽快建立有创动脉压

    E. 给予糖皮质激素以提高老年者全身应激能力和血管活性药使用的有效性

166. 你认为该患者的血压、心率调整到何水平,可以进行摆手术体位及后续工作

    A. 维持题中参数不用处理

    B. BP 90~100/55~60mmHg, HR 100~110bpm

    C. BP 100~110/65~75mmHg, HR 80~100bpm

    D. BP 120~130/70~90mmHg, HR 70~90bpm

    E. BP 130~150/70~90mmHg, HR 50~70bpm

问题167~176

患者,女,神清,语言表达正常,69岁,体重55kg,被自行车撞倒,以"右股骨颈骨折"入院。拟行"右人工全髋置换术"。患者既往活动良好但高血压病史10余年,平素不规律口服降压0号降压。否认心脑血管病史。入院检查:BP 180/80mmHg,心率78次/分,心电图示右束支传导阻滞,胸片示慢性支气管炎。血常规WBC 7.3×10^9/L,RBC 3.77×10^{12}/L, Hb 134g/L。血生化检查仅低密度脂蛋白稍高。凝血四项正常。心内科会诊

诊断高血压3级,建议口服左旋氨氯地平5mg, Qd, 美托洛尔12.5mg, Bid。3天后血压控制在150~160/70~90mmHg,心率72~82次/分。准备手术。

167. 术前很有必要的检查项目是

    A. 脑电图

    B. 心脏超声

    C. 胸部CT

    D. 腰椎片

    E. 心脏冠状动脉造影

提示: 患者血糖正常,心脏超声基本正常,EF56%。

168. 下面哪项选择恰当

    A. 局部麻醉

    B. 腰丛阻滞

    C. 喉罩通气下全麻

    D. 利多卡因腰麻

    E. 腰-硬联合麻醉

169. 除麻醉基本监测外,该患者下面哪项最有必要

    A. 体温

    B. 心电图

    C. 无创血压

    D. 有创动脉压

    E. 指脉搏氧饱和度

提示: 患者术前肌注咪达唑仑5mg,东莨菪碱0.3mg。安静入手术室,心率75次/分,SpO_2 98%,左桡动脉有创血压192/90mmHg。

170. 你的处理是

    A. 将患者送回病房继续抗高血压治疗

    B. 静脉给予咪达唑仑5mg

    C. 静脉给予氟哌利多5mg

    D. 静脉给予乌拉地尔25mg

    E. 不予处理,开始麻醉

提示: 经过正确处理后,血压140/78mmHg,心率75次/分。采用腰2~3腰-硬联合麻醉。腰麻用药:2.5%氯普鲁卡因(可谱诺)1.0ml+10%葡萄糖0.5ml+3%麻黄碱0.5ml。硬膜外向头端置管3.5cm。平卧后约1分钟,血压降为70/45mmHg,心率50次/分,偶发室性期前收缩并出现恶心呕吐反应。

171. 低血压的原因是

    A. 心衰

    B. 咪达唑仑

    C. 体位改变反应

    D. 氯普鲁卡因过敏

    E. 脊髓神经阻滞

172. 上述情况,处理最有效的应该是

    A. 多巴胺10mg静注

    B. 静注苯海拉明10mg

    C. 静注麻黄碱15mg

    D. 快速输入6%羟乙基淀粉液

    E. 静注阿托品0.5mg

提示: 患者经上述处理后循环恢复并平稳,脊麻阻滞平面T_{10},麻醉面罩吸氧(4L/min)。麻醉维持用2.5%氯普鲁卡因,每40分钟硬膜外注射6~7ml,效果满意。手术中生命体征平稳,患者安静,手术经过顺利。失血600ml,输液1500ml。在骨髓腔注入骨水泥后约5分钟,患者血压又降至75/40mmHg,心率上升至98次/分,并又伴有室性期前收缩,立即分次静注麻黄碱10mg+10mg+10mg,利多卡因60mg,血压方升至92/50mmHg。

173. 此次低血压的原因是

    A. 骨水泥反应

    B. 广泛的硬膜外阻滞

    C. Bezold-Jarisch reflex

    D. 低血容量

    E. 心功能不全

提示: 经上述处理后血压维持在100~110/65~85mmHg,心率80~100次/分,偶有室性期前收缩。约20分钟,患者心电图显示突然室颤,动脉压波形消失,患者呈叹息样呼吸。

174. 处理**错误**的是

    A. 那是监护仪受到手术干扰,不用处理

    B. 立即进行胸外按压

    C. 立即面罩扣紧加压给氧通气

    D. 立即准备肾上腺素和胸外除颤

    E. 立即准备进行气管插管

提示: 经心肺复苏后,心跳、血压恢复,并以多巴胺、硝酸甘油泵入维护血压和改善心脏功能。

175. 下一步须尽快要做的项目**除外**
    A. 冰袋头部降温、脱水治疗
    B. 查动脉血气
    C. 行颈内静脉穿刺置管
    D. 请求多导心电图诊断
    E. 呼吸恢复拔除气管导管

176. 引起该患者心搏骤停的原因可能与下面因素有关,**除了**
    A. 骨水泥反应
    B. 冠状动脉痉挛
    C. 高血压反射性冠脉痉挛
    D. 心率较快,氧耗大
    E. 肺栓塞、缺氧

【B₁型题】

    问题177~180
    A. 硬膜外血肿
    B. 硬膜外脓肿
    C. 空气栓塞
    D. 全脊髓麻醉
    E. 刺破胸膜

177. 正中法穿刺不会发生
178. 早期症状以呼吸变化为主要体征
179. 在硬膜外并发截瘫的原因中占首位
180. 与穿破硬膜外血管及注入空气有关

    问题181~182
    A. 胸4神经
    B. 胸6神经
    C. 胸8神经
    D. 胸10神经
    E. 胸12神经

181. 支配阑尾切口麦氏点
182. 满足剖宫产切口麻醉平面至少达

【C型题】

    A. 血压下降
    B. 心率减慢
    C. 两者均有
    D. 两者均无

183. 低位脊麻
184. 高位脊麻

    A. 硬脊膜张力小
    B. 硬脊膜张力大
    C. 两者均有
    D. 两者均无

185. 坐位穿刺
186. 侧卧位穿刺

    A. 穿过的组织层次中无棘上韧带
    B. 穿刺针始终在脊柱的正中矢线上
    C. 两者均有
    D. 两者均无

187. 直入法穿刺
188. 侧入法穿刺

    A. 起病突然
    B. 下肢瘫痪
    C. 两者均有
    D. 两者均无

189. 硬膜外血肿
190. 硬膜外脓肿
191. 硬膜外肿瘤
192. 脊髓损伤
193. 脊髓前动脉综合征

    A. 用的药量少
    B. 阻滞范围较广
    C. 两者均有
    D. 两者均无

194. 骶管阻滞
195. 硬膜下阻滞
196. 血管硬化的老年人

【X型题】

197. 椎管内阻滞包括
    A. 臂丛阻滞
    B. 蛛网膜下腔阻滞
    C. 硬膜外间隙阻滞
    D. 硬膜下间隙阻滞
    E. 骶管阻滞

198. 有关脊柱的说法**错误**的有哪些
    A. 颈椎腔管最大,但椎体最小,且棘突呈水平状

B. 胸椎棘突均呈叠瓦状排列

C. 腰椎棘突与椎体横截面平行

D. 骶椎由4块骶骨融合而成

E. 骶骨前面又称盆面,两侧有4对小孔有骶神经前支穿出

199. 脊髓血液供应来自哪些动脉分支

A. 根动脉

B. 脊髓前动脉

C. 脊髓后动脉

D. 脑动脉

E. 肾动脉

200. 关于脊髓的血液供应说法正确的有

A. 根动脉是颈升动脉、颈深动脉、肋间动脉、髂腰动脉、外侧骶动脉

B. 胸根动脉与腰根动脉连接处(胸12~腰1)脊髓节段血液供应最差

C. 脊髓前后动脉来自椎动脉的颅内部分

D. 脊髓前动脉上胸部以上的血液来自椎动脉、血液向下;上胸部以下血液来自根动脉、血液向上

E. 脊髓前动脉仅1根位于脊髓正前方,脊髓后动脉位于脊髓后外侧表面左右各1根

201. 硬膜外间隙哪些段易出现单侧阻滞现象

A. 腰段

B. 下胸段

C. 中胸段

D. 上胸段

E. 颈段

202. 硬膜外阻滞的主要机制

A. 椎旁阻滞

B. 经吸收循环后再作用于脊髓

C. 根蛛网膜绒毛阻滞脊神经根

D. 直接透过硬膜与蛛网膜产生蛛网膜下阻滞

E. 各种途径进入脑脊液作用于脑部

203. 蛛网膜绒毛分型包括

A. Ⅰ型绒毛不突入硬膜

B. Ⅱ型绒毛部分嵌入硬膜

C. Ⅲ型绒毛完全嵌入硬膜

D. Ⅳ型绒毛突入硬膜外间隙

E. Ⅴ型绒毛进入硬膜外间隙的静脉丛

204. 硬膜外阻滞对中枢神经系统的直接影响有

A. 注药时脑脊液压升高,引起短暂头晕

B. 麻醉后低血压时脑缺氧惊厥

C. 局麻药逾量中毒惊厥

D. 局麻药直接进入静脉引起惊厥

E. 长时间间断累积给药中毒产生精神症状与幻觉

205. 影响局麻药在硬膜外间隙扩散的因素

A. 局麻药容量与浓度

B. 注药速度

C. 体位

D. 妊娠

E. 年龄

206. 腰麻的用药有如下哪几项

A. 2.5%氯普鲁卡因1.2~1.5ml

B. 1%丁卡因1ml+3%麻黄碱1ml+10%葡萄糖1ml

C. 0.5%布比卡因2ml

D. 2%利多卡因2~3ml

E. 0.75%布比卡因2ml+脑脊液1ml

207. 在局麻药已定时,影响脊麻平面的因素有

A. 穿刺部位

B. 患者体位

C. 注药速度

D. 注药时针口斜面朝向

E. 注药后回抽脑脊液再注射

208. 行硬膜外麻醉时下述哪些必须处于良好的备用状态

A. 麻醉机

B. 氧气

C. 喉镜

D. 合适的气管导管

E. 麻黄碱

209. 下述哪几种手术用旁入法硬膜外穿刺易成功

A. 胆囊切除术

B. 剖宫产

C. 棘上韧带钙化的老年人

D. 阑尾切除术

E. 乳腺切除术

210. 硬膜外穿刺时经历哪几层组织

A. 皮肤

B. 皮下组织

C. 棘上韧带

D. 棘间韧带

E. 黄韧带

211. 硬膜外麻醉失败包括

A. 阻滞范围上下过窄

B. 切口无痛、腹肌松弛,但有内脏牵拉反应

C. 单侧乳腺切除时仅同侧阻滞

D. 单侧乳腺切除时仅对侧阻滞

E. 切口无痛,但腹肌紧张且有内脏牵拉反应

212. 硬膜外追加局麻药的时机可参照

A. 距上次给药时间

B. 骨骼肌由松转紧

C. 阻滞平面下移

D. 手术部位由无痛转为有痛

E. 内脏牵拉反应由轻变重

213. 椎管内麻醉血压下降的机制有

A. 交感神经阻滞

B. 骨骼肌松弛

C. 心交感神经抑制

D. 中枢交感活性下降

E. 动脉硬化

214. 提高硬膜外阻滞质量之方法有

A. 用高温局麻药

B. 局麻药中加入肾上腺素

C. 碱化局麻药

D. 提高局麻药浓度

E. 联合配药

215. 回流液与脑脊液之鉴别方法有

A. 温度试验

B. 尝味试验

C. pH试验

D. 回抽试验

E. 颈静脉压迫试验

216. 硬膜下间隙阻滞的特点为

A. 显效时间介于硬膜外阻滞和腰麻之间

B. 使用小剂量局麻药可达广泛阻滞

C. 阻滞范围为节段性

D. 硬膜外穿刺时可有负压出现

E. 在临床上较为常见

217. 硬膜外导管断管的原因有

A. 置管时遇阻力

B. 置管时遇阻力仅向外拔导管

C. 导管在体内打结强行拔管

D. 导管在体内产生化学反应

E. 退针时旋转穿刺针,斜口切割导管

218. 脊髓穿刺伤的治疗措施有

A. 脱水治疗

B. 糖皮质激素治疗

C. 局部抗生素治疗

D. 低温

E. 神经营养治疗

219. 下列哪些病不宜做硬膜外麻醉

A. 高血压、心脏病

B. 休克

C. 椎管内转移癌

D. 妊娠高血压病

E. 出凝血机制障碍

220. 椎管内麻醉的并发症有

A. 血压下降

B. 呼吸抑制

C. 心动徐缓

D. 恶心呕吐

E. 寒战反应

221. 椎管内阻滞血压下降的处理措施有

A. 加快输液

B. 头低足高位

C. 静注麻黄碱

D. 静注异丙嗪

E. 面罩吸氧

222. 腰麻时发生恶心呕吐的原因有

A. 迷走神经传入冲动相对增加

B. 胃肠蠕动增加

C. 胆汁反流入胃

D. 低血压,脑缺氧

E. 妊娠妇女剖宫产期间体内孕激素水平改变

223. 腰麻的适应证包括

A. 下腹部手术

B. 胃肠手术

C. 下肢手术

D. 盆腔手术

E. 肛门手术

224. 确定硬膜外穿刺点正确的有

A. 颈7棘突最明显

B. 肩胛冈连线交于胸4棘突

C. 两侧肩胛下角连线交于胸7棘突

D. 两侧髂嵴最高点连线交于$L_{3~4}$间隙

E. 肋缘连线交于胸8棘突

225. 有关硬膜外注射血液治疗蛛网膜下腔阻滞后头痛正确的有

A. 24小时内注射效果好

B. 注射于棘突间隙

C. 15~20ml血液

D. 蛛网膜下腔穿刺后立刻预防性注射血液无益

E. 注射异体全血有效

答　案

【A$_1$型题】

1. C	2. D	3. D	4. B	5. B	6. C	7. C	8. B	9. B	10. D
11. C	12. C	13. A	14. C	15. D	16. D	17. E	18. B	19. D	20. B
21. C	22. B	23. D	24. A	25. D	26. B	27. C	28. D	29. C	30. A
31. B	32. B	33. B	34. C	35. C	36. D	37. A	38. A	39. C	40. A
41. D	42. E	43. A	44. D	45. D	46. C	47. D	48. E	49. A	50. D
51. C	52. A	53. B	54. B	55. B	56. B	57. B	58. C	59. E	60. C
61. D	62. A	63. E	64. B	65. C	66. E	67. D	68. A	69. B	70. B
71. C	72. D	73. E	74. A	75. A	76. C	77. C	78. B	79. C	80. A
81. D	82. D	83. D	84. B	85. C	86. B	87. C	88. B	89. B	90. A
91. D	92. B	93. B	94. A	95. B	96. E	97. A	98. D	99. E	100. C
101. C	102. D	103. A	104. A	105. E	106. E	107. E	108. E	109. E	110. D
111. E	112. E	113. C	114. D	115. A	116. E	117. C	118. A	119. C	120. D
121. D	122. C	123. E	124. B	125. E	126. D	127. C	128. B	129. A	130. E
131. D	132. E	133. C	134. D						

【A$_2$型题】

135. B

【A$_3$型题】

136. B	137. A	138. D	139. E	140. A

【A$_4$型题】

141. E	142. D	143. E	144. E	145. E	146. D	147. C	148. B	149. A	150. A
151. D	152. D	153. B	154. C	155. A	156. B	157. D	158. A	159. E	160. E
161. D	162. A	163. C	164. B	165. B	166. E	167. B	168. E	169. D	170. D
171. E	172. C	173. E	174. A	175. E	176. C				

【B₁型题】

177. E   178. D   179. A   180. C   181. E   182. D

【C型题】

183. C   184. C   185. C   186. A   187. B   188. A   189. C   190. B   191. B   192. C

193. C   194. D   195. C   196. C

【X型题】

197. BCDE   198. BD   199. ABC   200. ABCDE   201. ADE   202. ACD

203. ABCDE   204. ACDE   205. ABCDE   206. ABCDE   207. ABCDE   208. ABCDE

209. AC   210. ABCDE   211. ADE   212. ABCDE   213. ABC   214. BCDE

215. ABCDE   216. ABC   217. BCE   218. ABE   219. BCE   220. ABCDE

221. ABCE   222. ABCDE   223. ACDE   224. ACD   225. AC

（傅润乔　张诗海）

第43章

神经外科手术麻醉

【A₁型题】

1. 正常成人颅内压力是
   A. 100~200mmH₂O
   B. 100~200mmH₂O
   C. 70~180mmH₂O
   D. <100mmH₂O
   E. >180mmH₂O

2. 颅内压增高的容积代偿（即空间代偿）主要有赖于
   A. 脑组织的压缩
   B. 颅腔的扩大
   C. 脑脊液被排出颅外
   D. 血压的下降
   E. 脑组织的移位

3. 下列哪项是引起颅内压增高的主要原因
   A. 脑脊液增加
   B. 脑血流量增加
   C. 脑组织体积增加
   D. 颅内生理功能调节失效
   E. 各种颅内病变

4. 颅内压增高的"三主征"是
   A. 偏瘫、偏盲、偏身感觉缺损
   B. 头痛、呕吐、偏瘫
   C. 头痛、抽搐、偏瘫
   D. 头痛、呕吐、视乳头水肿
   E. 头痛、呕吐、血压增高

5. 确诊颅内压增高的主要临床征象是
   A. 剧烈头痛
   B. 一侧或双侧展神经麻痹
   C. 意识模糊、情绪淡漠
   D. 视乳头水肿

   E. 脉搏徐缓、血压升高

6. 急性颅内压增高的典型表现是
   A. 剧烈头痛，频繁呕吐
   B. 意识障碍逐渐加重
   C. 患者烦躁不安
   D. 呈现库欣反应
   E. 出现去大脑强直发作

7. 防治脑水肿当前应用最广泛且效果较好的脱水药物是
   A. 50%葡萄糖溶液
   B. 20%甘露醇溶液
   C. 25%山梨醇溶液
   D. 30%尿素溶液
   E. 浓缩血清白蛋白

8. 降低颅内高压最有效而易行的方法是
   A. 腰椎穿刺大量引流脑脊液
   B. 施行人工冬眠低温
   C. 进行控制性过度换气
   D. 使用脱水剂或利尿剂
   E. 将病员置于高压氧舱内

9. 颅内压增高患者，腰椎穿刺放脑脊液后突然呼吸停止，这是由于诱发了
   A. 小脑扁桃体疝
   B. 颞叶海马钩回疝
   C. 脑室系统出血
   D. 脑肿瘤继发出血
   E. 脑血管意外

10. 脑疝形成的主要原因是
    A. 脑组织水肿
    B. 脑脊液的生理调节作用减退

C. 脑血流量的调节失常

D. 血液内二氧化碳分压增高

E. 颅腔内压力分布不均

C. 中脑

D. 脑桥

E. 延髓

11. 小脑幕裂孔疝起因常是

A. 一侧幕上占位病变

B. 颅后窝占位病变

C. 枕大孔区占位病变

D. 椎管内占位病变

E. 第四脑室肿瘤

12. 小脑幕裂孔疝时,疝入小脑幕裂孔的组织主要是

A. 额叶内侧

B. 颞叶钩回

C. 顶下小叶

D. 枕叶

E. 小脑扁桃体

13. 颞叶钩回疝的典型临床表现是

A. 发作性剧烈头痛

B. 频繁的呕吐,颈项强直

C. 昏迷,一侧瞳孔散大,对侧偏瘫

D. 意识障碍,呼吸抑制

E. 意识清醒,一侧瞳孔明显散大

14. 小脑幕裂孔疝时,病变侧瞳孔变化的规律是

A. 先散大后缩小,再散大

B. 先缩小后散大,再缩小

C. 先散大继续散大,再缩小

D. 先缩小后散大,再继续散大

E. 时大时小,最后散大固定

15. 小脑幕裂孔疝时出现病灶对侧运动障碍的损害部位是

A. 前中央

B. 丘脑

C. 脑桥

D. 大脑脚

E. 内囊

16. 小脑幕裂孔疝时,出现意识障碍的损害部位是

A. 大脑皮质

B. 丘脑

17. 枕骨大孔疝常常是由于下列脑组织的哪一部分疝出枕大孔

A. 小脑蚓部子

B. 大离扣带回

C. 额极

D. 颞叶钩回

E. 小脑扁桃体

18. 枕大孔疝患者的诊断要点是

A. 昏迷,患侧瞳孔散大,对侧肢体偏瘫

B. 四肢共济障碍

C. 去大脑强直发作

D. 四肢瘫痪,并感觉障碍

E. 呼吸功能障碍早于意识障碍

19. 枕大孔疝与小脑幕裂孔疝的主要鉴别点是

A. 剧烈头痛

B. 频繁呕吐

C. 烦躁不安

D. 血压升高

E. 早期发生呼吸骤停

20. 急性枕大孔疝时,最有效的急救措施是

A. 快速静脉点滴高渗性脱水剂

B. 紧急颅后窝开颅术

C. 额角钻孔脑室外引流术

D. 脑脊液分流术

E. 静脉注射呋塞米

21. 外伤性颅内血肿的致命因素是

A. 急性脑受压→脑疝

B. 一侧瞳孔散大光反应消失

C. 弥漫性脑水肿

D. 蛛网膜下腔出血

E. 昏迷→肺部感染

22. 观察颅脑损伤患者,下述哪一项对决定手术定侧有指导意义

A. 双侧瞳孔缩小

B. 一侧瞳孔散大,光反应消失

C. 昏迷不醒

D. 早期出现偏瘫

E. 克氏征阳性

23. 急性外伤性颅内血肿,右侧瞳孔已散大,抢救过程中应首选

A. 头颅CT扫描,明确血肿部位

B. 20%甘露醇250mL快速静脉滴注

C. 钻孔探查,寻找血肿

D. 急诊行右颞肌下减压

E. 快速穿刺左侧脑室额角,行脑室液外引流

24. 开放性颅脑损伤是指

A. 头皮破裂与颅骨线形骨折

B. 头皮破裂与颅骨凹陷骨折

C. 头皮破裂与颅骨粉碎骨折

D. 颅骨骨折与硬脑膜破裂

E. 头皮、颅骨与硬脑膜均破裂

25. 用甘露醇治疗脑水肿应该

A. 缓慢滴注

B. 快速推注

C. 一次剂量应在30分钟内滴完

D. 一次剂量应在2h内滴完

E. 速度快慢不影响疗效

26. 严重颅脑损伤患者,急救时首先应

A. 拍摄头颅X线片

B. 检查神志、瞳孔与眼底

C. 保持呼吸道通畅

D. 测量血压、脉搏与呼吸

E. 剃头备皮,输液与输血

27. 脑干损伤的特征性表现是

A. 深度昏迷

B. 中枢性高热

C. 生命功能紊乱

D. 去大脑强直

E. 瞳孔不等大

28. 硬脑膜外血肿时,出血主要来自

A. 大脑中动脉

B. 板障静脉

C. 脑膜中动脉

D. 脑皮质动脉

E. 下矢状窦

29. 硬脑膜外血肿的确诊依据是

A. 两侧瞳孔不等大

B. 颅骨骨折

C. 昏迷有中间清醒期

D. 一侧肢体瘫痪

E. 头颅CT显示颅骨内板下梭形血肿

30. 急性硬脑膜外血肿最具特征性的表现是

A. 中间清醒期

B. 两侧瞳孔不对称

C. 颅骨骨折线跨过脑膜中动脉沟

D. 生命体征改变

E. 对侧肢体瘫痪或锥体束征阳性

31. 硬脑膜下血肿时,出血主要来自

A. 脑膜中动脉

B. 板障静脉

C. 颞浅动脉

D. 大脑内静脉

E. 脑挫裂伤处血管

32. 外伤性颅内血肿时,意识障碍的典型表现是

A. 持续处于浅昏迷状态

B. 持续处于深昏迷状态

C. 昏迷程度进行性加深

D. 昏迷程度时轻时重

E. 意识逐步清醒

33. 最常见的颅内神经纤维瘤起源于

A. 三叉神经

B. 面神经

C. 位听神经

D. 舌咽神经

E. 副神经

34. 下述各部位的颅内肿瘤中,最早引起颅内压增高的是

A. 额、顶部肿瘤

B. 垂体区肿瘤

C. 侧脑室内肿瘤

D. 第三、四脑室及导水管附近的肿瘤

E. 脑干肿瘤

35. 脑外伤患者，CT示右额颞顶部新月状高密度影像，其诊断为

A. 急性硬膜外血肿

B. 急性硬膜下血肿

C. 慢性硬膜下血肿

D. 脑内血肿

E. 高血压脑出血

36. 蛛网膜下腔出血最常见的病因是

A. 高血压

B. 血液病

C. 脑动脉粥样硬化

D. 先天性颅内动脉瘤

E. 脑血管畸形

37. 蛛网膜下腔出血时，出现一侧眼睑下垂时，其动脉瘤的部位可能在

A. 大脑中动脉

B. 前交通动脉

C. 后交通动脉

D. 基底动脉

E. 眼动脉

38. 脑出血与蛛网膜下腔出血的主要区别是

A. 年龄大小

B. 有否高血压

C. 脑脊液改变

D. 有无头痛

E. 有无偏瘫

39. 对多数蛛网膜下腔出血，防止再出血的根本方法是

A. 卧床休息4~6周

B. 保持大便通畅

C. 不再从事剧烈运动或重劳动

D. 保持血压稳定

E. 对先天性动脉瘤或脑血管畸形行手术治疗

40. 颅脑外伤患者术中出现血压下降，脉搏增快时首先考虑

A. 麻醉过浅

B. 脑疝形成

C. 二氧化碳蓄积早期

D. 血容量不足

E. 严重缺氧

41. 神经外科应用脱水药应注意

A. 首选甘露醇

B. 呋塞米与甘露醇合用可起协同作用

C. 心肾功能

D. 水、电解质和酸碱平衡

E. 以上全部

42. 颅内高压产生呕吐的原因是

A. 脑膜受刺激

B. 剧烈头痛

C. 脑缺血、缺氧

D. 影响到前庭、延髓和迷走神经

E. 进食后胃部不适

43. 颅内压增高最容易麻痹的脑神经是

A. 视神经

B. 动眼神经

C. 展神经

D. 面神经

E. 三叉神经

44. 颅内压增高的容积代偿主要依赖于

A. 脑组织的压缩

B. 颅腔的扩大

C. 脑脊液被排出颅外

D. 血压的下降

E. 脑组织的移位

45. 中枢神经系统内脑脊液产生速度为

A. 0.4~0.6ml/min

B. 0.3~0.5ml/min

C. 0.5~0.7ml/min

D. 0.1~0.2ml/min

E. 0.6~0.8ml/min

46. 垂体瘤手术中最需注意的是
　　A. 体位性低血压
　　B. 脑干受压迫缺血
　　C. 高血压
　　D. 尿崩
　　E. 气栓

47. 坐位颅脑手术,麻醉应尤其注意的并发症
　　A. 静脉血栓
　　B. 脑梗死
　　C. 脑疝
　　D. 空气栓塞
　　E. 颈椎脱位

48. 严重闭合性脑外伤患者,手术中打开硬脑膜时
　　常可发生下列哪一情况
　　A. 血压下降
　　B. 血压升高
　　C. $PaCO_2$升高
　　D. $PaCO_2$下降
　　E. 呼吸道阻力下降

49. 麻醉前用药,禁用吗啡或哌替啶的患者是
　　A. 心功能不全者
　　B. 高血压者
　　C. 颅内高压者
　　D. 肾功能不全者
　　E. 甲亢者

50. 颅内压增高产生呕吐的原因是
　　A. 胃肠功能紊乱
　　B. 脑膜受刺激
　　C. 剧烈头痛
　　D. 脑缺血缺氧
　　E. 影响到延髓、前庭和迷走神经

51. 脑膜刺激征与颅内压增高共同的表现是
　　A. 头痛
　　B. Kernig征
　　C. 肌痉挛
　　D. 视乳头水肿
　　E. 心动过缓

52. 所谓"高颅内压危象",是指
　　A. 昏迷
　　B. 脑水肿
　　C. 脑疝
　　D. 呕吐
　　E. 呼吸停止

53. 合并冠心病的脑动脉瘤手术,术中控制性降压
　　宜选用
　　A. 硝普钠
　　B. 三磷腺苷
　　C. 硝酸甘油
　　D. 维拉帕米
　　E. 吸入麻醉

54. 脊髓神伤患者容易并发
　　A. 肺水肿
　　B. 心脏衰竭
　　C. 喉痉挛
　　D. 呼吸衰竭
　　E. 低血压

55. 饱胃后颅内血肿清除术,对麻醉医生来说最担
　　心的是
　　A. 喉痉挛
　　B. 胃胀气
　　C. 低血压
　　D. 呕吐、误吸
　　E. 肺不张

56. 甘露醇和呋塞米合用降低颅内压,可致
　　A. 高钠、高钾、高氯血症
　　B. 高钠、低钾、高氯血症
　　C. 低钠、低钾、高氯血症
　　D. 低钠、低钾、低氯血症
　　E. 低钠、高钾、高氯血症

57. 使用甘露醇脱水,血容量、血压反而升高,要使
　　血容量、PAWP、心指数降低到正常之下需要
　　的时间是
　　A. 5~11分钟
　　B. 12~20分钟
　　C. 21~29分钟

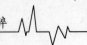

D. 30~45分钟

E. 46~55分钟

58. 多普勒超声监测颅脑手术坐位时气栓的发生率可达

A. 10%

B. 20%

C. 30%

D. 40%

E. 50%

59. 脑外伤患者死亡的主要原因是

A. 中枢性呼吸抑制

B. 外周性呼吸抑制

C. 误吸窒息

D. 心衰

E. 失血性休克

60. 下列哪种药物**不引起**颅内压增高

A. 氯胺酮

B. 丙泊酚

C. 恩氟烷

D. 异氟烷

E. N_2O

61. 关于颅内压的生理调节,哪种说法是**错误的**

A. 颅内压增高时,脑收缩性血管管腔扩大,血管阻力下降,脑血流量增加

B. 颅内压降低时,脑收缩性血管管腔缩小,血管阻力增加,脑血流量减慢

C. 颅内压增高时,通过脑脊液的调节作用可使颅腔得到的体积缩减不会超过颅腔总体积的10%

D. 动脉血的二氧化碳分压增高时,脑血管舒张,颅内压增高

E. 颅内压增高时,主要靠脑组织缩减其体积的调节作用,使颅内压力可暂得以平衡

62. 颅内压增高患者的一般处理中,下列哪项是**错误的**

A. 注意观察意识、瞳孔、血压、脉搏及呼吸等变化

B. 频繁呕吐时,予以禁食

C. 意识不清及咳痰困难作气管切开

D. 做灌肠以疏通大便

E. 静脉补液量以维持每日尿量不少于600ml即可

63. 颅内压增高危象(脑疝)抢救中,下列哪种措施**禁忌**

A. 脑室穿刺引流脑脊液

B. 腰椎穿刺引流脑脊液

C. 甘露醇静脉滴注

D. 尽快去除病因

E. 颞肌下减压术或内减压

64. 脑挫裂伤的临床表现中,下列哪项是**错误的**

A. 伤后昏迷持续数小时到数周以上

B. 迟发性瞳孔散大而无脑疝表现

C. 常有呼吸、脉搏、血压和体温改变

D. 可有肢体瘫痪、失语等

E. 腰椎穿刺脑脊液可混有血液

65. 术中颅内高压的处理下列哪项**错误**

A. 利尿药首选甘露醇

B. 呋塞米与甘露醇合用可起协同作用

C. 过度通气,维持$PaCO_2=20~25mmHg$

D. 早期使用糖皮质激素

E. 应用硫喷妥钠、依托咪酯等脑血管收缩药

66. 颅脑外伤并心功能不全者,治疗脑水肿下列哪项**不可取**

A. 呋塞米脱水

B. 甘露醇脱水

C. 过度换气

D. 限制液体量输入

E. 给予地塞米松

67. 有关颅内痛觉神经分布,下述哪项**不对**

A. 脑膜中动脉上有上颌和下颌神经分布

B. 脑组织有交感神经和迷走神经分布

C. 颅前窝底部硬脑膜的内侧有筛前神经分布

D. 硬脑膜深皱褶、大脑镰前端及天幕等处有眼神经分布

E. 颅后窝硬脑膜有颈1~2脊神经支和颈上交感神经节节后纤维分布

68. 用甘露醇降低颅内压，下述哪项**不对**
   A. 0.25g/kg 3~5分钟输入效果等同于1g/kg 10~15分钟输入
   B. 在坐位时使用
   C. 最大作用时间应正好是撬开颅骨瓣之时
   D. 作用发挥过早有拉断进入静脉窦的硬膜下静脉的危险
   E. 使用过早，在侧卧时有拉断脑膜中动脉的可能

69. 关于颅脑手术的体位，哪项描述**不对**
   A. 头过分扭转可导致颈静脉系统阻塞和颅内压升高
   B. 头位应总是低于心脏水平以避免空气栓塞
   C. 侧卧时应防止臂丛神经压伤
   D. 俯卧颅后窝手术，头位不应高于心脏
   E. 坐位适用于颅后窝和颈脊髓手术

70. 对脑毛细血管的说法，哪项**不对**
   A. 小分子物质和Na^+、Cl^-能自由通过其壁
   B. 大分子物质和蛋白质、羟乙基淀粉等不能自由通过其壁
   C. 液体流向取决于血管内静水压和胶体压
   D. 给大量乳酸林格液不造成组织水肿
   E. 毛细血管内只有胶体压差而无晶体压差

71. Which of the following statements about the use of hyperventilation to treat intracranial hypertension is MOST likely true ?
   A. Hyperventilation lowers intracranial pressure (ICP) by reducing cerebral blood volume.
   B. Electroencephalographic findings indicative of cerebral ischemia in normal brain tissue are likely at a $PaCO_2$ of 30mmHg.
   C. Beneficial reductions in ICP due to hyperventilation are usually delayed for approximately six hours.
   D. The cerebral vasculature both in traumatized brain and in normal brain tissue responds equally well to hyperventilation.
   E. Beneficial reductions in ICP due to hyperventilation last for several days.

72. The MOST common etiology of hyponatremia in head-injured patients is ?
   A. Fluid restriction
   B. High calorie tube feeding
   C. Inappropriate secretion of antidiuretic hormone
   D. Mannitol administration
   E. Furosemide administration

73. Following carotid endarterectomy, a patient develops new hemiplegia while in the postanesthesia care unit. The least likely cause of this finding would be
   A. Cerebral embolism
   B. Reperfusion injury
   C. Arterial thrombosis
   D. Intracerebral hemorrhage
   E. Cerebral infarction

74. Following craniotomy to remove a right frontal meningioma, a 44-year-old male is noted to have a urinary output of 250mL/hour. Which of the following serum urinary electrolyte laboratory values are compatible with the diagnosis of postoperative diabetes insipidus ?
   A. Serum Na 128 mEq/L; urine Na 75 mEq/L; urine osmolality 80 mOsm/L
   B. Serum Na 128 mEq/L; urine Na 100 mEq/L; urine osmolality 475 mOsm/L
   C. Serum Na 146 mEq/L; urine Na 10 mEq/L; urine osmolality 80 mOsm/L
   D. Serum Na 138 mEq/L; urine Na 10 mEq/L; urine osmolality 290 mOsm/L
   E. Serum Na 128 mEq/L; urine Na 80 mEq/L; urine osmolality 300 mOsm/L

75. Which of the following statements about stroke and carotid artery surgery is LEAST likely true ?
   A. The most common cause of perioperative strokes is thromboembolic.
   B. Postoperative hyperperfusion in patients with tight stenosis causes stroke.
   C. Stroke risk is 25%~40% within five years of the onset of transient ischemic attacks.

D. The use of single bolus thiopental prior to carotid clamping should be routine when using general anesthesia.

E. Most of intravenous anesthetics are helpful for cerebral protection.

【A₂型题】

76. 女性40岁,30分钟前由汽车上摔下,枕部着地,伤后昏迷未醒,枕正中有挫伤,双瞳孔散大固定,光反向极弱,四肢伸直,双下肢病理征阳性。急输甘露醇500ml后,左瞳孔缩小。进一步的急救措施
    A. 左额开颅清除血肿
    B. 右额开颅清除血肿
    C. 左颞肌下减压术
    D. 右颞肌下减压术
    E. 枕部开颅清除血肿并减压术

77. 一名65岁患者,2个月前有头外伤史,现头痛,CT示右额颞顶新月状低密度影像,诊断是
    A. 急性硬膜外血肿
    B. 急性硬膜下血肿
    C. 慢性硬膜下血肿
    D. 脑内血肿
    E. 高血压脑出血

78. 一名30岁车祸头部受伤患者,深昏迷,刺激有去脑强直发作,CT未见颅内血肿及脑挫伤,环池未受压,诊断应是
    A. 脑震荡
    B. 脑挫伤
    C. 轴素损伤
    D. 脑干损伤
    E. 颅底骨折

79. 一名颅脑外伤患者,体检发现昏迷,刺痛睁眼、肢体屈曲,语无伦次,按Glasgow昏迷计分法(GCS)应为
    A. 10分
    B. 9分
    C. 8分
    D. 7分
    E. 6分

【A₄型题】

问题80~87

女性,42岁,车祸外伤后昏迷4小时伴右侧瞳孔散大入院,术前诊断"右额颞硬膜下血肿,下颌骨多发骨折",拟急诊行血肿清除术。患者平素体健,无高血压病史,现意识昏迷,血压180/100mmHg,心率50次/分,呼吸35次/分,胸部听诊可闻及啰音。

80. 硬膜下血肿的确诊依据是
    A. 两侧瞳孔不等大
    B. 一侧肢体偏瘫
    C. CT示右额颞部不规则状高密度影像
    D. CT示右额颞部新月状高密度影像
    E. CT显示颅骨内板下梭形高密度影像

81. 入院抢救过程中应首选
    A. 头颅CT扫描,明确血肿部位
    B. 20%甘露醇250ml快速静脉滴注
    C. 钻孔探查,寻找血肿
    D. 急诊行血肿清除术
    E. 快速穿刺行脑室液外引流

82. 应用甘露醇降低颅内压应该
    A. 缓慢滴注
    B. 快速推注
    C. 一次剂量应在20分钟内输完
    D. 一次剂量应在1h内输完
    E. 速度快慢不影响疗效

83. 该患者的麻醉呼吸管理方式宜首选
    A. 经口气管内插管
    B. 经鼻气管内插管
    C. 面罩通气
    D. 手术室内气管切开术
    E. 喉罩通气术

84. 麻醉诱导中那种药物**不宜**应用
    A. 丙泊酚
    B. 咪达唑仑
    C. 氯胺酮
    D. 硫喷妥钠
    E. 依托咪酯

85. 麻醉诱导中那种肌松药物**不宜**应用
    A. 维库溴铵
    B. 泮库溴铵
    C. 哌库溴铵
    D. 阿曲库铵
    E. 琥珀胆碱

86. 术中打开骨瓣后出现血压下降，脉搏增快时首先考虑
    A. 麻醉过浅
    B. 脑疝形成
    C. 二氧化碳蓄积早期
    D. 血容量相对不足
    E. 严重缺氧

87. 如果清除硬膜下血肿后，脑组织急性膨出时应考虑以下原因，**除了**
    A. 严重低氧血症
    B. 发生了弥漫性脑水肿
    C. 脑干损伤
    D. 颅内还有他处血肿存在
    E. 通气不足致二氧化碳蓄积

    问题88~98
    某青年25岁，脑外伤昏迷半小时，清醒5小时又转入昏迷并伴右侧瞳孔散打、左侧肢体瘫痪入院。经多项检查3小时后入手术室。入室时仍昏迷、呼吸10次/分钟、室性期前收缩4次/分钟。

88. 临床诊断患者是
    A. 脑挫伤
    B. 脑水肿
    C. 颅内出血
    D. 脑疝
    E. 急性硬脑膜外血肿

89. 在患者入院时，优先处理应用
    A. 开放呼吸道
    B. 使用呼吸兴奋剂
    C. 脑室引流降压
    D. 快速甘露醇输入降压
    E. 纳洛酮催醒

90. 患者入室，你发现有偶发室性期前收缩，下述

不妥的是
    A. 可先静注山莨菪碱治疗
    B. 可先静注阿托品治疗
    C. 可先静注利多卡因治疗
    D. 可暂不处理，麻醉后颅压降低缓解
    E. 可先静注艾司洛尔治疗

91. 如用甘露醇0.5g/kg，在那段时间输完最好
    A. 1~4分钟
    B. 5~10分钟
    C. 11~15分钟
    D. 16~20分钟
    E. 21~25分钟

92. 甘露醇输完后临床所见利尿起效时间在
    A. 40分钟
    B. 30分钟
    C. 20分钟
    D. 15分钟
    E. 5分钟

93. 甘露醇输注完毕后25分钟，ICP可下降
    A. 5%
    B. 10%
    C. 15%
    D. 20%
    E. 25%

94. 该患者开颅手术，麻醉选择
    A. 气管插管全麻
    B. 喉罩通气全麻
    C. 静脉复口咽通气管置入全麻
    D. 局麻+强化
    E. 免麻醉

95. 如选择全麻插管，其诱导方式你认为最妥的是
    A. 慢诱导非肌松下全麻插管
    B. 快速序贯诱导气管插管
    C. 慢诱导反复表面喷雾麻醉下插管
    D. 慢诱导反复表面喷雾麻醉+肌松下插管
    E. 七氟烷吸入诱导下插管

96. 快诱导气管插管，哪种肌松药**不宜**选

A. 琥珀胆碱

B. 阿曲库铵

C. 维库溴铵

D. 米库氯铵

E. 顺阿曲库铵

97. 如果患者室性期前收缩已被纠正,在麻醉诱导中加入利多卡因100mg静注,其主要目的是

A. 防止患者呛咳

B. 稳定心率

C. 预防麻醉药静脉注射痛

D. 加深麻醉

E. 预防颅内压升高

98. 气管插管时颅内压升高会加重患者伤害,对该患者尤其要进行预防,其措施有如下,但**除外**

A. 静注利多卡因

B. 选用丙泊酚

C. 小剂量硝普钠静注/滴

D. 静注乌拉地尔

E. 提前10分钟给予右美托咪定

【B₁型题】

问题99~102

A. 头痛、呕吐、视乳头水肿

B. 呼吸骤停

C. 昏迷,同侧瞳孔散大,对侧肢体偏瘫

D. 血压显著升高,脉搏变慢,出现潮式呼吸

E. 癫痫发作,精神症状

99. 枕骨大孔疝

100. 小脑幕裂孔疝

101. Cushing反应

102. 颅内压增高三主征

问题103~105

A. 细胞毒性脑水肿

B. 血管源性脑水肿

C. 混合性脑水肿

D. 先有细胞毒性后转化为血管源性脑水肿

E. 脑水肿以脑灰质的肿胀甚于白质

下列疾病多见于哪一种类型的脑水肿

103. 脑肿瘤病变初期

104. 脑缺血缺氧的初期

105. 颅内压增高的后期

问题106~111

A. GCS昏迷计分5分

B. GCS昏迷计分4分

C. GCS昏迷计分3分

D. GCS昏迷计分2分

E. GCS昏迷计分1分

106. 呼唤睁眼

107. 刺痛睁眼

108. 肢体屈曲运动

109. 语言回答正确

110. 语无伦次

111. 不能发声

问题112~114

A. 血压升高

B. 血压降低

C. 心动过缓

D. 体温升高

E. 心动过速

112. 手术刺激三叉神经

113. 手术刺激迷走神经

114. 下丘脑功能紊乱

【C型题】

A. 血浆渗透压升高

B. 脑脊液生成减少

C. 两者均有

D. 两者均无

115. 甘露醇

116. 呋塞米

117. 地塞米松

118. 乙酰唑胺

119. 高渗盐水

120. 巴比妥类药

A. 急性颅内压增高

B. 慢性颅内压增高

C. 两者均有

D. 两者均无

121. 头痛、呕吐和脉搏徐缓

122. 颅缝分离、头围增大

123. 继发性视神经萎缩

124. 单纯颅骨骨折

B. 低钠血症

C. 高钠血症

D. 低钙血症

E. 低钾血症

【X型题】

125. 引起颅内压高的原因有

    A. 颅内有新生物生长

    B. 脑积水

    C. 颅腔有慢性出血

    D. 颅内压的生理调节功能失调

    E. 颅内肿瘤

126. 颅内压的调节可通过

    A. 脑脊液的调节作用

    B. 脑血流量的调节作用

    C. 脑组织的缩减作用

    D. 血气分压的调节作用

    E. 体位变化

127. 在一定范围内,脑血流量和脑灌注压的关系是

    A. 灌注压增大时脑血流量相应增加

    B. 脑灌注压增大时脑血流量反而减少

    C. 脑灌注压降低时,脑血流量反而增加

    D. 在一般情况下,脑灌注压的变化对脑血流量影响不明显

    E. 在严重脑外伤时,脑灌注压对脑血流量影响显著

128. 使脑血流量下降的血气变化

    A. PO_2在50~200mmHg范围内增高

    B. PO_2在50~200mmHg范围内降低

    C. PCO_2在25~100mmHg范围内降低

    D. PCO_2在25~100mmHg范围内增高

    E. PO_2在30~50mmHg范围内降低

129. 降低颅内压的措施有

    A. 脱水利尿

    B. 类固醇的应用

    C. 过渡通气

    D. 头高脚低位

    E. 脑血管收缩药的应用

130. 神经外科患者常见的电解质紊乱有

    A. 低镁血症

131. 逐渐加重的颅内压增高,能引起下列哪些项改变

    A. 脑血流量自动调节的损害

    B. 脑水肿

    C. 库欣反应

    D. 脑疝

    E. 肾衰竭

132. 脑外伤后全身并发症有

    A. 呼吸道阻塞、误吸

    B. 神经源性肺水肿

    C. 心律失常

    D. 高碳酸血症

    E. 低氧血症

133. 幕上肿瘤麻醉时应考虑的问题有

    A. 术前有颅内高压

    B. 颅内顺应性降低

    C. 脱水致水电解质平衡紊乱

    D. 麻醉不当可致急性脑肿胀

    E. 后组脑神经功能障碍

134. 颅内压增高的危害有

    A. Cushing三联症

    B. 脑灌注压下降,脑组织缺血缺氧

    C. 脑疝

    D. 脑组织水肿

    E. 术中急性脑膨出

135. 脑保护措施有

    A. 低温

    B. 控制血糖

    C. 巴比妥类药

    D. 兴奋性氨基酸拮抗剂

    E. 钙通道阻断剂

136. 肾上腺皮质激素治疗脑水肿的作用原理有

    A. 使细胞内溶酶体膜稳定

    B. 加强或调整血-脑屏障功能

C. 降低脑血管壁的通透性

D. 减轻和对抗炎症性反应

E. 渗透性脱水

137. 肾上腺皮质激素治疗下列哪些因素引起的脑水肿有效

　　A. 脑肿瘤

　　B. 脑缺血

　　C. 脑脓肿

　　D. 颅脑外伤

　　E. 颅内出血

138. 小脑幕裂孔疝常见的病因是如下哪些

　　A. 外伤性颞叶血肿

　　B. 脑积水

　　C. 大脑半球肿瘤

　　D. 脑水肿

　　E. 鞍区肿瘤

139. 小脑幕裂孔疝的典型表现是如下哪些

　　A. 意识障碍

　　B. 病灶侧瞳孔散大

　　C. 对侧肢体偏瘫

　　D. 癫痫发作

　　E. Cushing反应

140. 枕骨大孔疝的主要临床表现有

　　A. 剧烈头痛,频繁呕吐

　　B. 颈项强直

　　C. 血压增高,脉搏缓慢

　　D. 呼吸骤停

　　E. 去大脑强直

141. 下列哪些与小脑幕裂孔疝**无关**

　　A. 头痛、呕吐

　　B. 两侧瞳孔不等大,意识清楚

　　C. 昏迷、偏瘫

　　D. 双下肢截瘫

　　E. 去大脑强直

142. 对脑水肿具有预防和治疗作用的药物为

　　A. 甘露醇

　　B. 浓缩白蛋白

C. 呋塞米

D. 地塞米松

E. 高渗盐水

143. 硬脑膜外血肿的出血来源有

　　A. 颅骨板障静脉

　　B. 硬脑膜静脉窦

　　C. 脑膜中动脉

　　D. 颈内动脉

　　E. 椎动脉

144. 脑外伤后能加重脑水肿的因素有

　　A. 癫痫发作

　　B. 呼吸道阻塞

　　C. 高热

　　D. 心动过速

　　E. 脑血管痉挛

145. 急性闭合性颅脑损伤患者,开颅清除硬膜下血肿后,脑组织表现张力增高或有脑膨出时应考虑

　　A. 有脑积水存在

　　B. 发生了弥漫性脑水肿

　　C. 颅内有肿瘤生长

　　D. 颅内还有他处血肿存在

　　E. 通气不足致二氧化碳蓄积

146. 颅脑外伤患者的麻醉处理,下列哪些正确

　　A. 术前应对患者进行详细检查,以及时发现多发伤

　　B. 患者多伴有颅内高压,应积极予降颅压处理

　　C. 宜采用全麻,气管内插管是应避免血压、颅内压升高

　　D. 麻醉诱导、维持平稳,避免呛咳

　　E. 饱胃患者,应注意反流、误吸

147. 颅脑外伤手术麻醉特点

　　A. 保持呼吸道通畅

　　B. 术中注意脑水肿的防治

　　C. 麻醉后或开颅后血压下降和心率加快

　　D. 以全麻为主

　　E. 术中适度控制性降压

148. 垂体肿瘤的主要症状有哪些
    A. 颅内压增高
    B. 视野及视力损害
    C. 癫痫发作
    D. 内分泌功能障碍
    E. 头痛

149. 脑挫裂伤最常见的部位有
    A. 颅后窝
    B. 顶叶
    C. 颞极
    D. 额极
    E. 枕叶

150. 神经源性肺水肿原因有
    A. 脑外伤
    B. 癫痫大发作
    C. 脑出血
    D. 脑室镜检查
    E. 脑梗死

151. Which of the following may provide protection of the central nervous system during ischemia ?
    A. Barbiturates
    B. Nimodipine
    C. Hypothermia
    D. Hyperglycemia
    E. Hyperthermia

152. Prevention of and treatment for neurologic injury due to cerebral ischemia include
    A. Hypothermia prior to complete ischemia
    B. Production of an isoelectric electroencephalogram by administration of thiopental prior to complete ischemia
    C. Administration of calcium-entry blocking drugs following focal ischemia with acute cerebral infarction
    D. Administration of thiopental following complete ischemia
    E. Administration of propofol following complete ischemia

153. A 17-year-old-boy sustains severe injury of the spinal cord at C_7-C_8. Potential perioperative complications during immediate surgical stabilization of the cervical spine include
    A. Impaired oxygenation
    B. Hypovolemia
    C. Pulmonary edema
    D. Autonomic hyperreflexia
    E. Hypothermia

154. In normal patients cerebral blood flow is increased by
    A. Increasing $PaCO_2$, from 40 to 50mmHg
    B. Decreasing PaO_2, from 100 to 70mmHg
    C. Doubling cerebral metabolic rate
    D. Increasing mean arterial blood pressure from 80 to 100mmHg
    E. Decreasing $PaCO_2$, from 40 to 30mmHg

155. Which of the following anesthetic agents increase cerebral blood flow ?
    A. Thiopental
    B. Etomidate
    C. Propofol
    D. Halothane
    E. Isoflurane

156. Which of the following can be used to prevent head movement during endotracheal intubation in a patient with a spinal cord injury ?
    A. Soft collar
    B. Tongs and traction
    C. Hard collar
    D. Manual axial traction
    E. Rapid sequence intubation with the surgeon immobilizing the neck

157. Expected results of nitrous oxide administration include
    A. Increased intracranial pressure
    B. Cerebral vasodilation
    C. Decreased amplitude of somatosensory evoked potentials

D. Depression of the electroencephalogram

E. Decreased cerebral metabolism

158. Which of the following is/are characteristic of neurogenic pulmonary edema ?

A. Symptoms within 12 hours after central nervous system injury

B. Resolution within hours to days with supportive therapy

C. Increased ventilation/perfusion mismatching

D. Consolidated infiltrates seen on chest radiographs

E. Pulmonary edema with normal jugular venous pressure and the absence of cardiac gallop

159. Appropriate airway management in a patient with potential cervical spine injury could include

A. Oral intubation with stabilization of the cervical spine

B. Light-wand-guided oral intubation

C. Fiberoptic nasal intubation

D. Blind nasotracheal intubation

E. Cricothyroidotomy

160. Which of the following statements about intracranial pressure（ICP）plateau waves（Lundberg A waves）is/are true ?

A. Increases in ICP are as high as 50mmHg above baseline

B. Duration of these waves is fixed

C. They result from poor intracranial compliance

D. They precipitate cerebral vasoconstriction

E. Increases in ICP are as high as 20mmHg above baseline

答　案

【A₁型题】

1. C	2. C	3. D	4. D	5. D	6. D	7. B	8. D	9. A	10. E
11. A	12. B	13. C	14. D	15. D	16. C	17. E	18. E	19. E	20. C
21. A	22. B	23. B	24. E	25. C	26. C	27. D	28. C	29. E	30. A
31. E	32. C	33. D	34. D	35. B	36. D	37. C	38. E	39. E	40. D
41. E	42. D	43. C	44. C	45. D	46. D	47. D	48. A	49. C	50. E
51. A	52. C	53. C	54. A	55. D	56. D	57. D	58. D	59. A	60. B
61. E	62. D	63. B	64. B	65. C	66. B	67. B	68. B	69. B	70. D
71. A	72. C	73. B	74. C	75. D					

【A₂型题】

76. B	77. C	78. D	79. C

【A₄型题】

80. D	81. B	82. C	83. D	84. C	85. E	86. D	87. C	88. E	89. D
90. E	91. B	92. D	93. E	94. A	95. B	96. A	97. E	98. C	

【B₁型题】

99. B	100. C	101. D	102. A	103. B	104. A	105. C	106. C	107. D	108. C
109. A	110. C	111. E	112. A	113. C	114. D				

【C型题】

115. C	116. C	117. B	118. B	119. C	120. B	121. C	122. B	123. B	124. D

【X型题】

125. ABCDE	126. ABCDE	127. DE	128. AC	129. ABCDE	130. BCE
131. ABCD	132. ABCDE	133. ABCD	134. ABCDE	135. ABCDE	136. ABC
137. ACE	138. AC	139. ABCE	140. ABCD	141. BD	142. ABCDE

143. ABC　　144. ABCDE　　145. BDE　　146. ABCDE　　147. ABCD　　148. BDE

149. CD　　150. ABCDE　　151. ABC　　152. ABC　　153. ABC　　154. AC

155. DE　　156. BDE　　157. ABCE　　158. ABCE　　159. ABCDE　　160. AC

（韩如泉　傅润乔）

第44章

眼、耳、鼻、喉手术的麻醉

【A₁型题】

1. 引起眼压升高的主要因素是
   A. 房水排出受阻
   B. 角膜粘连
   C. 眼心反射
   D. 牵拉内直肌
   E. 球后神经阻滞

2. 下列哪种药物可引起眼内压升高
   A. 琥珀胆碱
   B. 丙泊酚
   C. 异氟烷
   D. 硫喷妥钠
   E. 芬太尼

3. 关于眼胃反射,哪项是正确的
   A. 由眼压高引起
   B. 牵拉眼肌造成恶心呕吐
   C. 内眼手术操作时很常见
   D. 由麻醉性镇痛药引起
   E. 球后神经阻滞可预防眼胃反射

4. 眼科手术患者术前给乙酰唑胺的目的
   A. 抗焦虑
   B. 安定作用
   C. 抑制房水排出
   D. 抑制房水生成
   E. 镇吐作用

5. 下列描述正确的是
   A. 喉痉挛是喉返神经受刺激引起强烈声门紧闭的保护性反射
   B. 全麻药对中耳内压力影响小
   C. 可卡因局部应用不会引起心律失常

D. 喉上神经损伤易发生误吸
E. 喉返神经的感觉支分布于会厌到声带的黏膜

6. 咽喉部手术时麻醉的关键是
   A. 保证气道通畅和充分的通气
   B. 发生喉痉挛
   C. 出血
   D. 血压增高
   E. 迷走神经反射性心律失常

7. 内镜下行鼻咽血管瘤切除术,适宜的麻醉方法是
   A. 局麻
   B. 局麻加安定镇痛术
   C. 静脉麻醉
   D. 静吸复合麻醉
   E. 全麻加控制性降压

8. 气道激光手术最大的危险是
   A. 气胸
   B. 着火
   C. 眼部损伤
   D. 非靶组织损伤
   E. 激光误击穿气管导管套囊

9. 当术中出现眼心反射时,最有效简便的方法是
   A. 加深麻醉
   B. 静注阿托品
   C. 静注麻黄碱
   D. 暂停手术刺激
   E. 做球后阻滞

10. 应用琥珀胆碱引起眼压增高的最主要原因
    A. 全身骨骼肌抽搐
    B. 全身肌肉松弛
    C. 眼外肌收缩

D. 眼肉肌收缩

E. 细胞外钾离子增高

11. 下列哪一项**不是**引起眼内压升高的因素

A. 全麻过浅

B. $PaCO_2$过高

C. 球后神经阻滞

D. 血压增高

E. 琥珀胆碱

12. 青光眼手术麻醉前准备哪项是**错误**

A. 术前应持续用缩瞳药

B. 可用东莨菪碱

C. 术日清晨局部用毛果芸香碱

D. 慎用阿托品

E. 充分镇静

13. 发生眼-心反射时下述哪项处理**不恰当**

A. 静注阿托品

B. 继续手术操作

C. 调整麻醉深度

D. 如反复发生,可做眼外肌的局部浸润

E. 改善通气

14. 眼心反射中下述哪项是**错误的**

A. 老年较小儿多见

B. 可发生在各种眼肌手术操作时

C. 可发生在没有缺氧或二氧化碳蓄积时

D. 三叉神经参与该反射

E. 可被阿托品消除

15. 眼-心反射引起的心律失常**少见**的有

A. 心动过缓

B. 心房颤动

C. 心室颤动

D. 房室传阻滞

E. 室性期前收缩

16. 氯胺酮用于小儿眼科手术麻醉时哪项**不对**

A. 适于短小的手术

B. 首剂量要小

C. 术中清理呼吸道分泌物时要防止喉痉挛

D. 可与咪达唑仑合用

E. 注意苏醒期的并发症

17. 小儿斜视矫正术后,有关恶心呕吐哪项**不对**

A. 术前用阿片类药者发生率较高

B. 麻醉时间小于30分钟,发生率较低

C. 3岁以下幼儿发生率较高

D. 丙泊酚诱导可降低发生率

E. 术后应禁食一段时间并禁止过早活动

18. 扁桃体摘除术后再出血需手术止血时,麻醉处理的主要问题哪项**错误**

A. 估计失血量,纠正低血容量

B. 估计再出血的原因

C. 免用术前药

D. 一律清醒诱导麻醉

E. 诱导时按饱胃患者处理

19. 小儿扁桃体摘除术用插管全麻的优点如下,**除外**

A. 减少误吸血液的风险

B. 减少手术创面出血

C. 减轻患者痛苦

D. 有利于气道通畅

E. 有利于术者操作

20. 气道激光手术一旦发生气管导管着火,处理**错误的**是

A. 冷生理盐水冲洗咽部

B. 应用激素和抗生素

C. 取头高位以减轻水肿

D. 用硬质气管镜检查气道受伤情况和残片异物

E. 即刻拔除气管插管,面罩加压给氧

21. 在引起眼内压增高的各种因素中,以下哪项**除外**

A. 躁动

B. 呛咳

C. 呼吸道不畅

D. 氧分压增高

E. 二氧化碳分压增高

22. 有关面部的描述,**错误的**是

A. 面部血管丰富

B. 面部静脉常无瓣膜

C. 两口角至鼻根的连线是"危险三角"区

D. 面浅部的感觉神经来自面神经

E. 耳前动脉为颞浅动脉易触摸

23. 有关三叉神经的描述,正确的是

A. 三叉神经是感觉性神经

B. 三叉神经是混合性神经

C. 三叉神经的最大分支是上颌神经

D. 三叉神经不支配咬肌

E. 三叉神经阻滞可治疗面瘫

【A₄型题】

问题24~28

患儿,男性,3岁,在食用花生米时出现呛咳,3小时急诊就医。患儿哭闹,口唇发绀,听诊右侧呼吸音减弱,呼吸浅快,36次/分,出现"三凹征",心率176次/分,血压110/70mmHg,SpO₂ 87%~89%。临床诊断气管异物,拟在气管镜下行气管内异物取出术。

24. 患儿进手术室后,首先应采取措施

A. 镇静

B. β-受体阻滞剂

C. 糖皮质激素

D. 面罩吸氧

E. 气管插管

25. 手术期间,有可能出现并发症

A. 心动过速

B. 血压升高

C. 心力衰竭

D. 支气管痉挛

E. 以上都是

26. 麻醉时,避免应用药物是

A. 芬太尼

B. 咪达唑仑

C. 七氟烷

D. 肌松药

E. 利多卡因(表麻)

27. 如果发现气管内吸出粉红色泡沫样痰,应考虑的措施**除外**

A. 静注毛花苷丙

B. 静注呋塞米

C. 加压面罩给氧

D. 控制输液速度

E. 紧急气管插管

28. 如果在异物取出过程中,异物掉落主支气管,患儿立即出现窒息发绀,此时,最可行简易、有效的方法

A. 气管插管

B. 气管切开

C. 间歇正压通气

D. 经气管镜将异物推回支气管

E. 以上都不是

【C型题】

A. 心率减慢

B. 眼压降低

C. 两者均有

D. 两者均无

29. 毒扁豆碱

30. 阿托品

31. 丙泊酚

32. 氯胺酮

【X型题】

33. 有关白内障手术的麻醉哪些是正确的

A. 一般成人均采用局麻

B. 需全麻者应维持足够的麻醉深度

C. 术中防止低血压和眼内压的升高

D. 诱导要平顺

E. 术前要避免使用阿片类药物

34. 下列描述正确的是

A. 小儿斜视手术中最严重的并发症是恶性高热

B. 眼外伤麻醉时最关键的问题是防止眼心反射

C. 青光眼麻醉的重点是控制眼内压

D. 内眼手术对眼内压的要求不高

E. 有些眼科疾患实际上是全身疾患在眼部的表现

35. 耳鼻喉科手术麻醉的特点有

A. 麻醉与手术共用同一气道

B. 可能出现气管插管困难

C. 中耳及鼻窦腔压力改变

D. 易发生心律失常

E. 出血多

36. 全麻扁桃体摘除术应注意的问题包括

A. 选择气管内插管更安全

B. 套囊充气防止血流入气管内

C. 注意开口器造成的气管导管受压

D. 出血量估计较困难

E. 局麻较全麻出血多

37. 喉纤维手术麻醉应注意的问题包括

A. 选用较正常略细的气管插管

B. 注意抑制心血管负反应

C. 喷射通气时注意二氧化碳蓄积

D. 避免术后呼吸抑制延长

E. 术中出血时要保证呼吸道的通畅

38. 阻塞性睡眠呼吸暂停综合征行腭垂腭咽成形术,其麻醉特点有

A. 该病常引起全身各系统的病理生理改变

B. 常伴有气管插管困难

C. 避免应用氧化亚氮

D. 要使用控制性降压

E. 防止气管拔管后的呼吸抑制

39. 全喉切除术与麻醉有关的特点有

A. 手术范围广

B. 可能并存气道部分阻塞

C. 操作压迫颈动脉窦可引起反射性心动过缓和低血压

D. 断喉操作时要维持足够的麻醉深度

E. 手术后期更换气管套管时注意维持通气

答　案

【A₁型题】

1. A	2. A	3. B	4. D	5. D	6. A	7. E	8. B	9. D	10. C
11. C	12. B	13. B	14. A	15. B	16. B	17. C	18. D	19. B	20. E
21. D	22. D	23. B							

【A₄型题】

24. D　　25. E　　26. D　　27. E　　28. D

【C型题】

29. C　　30. D　　31. C　　32. D

【X型题】

33. ABCDE　　34. ACE　　35. ABCD　　36. ABCD　　37. ABCDE　　38. ABE

39. ABCDE

（李天佐　陈绍洋）

第45章

口腔、颌面外科和整形外科手术麻醉

【A₁型题】

1. 颌面手术麻醉的主要困难是
   A. 出血
   B. 误吸
   C. 导管脱落
   D. 应激反应
   E. 插管困难

2. 颌面手术在麻醉苏醒期最可能出现
   A. 苏醒延迟
   B. 上呼吸道急性梗阻
   C. 肌松残余
   D. 出血
   E. 误吸

3. 正常成人最大张口上下门齿间距
   A. 2.2~3.2cm
   B. 3.5~5.5cm
   C. 6.0~7.0cm
   D. 7.5cm
   E. ＞8.0cm

4. 正常成人甲-颏间距
   A. 5.0cm
   B. 6.0cm
   C. 6.5cm
   D. 7.5cm
   E. ＞8.0cm

5. 正常寰枕关节可以伸展
   A. 15°
   B. 25°
   C. 35°
   D. 45°
   E. 55°

6. 某患者主诉左颞部皮肤感觉过敏,触摸耳屏部可诱发剧烈疼痛,此种情况应阻滞哪条神经
   A. 左侧面神经
   B. 左上颌神经
   C. 左下颌神经
   D. 左第二对颈神经
   E. 左第三对颈神经

7. 眶上神经阻滞进针点在
   A. 额骨眶上脊内1/3
   B. 额骨眶上脊外1/3
   C. 额骨眶上脊中点
   D. 额骨眶上脊内1/4
   E. 额骨眶上脊切迹

8. 腭前神经阻滞麻醉又称
   A. 腭前孔注射法
   B. 腭大孔注射法
   C. 眶下管注射法
   D. 卵圆孔注射法
   E. 翼下颌注射法

9. 面颊部分缺损患者手术,麻醉常采用
   A. 经鼻腔清醒盲探插管
   B. 经口腔快速诱导插管
   C. 经鼻腔快速诱导插管
   D. 经口腔清醒盲探插管
   E. 气管切开后插管

10. 颞下颌关节强直并伴小颌畸形患者手术,麻醉时最好用
    A. 经口腔快速诱导插管
    B. 纤支镜引导经鼻腔清醒插管

C. 经口腔清醒盲探插管

D. 气管切开后插管

E. 经鼻腔快速诱导插管

11. 遇小颌畸形但开口度基本正常,患者采用快速诱导插管时,最常见的插管困难是

A. 气管偏移中线

B. 声门狭窄

C. 咽腔部缩小、声门位置高

D. 上呼吸道狭窄并移位

E. 舌体肥大阻碍视野

12. 下列哪项**不是**Pierre-Robin综合征的临床表现

A. 下颌发育不全

B. 大舌

C. 腭裂

D. 短颈

E. 呼吸困难

13. 下列哪项**不是**Goldenher综合征的临床表现

A. 耳和眼缺损

B. 腭裂和唇裂

C. 颧骨发育不良

D. 下颌骨发育不良

E. 寰椎枕骨化

14. 有关唇裂手术时机目前主张四个"10"原则,**除外**

A. 年龄10周

B. 体重10磅

C. 体重10kg

D. 血红蛋白>10g%

E. 白细胞<10万/m^3

15. 严重颏胸瘢痕粘连患者的麻醉处理,哪项**错误**

A. 插管困难的原因是三条轴线不能重叠

B. 应该采用清醒插管

C. 纤维光导喉镜在此种情况下应用相对安全、可靠

D. 面罩通气常常困难

E. 表面麻醉常能取得满意麻醉效果

16. 下述方式可以减少口腔、颌面手术的出血量,

除外

A. 麻醉平稳,不呛咳

B. 术前结扎一侧颈外动脉,另一侧在术中暂时阻断

C. 抬高手术部位,采用控制性低血压

D. 管理好气道、摆正好头位,利于头、颈部静脉血回流

E. 降低体温

17. 下列是眶下神经的分支,但**除外**

A. 鼻外侧神经

B. 上颌神经

C. 鼻内侧神经

D. 上唇神经

E. 前上牙槽神经

18. 下列哪项**不是**眶下神经的阻滞范围

A. 颞部皮肤

B. 颊部

C. 上唇

D. 下脸

E. 鼻侧坡

19. 外耳支配神经有如下,**除外**

A. 耳颞神经

B. 耳大神经

C. 枕大神经

D. 枕神经

E. 枕神经乳突分支

20. 下面是三叉神经第二支或第三支组织的并发症,但**除外**

A. 面颊部血肿

B. 一过性耳聋

C. 眼眶淤血

D. 有时有霍纳征

E. 可逆性面神经瘫痪

21. 下列情况优先使用清醒气管插管,**除外**

A. 面颊部缺损

B. 颞下颌关节强直

C. 舌体上巨大血管瘤

D. 颈部血管瘤或单纯颈淋巴结清扫术

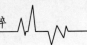

E. 双下颌骨骨折伴口内有多处开放性伤口

【X型题】

22. 颞下颌关节僵硬常见于
    A. 颌面部烧伤
    B. 鼾症
    C. 鼻咽癌放疗后
    D. 颌面手术后瘢痕
    E. 宽下颌整形

23. 巨大舌肿瘤在气管插管过程中可能出现的问题是
    A. 出血
    B. 误吸
    C. 暴露困难
    D. 面罩漏气
    E. 缺氧

24. 预防口腔、颌面小儿手术,气管插管所致的喉水肿,主要措施有
    A. 选用管径合适的优质导管
    B. 牢固固定好气管导管
    C. 麻醉平稳,抑制咽喉、气管及吞咽反射
    D. 适量应用糖皮质激素
    E. 术后常规雾化吸入

25. 颌面手术麻醉苏醒要求正确的是哪些
    A. 对语言命令正确反应
    B. TOF>0.7

C. 潮气量达到最满意程度
D. 呼吸频率成人10次/分以上
E. 备好气管切开

26. 口腔、颌面大手术后常需留置气管导管24h,留管期间尽量保证患者不得激动,是因为
    A. 会引起口腔内出血
    B. 会引起黏膜奉献脱开
    C. 会引起护板、填充物移位、脱落、破裂等
    D. 会诱发恶心呕吐,并导致伤口污染
    E. 引起咽喉水肿

27. 口腔、颌面、颈部手术后,可因肌松、舌后坠、咽或颈部肿胀、血肿压迫、包扎等导致上呼吸道梗阻。主要预防措施有
    A. 待患者完全清醒后拔管,必要时留置24h
    B. 在舌体深部缝一根线,必要时做牵拉
    C. 拔管后患者取坐位便于头颈部引流
    D. 做好再气管插管或切开的准备
    E. 术后组织肿胀可持续3d,应持续关注严防气道梗阻

28. 如下哪些是口腔、颌面和整形手术的麻醉特点
    A. 面颊部缺损
    B. 张口困难或小口畸形
    C. 常需经鼻插管
    D. 术中要良好的肌松
    E. 麻醉常需远距离操作

答　案

【A₁型题】
1. E　　2. B　　3. B　　4. C　　5. C　　6. C　　7. E　　8. B　　9. A　　10. B
11. C　　12. D　　13. B　　14. C　　15. E　　16. E　　17. B　　18. A　　19. D　　20. B
21. D
【X型题】
22. ACD　　　23. ABCE　　　24. ABCDE　　　25. ACDE　　　26. ABCDE　　　27. ABCDE
28. ABCD

（张诗海　薛富善）

第46章

颈部、胸壁手术麻醉

1. 甲状腺手术颈丛阻滞的神经范围是
   A. 颈1~3
   B. 颈2~4
   C. 颈3~5
   D. 颈4~6
   E. 颈5~7

2. 甲亢危险特点哪项表达正确
   A. 发热、无汗
   B. 发热、心悸、皮肤潮红
   C. 心悸、无汗
   D. 心动过缓、多汗
   E. 兴奋、情绪激动

3. 颈部外伤,大静脉损伤最危险的是
   A. 失血性休克
   B. 感染
   C. 意识消失
   D. 窒息
   E. 空气栓塞

4. 甲亢手术最大危险是
   A. 大出血
   B. 喉返神经损伤
   C. 血压骤然升高
   D. 迷走神经反射心搏骤停
   E. 甲状腺危象

5. 颈部手术中,患者突然出现血压下降心率减慢,最可能是
   A. 刺激了喉返神经
   B. 刺激了喉上神经
   C. 刺激了星状神经
   D. 颈动脉窦神经反射

E. 窒息

6. 甲状腺大部分切除术后出现手足抽搐,心电图示Q-T延长,正确处理是
   A. 静脉补镁
   B. 先静注钙剂,再口服
   C. 静脉补钾
   D. 静注毛花苷丙
   E. 静注硫喷妥钠

7. 颈丛神经阻滞后,出现心率加快血压升高,其原因多半是
   A. 窦神经反射被阻滞
   B. 弓神经反射被阻滞
   C. 喉上神经被阻滞
   D. 喉下神经被阻滞
   E. 形状神经节被阻滞

8. 颈丛神经阻滞后因影响压力反射,血压心率常升高,如下列哪项较好
   A. 硝酸甘油
   B. 硝普钠
   C. 艾司洛尔
   D. 美托洛尔
   E. 芬太尼

9. 颈部手术麻醉重点在于
   A. 维持血压平稳
   B. 保持呼吸道通畅
   C. 维持水盐平衡
   D. 维持麻醉深度
   E. 维持术者操作

10. 甲状腺肿大压迫气管造成呼吸道梗阻,麻醉前准备错误的是

A. 了解气管受压部位和程度

B. 镇静镇痛药计量比一般人要大

C. 用东莨菪碱替代阿托品

D. 了解心脏受累情况

E. 气管导管号可能比一般患者小

11. 甲亢患者麻醉,下面哪项**不宜**

A. 局麻药常规添加肾上腺素

B. 全麻诱导前可给予右美托咪定

C. 用丙泊酚麻醉诱导

D. 用舒芬太尼维持麻醉

E. 用氟哌利多辅助维持麻醉

12. 下面有关胸壁手术麻醉,**错误的**是

A. 胸壁手术不涉及开胸,麻醉管理简单

B. 胸壁手术硬膜外麻醉时,局麻药浓度比腰段低

C. 静脉复合非插管麻醉,尤其要注意呼吸变化

D. 乳腺癌根治术目前多用全身麻醉喉罩通气

E. 使用电刀乳腺切除术已基本不用输血

13. 有关颈部解剖描述,正确的是

A. 甲状软骨对应第4颈椎水平

B. 环状软骨对应第5颈椎水平

C. 胸锁乳突肌的起端之内的凹称锁骨下凹

D. 颈动脉结节位于甲状软骨两侧

E. 颈内静脉位于颈内动脉内侧

14. 有关颈部血管描述,**错误的**是

A. 颈动脉结节位于环状软骨两侧

B. 颈内静脉位于颈内动脉外侧

C. 颈内动脉和颈内静脉的前面是迷走神经

D. 颈外静脉注入锁骨下静脉

E. 颈总动脉与颈内动脉的连接处为颈动脉窦

15. 有关颈动脉窦的描述,**错误的**是

A. 颈动脉窦由副神经支配

B. 窦壁有压力感受器

C. 压迫颈动脉窦可能引起心跳减慢

D. 在颈内、外动脉分叉处附有颈动脉小体

E. 颈动脉小体感受血中CO_2浓度变化

16. 有关颈内静脉描述,**错误的**是

A. 颈内静脉由颅内乙状窦直接延续而来

B. 颈内静脉几乎直线进入头臂静脉再入上腔静脉

C. 在颈内静脉与头臂静脉汇合处,右侧有胸导管注入

D. 临床上行中心静脉置管首选右颈内静脉

E. 颈内静脉位于颈内动脉的外侧

17. 有关颈部神经的描述,**错误的**是

A. 颈丛由第1~4颈神经前支组成

B. 臂丛由颈5~8及胸1神经后支组成

C. 迷走神经含有内脏感觉、运动和躯体感觉、运动四种纤维成分

D. 副神经支配胸锁乳突肌

E. 颈交感干的颈下神经节与胸1神经节融合组成星状神经节

18. 有关喉的解剖描述,**错误的**是

A. 喉的神经主要来自迷走神经

B. 喉上神经支配声门以上的部位

C. 喉返神经支配声门以下的部位

D. 喉上神经阻滞可消除刺激引起的喉痉挛

E. 喉返神经阻滞不会引起声音嘶哑

19. 有关气管的描述,**错误的**是

A. 由16~20个"C"形气管软骨环组成

B. 软骨后方的缺口由结缔组织和平滑肌构成

C. 上端接甲状软骨

D. 在胸骨角水平分为左右主支气管

E. 全长成人平均约11cm

20. 关于胸神经的描述,**错误的**是

A. 胸神经前支只有8对

B. 胸神经前支构成肋间神经

C. 第1胸神经前支部分参与臂丛

D. 第12胸神经前支部分参与腰丛

E. 第12胸神经前支又称肋下神经

21. 关于肋间神经描述,**错误的**是

A. 从椎间孔发出

B. 起始处行于肋间内膜和胸膜壁层之间

C. 在肋角处贴近肋沟位于肋间血管下方

D. 在腋后线发出外侧皮支

E. 第2肋间神经分出外侧皮神经分布于腋窝和臂内侧皮肤

22. 关于肋间神经描述,**错误的**是
    A. 第1~6对肋间神经支配胸部
    B. 第7~11对肋间神经支配腹部
    C. 第4肋间神经平乳头平面
    D. 第6肋间神经平剑突平面
    E. 第12肋间神经平脐平面

23. 关于肋间神经阻滞的说法,正确的是
    A. 不适于腹部手术后痛
    B. 适于胸部手术后痛
    C. 对肋骨骨折疼痛效果不好
    D. 在骶棘肌内侧缘进针
    E. 在腋前线进针不会引起气胸

24. 关于胸腔,**错误的**是
    A. 由胸壁与膈围成
    B. 向上经胸廓口与颈部相通
    C. 向下借膈与腹腔分开
    D. 纵隔位于其中部
    E. 右侧胸腔(胸膜尖)高于左侧

25. 有关心脏神经的说法,**错误的**是
    A. 心脏的神经包括交感、副交感和感觉神经
    B. 其副交感神经节前纤维起于迷走神经背核
    C. 其副交感神经在心丛或心壁内换元节后纤维
    D. 副交感神经是胆碱能纤维,兴奋时心率增快
    E. 交感神经节前纤维起于第1~5胸髓段的侧角

26. 关于心脏神经的说法,**错误的**是
    A. 交感和副交感神经均随冠状动脉支配
    B. 副交感神经节前、节后都是胆碱能
    C. 交感神经节前纤维是胆碱能,节后纤维是肾上腺素能
    D. 节后纤维的胆碱能与交感能效应相反
    E. 心脏没有感觉神经纤维

【A₄型题】

问题27~32

患者,女性,25岁,48kg。因甲状腺瘤拟行甲状腺大部分切除术。

27. 术前检查哪项**无必要**
    A. 基础代谢率
    B. 血糖
    C. 心电图
    D. 颈胸部X线片
    E. 头部CT

28. 术前给予卢氏液口服,哪项**不是**目的
    A. 抑制垂体前夜促甲状腺素的分泌
    B. 抑制甲状腺素释放
    C. 患者缺碘,需要补碘至正常水平
    D. 减少甲状腺球蛋白的分解
    E. 使腺组织退化、血管减少、腺体变硬缩小,利于手术操作

29. 假如患者已经有呼吸困难,麻醉应该选择
    A. 局麻、保持清醒状态
    B. 表麻自主呼吸下插管,全麻
    C. 喉罩通气、全麻
    D. 颈丛麻醉
    E. 针刺麻醉

30. 当手术拉钩向两侧牵拉以便暴露好甲状腺时,患者出现了心率减慢、血压下降,下面哪项处理**不恰当**
    A. 暂停牵拉手术
    B. 给予阿托品静注
    C. 给予麻黄碱静注
    D. 对颈动脉窦周围给予浸润麻醉
    E. 给予肾上腺素静注

31. 如果患者麻醉前心率持续100次/分左右,下面肌松药**不宜**用的是
    A. 泮库溴铵
    B. 维库溴铵
    C. 阿曲库铵
    D. 顺阿曲库铵
    E. 美维松

32. 患者术后10小时体温升高至39.5℃,心率达150次/分,大汗,血压90/60mmHg。诊断是
    A. 手术后吸收热
    B. 感染性休克

C. 甲状腺危象

D. 低血糖

E. 急性炎性综合征

B. 低钙血症

C. 高钙血症

D. 喉痉挛

E. 高血压

【B₁型题】

问题33~35

A. 甲状腺功能亢进

B. 黏液性水肿

C. 库欣综合征

D. 阿荻森病

E. 甲状旁腺功能亢进

33. 心肌、周身动脉钙化

34. 外周性水肿,对洋地黄、利尿剂无反应见于

35. 心脏缩小、有体位性低血压

问题36~37

A. 喉上神经阻滞

B. 喉返神经阻滞

C. 膈神经阻滞

D. 肋间神经阻滞

E. 交感神经阻滞

36. 颈丛阻滞致声音嘶哑

37. 高位硬膜外阻滞致心率减慢

【X型题】

38. 甲亢行甲状腺次全切除术后8小时发生惊厥,可能的原因是

A. 甲状腺切除过多

B. 甲状旁腺被切除

C. 酸中毒

D. 甲状腺危象

E. 气管塌陷窒息

39. 颈部手术麻醉特点

A. 手术操作干扰呼吸道,要注意

B. 有颈动脉窦,会受手术操作影响

C. 有颈动脉窦,会受局部麻醉或神经阻滞影响

D. 有手术操作致神经反射心搏骤停之顾虑

E. 有血管丰富、渗血较多、术后加压包扎呼吸窒息之虑

40. 甲状旁腺手术后应注意哪些并发症

A. 出血

41. 甲亢手术治疗最佳时机

A. 体重开始增加

B. 基础代谢率降低,稳定在±20%

C. 全身症状改善

D. 脉压增大

E. 心率减慢在80次/分以下

42. 颈部巨大肿物切除术,下述情况需要气管插管麻醉的是

A. 气管受压移位,呼吸困难

B. 甲亢伴有心脏病

C. 胸骨后甲状腺肿

D. 怀疑有气管软化

E. 因肿瘤巨大不能行气管切开

43. 全麻胸壁手术后注意事项包括

A. 使患者完全清醒,再行胸部包扎

B. 有效术后镇痛

C. 维护正常循环功能

D. 避免胸部包扎过紧,限制呼吸

E. 回病房继续吸氧

44. 下述关于甲状腺手术、麻醉,正确的有

A. 可致双侧喉返神经损伤,发生窒息

B. 若气管有受压,插管深度应超过受压部位

C. 切除胸骨后甲状腺,应避免发生气胸

D. 切除甲状腺后应注意是否有低钙性手足抽搐

E. 颈丛麻醉效果欠佳时,术者可以辅助局麻

45. 甲状腺手术全麻苏醒期,发生急性呼吸道梗阻的原因有

A. 手术部位出血,血肿压迫

B. 气管软化塌陷

C. 喉头水肿,喉痉挛

D. 气道炎症,分泌物多

E. 喉返神经损伤,声带麻痹

46. 乳腺癌根治术的麻醉选择可以有

A. 高位硬膜外麻醉　　　　　　　　　　D. 全麻喉罩通气

B. 腰-硬联合麻醉　　　　　　　　　　　E. 静脉复合自主呼吸

C. 全麻气管插管

答　案

【A₁型题】

1. B　　2. B　　3. E　　4. E　　5. D　　6. B　　7. A　　8. D　　9. B　　10. B

11. A　　12. A　　13. A　　14. C　　15. A　　16. C　　17. B　　18. E　　19. C　　20. A

21. D　　22. E　　23. B　　24. E　　25. D　　26. E

【A₄型题】

27. E　　28. C　　29. B　　30. E　　31. A　　32. C

【B₁型题】

33. E　　34. B　　35. C　　36. B　　37. E

【X型题】

38. BD　　　　39. ABCDE　　　40. BD　　　41. ABCE　　　42. ACDE　　　43. ABCDE

44. ABCDE　　45. ABCDE　　　46. ACDE

（傅润乔　高　峰）

第47章

胸科手术麻醉

【A₁型题】

1. 侧卧位开胸手术呼吸功能主要依赖
    A. 呼入纯氧
    B. 避免上侧肺受压
    C. 保证下侧肺通气良好
    D. 气道压不宜过低
    E. 过度通气

2. 开胸手术麻醉中行控制呼吸,可引起
    A. 通气与血流比值减少
    B. 通气与血流比值增大
    C. 通气与血流比值不变
    D. 通气与血流比值先增大后减少
    E. 通气与血流比值先减少后增大

3. 长期吸烟患者,最可能伴发
    A. 肺动脉高压,右室肥厚
    B. 肺动脉高压,左室肥厚
    C. 肺动脉高压,双室肥厚
    D. 肺动脉高压,双室缩小
    E. 肺动脉高压,心脏不变

4. 全肺切除患者,清醒后应采取
    A. 术侧向上侧卧位
    B. 术侧向下侧卧位
    C. 平卧位
    D. 坐位
    E. 术侧向上斜侧卧位

5. 连续过度膨肺可造成
    A. 低氧血征及高血压
    B. 高碳酸血症及低血压
    C. 低二氧化碳血症及低血压
    D. 碱中毒及心动过缓
    E. 氧中毒及心动过速

6. 开胸侧肺完全压缩,将造成
    A. 肺内分流增加
    B. 肺血管收缩
    C. 二氧化碳分压升高
    D. 静脉血掺杂减少
    E. 静脉血掺杂增加

7. 单侧肺通气较两侧肺通气量减少
    A. 12%
    B. 17%
    C. 22%
    D. 27%
    E. 32%

8. 对萎陷肺应用PEEP,可
    A. 增加非通气侧肺的功能残气量
    B. 增加非通气侧肺的肺活量
    C. 增加非通气侧肺的潮气量
    D. 增加非通气侧肺的时间肺活量
    E. 增加非通气侧肺的无效腔量

9. 双侧肺大疱破裂患者人工通气时,气道压力不应超过
    A. $10cmH_2O$
    B. $15cmH_2O$
    C. $20cmH_2O$
    D. $25cmH_2O$
    E. $30cmH_2O$

10. 湿肺患者麻醉诱导插管时,必须避免
    A. 呕吐
    B. 呛咳
    C. 哮喘
    D. 心动过缓
    E. 血压升高

11. 近年发现肺是下列哪种物质合成释放的重要
器官
A. 白三烯
B. 前列腺素
C. 血小板活化因子
D. 内皮素
E. 肿瘤坏死因子

12. 抑制缺氧性肺血管收缩很可能的介质是
A. 白三烯
B. 前列腺素
C. 血小板活化因子
D. 内皮素
E. 肿瘤活化因子

13. 体液机制中哪项对缺氧性肺血管收缩**无关**
A. 儿茶酚胺
B. 前列腺素类
C. 内皮素
D. 白三烯
E. 血栓素

14. 单侧肺通气的绝对适应证**除外**
A. 大咯血
B. 肺脓肿
C. 支气管胸膜瘘
D. 胸主动脉瘤
E. 单侧支气管肺灌洗

15. 大咯血手术的麻醉,下列哪项最**不恰当**
A. 快速诱导
B. 双腔导管插管
C. 用吸入全麻为主
D. 良好的静脉通路
E. 高频通气

16. 肺癌晚期手术会引起如下症状,但可**除外**
A. 胸膜腔积液
B. 胸壁转移
C. 上腔静脉综合征
D. 食管压迫
E. 颈从神经压迫

17. 湿肺患者行开胸手术,应在下列各期常规呼吸
道吸引,但**除外**
A. 插管前
B. 插管后
C. 改变体位后
D. 开胸挤压肺时
E. 断闭支气管后

18. 当前最常用的肺隔离方法是
A. 支气管堵塞
B. Univent管
C. 双腔管
D. 单腔支气管导管
E. 气管食管双腔导管

19. 双腔管使用的关键问题是
A. 完善的肌松
B. 麻醉深度足够
C. 导管位置的确定
D. 患者的体位
E. 导管的固定

20. 食管癌患者使用双腔管的主要目的是
A. 方便手术
B. 防止手术侧血液流入健侧
C. 防止肺挫伤
D. 有利于手术侧吸除分泌物
E. 防止术中发生低氧血症

21. 插入右双腔导管的主要问题是
A. 通过声门比较困难
B. 导管容易误入左支气管
C. 定位比较困难
D. 支气管套囊压力过高
E. 容易出现严重低氧血症

22. 对缺氧性肺血管收缩影响较小的药物是
A. 钙通道阻断剂
B. 硝酸盐类药物
C. 硝普钠
D. 吸入性麻醉药
E. 静脉麻醉药

23. 单肺通气中影响氧合的主要生理机制为
    A. 通气/血流比率失调
    B. 分流
    C. 解剖无效腔
    D. 生理无效腔
    E. 小气道闭合

24. 有助于了解患者是否耐受开胸或全肺切除的措施是
    A. 胸部X线检查
    B. 支气管镜检查
    C. 胸部CT断层扫描
    D. 肺功能检查
    E. 心电图检查

25. 开胸手术中呼吸功能监测最主要的项目是
    A. 通气量
    B. 气道压力
    C. 呼气末CO_2
    D. 气道阻力
    E. 血氧饱和度

26. 有双腔管的绝对指征时,插入双腔管的目的主要是
    A. 方便手术
    B. 肺隔离
    C. 保证氧和功能
    D. 防止误吸
    E. 充分通气及其换气

27. 单肺通气将造成
    A. 肺内分流增加
    B. $PaCO_2$增高
    C. 肺血管收缩
    D. 静脉血掺杂减少
    E. 肺换气功能下降

28. HPV的作用是
    A. 增加肺内分流,加重低氧血症
    B. 增加肺内分流,减轻低氧血症
    C. 减少肺内分流,减轻低氧血症
    D. 减少肺内分流,加重低氧血症
    E. 扩张肺血管,增加肺血流量

29. 单肺通气中,对健侧肺行PEEP的作用为
    A. 增加健侧肺的功能残气量
    B. 增加健侧肺的通气量
    C. 增加健侧肺的无效腔量
    D. 增加健侧肺的血流量
    E. 增加健侧肺的换气量

30. 近端气管手术的麻醉一般
    A. 采用双腔管
    B. 需要在手术台上插管
    C. 使用较粗的气管导管
    D. 使用较细的气管导管,使导管越过肿物
    E. 使用钢丝加强导管,使导管越过肿物

31. 单肺通气时,哪项措施与预防低氧血症的目标**不符**
    A. 保持足够的通气量
    B. 维持血氧饱和度90%
    C. 维持足够的麻醉镇痛
    D. 约30分钟膨肺一次
    E. 吸入氧浓度设定为50%

32. 肺大疱手术麻醉时,下列哪项**不恰当**
    A. 麻醉力求平稳
    B. 呼吸压力>15cmH_2O
    C. 维持足够的麻醉深度
    D. 保持充足的呼气时间
    E. 监测呼气末CO_2浓度

33. 支气管胸膜瘘手术麻醉时,下列哪项**不恰当**
    A. 术前胸腔闭式引流
    B. 快速诱导气管插管
    C. 单肺通气
    D. 及时清理气道
    E. 高频通气给氧

34. Univent管是指哪种导管
    A. 左双腔导管
    B. 右双腔导管
    C. 支气管导管
    D. 支气管填塞管
    E. 双腔导管

35. 单肺通气引起低氧血症的最主要原因是
    A. 导管位置不良
    B. 通气道被血液堵塞
    C. 通气肺自身的病变
    D. 通气血流比例失衡
    E. 低氧性肺血管收缩

36. 开胸手术插管后多为侧卧位,此时健侧的改变是
    A. 通气差而血流灌注好
    B. 通气差而血流灌注差
    C. 通气好而血流灌注差
    D. 通气好而血流灌注好
    E. 无明显变化

37. 第一秒最大呼气率正常值为
    A. >90%
    B. >80%
    C. >70%
    D. >60%
    E. >50%

38. 小儿开胸手术常选用哪种导管
    A. Carlen's导管
    B. Robertshaw导管
    C. 支气管导管
    D. Univent导管
    E. 单腔导管

39. 一侧开胸后,纵隔随呼吸来回移动称为
    A. 纵隔摆动
    B. 纵隔移动
    C. 反常呼吸
    D. 摆动呼吸
    E. 正压呼吸

40. 患者麻醉后肺泡通气是
    A. 自主呼吸时下肺好于上肺
    B. 控制呼吸时下肺好于上肺
    C. 自主呼吸时两肺相等
    D. 控制呼吸时两肺相等
    E. 不论自主呼吸还是控制呼吸都是上肺好于下肺

41. 术中通气不良的直接指征除外
    A. 低氧血症
    B. 血氧饱和度降低
    C. 气道压升高
    D. 高碳酸血症
    E. 血压升高

42. 胸内手术采用全身麻醉辅以胸段硬膜外阻滞有如下优点,除外
    A. 减少手术中全麻药用量
    B. 利于控制手术应激反应
    C. 利于术中术后呼吸管理
    D. 减少术毕苏醒期患者的躁动
    E. 利于术后镇痛

43. 全麻期间,下列因素增加肺血管阻力,除外
    A. 吸氧
    B. 肺不张
    C. 肺容量减少
    D. N_2O
    E. FRC(功能残气量)增加

【A_2型题】

44. 女性,身高158cm。预选的最佳双腔管规格应为
    A. 33Fr
    B. 35Fr
    C. 37Fr
    D. 39Fr
    E. 41Fr

45. 患者,男性,36岁,因"右上肺支扩"行"右上肺切除术"。术中气道压突然升高,首先应考虑
    A. 麻醉变浅
    B. 手术挤压
    C. 支气管痉挛
    D. 分泌物阻塞支气管
    E. 麻醉机故障

46. 患者,女性,45岁,因"食管上段癌"行"纵隔镜下肿瘤切除术"。术中心电监护波形有,期间右侧桡动脉压波形突然消失,最可能的原因是

A. 动脉堵塞

B. 传感器故障

C. 动脉穿刺针脱落

D. 头臂干受压

E. 心搏骤停

47. 患者,男性,50岁,因"支扩"行手术治疗。双腔气管插管后,改侧卧位时最易发生

A. 气道阻力增加,应及时减少潮气量

B. 气道阻力下降,应及时增加潮气量

C. 脓性痰液顺体位流出,应经常吸引

D. 通气量下降,应及时增加呼吸频率

E. 通气量增加,应及时减小呼吸频率

【A₃型题】

问题48~52

患者男性,59岁,右上肺支扩症,痰液超过50ml/d,行右上肺切除。术中挤压肺后气道压升高。术中单肺和双肺通气间断进行。

48. 最佳的诱导方法和气管插管类型

A. 快速诱导,单腔气管插管

B. 快速诱导,双腔气管插管

C. 快速诱导,右填塞导管插管

D. 慢诱导,单腔导管插管

E. 慢诱导,双腔导管插管

49. 麻醉诱导时特别要防止出现

A. 血压降低

B. 血压升高

C. 心律失常

D. 心动过速

E. 咳嗽

50. 插管完毕,改侧卧位后首先要做的是

A. 调整呼吸

B. 测量面压

C. 听呼吸音

D. 监测心电图

E. 吸痰

51. 术中挤压肺后气道压升高,首先考虑

A. 麻醉变浅

B. 手术挤压

C. 支气管痉挛

D. 分泌物阻塞支气管

E. 麻醉机故障

52. 术中由单肺通气改为双肺通气时,首先应

A. 加深麻醉

B. 调整导管

C. 充分吸痰

D. 鼓肺

E. 检查患侧肺是否漏气

【A₄型题】

问题53~57

患者男性,47岁。体检时发现左下肺叶3×3cm肿瘤,既往无特殊病史。拟在全麻下行左下肺叶手术,胸片示右支气管开口正常。右上肺叶开口距气管约1cm。

53. 麻醉及导管选择

A. 快速诱导,左双腔导管

B. 快速诱导,右双腔导管

C. 慢诱导,左双腔导管

D. 慢诱导,右双腔导管

E. 快速诱导,单腔导管

提示: 如果单肺通气30分钟后,查血气$PaCO_2$ 60mmHg, pH 7.3,剩余碱−2。

54. 患者此时已出现

A. 呼酸

B. 代酸

C. 呼碱

D. 代碱

E. 呼酸和代碱

55. 如该患者单肺通气时气道压突然明显上升,首先考虑

A. 导管位置偏深

B. 导管位置偏浅

C. 肌松不足

D. 支气管痉挛

E. 麻醉太浅

56. 此时应立即采取的措施是

A. 纤支镜检查

B. 听诊

C. 观察氧饱和度变化

D. 加深麻醉

E. 给予解痉药

57. 单肺换双肺通气,膨肺前,应

A. 对患侧导管充分吸引

B. 对健侧导管充分吸引

C. 充分肌松

D. 充分给氧

E. 以上均是

问题58~64

共用题干:患者,男,56岁,胸痛伴下咽困难一月入院。体重近期下降比较明显,半年前78kg,现在58kg。不伴呼吸困难,无声音嘶哑,偶有咳嗽咳痰,无发热。高血压病1级。

58. 需要考虑的诊断优先是

A. 肺癌

B. 食管癌

C. 肺结核

D. 肺炎

E. 心包炎

59. 为明确诊断,最需要检查的项目是

A. 胸片

B. 脑电图

C. 食管钡餐造影

D. 心电图

E. A+C

提示:钡餐提示食管中段梗阻狭窄,食管镜诊断为食管癌。血化验检查:HGB70g/L,WBC9.2×10⁹/L,中性粒细胞86.9%,血糖6.9mmol/L,血钾3.2mmol/L,血钠135mmol/L,氯90mmol/L,血小板计数113×10⁹/L,总蛋白57.7g/L,白蛋白/球蛋白1:4。拟行食管癌切除术。

60. 术前准备不当的是

A. 输血1~2单位

B. 输晶体液每天2000ml

C. 输代血浆胶体液500~1000ml

D. 补充电解质血钾、血钠、血氯

E. 补充白蛋白5g

提示:术前血气分析:pH7.40,PaO₂95mmHg,PaCO₂43mmHg,BE-4.5。

61. 该患者麻醉可选择较好的方式是

A. 针刺麻醉

B. 硬膜外麻醉

C. 蛛网膜下腔麻醉

D. 气管插管全身麻醉

E. 双腔气管插管全身麻醉

提示:采用咪达唑仑、丙泊酚、芬太尼、维库溴铵、异氟烷0.6vol%维持麻醉肌松。行左开胸进入,双肺、单肺通气间断进行,血气监测正常,循环稳定。在行双肺通气、游离食管时,患者突然血压下降至70/40mmHg,心率减慢至45次/分,指脉搏氧饱和度96%,抗生素在切皮前输毕。

62. 最有可能的原因是

A. 抗生素过敏反应

B. 低血容量

C. 心脏受挤压

D. 迷走神经反射

E. C+D

63. 上述情况,处理措施不当的,除外

A. 给予去氧肾上腺素

B. 给予间羟胺

C. 告诉手术医生缓解心脏受压

D. 给予阿托品1mg

E. 立即更换为单肺通气

64. 术毕清醒拔除气管导管,患者发声嘶哑,可能的原因是

A. 患者因疼痛发声异常

B. C+D

C. 手术损伤喉返神经

D. 杓状软骨脱位

E. 喉上神经损伤

【B₁型题】

问题65~69

A. 表面麻醉下清醒气管插管

B. 表面麻醉下清醒支气管插管

C. 快速诱导气管插管

D. 快速诱导双腔管支气管插管

E. 快速诱导右侧支气管插管
65. 纵隔肿瘤手术
66. 肺脓肿手术
67. 衰竭的支气管胸膜瘘患者
68. 左支气管肿瘤患者
69. 气管肿瘤伴呼吸困难的患者

问题70~75

A. 左双腔导管
B. 右双腔导管
C. 单腔导管
D. 支气管填塞管
E. 支气管导管

70. 右上肺切除术应选择
71. 左下肺癌手术应选择
72. 隆突部肿瘤手术应选择
73. 2岁小儿左侧肺外伤
74. 左主支气管肿瘤手术应选择
75. 胸腺瘤手术应选择

问题76~79

A. $PaO_2\downarrow$, $PaCO_2$正常
B. $PaO_2\uparrow$, $PaCO_2\uparrow$
C. $PaO_2\downarrow$, $PaCO_2\uparrow$
D. PaO_2正常, $PaCO_2\downarrow$
E. PaO_2正常, $PaCO_2\uparrow$

76. 双肺通气过度通气时
77. 双肺通气通气不足时
78. 单肺通气时,较双侧肺通气易出现
79. 单肺通气时,对位不良易出现

【C型题】

A. 左侧桡动脉
B. 右侧桡动脉
C. 两侧均可
D. 两侧均不可

80. 气道切除术患者的动脉测压最好选择
81. 纵隔镜检查患者的动脉测压最好选择
82. 食管癌手术患者的动脉测压最好选择
83. 肺癌手术患者的动脉测压最好选择

A. 左双腔导管
B. 右双腔导管

C. 两者均是
D. 两者均不是

84. 食管癌根治术应选择
85. 胸腺瘤切除术应选择
86. 左下肺叶切除术应选择
87. 右下肺叶切除术应选择
88. 气管肿瘤手术应选择
89. 左主支气管肿瘤且侵犯隆突应选择
90. 左全肺切除术应选择

A. 双腔支气管导管
B. 单腔气管导管
C. 两者均是
D. 两者均不是

91. 食管癌根治术可选择
92. 支气管扩张咯血患者的手术应选择
93. 气管肿瘤手术应选择
94. 纵隔肿瘤手术应选择
95. 支气管胸膜瘘手术应选择

A. 调整导管位置
B. 吸引
C. 两者均可
D. 两者均不可

96. 肺手术由仰卧位变为侧卧位后应考虑
97. 胸膜肿瘤切除后应考虑
98. 肺叶切除后膨肺应先行
99. 单肺通气期间查血气$PaCO_2$ 45mmHg、PaO_2 198mmHg时可考虑
100. 单肺通气期间气道压突然升高则应考虑
101. 单肺通气期间SaO_2逐渐降低应考虑

A. 左上肺可闻及呼吸音
B. 右上肺可闻及呼吸音
C. 两者均可
D. 两者均不可

102. 右双腔导管最易出现对位不良,此时应
103. 左双腔导管对位良好时应
104. 左双腔导管小套囊卡在隆突处会出现
105. 右双腔导管插入过深时会出现

A. $PaCO_2$增高
B. SaO_2降低

C. 两者均可

D. 两者均不可

106. 单肺通气期间如对位不良则会出现

107. 单肺通气期间如健侧肺功能差则会出现

108. 单肺通气期间如通气频率不够则会出现

109. 单肺通气期间如通气过度则会出现

【X型题】

110. 食管手术患者术前访视时应当特别注意

A. 反流误吸

B. 肝肾功能

C. 肺功能

D. 凝血功能

E. 营养状况

111. 单肺通气中,患者氧饱和度持续低于90%,经纤支镜检查导管位置良好,可尝试改善氧合的措施包括

A. 提高吸入氧浓度

B. 充分肌松

C. 增加吸入麻醉药浓度

D. 手术侧CPAP

E. 下肺PEEP

112. 肺隔离的相对指征包括

A. 全肺切除

B. 肺楔形切除

C. 支气管手术

D. 单侧肺灌洗

E. 食管手术

113. 开胸手术常规辅助检查一般包括

A. 胸部X线检查

B. 纤维支气管镜检查

C. 肺功能检查

D. 放射性核素肺血流测定

E. 血气分析

114. 开胸手术容易引起心律失常的常见原因包括

A. 纵隔摆动

B. 手术对纵隔结构的刺激

C. 缺氧

D. 二氧化碳蓄积

E. 低血容量

115. 关于开胸食管手术麻醉的叙述,正确的包括

A. 双腔支气管插管为绝对适应证

B. 一般采用全麻

C. 围术期误吸风险较大

D. 手术操作容易引起导管位置改变

E. 与肺手术相比,不容易出现术中低氧血症

116. 常见的湿肺包括

A. 支气管扩张

B. 肺大疱

C. 肺脓肿

D. 肺囊肿

E. 肺结核大出血

117. 湿肺患者的麻醉应当

A. 气管内插管

B. 术前控制感染

C. 体位引流

D. 术中及时清除分泌物

E. 术后带管呼吸机支持

118. 大咯血常见于

A. 支气管扩张

B. 肺气肿

C. 肺结核

D. 肺大疱

E. 肺肿瘤

119. 关于肺大疱的麻醉,正确的有

A. 术前肺大疱破裂者应当行胸腔闭式引流

B. 只有在肺大疱破裂时才会产生张力性气胸

C. 麻醉维持最好采用氧化亚氮

D. 麻醉中要控制通气压力

E. 禁忌使用双腔支气管内插管

120. 单肺通气时下肺使用PEEP的可能作用包括

A. 增加功能残气量

B. 改善氧和

C. 增加分流量

D. 减少分流量

E.没有影响

121.关于支气管胸膜瘘,下列叙述正确的有
    A.常见于肺切除术后
    B.易发生张力性气胸
    C.术前应放置胸腔闭式引流
    D.采用单腔气管内插管
    E.患者一般情况多较差

122.单肺通气适应证
    A.肺脓肿(脓液量超过50ml)
    B.大咯血
    C.肺泡蛋白沉积症
    D.全肺切除术
    E.胸主动脉瘤

123.胸科手术因体位或手术操作可引起的神经损
    伤有
    A.膈神经
    B.臂丛神经
    C.喉返神经
    D.肋间神经
    E.迷走神经

124.胸科手术术后镇痛方法包括
    A.术中肋间神经阻滞或冷冻
    B.胸膜腔内镇痛
    C.术后硬膜外镇痛或鞘内镇痛
    D.术前硬膜外"超前镇痛"
    E.术后静脉镇痛

125.有关重症肌无力患者的麻醉,下列说法正确
    的有
    A.避免使用阿片类药物
    B.麻醉诱导和维持往往可以依靠强效吸入
      药完成
    C.对非去极化肌松药敏感
    D.对琥珀胆碱敏感
    E.卡肌宁是最合适的肌松药

126.对肺减容术患者的麻醉,下列说法正确的有
    A.患者通常容量不足,采用对循环抑制轻的
      药物诱导

B.麻醉诱导时,通气压力勿过大
C.术中须实施单肺通气
D.应常规使用支气管扩张剂和激素
E.术后必须进行良好镇痛

127.对于肺大疱患者的麻醉,下列说法正确的是
    A.术中避免使用氧化亚氮
    B.机械通气时采用高频率、小潮气量
    C.气道压力勿超过15cmH$_2$O
    D.诱导时可发生张力胸气胸
    E.双侧手术时,先萎陷肺功能较好的一侧
      肺,对肺功能较差的一侧肺行单肺通气

128.纵隔镜手术的主要并发症有
    A.大血管出血
    B.气胸
    C.喉返神经损伤
    D.心搏骤停
    E.手术部位肿瘤出血

129.有关Eaton-Lambert综合征,下列说法正确
    的是
    A.常见于小细胞肺癌患者
    B.对所有肌松药均敏感
    C.对抗胆碱酯酶药有效
    D.激素治疗有效
    E.活动可加剧无力症状

130.胸科手术后的常见心律失常包括
    A.传导阻滞
    B.房颤
    C.多源房速
    D.窦缓
    E.室上速

131.开胸纵隔移位摆动时造成哪些循环系统病理
    生理改变
    A.心腔大血管扭曲
    B.静脉血回流受阻
    C.回心血量减少
    D.心排量降低
    E.神经性休克

132. 为避免术后肺不张,应做到哪几项
    A. 每30分钟膨肺一次
    B. 经常吸痰
    C. 关胸前证实萎陷的肺泡充分膨胀
    D. 关胸后加压膨肺至引流管无气泡拍出
    E. 恢复胸腔负压

133. 下列哪些手术麻醉需插气管内双腔导管
    A. 有呼吸困难
    B. 痰量每天超过50ml
    C. 咯血
    D. 主动脉夹层动脉瘤破裂
    E. 一侧胸部外伤

134. 下列哪些因素能使呼吸衰竭发生率增加
    A. 肺血管阻力增高
    B. 肺动脉血栓形成
    C. 肺间质性水肿
    D. 肺顺应性降低
    E. 肺弥散功能降低

135. 长期吸烟者终止吸烟对开胸手术的意义有哪些
    A. 提高血红蛋白携氧能力
    B. 使氧离曲线右移
    C. 解除支气管痉挛
    D. 增强通气功能
    E. 术后提高排痰能力

136. 剖胸后引起心输出量下降的因素有
    A. 胸腔负压消失
    B. 血管扩张
    C. 术者挤压心脏
    D. 纵隔摆动
    E. 神经反射

137. 胸部手术采用全麻辅助下胸段硬膜外阻滞的意义在于
    A. 减少全身麻醉药用量
    B. 减轻心血管反应
    C. 有利于呼吸管理
    D. 方便术后镇痛
    E. 减少术后肺部并发症

138. 单肺通气采用哪些措施可减少低氧血症
    A. 提高吸入氧浓度
    B. 充分的肌松
    C. 使用钙离子通道阻断剂
    D. 对萎缩肺间断膨胀
    E. 潮气量接近双肺通气时潮气量

139. 用于隔离肺的导管包括以下
    A. Carlens导管
    B. Robertshaw导管
    C. White管
    D. Bryce-Smith管
    E. Univent导管

140. 为避免术后肺不张应做到哪几项
    A. 每30分钟鼓肺一次
    B. 经常吸痰
    C. 关胸前证实萎缩的肺泡充分膨胀
    D. 关胸后加压膨肺至引流管无气泡排出
    E. 恢复胸腔负压

141. 单侧肺通气低氧血症发生机制主要是
    A. 通气侧肺V/Q<0.8
    B. 非通气侧肺萎缩
    C. 麻醉控制非通气侧HPV
    D. 通气压力低导致氧供不足
    E. 吸入气氧浓度过低

答　案

【A₁型题】

1. C	2. A	3. A	4. B	5. C	6. D	7. C	8. A	9. B	10. B
11. D	12. B	13. A	14. D	15. C	16. E	17. A	18. C	19. C	20. A
21. C	22. E	23. B	24. D	25. E	26. B	27. A	28. C	29. A	30. B
31. B	32. B	33. B	34. D	35. D	36. A	37. C	38. D	39. A	40. E

41. E　　42. C　　43. A

【A₂型题】

44. B　　45. D　　46. D　　47. C

【A₃型题】

48. B　　49. E　　50. C　　51. D　　52. C

【A₄型题】

53. A　　54. A　　55. A　　56. B　　57. A　　58. B　　59. E　　60. E　　61. E　　62. E

63. C　　64. B

【B₁型题】

65. C　　66. D　　67. B　　68. E　　69. A　　70. A　　71. B　　72. C　　73. D　　74. B

75. C　　76. D　　77. E　　78. A　　79. C

【C型题】

80. A　　81. A　　82. C　　83. C　　84. C　　85. D　　86. C　　87. A　　88. D　　89. D

90. B　　91. C　　92. A　　93. B　　94. B　　95. A　　96. C　　97. D　　98. B　　99. D

100. C　　101. A　　102. A　　103. C　　104. A　　105. D　　106. C　　107. B　　108. A　　109. D

【X型题】

110. ACE　　111. ABDE　　112. ABCE　　113. ABCE　　114. ABCD　　115. BCD

116. ACDE　　117. BCD　　118. ACE　　119. AD　　120. ABD　　121. ABCE

122. ABCDE　　123. ABCDE　　124. ABCDE　　125. BCE　　126. ABCDE　　127. ABCD

128. ABCDE　　129. AB　　130. BCE　　131. ABCDE　　132. ABCDE　　133. BCD

134. ABCDE　　135. ABE　　136. ACDE　　137. ADE　　138. ABDE　　139. ABCDE

140. ABCDE　　141. AB

（石学银　范志毅　向桂芳　张传汉）

第48章

心脏及大血管手术麻醉

【A₁型题】

1. 缩窄性心包炎的主要病理生理改变是
    A. 血压过低
    B. 心腔被过度充盈
    C. 心脏充盈不满意
    D. 心动过速
    E. 中心静脉压过高

2. 缩窄性心包炎较合适的诱导用药是
    A. 地西泮
    B. 硫喷妥钠
    C. 氯胺酮
    D. 丙泊酚
    E. 氟烷

3. 缩窄性心包炎麻醉的难点在于以下何者
    A. 循环功能脆弱,储备功能差
    B. 呼吸功能损害
    C. 低蛋白血症及全身情况差
    D. 易发生心衰肺水肿
    E. 易发生心脏激惹

4. 以下何者是缩窄性心包炎时肺功能损害的主要原因
    A. 肺循环淤血
    B. 腹水
    C. 胸腔积液
    D. 小气道改变
    E. 肺与纵隔膜粘边

5. 缩窄性心包炎最常见的症状和体征是
    A. 阵发性夜间呼吸窘迫
    B. 肺水肿
    C. 颅内压升高
    D. 血尿常规明显异常
    E. 疲乏、呼吸困难

6. 有关缩窄性心包患者的麻醉,下列哪种说法正确
    A. 术中患者应采取头低位
    B. 氯胺酮增快心率,增加心肌耗氧量,应慎用
    C. 此类患者术中失血较多,应注意输血
    D. 极危重患者应在清醒表面麻醉下插管比较安全
    E. 应尽快剪开心包括大显露面积

7. 缩窄性心包炎的病理生理改变哪项**不对**
    A. 四个心腔的舒张压均增高
    B. 心房压力曲线不随呼吸而变动
    C. 右室压力曲线出现方根波形
    D. 动静脉血氧差缩小
    E. 主要依靠增快心率来提高心排出量

8. 缩窄性心包炎患者的麻醉前准备哪项**不对**
    A. 静脉补充白蛋白和全血
    B. 尽快抽尽胸腔积液
    C. 给予利尿药
    D. 尽量抽尽腹水
    E. 注意血钾的平衡

9. 心脏黏液瘤主要分布在
    A. 左心房
    B. 右心房
    C. 右心室
    D. 左心室
    E. 心包

10. 下面哪一项**不是**心脏黏液瘤的表现
    A. 心绞痛

422

B. 贫血和血小性别计数偏高

C. 血沉快

D. 抗凝血酶Ⅲ低和肝素耐药

E. 血浆蛋白异常及电泳改变

A. 心衰加重

B. 气不足

C. 气管痉挛

D. 周血管阻力过高

E. 右室流出道痉挛或外周血管阻力降低

11. 对于主动脉瓣狭窄的患者,决定其心脏收缩与每搏量的因素是

A. 右心室舒张末压,心室壁厚度,舒张时程

B. 瓣膜口面积,心室壁厚度,舒张时程

C. 瓣膜口面积,平均跨瓣压差,射血时间

D. 瓣膜口面积,左心室舒张末压,射血时间

E. 左心室舒张末压,舒张时程,平均跨瓣压差

17. 手术时可能损伤喉返神经的先天性心脏病是

A. 房间隔缺损

B. 室间隔缺损

C. 动脉导管未闭

D. 法洛四联症

E. 三房心

12. 肝素耐药概念为

A. 肝素量达到3mg/kg,而ACT值仍<480秒

B. 肝素量达到5.5~6mg/kg,而ACT值仍<480秒

C. 肝素量达到8mg/kg,而ACT值仍<480秒

D. 肝素量达到5.5~6mg/kg,而ACT值仍<720秒

E. 肝素量达到5.5~6mg/kg,而ACT值仍<460秒

18. 认为心肌保护效果更好、也方便手术的心肌保护方法是

A. 温晶体液

B. 温氧合血

C. 温氧合血

D. 阻挡主动脉

E. 肌预缺血+低温晶体液

13. 先天性心脏病只出现下半身发绀、杵状指时,应考虑

A. 室间隔缺损

B. 房间隔缺损

C. 动脉导管未闭

D. 法洛四联症

E. 肺动脉狭窄

19. 下列5个心脏功能指标中反映左心前负荷的指标是

A. 心室舒张末容积（LVEDV）

B. 心室dp/dt

C. 肺小动脉楔压（PAWP）

D. 左室收缩压（LVPs）

E. 动脉收缩压（Aps）

14. 严重发绀性心脏病患儿出现蹲踞是由于

A. 氧饱和度过低

B. 心脏前负荷过重

C. 呼吸困难

D. 脑血管痉挛

E. 心脏后负荷过重

20. 通过肺动脉插管测定的左心前负荷参数是

A. 右房压

B. 左房压

C. 右房平均压

D. 左房平均压

E. 肺动脉楔压

15. 蹲踞改善症状的机制

A. 间接增加肺动脉压力和肺血管阻力

B. 直接增加外周血管阻力

C. 减少回心血量

D. 增加腹内压和回心血量

E. 减少全身氧耗

21. 反映右室后负荷的最佳参数是

A. 平均肺动脉压

B. 肺循环总阻力

C. 动脉平均压

D. 外周血管阻力

E. 肺血管阻力

16. 发绀性心脏病术中出现低氧血症的主要原因

22. 下述主动脉瓣关闭不全的血流动力学改变哪项是正确的
    A. 增加心率可减少反流而增加心输出量
    B. 减慢心率可减少反流,增加SV
    C. 最常发生心肌缺血和心绞痛
    D. LVEDV明显增加EF明显下降
    E. 麻醉中应降低体循环阻力,减少反流

23. 冠心病患者术前应用β-受体阻滞药至
    A. 术前2周停
    B. 手术当天
    C. 术前3天停用
    D. 术前1周停用
    E. 术前3周停用

24. 冠心病患者术前治疗的主要目的是
    A. 减少心肌氧耗,改善心肌氧供
    B. 控制心衰,改善肺功能
    C. 增加心肌收缩性,改善左室功能
    D. 加强营养,改善全身状况
    E. 控制各种严重心律失常

25. 冠脉搭桥手术患者的术前用药下面何者最好
    A. 地西泮、芬太尼、东莨菪碱
    B. 吗啡、地西泮、东莨菪碱
    C. 哌替啶、异丙嗪、东莨菪碱
    D. 哌替啶、地西泮、阿托品
    E. 氟哌啶、地西泮、阿托品

26. 在不停跳冠状动脉搭桥术中,吻合哪支血管时对患者血流动力学影响大
    A. 前降支
    B. 对角支
    C. 回旋支
    D. 后降支
    E. 右冠状动脉

27. 在下列哪种情况可导致$P_{ET}CO_2$与P_aCO_2不一致
    A. 高CO_2血症
    B. 低氧血症
    C. 患者出现通气不足
    D. 急性肺栓塞
    E. 感染

28. 心脏手术中使用抑肽酶的患者,体外循环时ACT应大于
    A. 480秒
    B. 720秒
    C. 750秒
    D. 400秒
    E. 460秒

29. 在进行体外循环膜肺(ECMO)治疗期间,ACT值应保持在
    A. 480秒以上
    B. 360秒以上
    C. 200秒左右
    D. 720秒左右
    E. 不需抗凝

30. 能生存的最小二尖瓣口面积是
    A. 2.6cm^2
    B. 1.1~1.5cm^2
    C. 1.0~0.6cm^2
    D. 0.3~0.4cm^2
    E. 0.1~0.2cm^2

31. 手术后易发生石头心的疾病是
    A. 二尖瓣狭窄
    B. 二尖瓣关闭不全
    C. 主动脉瓣狭窄
    D. 主动脉瓣关闭不全
    E. 主动脉瓣狭窄并关闭不全

32. 心率收缩压乘积(RPP)可用来反映心肌耗氧情况,冠心患者容易发生心绞痛的RPP值是
    A. 9 000
    B. 10 000
    C. 11 000
    D. 12 000
    E. 13 000

33. 主动脉瓣关闭不全患者在休息时更易发生肺充血症状的原因是
    A. 休息时呼吸减慢,肺循环差
    B. 休息时心率减慢,舒张期延长主动脉瓣反流增多

C. 休息时卧床,回心血量增加

D. 休息时肺血管床舒张

E. 休息时心肌收缩力下降

34. 二尖瓣狭窄的病理生理改变哪项是正确的

　　A. 左室舒张期负荷过重

　　B. 轻度患者,降低左房压可提高心排出量

　　C. 肺血管阻力增高

　　D. 左房压>25mmHg,100%患者血管外肺水增多

　　E. 瓣口面积<1.0cm²肺血管阻力急骤降低

35. 心肺转流后常有末梢阻力增高,其主要原因为

　　A. 氧合器充氧不足使周围组织乏氧

　　B. 灌注量过大使外周血管反应性痉挛

　　C. 吸入麻醉药失去麻醉变浅,儿茶酚胺及血管紧张素-肾素系统激活

　　D. 转流后给予升压药后所致

　　E. 血容量暂时不足,血管代偿性收缩

36. 诊断主动脉内膜撕裂的部位及剥离范围的最佳手段是

　　A. 胸部X线片

　　B. CT

　　C. 超声心动图

　　D. 磁共振

　　E. 主动脉造影

37. 目前升主动脉瘤的主要病因是

　　A. 马方综合征

　　B. 梅毒

　　C. 动脉硬化

　　D. 高血压

　　E. 冠心病

38. 主动脉瘤的最常见症状是

　　A. 声音嘶哑

　　B. 呕血

　　C. 高血压

　　D. 慢性疼痛

　　E. 突发性撕裂性剧痛

39. 新生儿主动脉缩窄的主要表现是

A. 头痛

B. 下肢无力

C. 上肢血压高于下肢

D. 胸骨左缘收缩期杂音

E. 充血性心力衰竭

40. 体外循环的基本原理是

　　A. 将血液从人体静脉系统引出体外,经人工肺和心脏后泵入人体动脉系统

　　B. 将血液从人体动脉系统引出体外,经人工肺和心脏后泵入人体静脉系统

　　C. 将血液从人体静脉系统引出体外,经人工肺和心脏后泵入人体静脉系统

　　D. 将血液从人体动脉系统引出体外,经人工肺和心脏后泵入人体动脉系统

　　E. 将血液从人体静脉系统引出体外,单经人工心脏后泵入人体动脉系统

41. 体外循环麻醉时,监测患者全血激活凝固时间(ACT),患者生理值和体外循环时应为

　　A. <130秒和>480秒

　　B. <200秒和>300秒

　　C. <15秒和>100秒

　　D. <300秒和>800秒

　　E. <45秒和>240秒

42. 冠心病搭桥手术患者麻醉的原则是

　　A. 使心肌氧供大于其氧耗

　　B. 过度通气

　　C. 维持较快心率

　　D. 维持较高收缩压

　　E. 以上均不对

43. 监测心肌缺血较敏感和准确的是

　　A. 心电图监测

　　B. PCWP

　　C. 中心静脉压

　　D. 食管二维超声心动图

　　E. 以上均不是

44. 术前服用阿司匹林的心脏搭桥手术患者应在术前几天停药

　　A. 1天

B. 3天

C. 4天

D. 7天

E. 均不对

45. 具有特异的扩冠状血管及抗冠状动脉痉挛作用的药

    A. 硝酸甘油

    B. 地尔硫䓬

    C. 维拉帕米

    D. 尼卡地平

    E. 异丙肾上腺素

46. IABP的主要血流动力学改变是

    A. 减少左室前负荷

    B. 提高收缩压

    C. 减少左室后负荷

    D. 增加冠状动脉灌注

    E. 减少右室后负荷

47. 心脏手术麻醉,有时在麻醉后采用急性等容血液稀释法。放出的自体血放在何处存留

    A. 常温手术室内

    B. 常温手术室外

    C. 低温4~6℃水浴中

    D. 低温–4~0℃冰箱内

    E. 以上都不是

48. 肝素抗凝作用的机制是

    A. 肝素本身抗凝

    B. 肝素仅抑制外源性通路

    C. 肝素仅抑制内源性通路

    D. 肝素通过抗凝血酶Ⅲ起作用

    E. 以上都不是

49. 心肌代谢供能下述哪一项是正确的

    A. 60%~90%由游离脂肪酸氧化提供

    B. 60%~90%由葡萄糖代谢提供

    C. 60%~90%由乳酸代谢提供

    D. 60%~90%由蛋白质代谢提供

    E. 以上都不是

50. 膜式氧合器使用时$PaCO_2$高PaO_2正常,处理是

    A. 减少气流量,增加氧浓度

    B. 减少气流量,减少氧浓度

    C. 增加气流量,维持氧浓度

    D. 增加气流量,增加氧浓度

    E. 增加气流量,减少氧浓度

51. 体外循环中对红细胞破坏最明显的因素是

    A. 低温

    B. 泵负压吸引

    C. 药物

    D. 高氧

    E. 高流量

52. 使氧离曲线右移的是

    A. 温度降低

    B. 2,3-DPG减少

    C. 温度增高

    D. 碱中毒

    E. 贫血

53. 成人体外循环中等流量灌注指数是

    A. 1.8~2.0L/(min·m^2)

    B. 2.6~3.0L/(min·m^2)

    C. 1.8~2.4L/(min·m^2)

    D. 2.8~3.2L/(min·m^2)

    E. 以上都不是

54. 下列哪项因素可降低肺血管阻力

    A. PEEP

    B. 高碳酸血症

    C. 低温

    D. α-受体激活剂

    E. 低$PaCO_2$

55. NO的合成底物是

    A. L-精氨酸

    B. D-赖氨酸

    C. L-胍氨酸

    D. D-胍氨酸

    E. N-单甲基精氨酸

56. NO用于改善肺通气血流比的最低吸入浓度是

    A. 0.1~1ppm

B. 5~10ppm

C. 20~40ppm

D. 40~80ppm

E. 100ppm以上

57. NO用于降低肺动脉高压临床常用浓度是

    A. 1~5ppm

    B. 10~20ppm

    C. 20~40ppm

    D. 40~80ppm

    E. 80~100ppm

58. 吸入NO治疗时吸入气中NO与O_2产生反应的 NO_2应限制在

    A. 0.1ppm以内

    B. 0.5ppm以内

    C. 1.0ppm以内

    D. 5ppm以内

    E. 10ppm以内

59. 体外循环中灌注流量的决定因素是

    A. 平均动脉压

    B. 每分钟耗氧量

    C. 中心静脉压

    D. 温度

    E. 年龄

60. 体外循环后所说的"并行"是指

    A. 开放升主动脉到停机

    B. 心脏复跳到停机

    C. 腔静脉开放到停机

    D. 心脏恢复窦性心律到停机

    E. 从复温到停机

61. 下列哪种疾病伴随左室前负荷明显增加

    A. 动脉导管未闭

    B. 房间隔缺损

    C. 室间隔缺损

    D. 肺动脉瓣关闭不全

    E. 主动脉瓣关闭不全

62. 60kg患者CABG手术,体外循环期间ACT460 秒,应追加肝素

A. 1000~2000u

B. 2100~4000u

C. 4100~8000u

D. 8100~12000u

E. 12100~15000u

63. 体外循环复温时血温与水温温差应

    A. 15℃

    B. 20℃

    C. 25℃

    D. 10℃

    E. 30℃

64. 1岁以内婴幼儿心脏手术,复跳后心率应维持在

    A. 120~140bpm

    B. 100~120bpm

    C. 90~100bpm

    D. 80~90bpm

    E. 50~90bpm

65. 体外循环中静脉血氧饱和度应保持在

    A. 50%

    B. 65%~70%

    C. 80%

    D. 90%

    E. 40%

66. 冠脉搭桥手术体外循环中平均动脉压应维持在

    A. 40~50mmHg

    B. 50~60mmHg

    C. 60~80mmHg

    D. 80~90mmHg

    E. >90mmHg

67. 防治围术期心肌缺血的正确说法是

    A. 全麻比区域麻醉引起心肌缺血的可能性小

    B. 预防心肌缺血,控制血压较心率更重要

    C. 心动过速时,应用β-受体阻滞剂前须保证 恰当血容量

    D. 同样的血压水平,心率快者危险性较高

    E. 应用硝酸甘油主要是较低后负荷

68. 主动脉瓣关闭不全换瓣术后哪项是正确的

A. 急性关闭不全患者术后舒张顺应性较差

B. 急性关闭不全者,术后左室收缩力较差

C. 慢性重度患者,需较高的左室充盈压

D. 换瓣术后应选择较低的PCWP

E. 非窦性心律时PCWP应稍低

D. DHCA深低温是指体外循环中鼻咽温18~20℃,肛温<22℃

E. DHCA后严重并发症包括偏瘫、深昏迷、肾衰竭、截瘫等

69. 非发绀型先天性心脏病下列哪种诱导方法最为理想

A. 七氟烷

B. 恩氟烷

C. 氯胺酮

D. 异氟烷

E. 依托咪酯

70. 心脏复苏前**不常**用的药物

A. 多巴胺

B. 肾上腺素

C. 去甲肾上腺素

D. 利多卡因

E. 氯化钙

71. 急性胸主动脉夹层动脉瘤的典型症状

A. 声音嘶哑

B. 呕血

C. 高血压

D. 慢性疼痛

E. 突发撕裂性剧痛

72. 新生儿主动脉缩窄患者的主要临床表现是

A. 头痛

B. 下肢无力

C. 上肢血压高于下肢

D. 胸骨左缘收缩期杂音

E. 充血性心力衰竭

73. 关于主动脉弓手术,深低温停循环(DHCA)描述**不正确**的是

A. 深低温停循环过程中采用各种脑保护措施,可以不用顾虑手术时间长短

B. 脑保护措施包括应用激素、利多卡因、镇静剂、头部局部降温等

C. 逆行灌注脑(RCP)是指经上腔静脉引流管进行脑关注,灌注压力在20~25mmHg

74. 胸降主动脉瘤手术麻醉注意事项哪点**不对**

A. 开放前应控制输液量以防心衰

B. 开放后易引起中心低血容量综合征

C. 开放时血流动力学变化正好与钳夹时相反

D. 开放后左右心室充盈压明显下降

E. 开放前应补充血容量使PCWP高于诱导前4~6mmHg

75. DeBakey I 型夹层患者,根据病情**不可能**选择何种手术

A. Bentall手术

B. 主动脉弓置换手术

C. 改良象鼻手术

D. Wheat手术

E. 腹主动脉人工血管置换术

76. 成人主动脉缩窄手术治疗中,麻醉管理中描述正确的是

A. 麻醉诱导时,将血压控制在下肢正常水平

B. 麻醉诱导时,将血压控制在上肢正常水平

C. 麻醉诱导时,将血压控制在稍低于上肢正常水平

D. 麻醉诱导时,不用严格控制血压

E. 麻醉诱导时,加大诱导剂量

77. 决定胸主动脉夹层动脉瘤手术方式和范围的主要因素是

A. 病灶直径

B. 病灶长度

C. 破口位置及范围

D. 脑和脊髓的灌注

E. 下肢缺血范围

78. 胸主动脉瘤合并主动脉关闭不全的临床表现常有

A. 舒张压≤60mmHg

B. 舒张压≥100mmHg

C. 心率≥90次/分

D. ST段抬高≥1mV

E. 收缩压≤90mmHg

79. 升主动脉夹层动脉瘤累及主动脉窦部可以导致

A. 二尖瓣重度关闭不全

B. 主动脉重度关闭不全

C. 二尖瓣重度狭窄

D. 主动脉瓣重度狭窄

E. 肺动脉瓣关闭不全

80. 升主动脉夹层动脉瘤累及主动脉窦部可能出现

A. 急性右心衰

B. 急性左心衰

C. 急性肾衰竭

D. 慢性心功能不全

E. 慢性肾功能不全

81. 胸主动脉瘤合并重度主动脉关闭不全,麻醉管理应注意

A. 维持桡动脉平均压≤70mmHg

B. 维持中心静脉压≤10cmH$_2$O

C. 维持心率≥60次/分钟

D. 呼出末异氟烷浓度≤1MAC

E. 丙泊酚TCI效应室浓度≤4μg/ml

82. 升主动脉夹层动脉瘤内膜撕裂至冠状动脉开口,典型心电图改变是

A. ST段改变

B. 窦性心动过缓

C. 室性期前收缩

D. 房颤

E. Ⅰ度房室传导阻滞

83. 升主动脉夹层动脉瘤内膜撕裂至冠状动脉开口,可能的临床表现

A. 咯血

B. 肺水肿

C. 心绞痛

D. 昏迷

E. 腹痛

84. 关于马方氏综合征描述正确的是

A. 升主动脉扩张

B. 四肢长

C. 高度近视

D. 家族史

E. 以上都正确

85. 胸主动脉手术中,血液保护措施包括

A. 术前采集患者自体血

B. 术中术野血液回收

C. 使用抗纤溶药物

D. 麻醉后急性等容血液稀释

E. 以上都是

86. 胸降主动脉置换手术麻醉管理技术包括

A. 上下肢有创血压监测

B. 双腔气管插管,右侧单肺通气

C. 经左心房-主动脉转流

D. 标准ASA监测

E. 以上都是

87. 先天性主动脉缩窄部位常见于

A. 主动脉弓

B. 主动脉峡部

C. 腹主动脉

D. 升主动脉

E. 髂动脉

88. 主动脉缩窄部位切除和吻合术中,阻断降主动脉时保护器官的重要手段

A. 加深麻醉

B. 使用能量合剂

C. 提高吸入氧浓度

D. 体表降温至30~32℃

E. 容量治疗

89. 主动脉缩窄切除和吻合术中,控制性降压治疗中需要注意

A. 维护肾脏的灌注

B. 预防脑水肿

C. 加深麻醉

D. 监测脑电图

E. 监测脊髓功能

90. 主动脉缩窄切除和吻合术,控制性降压治疗**不用**
    A. 硝酸甘油
    B. 硝普钠
    C. 酚妥拉明
    D. 异舒吉(硝酸异山梨酯)
    E. 氟哌利多

91. 主动脉缩窄切除和吻合术后常常需要使用降压药物治疗,是因为
    A. 对降压药物耐受
    B. 镇痛不全
    C. 术后常并发高血压
    D. 减少吻合口出血
    E. 预防脑水肿

92. 先天性主动脉缩窄典型症状是
    A. 上下肢血压相差≥50mmHg
    B. 高血压
    C. 头痛
    D. 胸痛
    E. 间歇性跛行

93. 婴幼儿先天性主动脉缩窄,动脉导管闭合时会出现
    A. 高血压
    B. 心衰
    C. 发绀
    D. 头痛
    E. 少尿

94. 覆膜支架型人工血管腔内成形治疗胸降主动脉疾病,**不适合**
    A. Debakey Ⅲ型夹层动脉瘤
    B. 降主动脉真性动脉瘤
    C. 降主动脉溃疡
    D. Debakey Ⅰ型动脉瘤合并降主动脉破口
    E. 降主动脉瘤真性动脉瘤合并覆壁血栓

95. 对于房间隔缺损的描述哪项是**错误的**
    A. 生长发育落后,易发生呼吸道感染
    B. 胸骨左缘2,3肋间可闻及收缩期杂音
    C. 右房、右室扩大

D. X线显示有肺门"舞蹈"影
E. 主动脉影突出

96. 关于先天性心脏患者的麻醉诱导哪项**不妥**
    A. 非发绀性患者可采用氧化亚氮等吸入诱导
    B. 发绀性患者宜用丙泊酚静注诱导
    C. 较大儿童可采用硫喷妥钠静注配合吸入诱导
    D. 发绀性患者可采用氯胺酮静注诱导
    E. 不配合患儿可先肌注氯胺酮诱导

97. 冠心病患者左室功能评估,下述哪项是**错误的**
    A. EF达0.55者,左室功能正常
    B. 无心衰的心肌梗死者,EF可达0.4~0.55
    C. EF为0.25~0.40时,活动时出现症状
    D. EF低于0.25时休息时也有症状
    E. EF低于0.20时患者不能生存

98. 体外循环中常发生下面问题,**除外**
    A. 低血压
    B. 高血压
    C. 高碳酸血症
    D. 低碳酸血症
    E. 电解质紊乱和代谢性酸中毒

99. 关于先天性心脏病分类的说法,以下何者**错误**
    A. 通常分为发绀型和非发绀型两大类
    B. 发绀型通常存在右向左分流
    C. 非发绀型通常为无分流
    D. 发绀型心脏病患者肺血流不足
    E. 也可以按肺血流增加或减少来分类

100. 发绀性先天性心脏病麻醉诱导用药**不合适的**是
    A. 氯胺酮
    B. 硫喷妥钠
    C. 咪达唑仑
    D. 氧化亚氮
    E. 依托咪酯

101. 二尖瓣狭窄时下列哪种处理**不妥当**
    A. 适当增加前负荷
    B. 降低肺循环阻力

C. 保持体循环阻力

D. 增加心率

E. 尽量少用正性肌力药物

102. 二尖瓣狭窄时以下哪项是**错误的**

A. 左房收缩时间对左室充盈有显著影响

B. 缩血管药物使心输出量下降

C. 血管扩张药可使心输出量增加

D. 肺血管壁病变是右室肥厚的主要原因

E. 右室扩张既造成三尖瓣关闭不全又干扰左室的收缩与舒张

103. 关于心脏手术体外循环停止后的血流动力学,下述哪项说法**不当**

A. 顽固性低血压的主要原因是心脏畸形矫正欠佳

B. 左右房压测定有助于鉴别心功能不良或血容量不足性低血压

C. 鱼精蛋白是造成低血压的主要原因

D. 创面渗血是低血容量性低血压的重要原因

E. 血压增高并需要应用扩血管药物治疗提示畸形矫正满意

104. 关于主动脉瓣狭窄,说法**不对的**是

A. 主动脉瓣狭窄时左室向心性肥厚是主要代偿机制

B. 主动脉瓣狭窄的三大症状是心绞痛、晕厥和呼吸困难

C. 正常的左房收缩对主动脉狭窄患者十分必要

D. 冠状动脉正常的主动脉瓣狭窄患者不会有心绞痛

E. 主动脉瓣狭窄患者中心肌保护较一般心脏手术更重要

105. 主动脉瓣狭窄的左室功能改变下述何者是**错误的**

A. 早期心肌肥厚,随后心肌扩张

B. 一旦出现症状病情迅速恶化

C. 轻、中度狭窄患者的CO、SV及肺血管阻力正常

D. 心衰时应用洋地黄可改善心肌收缩力

E. 左室功能较好者的体循环阻力改变对SV影响甚小

106. 主动脉瓣狭窄患者的麻醉特点下述哪项是**错误的**

A. 对术前药敏感

B. 心肌应激性高,易发生严重心律失常

C. 左室顺应性差,宜维持低的PCWP

D. 易发生心绞痛,且对硝酸甘油反应差

E. 吗啡可增加心输出量

107. 左向右分流的先天性心脏病,下列哪项描述是**错误的**

A. 易患肺炎

B. 潜伏青紫

C. 胸骨左缘有粗糙收缩期杂音

D. 肺循环量少

E. 影响生长发育

108. 关于左房功能,以下何者**错误**

A. 左房具有储存、血流通道及泵的功能

B. 左房泵功能对左室充盈有重要作用

C. P-R间期缩短减弱心室的充盈

D. P-R间期延长有助于增加心室的充盈

E. 左房功能好可减缓肺动脉楔压的增高

109. 漏斗部狭窄的四联症麻醉中应避免

A. 前负荷↑

B. PVR↓

C. SVR↑

D. 心率↑

E. 心肌收缩力不变或稍下降

110. 出现下列哪一现象表明室间隔缺损的先天性心脏病已较为严重

A. 左向右分流

B. 右向左分流

C. 左心室肥大

D. 右心室肥大

E. 左房肥大

111. 麻醉中轻度的心率增快对这类患者有益的是

A. 二尖瓣狭窄

B. 主动脉瓣狭窄

C. 二尖瓣关闭不全

D. 动脉导管未闭

E. 房间隔缺损

112. 术中均需要控制性降压的是

A. 二尖瓣狭窄

B. 主动脉瓣狭窄

C. 二尖瓣关闭不全

D. 动脉导管未闭

E. 房间隔缺损

113. 硝酸甘油常不能解除这类患者心内膜下缺血的心绞痛的是

A. 二尖瓣狭窄

B. 主动脉瓣狭窄

C. 二尖瓣关闭不全

D. 动脉导管未闭

E. 房间隔缺损

114. 对于突发的心搏骤停,下列有关CPR和除颤的说法正确的是

A. 在CPR之前应该先除颤

B. 除颤之前应该先CPR2分钟

C. 首次电击之前应进行胸部按压(只按压不通气)2分钟

D. 如果目击者发现心搏骤停小于1分钟,那么5个CPR周期给一次双向波除颤

E. 如果目击者发现心搏骤停小于1分钟,那么5个CPR周期给三次双向波除颤

115. CABG中OPCAB与CPB相比的主要优点是

A. 搭桥术中血流动力学稳定

B. 更高质量的冠状动脉远端吻合

C. 避免了体外循环的不良后果

D. 在长期随访中的低死亡率

E. 避免肝素管理

116. 对于胸主动脉瘤快速、可靠的诊断方法是

A. CAT扫描

B. MRI

C. 血管造影

D. TEE

E. 胸部透视

117. 血小板保存在室温下,是因为

A. 能改善血小板功能

B. 可以增加血小板的半衰期

C. 感染的机会减少

D. 能减少过敏反应的发生率

E. 较少的血小板脾隔离症

118. CPB之前行血液稀释可能会导致

A. 心动过缓

B. 心输出量减少

C. 降低心肌耗氧量

D. 减少感染的机会

E. 促进血液流向组织

119. 关闭CPB后在左心室辅助装置治疗期,下列哪项需要立即处理

A. 止血

B. 预防右侧心脏衰竭

C. 避免感染

D. 输注更多的胶体(相对于晶体)

E. 上述所有

120. 围术期TEE监测心肌缺血,最优的监测切面是

A. 食管中段四腔心

B. 经胃乳头肌中部左室短轴

C. 食管中段长轴切面

D. 食管中段两腔心

E. 经胃两腔心

121. TEE的绝对禁忌证是以下的哪一个

A. 食管狭窄

B. 食管裂伤

C. 食管穿孔

D. 食管憩室(如Zenkers憩室)

E. 上述所有

【A₂型题】

122. 患儿9岁,法洛四联症,其麻醉中BP86/42mmHg,$FiO_2$60%, $SpO_2$87%。下述何项措施对改善血氧最有效

A. 提高FiO_2

B. 增加潮气量

C. PEEP通气

D. 加快输液

E. 静注去氧肾上腺素

123. 38岁,二尖瓣狭窄患者,开胸骨时CVP从12mmHg升至18mmHg,动脉压由90mmHg降至75mmHg。此时哪项处理**不对**

A. 用肾上腺素升压

B. 检查胸骨是否牵开过宽

C. 应用多巴胺

D. 检查有无缺氧征

E. 降低PEEP值

124. 主动脉瓣狭窄患者,诱导前发生心绞痛,血压90/60mmHg,心率116bpm,听诊肺部正常,下面处理中**不当的**是

A. 吸氧

B. 应用吗啡

C. 应用硝酸甘油

D. 小剂量普萘洛尔

E. 小剂量去氧肾上腺素

125. 女性,50岁,患风湿性心脏病,心功能不全Ⅱ度。经地高辛治疗4周后病情缓解,但出现恶心,呕吐,黄视等,心电图:P-P和P-R间期延长。测血中地高辛浓度为3.2ng/ml,诊断为地高辛中毒。除立即停药外,还应给下列哪种药物

A. 利多卡因

B. 阿托品

C. 苯妥英钠

D. 普萘洛尔

E. 普鲁卡因胺

126. 患者,男性,65岁,因突发胸背部疼痛不缓解入院。心率80次/分,血压150/85mmHg;心电图提示Ⅱ、Ⅲ导联ST段改变;MRI提示DebakeyⅢ型夹层动脉瘤,左侧胸腔积液。为进一步手术治疗,必需的术前检查**不包括**

A. 冠脉造影检查

B. 呼吸功能检查

C. 肝肾功能检查

D. 胸腔穿刺检查

E. 超声心动检查

127. 患者,男性,65岁,因车祸送院,主诉剧烈背痛和呼吸困难。胸片显示胸降主动脉增宽,无肋骨骨折及气胸。患者出现何表现时高度怀疑降主动脉夹层动脉瘤

A. 头痛

B. 心绞痛

C. 腹部压痛

D. 下肢血压明显低于上肢

E. 测不到血压

128. 患者,男性,65岁,因车祸入院,诊断为胸降主动脉夹层动脉瘤,拟急诊行降主动脉覆膜支架型人工血管腔内成形术,术前准备中最重要的措施是

A. 准备大量库血

B. 镇静

C. 镇痛

D. 控制血压

E. 准备体外循环

129. 患者,男性,60岁,因降主动脉夹层动脉瘤,拟行降主动脉覆膜支架型人工血管腔内成形术,手术中最容易出现的外科并发症

A. 人工血管难以释放

B. 急性下肢缺血

C. 急性肾衰

D. 动脉瘤破裂

E. 人工血管侧漏

130. 患者,男性,75岁,因降主动脉真性动脉瘤,拟行降主动脉覆膜支架型人工血管腔内成形术。高血压史20年,药物控制不满意。进入手术室时心率100次/分钟,右桡动脉120/80mmHg,左桡动脉200/100mmHg。术中控制血压措施选

A. 硝普钠+艾司洛尔

B. 丙泊酚+艾司洛尔

C. 丙泊酚+异氟烷

D. 硝普钠+普罗帕酮

E. 不需要控制血压

131. 一名51岁女性患者既往有高血压病史,冠状动脉疾病和肥胖症。拟行选择性冠状动脉搭桥术(CABG)。在行CVP监测放置17Fr管时,误插入右颈总动脉。下列哪一项处理最恰当
    A. 退出17号导管,按压穿刺点,继续手术
    B. 退出17号导管,行颈动脉超声波检查,如果正常,则继续手术
    C. 暂留17号导管,寻求外科会诊,直接修复
    D. 退出17号导管,按压穿刺点,在颈部的另一侧试穿
    E. 暂留17号导管,继续手术,术后退出导管,按压穿刺点

132. 一正在行择期体外循环下冠状动脉搭桥术的患者,发现有巩膜膨出,平均动脉压为50mmHg,温度为28℃,并且没有心电活动。此时最恰当的处理是
    A. 甘露醇50mgIV
    B. 呋塞米20mgIV
    C. 降低心脏指数
    D. 检查大动脉插管的位置
    E. 检查静脉回流插管的位置

133. 一位62岁的患者,拟行选择性腹主动脉瘤修补术,在麻醉诱导期,发生宽QRS波规律的心动过速。血压是110/70mmHg。哪些药物在处理此种心律失常最有效
    A. 利多卡因100mgIV
    B. 胺碘酮,150mg10分钟之内IV
    C. 腺苷,6mg3秒内IV
    D. 维拉帕米,5~10mgIV
    E. 艾司洛尔,35mgIV

134. 在IABP时,球囊有效的膨胀发生在下面哪个时期
    A. 心电图P波立刻发生
    B. 主动脉瓣关闭后即可发生
    C. 主动脉瓣开放期间
    D. 在动脉收缩压的上升支
    E. 在QRS波群的中点

【A₃型题】
问题135~137

患者男性,33岁,主诉突发胸骨后撕裂样疼痛。既往有高度近视,无高血压及冠心病史。ECG示冠状动脉供血不足。血压180/50mmHg,心率90次/分。

135. 患者可能的诊断是
    A. 急性心肌梗死
    B. 气胸
    C. 胸主动脉瘤
    D. 急性胆囊炎
    E. 重度主动脉瓣关闭不全

136. 为鉴别诊断,首选进一步检查
    A. 超声心动检查
    B. 胸片
    C. CT
    D. MR
    E. DSA

137. 患者需进行急诊手术,麻醉诱导方案哪个不适合
    A. 咪达唑仑+维库溴铵+芬太尼
    B. 七氟烷+维库溴铵+芬太尼
    C. 氯胺酮+琥珀胆碱
    D. 丙泊酚+维库溴铵+舒芬太尼
    E. 依托咪酯+维库溴铵+芬太尼

问题138~141
患者男性,63岁,诊断为Stanford A升主动脉夹层瘤,高血压及冠心病史10年。ECG示冠状动脉供血不足。血压150/105mmHg,心率76次/分。拟行主动脉瘤切除,人造血管替换术。

138. 麻醉诱导最不合适的搭配
    A. 咪达唑仑0.15mg/kg+芬太尼30μg/kg+维库溴铵0.08mg/kg
    B. 艾司洛尔0.5mg/kg+地西泮5mg+芬太尼50μg/kg+阿曲库铵0.6mg/kg
    C. 丙泊酚2.5mg/kg+芬太尼30μg/kg+琥珀胆碱1.5mg/kg
    D. γ-OH 60mg/kg慢静注,入睡后芬太尼40μg/kg+泮库溴铵0.08mg/kg
    E. 1%恩氟烷+艾司洛尔0.5mg/kg+依托咪酯0.6mg/kg+芬太尼50μg/kg+阿曲库铵0.6mg/kg

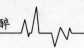

139. 麻醉诱导用药中,最好**不用**
    A. 恩氟烷
    B. 七氟烷
    C. 芬太尼
    D. 泮库溴铵
    E. 阿曲库铵

140. 体外循环开始前需要注意
    A. 维持较高的舒张压,减少心肌缺血
    B. 可以使用血管扩张药控制血压,以减少手术野出血
    C. 合并严重主动脉瓣关闭不全者,需要控制较慢的心率
    D. 较浅的麻醉有利于预防体循环低血压
    E. 不宜使用胶体液,以防止充血性心衰

141. 该患者主动阻断钳开放后容易发生
    A. 中心低血容量综合征
    B. 低心排
    C. 肾衰竭
    D. 肝功能衰竭
    E. 气栓

【A₄型题】

问题142~146
患儿3岁,患法洛四联症,拟行矫治术,术前心功能Ⅲ级。

142. 哪种麻醉诱导方法**不妥**
    A. 氯胺酮静脉麻醉
    B. 吸入七氟烷诱导
    C. 硫喷妥钠静脉诱导
    D. 咪达唑仑静脉诱导
    E. 依托咪酯诱导

143. 该患者如用氯胺酮诱导,依据正确的是
    A. 它可使使这类患者血压下降而增加右向左分流
    B. 有促交感神经作用,增加心率
    C. 体循环阻力的增加可以减少右向左分流
    D. 临床经验证明有一定的危险性
    E. 使肺循环阻力增加,体循环阻力降低

144. 该患儿诱导过程中出现动脉压降低,则可能

导致下列后果,但**除外**
    A. 右向左分流增多
    B. 肺血流增加
    C. 静脉诱导缩短
    D. 肺血流减少
    E. 发绀加重

145. 术前预防该患儿发绀缺氧危象,**不正确的**是
    A. 普萘洛尔能预防漏斗部痉挛
    B. 普萘洛尔治疗后诱导更平稳
    C. 入手术室后发生危象,可给美托洛尔或去氧肾上腺素
    D. 普萘洛尔应在术前24小时停药
    E. 普萘洛尔治疗后,诱导时易引起心脏停搏

146. 若该患儿改用七氟烷诱导,则可能
    A. 诱导加快
    B. 诱导缓慢
    C. 诱导速度与正常小儿无异
    D. 诱导时可出现严重的低氧血症
    E. 无法行吸入诱导

问题147~151
患者男性35岁,诊断为重度主动脉瓣狭窄,拟行心内直视术,术前一天突然左心前区疼痛,伴冷汗恶心。

147. 最可能的情况是
    A. 伴有冠心病而发生心绞痛
    B. 狭窄部痉挛,心排量减少
    C. 伴有渗出性心包炎摩擦所致
    D. 冠脉病变严重导致心肌梗死
    E. 心肌耗氧量增加,使心内膜下血流灌注减少

148. 此时针对性处理哪项**不对**
    A. 硝酸甘油作为首选措施
    B. 硝酸甘油有可能加重心绞痛
    C. 可选用去氧肾上腺素
    D. 应立即进行氧治疗
    E. 若同时有LVEDP增高,则硝酸甘油可能有效

149. 如此患者的症状是心绞痛,HR125次/分,V5

导联提示ST段下降,治疗措施是

A. 静注利多卡因70mg

B. 静注美托洛尔1~3mg

C. 静注普萘洛尔2~5mg

D. 静注尼卡地平1~2mg

E. 静注硝酸甘油50μg

150. 对麻醉来说,此患者围术期最重要的是

A. 维持左室的收缩功能

B. 维持外周循环稳定

C. 保持充分给氧

D. 适当降低血压,减少左室负担

E. 维持窦性心律,避免心动过速

151. 如果换瓣前,术中患者血压由156/95mmHg降低至78/46mmHg。此时应立即

A. 静注多巴胺或间羟胺

B. 静注麻黄碱

C. 静注肾上腺素

D. 静注去氧肾上腺素

E. 静注异丙肾上腺素

问题152~159

患者女性,46岁,诊断为风湿性心脏病、二尖瓣关闭不全、心功能3级,拟行二尖瓣替换术。

提示: 如果麻醉诱导前头低足高位行颈内静脉穿刺时(穿刺不顺),患者心率突然增至120次/分、血压下降、呼吸困难。

152. 最可能是

A. 过度紧张

B. 穿刺部位疼痛

C. 穿刺致心脏压塞

D. 穿刺致气胸

E. 心力衰竭

153. 该患者本身最可能存在

A. 慢性支气管炎

B. 心力衰竭

C. 其他瓣膜严重病变

D. 冠心病

E. 肺气肿

154. 本病的血流动力学变化的特点存在

A. 慢性压力负荷过重

B. 急性压力负荷过重

C. 慢性容量负荷过重

D. 急性容量负荷过重

E. 压力、容量负荷均过重

提示: 如果在行二尖瓣替换时,CVP突然从7mmHg升至18mmHg,且呈继续上升趋势。

155. 此时应

A. 用正性肌力药和血管扩张药

B. 用呋塞米

C. 降低CPB流量

D. 检查上腔插管,排除梗阻

E. 增加CPB灌注压

156. 下述中,术中判断心功能最有意义的是

A. 热稀释漂浮导管

B. CVP

C. 收缩压

D. 气道阻力

E. 血气分析

提示: 静脉注射鱼精蛋白中和肝素时,突然出现心率减慢、心脏膨胀、血压下降。

157. 最可能是

A. 鱼精蛋白反应

B. CPB机还血过多

C. 右心衰竭

D. 压迫心脏

E. 肝素反应

158. 上述现象的处理哪项不对

A. 加快CPB机还血

B. 停止注射鱼精蛋白

C. 静注适量硝酸甘油

D. 静注适量丙泊酚

E. 静注适量异丙肾上腺素

159. 如果术后出现CVP22mmHg, MAP40mmHg, HR126bpm,正确处理是

A. 肾上腺素静脉泵入

B. 肾上腺素、美托洛尔静脉分别泵入

C. 多巴胺、硝普钠静脉分别泵入

D. 去甲肾上腺素静脉泵入

E. 异丙肾上腺素、肾上腺素、美托洛尔泵入

问题160~170

患者男性,66岁,胸闷胸痛间断发作4年加重3个月,诊断为CAD三支病变,拟行CPB下CABG术。

160. 麻醉前访视应注重了解如下,**可除外**

A. 冠状动脉造影结果

B. 血压、心率、心律、心电图

C. 心绞痛发作诱因

D. 睡眠好坏

E. 左心室射血分数

161. 如患者并存变异型心绞痛,其主要发病原因是

A. 心内膜下心肌缺血

B. 冠状动脉粥样硬化

C. 活动过强

D. 舒张压过低

E. 冠状动脉痉挛

162. 冠状动脉造影结果显示,左回旋支直径减少50%,提示其横截面积减少约

A. 50%

B. 60%

C. 75%

D. 80%

E. 94%

163. 若术前用钙通道阻断剂治疗,其机制是

A. 减慢心率,使心肌耗氧下降

B. 减慢心率并扩张冠状动脉

C. 只扩张冠状动脉

D. 扩张肺动脉,增加氧饱和度

E. 防止缺血再灌注损伤

164. 该患者的冠状动脉血流量主要取决于

A. 冠状动脉灌注压

B. 冠状动脉总阻力

C. 脉压

D. 主动脉舒张压与左室舒张末压

E. 血液黏稠度

165. 该患者的麻醉原则是

A. 维持平均动脉压不低于85mmHg

B. 维持心率不大于75次/分

C. 增加心脏的前负荷

D. 维持心肌的氧供需平衡

E. 增加心脏的前向血流

166. 对该病用异氟烷建议不要>2MAC,原因是

A. 异氟烷可引起冠状动脉窃血

B. 异氟烷对心肌抑制作用很强

C. 异氟烷吸入可引起心率减慢

D. 异氟烷可能具有肝脏毒性

E. 异氟烷可引起冠状动脉痉挛

167. 对该患者的机械通气,哪项**不合适**

A. 单腔管间歇正压通气

B. 维持尽量高的动脉血氧分压

C. 过度通气,保持$PaCO_2$25mmHg左右

D. 正常通气,保持$PaCO_2$40mmHg左右

E. 心脏停跳后,保持气囊合适充氧

168. 搭桥开放后,需要常规使用的药物是

A. 硝普钠

B. 硝酸甘油

C. 多巴胺

D. 硝苯地平

E. 普萘洛尔

提示:如患者有高血压史10年,停CPB后15分钟,血压>140/85mmHg,心率60~70bpm

169. 此时宜用

A. 硝普钠

B. 硝酸甘油

C. 乌拉地尔

D. 地尔硫䓬

E. 尼卡地平

提示:如患者有高血压史10年,停CPB后15分钟,血压>140/85mmHg,心率>80bpm

170. 此时宜用

A. 硝普钠

B. 硝酸甘油

C. 乌拉地尔

D. 地尔硫䓬

E. 尼卡地平

E. 抗凝治疗

问题171~175

患者,男性,66岁,因降主动脉夹层动脉瘤,拟行降主动脉覆膜支架型人工血管腔内成形术。既往有高血压史10年,2型糖尿病,脑梗史。

171. 为确定动脉瘤和左侧锁骨下动脉关系,术中需要
    A. 监测左侧桡动脉压力
    B. 监测患者神志
    C. 经左侧桡动脉置入标记导管
    D. 监测左侧颈动脉搏动
    E. 经降主动脉造影

172. 可以选择不同的麻醉方式,包括全身麻醉、区域阻滞等,但最主要的原则是
    A. 控制性降压
    B. 充分镇静
    C. 镇痛完善
    D. 抗凝治疗
    E. 准备心肺复苏

173. 对于高血压患者,控制性降压过程中要注意
    A. 血压过低,而不能满足重要脏器灌注
    B. 血压过低,充分满足手术需要
    C. 血压过高,满足重要器官灌注
    D. 血压过高,影响人工血管的释放
    E. 血压过高,缩短全麻复苏时间

174. 控制性降压治疗,一般不选择
    A. 硝普钠
    B. 硝酸甘油
    C. 佩尔地平
    D. 乌拉地尔
    E. 美托洛尔

175. 如果人工血管释放后,患者出现意识障碍,造影显示人工血管阻断了左锁骨下动脉,部分阻断左颈动脉,进一步治疗措施是
    A. 加深麻醉
    B. 重建右侧颈动脉血流
    C. 进行脑部CT检查
    D. 提高体循环血压

问题176~180

患儿,男,8岁,22kg。入学体检时发现心脏杂音,平时好感冒,活动后气促。胸骨左缘第2肋间可闻及连续性机器样杂音,伴震颤。超声心动图提示先天性心脏病,动脉导管未闭。

176. 胸片显示应该是正确选项
    A. 全心变小
    B. 全心变大
    C. 左心室缩小
    D. 肺血流增多
    E. 肺血流减少

177. 该患儿如有肺动脉高压,则可能存在
    A. 胸片示肺动脉段影缩小
    B. 胸片示肺动脉段影突出
    C. 脉压变窄
    D. 肺动脉瓣区第2音减弱
    E. 上半身发绀

提示:如患儿轻度肺动脉高压,左侧开胸,行动脉导管结扎术,麻醉采用全身麻醉。

178. 有关麻醉诱导说法正确的是
    A. 努力降低后负荷
    B. 氯胺酮不宜
    C. 丙泊酚不宜
    D. 增加前负荷容量
    E. 静脉麻醉诱导时间明显缩短

179. 在分离和结扎动脉导管时需要将平均动脉压控制在45~55mmHg范围,下面哪项较好
    A. 异氟烷3~4vol%吸入
    B. 静注乌拉地尔25~50mg
    C. 硝普钠2~5μg/(kg·min)
    D. 硝酸甘油2~5μg/(kg·min)
    E. 美托洛尔2~5mg+硝普钠2~5μg/(kg·min)

180. 动脉导管结扎后,继续给药至术后病房,最常用的是
    A. 美托洛尔
    B. 乌拉地尔
    C. 硝普钠

D. 硝酸甘油

E. 艾司洛尔

问题181~188

男性,6岁,16kg。出生后易患感冒、肺炎,活动受限,喜蹲踞,发育迟缓,活动过度时发绀。上半身好出汗。听诊心脏收缩期反流性杂音,肺动脉瓣第2音亢进。心脏超声提示:室水平双向分流,肺动脉高压。心电图提示不完全右束支传导阻滞,左右心室肥厚。胸片示肺血多,肺动脉段凸出。血压110/60mmHg,心率90次/分,指脉搏氧饱和度95%。

181. 该患儿的诊断是

    A. 动脉导管未闭

    B. 房间隔缺损伴肺动脉高压

    C. 室间隔缺损

    D. 室间隔缺损伴肺动脉高压

    E. 法洛四联症

182. 该患儿拟行手术治疗,**不宜**使用的麻醉药是

    A. 氧化亚氮(笑气)

    B. 咪达唑仑

    C. 芬太尼

    D. 丙泊酚

    E. 异氟烷

183. 对该患儿的麻醉,下述处理**不正确**的是

    A. 即使血气未出结果,也应给予约50ml碳酸氢钠

    B. 尽量降低后负荷

    C. 避免静脉系统进入空气

    D. 可采用经鼻气管插管

    E. 术前肌注吗啡3mg,东莨菪碱0.15mg

184. 有关该患儿肝素使用的描述**不正确**的是

    A. 肝素用量50mg

    B. 肝素在剪开心包前即可使用

    C. 肝素静注后5分钟采血查ACT

    D. 肝素静注后5分钟采血查ACT

    E. 肝素静注后动脉血压会升高

185. 在体外转流期间,麻醉维持**不宜**的是

    A. 咪达唑仑

    B. 丙泊酚

    C. 维库溴铵

    D. 苏芬太尼

    E. 异氟烷

提示: 在该患儿体外转流开始时,给咪达唑仑5mg,芬太尼0.2mg,维库溴铵4mg,并关闭异氟烷。

186. 这一做法的原因是

    A. 要停止麻醉机工作

    B. 要降低血压

    C. 要使心脏停跳

    D. 要降低体温

    E. 因为体外充液稀释麻醉变浅

187. 努力降低该患儿肺动脉压(PAP)是麻醉原则,方法有如下,**除外**

    A. 碱血症

    B. 酸血症

    C. 深麻醉

    D. 硝普钠(SNP)

    E. 吸入一氧化氮(NO)

188. 该患儿心脏复跳后麻醉处理,正确的是

    A. SNP2~5 μg/(kg·min)

    B. 去甲肾上腺素0.05~0.1 μg/(kg·min)

    C. NO吸入40~60PPM

    D. 15cmH_2OPEEP

    E. 肾上腺素0.05~0.1 μg/(kg·min)

问题189~195

患者,男,5岁,15kg。出生后发现心脏杂音,发绀,蹲踞,活动受限,杵状指、趾,血红蛋白168g/L。胸骨左缘2,3肋间收缩期喷射性杂音。胸部X线片:双肺血少,主动脉结稍宽,肺动脉段平直,右心室大。心电图示右心室肥厚。超声心动图示:右房室大,右心室前壁厚,右室流出道狭窄,室间隔缺损,右向左分流。升主动脉骑跨45%。

189. 患儿诊断应是

    A. 房间隔缺损

    B. 室间隔缺损

    C. 法洛四联症

    D. 单心室

    E. 右室双腔口

190. 在体外转流前的麻醉原则下述有一项是正确的
   A. 限制液体输入
   B. 降低外周血管阻力
   C. 加强心肌收缩力
   D. 增加心率
   E. 增加液体输入

191. 麻醉时非常需要准备的非麻醉药应该是
   A. 多巴胺
   B. 去氧肾上腺素与艾司洛尔
   C. 肾上腺素
   D. 异丙肾上腺素
   E. 乌拉地尔

192. 在手术过程中,患儿突然心跳加快,血压下降,氧饱和度下降,处理应该是
   A. 静注艾司洛尔或去氧肾上腺素
   B. 静注肾上腺素
   C. 静注多巴胺
   D. 静注麻黄碱
   E. 静注氯胺酮

193. 该患儿的麻醉需要大剂量的是
   A. 丙泊酚
   B. 异氟烷
   C. 咪达唑仑
   D. 芬太尼或舒芬太尼
   E. 氯胺酮

194. 矫治手术完成,开放升主动脉,心脏复跳后,最常见的循环支持药是
   A. 多巴胺
   B. 氨力农
   C. 米力农
   D. 肾上腺素
   E. 去甲肾上腺素

195. 该患儿的CPB,错误的是
   A. 限制预充液
   B. 要给予碳酸氢钠
   C. 体温降至20~25℃
   D. 采用低灌注流量
   E. 复温时水温和血液温差应小于10℃

【B₁型题】

问题196~200
   A. 充血性先天性心血管畸形
   B. 体静脉血直接流进主动脉
   C. 体、肺静脉血在心内掺杂
   D. 肺静脉充血
   E. 肺循环血流量不足

196. 法洛四联症
197. 大动脉转位
198. 完全性房室通路
199. 室间隔缺损
200. 主动脉狭窄

问题201~205
   A. 前向每搏量增加,LVEDP降低
   B. 前向每搏量增加,LVEDP亦增加
   C. 前向每搏量增加,LVEDP降低
   D. 前向每搏量增加,LVEDP增加
   E. 前向每搏量不减少

201. 异丙肾上腺素使主动脉瓣关闭不全的患者
202. 甲氧明使主主动脉瓣关闭不全的患者
203. 硝普钠用于主动脉瓣关闭不全但LVEDP正常的患者
204. 休息时LVEDP升高的主动脉瓣关闭不全患者,用硝普钠后使患者
205. 去甲肾上腺素使主动脉瓣关闭不全的患者

问题206~210
   A. 严重的主动脉缩窄
   B. 肺静脉畸形引流
   C. 动脉导管未闭
   D. 法洛四联症
   E. 成人房间隔缺损

206. 肺循环血量减少
207. 采用吸入麻醉诱导,起效快,诱导时间短
208. 严禁气泡进入静脉系统
209. 因左室发育不良,术后易发生急性肺水肿
210. 手术中行控制性降压时应预防肾脏血流不足

问题211~217
   A. 肺循环血流量不足
   B. 在进入主动脉前体静脉血与肺静脉在心

腔内掺杂

 C. 体静脉不经过肺直接分流入主动脉

 D. 右房血氧饱和度大于75%

 E. 左室发育不良

211. 肺动脉瓣狭窄导致

212. 三尖瓣下移导致

213. 单心室的表现是

214. 大动脉共干的表现是

215. 大动脉转位的表现是

216. 房缺可能存在

217. 冠状动脉右房瘘存在

问题218~222

 A. 充血性先天性心血管畸形

 B. 体静脉血直接流进主动脉

 C. 体、肺静脉血在心内掺杂

 D. 肺静脉充血

 E. 肺循环血流量不足

218. 法洛四联症

219. 大动脉转位

220. 完全性房室通路

221. 室间隔缺损

222. 主动脉瓣狭窄

问题223~226

 A. 累及主动脉全程

 B. 夹层只累及胸降主动脉

 C. 夹层只累及胸降主动脉及腹主动脉全程

 D. 累及升弓部主动脉,远段不超过左锁骨下动脉

 E. 累及髂动脉瘤

223. Debakey Ⅰ 型

224. Debakey Ⅱ 型

225. Debakey Ⅲ 型甲

226. Debakey Ⅲ 型乙

问题227~231

 A. 高血压病

 B. 冠心病

 C. 肺动脉瓣狭窄

 D. 主动脉瓣关闭不全

 E. 房间隔缺损

227. 以心肌缺血为主

228. 脉压增大为主

229. 舒张压升高为主

230. 发绀较常发生

231. 麻醉中心动过缓危害性很大

【B₂型题】

问题232~236

 A. 避免心动过速

 B. 避免心动过缓

 C. 避免心肌抑制

 D. 常有心肌缺血

 E. 避免增加后负荷

 F. 避免使用血管扩张药

232. 二尖瓣狭窄

233. 二尖瓣关闭不全

234. 主动脉瓣狭窄

235. 主动脉关闭不全

236. 肥厚性梗阻性心肌病

【C型题】

 A. 吸入诱导加快

 B. 静脉诱导加快

 C. 两者均有

 D. 两者均无

237. 室间隔缺损

238. 法洛四联症

239. 动脉导管未闭

240. 冠状动静脉瘘

 A. 可提供氧动力学参数

 B. 可提供血流动力学参数

 C. 两者均有

 D. 两者均无

241. 六腔肺动脉导管

242. 中心静脉管

243. 食管超声

244. 四腔肺动脉导管

【X型题】

245. 慢性缩窄性心包炎患者

 A. 每搏量几乎固定不变,只能依靠增快心率提高CO

 B. 动脉血氧分压减小

C. 多为自身免疫性疾病

D. 术中应严格控制输液量

E. 心肌呈失用性萎缩,收缩力明显减退

246. 关于缩窄性心包炎,以下哪些正确

A. 增加前负荷可明显增加每搏输出量

B. 心率的改变对心输出量有明显影响

C. 循环时间普遍延长

D. 血浆容量和红细胞容量代偿增加

E. 循环总血量减少

247. 对先天性心脏病患者的术前评估,应考虑以下哪些病理生理学的影响

A. 由于心脏畸形所致的原发生血流动力学改变

B. 发绀程度

C. 心脏扩大和肥厚的程度

D. 对肺血管床的继发性影响

E. 心电图的继发改变

248. 先心患者的术前用药以下哪些正确

A. 吗啡0.1~0.2mg/kg

B. 东莨菪碱0.1mg/kg

C. 明显发绀患儿可免去术前药

D. 情绪紧张和注射疼痛可诱发缺氧危象

E. 发绀患儿输液有助于预防缺氧危象

249. 发绀性先天性心脏病临床征象下面哪几项是正确的

A. 婴儿期均出现发绀

B. 由于缺氧、气促,常有呼吸性碱中毒

C. 可发生脑梗死、肺栓塞

D. 部分儿童喜取蹲踞姿势

E. 生长到1~2年后可出现杵状指

250. 高血压冠心病患者术前治疗的常用药物有哪些

A. 硝酸甘油

B. 阿替洛尔

C. 钙通道阻断剂

D. 阿司匹林

E. 卡托普利

251. 下列哪些有助于维持心肌氧供需平衡

A. 消除紧张焦虑

B. 提高动脉压

C. 提高吸入氧浓度

D. 适当减慢心率

E. 降低后负荷

252. 下述哪些监测可提示心肌缺血

A. ST-T

B. PAP

C. CI

D. SVO_2

E. RPP

253. 下列哪些是放置漂浮导管的适应证

A. 肺动脉高压

B. 左室功能不全

C. 充血性心衰

D. 连续心排量的监测

E. 肾功能不全

254. 二尖瓣狭窄患者的麻醉要点包括

A. 维持前负荷正常或稍高

B. 维持前负荷偏低

C. 维持心率稍慢

D. 维持心率稍快

E. 维持后负荷低

255. 主动脉瓣关闭不全的患者的麻醉要点为

A. 维持后负荷偏低

B. 维持前负荷偏低

C. 维持心率稍慢

D. 维持心率稍快

E. 维持前负荷正常或稍高

256. 中度二尖瓣狭窄的左室功能,以下哪些正确

A. LVEDV减少

B. LEDV正常

C. SV及EF降低

D. SV及EF正常

E. 顺应性下降时洋地黄的强心作用不佳

257. 二尖瓣狭窄患者的麻醉处理,以下哪些正确

A. 给予阿托品维持较快心率及心输出量

B. 应用吸入麻醉剂麻醉诱导及维持较佳

C. 麻醉过浅或输液过快易引起间质肺水肿

D. 转流后要应用心血管药支持循环

E. 转流后维护心率比术前快

258. 下列关于主动脉瓣狭窄的描述哪些是正确的

A. 严重的狭窄是指瓣口面积<1.5m²

B. 主要病因是风湿

C. 可以导致向心性的心肌肥厚

D. 临床表现主要有心绞痛,充血性心衰,晕厥

E. 主动脉狭窄患者早期就有左房压的升高

259. 下列关于慢性主动脉瓣关闭不全的描述正确的有

A. 突然的容量负荷施加于正常顺应性的心肌组织

B. 左室舒张末压力和容量都升高

C. 向心性的肥厚作为代偿机制

D. 左室做功明显增加

E. 左室舒张末期容积的增加是心排量主要代偿机制

260. 下列哪些处理对于主动脉瓣关闭不全来说是有益的

A. 适当增加前负荷

B. 保持稍快的窦性心律

C. 适当降低体循环阻力

D. 降低心肌收缩性

E. 麻醉维持尽量少用氟烷

261. 关于二尖瓣狭窄的说法哪些是正确的

A. 是风湿性心脏病中最常见的瓣膜疾患

B. 有咯血

C. 有的可行瓣膜成形术

D. 瓣口面积降低到1.0m²以下才出现临床表现

E. 狭窄解除之前,有肺动脉高压时低血压应尽量少用纯α-受体兴奋剂

262. 下列是不增加肺循环阻力,**除外**

A. 酸中毒

B. 低二氧化碳血症

C. α-受体兴奋剂

D. 正常或偏高的氧浓度

E. 多巴酚丁胺

263. 关于三尖瓣狭窄的描述哪些是正确的

A. 常常伴有二尖瓣狭窄

B. 在中心静脉压的监测上有巨大的V波

C. 合并二尖瓣狭窄时很少发生肺水肿

D. 可以表现为肝大,腹水及水肿

E. 常伴有类癌

264. 放置临时起搏器的指征

A. 有症状的房室传导阻滞

B. 双瓣替换术后

C. 冠心病者行PTCA

D. 瓣膜患者行球囊扩张

E. 有慢性心脏传导系统功能障碍者行大手术

265. 关于主动脉瓣狭窄,下述哪些项正确

A. 达到一定程度可出现心绞痛、晕厥和呼吸困难三大症状

B. 出现心绞痛的主要原因是冠状动脉粥样硬化

C. 诱导前出现心绞痛则选用硝酸甘油

D. 因向心性心肌肥厚,术中心肌保护更重要

E. 术中血压过低选用α-受体兴奋剂

266. 体外循环后凝血功能障碍可能有以下哪些因素

A. 肝素中和不全

B. 血小板减少

C. 鱼精蛋白过量

D. 低温

E. 纤溶亢进

267. 停体外循环的指标包括

A. 鼻咽温37~38℃,肛温35~36℃

B. 减少动脉灌注流量动脉压不变

C. 心律、心率正常

D. 血气正常

E. 辅助循环时间已够

268. 呼吸道感染引起心功能衰竭的原因

A. 感染毒素对心肌的不良影响

B. 感染发热增加心脏负荷

C. 引起肺动脉高压,增加右心负荷

D. 感染时的心动过速

E. 感染直接使心肌和心内膜发和损害

269. 体外循环中血压逐渐升高的原因有

A. 麻醉变浅

B. 缩血管物质释放增加

C. 体温升高

D. 酸中毒加重

E. 心脏复跳

270. 体外循环中泵压的监测能反映

A. 动脉输出管道的通畅与否

B. 动脉插管的位置是否适宜

C. 动脉管路有无凝血

D. 动脉插管是否插入主动脉夹层

E. 灌流量

271. 体外循环中尿少的原因有

A. 导尿管扭折

B. 反射性神经垂体激素大量分泌

C. 肾小球毛细血管灌注压下降

D. 肾血流量减少

E. 醛固酮分泌增加

272. 关于肝素,下列哪些正确

A. 主要由肥大细胞合成储存,存在于体内大多数组织中

B. 是一种黏多糖,抗凝活性中心为酸性基团,带有强的负电荷

C. 分子量为3000~40000道尔顿

D. 体内代谢由单核-吞噬细胞摄取,在肝内由肝素酶破坏

E. 在体内体外均有抗凝作用,几乎对凝血过程的每一环节均有抑制作用

273. 关于鱼精蛋白,下列哪些正确

A. 从鱼类精子中提取的蛋白质,呈强碱性(为多价阳离子)

B. 分子量平均4500道尔顿

C. 与肝素结合(酸-碱离子键),使肝素与抗凝血酶Ⅲ分离

D. 可促进血小板黏附、聚集、肺小动脉收缩

E. 单独使用有抗凝作用

274. NO具有多种心血管作用,下列哪些是正确的

A. 舒张血管平滑肌

B. 抗血小板聚集

C. 抗血管平滑肌的增生

D. 抗血小板与血细胞的黏附

E. 强心作用

275. 房颤的危害主要在于

A. 干扰心室充盈

B. 血栓形成

C. 心动过速

D. 增加心室前负荷

E. 增加心室后负荷

276. 肺动脉高压的患者不宜选用哪几种麻醉药

A. N_2O

B. 氯胺酮

C. 芬太尼

D. 异氟烷

E. 丙泊酚

277. 心脏患者术前高危征象包括

A. X线片示心胸比例>0.7

B. 肺动脉压/体动脉压>0.91

C. 冠心病患者再次行CABG手术

D. 6个月内发生过心肌梗死

E. 慢性房颤患者

278. 右冠状动脉梗死可引起下述哪些改变

A. 房性心律失常

B. Ⅲ度房室传导阻滞

C. 右束支传导阻滞

D. 左束支传导阻滞

E. 病窦综合征

279. 心室的收缩功能与下述哪些因素有关

A. 前负荷

B. 心肌收缩性

C. 后负荷

D. 顺应性

E. 协调性

280. 对稳定型心绞痛患者,下列哪些因素可增加

围术期急性心肌缺血

A. 活动就可诱发心绞痛

B. 心率较快

C. 频发的室性期前收缩

D. 多次的心肌梗死

E. 兼有高血压

281. 下列哪些因素术后可以诱发冠心病患者的心肌梗死

A. 疼痛,焦虑及恐怖

B. 术后的低血压

C. 术后高血压及心动过速

D. 肺部并发症

E. 高热

282. 下列哪些因素可以增加冠状血管的阻力

A. 氧分压分高

B. β-受体阻滞剂

C. 去氧肾上腺素

D. 乏氧及低通气

E. 迷走神经兴奋

283. 下列哪些药物已经证实有冠脉窃血流作用

A. 硝普钠

B. 异氟烷

C. 硝酸甘油

D. 尼卡地平

E. 双嘧达莫

284. 冠脉搭桥手术的麻醉处理下述哪些正确

A. 严重患者应常规安插漂浮导管监测血流动力学

B. 出现心肌缺血时应设法降低心肌氧耗

C. 应重视预防给药,防止强烈刺激诱发高血压

D. 降低前后负荷可有效降低心肌氧耗

E. 应用β-阻滞剂减慢心率有助于降低心肌氧耗

285. 冠脉搭桥患者围术期的危险因素

A. 高龄

B. 心衰病史

C. 合并瓣膜病变

D. 糖尿病

E. 再次搭桥患者

286. 下列哪些因素会引起S-T段抬高

A. 冠脉进气

B. 心包炎

C. 冠心病

D. 室壁瘤

E. 洋地黄中毒

287. CABG后,ST段持续抬高,提高灌注压后无改善,应考虑

A. 冠脉进气

B. 冠脉痉挛

C. 移植血管不畅

D. 架桥远端阻塞

E. 残余心肌麻痹效应

288. 与体外循环下冠脉搭桥相比,非体外循环下具有哪些优势

A. 避免了体外循环

B. 降低术后心肌酶和肌钙蛋白释放

C. 缩短术后呼吸机辅助时间、ICU停留及整个住院时间

D. 高危患者及女性患者更有优越性

E. 减少神经和认知功能不全

289. 冠脉搭桥手术中,IABP的作用有

A. 舒张峰压↓

B. 冠脉灌注压↑

C. 脑灌注压↑

D. 左室后负荷↓

E. 射血分数↑

290. 关于冠脉搭桥手术,放置IABP的指针包括

A. EF<40%

B. 近期内发生急性心肌梗死

C. LVEDP>18mmHg

D. 充血性心力衰竭

E. 左主干病变

291. 下列哪些患者对鱼精蛋白过敏的危险性大

A. 对鱼肉过敏

B. 男性输精管结扎术后

C. 糖尿病患者接受NPH胰岛素治疗

D. 肺血管高反应性的患者

E. 过敏体质的患者

292. 下列哪些情况会出现肝素耐药

A. 长期服用抗凝药

B. 左房黏液瘤

C. 细菌性心内膜炎

D. 血友病

E. 血小板记数$>240 \times 10^9$/L

293. 心功能衰竭时,心肌分子生物学的改变包括以下哪几点

A. β_1-受体数目上调

B. β_1-受体功能下调

C. β_1-受体功能上升

D. 细胞内钙离子下降

E. β_1-受体数目下调

294. 何种情况下,PCWP不能准确反映左心室前负荷

A. 肺栓塞

B. 慢性阻塞性肺疾病

C. 二尖瓣反流

D. 先天性心脏病心内分流

E. 冠心病

295. 关于NO治疗的适应证包括

A. 新生儿持续性肺动脉高压

B. 继发性肺动脉高压

C. 呼吸窘迫综合征

D. 二尖瓣狭窄

E. 主动脉瓣狭窄

296. β-受体阻滞剂治疗法洛四联症缺氧发作的机制有

A. 减弱心肌收缩力

B. 降低CO,反射性增加外周阻力,减少右向左分流

C. 减慢心率

D. 使氧离曲线左移

E. 减轻右心室漏斗部痉挛

297. 心脏压塞的典型特征是

A. 颈静脉压(JVP)升高

B. 心动过速

C. 气管移位

D. 低血压

E. 吸气时JVP降低

298. 关于肥厚梗阻性心肌病的麻醉处理原则包括

A. 以适度的麻醉抑制心肌收缩力

B. 保持前后负荷

C. 避免使用增加心肌收缩力药物

D. 防止心率增快

E. 术前充分镇静

299. 心脏手术中,使血清钾降低的药物有

A. 肾上腺素

B. 利尿药

C. 胰岛素

D. 钙剂

E. γ-羟基丁酸钠

300. 心脏手术应用食管超声(TEE)可提供

A. 左室缩短分数

B. 室壁运动情况

C. 舒张末期容量

D. 混合静脉血氧饱和度

E. 心输出量

301. 先天性主动脉缩窄常合并

A. 室间隔缺损

B. 房间隔缺损

C. 动脉导管未闭

D. 主动脉瓣畸形

E. 腹主动脉瘤

302. 下列关于降主动脉手术后截瘫的描述正确的有

A. 术中尽量不给含葡萄糖的液体

B. Adamkiewicz动脉最多起于T_4~T_8

C. 前脊髓动脉综合征是指全部的运动功能及感觉功能丧失

D. 避免术后低血压

E. 脊髓的血运是由两根后脊髓动脉及一根前脊髓动脉供应的

303. DeBakey Ⅲ 型夹层患者如需行覆膜支架植入
手术,麻醉中需要注意的是
A. 在支架释放前,进行控制性降压
B. 可选择全麻、椎管内麻醉或局麻
C. 必须监测右桡动脉血压
D. 避免气管插管时血压剧烈波动
E. TEE可评估支架释放部位、效果

304. 胸主动脉夹层动脉瘤动脉内膜撕裂部位常位于
A. 升主动脉远端
B. 降主动脉远端
C. 升主动脉近心端
D. 无名动脉远端
E. 降主动脉起始部

305. 胸主动脉瘤切除和人工血管置换术,术后严
重并发症包括
A. 脑卒中
B. 截瘫
C. 肾衰竭
D. 肺部感染
E. 心衰

306. 胸降主动脉手术中,控制性降压可以使用
A. β-受体阻滞剂
B. 硝酸甘油

C. 硝普钠
D. 异氟烷
E. 酚妥拉明

307. 胸主动脉手术中为减少异体库血使用,可以
使用
A. 氨基己酸
B. 抑肽酶
C. 自体血液回收
D. 钙通道阻断剂
E. 氨甲苯酸

308. 胸主动脉手术中为减少使用异体库血,可以
使用
A. 手术野血液回收
B. 急性等容性血液稀释(ANH)
C. 术前自体采血
D. 控制性降压
E. 呼气末正压(PEEP)

309. 深低温停循环(DHCA)期间,脑保护措施包括
A. 头部冰帽
B. 停循环前使用镇静剂
C. 选择性脑灌注
D. 上腔静脉逆行性脑灌注
E. 大剂量激素治疗

答 案

【A₁型题】

1. C	2. C	3. D	4. A	5. E	6. D	7. D	8. D	9. A	10. A
11. C	12. B	13. C	14. A	15. B	16. E	17. C	18. B	19. C	20. E
21. B	22. A	23. B	24. A	25. B	26. D	27. D	28. C	29. C	30. D
31. C	32. D	33. B	34. D	35. C	36. E	37. A	38. D	39. E	40. A
41. A	42. A	43. D	44. D	45. D	46. D	47. A	48. D	49. A	50. C
51. B	52. C	53. C	54. E	55. A	56. A	57. C	58. D	59. B	60. B
61. E	62. A	63. D	64. A	65. B	66. C	67. D	68. C	69. A	70. E
71. E	72. C	73. A	74. A	75. E	76. C	77. C	78. B	79. B	80. B
81. C	82. A	83. C	84. E	85. E	86. E	87. B	88. D	89. A	90. E
91. C	92. A	93. C	94. E	95. C	96. B	97. C	98. B	99. C	100. B
101. D	102. C	103. C	104. D	105. A	106. C	107. D	108. D	109. D	110. B
111. C	112. D	113. B	114. D	115. C	116. D	117. B	118. E	119. E	120. B
121. E									

【A₂型题】

122. E　123. A　124. C　125. B　126. D　127. D　128. D　129. E　130. A　131. C

132. E　133. B　134. B

【A₃型题】

135. C　136. D　137. C　138. E　139. A　140. A　141. A

【A₄型题】

142. C　143. C　144. B　145. B　146. B　147. E　148. A　149. B　150. E　151. D

152. D　153. B　154. C　155. D　156. A　157. A　158. A　159. C　160. D　161. E

162. C　163. B　164. D　165. D　166. A　167. C　168. B　169. E　170. D　171. C

172. A　173. A　174. E　175. B　176. D　177. B　178. D　179. E　180. C　181. D

182. A　183. B　184. E　185. E　186. E　187. B　188. A　189. C　190. E　191. B

192. A　193. D　194. A　195. A

【B₁型题】

196. E　197. B　198. C　199. D　200. A　201. A　202. D　203. C　204. A　205. E

206. D　207. C　208. D　209. E　210. A　211. A　212. A　213. B　214. B　215. C

216. E　217. D　218. E　219. B　220. C　221. D　222. A　223. A　224. D　225. B

226. C　227. B　228. D　229. A　230. C　231. D

【B₂型题】

232. A　233. B　234. D　235. E　236. F

【C型题】

237. A　238. B　239. A　240. D　241. C　242. B　243. B　244. C

【X型题】

245. ADE　246. BCD　247. ABCD　248. ABCDE　249. CD　250. ABCDE

251. ADE　252. AE　253. ABCD　254. AC　255. ADE　256. BDE

257. CDE　258. CD　259. BDE　260. ABCE　261. ABCE　262. AC

263. ACD　264. ABCDE　265. ADE　266. ABCDE　267. ABCD　268. ABCDE

269. AB　270. ABCD　271. ABCDE　272. ABCDE　273. ABCDE　274. ABCD

275. ABC　276. AB　277. ABCD　278. ABE　279. ABC　280. ABE

281. ABCDE　282. ABCE　283. ABE　284. ABCDE　285. ABCDE　286. ABCDE

287. ABCDE　288. ABCDE　289. BCDE　290. ABCDE　291. ABCDE　292. BCE

293. BDE　294. ABCD　295. ABC　296. ABCE　297. ABD　298. ABCDE

299. ABCDE　300. ABCE　301. ABCD　302. ABCDE　303. ABCDE　304. BE

305. ABCDE　306. ABCDE　307. ABCE　308. ABCD　309. ABCDE

（王成彬　卢家凯　赵丽云　林培容　张东亚　唐　越）

第49章

胃肠、肝胆胰脾、泌外、妇科、急腹症手术麻醉

【A₁型题】

1. 剖腹手术时,下列哪种体位对呼吸循环功能影响最轻
   - A. 侧卧位
   - B. 仰卧位
   - C. 截石位
   - D. 抬高腰桥位
   - E. 头低位

2. 消化道溃疡出血患者择期手术,血红蛋白应纠正到
   - A. 80g/L以上
   - B. 90g/L以上
   - C. 100g/L以上
   - D. 110g/L以上
   - E. 120g/L以上

3. 可与肌松药产生协同作用的抗生素有
   - A. 链霉素
   - B. 新霉素
   - C. 卡那霉素
   - D. 多黏菌素
   - E. 以上均是

4. 上腹腔手术操作易引起血压下降的原因主要是
   - A. 迷走神经反射
   - B. 腹腔神经丛反射
   - C. 动脉丛反射
   - D. 膈神经反射
   - E. 交感神经反射

5. 阑尾切除术中要消除阑尾牵拉痛,椎管内麻平面须达
   - A. 胸4
   - B. 胸5
   - C. 胸6
   - D. 胸8
   - E. 胸10

6. 胃肠道手术前,麻醉医生需要注意患者的
   - A. 血浆蛋白
   - B. 血红蛋白
   - C. 电解质
   - D. 血容量
   - E. 以上均是

7. 胃肠道恶性肿瘤患者术前常伴下面情况,可能性小的是
   - A. 贫血
   - B. 水肿
   - C. 营养过剩
   - D. 低蛋白血症
   - E. 营养不良

8. 下列急腹症患者手术哪种不宜在硬膜外麻醉下进行
   - A. 胃十二指肠穿孔
   - B. 上消化道大出血但无休克
   - C. 急性坏死性胰腺炎
   - D. 腹主动脉瘤破裂
   - E. 阑尾炎

9. 以下是急性坏死性胰腺炎出现的症状,除外
   - A. 高钙血症
   - B. 低钙血症
   - C. 心肌抑制
   - D. 肺间质水肿
   - E. ARDS

10. 关于急性坏死性胰腺炎,**不正确的有**
    A. 可选用硬膜外麻醉
    B. 可选全身麻醉
    C. 常伴高钙血症
    D. 可发生循环衰竭
    E. 容易诱发肺间质水肿

11. 类癌综合征是由下列哪种物质代谢紊乱所致
    A. 前列腺素
    B. 色氨酸
    C. 儿茶酚胺
    D. 脂肪酸
    E. 葡萄糖

12. 类癌综合征患者麻醉中出现缓激肽危象、严重低血压时,**不能用**
    A. 儿茶酚胺
    B. 甲氧明
    C. 间羟胺
    D. 缓激肽拮抗药
    E. 血管加压素

13. 类癌综合征患者手术中禁用
    A. 吗啡
    B. 氟烷
    C. 硫喷妥钠
    D. 右旋糖酐
    E. 以上均是

14. 类癌综合征患者手术中,以下是可引起类癌活性物质增加的因素,**不包括**
    A. 手术挤压肿瘤
    B. 变动体位
    C. 过度通气
    D. CO_2 蓄积
    E. 低血压

15. 腹腔内脏器的交感神经低级中枢位于
    A. 脊髓 $T_8 \sim L_3$ 节段的灰质侧角
    B. 脊髓 $T_{11} \sim L_2$ 节段的灰质侧角
    C. 脊髓 $T_5 \sim T_{12}$ 节段的灰质侧角
    D. 脊髓 $T_{12} \sim L_5$ 节段的灰质侧角
    E. 脊髓 $C_5 \sim C_8$ 节段的灰质侧角

16. 在结肠左曲以上的肠管和肝、胆、胰、脾等脏器手术时,椎管内麻醉阻滞平面达 $T_4 \sim L_1$,阻滞了下列哪些神经
    A. 内脏神经迷走神经支
    B. 内脏神经交感神经支
    C. 内脏神经迷走和交感神经支
    D. 内脏神经部分迷走神经支
    E. 内脏神经部分迷走和交感神经支

17. 结肠左曲以下的肠管和盆腔脏器的手术,阻滞平面达 $T_8 \sim S_4$ 时,下列哪些神经被阻滞
    A. 交感神经
    B. 副交感神经
    C. 交感和副交感神经
    D. 部分副交感神经
    E. 以上均不是

18. 腹部手术实行连续硬膜外阻滞时,下列哪项是**不正确的**
    A. 可达痛觉阻滞完善
    B. 可达腹肌松弛满意
    C. 交感神经被部分阻滞,肠管收缩
    D. 内脏牵拉反应完全消失
    E. 可做到对呼吸、循环、肝、肾功能影响小

19. 上消化道疾病易出现下列哪种酸碱失衡
    A. 代谢性酸中毒
    B. 代谢性碱中毒
    C. 呼吸性酸中毒
    D. 呼吸性碱中毒
    E. 呼吸性酸中毒和代谢性酸中毒

20. 下消化道疾病易出现下列哪种酸碱失衡
    A. 代谢性酸中毒
    B. 代谢性碱中毒
    C. 呼吸性酸中毒
    D. 呼吸性碱中毒
    E. 呼吸性酸中毒和代谢性酸中毒

21. 关于硬膜外麻醉下行胃修补手术,下列哪项**错误**
    A. 经胸8~9间隙穿刺,向头侧置管
    B. 阻滞平面应达胸4~腰1

C. 进腹前经静脉给予适量镇静剂

D. 上述麻醉方法对呼吸影响小因此较为安全

E. 上述麻醉方法对呼吸影响大应加强呼吸管理

22. 腹部手术最需要下面哪项肌肉松弛

    A. 膈肌

    B. 咬肌

    C. 腹直肌和腹横肌

    D. 肋间肌

    E. 背阔肌和斜角肌

23. 腹部手术中,下面是减少胆-心反射和迷走反射所采取的措施,哪项不正确

    A. 术前用吗啡

    B. 术前用阿托品

    C. 术中用哌替啶

    D. 用氟芬合剂

    E. 局部神经封闭

24. 关于胆-心反射,错误的是

    A. 可致冠状动脉痉挛

    B. 引起心率减慢

    C. 可发生心律失常

    D. 导致血压下降

    E. 导致血压上升

25. 门脉高压及肝部分切除手术患者肝功能评判,目前所用标准主要是按照

    A. Child分级标准

    B. 血浆白蛋白指数

    C. 肝脏酶学的改变

    D. 凝血酶原时间

    E. 高桥成辅分的界限

26. 肝脏手术前,Child肝功能分级标准B级的患者血浆白蛋白应在

    A. 25g/L

    B. ≥30g/L

    C. 30~35g/L

    D. >35g/L

    E. >45g/L

27. 肝功能衰竭患者,手术死亡率为

    A. 6.3%

    B. 57%

    C. 78%

    D. 92%

    E. 83%

28. 肝硬化、门脉高压症患者手术,麻醉前用药应给予

    A. 大剂量阿托品

    B. 大剂量东莨菪碱

    C. 一般剂量阿托品

    D. 一般剂量镇静镇痛药

    E. 大剂量镇静镇痛药

29. 门脉高压症患者手术中,血细胞比容应当保持在以下哪一水平为宜

    A. 20%左右

    B. 30%左右

    C. 40%左右

    D. 50%左右

    E. 60%左右

30. 肝脏手术中,收缩压应维持在何种水平方可保护肝脏自动调节能力,保护肝细胞功能

    A. 60mmHg以上

    B. 70mmHg以上

    C. 80mmHg以上

    D. 50mmHg以上

    E. 90mmHg以上

31. 肝硬化患者应用哪种肌松药其作用可增强

    A. 泮库溴铵

    B. 维库溴铵

    C. 阿曲库铵

    D. 琥珀胆碱

    E. 罗库溴铵

32. 低蛋白血症患者手术麻醉前白蛋白应提高到

    A. 20g/L以上

    B. 25g/L以上

    C. 30g/L以上

    D. 35g/L以上

E. 40g/L以上

33. 关于门脉高压症的病理生理改变描述下列哪项**不正确**
    A. 肝硬化及肝损害
    B. 低动力型血流动力学改变
    C. 出凝血功能改变
    D. 低蛋白血症
    E. 脾功能亢进

34. 当门静脉的压力因各种病因而高于下列哪一水平时,可表现一系列的临床症状,统称为门脉高压症
    A. 15cmH$_2$O
    B. 20cmH$_2$O
    C. 25cmH$_2$O
    D. 30cmH$_2$O
    E. 35cmH$_2$O

35. 胆囊炎,胆石症手术最佳的术前用药是
    A. 东莨菪碱,咪达唑仑
    B. 阿托品,咪达唑仑
    C. 山莨菪碱,咪达唑仑
    D. 右美托咪定,咪达唑仑
    E. 吗啡,咪达唑仑

36. 黄疸患者手术麻醉后肾衰的发生率增高,主要原因是
    A. 胆红素毒素
    B. 麻醉药物
    C. 内毒素
    D. 肾血流降低缺氧
    E. 凝血因素的破坏

37. 术前了解肝脏患者的凝血功能的下列指标,目前**不常用的**为
    A. 凝血时间
    B. 凝血酶原时间
    C. 血小板计数
    D. 束臂试验
    E. 部分凝血活酶时间

38. 阻塞性黄疸患者麻醉中下列哪项**不需要**

A. 维生素K
B. 护肝药物
C. β-受体阻滞剂
D. 足量阿托品
E. 抗纤溶药

39. 肝脏手术的麻醉**禁用**
    A. 氟烷
    B. 氧化亚氮
    C. 异氟烷
    D. 七氟烷
    E. 地氟烷

40. 脾脏手术麻醉前准备哪项**不正确**
    A. 术前反复感染者应积极治疗
    B. 严重贫血应输新鲜血
    C. 长期服用激素的患者应于术前3d停药
    D. 血小板减少、出凝血时间延长者应输浓缩血小板
    E. 外伤性脾破裂者应注意复合伤

41. 关于脾手术的麻醉下列哪项**不对**
    A. 无出血倾向者可选用硬膜外麻
    B. 有明显出血倾向者须选用全麻
    C. 处理脾蒂时应做好大量输血准备
    D. 巨脾出血较多宜脾内注射肾上腺素
    E. 可使用自体血液回收术

42. 肝硬化患者应用下列哪种药可引起药效时间延长
    A. 吗啡
    B. 维库溴铵
    C. 舒芬太尼
    D. 丙泊酚
    E. 以上均是

43. 下列哪项处理可预防腹腔手术的迷走神经反射
    A. 避免缺氧和二氧化碳蓄积
    B. 手术操作轻柔
    C. 充分剂量的阿托品
    D. 用局部麻醉药阻滞内脏神经
    E. 以上均是

44. 门脉高压症手术输入大量乳酸林格溶液可引起
　　A. 全身水肿
　　B. 间质性肺水肿
　　C. 右心衰竭
　　D. 左心衰竭
　　E. 以上均是

45. 肝脏手术麻醉处理,下列是要引起麻醉重视的,可**除外**
　　A. 应充分估计和准备术中失血和输血
　　B. 抗生素的选择
　　C. 对肝功能实施保护
　　D. 对肝包囊虫病手术应预防过敏性休克
　　E. 选择合适的麻醉方法和用药

46. 胆石症手术患者,术前药禁用
　　A. 阿托品
　　B. 地西泮
　　C. 苯巴比妥
　　D. 吗啡
　　E. 哌替啶

47. 腹腔镜胆囊切除手术最适合的麻醉方法是
　　A. 腰麻
　　B. 喉罩通气全麻
　　C. 静脉麻醉
　　D. 连续硬膜外麻醉
　　E. 气管插管全麻

48. 肾脏手术如用硬膜外麻醉,阻滞范围要达到
　　A. 胸8~腰2
　　B. 胸5~腰2
　　C. 胸10~腰4
　　D. 胸10~骶1
　　E. 胸6~腰1

49. 椎管内麻醉下,肾区脏器手术中,肩部酸痛的原因可能是
　　A. 牵拉刺激迷走神经
　　B. 臂丛神经受刺激
　　C. 牵拉刺激膈神经丛
　　D. 腰交感神经丛兴奋
　　E. 腰副交感神经丛兴奋

50. 巨大卵巢肿瘤难以平卧的患者,最适麻醉选择是
　　A. 连续硬膜外麻醉
　　B. 气管插管全麻
　　C. 喉罩通气全麻
　　D. 局麻与强化
　　E. 脊麻

51. 异位妊娠破裂的麻醉选择主要取决于
　　A. 患者身高
　　B. 患者年龄
　　C. 患者体重
　　D. 患者脊柱形态
　　E. 患者失血程度

52. 巨大卵巢肿瘤患者术前可存在
　　A. 低氧
　　B. CO_2蓄积
　　C. 硬膜外间隙血管丛扩张淤血
　　D. 营养不良
　　E. 以上均可

53. 巨大卵巢肿瘤摘除后可发生
　　A. 诱发急性肺水肿
　　B. 血压骤降
　　C. 心率增快
　　D. 左心衰
　　E. 以上均可

54. 腹腔镜手术中,人工气腹后患者
　　A. 呼吸无效腔增加
　　B. 肺顺应性下降
　　C. 气道阻力增加
　　D. 血CO_2分压增高
　　E. 以上都是

55. 子宫体的感觉神经纤维传入**不经过**
　　A. 盆神经丛
　　B. 上腹下神经丛
　　C. 主动脉神经丛
　　D. 腹腔丛
　　E. 下腹下神经丛

56. 下面是异位妊娠严重休克患者麻醉诱导时可选择的主要药,应**除外**
    A. 丙泊酚
    B. 氯胺酮
    C. 咪达唑仑
    D. 维库溴铵
    E. 依托咪酯

57. 孕产妇施行椎管内麻醉,易出现低血压的原因**不包括**
    A. 妊娠妇女下腔静脉受压
    B. 妊娠妇女体内水、钠潴留
    C. 外周血管扩张
    D. 妊娠妇女对局麻药敏感性高
    E. 交感神经节前纤维阻滞

58. 膀胱、前列腺、睾丸手术所需要的麻醉阻滞范围是
    A. $T_5 \sim S_2$
    B. $T_8 \sim S_5$
    C. $T_{10} \sim S_4$
    D. $T_{12} \sim S_3$
    E. $T_9 \sim S_2$

59. 需阻断腹主动脉的肾血管手术,为保护肾,脊髓和肠道等功能,可选用多少的温度全身降温
    A. 35℃ ~36℃
    B. 30℃ ~32℃
    C. 32℃ ~34℃
    D. 34℃ ~35℃
    E. 28℃ ~30℃

60. 腹腔镜手术最适宜的麻醉方法是
    A. 静脉麻醉
    B. 腰麻
    C. 连续硬膜外麻醉
    D. 腰硬联合麻醉
    E. 气管插管全麻

61. 人工气腹对心血管的影响是
    A. 血压下降
    B. 外周阻力增加
    C. 血压升高
    D. 心排出量下降
    E. 以上均有

【A₂型题】

62. 男性患者,拟行直肠癌根治术,术前血红蛋白92g/L。切除直肠过程中出血约400ml,此时输血宜选择
    A. 浓缩红细胞
    B. 新鲜血浆
    C. 全血
    D. 血小板
    E. 冷沉淀

63. 老年男性患者,65岁,一般情况尚好,心率86次/分、律齐、血压140/80mmHg。因前列腺肥大在连续硬膜外麻醉下行经尿道前列腺电切术。90分钟后,出现烦躁,轻度呼吸困难,血压升至160/100mmHg,心率68次/分,最可能是发生了
    A. 心肌梗死
    B. 失血性休克
    C. TURP综合征
    D. 神经阻滞不全
    E. 高钠血症

64. 女性,38岁,不孕症。在0.05mg芬太尼,130mg丙泊酚然后10ml/h持续静脉麻醉下,行宫腔镜检查、粘连松解术。麻醉循环呼吸平稳,氧饱和度正常。手术进行半小时患者突然心率减慢、氧饱和度渐降,测血压即测不到,立即心肺复苏,但无效,最终患者死亡。最可能的原因是
    A. 空气栓塞
    B. 急性水肿
    C. 麻醉性呼吸抑制
    D. 麻醉性心脏抑制
    E. 过敏反应

65. 患者女性,50岁,巨大腹内肿瘤,搬动和摘除巨大肿瘤后,最不可能出现的是
    A. 血压升高
    B. 血压不变
    C. 血压轻微下降

D. 血压中度下降

E. 休克

66. 患者男性,20岁,阑尾炎切除术,实行硬膜外麻醉,检测阻滞平面在$T_6 \sim L_2$。术中将阑尾牵出腹腔行切除时,患者觉心紧,出现这一情况最可能的原因是

A. 血压下降

B. 麻醉药物过量

C. 内脏的牵拉反射

D. 心肌梗死

E. 以上均不是

67. 一男性患者,35岁,全身麻醉下行胃癌根治术,术中切除肿瘤时患者突然出现皮肤潮红,眼结膜有毛细血管扩张和水肿,血压下降,考虑下列哪种因素最为可能

A. 二氧化碳蓄积

B. 类癌综合征

C. 输入液体量过低

D. 药物过敏

E. 以上均不是

68. 一大量腹水的中年女性患者,在全身麻醉下行开腹探查术,术中一次性直接从腹腔抽出2000ml,患者最不可能出现以下哪种情况

A. 血压骤降

B. 低盐综合征

C. 心率增快

D. 血压增加

E. 脑代谢异常

69. 女性门脉高压患者,40岁,在全身麻醉下行分流术,术中伤口处出血渗血严重,可考虑给予下列哪种维生素

A. 维生素A族

B. 维生素B族

C. 维生素E

D. 维生素C

E. 维生素K

70. 男性患者,冠心病史10年,50岁,在全麻下行右侧肾癌根治术,术前生命体征平稳,

术中血压维持在120/80mmHg左右,心率65次/分,突然发生心搏骤停,其最可能的原因是

A. 癌栓脱落造成肺梗死

B. 输入液体量过多

C. 麻醉深度过深

D. 气管导管脱出

E. 突发心肌梗死

【A_3型题】

问题71~75

患者女性,55岁。慢性胆囊炎、胆石症急性发作。高血压、冠心病(心绞痛)20年,心电图显示心肌缺血,心率60次/分,血压为160/88mmHg。行胆囊切除加胆总管探查T管引流术,术中处理胆囊时突然心率减慢、室性二联律,需要治疗

71. 最好的麻醉方法是

A. 针刺麻醉

B. 静脉麻醉

C. 连续硬膜外麻醉

D. 喉罩通气全麻

E. 气管插管全麻

72. 术中突然心率减慢、室性二联律的原因是

A. 缺氧

B. 手术刺激心脏

C. 低血压

D. 高二氧化碳血症

E. 胆-心反射

73. 上述出现的原因,多见于

A. 麻醉较深

B. 麻醉较浅

C. 使用了插管通气没使用喉罩

D. 采用了开腹手术方式

E. 采用了腹腔镜手术方式

74. 对该患者的麻醉,下列哪项不当

A. 尽量减轻插管反应

B. 术前给予阿托品

C. 控制术中高血压

D. 以浅全麻加肌松维持麻醉

E.用硝酸甘油治疗心肌缺血

75.对该患者术中反应的最好补救治疗是

 A.静脉注射氯胺酮

 B.术前肌注阿托品

 C.不牵拉胆囊

 D.胆囊三角区神经局麻药封闭

 E.静脉注射异丙肾上腺素

问题76~80

患者男性,45岁,60kg,早餐后上班途中遭遇车祸。40分钟后入院,查体发现患者呼吸急促、烦躁不安、呻吟、面色苍白,两侧瞳孔等大,两肺呼吸音粗,血压85/45mmHg,脉搏120次/分。腹肌紧张,全腹压痛反跳痛明显,右下腹抽出不凝血,头部与下肢未发现伤点。

76.对该患者的初步诊断,下列说法错误的是

 A.是否胸外伤,须拍胸片

 B.无胸外伤,无须拍胸片

 C.存在失血性休克

 D.可能肝脾破裂

 E.查尿,排除泌尿系损伤

77.对该患者的处理措施最重要的是

 A.立即手术

 B.拍胸片

 C.腹部B超

 D.胃肠减压

 E.降血压提升到正常水平

78.该患者的出血量估计有

 A.<400ml

 B.<750ml

 C.750ml~1500ml

 D.1500ml~2000ml

 E.>2500ml

79.该患者的麻醉首选

 A.局麻

 B.硬膜外麻醉

 C.肋间神经阻滞

 D.喉罩通气全麻

 E.气管插管全麻

80.防止该患者麻醉诱导期误吸,可采取的方法中错误的是

 A.预先催吐或放置粗胃管吸引

 B.预先使用H_2受体阻滞药

 C.表面麻醉清醒气管插管

 D.压迫环状软骨法

 E.快速诱导非去极化肌松

【A₄型题】

问题81~85

患者女性58岁,身高160cm,体重70kg。因腹痛、发热、巩膜黄染3天,嗜睡、低血压7小时,以急性梗阻性化脓性胆管炎急诊手术。10年前有胆囊切除史。无胸闷、气促等其他病史。查体:巩膜黄染,甚至模糊,心肺听诊未见杂音和啰音,腹胀、压痛。体温39℃,BP105/55mmHg、HR125次/分、RR24次/分。胸片:两肺纹理增多。EKG:窦性心动过速、ST-T改变。

81.该患者存在哪种休克

 A.失血性休克

 B.感染性休克

 C.心源性休克

 D.过敏性休克

 E.创伤性休克

82.下述指标对判断休克很重要,除了

 A.动脉血压、中心静脉压

 B.心排血量

 C.外周血管阻力

 D.体温

 E.尿量

83.对该患者的麻醉考虑,下面正确的是

 A.可以采用硬膜外麻醉小剂量分次给药

 B.必须行有创动脉压和中心静脉压监测

 C.首先使用α-受体兴奋药维护血压

 D.因易于调控,应以吸入麻醉为主全麻

 E.全麻需要慎用吸入麻醉药

84.如果该术毕,患者尿量不足50ml,表明有肾功能不全,这一原因是

 A.休克

 B.不合理的使用α-受体兴奋药

C. 内毒素作用,胆红素作用

D. 肝肾综合征

E. 上述全部

85. 对该患者这一现象的治疗措施有如下,**除了**

A. 尽快补足血容量

B. 使用高渗溶液

C. 保持适当的心排血量

D. 使用利尿剂

E. 保护肝功能

问题86~88

患者男性,49岁,急性外伤性脾破裂,拟行剖腹探查术。查体:面色苍白、神志淡漠、呼吸急促、心率120次/分,律齐,血压80/60mmHg。ECG提示:S-T段改变。患者系酒后驾车。

86. 术前下列哪项处理**不当**

A. 放置鼻胃管

B. 快速输液

C. 速配血型

D. 拍胸片

E. 催吐

87. ST段改变应考虑为

A. 失血性休克

B. 冠心病

C. 心肌缺血

D. 高血压

E. 肺心病

88. 在麻醉诱导气管插管时,如患者已发生误吸,下列哪项**不恰当**

A. 大剂量激素应用

B. 应用扩管药

C. 插管后气管内吸引

D. 给予5~10cmH$_2$OPEEP通气

E. 气管内给予生理盐水、碳酸氢钠冲洗

问题89~91

患者男性,65岁,拟行腹腔镜胆囊切除术。该患者患有冠心病(心绞痛)和肠胃炎。查体心率104次/分、心律不齐,血压170/110mmHg,心电图提示ST段改变。空腹血糖12.8mmol/L、血清总胆固

醇10.0mmol/L、血清钾3.5mmol/L。

89. 下面哪项**不是**导致冠心病发展的危险因素

A. 高血压

B. 糖尿病

C. 家族史

D. 高胆固醇血症

E. 肠胃炎

90. 下列哪种情况会致患者心律失常

A. 全麻诱导插管

B. 使用琥珀胆碱

C. 手术牵拉胆囊

D. 二氧化碳充气期

E. 上述全部

91. 如术中心率70bpm、伴偶发室性期前收缩,治疗药为选

A. 普罗帕酮(心率平)

B. 艾司洛尔

C. 利多卡因

D. 普鲁卡因胺

E. 阿托品

问题92~95

患者男性,24岁。右肾上腺肿瘤。查体一般情况好,心率110次/分、律齐,血压160/100mmHg,两肺听诊清晰,其他检查均正常,在全身麻醉下行肿瘤切除。

92. 术中常规监测**不包括**

A. 呼吸

B. 有创血压

C. 出入量

D. 脑电图

E. 血气

93. 术中探查肿瘤时出现高血压应选用

A. 利血平

B. 甘露醇

C. 右美托咪定

D. 硝普钠

E. 呋塞米

94. 肿瘤切除后如果出现血氧饱和度下降应考虑

A. 神经损伤

B. 胸膜损伤

C. 麻醉过深

D. 血压下降

E. 辅助药物的作用

95. 肿瘤切除后如出现血压过低应如何处理

A. 多巴胺静注

B. 麻黄碱静注

C. 快速补充血容量

D. 快速补充血容量+去甲肾上腺素静滴

E. 甲肾上腺素静注

【B₁型题】

问96~101

A. 心动过缓、血压下降

B. 心率加快、血压升高

C. 心率加快、血压下降

D. 心率减慢、血压升高

E. 心率血压不变

96. 游离胆囊床、胆囊颈和探查胆总管时

97. CO_2气腹时

98. 麻醉机活瓣失灵时

99. 失代偿性休克时

100. 静注去氧肾上腺素时

101. 气管插管时

问题102~107

A. 颈7~胸1

B. 胸3~4

C. 胸8~9

D. 胸11~12

E. 腰2、3或腰3、4间隙

102. 妇科子宫手术的腰硬联合麻醉穿刺点

103. 右半结肠手术的硬膜外麻醉穿刺点

104. 胃及十二指肠手术的硬膜外麻醉穿刺点

105. 直肠手术腰-硬联合麻醉穿刺点

106. 乳房肿块切除术硬膜外麻醉穿刺点

107. 阑尾切除术穿刺点

问题108~111

A. 大量渗血

B. 胸膜损伤

C. 肺梗死

D. 原因不明持续低血压

E. 气胸

108. 巨大胃肿瘤探查术最可能发生的并发症

109. 前列腺全切术最可能发生的并发症

110. 右肾癌手术最可能发生的并发症

111. 肾上腺手术常可能发生的并发症

【C型题】

A. 选择全身麻醉

B. 选择硬膜外麻醉

C. 两者均可

D. 两者均不可

112. 胆囊切除术

113. 肝移植术

114. 胰十二指肠术

115. 直肠癌根治术

116. 卵巢癌根治术

117. 胃大部分切除术

118. 肾移植术

119. 有锥管内转移的膀胱癌切除术

120. 23岁包皮环切术

A. 硬膜外麻醉一点穿刺法

B. 硬膜外麻醉两点穿刺法

C. 两者均可

D. 两者均不可

121. 子宫切除术

122. 前列腺摘除术

123. 阑尾切除术

124. 肾移植术

【X型题】

125. 腹腔内脏器官的主要生理功能是

A. 消化、吸收和代谢

B. 消除有毒物质和致病微生物

C. 参与机体免疫反应

D. 分泌多种激素调节消化系统和全身生理功能

E. 维持体液平衡功能

126. 急腹症患者的特点

A. 发病急、病情重

B. 饱胃患者多

C. 继发感染、休克者多

D. 详细病史,既往史多不完全了解

E. 麻醉前准备时间短

127. 急腹症手术麻醉正确的选项有

    A. 呼吸循环功能稳定者可选用硬膜外麻醉

    B. 麻醉维持多采用复合麻醉

    C. 尿量维持在30ml/小时以上

    D. 全麻应酌情选用对循环影响小的药物

    E. 有全身感染者选用全身麻醉

128. 急性坏死性胰腺炎麻醉管理有

    A. 首选全麻

    B. 行有创循环监测

    C. 恢复血容

    D. 纠正电解质紊乱和酸碱失衡

    E. 给予激素治疗

129. 下列哪些患者在行腹部手术中腹内压容易骤然下降而发生血流动力学及呼吸的明显变化

    A. 大量腹水的患者

    B. 严重腹胀的患者

    C. 巨大腹内肿瘤的患者

    D. 消瘦的患者

    E. 剖宫产

130. 腹内手术中,牵拉内脏容易发生以下哪些反应

    A. 腹肌紧张

    B. 鼓肠

    C. 恶心

    D. 呕吐

    E. 膈肌抽动

131. 胃肠道恶性肿瘤患者,术前多合并下列哪些病征

    A. 营养不良

    B. 贫血

    C. 电解质异常

    D. 高蛋白血症

    E. 肾功能损害

132. 消化道疾病患者长期呕吐伴有手足抽搐者,术前应适当补充下列哪些元素

    A. 磷

    B. 铁

    C. 钙

    D. 镁

    E. 钠

133. 一些基层医院椎管内麻醉仍占主流,下面有关胃肠手术麻醉选择下列哪几项是正确的

    A. 胃十二指肠手术,硬膜外阻滞T_{8-9}

    B. 右半结肠手术,硬膜外阻滞T_{11-12}

    C. 左半结肠手术,硬膜外阻滞$T_{12}\sim L_1$

    D. 直肠癌根治术,硬膜外阻滞$T_{12}\sim L_1$

    E. 阑尾炎手术,硬膜外穿刺点T_{11-12}

134. 类癌综合征的临床表现为

    A. 皮肤潮红

    B. 眼结膜有毛细血管扩张和水肿

    C. 血压升高

    D. 支气管痉挛

    E. 水样腹泻

135. 阻塞性黄疸患者可出现下列哪些情况

    A. 胆固醇代谢异常

    B. 凝血酶原时间缩短

    C. 凝血酶原时间延长

    D. 维生素K吸收障碍

    E. 胆盐代谢异常

136. 手术操作在游离胆囊床、胆囊颈和探查胆总管时,易发生

    A. 血压升高

    B. 胆—心反射

    C. 迷走—迷走反射

    D. 反射性冠状动脉痉挛

    E. 心率增快

137. 关于门脉高压症手术麻醉正确的是下列哪几项

    A. 麻醉前给予维生素K

    B. 麻醉前放腹水1次放水量不可超过1000ml

    C. 应选择麻醉药的最小有效剂量

D. 可选用氟烷完善麻醉

E. 维持有效循环血量

138. 门脉高压症手术麻醉管理要点

A. 维持有效血容量

B. 保持血浆白蛋白大于25g/dl、血细胞比容30%左右

C. 酌情补充凝血因子及血小板

D. 大量失血时输新鲜血

E. 少用经肝代谢的药物

139. 原发性或继发性脾功能亢进需行手术的患者,血液系统有下列哪些改变

A. 红细胞减少

B. 白细胞减少

C. 血小板增加

D. 骨髓造血细胞增生

E. 红细胞增加

140. 胆道手术麻醉前准备应达到下列哪几项

A. 对心、肺、肝、肾疾病给予内科治疗

B. 麻醉前给予消炎、维生素K

C. 黄疸指数大于100U,应穿刺引流使其降至30U以下

D. 阻塞性黄疸患者,常规给予阿托品

E. 全面纠正水、电解质紊乱

141. 关于肾手术麻醉管理要点

A. 硬膜外阻滞至少达$T_6\sim L_2$

B. 硬膜外麻醉下适量镇静、镇痛

C. 目前多采用全身麻醉

D. 警惕手术损伤膈肌导致气胸

E. 肾癌手术警惕发生癌块肺栓塞

142. 腹腔镜手术麻醉时注意人工气腹引起

A. 腹内压过高

B. 高二氧化碳血症

C. 上半身高血压反应

D. 冠心患者心肌缺氧加重

E. 下腔静脉回流减少

143. 腹腔镜手术的麻醉方式有

A. 气管插管全麻

B. 喉罩通气全麻

C. 局麻加强化

D. 硬膜外麻醉

E. 腹腔内麻醉

144. 关于泌尿外科手术的麻醉,下述说法正确的有

A. 腹腔镜手术选择全麻

B. 切开手术可选择硬膜外麻醉或全麻

C. 前列腺肥大电切手术可选择腰麻或全麻

D. 膀胱癌或前列腺癌选择椎管内麻醉较好

E. 麻醉选择视患者本病和全身情况而定

145. 关于妇科手术麻醉的特点包括下列哪几项

A. 要求麻醉有充分的镇痛和肌肉松弛

B. 硬膜外麻醉时,手术牵拉盆腔器官和阴道易发患者痛苦

C. 术中搬动巨大肿瘤时,麻醉医师要做好发生休克的防治

D. 癌症手术广泛淋巴结清扫时出血多,要做好准备

E. 椎管内神经阻滞范围应达$T_4\sim S_1$

146. 妇科腹腔镜手术麻醉的特点正确的是

A. 人工气腹引起肺顺应性上升

B. 人工气腹后CVP下降

C. 人工气腹后V/Q比例失调

D. 硬膜外阻滞需控制麻醉平面在$T_4\sim S_2$

E. 妇科腹腔镜手术中易出现气胸和皮下气肿

147. 异位妊娠手术麻醉选择的原则有下列哪几项

A. 择期手术可选择腰-硬联合麻醉

B. 急诊伴一定休克者最好选用插管或喉罩通气全麻

C. 考虑有大出血者要进行自体血液回收回输

D. 考虑有大出血者麻醉实施中就必须快速输液

E. 术后有自体血液回收者,待自体血回输后再考虑离开手术室

答 案

【A₁型题】

1. B	2. B	3. E	4. B	5. A	6. E	7. C	8. D	9. A	10. C
11. B	12. A	13. E	14. C	15. A	16. B	17. C	18. D	19. B	20. A
21. D	22. C	23. A	24. E	25. A	26. C	27. C	28. C	29. B	30. C
31. D	32. B	33. B	34. C	35. B	36. C	37. D	38. C	39. A	40. C
41. D	42. E	43. E	44. E	45. B	46. D	47. B	48. B	49. C	50. B
51. E	52. E	53. E	54. E	55. D	56. A	57. B	58. C	59. B	60. E
61. E									

【A₂型题】

62. A	63. C	64. A	65. A	66. C	67. B	68. D	69. E	70. A

【A₃型题】

71. D	72. E	73. B	74. D	75. D	76. B	77. A	78. C	79. E	80. A

【A₄型题】

81. B	82. D	83. E	84. E	85. B	86. E	87. C	88. B	89. E	90. B
91. C	92. D	93. D	94. B	95. D					

【B₁型题】

96. A	97. B	98. B	99. C	100. D	101. B	102. E	103. D	104. C	105. E
106. B	107. D	108. D	109. A	110. C	111. E			

【C型题】

112. C	113. A	114. C	115. C	116. C	117. C	118. C	119. A	120. D	121. C
122. C	123. A	124. C							

【X型题】

125. ABCDE	126. ABCDE	127. ABCDE	128. ABCDE	129. ABCE	130. ABCDE
131. ABCE	132. CD	133. ABCDE	134. ABDE	135. ACDE	136. BCD
137. ACE	138. ABCDE	139. ABD	140. ABDE	141. ABCDE	142. ABCDE
143. AB	144. ABCE	145. ABCD	146. CE	147. ABCDE	

（罗爱林 黄绍农）

第50章

针刺麻醉

【A₁型题】

1. 针麻创立于
   A. 1948年
   B. 1949年
   C. 1954年
   D. 1958年
   E. 1964年

2. 针刺镇痛产生的最主要的机制是
   A. 内源性阿片样物质释放增加
   B. 中枢5-HT释放增加
   C. 中枢乙酰胆碱释放增加
   D. 中枢去甲肾上腺素释放减少
   E. 中枢神经递质释放增加

3. 针麻时中枢神经介质参加反应的**除外**
   A. 乙酰胆碱
   B. 5-HT
   C. 去甲肾上腺素
   D. 肾上腺素
   E. 阿片样物质

4. 针麻时中枢神经递质改变哪种**不正确**
   A. 5-HT释放增加
   B. 乙酰胆碱释放增加
   C. 去甲肾上腺素释放增加
   D. 脑啡肽释放增加
   E. 内啡肽释放增加

【B₁型题】

   A. 金门、太阳穴
   B. 合谷、支沟、翳风穴

   C. 合谷、内关穴
   D. 足三里穴
   E. 三阴交穴

5. 胃手术选用
6. 颅前窝手术选用
7. 颅后窝手术选用
8. 输卵管手术选用
9. 甲状腺手术选用

【X型题】

10. 1980年前后总结针麻效果,认为适合于哪些手术
    A. 肺叶切除术
    B. 甲状腺手术
    C. 颅前窝手术
    D. 胃大部切除术
    E. 输卵管结扎术

11. 针麻的优点有
    A. 安全、简便、经济、易学
    B. 无麻醉药干扰生理功能
    C. 术中患者清醒,可主动配合
    D. 针刺有调整生理功能功效
    E. 针麻后效应有利于患者康复

12. 中枢单胺类递质包括
    A. 乙酰胆碱
    B. 内源性阿片样物质
    C. 5-HT
    D. 去甲肾上腺素
    E. 多巴胺

答 案

【A₁型题】

1. D   2. A   3. D   4. C

【B₁型题】

5. D   6. A   7. B   8. E   9. C

【X型题】

10. BCE   11. ABCDE   12. CDE

（石学银）

第51章

神经肌肉传导、肌松药及其作用机制与应用

【A₁型题】

1. 下述有关肌松药的作用,表述正确的是
   A. 肌松药作用于接头后膜的N乙酰胆碱受体
   B. 也与接头前膜的乙酰胆碱受体结合产生接头前效应,发生异化现象
   C. 还作用于乙酰胆碱受体通道,产生阻滞作用
   D. 也有某些非去极化肌松药对乙酰胆碱受体有激动作用
   E. 上述全部

2. 神经肌肉接头的组成是
   A. 运动神经元轴突分支末梢膨大部分: 接头前膜
   B. 接头部位的肌纤维膜: 接头后膜
   C. 接头前膜与接头后膜之间的间隙
   D. 接头旁地带
   E. 上述全部

3. 运动神经元接头前膜含有乙酰胆碱的下述哪个功能
   A. 合成、包裹
   B. 运输
   C. 储存
   D. 释放
   E. 上述全部

4. 运动神经末梢存在多种受体,下面哪个除外
   A. 肾素
   B. 乙酰胆碱
   C. 阿片
   D. 肾上腺素、多巴胺
   E. 嘌呤、腺苷

5. 有关乙酰胆碱受体的表述,哪个正确

A. 接头后膜乙酰胆碱受体是烟碱型
B. 烟碱型乙酰胆碱受体有成人型
C. 烟碱型乙酰胆碱受体有未成熟型(胎儿型)
D. 烟碱型乙酰胆碱受体有 α₇型
E. 上述全部

6. 有关乙酰胆碱受体的说法,哪个**错误**
   A. 成熟型只在健康成人接头后膜表达
   B. 成熟型也在成人神经损伤的病理接头后膜表达
   C. 未成熟型与 α₇型见于胎儿和神经元损伤、烧伤时表达
   D. 未成熟型与 α₇型可在接头后膜的肌纤维任何位置表达
   E. 成熟型受体代谢稳定半衰期约24h,未成熟型半衰期近24h

7. 下述有关胆碱酯酶存在的位置,哪个正确
   A. 存在于接头前膜内的胞浆里
   B. 主要存在于接头间隙
   C. 主要存在于接头外区域
   D. 存在于接头后膜上
   E. 存在于接头后膜内的胞浆里

8. 有关烟碱受体,表述正确的是
   A. 是乙酰胆碱的N受体
   B. N受体分N₁、N₂两个亚型
   C. N₁受体存在于神经节神经元的突触后膜
   D. N₂受体存在于骨骼肌终板膜
   E. 上述全部正确

9. 有关毒蕈碱受体,表述正确的是
   A. 是乙酰胆碱的M受体
   B. 在副交感神经系统广泛存在
   C. 激动时长生明显的副交感的能效应

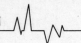

D. 有M_1~M_5，5种不同亚型

E. 上述均正确

10. 有关毒蕈碱的受体，表述正确的是

A. M_1受体存在于中枢神经系统

B. M_1受体也存在于自主神经系统的神经节和胃壁细胞

C. M_2受体心脏和突触前部位

D. M_3受体主要存在于平滑肌、心血管内膜（使血管扩张）和外分泌腺

E. 上述全部正确

11. 神经末梢去极化可导致

A. 10^4个乙酰胆碱释放

B. 10^5个乙酰胆碱释放

C. 10^6个乙酰胆碱释放

D. 10^7个乙酰胆碱释放

E. 10^8个乙酰胆碱释放

12. 肌松药与乙酰胆碱受体的结合部位为

A. α 蛋白亚基

B. β 蛋白亚基

C. γ 蛋白亚基

D. δ 蛋白亚基

E. α 与 β 蛋白亚基

13. 正常情况下,乙酰胆碱与受体结合的次数为

A. 1次

B. 2次

C. 3次

D. 4次

E. 5次

14. 神经肌肉接头后膜上受体的 α 蛋白亚基的分子量为

A. 40 000

B. 50 000

C. 60 000

D. 65 000

E. 80 000

15. 神经肌肉接头后膜上受体的 β 蛋白亚基的分子量为

A. 40 000

B. 50 000

C. 60 000

D. 65 000

E. 80 000

16. 导致神经肌肉接头后膜受体蛋白发生变化和离子通道开放必须有几个 α 蛋白亚基与激动剂分子相结合

A. 1个

B. 2个

C. 3个

D. 4个

E. 6个

17. 乙酰胆碱在神经肌肉接头后膜产生流经通道的电流强度为

A. 2.5PA

B. 3.5PA

C. 4.0PA

D. 4.5PA

E. 6.0PA

18. 神经肌肉接头乙酰胆碱受体通道的平均开放时间为

A. 2.0ms

B. 4.0ms

C. 5.5ms

D. 6.5ms

E. 8.0ms

19. 神经肌肉接头处囊泡中的乙酰胆碱量约占其总量的

A. 50%

B. 70%

C. 80%

D. 90%

E. 95%

20. 在神经肌肉接头兴奋传递过程中,哪种离子对乙酰胆碱的释放最关键

A. 钠离子

B. 钾离子

C. 氯离子

D. 钙离子

E. 镁离子

21. 安全界限理论提出,抑制乙酰胆碱受体激活后的终板去极化作用,至少需要有效占据乙酰胆碱受体

　　A. 60%

　　B. 75%

　　C. 90%

　　D. 95%

　　E. 100%

22. 在100Hz的强直刺激下,肌颤搐反应被抑制,至少应有效占据乙酰胆碱受体

　　A. 50%

　　B. 60%

　　C. 75%

　　D. 90%

　　E. 99%

23. 在每个神经肌肉接头后膜,约有多少个乙酰胆碱受体

　　A. 300万

　　B. 400万

　　C. 500万

　　D. 600万

　　E. 700万

24. 神经肌肉传导被完全阻滞时,需有效占据乙酰胆碱受体

　　A. 80%

　　B. 85%

　　C. 91%

　　D. 95%

　　E. 99%

25. 神经肌肉接头前膜受体的离子通道与乙酰胆碱受体的离子通道均为

　　A. Na^+通道

　　B. Ca^{2+}通道

　　C. K^+通道

　　D. Cl^-通道

E. Mg^{2+}通道

26. 在神经肌肉兴奋传导中, Ca^{2+}进入轴浆的浓度增加1倍,乙酰胆碱的释放量增加

　　A. 4

　　B. 8

　　C. 12

　　D. 16

　　E. 20

27. 乙酰胆碱在接头间隙分解成胆碱和醋酸盐,它们的去向是

　　A. 在接头间隙堆积

　　B. 转移到组织间隙

　　C. 被血管吸收运走

　　D. 被接头前膜摄取再合成乙酰胆碱

　　E. 被接头后膜摄取再合成乙酰胆碱

28. 有关接头后膜乙酰胆碱受体及作用,哪个**错误**

　　A. 其受体由五个亚基组成通道

　　B. 乙酰胆碱与两个β亚基上的位点结合,打开离子通道

　　C. 钠离子、钙离子内流,钾离子外流产生膜去极化

　　D. 运动神经元兴奋时,约50万个离子通道同时开放产生动作电位

　　E. 肌松药占领受体,阻止了乙酰胆碱的上述作用

29. 肌松药最早应用始于

　　A. 1846年

　　B. 1860年

　　C. 1884年

　　D. 1942年

　　E. 1951年

30. 最早使用的肌松药是

　　A. 泮库溴铵

　　B. 阿曲库铵

　　C. 哌库溴铵

　　D. 琥珀胆碱

　　E. 筒箭毒箭碱

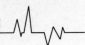

31. 分子结构中含有胆碱酯的属于胆碱酯类肌松药,**除外**
 A. 琥珀胆碱
 B. 阿曲库铵
 C. 氨酰胆碱
 D. 米库氯铵
 E. 杜什氯铵

32. 下述关于肌作用时间长短的分类,哪项**不正确**
 A. 肌颤搐25%恢复时间短于8分钟的为超短时效肌松药,如琥珀胆碱
 B. 在8~20分钟之间的为短时效肌松药,如米库氯铵
 C. 在20~50分钟之间的为中时效肌松药,如阿曲库铵、顺阿曲库铵、罗库溴铵、维库溴铵
 D. 超过50分钟的为长效肌松药,泮库溴铵、哌库溴铵、杜什氯胺
 E. 超过100分钟的为超长肌松药,如瑞库溴铵

33. 非去极化肌松药与乙酰胆碱受体结合后,产生
 A. 受体构型改变-离子通道开放
 B. 受体构型改变-离子通道不开放
 C. 受体构型不改变-离子通道不开放
 D. 受体构型不改变-离子通道开放
 E. 以上全部正确

34. 去极化肌松药与乙酰胆碱受体结合后,产生
 A. 受体构型改变-离子通道开放
 B. 受体构型改变-离子通道不开放
 C. 受体构型不改变-离子通道不开放
 D. 受体构型不改变-离子通道开放
 E. 以上全部正确

35. 受体脱敏感阻滞时,受体和激动剂结合,产生
 A. 受体蛋白构型发生变化-离子通道不开放
 B. 受体蛋白构型发生变化-离子通道开放
 C. 受体蛋白构型不发生变化-离子通道不开放
 D. 受体蛋白构型不发生变化-离子通道开放
 E. 以上全部不正确

36. 琥珀胆碱用量超过哪项可通过胎盘进入胎儿体内
 A. 50~100mg
 B. 110~150mg
 C. 160~200mg
 D. 210~250mg
 E. 260~300mg

37. 静注肌松药后,产生的肌松顺序是
 A. 眼外肌→颜面肌→喉肌→上肢肌
 B. 上肢肌→眼外肌→喉肌→颜面肌
 C. 喉肌→上肢肌→眼外肌→颜面肌
 D. 颜面肌→上肢肌→喉肌→眼外肌
 E. 眼外肌→喉肌→颜面肌→上肢肌

38. 给肌松药后骨骼肌的松弛的顺序是
 A. 眼轮匝肌,膈肌、肋间肌,四肢肌
 B. 眼轮匝肌,四肢肌,膈肌,肋间肌
 C. 眼轮匝肌,肋间肌,四肢肌,膈肌
 D. 眼轮匝肌,上肢肌,肋间肌,膈肌
 E. 眼轮匝肌,肋间肌,膈肌,四肢肌

39. 下述哪种是去极化肌松药
 A. 米库氯铵
 B. 阿曲库铵
 C. 罗库溴铵
 D. 琥珀胆碱
 E. 维库溴铵

40. 超强刺激的强度应是比产生最大肌收缩效应的强刺激度还要增强
 A. 5%~9%
 B. 10%~15%
 C. 16%~29%
 D. 20%~25%
 E. 26%~30%

41. 在神经肌肉接头处,非去极化肌松药和乙酰胆碱的相互作用是
 A. 蛋白结合率改变
 B. 直接竞争
 C. 间接竞争
 D. 协同作用
 E. 代谢改变

42. 低钾血症对非去极化神经肌肉阻滞作用的影

响表现为

A. 泮库溴铵所需剂量增加,新斯的明剂量减少

B. 泮库溴铵和新斯的明所需剂量均增加

C. 泮库溴铵和新斯的明所需剂量均减少

D. 泮库溴铵所需剂量减少,新斯的明剂量增加

E. 泮库溴铵所需剂量减少,新斯的明剂量不变

43. 哺乳类动物的一个运动神经元的轴突可与 3~300个肌纤维形成神经肌肉接头,从而支配这些肌纤维,形成一个功能单位。但**除外**

A. 肋间肌

B. 膈肌

C. 腹肌

D. 眼外肌

E. 咬肌

44. 有关乙酰胆碱释放的描述,**错误的**是

A. 每个囊泡所含的乙酰胆碱量是一个递质量子

B. 一个囊泡释放的一个递质量子产生终板微电位

C. 终板微电位即激发兴奋-收缩耦联

D. 终板微电位不足以激发兴奋-收缩耦联

E. 数百个囊泡同时释放数百万个递质才能引起终板去极化

45. 有关神经肌肉传递的叙述,哪条**错误**

A. 神经肌肉兴奋的传递是通过轴突末端释放乙酰胆碱来完成的

B. 终板微电位是由一个乙酰胆碱与受体结合所产生的

C. 数百万个递质释放引起终板去极化,形成终板电位

D. 乙酰胆碱的囊泡可反复利用

E. 终板电位是所有终板微电位的总和

46. 有关神经肌肉接头**错误的**是

A. 接头后膜有许多皱褶,以增加与神经下间隙的接触面积

B. 皱褶的突起部分含受体最多

C. 皱着的凹陷部分含乙酰胆碱酯酶最多

D. 神经下间隙宽度为200~300μm

E. 接头后模是化学兴奋膜

47. 有关肌松药的描述,**错误的**是

A. 乙酰胆碱必须与受体上两个α蛋白亚基结合才能打开离子通道

B. 肌松药都是阳离子,可以进入并阻塞打开的离子通道

C. 抗胆碱酯酶药不能逆转肌松药的离子通道阻滞和受体脱敏感阻滞

D. 脱敏感阻滞是受体对激动剂开放离子通道的作用不敏感

E. 去极化阻滞 I 相和 II 相均能为抗胆碱酯酶药拮抗

48. 有关外周神经的陈述正确的是

A. 由大量有相同阈值的神经轴突组成

B. 每个轴突对刺激产生有或无的反应

C. 外周神经所有轴突对已给的刺激有反应

D. 肌肉收缩幅值与刺激强度成线性关系

E. 神经轴突能对重复刺激产生反应

49. 由神经刺激产生的电流传递时间为

A. 0.2ms

B. 0.5ms

C. 2ms

D. 0.2s

E. 2s

50. 有关乙酰胆碱陈述**错误的**是

A. 储藏在终板附近的囊泡内

B. 乙酰胆碱表现为量子释放,每量子有 5000~10000个分子

C. 只有神经刺激时才产生量子释放

D. 钙离子是囊泡融合和释放的条件

E. 囊泡储藏在一个小的迅速能释放的池中和一个非常大的蓄积池中

51. 有关肌松药陈述**错误的**是

A. 去极化肌松药与乙酰胆碱受体相互作用产生终板去极化

B. 非去极化肌松药与乙酰胆碱竞争结合受体

C. ED_{95}是指使95%患者达到肌松阻滞时的剂量

D. 作用时间是指药物注射后到肌颤搐高度恢复到25%的时间

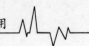

E. 起效和时效时间与使用剂量有关

52. 与琥珀胆碱有关的高钾血症在下述患者更易发生,但**除外**
    A. 严重去神经支配性损伤
    B. 脊髓横断伤
    C. 卒中
    D. 肥胖
    E. 大面积烧伤

53. 下述是引起组胺释放项,**除外**
    A. d-tubocurarine
    B. atracurium
    C. metocurine
    D. pancuronium
    E. mivacurium

54. 有关阿曲库铵和维库溴铵,正确的是
    A. 二者的消除半衰期类似
    B. 维库溴铵的临床作用的消失更依赖其消除而非再分布
    C. laudanosine是阿曲库铵的脂水解产物
    D. 阿曲库铵引起的心动过速不是解迷走神经的结果
    E. 0.5mg/kg阿曲库铵导致的组胺释放较0.5mg/kg d-筒箭毒碱明显

55. 与其同分异构体阿曲库铵比较,顺阿曲库铵
    A. 心血管效应相似
    B. 效能偏低
    C. 起效较快
    D. 消除和清除率二者相似
    E. 产生的laudanosine量小

56. 下面的药物能增加非去极化肌松作用,**除了**
    A. 利多卡因
    B. 新霉素
    C. 急性应用苯妥英钠
    D. 长期抗惊厥治疗
    E. 异氟烷

57. 与维库溴铵比较,罗库溴铵
    A. 效能低

B. 起效迅速
C. 心血管稳定性相似
D. 等效剂量时插管条件相似
E. 上述都是

58. 有关重症肌无力的陈述**错误的**是
    A. 循环抗体导致突触后乙酰胆碱受体功能降低
    B. 乙酰胆碱量子释放仍正常
    C. 重症肌无力时降低的肌电图电压可被重复刺激而提高
    D. 治疗中的重症肌无力患者对琥珀胆碱敏感
    E. 治疗中的重症肌无力患者对非去极化肌松药有抵抗

59. 下面有关肌病的陈述**错误的**是
    A. 肌强直时,刺激肌肉EMG产生暴发性电位活动
    B. 肌强直时琥珀胆碱导致持续性收缩
    C. 肌营养不良的患者忌用琥珀胆碱
    D. 肌萎缩侧索硬化症的患者琥珀胆碱效应不受明显影响
    E. 偏瘫患者对非去极化肌松药更敏感

60. 评价肌松药恢复的临床体征最可靠的是
    A. 手握力
    B. 头抬高5秒钟
    C. 抬腿
    D. 最大吸气负压达–25mmHg
    E. 正常潮气量

61. 下列肌群最后对神经肌肉阻滞最具抵抗性的是
    A. 喉肌
    B. 膈肌
    C. 眼轮匝肌
    D. 拇内收肌
    E. 踇趾屈肌

62. 有关阿托品的描述,正确的是
    A. 阿托品比格隆溴铵起效快
    B. 不会通过血-脑屏障
    C. 完全拮抗抗胆碱酯酶药对胃肠道的作用
    D. 与相同剂量的依酚氯铵而非新斯的明合用时,阿托品需要的药量大

E. 阿托品起效时间与新斯的明和依酚氯铵比较,与前者更相似

63. 在抗胆碱酯酶药逆转后,影响神经肌肉活性恢复速度的因素是
A. 在逆转期阻滞的强度
B. 抗胆碱酯酶药的剂量
C. 所用肌松药的种类
D. 肾功能不全
E. 以上均是

64. 有关美维松(mivacurium)的陈述,正确的是
A. 由血浆胆碱酯酶代谢
B. 一个ED_{95}剂量可导致明显组胺释放
C. 一个ED_{95}的剂量使用后,肌颤搐高度恢复到95%的时间为25分钟
D. 连续输注与琥珀胆碱比较,美维松恢复时间更长
E. A+C

65. 有关去极化阻滞错误的是
A. Ⅰ相阻滞肌颤搐50%抑制时,四个成串刺激不衰减
B. 胆碱酯酶抑制药可拮抗Ⅰ相阻滞
C. 儿童患者对琥珀胆碱需要量比成人大(按kg计)
D. 琥珀胆碱由假性胆碱脂酶代谢
E. 琥珀胆碱引起的肌颤与突触前受体激活有关

66. 有关琥珀胆碱的Ⅱ相阻滞,正确的是
A. 强直刺激可出现衰减
B. 四个成串刺激出现衰减
C. 与单次使用相比,连续输注更易导致
D. 可出现快速耐受性
E. 以上均是

67. Ⅱ相去极化阻滞的定义为
A. 单次肌颤搐高度抑制低于基线水平的75%
B. 单次肌颤搐高度抑制低于基线水平的40%
C. $T_4 < T_1 < 0.75$
D. $T_4 < T_1 < 0.40$
E. 以上均不正确

68. 有关Ⅱ相阻滞的拮抗,以下哪项选择最正确
A. 继续人工通气,待其自然恢复
B. 停用琥珀胆碱20~30分钟后才能用抗胆碱酯酶药拮抗
C. 当TOF小于0.4时,依酚氯铵能产生有效的拮抗效果;TOF大于0.4时,依酚氯铵反而增强其阻滞作用
D. 用拮抗药后,即使自主呼吸恢复,也应至少再机械通气1小时
E. 以上均正确

69. 哪种肌松药的离子通道阻滞作用很小或几乎没有,其肌松作用是源于受体阻滞
A. 泮库溴铵
B. 阿曲库铵
C. 维库溴铵
D. 加拉碘铵
E. 琥珀胆碱

70. 组胺释放作用最强的肌松药是
A. 筒箭毒碱
B. 泮库溴铵
C. 阿曲库铵
D. 美维松
E. 琥珀胆碱

71. 下面是能导致组胺释放的肌松药,除了
A. 琥珀胆碱
B. 维库溴铵
C. 阿曲库铵
D. 筒箭毒碱
E. 米库氯铵

72. 起效最快的非去极化肌松药
A. 维库溴铵
B. 阿曲库铵
C. 顺阿曲库铵
D. 罗库溴铵
E. 米库氯铵

73. 起效时间最慢的非去极化肌松药
A. 维库溴铵
B. 阿曲库铵

C. 顺阿曲库铵

D. 罗库溴铵

E. 米库氯铵

C. 米库氯铵

D. 顺阿曲库铵

E. 阿曲库铵

74. 时效最短的非去极化肌松药

 A. 维库溴铵

 B. 阿曲库铵

 C. 顺阿曲库铵

 D. 罗库溴铵

 E. 米库氯铵

75. 快诱导气管插管,过去最常用的肌松药是

 A. 琥珀胆碱

 B. 维库溴铵

 C. 泮库溴铵

 D. 阿曲库铵

 E. 罗库溴铵

76. 肌松药预注剂量一般为插管剂量的

 A. 1/2

 B. 1/3~1/4

 C. 1/5~1/10

 D. 1/15

 E. 1/20

77. 非去极化肌松药作用最强是

 A. 杜什氯铵

 B. 泮库溴铵

 C. 阿库氯铵

 D. 罗库溴铵

 E. 阿曲库铵

78. 下面哪种肌松药与芬太尼类联合应用会产生心动过缓,甚至有停搏可能

 A. 泮库溴铵

 B. 维库溴铵

 C. 阿曲库铵

 D. 罗库溴铵

 E. 米库氯铵

79. 下面是完不经血浆酯酶水解的肌松药是

 A. 琥珀胆碱

 B. 杜什氯铵

80. 对接头前膜受体的亲和力比接头后膜大的肌松药是

 A. 十烃溴铵

 B. 加拉碘铵

 C. 阿曲库铵

 D. 泮库溴铵

 E. 维库溴铵

81. 哪种去极化肌松药对血浆胆碱酯酶有明显抑制作用

 A. 泮库溴铵

 B. 筒箭毒碱

 C. 阿库氯铵

 D. 美维库铵

 E. 杜什库铵

82. 下列肌松药哪种解迷走神经最弱

 A. 维库溴铵

 B. 阿曲库铵

 C. 哌库溴铵

 D. 罗库溴铵

 E. 泮库溴铵

83. 下列肌松药哪种解迷走神经最强

 A. 维库溴铵

 B. 阿曲库铵

 C. 哌库溴铵

 D. 罗库溴铵

 E. 泮库溴铵

84. 下列肌松药哪种组胺释放作用最弱

 A. 筒箭毒碱

 B. 杜什库铵

 C. 阿曲库铵

 D. 维库溴铵

 E. 米库氯铵

85. 下列肌松药都释放组胺, **除了**

 A. 罗库溴铵

B. 加拉碘铵

C. 筒箭毒碱

D. 阿曲库铵

E. 美维库铵

86. 导致组胺释放的阿曲库铵阈剂量为

A. 0.3mg/kg

B. 0.4mg/kg

C. 0.5mg/kg

D. 0.6mg/kg

E. 0.8mg/kg

87. 在琥珀胆碱静注后20分钟,再注下列肌松药,哪种作用时间不受明显影响

A. 维库溴铵

B. 泮库溴铵

C. 阿曲库铵

D. 哌库溴铵

E. 罗库溴铵

88. 下列哪个肌松药完全以原型经肾脏排泄

A. 泮库溴铵

B. 加拉碘铵

C. 阿曲库铵

D. 维库溴铵

E. 哌库溴铵

89. 下列哪个肌松药主要以原型经肾脏排除

A. 杜什库铵

B. 氯筒箭毒碱

C. 氯二甲箭毒

D. 哌库溴铵

E. 上述全部

90. 严重肝、肾衰竭者,最理想的肌松药是

A. 泮库溴铵

B. 顺阿曲库铵

C. 加拉碘铵

D. 维库溴铵

E. 罗库溴铵

91. 逆转非去极化肌松药的作用,下常用

A. 阿托品0.1mg+新斯的明2mg

B. 阿托品0.4mg+新斯的明2mg

C. 阿托品0.5mg+新斯的明1mg

D. 阿托品0.5mg+新斯的明0.5mg

E. 阿托品1.0mg+新斯的明1.0mg

92. 就显效和维持时间而言,拮抗肌松剂的最佳组合是

A. 依酚氯铵和格隆溴铵

B. 依酚氯铵和阿托品

C. 新斯的明和阿托品

D. 溴吡斯的明和阿托品

E. 以上均否

93. 患者可抬头5秒,被阻滞的神经肌肉受体占

A. 0%

B. 5%

C. 15%

D. 33%

E. 66%

94. 琥珀胆碱引起的心动过速的主要机制是

A. 肥大细胞释放组胺

B. 刺激自主神经节烟碱型受体

C. 自主神经节烟碱型受体阻滞

D. 节后毒蕈碱样受体的直接迷走神经阻滞作用

E. 节后毒蕈碱样受体的直接拟交感神经作用

95. 琥珀胆碱引起咬肌痉挛的发生率是

A. 0.1%~0.4%

B. 0.5%~1.0%

C. 1.1%~1.5%

D. 1.6%~2.0%

E. 2.1%~2.5%

96. 静注琥珀胆碱后牙关紧闭,发生恶性高热的可能性为

A. <50%

B. 60%

C. 75%

D. 80%

E. >80%

97. 琥珀胆碱与下面哪个药合用容易发生恶性高热

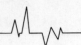

A. 氟烷

B. 恩氟烷

C. 异氟烷

D. 七氟烷

E. 地氟烷

98. 嗜铬细胞瘤切除手术选择哪种肌松药最合理

A. 美维库铵

B. 泮库溴铵

C. 筒箭毒碱

D. 琥珀胆碱

E. 维库溴铵

99. 去极化肌松药的作用与下列哪类药物作用类似

A. 右旋筒箭毒碱

B. 新斯的明

C. 抗胆碱酯酶药

D. 乙酰胆碱

E. 阿托品

100. 肿瘤特别是肺癌患者可有下列哪项特点

A. 对吗啡的敏感性增加

B. 对吸入麻醉剂耐受性增加

C. 神经肌肉接点功能异常,对筒箭毒敏感性增加

D. 血清胆碱酯酶增加,对非去极化肌松药敏感性降低

E. 延长肌松药的代谢

101. 关于肌松药的作用,下述哪个最正确

A. 呼吸性酸中毒可增强神经肌肉接点的阻滞效应

B. 呼吸性碱中毒可加速神经肌肉接点的阻滞恢复

C. PCO_2上升可增强加拉碘铵阻滞作用

D. PCO_2上升可轻度增强琥珀胆碱的阻滞效应

E. 以上全部正确

102. 新生儿对肌松药有下列哪一特性

A. 对非去极化肌松药的敏感性低于成人

B. 对非去极化肌松药的敏感性高于成人

C. 不受非去极化肌松药的影响

D. 不适宜应用非去极化肌松药

E. 上述均不正确

103. 与成人比较,新生儿对去极化肌松药的反应有

A. 抵抗

B. 更敏感

C. 相同

D. 稍弱

E. 无反应

104. 下列肌松药中哪种可明显通过胎盘

A. 琥珀胆碱

B. 筒箭毒碱

C. 阿库氯铵

D. 加拉碘铵

E. 泮库溴铵

105. 加拉碘铵除肌松作用外,尚有明显解迷走神经作用,可出现

A. 心率增快

B. 血压上升

C. 心输出量增加

D. 心指数增加

E. 以上全部

106. 脊髓损伤性截瘫多长时间后用琥珀胆碱易发生高钾血症

A. 创伤后即刻

B. 创伤后3天

C. 创伤后1周

D. 创伤后2周

E. 创伤后3周

107. 烧伤后1~2周下列哪种药可诱发心搏骤停

A. 管箭毒

B. 琥珀胆碱

C. 阿曲库铵

D. 泮库溴铵

E. 维库溴铵

108. 哪种神经-肌肉疾病或肌肉疾病用琥珀胆碱是安全的

A. 广泛的失神经支配

B. 重症肌无力

C. 肌强直综合征

D. 肌肉营养不良

E. 广泛的肌肉组织损伤

109. 因使用链霉素、新霉素和多黏菌素产生神经肌肉接头阻滞导致的呼吸抑制,用新斯的明拮抗不满意时,可行人工呼吸并选用下列哪种药物为正确

A. 洛贝林

B. 尼可刹米

C. 葡萄糖酸钙

D. 氯化钾

E. 阿托品

110. 正常情况下,新斯的明经肝脏代谢的量为

A. 25%

B. 30%

C. 40%

D. 50%

E. 75%

111. 在泮库溴铵、阿曲库铵和维库溴铵产生的90%阻滞水平,新斯的明拮抗非去极化肌松药的强度约为依酚氯铵的

A. 2~3倍

B. 4~9倍

C. 10~15倍

D. 16~20倍

E. >20倍

112. 麻醉用于拮抗肌松剂的最强抗胆碱酯酶药是

A. 毒扁豆碱(依色林)

B. 新斯的明

C. 溴吡斯的明

D. 依酚氯铵(腾喜龙)

E. 加兰他敏

113. 麻醉用于拮抗肌松剂的起效最快的抗胆碱酯酶药是

A. 毒扁豆碱(依色林)

B. 新斯的明

C. 溴吡斯的明

D. 依酚氯铵(腾喜龙)

E. 加兰他敏

114. 下列肌松药拮抗剂起效由快到慢的排列,正确的是

A. 依酚氯铵,溴吡斯的明,新斯的明

B. 新斯的明,溴吡斯的明,依酚氯铵

C. 依酚氯铵,新斯的明,溴吡斯的明

D. 新斯的明,依酚氯铵,溴吡斯的明

E. 溴吡斯的明,依酚氯铵,新斯的明

115. 用单次颤搐刺激监测时,实施气管插管,至少应待颤搐抑制达到

A. 70%

B. 80%

C. 85%

D. 90%

E. 95%

116. 在非去极化肌松药恢复过程中,患者潮气量、用力吸气负气压和呼气流速基本正常所需的最小TOF比值是

A. 60%

B. 70%~75%

C. 80%

D. 85%

E. 90%

117. 神经肌肉传递功能监测中,两刺激电极之间的最佳距离为

A. 1.0cm

B. 2.0cm

C. 3.0cm

D. 4.0cm

E. 5.0cm

118. 增加镁离子或减少钙离子对非去极化肌松药的作用是

A. 减弱

B. 增强

C. 无影响

D. 不肯定

E. 影响的程度与肌松药剂量有关

119. 预先注射小剂量下列哪种药可预防琥珀胆碱的肌束搐颤和术后肌痛
    A. 阿托品
    B. 苯海拉明
    C. 硝酸甘油
    D. 泮库溴铵
    E. 利多卡因

120. 对肌松药敏感最差的肌群是
    A. 膈肌
    B. 肋间肌
    C. 腹肌
    D. 肢体肌
    E. 颈部肌

121. 肌松药用后,哪一肌肉最早恢复
    A. 腹肌
    B. 肋间肌
    C. 膈肌
    D. 肢体肌
    E. 颈部肌

122. 肌松药的合理应用,下列哪项描述**错误**
    A. 肌松药是全麻的重要辅助用药
    B. 用于全麻诱导插管和术中肌松维持
    C. 可避免深麻醉带来的危害
    D. 肌松药单与氧化亚氮合用不宜进行腹腔内大手术
    E. 给肌松药后,拇内收肌松弛早于咽部肌肉

123. 有关非去极化肌松药的阻滞,描述**错误的**是
    A. 竞争受体上α蛋白亚基的乙酰胆碱结合部位
    B. 与受体结合是可逆的动态的,可反复结合
    C. 竞争受体有明显的剂量依赖性
    D. 与受体结合后改变受体结构,离子通道开放
    E. 肌松药的作用消失有赖于其进入循环后被消除

124. 有关去极化肌松药的阻滞,描述**错误的**是
    A. 与受体上两个α蛋白亚基结合,打开离子通道,使膜去极化
    B. 只与受体结合一次,分离后立即水解

C. 终板膜的去极化是持续的
D. 邻近终板膜的肌纤维膜上的Na^+通道受时间阀门的影响而失活
E. 邻近终板膜之外的肌纤维膜因上述D而随之处于静息状态

125. 下列能增加非去极化肌松药作用,**除了**
    A. 钙
    B. 锂
    C. 镁
    D. 多黏菌素B
    E. 普鲁卡因胺

126. 预用非去极化肌松药对于减轻琥珀胆碱的哪项副作用效果**最差**
    A. 胃内压升高
    B. 眼内压升高
    C. 高钾血症
    D. 肌痛
    E. 心动过缓

127. 低体温对肌松药的影响,下述哪项**错误**
    A. 体温降至30℃的过程中,去极化肌松药的作用增强,时效延长
    B. 上述低体温对非去极化肌松药作用强度很少受影响
    C. 26℃以下低体温,各种肌松药的作用均增强
    D. 低温对去极化和非去极化肌松药的影响程度不一
    E. 低温时泮库溴铵的肝肾排泄率减低

128. 正常患者使用琥珀胆碱时,血浆K^+可增加
    A. 0.1mEq/L
    B. 0.5mEq/L
    C. 1.0mEq/L
    D. 1.5mEq/L
    E. 2.0mEq/L

129. 下列哪种药物**不是**抗胆碱酯酶药
    A. 毒扁豆碱
    B. 新斯的明
    C. 依酚氯铵
    D. 山莨菪碱

E. 加兰他敏

130. 神经系统疾病患者对非去极化肌松药敏感，**除外**
　　A. 肌萎缩性侧索硬化症
　　B. 脊髓灰质炎
　　C. 脊髓空洞症
　　D. 神经纤维瘤
　　E. 颅内疾患所致的偏瘫

131. 下列情况易因使用抗生素而诱发呼吸肌麻痹，**除外**
　　A. 肾功能不全患者用药蓄积
　　B. 全麻与筒箭毒碱和琥珀胆碱等肌松药合用
　　C. 静脉内、腹腔内和胸腔内联合用药
　　D. 血钙增高
　　E. 重症肌无力患者

132. 评定肌张力充分恢复的临床指标，下列哪项**不适用**
　　A. 清醒患者能保持睁眼、伸舌、有效的咳嗽
　　B. 握力有劲且持续不减，能保持抬头并维持5秒钟
　　C. $P_{ET}CO_2$监测波形和值正常
　　D. 肺活量达15~20ml/kg
　　E. 最大吸气负压达20~25cmH_2O

【A_2型题】

133. 17岁患者，Ⅲ度烧伤面积>25%，预定在热损伤后12天行清创和皮肤移植术，该患者对肌松药的反应，正确说法是
　　A. 对去极化和非去极化肌松药的敏感性都增加
　　B. 对去极化和非去极化肌松药的敏感性都降低
　　C. 对去极化肌松药的敏感性升高，对非去极化肌松药的敏感性降低
　　D. 对去极化肌松药的敏感性降低，对非去极化肌松药的敏感性增高
　　E. 对非去极化肌松药的敏感性不变而对去极化肌松药的敏感性升高

134. 64岁男性患者行择期胆囊切除术，有原发性

高血压，无器官功能异常，目前正服用普萘洛尔降压。麻醉维持用异氟烷、N_2O、芬太尼和d-筒箭毒碱。术毕应用溴吡斯的明和阿托品拮抗残余肌松后拔除导管，术后静注吗啡给予镇痛。术后1小时，患者心率为40次/min，最可能的原因是
　　A. 吗啡
　　B. 溴吡斯的明
　　C. 普萘洛尔
　　D. 阿托品的反常效应
　　E. 芬太尼的后遗效应

【B_1型题】

问题135~140
　　A. 完全由肾脏排泄
　　B. 主要由肾脏排泄
　　C. 40%~60%由肾脏排泄
　　D. HoffmanElimination
　　E. 由血浆假性胆碱酯酶水解
135. 筒箭毒碱
136. 阿曲库铵
137. 美维松
138. 琥珀胆碱
139. 加拉碘铵
140. 哌库溴铵

问题141~145
　　A. 超短效肌松药
　　B. 短效肌松药
　　C. 中效肌松药
　　D. 中长效肌松药
　　E. 长效肌松药
141. 美维松
142. 泮库溴铵
143. 维库溴铵
144. 琥珀胆碱
145. 哌库溴铵

问题146~150
　　A. 0.05mg/kg
　　B. 0.15~0.2mg/kg
　　C. 0.5mg/kg
　　D. 0.1mg/kg

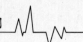

E. 0.6mg/kg

146. 美维松常用的气管插管剂量

147. 阿曲库铵常用的气管插管剂量

148. 哌库溴铵常用的气管插管剂量

149. 罗库溴铵常用的气管插管剂量

150. 维库溴铵常用的气管插管剂量

问题151~154

A. 仅适于非去极化阻滞

B. 仅适于Ⅰ相去极化阻滞

C. 仅适于Ⅱ相去极化阻滞

D. 用于非去极化和Ⅱ相去极化阻滞

E. 用于Ⅰ相和Ⅱ相去极化阻滞

151. 用新斯的明可拮抗

152. 强直后易化

153. 对强直刺激保持反应性

154. 用琥珀胆碱对抗

【C型题】

A. 维库溴铵作用时间延长

B. 琥珀胆碱作用时间延长

C. 两者均有

D. 两者均无

155. 低温

156. 婴儿

157. 血浆胆碱酯酶减少和质的异常

158. 重症肌无力和肌无力综合征

159. 吸入麻醉药使

160. 局麻药使

161. 氨基糖苷类肌松药使

162. 硫酸镁使

A. 增强非去极化肌松药的作用

B. 增强去极化肌松药的作用

C. 两者均有

D. 两者均无

163. 26℃以下低温

164. 低钾血症

165. 血镁离子浓度增加

A. 半合成肌松药

B. 完全合成肌松药

C. 两者均有

D. 两者均无

166. 泮库溴铵

167. 维库溴铵

168. 阿曲库铵

169. 美维松

170. 哌库溴铵

171. 罗库溴铵

172. 琥珀胆碱

173. 阿库氯铵(爱肌松、爱库氯铵)

174. 筒箭毒碱

A. 有自主神经节作用

B. 有心脏毒蕈碱受体作用

C. 两者均有

D. 两者均无

175. 筒箭毒碱

176. 阿库氯铵

177. 泮库溴铵

178. 维库溴铵

179. 阿曲库铵

180. 美维松

181. 哌库溴铵

182. 罗库溴铵

183. 琥珀胆碱

A. 胞体

B. 轴浆

C. 两者均有

D. 两者均无

184. 含乙酰胆碱的囊泡的合成部位在

185. 囊泡中乙酰胆碱的合成部位在

A. Ca^{2+}内流

B. Na^+内流

C. 两者均有

D. 两者均无

186. 乙酰胆碱与受体结合使受体上的

187. 终板电流的形成是由于

A. 被神经肌肉接头处胆碱酯酶分解

B. 被血浆胆碱酯酶分解

C. 两者均有

D. 两者均无

188. 乙酰胆碱递质
189. 琥珀胆碱
190. 米库氯铵
191. 维库溴铵

    A. 竞争性阻滞
    B. 非竞争性阻滞
    C. 两者均有
    D. 两者均无

192. 非去极化肌松药的阻滞有
193. 去极化肌松药的阻滞有
194. 离子通道阻滞属
195. 受体脱敏感阻滞属

    A. 增加眼内压
    B. 降低眼内压
    C. 两者均有
    D. 两者均无

196. 琥珀胆碱
197. 维库溴铵

【X型题】

198. 神经肌肉接头包括哪几个组成部分
    A. 接头前膜
    B. 接头后膜
    C. 神经下间隙
    D. 施万细胞
    E. 轴突

199. 人体内有两种水解乙酰胆碱的酶,他们是
    A. 甲酰胆碱酯酶
    B. 乙酰胆碱酯酶
    C. 丙酰胆碱酯酶
    D. 丁酰胆碱酯酶
    E. 戊酰胆碱酯酶

200. 有关乙酰胆碱酯酶说法正确的有
    A. 又称组织酯酶或真性胆碱酯酶
    B. 存在于所有胆碱能神经的突触裂隙
    C. 结合在细胞膜上
    D. 水解胆碱能神经末梢释放的乙酰胆碱
    E. 同时存在于没有神经支配的组织中,如红细胞内

201. 有关丁酰胆碱酯酶说法正确的有
    A. 又称血浆胆碱酯酶或假性胆碱酯酶
    B. 由肝脏合成
    C. 存在于血浆、肝、肾、小肠等组织
    D. 分解脂类麻醉性药物如氯普鲁卡因
    E. 分解某些肌松剂如琥珀胆碱、米库氯铵

202. 有关胆碱酯酶抑制剂的说法,正确的有
    A. 与胆碱酯酶的阴离子部分或酶解部位或两者结合
    B. 从而阻止胆碱酯酶与乙酰胆碱结合,使乙酰胆碱不被水解
    C. 抑制乙酰胆碱酯酶就能防止乙酰胆碱被破坏,而增强胆碱能作用
    D. 又称抗胆碱酯酶药,或拟胆碱药
    E. 药物有新斯的明、毒扁豆碱、加兰他敏

203. 用抗胆碱酯酶药拮抗肌松时,下列正确的有
    A. 抗胆碱酯酶药的用量取决于肌松深度
    B. 依酚氯铵可用于拮抗深度的残余肌松
    C. 抗胆碱酯酶药有一极限药量
    D. 大剂量新斯的明可引起神经肌肉阻滞
    E. 拮抗长时效或中时效的同等程度的肌松,所需时间相同

204. 乙酰胆碱作用于下述哪些受体
    A. 烟碱受体(N受体: 离子通道型受体)
    B. 茶碱受体
    C. 毒蕈碱型受体(M受体:G蛋白偶联型受体)
    D. 多巴胺受体
    E. 5-羟色胺受体

205. 烟碱型受体(N受体: 离子通道型受体)
    A. N_1位于神经节突触后膜,引起自主神经节后神经元兴奋
    B. N_2受体位于骨骼肌终板膜,引起运动终板电位,导致骨骼肌兴奋
    C. N_3受体位于施万细胞
    D. 六烃季铵主要阻断N_1受体功能
    E. 筒箭毒碱阻断N_2受体功能

206. 毒蕈碱型受体(M受体: G蛋白偶联型受体)
    A. 产生副交感神经兴奋效应

B. 即心脏活动抑制

C. 支气管胃肠平滑肌和膀胱逼尿肌收缩

D. 消化腺分泌增加，瞳孔缩小

E. 阿托品为毒蕈碱受体阻滞剂

207. 下列哪些项也能阻滞心脏毒蕈碱受体（解迷走）

A. d-筒箭毒碱

B. 加拉碘铵

C. 法扎溴铵

D. 泮库溴铵

E. 哌库溴铵

208. 主要在肝脏代谢的肌松药有

A. 维库溴铵

B. 米库氯铵

C. 阿曲库铵

D. 罗库溴铵

E. 瑞库溴铵

209. 合理应用肌松药，下列哪些描述正确

A. 了解麻醉用药与肌松药之间的相互作用

B. 考虑患者年龄、肥胖或肌肉强壮程度

C. 了解患者肝肾功能情况

D. 掌握不同肌松药药理和作用机制

E. 满足手术要求

210. 下列哪些情况可使血中胆碱酯酶水平增高

A. 肥胖

B. 肾病

C. 中毒性甲状腺肿

D. 酒精中毒

E. 高热

211. 在体内几乎不代谢的肌松药有

A. 哌库溴铵

B. 维库溴铵

C. 杜什氯铵

D. 阿库氯铵

E. 加拉碘铵

212. 琥珀胆碱的副作用有

A. 高钾血症

B. 眼内压增高

C. 术后肌痛

D. 恶性高热

E. 血压升高

213. 琥珀胆碱的不良反应有

A. 肌纤维成束收缩引起的肌痛与眼内压、颅内压、胃内压增加

B. 心律失常：窦缓、结性心律、室性期前收缩

C. 高钾血症

D. 咬肌痉挛、恶心高热

E. Ⅱ相阻滞

214. 琥珀胆碱诱发心律失常的发生率和严重程度与以下哪些因素有关

A. 使用途径

B. 术前是否使用阿托品

C. 所用的挥发性麻醉药

D. 使用剂量

E. 反复给药

215. 下列哪种情况需慎重使用琥珀胆碱

A. 阻塞性黄疸

B. 低蛋白血症

C. 肝功能障碍

D. 小儿

E. 消化道梗阻10天者

216. 全麻下恶性高热与使用下列哪些药物有关

A. 氟烷

B. 甲氧氟烷

C. 琥珀胆碱

D. 乙醚

E. 硫喷妥钠

217. 在下列哪些情况下琥珀胆碱的作用有可能延长

A. 妊娠后期和产后早期

B. 使用氯胺酮后

C. 放射治疗后

D. 肝功能严重紊乱

E. 使用抗胆碱酯酶药后

218. 肌松药的作用部位可为
    A. 接头前膜
    B. 接头后膜
    C. 离子通道
    D. N_2胆碱能受体
    E. 毒蕈碱样受体

219. 可引起或促进神经肌肉接头受体脱敏感的药物有
    A. 氟烷
    B. 乙酰胆碱
    C. 新斯的明
    D. 利多卡因
    E. 硫喷妥钠

220. 下列哪些情况下,可引起接头外受体增多
    A. 上运动神经元损伤
    B. 下运动神经元损伤
    C. 大面积烧伤
    D. 软组织损伤
    E. 感染以致肌纤维失去神经支配时

221. 非去极化阻滞的特点有哪些
    A. 无肌纤维成束收缩
    B. 强直刺激出现衰减
    C. 强直刺激后出现易化
    D. TOF出现衰减
    E. 能为抗胆碱酯酶药所拮抗

222. 去极化阻滞的特点包括
    A. 有肌纤维成束收缩
    B. 强直刺激肌张力无衰减
    C. 无强直刺激后易化
    D. 为非去极化肌松药拮抗
    E. 不能为抗胆碱酯酶药逆转

223. Ⅰ相去极化神经肌肉阻滞的特点,正确的是
    A. 新斯的明可拮抗
    B. 四个成串刺激的肌颤搐幅度出现衰减
    C. 强直后增强
    D. 对强直刺激的肌收缩效应维持良好
    E. 在肌松作用出现之前有肌纤维的成束颤动

224. 下列哪种情况易发生Ⅱ相阻滞现象
    A. 使用非去极化类肌肉松弛药时
    B. 使用小剂量去极化肌肉松弛药时
    C. 使用大剂量去极化肌肉松弛药时
    D. 同时使用非去极化和去极化肌松药
    E. 吸入全麻药与去极化肌松药联用

225. Ⅱ相阻滞的特点包括
    A. 常出现于重复或大剂量应用去极化肌松药后
    B. 肌松时间延长
    C. 无强直刺激后易化
    D. 可为抗胆碱酯酶药所拮抗
    E. 给去极化肌松药后,一旦TOF比值≤50%时即可诊断

226. 主要经肾脏排除的肌松药,包括
    A. 泮库溴铵
    B. 哌库溴铵
    C. 杜什氯铵
    D. 法扎溴铵
    E. 维库溴铵

227. 哪些抗生素增强肌松药的作用
    A. 新霉素
    B. 链霉素
    C. 庆大霉素
    D. 青霉素
    E. 先锋霉素

228. 能拮抗抗生素肌松作用的药物包括
    A. 阿托品
    B. 钙剂
    C. 新斯的明
    D. 利多卡因
    E. 镁剂

229. 影响肌松药恢复的因素包括
    A. 肌松深度
    B. 酸碱平衡失衡
    C. 低温
    D. 抗生素的使用
    E. 低钾血症

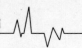

230. 不引起组胺释放的肌肉松弛药有
　　A. 维库溴铵
　　B. 阿曲库铵
　　C. 美维库铵
　　D. 泮库溴铵
　　E. 罗库溴铵

231. 下列哪些药物联用为协同作用
　　A. 泮库溴铵+筒箭毒碱
　　B. 罗库溴铵+美维库铵
　　C. 阿曲库铵+维库溴铵
　　D. 阿曲库铵+美维库铵
　　E. 筒箭毒碱+美维库铵

232. 下列哪些项能增强非去极化神经肌肉阻滞
　　A. 低钾血症
　　B. 高钾血症
　　C. 高镁血症
　　D. 高钙血症
　　E. 低镁血症

233. 细胞外钾含量相对减低时可产生下列哪些影响
　　A. 增强去极化类肌松药的作用
　　B. 增强非去极化类肌松药的作用
　　C. 拮抗非去极化类肌松药的作用
　　D. 拮抗去极化类肌松药的作用
　　E. 以上均不是

234. 下列哪些药物有抑制胆碱酯酶的作用
　　A. 泮库溴铵
　　B. 新斯的明
　　C. 阿托品
　　D. 肾上腺素
　　E. 恩氟烷

235. 有关氯筒箭毒碱,说法正确的有
　　A. 英文名称: Tubocurarine chloride
　　B. 简称D-筒箭毒碱或DTC
　　C. 为N_2胆碱受体阻滞药
　　D. 是非去极化肌松药,释放组胺
　　E. 其为右旋体,左旋体无活性

236. 使用右旋筒箭毒碱并发血压下降系
　　A. 组胺释放导致末梢血管扩张
　　B. 骨骼肌张力减低使静脉回流减少
　　C. 交感神经节阻滞作用
　　D. 开放动静脉短路,回心血量减少
　　E. 心肌抑制作用

237. 肌无力综合征主要是外周的肌肉无力,多发生于原发性支气管癌患者,应禁用下列哪些药物
　　A. 氯筒箭毒碱
　　B. 琥珀胆碱
　　C. 罗库溴铵
　　D. 泮库溴铵
　　E. 哌库溴铵

238. 哪些药物在引起骨骼肌松弛前先有肌束颤搐
　　A. 琥珀胆碱
　　B. 右旋筒箭毒碱
　　C. 十烃季铵
　　D. 加拉碘铵
　　E. 罗库溴铵

239. 琥珀胆碱具有下列哪些作用
　　A. 可引起肌肉终板去极化
　　B. 可拮抗箭毒的肌肉松弛作用
　　C. 与氟烷联用可导致恶性高热
　　D. 可使眼压升高
　　E. 可使终板对乙酰胆碱的去极化作用失去反应

240. 下列哪些患者不宜用泮库溴铵
　　A. 主动脉瓣狭窄
　　B. 二尖瓣脱垂
　　C. 二尖瓣狭窄
　　D. 主动脉瓣回流
　　E. 二尖瓣关闭不全

241. 在下列哪些情况下琥珀胆碱的作用有可能延长
　　A. 吸入N_2O
　　B. 使用氯胺酮后
　　C. 放射治疗后

D. 肝功能严重紊乱

E. 使用抗胆碱酯酶药后

242. 关于残余肌松药的拮抗,以下哪些概念**不正确**

A. 新斯的明最好与格隆溴铵同时使用

B. 在深度肌颤搐抑制时,用大剂量拮抗药可取得满意的拮抗效果

C. 抗胆碱酯酶药逾量可出现心动过缓、支气管痉挛、呼吸道分泌物增加和视物模糊等

D. 单次颤搐刺激恢复至100%,示已无残余肌松作用

E. $PaCO_2$和$P_{ET}CO_2$不是肌松恢复的合适指标

243. 临床麻醉上常用于拮抗肌松剂作用的抗胆碱酯酶药有

A. 毒扁豆碱(依色林)

B. 新斯的明

C. 溴吡斯的明

D. 依酚氯铵(腾喜龙)

E. 加兰他敏

244. 下列肌松药拮抗剂起效时间,表达正确的有

A. 新斯的明:7~11分钟

B. 新斯的明:15~20分钟

C. 溴吡斯的明:15~20分钟

D. 依酚氯铵:3~7分钟

E. 依酚氯铵:1~2分钟

245. 抗胆碱酯酶药(肌松药拮抗剂)的副作用有

A. 心动过缓甚至心搏骤停

B. 恶心呕吐

C. 胃肠道痉挛

D. 支气管痉挛

E. 心脏传导阻滞

246. 由于肌松药拮抗剂的副作用,在用于逆转肌松药作用时,下列哪些应与之合用

A. 阿托品

B. 东莨菪碱

C. 格隆溴铵

D. 后马托品

E. 红古豆碱

答　案

【A_1型题】

1. E	2. E	3. E	4. A	5. E	6. B	7. B	8. E	9. E	10. E
11. D	12. A	13. A	14. A	15. B	16. B	17. B	18. D	19. C	20. D
21. B	22. A	23. C	24. D	25. A	26. D	27. D	28. B	29. D	30. E
31. B	32. E	33. C	34. A	35. C	36. E	37. A	38. D	39. D	40. D
41. B	42. A	43. D	44. C	45. B	46. D	47. E	48. B	49. A	50. C
51. C	52. D	53. D	54. D	55. E	56. D	57. C	58. C	59. E	60. B
61. B	62. A	63. E	64. E	65. B	66. E	67. C	68. E	69. C	70. A
71. B	72. D	73. C	74. E	75. A	76. C	77. A	78. B	79. D	80. A
81. A	82. A	83. E	84. D	85. A	86. C	87. A	88. B	89. D	90. B
91. C	92. B	93. D	94. B	95. B	96. A	97. A	98. E	99. D	100. C
101. E	102. E	103. A	104. D	105. E	106. C	107. B	108. E	109. C	110. D
111. C	112. B	113. D	114. C	115. E	116. C	117. B	118. B	119. D	120. A
121. C	122. E	123. D	124. B	125. A	126. C	127. C	128. B	129. D	130. E
131. D	132. C								

【A_2型题】

133. C　　134. B

【B₁型题】

135. C 136. D 137. E 138. E 139. A 140. B 141. B 142. D 143. C 144. A
145. E 146. B 147. C 148. D 149. E 150. D 151. D 152. D 153. B 154. A

【C型题】

155. C 156. A 157. B 158. C 159. C 160. C 161. C 162. C 163. C 164. A
165. C 166. B 167. B 168. B 169. B 170. B 171. B 172. B 173. A 174. D
175. A 176. C 177. B 178. D 179. D 180. D 181. D 182. D 183. C 184. A
185. B 186. C 187. B 188. A 189. B 190. B 191. D 192. A 193. A 194. B
195. B 196. A 197. D

【X型题】

198. ABC 199. BD 200. ABCDE 201. ABCDE 202. ABCDE 203. ACDE
204. AC 205. ABDE 206. ABCDE 207. BCD 208. ADE 209. ABCDE
210. ABCD 211. ACDE 212. ABCDE 213. ABCDE 214. ABCDE 215. ABCDE
216. AC 217. ACDE 218. ABCDE 219. ABCDE 220. ABCDE 221. ABCDE
222. ABCDE 223. DE 224. CE 225. ABDE 226. ABCD 227. ABC
228. BC 229. ABCDE 230. ADE 231. AC 232. AC 233. BD
234. AB 235. ABCDE 236. ABC 237. ABCDE 238. AC 239. ABCDE
240. ABC 241. CDE 242. BD 243. BCD 244. ACE 245. ABCDE
246. AC

（果君媛　傅润乔）

第52章

低温生理与麻醉

【A₁型题】

1. 当外界温度高于机体温度时,机体的散热形式为
    A. 传导散热
    B. 辐射散热
    C. 蒸发散热
    D. 对流散热
    E. 以上都不是

2. 于寒冷环境中,机体产热的主要形式
    A. 寒战性产热
    B. 非寒战性产热
    C. 肌肉紧张产热
    D. 肝脏产热
    E. 血液产热

3. 促进机体产热最重要的激素是
    A. 肾上腺皮质激素
    B. 肾上腺髓质激素
    C. 胰岛素
    D. 甲状腺素
    E. 性激素

4. 机体自身御寒反应,减慢体表降温速度是通过
    A. 肌肉产热增加
    B. 末梢血管收缩
    C. 热屏障增加
    D. 内分泌反应增强
    E. 内脏产热增加

5. 浅低温的温度范围是指
    A. 37~35℃
    B. 36~34℃
    C. 34~30℃
    D. 30~28℃

    E. 28℃以下

6. 体温每降低1℃,氧耗量下降
    A. 1%~4%
    B. 5%~9%
    C. 10%~14%
    D. 15%~19%
    E. 20%~24%

7. 低温时使脑波变成直线的温度
    A. 32~30℃
    B. 29~27℃
    C. 26~24℃
    D. 23~21℃
    E. 20~18℃

8. 低温脑组织每下降1℃,脑血流量下降
    A. 2.5%
    B. 4.6%
    C. 5.7%
    D. 6.7%
    E. 7.6%

9. 体温每下降1℃,全身代谢率降低
    A. 12%
    B. 10%
    C. 8%
    D. 6%
    E. 5%

10. 体温每下降1℃,肾小球滤过率约下降
    A. 1.3%
    B. 2.3%
    C. 3.3%
    D. 4.3%

E. 5.3%

E. 40℃以上

11. 行体表降温时患者最合适的麻醉深度是
    A. 嗜睡状态
    B. 入睡
    C. Ⅲ期2级
    D. Ⅲ期3级
    E. Ⅲ期4级

17. 下述导致体温降低因素中哪项易致心律失常
    A. 寒冷环境中碘酊、酒精消毒皮肤
    B. 术野及体腔长时间暴露在环境中
    C. 快速输入4℃库血
    D. 冷液体冲洗腹腔
    E. 手术床被冲洗液湿透

12. 目前心内直视手术低温技术以下何者为主
    A. 体表法深低温
    B. 体表低温为主,辅以血流降温
    C. 血流降温为主,辅以体表降温
    D. 完全血流降温
    E. 以上均不是

18. 低温最主要的危险是
    A. 麻醉苏醒延迟
    B. 肌松药作用延长
    C. 恢复期高代谢反应
    D. 肾脏排泄功能减低
    E. 肝脏解毒功能减弱

13. 安静状态下,人体散热最主要的方式是
    A. 辐射
    B. 传导
    C. 对流
    D. 蒸发
    E. 上述均不是

19. 大剂量使用吗啡导致体温下降的主要原因
    A. 抑制呼吸
    B. 抑制下丘脑
    C. 扩张外周血管
    D. 镇静
    E. 镇痛

14. 手术室的最佳温度是
    A. 20~21℃
    B. 22~23℃
    C. 24~25℃
    D. 26~27℃
    E. 28~29℃

20. 小儿术前用药后体温上升的可能原因是
    A. 东莨菪碱或阿托品
    B. 吗啡
    C. 哌替啶
    D. 地西泮
    E. 氯丙嗪

15. 婴儿及早产儿手术,最佳环境温度是
    A. 25℃
    B. 26℃
    C. 27℃
    D. 28℃
    E. 29℃

21. 手术中哪种物质易引起体温升高
    A. 髓内钉
    B. 银夹
    C. 吻合钉
    D. 骨粘固剂
    E. 止血胶

16. 在32℃环境中施全麻手术,患者的体温变化最可能是
    A. 正常
    B. 低于36℃
    C. 37~38℃
    D. 38~39℃

22. 一般情况下,麻醉诱导后患者体温在手术的第1小时
    A. 升高
    B. 多见下降1~1.3℃
    C. 多见下降0.1~0.3℃
    D. 多见下降0.4~0.5℃

E. 没有变化

E. 90分钟

23. 当患者在手术期间出现寒战时,首先应
    A. 使用镇静剂
    B. 使用激素
    C. 加深麻醉
    D. 采取保温措施
    E. 监测体温

29. 深低温是指体温在
    A. 30℃以下
    B. 28℃以下
    C. 20℃以下
    D. 10℃以下
    E. 0℃以下

24. 体温在成人发生室颤的临界温度是
    A. 33℃
    B. 30℃
    C. 28℃
    D. 26℃
    E. 20℃

30. 通常中心温度是指
    A. 深度鼻腔温度
    B. 食管温度
    C. 直肠温度
    D. 血液温度
    E. 平均皮肤温度

25. 低温给机体带来的最大危险是
    A. 冻伤
    B. 复温时烫伤
    C. 酸碱平衡紊乱
    D. 意识障碍
    E. 心室颤动

31. 哪种体温监测可以了解外周灌注状态
    A. 耳鼓膜温度
    B. 肌肉温度
    C. 腋窝温度
    D. 皮肤温度
    E. 脚趾温度

26. 行低温麻醉时最常用于体温监测的部位
    A. 鼻咽、食管及直肠
    B. 皮肤、食管及鼓膜
    C. 皮肤、鼓膜及直肠
    D. 血液、皮肤及直肠
    E. 血液、鼻咽及食管

32. 有特殊指征可能患恶性高热的患者应监测
    A. 口腔温度
    B. 鼻咽温度
    C. 食管温度
    D. 肌肉温度
    E. 直肠温度

27. 心搏骤停脑保护常选用
    A. 浅低温
    B. 中低温
    C. 深低温
    D. 超深低温
    E. 以上都不是

33. 测量中心温度最合适的方法
    A. 多点皮肤温度公式计算
    B. 测出直肠温度+1℃
    C. 食管温度
    D. 深静脉测温
    E. 肺动脉导管测温

28. 鼻咽温达28℃时,脑允许停止循环的安全时
    限为
    A. 5分钟
    B. 15分钟
    C. 30分钟
    D. 60分钟

34. 下述机体不同部位何处温度最高
    A. 直肠
    B. 食管
    C. 肺
    D. 心脏
    E. 肝脏

35. 下述哪处的温度最接近中心温度
    A. 腋窝
    B. 直肠
    C. 鼻咽部
    D. 食管
    E. 耳鼓膜

36. 体表各部位的温度差,一般认为
    A. 头部＞躯干＞手部＞足部
    B. 躯干＞头部＞手部＞足部
    C. 躯干＞手部＞头部＞足部
    D. 手部＞头部＞躯干＞足部
    E. 手部＞躯干＞头部＞足部

37. 常用于监测深部温度的部位是
    A. 血液
    B. 肺
    C. 口腔
    D. 腋窝
    E. 食管

38. 体温上升1℃,心律约增快
    A. 5次
    B. 10次
    C. 15次
    D. 20次
    E. 25次

39. 最常用于麻醉期体温监测的是
    A. 腋窝温度
    B. 直肠温度
    C. 鼻咽温度
    D. 食管温度
    E. 耳鼓膜温度

40. 低温麻醉防止脑血管痉挛的临界温度
    A. 30℃
    B. 29℃
    C. 28℃
    D. 27℃
    E. 26℃

41. 手术室相对湿度应保持在

    A. 10%~20%
    B. 20%~30%
    C. 30%~40%
    D. 40%~50%
    E. 50%~60%

42. 从生理学角度出发,体温是
    A. 舌下温度
    B. 直肠温度
    C. 腋窝温度
    D. 机体表层平均温度
    E. 机体深部平均温度

43. 体温调节中枢的调定点位于
    A. 脊髓
    B. 延髓
    C. 脑干网状结构
    D. 视前区-下丘脑前部
    E. 大脑皮层

44. 人体的主要散热部位是
    A. 皮肤
    B. 呼吸道
    C. 泌尿道
    D. 消化道
    E. 肺循环

45. 安静时,哪一环境温度能量代谢最稳定
    A. 10~14℃
    B. 15~19℃
    C. 20~30℃
    D. 31~35℃
    E. 36~40℃

46. 给术中高热患者进行酒精擦浴降温是利用
    A. 辐射散热
    B. 传导散热
    C. 对流散热
    D. 不感蒸发散热
    E. 蒸发散热

47. 某1岁小儿术前药误肌注阿托品0.5mg,出现发
    热副作用,其发热原因是

A. 散热中枢功能障碍

B. 产热中枢功能障碍

C. 调定点上移

D. 发汗功能障碍

E. 下丘脑体温调节功能障碍

48. 环境温度高于皮肤温度时机体散热的最主要方式是

A. 辐射

B. 传导

C. 对流

D. 蒸发

E. 不感蒸发

49. 术中使用冰帽头部重点降温是通过增加

A. 辐射散热

B. 传导散热

C. 对流散热

D. 蒸发散热

E. 发汗

50. 术后给患者加盖棉被保温主要是降低

A. 辐射散热

B. 传导散热

C. 对流散热

D. 蒸发散热

E. 发汗

51. 深低温停循环术,复温时提高手术室的室温主要是减少

A. 辐射散热

B. 传导散热

C. 对流散热

D. 蒸发散热

E. 发汗

52. 机体内能量转化的最终形式主要是

A. 化学能

B. 电能

C. 渗透能

D. 热能

E. 势能

53. 全麻中人体的主要产热器官是

A. 肝脏

B. 肾脏

C. 脑

D. 骨骼肌

E. 心脏

54. 支配汗腺的交感神经末梢释放的递质是

A. 肾上腺素

B. 去甲肾上腺素

C. 乙酰胆碱

D. 多巴胺

E. 5-羟色胺

55. 体温调节的基本中枢位于

A. 下丘脑

B. 脑桥

C. 延髓

D. 脊髓

E. 中脑

56. 中枢温度感受器存在的主要部位是

A. 视前区-下丘脑前部

B. 下丘脑后部

C. 脑干网状结构

D. 延髓化学敏感区

E. 小脑

57. 中枢温度感受器的主要作用是

A. 感受深部温度升高的刺激

B. 感受深部温度降低的刺激

C. 感受体表温度升高的刺激

D. 感受体表温度降低的刺激

E. 以上均不是

58. 外周温度感受器的主要作用是

A. 感受深部温度升高的刺激

B. 感受深部温度降低的刺激

C. 感受体表温度升高的刺激

D. 感受体表温度降低的刺激

E. 以上均不是

59. 下述关于温度监测哪项是**错误的**

A. 鼻咽温反映脑部温度

B. 食管温反映中心温度

C. 直肠温度反映腹内脏器温度

D. 肺动脉温度为中心温度

E. 体表降温时鼻咽温下降最慢

60. 低温对周围神经的影响下述哪项**错误**

A. 传导减慢,兴奋性降低

B. 动作电位减弱

C. 有髓鞘较交感神经易受抑制

D. 触觉较痛觉早消失

E. A纤维较C纤维早被阻滞

61. 血流降温时下述器官组织中何者最慢

A. 脑

B. 肾

C. 四肢

D. 肝

E. 肺

62. 低温对神志的影响下述哪项是**错误的**

A. 34℃,神志清楚

B. 32℃,开始嗜睡

C. 29℃,对命令有反应

D. 27℃,对命令无反应

E. 25℃,意识完全消失

63. 下述低温对呼吸系统的影响哪项**错误**

A. 随着体温下降,呼吸频率减慢,幅度变浅

B. 32℃时,呼吸频率减至12次/分

C. 27℃时,呼吸频率减至6~8次/分

D. 27℃时自主呼吸不足以维持通气需要

E. 低温时肺弥散功能不受影响

64. 清醒的低温患者复温时会出现如下反应,**除外**

A. 寒战

B. 呼吸加快

C. 氧耗增加

D. 低血糖

E. 低氧血症

65. 全麻患者手术期间体温降低时下述哪项**最少**发生

A. 高碳酸血症

B. 代谢性酸中毒

C. 高钾血症

D. 烦躁

E. 中枢抑制

66. 下述关于药物对体温的影响哪项**错误**

A. 吗啡抑制下丘脑的体温调节

B. 氟烷抑制下丘脑同时扩张外周血管,散热增加

C. 阿托品抑制下丘脑同时减少汗腺和黏膜的分泌,影响散热

D. 麻黄碱抑制下丘脑的调节,同时收缩外周血管,影响散热

E. 泮库溴铵使骨骼肌张力丧失,产热减少

67. 麻醉中低温对机体的影响下述哪项**错误**

A. 全身氧耗减少

B. 容易出现代谢性酸中毒

C. 麻醉药物的作用延长

D. 血液的黏性增加

E. 易发生血管内凝血

68. 低温对肾脏的影响,哪项**不对**

A. 肾小球滤过率随体温的下降而降低

B. 低温时肾小管重吸收能力下降

C. 如发生寒战,有效肾血流量则可上升

D. 低温时肾血流量增加

E. 低温对肾缺血有保护作用

69. 低温有以下特点,但**除外**

A. 氧耗量随体温的下降而降低

B. 增加心脏工作负担

C. 对血液产生抗凝效果

D. 减少麻醉药用量

E. 抑制酶的活性及细菌的活动

70. 关于麻醉用药对体温的影响,哪项**不对**

A. 全麻药主要通过抑制体温调节中枢

B. 肌松药使肌肉丧失产热功能易于体温下降

C. 拟肾上腺药可增加全身代谢而使体温升高

D. 拟胆碱药使汗腺分泌减少而使体温升高

E. 局麻药中毒时常表现为体温降低

71. 麻醉状态下,室温与体温的关系哪项**不对**
    A. 室温维持22~25℃时,对体温影响不大
    B. 室温超过28℃,麻醉易致体温升高
    C. 室温低于22℃,即可出现体温降低
    D. 新生儿及婴幼儿因代谢旺盛而不易出现体温下降
    E. 老年人易出现体温下降

72. 关于"调定点学说"的叙述,**错误的**是
    A. 体温调节与恒温器的调节相似
    B. 起调定点作用的部位在视前区-下丘脑前部
    C. 调定点是指热敏神经元对温热刺激感受的阈值
    D. 致热原可使调定点下移
    E. 致热原可使调定点上移

73. 关于解热镇痛药阿司匹林退热作用的特点,**错误的**是
    A. 作用部位在体温调节中枢
    B. 主要增强散热过程
    C. 对正常体温无降温作用
    D. 通过抑制中枢PG的生物合成而起效
    E. 可使体温随环境温度的变化而改变

74. 中度低温时的ECG改变下述何者**错误**
    A. PR、QRS间期延长
    B. 窦性心动过缓
    C. 游走性节律
    D. QT间期延长
    E. 窦性心动过速

75. 下列哪项血管系统的变化与低温**无关**
    A. 心率逐渐减慢
    B. 血压逐渐降低
    C. 心电图ST段下降
    D. 中心静脉压下降
    E. 冠脉血流量下降

【B₁型题】

问题76~79
    A. 35~36℃
    B. 36~37.4℃

    C. 36.7~37.7℃
    D. 36.9~37.9℃
    E. 38.5~38.9℃

76. 正常成人腋窝温度的范围是
77. 正常成人口腔温度的范围是
78. 正常成人直肠温度的范围是
79. 正常成人鼻咽部温度的范围是

问题80~84
    A. 34℃
    B. 33~32℃
    C. 32~31℃
    D. 26~25℃
    E. 20~18℃

80. 记忆力减弱
81. 嗜睡
82. 有随意运动,表达能力减弱
83. 瞳孔光反射消失
84. 意识完全消失

问题85~89
    A. 体温33℃
    B. 体温30℃
    C. 体温29.9~28℃
    D. 27.9~18℃
    E. 体温<18℃

85. 可阻断循环时间5分钟
86. 可阻断循环时间8~9分钟
87. 可阻断循环时间10~14分钟
88. 可阻断循环时间15~45分钟
89. 可阻断循环时间60分钟

【X型题】

90. 低温可以导致下述哪些改变
    A. 氧离曲线右移
    B. 氧离曲线左移
    C. 溶解氧增加
    D. 溶解氧减少
    E. PaO_2增加

91. 低温时下述血液PO_2改变哪些是正确的
    A. PaO_2降低
    B. PaO_2增加

C. PaO_2 不变

D. PvO_2 降低

E. PvO_2 增加

92. 心脏手术体外循环中全身低温的目的

　　A. 降低全身氧耗,增加安全性

　　B. 减少灌流量及细胞破坏

　　C. 保护心肌

　　D. 加强麻醉,减少全麻药用量

　　E. 保护血液中凝血因子

93. 关于浅低温下述哪些是正确的

　　A. 温度在30~34℃之间

　　B. 降低氧耗15%~35%

　　C. 可阻断循环10~12分钟

　　D. 常用于脑复苏等脑保护治疗

　　E. 也用于短时间停循环心内手术

94. 低温麻醉时全身各部位温度的下降能否迅速均匀要看

　　A. 神经系统反射是否正常

　　B. 心脏排血功能是否良好

　　C. 肾功能状态是否良好

　　D. 末梢循环是否通畅

　　E. 术前用药情况

95. 下述哪些药物的应用有助于降温

　　A. 冬眠合剂

　　B. 抗胆碱能药

　　C. 吸入麻醉药

　　D. 肌肉松弛药

　　E. 静脉麻醉药

96. 下述哪些药物通过抑制下丘脑调节功能导致体温异常

　　A. 氟烷

　　B. 吗啡

　　C. 苯巴比妥

　　D. 阿托品

　　E. 维库溴铵

97. 麻醉期间新生儿和婴幼儿易发生体温降低的原因

　　A. 表面积较大

　　B. 体表脂肪绝缘性较差

　　C. 体温调节中枢发育未完善

　　D. 代谢率低,产热较少

　　E. 麻醉药物的中枢和外周作用

98. 婴幼儿麻醉期间低体温易发生下述哪些并发症

　　A. 心律失常

　　B. 循环抑制

　　C. 呼吸抑制

　　D. 肺不张

　　E. 肺血管阻力增加

99. 术中体温过低机体可出现

　　A. 对全麻药需求量增加

　　B. 麻醉苏醒延迟

　　C. 术后肺部并发症增加

　　D. 耗氧量增加

　　E. 心律失常

100. 关于低温对神经系统的影响,正确的有

　　A. 低温可阻断感觉神经的传导活动

　　B. 低温时脑电活动减弱

　　C. 低温时脑细胞对缺氧的敏感性增加

　　D. 低温时脑血流量下降

　　E. 低温时神志随体温的降低而减弱

101. 低温的特点有

　　A. 增加对缺氧的耐受性

　　B. 减少心脏工作负担

　　C. 减少麻醉药的用量

　　D. 增加血液的黏滞度

　　E. 抑制酶的活性

102. 下列情况中哪些可行低温疗法

　　A. 重度创伤

　　B. 脓毒性休克

　　C. 切除大动脉瘤

　　D. 心搏骤停复苏后

　　E. 大血管移植术

103. 可能降低体温的因素有

A. 冷消毒液
B. 输入低温液体
C. 输入库血
D. 凉液体冲洗体腔
E. 冰帽

D. 纤溶活性增强
E. 凝血酶活性增强

105. 术后寒战的危害有
A. 伤口裂开
B. 心肌梗死
C. 眼压升高
D. 颅内压升高
E. 肝功能损害

104. 低体温可致
A. 术中止血困难
B. 伤口渗血增多
C. 血小板功能抑制

答　案

【A₁型题】

1. C	2. A	3. D	4. B	5. C	6. B	7. E	8. D	9. E	10. E
11. C	12. D	13. A	14. C	15. E	16. D	17. C	18. C	19. B	20. A
21. D	22. B	23. D	24. D	25. E	26. A	27. A	28. B	29. C	30. D
31. E	32. D	33. E	34. E	35. E	36. A	37. E	38. B	39. C	40. A
41. D	42. E	43. D	44. A	45. C	46. E	47. D	48. D	49. E	50. C
51. A	52. D	53. A	54. C	55. A	56. A	57. A	58. D	59. E	60. B
61. C	62. E	63. A	64. D	65. D	66. D	67. E	68. D	69. B	70. E
71. D	72. D	73. E	74. E	75. D					

【B₁型题】

76. B	77. C	78. D	79. D	80. A	81. B	82. B	83. D	84. E	85. B
86. B	87. C	88. D	89. E						

【X型题】

90. BC	91. CE	92. AB	93. ABD	94. BD	95. ACDE
96. ABCD	97. ABCE	98. ABCDE	99. BCE	100. ABDE	101. ABCDE
102. ABCDE	103. ABCDE	104. ABC	105. ABCD		

（林培容　张东亚　董秀华　卢家凯）

第53章

产科生理、麻醉与新生儿复苏

【A₁型题】

1. 妊娠后妊娠妇女循环血量逐渐增多,一般在哪周达高峰
   A. 30周
   B. 33周
   C. 35周
   D. 38周
   E. 40周

2. 妊娠妇女的循环血容量比非孕时多,一般何时复原
   A. 分娩后24小时
   B. 分娩后1周
   C. 分娩后2周
   D. 分娩后2~6周
   E. 分娩后8周

3. 妊娠妇女心率最快时间在
   A. 28~30周
   B. 30~32周
   C. 34~36周
   D. 37~38周
   E. 38~40周

4. 妊娠妇女心排出量最高峰在
   A. 20~28周
   B. 28~30周
   C. 30~32周
   D. 35~36周
   E. 38~40周

5. 妊娠期,哪种凝血因子浓度下降
   A. Ⅱ
   B. Ⅶ

C. Ⅸ
D. Ⅹ
E. ⅩⅢ

6. 妊娠妇女下列哪项激素水平降低
   A. 生长激素
   B. 甲状腺激素
   C. 胰岛素
   D. 醛固酮
   E. 甲状旁腺激素

7. 胎儿哪项功能与成人接近
   A. 血-脑屏障通透性
   B. 肝脏药物代谢
   C. 肾小球滤过率
   D. 肾小管排泄量
   E. 氧贮备

8. 妊娠末期,功能残气量下降
   A. 50ml
   B. 100ml
   C. 300ml
   D. 800ml
   E. 1000ml

9. 有关妊娠血容量变化,下列说法正确的是
   A. 妊娠妇女增多仅20%左右
   B. 妊娠妇女增多为30%~35%
   C. 妊娠妇女增多平均50%左右,在40周达高峰
   D. 妊娠妇女增多平均50%左右,在33周达高峰
   E. 血容量增加,血浆和红细胞所占比例相同

10. 关于妊娠期血液系统的变化,哪条正确
    A. 孕36周血中红细胞增加超过血浆增加
    B. 孕36周血浆增加超过红细胞增加,出现生

理贫血

C. 妊娠中后期血中白细胞较非妊娠期数量减少

D. 孕期血中纤维蛋白原含量下降

E. 孕期血沉减慢

B. 维生素储存

C. 脂肪储存

D. 蛋白质

E. 胆固醇储存

11. 妊娠期消化系统变化,正确的是

   A. 妊娠妇女胃的位置无任何变化

   B. 胃肠道平滑肌不受胎盘分泌物的黄体酮的影响

   C. 贲门括约肌张力在妊娠期持续增高

   D. 肠道张力增高,胃排空时间缩短

   E. 胃肠道张力降低、蠕动减弱、胃排空延长

17. 剖宫产硬膜外阻滞,局麻药用量减少的主因

   A. 预防低血压

   B. 避免仰卧位低血压综合征

   C. 减少全身毒副作用

   D. 避免麻药胎儿中毒

   E. 硬膜外间隙变小

12. 妊娠时下列叙述正确的是

   A. 母体血液O_2和CO_2离解曲线右移

   B. 胎儿血液O_2和CO_2离解曲线右移

   C. 母体与胎儿血液O_2和CO_2离解曲线均右移

   D. 母体血液O_2和CO_2离解曲线左移

   E. 母体与胎儿血液O_2和CO_2离解曲线均左移

18. 关于胎儿的血液循环组成,哪项是正确的

   A. 体循环和肺循环

   B. 体循环、肺循环和胎盘通路

   C. 体循环和胎盘通路

   D. 肺循环和胎盘通路

   E. 体循环、静脉导管和胎盘通路

13. 妊娠期母体流动力学改变,哪条正确

   A. 心排出量增加

   B. 心排出量减少

   C. 心排出量不变

   D. 心率不变

   E. 血压不变

19. 硫喷妥钠静注妊娠妇女多长时间母胎浓度即相等

   A. 0.5分钟

   B. 1分钟

   C. 2分钟

   D. 3分钟

   E. 5分钟

14. 妊娠期间血流量持续增加的器官是

   A. 肾

   B. 乳腺

   C. 皮肤

   D. 子宫

   E. 肝

20. 可透过胎盘预防胎儿缺氧性脑病的药物是

   A. 氯胺酮

   B. 丙泊酚

   C. 羟丁酸钠

   D. 硫喷妥钠

   E. 地西泮

15. 孕产妇心输出量达顶峰的是处于

   A. 孕28周

   B. 第1产程

   C. 第2产程

   D. 分娩后即刻

   E. 产后10分钟

21. 能增强子宫收缩力的吸入麻醉药是

   A. 氧化亚氮

   B. 乙醚

   C. 氟烷

   D. 恩氟烷

   E. 异氟烷

16. 孕期母体储存能量的主要方式是

   A. 糖原储存

22. 应用于产科中较理想的肌肉松弛药是

   A. 琥珀胆碱

B. 筒箭毒碱

C. 泮库溴铵

D. 阿曲库铵

E. 维库溴铵

23. 在国内一些较大城市,目前剖宫产最常用的麻醉方法是

  A. 局部浸润

  B. 脊麻

  C. 硬膜外麻醉

  D. 腰-硬联合麻醉

  E. 全身麻醉

24. 胎盘物质交换中最重要的方式之一是

  A. 单纯弥散

  B. 主动转运

  C. 易化弥散

  D. 细胞吞饮

  E. 渗漏

25. 妊娠妇女仰卧位低血压综合征最有效的处理是

  A. 加快输液

  B. 呼吸管理

  C. 心脏按摩

  D. 体位左侧倾斜30°

  E. 体位右倾斜30°

26. 硫喷妥钠用于妊娠妇女,较少出现新生儿睡眠是因为

  A. 胎盘移行速度快

  B. 胎儿脑内浓度低

  C. 胎儿血内浓度低

  D. 母体血内浓度低

  E. 分解代谢快

27. 预防产妇误吸,术前至少禁食

  A. 2小时

  B. 3小时

  C. 4小时

  D. 5小时

  E. 6小时

28. 硬膜外阻滞下行剖宫产术,最合适的阻滞上界为

  A. 胸2

  B. 胸6

  C. 胸8

  D. 胸4

  E. 胸10

29. 产妇行硬膜外置管易误入血管的最主要原因

  A. 硬膜外间隙血管怒张

  B. 高血压

  C. 钠水潴留

  D. 脊椎弯曲度改变

  E. 孕激素水平升高

30. 剖宫产椎管内麻醉血压下降时,下列首选

  A. 去甲肾上腺素

  B. 麻黄碱

  C. 肾上腺素

  D. 间羟胺

  E. 多巴胺

31. 近来很多文献认为处理剖宫产麻醉低血压某种药比麻黄碱好,该药是

  A. 多巴胺

  B. 肾上腺素

  C. 去甲肾上腺素

  D. 去氧肾上腺素

  E. 间羟胺

32. 马来酸麦角新碱应用于下列哪种情况是合适的

  A. 子宫收缩不良引起的产后出血

  B. 催产

  C. 引产

  D. 伴高血压性心脏病产妇

  E. 妊娠期高血压疾病产妇

33. 胎盘血流的调节主要依赖下列哪项

  A. α-受体

  B. β-受体

  C. 局部酸碱值

  D. 盘血PCO_2

E. 胎盘血PO_2

D. 孕产妇的血容量减少了

E. 孕产妇的黄体酮增加了

34. 产妇用药的原则,下列哪项最正确

　　A. 使子宫收缩加强

　　B. 防止低血压

　　C. 避免子宫出血

　　D. 避免产妇疼痛

　　E. 避免胎儿窒息

40. 为保障胎盘的良好血液灌注,母体收缩压最好不低于

　　A. 75mmHg

　　B. 90mmHg

　　C. 105mmHg

　　D. 115mmHg

　　E. 125mmHg

35. 能增强子宫收缩力的吸入麻醉药是

　　A. 氟烷

　　B. 恩氟烷

　　C. 异氟烷

　　D. 氧化亚氮

　　E. 七氟烷

41. 仰卧位低血压综合征是因为增大的子宫压迫了

　　A. 下腔静脉

　　B. 髂内静脉

　　C. 髂外静脉

　　D. 髂总静脉

　　E. 子宫静脉

36. 抑制子宫收缩最强的麻醉药是

　　A. 氯胺酮

　　B. 羟丁酸钠

　　C. 氧化亚氮

　　D. 氟烷

　　E. 恩氟烷

42. 胎儿及新生儿药物代谢特点,哪项正确

　　A. 血-脑屏障对药物通透性比成人高

　　B. 肾对药物的排泄能力比成人高

　　C. 肾对药物的排泄能力与成人相似

　　D. 肝脏对药物的解毒功能比成人高

　　E. 肝脏对药物的解毒功能比成人低

37. 产科患者硬膜外阻滞用药最好的是

　　A. 2.5%氯普鲁卡因

　　B. 0.75%布比卡因

　　C. 2%利多卡因

　　D. 1%丁卡因

　　E. 0.75%罗哌卡因

43. 新生儿复苏时哪种情况适宜使用钙剂

　　A. 高钠血症

　　B. 低钠血症

　　C. 高氯血症

　　D. 低钾血症

　　E. 高钾血症

38. 产妇硬膜外麻醉**不使用**0.75%布比卡因的最主要原因

　　A. 作用时间长

　　B. 易透过胎盘屏障

　　C. 对胎儿产生毒性作用

　　D. 对心肌抑制作用强

　　E. 与蛋白结合度高

44. 新生儿复苏有低血容量时可先给25%葡萄糖

　　A. 0.5ml/kg

　　B. 1.0ml/kg

　　C. 2.0ml/kg

　　D. 3.0ml/kg

　　E. 4.0ml/kg

39. 导致布比卡因心肌抑制作用增强的最主要原因是

　　A. 经血浆胆碱酯酶代谢减慢

　　B. 血浆中游离布比卡因增加

　　C. 胎盘代谢减少

45. 新生儿复苏时血用量约

　　A. 5~10ml/kg

　　B. 10~20ml/kg

C. 25~30ml/kg

D. 35~40ml/kg

E. 40~45ml/kg

C. 3分钟

D. 5分钟

E. 6分钟

46. 哪项表明新生儿极可能有缺氧

　　A. 心率≤80次/分

　　B. 心率≤100次/分

　　C. 心率≤120次/分

　　D. 心率≤140次/分

　　E. 心率≤160次/分

52. 新生儿产热方式是哪一项

　　A. 寒战

　　B. 肌肉收缩

　　C. 非寒战产热,即通过分解棕色脂肪

　　D. 白色脂肪分解

　　E. 以上均是

47. 哪项表明新生儿最可能有缺氧

　　A. 呼吸≤20次/min

　　B. 呼吸≤30次/min

　　C. 呼吸≤40次/min

　　D. 呼吸≤50次/min

　　E. 呼吸≤60次/min

53. 新生儿复苏时合适的环境温度是

　　A. 24℃左右

　　B. 26℃~28℃

　　C. 28℃~30℃

　　D. 32℃~34℃

　　E. 35℃~36℃

48. 提示胎儿窘迫的重要指标是

　　A. 胎儿胃肠蠕动增加

　　B. 羊水腔有胎粪污染

　　C. 新生儿误吸

　　D. 胎儿心率变化

　　E. 胎儿头皮血pH降低

54. 正常胎儿心率是

　　A. 100~120次/分

　　B. 120~160次/分

　　C. 160~180次/分

　　D. 80~100次/分

　　E. 180~200次/分

49. 新生儿复苏胸外心脏挤压与人工呼吸之比为

　　A. 2∶1

　　B. 3∶1

　　C. 4∶1

　　D. 5∶1

　　E. 6∶1

55. 正常新生儿的呼吸频率是

　　A. 比成人略快

　　B. 10~16次/分

　　C. 17~22次/分

　　D. 23~29次/分

　　E. 30~50次/分

50. 妊娠妇女应用哪种药物有助于胎儿肺泡上皮覆盖和产生表面活性物质

　　A. 肾上腺素

　　B. 肾上腺皮质激素

　　C. 胰高糖素

　　D. 缩宫素

　　E. 胰岛素

56. 新生儿Apgar五项评分是

　　A. 心率、呼吸、体重、哭声、肤色

　　B. 心率、呼吸、哭声、羊水性状、肤色

　　C. 心率、呼吸、肌张力、肤色、神经反射

　　D. 心率、呼吸、肌张力、肤色、哭声

　　E. 心率、呼吸、肤色、神经反射、哭声

51. 正常新生儿自主呼吸出现在生后

　　A. 1分钟内

　　B. 2分钟

57. Apgar评分法中决定是否需要复苏的三项重要指标是

　　A. 心率、呼吸、皮肤色泽

　　B. 心率、呼吸、肌肉张力

C. 心率、肌肉张力、神经反射

D. 呼吸、神经反射、皮肤色泽

E. 呼吸、肌肉张力、皮肤色泽

C. 镁中毒

D. 酸中毒

E. 红细胞增多症

58. 婴儿出生后第一次Apgar评分是在

A. 1分

B. 2分

C. 3分

D. 4分

E. 5分

64. 抢救新生儿窒息的首要措施是

A. 清理呼吸道

B. 加压给氧

C. 人工呼吸

D. 给碳酸氢钠

E. 给予呼吸兴奋剂

59. 新生儿复苏时最佳的给药途径是

A. 气管给药

B. 头皮静脉穿刺注射

C. 心脏穿刺注射

D. 脐静脉注射

E. 颈内静脉注射

65. 新生儿复苏时,如无血气分析,对心跳呼吸停止者,每10分钟可给碳酸氢钠

A. 1mmol/kg

B. 2mmol/kg

C. 3mmol/kg

D. 4mmol/kg

E. 5mmol/kg

60. 当新生儿窒息疑为麻醉性镇痛药所致时,具有诊断和治疗价值的药物是

A. 氨茶碱

B. 氟马西尼

C. 纳洛酮

D. 洛贝林

E. 尼可刹米

66. 产科麻醉中最严重的法律诉讼是

A. 新生儿死亡

B. 产妇脑损伤

C. 分娩过程中镇痛不足

D. 穿破硬膜造成的头痛

E. 产妇死亡

61. 脐静脉置管的最合适深度是

A. 1~2cm

B. 3~4cm

C. 5~7cm

D. 8~10cm

E. 以上均不对

67. 产科麻醉中最常遇到的产妇死亡原因是

A. 严重先兆子痫

B. 严重出血

C. HELLP综合征

D. 严重败血症

E. 子痫

62. 动脉导管闭合时间正确的说法是

A. 足月儿7日,早产儿数月

B. 足月儿7日,早产儿10~14日

C. 足月儿及早产儿均为7日

D. 足月儿及早产儿均在2周内

E. 足月儿10~14日,早产儿数月

68. 以下产科麻醉的叙述中哪项**错误**

A. 无论是否禁食产科患者都视为饱胃

B. 所有患者都有发生误吸的风险

C. 几乎所有静脉镇静药都易于通过胎盘并影响胎儿

D. 几乎所有静脉阿片类镇痛药都易于通过胎盘并影响胎儿

E. 腰麻比硬膜外麻醉更适于产科

63. 有新生儿出生后皮肤呈粉红色,原因是

A. 窒息

B. 低血容量

69. 以下与麻醉相关的产妇死亡的叙述是正确的,

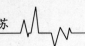

除了

A. 全麻相关死亡常与不能插管、不能通气或误吸性肺炎有关

B. 如果气管插管失败，应优先保证产妇安全，不是胎儿

C. 如果不能为产妇插管或不能维持产妇通气，应首先取出胎儿

D. 与区域麻醉相关的死亡常与阻滞平面过高或局麻药中毒有关

E. 因全麻引起的产妇死亡率较高，区域麻醉是首选

70. 造成母亲直接死亡的各项原因与其所占比例的对应关系中，哪个**错误**

A. 先兆子痫–24%

B. 肺栓塞–24%

C. 羊水栓塞–19%

D. 出血–30%

E. 麻醉相关–3%

71. 以下哪个**不是**产后出血的常见原因

A. 早产

B. 子宫收缩乏力

C. 胎盘残留

D. 产科裂伤

E. 子宫内翻

72. 在妊娠妇女中，可发展为DIC的最常见原因是哪项

A. 前置胎盘（出血）

B. 先兆子痫

C. 羊水栓塞

D. 死胎综合征

E. 胎盘早剥

73. 足月胎儿的正常氧耗约为

A. 40mL/min

B. 30mL/min

C. 21mL/min

D. 15mL/min

E. 10mL/min

74. $MgSO_4$治疗先兆子痫的副作用如下，**不包括**

A. 通气不足

B. 新生儿肌张力减退

C. 心搏骤停

D. 肾衰

E. 增强罗库溴铵的肌松作用

75. 以下症状和体征中哪一项与羊水栓塞**无关**

A. 癫痫发作

B. 出血和DIC

C. 低氧血症

D. 呼吸困难

E. 高血压

76. 足月时胎儿血红蛋白的P_{50}大约是

A. 17

B. 20

C. 27

D. 30

E. 37

77. 以下有关羊水中含黏稠胎粪的新生儿的描述中哪个正确

A. 呼吸窘迫综合征很常见

B. 这样的新生儿都需要插管

C. 需要抗生素治疗感染

D. 需要激素治疗炎症

E. 对于严重者采用肺表面活性物质治疗有益

78. $MgSO_4$作为抗惊厥药物用于先兆子痫患者可产生以下作用，**除外**

A. 低血压和（或）心搏骤停

B. 抑制子宫收缩

C. 镇静

D. 呼吸麻痹

E. 镇痛

79. 产后多久心排出量能够回到非妊娠状态的±10%

A. 3天

B. 1周

C. 2周

D. 3周

E. 4周

80. 在足月妊娠时子宫血流约为
   A. 100ml/min
   B. 500ml/min
   C. 800ml/min
   D. 1000ml/min
   E. 1500ml/min

81. 下列何种药物剂量依赖性地降低子宫的收缩性
   A. 咪达唑仑
   B. 巴比妥类
   C. 氯胺酮
   D. 氧化亚氮
   E. 局部麻醉药

82. 产科麻醉中鞘内注射麻醉性镇痛药最常见的副作用是
   A. 恶心呕吐
   B. 瘙痒
   C. 呼吸抑制
   D. 尿潴留
   E. 过敏反应

83. 与无糖尿病的妊娠妇女相比,以下有关妊娠糖尿病患者的说法中哪项错误
   A. 妊娠期间对胰岛素的需要量增加
   B. 妊娠糖尿病产妇和胎儿的死亡率仍较高
   C. 妊娠糖尿病患者的剖宫产率较高
   D. 胰岛素容易通过胎盘
   E. 妊娠糖尿病患者中先兆子痫更常见

84. 氯胺酮用于产科,说法错误的是
   A. 抑制子宫收缩
   B. 有催产作用
   C. 消除子宫阵痛
   D. 对新生儿无抑制
   E. 有精神病病史的妊娠妇女禁用

85. 所有妊娠妇女中患先兆子痫的比例是
   A. 1%
   B. 5%
   C. 7%
   D. 10%
   E. 15%

86. 妊娠期消化系统改变的说法,错误的是
   A. 胆囊功能下降
   B. 碱性磷酸酶活性升高
   C. 胆碱酯酶活性升高
   D. 血清白蛋白下降,球蛋白轻度增加
   E. 肝细胞分泌胆汁功能下降

87. 妊娠期内分泌功能变化的说法错误的是
   A. 肾上腺皮质激素功能亢进
   B. 甲状腺激素增加,临床上出现低钙血症
   C. 肾素-血管紧张素-醛固酮系统功能增强
   D. 黄体酮可引起排钠利尿及肾小球滤过率增高
   E. 血胰岛素浓度随妊娠而降低,因而并存糖尿病

88. 妊娠期妊娠妇女呼吸系统改变哪项错误
   A. 呼吸道黏膜充血
   B. 胸廓容积增大
   C. 潮气量增加
   D. 肺活量明显增大
   E. 残气量下降

89. 下面哪项不是仰卧位低血压综合征的表现
   A. 心动过速
   B. 血压下降
   C. 右下腹痛
   D. 多汗
   E. 心动过缓

90. 妊娠妇女因血浆成分的增加比血细胞增加多,下面说法不正确的是
   A. 贫血
   B. 红细胞沉降率减慢
   C. 水钠潴留
   D. 血黏度下降
   E. 血细胞比容减低

91. 下面哪项不是妊娠妇女胃内容物反流至食管的原因
   A. 胃肠道张力增加,蠕动增强
   B. 腹压增加
   C. 胃的位置改变

D. 胃贲门括约肌松弛

E. 胃排空时间延长

C. 罗哌卡因

D. 左布比卡因

E. 卡波卡因

92. 妊娠妇女肝功能的变化,说法**错误的**是

　　A. 血清白蛋白下降

　　B. 白/球比值下降

　　C. 氢肽酶升高

　　D. 胆碱酯酶活性下降

　　E. 碱性磷酸酶活性下降

93. 孕期水电解质的改变,下述哪项**不正确**

　　A. 血钾升高

　　B. 血钙下降

　　C. 血镁下降

　　D. 水钠潴留

　　E. 磷酸盐,碳酸氢盐轻度下降

94. 关于羊水,叙述**错误的**是

　　A. 使胎儿相对有一些活动度

　　B. 起缓冲作用,避免胎儿受外力损伤

　　C. 全部由羊膜产生

　　D. 保持胎儿体温恒定

　　E. 子宫收缩时使宫颈扩张

95. 下列麻醉性镇痛药对胎儿的作用,说法**错误**的是

　　A. 吗啡、哌替啶、芬太尼都极易透过胎盘

　　B. 哌替啶对新生儿呼吸中枢有直接抑制作用

　　C. 吗啡禁用于早产

　　D. 哌替啶宜在娩出前1小时内或4小时以上使用

　　E. 喷他佐辛对呼吸的抑制作用弱于哌替啶

96. 有关全身静脉麻醉的说法,**错误的**是

　　A. 氯胺酮对新生儿无抑制

　　B. 丙泊酚对新生儿呼吸有抑制

　　C. 硫喷妥钠对新生儿呼吸有抑制

　　D. 羟丁酸钠禁用于严重妊娠期高血压疾病产妇

　　E. 氯胺酮可用于严重妊娠期高血压疾病产妇

97. 下列哪种局麻药最**不适合**用于产科麻醉

　　A. 氯普鲁卡因

　　B. 利多卡因

98. 下列羊水栓塞患者的复苏,**错误的**是

　　A. 肝素宜早用

　　B. 对宫腔出血和凝血障碍者,应快速输血输液

　　C. 尽早插管或喉罩机械通气

　　D. 可用α-受体阻滞药降低周围血管阻力

　　E. 尽早小剂量肾上腺素抗过敏反应

99. 关于产科麻醉,说法**错误的**是

　　A. 全身麻醉时要注意呕吐误吸

　　B. 仰卧时易引起低血压综合征

　　C. 用氧化亚氮,不易通过胎盘

　　D. 氯胺酮禁用于妊娠高血压者

　　E. 椎管内麻醉为国内首选

100. 妊娠期高血压疾病**不包括**

　　A. 子痫

　　B. 先兆子痫

　　C. 妊娠蛋白尿

　　D. 妊娠肾炎

　　E. 妊娠水肿

101. 硫酸镁用于产妇,叙述**不正确的**是

　　A. 降低血管张力

　　B. 抑制神经肌肉活动

　　C. 防止抽搐

　　D. 抑制子宫肌张力和收缩频率

　　E. 血中浓度$<20mmol/L$不影响呼吸功能

102. 氯胺酮用于产科,说法**错误的**是

　　A. 抑制子宫收缩

　　B. 有催产作用

　　C. 消除子宫阵痛

　　D. 对新生儿无抑制

　　E. 不用于精神病孕产妇

103. 硬膜外阻滞用于剖官产,下列哪项**错误**

　　A. 止痛效果可靠

　　B. 对胎儿呼吸循环无抑制

C. 宫缩被抑制

D. 宫缩痛被解除

E. 麻醉平面与血压较易控制

104. 妊娠期高血压疾病应用硫酸镁,下列叙述中最**不可能**的是

　　A. 血中镁离子升至11mmol/L时可引起呼吸心搏骤停

　　B. 非妊娠妇女血镁浓度为0.75~1.0mmol/L

　　C. 血中镁离子达4mmol/L时,可阻滞抽搐

　　D. 血中镁离子10mmol/L时,膝反射消失

　　E. 膝反射消失、呼吸功能受抑时,可用钙剂拮抗

105. 防止仰卧位低血压综合征,以下措施中**不恰当**的是

　　A. 产妇取左侧倾斜30°体位

　　B. 垫高产妇右髋部,使之左侧20°~30°

　　C. 产妇取头高足低位

　　D. 常规开放上肢静脉

　　E. 预防性输液500ml

106. 下列项对药物透过胎盘有影响,**除外**

　　A. 蛋白结合度

　　B. 分子量

　　C. 脂质溶解度

　　D. 在胎盘中的分解代谢

　　E. 胎盘的位置

107. 产妇硬膜外麻醉时药量应减少的原因,哪项**除外**

　　A. 腰椎前屈

　　B. 腔静脉受压,椎管内静脉丛怒张

　　C. 子宫收缩,脑脊液向头侧逆流

　　D. 硬膜外腔和蛛网膜下腔变窄

　　E. 妊娠高血压

108. 妊娠期血容量变化下列哪项**不正确**

　　A. 妊娠33周时总循环血量达最高峰

　　B. 最高时此平时增加50%

　　C. 增加的血容量以血浆成分为主

　　D. 增加的血容量以血细胞成分为主

　　E. 妊娠期呈生理性贫血

109. 下列哪项**不是**仰卧位低血压综合征的表现

　　A. 低血压

　　B. 抽搐

　　C. 心动过速

　　D. 虚脱

　　E. 晕厥

110. 妊娠期易致胃内容物反流与下列哪项**无关**

　　A. 胃肠蠕动减弱

　　B. 胃贲门括约肌松弛

　　C. 腹压增加

　　D. 胃位置改变

　　E. 胃排空时间缩短

111. 产科要求的理想肌松药,下述哪项**不对**

　　A. 起效快

　　B. 持续时间短

　　C. 很少通过胎盘屏障

　　D. 新生儿排除该药迅速

　　E. 脂溶性高

112. 下面是胎儿血容量降低的原因,**除外**

　　A. 胎儿脐带部分被压

　　B. 胎盘早剥

　　C. 母体低血压

　　D. 分娩时窒息

　　E. 产程后期窒息

113. Apgar评分与哪项**无关**

　　A. 心率

　　B. 呼吸

　　C. 肌张力

　　D. 皮肤色泽

　　E. 体温

114. 母体用药导致新生儿窒息与哪项**无关**

　　A. 镇痛药

　　B. 巴比妥类药

　　C. 镇静药

　　D. 利尿药

　　E. 挥发性全麻药

115. 下列Apgar评分哪项**不恰当**

A. 每分钟心率>100次2分

B. 呼吸不规则1分

C. 四肢稍屈1分

D. 刺激咽喉有反射动作1分

E. 躯干红四肢紫2分

【A₂型题】

116. 一新生儿娩出1分钟时心率96次/分,呼吸不规则且慢,四肢自主活动,弹足底能皱眉,躯干皮肤红,四肢青紫,Apgar评分为

　　A. 9分

　　B. 8分

　　C. 7分

　　D. 6分

　　E. 5分

117. 一新生儿出生后1分钟检查:心率120次/分,有自主呼吸,频率30次/分,哭声弱,四肢自主活动,手脚发绀,刺激足底皱眉,Apgar评分为

　　A. 6分

　　B. 7分

　　C. 8分

　　D. 9分

　　E. 10分

118. 女性30岁,G_2P_0妊娠42周,自然分娩,胎儿娩出生后无哭声,面色青紫,生后1分钟Apgar评分为7分,此时首先进行的处理为

　　A. 氧气吸入

　　B. 呼吸兴奋剂

　　C. 清理呼吸道

　　D. 拍打足底

　　E. 人工呼吸

119. 低年住院医师给一名21岁足月妊娠产妇注射了5mL氯普鲁卡因。产妇曾被诊断为非典型胆碱酯酶(纯合子),其他方面正常。估计其血中此药的半衰期为

　　A. 约1min

　　B. 约2min

　　C. 约5min

　　D. 约30min

　　E. 超过1h

120. 一名22岁,G_1P_0,80kg妇女因双足先露行急诊剖宫产手术。全麻诱导采用硫喷妥钠250mg和琥珀胆碱120mg,维持采用地氟烷及N_2O/O_2(1:1),呼吸频率为12次/分,潮气量为1300mL。诱导完毕5min后取出一男婴,他的1分钟Apgar评分为5。引起评分低的最可能原因是

　　A. 血浆N_2O水平高

　　B. 血浆琥珀胆碱水平高

　　C. 血浆硫喷妥钠水平高

　　D. 胎盘低灌注

　　E. 胎儿先露部位压迫脐带

121. 一妊娠妇女在使用间羟沙丁胺醇抑制早产失败后,行剖宫产手术。给予2L乳酸林格液后,经硬膜外共给含1:200000肾上腺素的2%利多卡因20ml,麻醉平面达T_4水平。切皮后血压降至85/40mmHg,静脉输注更多的乳酸林格液进行处理。患者变得烦躁、气短、不安。她的血压为90/50mmHg,心率118次/分、经鼻导管吸氧2L/min,脉搏氧饱和度为92%。引起该患者症状的最可能的原因是

　　A. 高位硬膜外阻滞

　　B. 局麻药中毒

　　C. 高的血浆间羟沙丁胺醇水平

　　D. 急性肺水肿

　　E. 中枢神经系统低灌注

122. 一名20岁大学生被送进手术室行急诊阑尾切除手术。她已经妊娠10周,体温39.5℃,BP 80/45mmHg,HR125次/分。麻醉诱导采用丙泊酚和芬太尼,维持采用O_2、氧化亚氮和异氟烷。被证实的全身麻醉对下一代产生的不良后果的是

　　A. 行为缺损

　　B. 精神发育迟缓

　　C. 腭裂

　　D. 肾胚细胞瘤

　　E. 以上都不是

123. 一名29岁,孕37周妇女产程活跃。她既往有严重的酒精性心肌病,目前无症状。住院前2周的超声心动检查发现左室射血分数为

50%。何时她的心输出量会达到最大,且发生充血性心力衰竭的危险性达最大

A. 在妊娠的前三个月

B. 在妊娠的中三个月

C. 在妊娠的后三个月

D. 分娩时

E. 胎儿娩出后不久

124. 一名24岁,G_1P_0,孕40周妇女,非常紧张,要求在全麻下行剖宫产手术。用丙泊酚和芬太尼诱导后,由有经验的麻醉医师插管,但看不到任何声门结构,两次插管失败,能够通过面罩维持通气。对此患者下一步最合理的处理是

A. 持续面罩通气并在环状软骨加压

B. 试用喉罩

C. 唤醒患者

D. 试图进行盲探鼻插管

E. 使用食管气管联合导管

125. 一名19岁,G_1P_0,孕28周妇女为多种药物滥用者,刚刚在急诊室经阴道分娩一男婴。婴儿的心率为86次/分,四肢无肌力,无呼吸力,对刺激无反应,全身发绀。他的脐带只有两条血管。其1minApgar评分应该是

A. 0

B. 1

C. 2

D. 3

E. 5

126. 一名22岁,G_2P_1,孕35周妇女因胎儿宫内窘迫被送入手术室准备行急诊剖宫产术。羊水含浓稠胎粪,分娩即刻婴儿的心率为56次/分,严重青紫,肢体软。最适当的首要处理应为

A. 取足跟血检查血糖

B. 插管并吸引气管内胎粪

C. 行面罩-气囊通气前,盲吸咽部胎粪

D. 肌注阿托品0.02mg/kg并行心外按压

E. 气管插管并给予100%纯氧通气

127. 某手术室护士妊娠8周,问你:"胎儿何时对手术室内的致畸物质最敏感",回答是

A. 妊娠1至2周

B. 妊娠3至5周

C. 妊娠3至8周

D. 妊娠9至20周

E. 妊娠20周以上

128. 一名22岁,G_1P_0,孕37周妇女产程活跃,要求在硬膜外麻醉下行剖宫产术。她唯一的内科疾病为Eisenmenger综合征(肺动脉高压伴心内右向左分流或双向分流)。对此患者应避免使用低剂量肾上腺素,因为会引起

A. HR加快

B. 抑制分娩

C. 全身血管阻力降低

D. 肺血管阻力增加

E. 收缩压过度升高

129. 一名21岁,G_2P_1,有严重哮喘史的孕34周妇女,因胎儿窘迫准备在全麻下行急诊剖宫产手术。患者有先兆子痫,被送进手术室时非常焦虑,肺部有哮鸣音。以下何种药物最适于该患者的麻醉诱导

A. 氯胺酮

B. 依托咪酯

C. 硫喷妥钠

D. 丙泊酚

E. 七氟烷

【A₄型题】

问题130~133

女性34岁,孕34周,无痛性阴道大出血,需行紧急剖宫产术,血压80/50mmHg,脉搏120bpm,Hb90g/L,Hct24%。体重60kg。

130. 麻醉方法首选

A. 全麻

B. 硬膜外麻醉

C. 腰麻

D. 局麻

E. 硬膜外麻醉+全麻

131. 胎儿娩出后子宫出血量大,术野广泛渗血,以下处理哪项**不恰当**

A. 输新鲜血

B. 急查肝功能

C. 急查血小板计数

D. 急查纤维蛋白原含量

E. 急查3P试验

132. 大量输血后,心电图示Q-T间期延长,提示最需要给予的是

    A. 镁

    B. 钾

    C. 钙

    D. 地塞米松

    E. 碳酸氢钠

133. 如果出现DIC,下列处理**不合理的**是

    A. 补充血小板

    B. 补充凝血因子

    C. 纠正酸中毒

    D. 合理使用肝素和抗纤溶药物

    E. 给予α-受体兴奋药

问题134~138

女性26岁,臀先露临产,脐带脱出,胎儿严重窒息,精神极度紧张,无妊娠期高血压疾病,术前1小时进食1鸡蛋、饮水70ml,急诊入室。

134. 如术前用药,宜选

    A. 阿托品0.25mg、甲氧氯普胺10mg静注

    B. 苯巴比妥0.1g静注

    C. 哌替啶50mg静注

    D. 地西泮10mg静注

    E. 25%硫酸镁10ml缓慢静注

135. 需要紧急麻醉,首选

    A. 全麻

    B. 局麻

    C. 硬膜外麻醉

    D. 腰麻

    E. 全麻+硬膜外麻醉

136. 为预防胃内容物反流误吸,下列哪项**不当**

    A. 快诱导时,先维库溴铵1mg,再琥珀胆碱

    B. 快诱导时直接用维库溴铵或阿曲库铵肌松

    C. 诱导中压迫环状软骨以闭锁食管

    D. 诱导时过度正压通气以完全去氮

    E. 术毕,待产妇完全清醒后拔管

如果剖宫产在胎儿娩出后,麻醉机报警,气道压显示突然升高到34cmH$_2$O、监护仪显示ETCO$_2$波形变低平,数字为18mmHg,SpO$_2$开始下降,心率加快,测血压为75/40mmHg。

137. 最可能的诊断是

    A. 大出血、休克

    B. 局麻药毒性反应

    C. 羊水栓塞

    D. 腔静脉压迫综合征

    E. 缩宫素反应

138. 立即处理,哪项是**错误的**

    A. 静注地塞米松

    B. 静注小剂量肾上腺素

    C. 快速补充血容量

    D. 静注去氧肾上腺素

    E. 输液小壶滴注氨茶碱

问题139~143

女性27岁,孕足月,妊娠期高血压疾病,硬膜外麻醉下剖宫产取出一女婴,哭声弱,全身青紫,心率90次/分,肌肉松弛,咽部吸引无反应。羊水Ⅲ度污染。

139. 1分钟的Apgar评分是

    A. 7分

    B. 5分

    C. 4分

    D. 3分

    E. 2分

140. 最合适的婴儿复苏处理是

    A. 给予呼吸兴奋剂

    B. 面罩加压给氧

    C. 气管插管吸引后给氧、控制呼吸

    D. 给予肾上腺素

    E. 心脏按压

141. 给予呼吸的频率和潮气量应是

    A. RR20~25次/分,Vt20~40ml

    B. RR30~40次/分,Vt20~40ml

    C. RR40~60次/分,Vt40~60ml

    D. RR30~40次/分,Vt10~20ml

    E. RR30~50次/分,Vt40~50ml

142. 此时复苏的环境温度最好是
    A. 25℃
    B. 28℃
    C. 30℃
    D. 33℃
    E. 36℃

143. 复苏中应纠正酸中毒,在无血气分析的情况下给予碳酸氢钠,你选择
    A. 1mmol/kg(2ml/kg)
    B. 2mmol/kg
    C. 3mmol/kg
    D. 4mmol/kg
    E. 5mmol/kg

    问题144~148
    女性,29岁,孕39周。硬膜外阻滞下行剖宫产术,平卧位后给予初量13ml 2% Lidocaine等待麻醉平面出现、吸氧,12分钟后出现低血压、心动过速、自述头晕、憋气等。

144. 患者的反应最可能的原因是
    A. 全脊髓麻醉
    B. 仰卧位低血压综合征
    C. 硬膜外麻醉阻滞平面过高
    D. 羊水栓塞反应
    E. 局麻药中毒反应

145. 最先应采取的措施为
    A. 立即向左倾斜30° 卧位并将子宫推向左侧
    B. 立即向右倾斜卧位并将子宫推向右侧
    C. 立即半卧位
    D. 立即头低脚高位
    E. 立即给去氧肾上腺素

146. 经上述处理后血压仍低,进一步采取
    A. 立即开始手术
    B. 加快输液同时静注麻黄碱10mg
    C. 加快输液同时静注多巴胺20mg
    D. 立即注射肾上腺素0.5mg
    E. 立即注射阿托品0.5mg

147. 该孕产妇反应的临床鉴别诊断如下,可除外
    A. 已经全脊髓麻醉

B. 仰卧位低血压综合征
C. 硬膜外或硬膜下阻滞平面过高
D. 羊水栓塞反应
E. 局麻药中毒反应

148. 在上述处理过程中,若孕产妇突然意识消失、自主呼吸消失,则出现
    A. 已经全脊髓麻醉
    B. 仰卧位低血压综合征
    C. 硬膜外或硬膜下阻滞平面过高
    D. 羊水栓塞反应
    E. 局麻药中毒反应

    问题149~158
    一名21岁,160cm,127kg,G_1P_0,宫内孕35周的妇女因严重先兆子痫拟行亚急诊剖宫产术。她患糖尿病(Ⅱ型),每日晨注射20单位胰岛素。她一到产房就接受静脉输注的$MgSO_4$,及间断推注肼屈嗪。她说过去的24h中只排过一次尿。她的BP170/110mmHg、HR110次/分、R26次/分、体温36.9 ℃、Hb10.5g/dL, 血小板101000/mL, 血糖260mg/dL, AST/ALT在正常范围, BUN30mg/dL、Cr1.3mg/dL,她表现出全身水肿,双侧腱反射为3^+。

149. 关于先兆子痫的发生机制,以下叙述中哪个最准确
    A. 免疫反应引起子宫胎盘缺血
    B. 源于肾素的释放
    C. 源于血管紧张素的释放
    D. 源于醛固酮的释放
    E. 其发病原因尚未完全清楚

150. 对先兆子痫患者可采用以下药物或方法来控制高血压,无效的是
    A. 肼屈嗪
    B. 乌拉地尔
    C. $MgSO_4$
    D. 艾司洛尔
    E. 娩出胎儿和胎盘

151. 有关该患者肾功能的描述中不正确的是
    A. 肾血流及肾小球滤过率妊娠4个月时约增加50%
    B. 因肾血流及肾小球滤过率增加, BUN和Cr

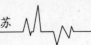

降低

C. 她的Cr是正常的

D. 她的Cr和BUN均异常

E. 其肾功能不全主要是先兆子痫造成

152. 该患者的容量状况和肾灌注的最佳描述是

A. 高血容量

B. 正常血容量

C. 低血容量

D. 无论血容量高低；都能保持充足的肾灌注

E. 非以上任何一种

153. 给患者行剖宫产。麻醉前,应放置如下监测,**除外**

A. 心电图、氧饱和度

B. 动脉导管测压

C. CVP导管

D. 胎心监测

E. 肺动脉导管

如行硬膜外麻醉,首先给患者输注700ml乳酸林格液。因患者病态肥胖、全身水肿,数次穿刺失败后穿破硬膜。在鞘内(蛛网膜下腔)放置导管,注射0.75%布比卡因12mg和0.15mg吗啡(用于术后镇痛)。蛛网膜下腔阻滞后10分钟,患者诉恶心,血压为95/55mmHg,经鼻导管吸氧2L/min,脉搏氧饱和度为98%。

154. 以下治疗中**不适当**的是

A. 给予麻黄碱

B. 给予晶体液如乳酸林格液

C. 给予胶体液如羟乙基淀粉

D. 反式Trenderlenburg位(头高脚低位)

E. 给予去氧肾上腺素

如给予10mg麻黄碱、1L羟乙基淀粉和800ml乳酸林格液后,其血压升至120/70mmHg。但患者诉呼吸困难。测感觉阻滞平面于T_4水平。经鼻导管吸氧2L/min,脉搏氧饱和度为89%。

155. 此时最可能的诊断为

A. 高位交感神经阻断

B. 肺栓塞

C. 误吸

D. 羊水栓塞

E. 急性肺水肿

156. 如采用全麻,以下处理中**不适当**的是

A. 快速序贯诱导,环状软骨压迫下气管插管

B. 用芬太尼、丙泊酚诱导麻醉,琥珀胆碱肌松

C. 可用喉罩通气取代气管插管

D. 在取出胎儿前放置肺动脉导管

E. 可在消毒后铺巾时进行麻醉

如果婴儿取出过程顺利。以氧气、氧化亚氮、地氟烷和罗库溴铵维持麻醉。术毕肌松拮抗后20min、停止吸入麻醉后15min,患者仍然无反应、无自主呼吸。

157. 你的鉴别诊断包括以下几项,**除外**

A. 肌松剂相对过量及$MgSO_4$对肌松剂的增效作用

B. Ⅱ相阻滞

C. 胆碱酯酶异常或活性降低

D. 脑血管意外

E. 吸入麻醉剂的残留作用

158. 最终患者苏醒、有反应,拔管后被送入PACU。在前两小时她的尿量为25ml/h。对患者少尿的叙述中**不正确**的是

A. 肾前性少尿-低血容量为最主要的原因

B. 肾性少尿-急性肾小球坏死(ATN)

C. 肾后性少尿-Foley尿管打折

D. 开始静脉补液：乳酸林格液或羟乙基淀粉

E. 在不缺容量下需要强心利尿剂

问题159~162

一名23岁,G_1P_0,体重107kg的妊娠妇女进入产程,被送进产房。伴糖尿病(Ⅰ型)使用胰岛素泵治疗。基础血压125/75mmHg,在放置硬膜外导管前,患者诉恶心呕吐。请你对患者进行评估。你迅速检查患者,发现她仰卧平躺,心动过速、低血压(BP75/50mmHg)。她否认胸痛或呼吸困难,吸空气脉搏氧饱和度为96%,胎儿心率为180次/分。指尖针刺采血测血糖为110mg/dL。

159. 最可能的诊断是

A. 糖尿病酮症酸中毒

B. 妊娠子宫压迫主动脉

C. 肺栓塞

D. 羊水栓塞

E. 妊娠子宫压迫下腔静脉

160. 对此患者你的第一步处理应为

A. 请求帮助

B. 向左抬子宫

C. 给麻黄碱

D. 快速静脉输液

E. 给氧以维持胎儿氧供

161. 对母亲低血压的全面处理应是

A. 给氧以维持胎儿氧供

B. 向左抬子宫（使妊娠子宫离开主动脉和下腔静脉）

C. 给麻黄碱/速静脉输液

D. 以上方法无效可考虑给予去氧肾上腺素

E. 以上全部

她的血压回到正常范围，产程活跃。顺利放置硬膜外导管。由于产程进展不利，于8：00AM行剖宫产。到达手术室前关闭胰岛素泵。在硬膜外麻醉下患者对手术耐受很好。估计失血800ml，静脉补液3000ml，尿量300ml。硬膜外给予3mg吗啡进行术后镇痛。从4：00PM开始，患者呕吐、腹痛且多尿。虽然她低血压（BP80/42mmHg）、心动过速，但面部潮红，此外患者过度通气。

162. 以下说法中哪个是正确的

A. 最可能发生了酮症酸中毒

B. 应当立刻开启胰岛素泵

C. 严密监测生化指标，包括血糖、电解质和pH值

D. 给足够的液体和胰岛素以纠正酮症酸中毒

E. 以上全部

问题163~167

一名24岁，G_1P_0，孕38周妇女因先兆子痫准备在硬膜外麻醉下行剖宫产术。她身高164cm，体重131kg。既往史包括多囊肾、高血压、癫痫发作、肥胖和阻塞性睡眠呼吸暂停（OSA）。术前检查Hb10g/dL，Cr1.3mg/dL，血小板120 000/mm³，肝功能及PT/PTT正常。手术顺利，术中病情平稳。硬膜外给予吗啡3mg和芬太尼0.15mg。估计失血1100mL，输注胶体500ml、晶体3000ml，尿量为400ml。

163. 一小时后PACU护士叫你："她的心率达到140次/分，采用以下何种药物治疗？"

A. 艾司洛尔

B. 拉贝洛尔

C. 吗啡

D. 芬太尼

E. 以上都不是

164. 你对此患者心动过速的鉴别诊断是

A. 疼痛和（或）膀胱过度膨胀

B. 低血压

C. 低氧血症

D. 呼吸暂停或OSA引起的高碳酸血症

E. 以上全部

你发现患者呼吸暂停、昏睡。鼻导管吸氧2L/min，她的脉搏氧饱和度为87%，血压155/95mmHg，心率140次/分。

165. 对此患者以下做法中不适当的是

A. 请求帮助

B. 刺激患者，维持气道通畅或通过面罩辅助通气

C. 必要时进行气管插管

D. 如怀疑阿片类过量可静注0.2mg纳洛酮

E. 行CT检查以排除卒中

166. 刺激并给予纳洛酮后患者完全清醒。诉切口痛，10分制的疼痛评分为9。采用CPAP机治疗OSA。缓解此患者的疼痛应采用以下哪项

A. 换舒芬太尼静注

B. 脉注吗啡

C. 脉注哌替啶

D. 静注酮洛酸

E. 硬膜外罗哌卡因

假设患者经鼻导管吸氧，氧流量2L/min，脉搏氧饱和度为87%，血压65/40mmHg，心率140次/分，嗜睡。

167. 对此患者以下何种处理是适当的

A. 控制气道

B. 给予充足晶体或胶体，必要时输血

C. 去氧肾上腺素

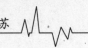

D. 通知产科医生可能需要开腹探查

E. 以上全部

问题168~176

一名27岁，G_3P_2，身高164cm，体重98kg的妇女准备行择期再次剖宫产及输卵管结扎术。血压110/65mmHg，心率95次/分。行腰-硬联合麻醉，鞘内给予12mg布比卡因、0.1mg吗啡和0.01mg芬太尼。之后在硬膜外腔给予含1：200 000肾上腺素的1.5%利多卡因3ml作为试验量。2分钟后阻滞平面到达T_{10}。给予2g头孢唑林。但你发现切皮后患者心率升至130次/分。患者否认疼痛或瘙痒。

168. 患者心率上升的最可能的原因是

A. 腰麻平面不够

B. 局麻药中毒

C. 药物过敏反应

D. 肾上腺素

E. 腰麻平面较高

169. 以下哪种处理是不适当的

A. 再次测量并确认血压

B. 静脉输液支持治疗

C. 必要时给予麻黄碱或去氧肾上腺素

D. 反式Trendelenburg体位

E. 维持气道、给氧

170. 如果在腰-硬联合麻醉后患者出现呼吸暂停，则最可能的机制是

A. 高位交感神经阻断

B. 膈肌麻痹

C. 膈神经麻痹

D. 脑干呼吸中枢低灌注

E. 非以上任何一个

171. 以下何种会增加鞘内重比重局麻药向头端扩散

A. 咳嗽

B. 截石位

C. 所用局麻药的浓度

D. 穿刺针斜面向头端

E. 肥胖

172. 局麻药的何种特性与其作用持续时间相关

A. pKa

B. 分子量

C. 脂溶性

D. 蛋白结合率

E. 是否存在酯链

173. 如果感觉阻滞平面到达T_3会产生什么样的心肺效应

A. 肺活量不变

B. 潮气量降低

C. 补呼气量降低

D. 对心加速神经无影响

E. 循环中的儿茶酚胺水平升高

如果患者术后不感到疼痛。但术后15h，患者诉腿痛和尖锐的背痛，疼痛进一步发展至麻木。通过随诊你也发现患者下肢肌力有一定程度的减弱。

174. 此时最适当的处理是

A. 安慰患者

B. 开始静脉吗啡PCA

C. 立刻进行外科减压

D. 立刻行腰部脊柱MRI

E. 非以上任何一个

175. 上述情况最可能的诊断是

A. 马尾综合征

B. 短暂神经综合征

C. 腰部蛛网膜炎

D. 硬膜外血肿

E. 非以上任何一个

176. 为减少硬膜外或蛛网膜下腔血肿，对以下何种患者应避免椎管内麻醉

A. 疾病或药物治疗造成的凝血功能障碍

B. 血小板减少症

C. 血小板功能缺陷

D. 接受了纤溶或溶栓治疗

E. 以上全部

【B₁型题】

问题177~180

将局麻药（A至E）与其在产科麻醉中的特性相对应

A. 罗哌卡因

B. 氯普鲁卡因

C. 利多卡因

D. 布比卡因

E. 丙胺卡因

177. 一名27岁，G_3P_2，孕40周病态肥胖产妇产程活跃，要求行再次剖宫产。顺利放置硬膜外导管给予试验量后，因不慎将此局麻药注入静脉，患者出现短暂惊厥，之后出现难治性心搏骤停

178. 在产妇和胎儿血中代谢迅速

179. 其心脏毒性低于可引起难治性心搏骤停的局麻药

180. 腰麻下急诊剖宫产，手术顺利。2天后，患者仍诉背痛并放射至双腿，双下肢及臀部感觉减退、钝痛。诊断为短暂神经症，该局麻药最常引起短暂神经症

问题181~184

A. 仰卧位低血压综合征

B. 血管扩张性低血压

C. 过敏性休克

D. 失血性休克

E. 感染性休克

181. 女性，28岁，孕足月，平卧位时即头晕、血压低

182. 某女拟硬膜外麻醉行剖宫产，2%普鲁卡因穿刺点局部浸润后全身风团，血压剧降

183. 女性，26岁，双胎妊娠足月剖宫产，胎儿娩出后出血尚少，关腹中发现子宫比关腹前增大，至平脐水平，血压下降

184. 孕33周妇女因严重先兆子痫在腰麻下行急诊剖宫产，患者诉呼吸困难，测感觉阻滞平面在T_2

问题185~187

A. 孕激素

B. 雌激素

C. 胰高糖素

D. 缩宫素

E. 降钙素

185. 可致胃肠道功能减弱

186. 兴奋呼吸系统，增加对CO_2的敏感性

187. 可致血压下降

问题188~191

A. 0.73mmol/L

B. 1.07mmol/L

C. 4mmol/L

D. 10mmol/L

E. 12mmol/L

188. 可预防妊娠期高血压疾病患者抽搐的血清镁离子浓度

189. 是血清镁离子正常值

190. 膝跳反射消失时的镁离子浓度

191. 呼吸功能受抑制时的血清镁离子浓度

问题192~195

A. 降低血管张力，抑制神经肌肉活动

B. 中枢与外周性降压，可用于妊娠期高血压疾病

C. 增强拟交感胺类升压药的升压效应

D. 产生低血压时对升压药不敏感

E. 引起脱水及低钠血症

192. 优降宁或苯丙胺

193. 硫酸镁

194. 利血平

195. 乌拉地尔

【B₂型题】

问题196~200

A. 使孕产妇右侧倾斜30°

B. 使孕产妇左侧倾斜30°

C. 静注葡萄糖酸钙

D. 静注格隆溴铵（格隆溴铵）

E. 静注肾上腺素

F. 气管插管正压呼吸

196. 预防产妇呕吐误吸首选

197. 仰卧位低血压综合征首选

198. 羊水栓塞，患者的复苏处理需

199. 羊水栓塞，出现支气管痉挛选

200. 硫酸镁治疗引起的呼吸抑制首选

问题201~205

A. 碳酸氢钠

B. 肾上腺素

C. 5%葡萄糖生理盐水

D. 气管插管

E. 纳洛酮

F. 多巴胺

201. 新生儿复苏时低血容量宜选用

202. 新生儿复苏时心脏按压30秒后心率<80次/mm用

203. 新生儿复苏时在胎儿娩出前1小时肌注了哌替啶用

204. pH<7.0用

205. 新生儿复苏时5分钟时Apgar评分≤5分用

【C型题】

A. 影响子宫收缩

B. 抑制新生儿

C. 两者皆有

D. 两者皆无

206. 氯胺酮

207. 丙泊酚

208. 羟丁酸钠

209. 氯普鲁卡因

A. 增强子宫收缩力

B. 抑制子宫收缩力

C. 两者均有

D. 两者均无

210. 氯胺酮

211. 氟烷

212. 氧化亚氮

213. 肾上腺素

214. 硝苯地平

215. 前列腺素

216. 硬膜外阻滞(不含肾上腺素)

【X型题】

217. 胎儿分娩后由于末梢血管代偿性扩张,产妇血压可下降,此时常用的的药物有

A. 麦角新碱

B. 甲氧明

C. 去氧肾上腺素

D. 缩宫素

E. 麻黄碱

218. 妊娠期,活性显著增加的凝血因子有

A. I

B. Ⅶ

C. Ⅷ

D. Ⅸ

E. Ⅹ

219. 产褥期血栓栓塞形成的可能性增加,与下列哪些的增加有关

A. Ⅱ凝血因子

B. Ⅶ凝血因子

C. Ⅷ凝血因子

D. Ⅸ凝血因子

E. Ⅹ凝血因子

220. 妊娠妇女容易发生胃内容物反流,其原因有

A. 胎盘分泌大量黄体酮

B. 贲门括约肌松弛

C. 胃解剖位置改变

D. 腹压增加

E. 生理性胃液分泌增加和低酸度的刺激

221. 分娩时胃内容物反流倾向大,是因为

A. 增大的子宫推移了胃

B. 黄体酮延长了胃排空时间

C. 腹压增加

D. 食管括约肌张力下降

E. 胃内容物减少

222. 妊娠水肿产生的原因包括

A. 白蛋白减少

B. 醛固酮增多

C. 血浆胶体渗透压下降

D. 静脉淋巴液回流受阻

E. 水钠潴留

223. 影响子宫胎盘血流灌注的因素包括

A. 血压

B. 腔静脉压

C. 二氧化碳蓄积

D. 子宫张力

E. 缺氧

224. 麻醉药对母体与胎儿的作用,正确的叙述有

A. 胎儿娩出前1h肌注哌替啶50mg对新生儿呼吸无影响

B. 胎儿娩出前2~3h肌注哌替啶50mg对新生儿呼吸无明显影响

C. 地西泮容易通过胎盘,并诱发新生儿黄疸

D. 巴比妥类药物都可迅速通过胎盘

E. 氯胺酮对新生儿抑制作用小

225. 妊娠妇女局部麻醉时,叙述正确的有
   A. 母体血浆蛋白结合率布比卡因88%~95%,较利多卡因不易进入胎儿
   B. 酯类局麻药被肝、血及胎盘假性胆碱酯酶迅速水解,行至胎体量少
   C. 用氯普鲁卡因后3~5分钟即可通过胎盘,对胎儿的呼吸造成抑制
   D. 丁哌卡因的主要优越之处是在行硬膜外麻醉时较利多卡因引起的低血压发生率低
   E. 局麻药中加肾上腺素用于硬膜外阻滞分娩镇痛,可使第一产程延长

226. 妊娠妇女的内分泌系统改变正确的包括
   A. 腺垂体无改变
   B. 血清甲状腺激素水平增高
   C. 对抗胰岛素功能,血糖升高
   D. 肾上腺皮质激素处于亢进状态
   E. 肾素血管紧张素醛固酮系统功能降低

227. 下列哪些因素可削弱母体心血管的代偿功能
   A. 痛药
   B. 镇静药
   C. 代谢性酸中毒
   D. 麻醉后交感神经阻滞
   E. 生理性高血容量

228. 分娩时促进代谢性酸中毒的原因是
   A. 母体过度通气
   B. 子宫收缩
   C. 肌肉活动性增强
   D. 疼痛紧张使儿茶酚胺增多
   E. 体力消耗

229. 临产时增加心脏及循环负荷的原因有
   A. 子宫收缩
   B. 腹壁肌收缩

C. 骨盆肌收缩

D. 疼痛

E. 麦角胺的应用

230. 氯胺酮对产妇的作用有
   A. 催产
   B. 镇痛
   C. 增加子宫张力
   D. 增加子宫收缩力
   E. 抑制新生儿

231. 下列药物中哪几种易于通过胎盘
   A. 吗啡
   B. 氯琥珀胆碱
   C. 筒箭毒碱
   D. 三碘季铵
   E. 硫喷妥钠

232. 可迅速通过胎盘、但胎儿摄取量与母体所用剂量不成比例,药物是
   A. 氯胺酮
   B. 丙泊酚
   C. 羟丁酸钠
   D. 硫喷妥钠
   E. 地西泮

233. 对产妇而言,下列哪些情况下易发生呕吐、误吸
   A. 全麻诱导
   B. 椎管内阻滞范围广
   C. 椎管内阻滞不全
   D. 镇痛、镇静药过量
   E. 全麻苏醒期

234. 预防产妇仰卧位低血压综合征,下列哪些措施是合理的
   A. 局麻药剂量比非妊娠妇女减少1/3
   B. 左侧倾斜30°体位
   C. 垫高产妇右髋臀部
   D. 开放的是上肢静脉通路
   E. 预防性输液

235. 硫酸镁的作用有
   A. 降低血管张力

B. 抑制神经肌肉活性

C. 抑制子宫肌张力

D. 增加宫缩频率

E. 改善脑、肾缺氧

236. 对于已经用硫酸镁治疗的妊娠期高血压疾病产妇,当发现呼吸频率慢于16次/min,应采取下列哪些措施

A. 检查血镁浓度

B. 静脉给10%的葡萄糖酸钙

C. 全麻时减量使用肌松药

D. 补充维生素B_6、维生素E

E. 检查膝跳反射

237. 有关羊水栓塞的说法,正确的是哪项

A. 羊水中的有形物质栓塞肺毛细血管时,兴奋迷走神经,引起反射肺血管痉挛

B. 过敏性休克是羊水栓塞迅速死亡的原因

C. 羊水中的促凝物质可激活内源凝血系统,导致DIC

D. 肺血管栓塞和痉挛可引起通气/血流比值失调

E. 羊水进入母体循环的途径: 宫颈内膜小静脉、胎盘边缘破裂的血窦、子宫破裂后敞开的子宫血窦

238. 产科麻醉原则是

A. 简单

B. 安全

C. 满足手术要求

D. 防止呕吐误吸

E. 防止麻醉术后并发症

239. 为保证母婴安全,产科麻醉者应亲自检查

A. 麻醉机

B. 氧气

C. 急救设备

D. 药物

E. 吸引器

240. 用于产科麻醉理想的肌松药应具备

A. 起效快

B. 持续时间短

C. 通过胎盘少

D. 分子量小

E. 新生儿排除迅速

241. 有关产科麻醉下列说法哪些正确

A. 琥珀胆碱作用时间在产妇无明显延长

B. 妊娠妇女功能残气量减少

C. 发生仰卧位低血压时,多数将子宫推向右侧可纠正

D. 妊娠妇女吸入麻醉时快于非妊娠妇女

E. 妊娠妇女硬膜外麻醉时局麻醉药用量较非妊娠妇女产生相同麻醉平面时要少

242. 羊水进入母体肺循环后导致

A. 肺小动脉栓塞

B. 肺小静脉栓塞

C. 肺血管痉挛

D. 支气管痉挛

E. 支气管分泌物增加

243. 羊水栓塞的复苏措施有

A. 立即气管内插管正压呼吸

B. 适当使用支气管扩张药

C. 大剂量激素和钙剂

D. 凝血障碍时应用新鲜血、纤维蛋白原

E. 全子宫切除控制宫腔持续出血

244. 羊水进入母体的途径有

A. 子宫颈内膜小静脉

B. 胎盘早剥或异位胎盘时胎盘边缘血窦

C. 剖宫产时经敞开的子宫血窦

D. 经肠系膜血管

E. 经腹壁手术切口

245. 羊水栓塞常见于

A. 宫缩过强

B. 急产

C. 胎膜早破

D. 羊膜腔压力过高

E. 宫颈及宫体有病理性开放血管

246. 发生羊水栓塞通常的诱因中,正确的是

A. 初产妇居多

B. 多有胎膜早破或人工破膜史

C. 常见于宫缩过强或缩宫素应用不当

D. 胎盘早期剥离、前置胎盘、子宫破裂

E. 手术产

247. 羊水栓塞发病迅猛(与侵入多少有关),常来不及做实验室检查,因此早期诊断极其重要。多数病例在发病时常首先出现一些前驱症状,如

    A. 寒战

    B. 烦躁不安

    C. 咳嗽

    D. 气急、发绀

    E. 呕吐

248. 羊水栓塞解除肺动脉高压常用药物有

    A. 氨茶碱:解除肺血管、支气管平滑肌痉挛

    B. 罂粟碱:扩张冠状动脉和肺、脑血管

    C. 美托洛尔:β_2阻滞大于β_1阻滞,解除肺血管及支气管痉挛明显

    D. 阿托品:解除肺血管痉挛、抑制支气管分泌

    E. 酚妥拉明:解除肺血管痉挛

249. 妊娠期高血压疾病的麻醉中应

    A. 力求患者安静,避免各种刺激

    B. 保证镇痛完善

    C. 预防血压骤升骤降

    D. 保证充分供氧、避免缺氧和二氧化碳蓄积

    E. 适当补充血容量纠正酸碱失衡及电解质紊乱

250. 重症先兆子痫或子痫产妇,围术期易发生

    A. 妊娠高血压性心脏病

    B. 左心衰竭肺水肿

    C. 肾功能不全

    D. 羊水栓塞

    E. DIC

251. 产妇有下列哪些情况时应做好新生儿复苏准备

    A. 羊水混浊

    B. 早产

    C. 轻度贫血

    D. 使用呼吸抑制药

    E. 妊娠期高血压疾病

252. 新生儿复苏时的给药途径

    A. 肌内注射

    B. 脐静脉注射

    C. 心脏注射

    D. 静脉注射

    E. 脐动脉注射

253. 新生儿复苏时气管插管指征

    A. 1分钟时Apgar评分≤2分

    B. 心率经面罩给氧后改善

    C. 羊水混有胎粪

    D. Apgar评分逐渐下降

    E. 哭声响亮

254. 分娩期间应用下列哪些药物可引起新生儿窒息

    A. 巴比妥类药

    B. 麻醉性镇痛药

    C. 安定类药

    D. 静脉麻醉药

    E. 吸入麻醉药

255. 新生儿轻度窒息、呼吸延迟出现,用哪几项激发呼吸

    A. 呼吸兴奋药

    B. 吸引

    C. 吹氧

    D. 叩击足底

    E. 气管插管

256. 新生儿复苏主要措施有

    A. 吸引气道

    B. 吹氧

    C. 气管插管

    D. 张肺

    E. 保暖

257. 新生儿复苏设备包括

    A. 远红外线保暖床

    B. 吸引设备

C. 氧气加压面罩

D. 插管盘

E. 急救药盘

258. 新生儿心肺复苏的正确方法包括

A. 两拇指放在胸骨中部,余四指在背后支持

B. 加压深度1~2cm,频率100~120次/分

C. 可间歇作用电除颤

D. 胸外心肺挤压与人工呼吸之比为5∶1

E. 复苏用药时采取心脏穿刺给药

259. 一名24岁,使用$MgSO_4$治疗严重先兆子痫的妇女需要行剖宫产。对此患者选用琥珀胆碱作为肌松剂的说法中正确的有

A. 与$MgSO_4$无相互影响

B. $MgSO_4$会增强琥珀胆碱作用

C. 琥珀胆碱不会引起肌颤

D. 琥珀胆碱作用时间延长

E. 可用$CaCl_2$拮抗琥珀胆碱作用

260. G_1P_0孕38周妇女在腰麻下行剖宫产。下列哪些方式可有效治疗此患者的恶心及呕吐

A. 静脉快速输液

B. 给予托烷司琼

C. 给予麻黄碱(如发生低血压)

D. 给氧

E. 给予阿托品(低心率时)

261. 一名20岁,G_1P_0的肥胖妊娠妇女计划在硬膜外麻醉下行剖宫产手术。患者有先兆子痫,并服用普萘洛尔治疗二尖瓣脱垂。给予含1∶200 000肾上腺素的1.5%利多卡因3ml,脉搏触诊没有发现心率的变化。在给予更多局麻药之前,抽吸硬膜外导管没有发现血液。试验量为什么没有引起心率加快

A. 宫缩痛掩盖了试验量可引起的改变

B. 触诊法不足以发现脉率的精确改变

C. 之前的β受体阻滞剂防止了心动过速

D. 脉搏氧饱和度监测更能准确地发现心率改变

E. 先兆子痫降低了内源性儿茶酚胺的敏感性

262. 一名30岁,G_5P_4,孕39周妇女在蛛网膜下腔阻滞下行再次剖宫产,术后发生难治性子宫收缩乏力。子宫肌层注射0.25mg欣母沛(卡前列素氨丁三醇)。这种治疗可能的并发症是

A. 发热

B. 支气管痉挛

C. 恶心呕吐

D. V/Q比失调

E. 低氧血症

263. 一名22岁G_1P_0孕39周妇女被送入手术室,在腰麻下行急诊剖宫产手术。手术过程中,患者发生咳嗽、哮喘、呼吸急促及发绀。插管时在咽部发现食物。对此患者适当的处理是

A. 盐水灌洗

B. 激素

C. 气管吸引

D. 100%O_2及PEEP

E. 抗生素

264. 对行急诊剖宫产的患者,在全麻诱导前即刻使用,对于提高胃液pH值无效的药物

A. 枸橼酸钠

B. 西咪替丁

C. 雷尼替丁

D. 甲氧氯普胺

E. 恩丹西酮

265. 有关麻醉相关的产妇心搏骤停的说法中哪些正确

A. 可导致产妇心搏骤停的原因包括病态肥胖、先兆子痫、低血容量和产妇出血

B. 有关医疗责任事故的调查显示,分娩过程中产妇发生心搏骤停仍然是引起产妇死亡的主要原因

C. 胎儿对缺氧和低血压的耐受时间很可能高于产妇,表明麻醉医师首先应将注意力集中在产妇身上

D. 最常见的是椎管内麻醉后的呼吸停止引起

E. 椎管内麻醉引起的心搏骤停最常见于用氯普鲁卡因

266. 以下麻醉相关的产妇心搏骤停的说法中哪些

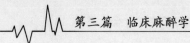

正确
A. 没有及时发现椎管内麻醉平面过高造成的呼吸抑制
B. 高位交感神经阻断引起心搏骤停后没有及时应用肾上腺素
C. 多数心搏骤停或死亡发生在区域阻滞完成后30分钟内

D. 多数心搏骤停或死亡发生在区域阻滞完成后60分钟内
E. 从2005年10月起，ASA有关基本麻醉监测的标准中规定，脉搏氧饱和度或二氧化碳图监测应设置可以听到低限报警，以便立即发现呼吸暂停和氧饱和度降低

答　案

【A₁型题】

1. B	2. D	3. C	4. A	5. E	6. A	7. B	8. C	9. D	10. B
11. E	12. A	13. A	14. D	15. D	16. C	17. E	18. B	19. C	20. C
21. A	22. D	23. D	24. A	25. D	26. B	27. E	28. C	29. A	30. B
31. D	32. A	33. A	34. E	35. D	36. D	37. A	38. D	39. E	40. B
41. A	42. A	43. E	44. C	45. B	46. B	47. A	48. E	49. D	50. B
51. A	52. C	53. C	54. B	55. E	56. C	57. C	58. A	59. D	60. C
61. C	62. E	63. C	64. A	65. A	66. C	67. B	68. C	69. C	70. D
71. A	72. E	73. C	74. D	75. E	76. B	77. C	78. C	79. C	80. C
81. B	82. B	83. D	84. A	85. C	86. C	87. C	88. D	89. C	90. B
91. A	92. E	93. A	94. C	95. B	96. C	97. E	98. D	99. C	100. D
101. E	102. A	103. C	104. A	105. C	106. E	107. E	108. D	109. B	110. E
111. E	112. D	113. E	114. E	115. E					

【A₂型题】

116. D	117. C	118. C	119. B	120. D	121. D	122. E	123. E	124. B	125. B
126. B	127. C	128. C	129. D						

【A₄型题】

130. A	131. B	132. C	133. E	134. A	135. A	136. D	137. C	138. D	139. E
140. C	141. B	142. D	143. A	144. B	145. A	146. B	147. A	148. A	149. E
150. D	151. C	152. C	153. E	154. D	155. E	156. D	157. B	158. C	159. E
160. B	161. B	162. E	163. E	164. E	165. C	166. B	167. B	168. B	169. D
170. D	171. E	172. D	173. C	174. D	175. D	176. E			

【B₁型题】

177. D	178. B	179. A	180. C	181. A	182. C	183. D	184. B	185. A	186. A
187. D	188. C	189. B	190. D	191. E	192. C	193. A	194. D	195. B	

【B₂型题】

196. D	197. B	198. F	199. E	200. C	201. C	202. B	203. E	204. A	205. D

【C型题】

206. A	207. B	208. A	209. D	210. A	211. B	212. A	213. B	214. B	215. A
216. D									

【X型题】

217. DE	218. BCDE	219. AC	220. ABCD	221. ABC	222. ABCDE
223. ABCDE	224. ACDE	225. ABE	226. BCD	227. ABCD	228. ABCDE

229. ABCDE　　230. ABCD　　231. AE　　232. DE　　233. ABCDE　　234. BCDE

235. ABCE　　236. ABCE　　237. ABDE　　238. BCDE　　239. ABCDE　　240. ABCE

241. ABDE　　242. ACDE　　243. ABCDE　　244. ABC　　245. ABCDE　　246. BCDE

247. ABCDE　　248. ABDE　　249. ABCDE　　250. ABCDE　　251. ABDE　　252. BD

253. ACD　　254. ABCDE　　255. BCD　　256. ABCDE　　257. ABCDE　　258. ABD

259. BCD　　260. ABCDE　　261. ABCD　　262. ABCDE　　263. CD　　264. BCDE

265. ABCD　　266. ABCE

（方蔚然　李　民　李成付）

第54章

产科分娩镇痛

【A₁型题】

1. 美国麻醉医师学会关于产科麻醉医疗纠纷中，最常见的是
   A. 头痛
   B. 妊娠妇女神经损伤
   C. 胎儿大脑损伤
   D. 麻醉过程中妊娠妇女感觉疼痛
   E. 妊娠妇女吸入性肺炎

2. 关于分娩,下属说法**错误的**是
   A. 主要分一、二、三,三个产程
   B. 第一产程又称宫口扩张期
   C. 第二产程又称胎儿娩出期
   D. 第三产程又称胎盘娩出期
   E. 产痛最厉害的在第三产程

3. 产痛的神经通路,支配子宫的神经有如下,**除了**
   A. 宫体: T_8、T_9
   B. 宫体: T_{10}
   C. 宫体: T_{11}、T_{12}
   D. 宫体: L_1
   E. 子宫下段和宫颈: S_2~S_4

4. 硬膜外阻滞用于分娩镇痛,说法正确的是
   A. 适用于原发和继发宫缩无力者
   B. 总是使第二产程缩短
   C. 用药持续至第三产程
   D. 注药时在产妇屏气期
   E. 对初产妇、子宫收缩痛剧烈者尤为适用

5. 分娩镇痛肌注哌替啶下列哪项正确
   A. 胎儿娩出前1小时前
   B. 胎儿娩出前2小时
   C. 胎儿娩出前3小时
   D. 胎儿娩出前4小时
   E. 胎儿娩出前5小时

6. 以下有关产科区域麻醉的说法中哪个是**错误的**
   A. 腰段硬膜外分娩镇痛,局麻药与阿片类药联用能明显降低其中任何一类单独使用时的需要量
   B. 局麻药和阿片类药混合液硬膜外镇痛,会对产程进展产生不良影响
   C. 第一产程,分娩镇痛要求阻滞平面达到T_{10}~L_1
   D. 第二产程,分娩镇痛要求阻滞平面达到T_{10}~S_4
   E. 使用PCEA是灵活、常用的方法

7. 以下有关腰-硬联合技术(CSE)进行产科麻醉和镇痛的说法是正确的,**除了**
   A. 鞘内注射药物几乎能立刻缓解产疼
   B. 硬膜外导管给药可用于经阴道分娩镇痛
   C. 分娩镇痛的硬膜外导管还可为其后的阴道修补、剖宫产,子宫切除或输卵管结扎手术提供麻醉
   D. 对产程严重疼痛者,CSE特别有益
   E. 腰麻针在硬膜上穿出的缺口不会造成硬膜外麻药流入脑脊液并增强其作用

8. 临产时的子宫收缩和疼痛会产生下列变化,**除了**
   A. 血压高
   B. 心排量增高
   C. 每搏量增加
   D. 过度通气
   E. 呼吸性酸中毒

9. 无痛分娩采取下列方法,哪项**错误**
   A. 腰-硬膜外联合阻滞(CSE)

B. 硬膜外阻滞

C. 骶管阻滞

D. 静脉PCA泵

E. 静脉硫喷妥钠

10. 下列哪种麻醉药作为分娩时硬膜外镇痛药是**错误的**

A. 吗啡

B. 舒芬太尼

C. 利多卡因

D. 低浓度布比卡因

E. 氯普鲁卡因

11. 单纯可用于产科麻醉的局麻药,**除外**

A. 罗哌卡因

B. 布比卡因

C. 氯普鲁卡因

D. 丁卡因

E. 利多卡因

12. 单纯局麻药硬膜外阻滞分娩镇痛的用法,哪个**错误**

A. 罗哌卡因,0.125%

B. 布比卡因,0.0625%

C. 左布比卡因,0.125%

D. 布比卡因,0.25%

E. 布比卡因,0.1%

13. 硬膜外阻滞分娩镇痛,局麻药液中添加增强镇痛效果的阿片类是

A. 芬太尼

B. 氢吗啡酮

C. 阿芬太尼

D. 瑞芬太尼

E. 吗啡

14. 吸入氧化亚氮分娩镇痛,哪项**不正确**

A. 适用于第一和第二产程

B. 由产妇自持麻醉面罩罩于口鼻部

C. 宫缩开始前吸入,产痛减轻

D. 氧化亚氮不延迟宫缩和产程

E. 镇痛效果优于硬膜外阻滞

15. 一名正在产科麻醉轮转的麻醉科住院医师问: "产科麻醉中,以下有关蛛网膜下腔注射吗啡、芬太尼或舒芬太尼的说法,哪个描述**错误**?"

A. 无运动阻滞

B. 无交感神经阻滞

C. 在第二产程中可产生足够的镇痛作用

D. 亲脂麻醉性镇痛药比非亲脂麻醉性镇痛药的呼吸抑制轻

E. 主要作用部位在脊髓背角胶状质

16. 关于分娩,下列说法**错误的**是

A. 第一产程以宫缩痛为主,第二产程以会阴痛为主

B. 宫颈旁阻滞,适用于第二产程

C. 局麻药用量大是骶管阻滞的缺点

D. 骶管阻滞时,产妇能感觉宫缩痛

E. 普鲁卡因毒性低,容易在血和胎盘分解

17. 预防胎头先露过程中的产道疼痛,神经阻滞范围至少应是

A. $T_4 \sim T_{12}$

B. $T_8 \sim L_2$

C. $T_{10} \sim L_1$

D. $T_{12} \sim S_5$

E. $S_2 \sim S_4$

18. 以下哪种情况会直接造成分娩镇痛中胎儿体内利多卡因水平升高

A. 产妇败血症

B. 产妇酸中毒

C. 胎盘早剥

D. 胎儿酸中毒

E. 主动脉/腔静脉受压

19. 分娩痛的第一产程主要涉及脊髓节段

A. $L_1 \sim S_1$

B. $L_2 \sim S_4$

C. $T_{10} \sim L_1$

D. $S_2 \sim S_4$

E. $S_1 \sim S_5$

20. 连续硬膜外阻滞用于分娩镇痛,**不恰当的**叙述是

A. 可用一点穿刺,也可用两点穿刺置管法

B. 特别适用于初产妇和子宫强直收缩、疼痛剧烈者

C. 为解除第一产程疼痛,阻滞平面要达T_8

D. 浓度剂量得当,阻滞平面不超过T_{10}对宫缩可无影响

E. 禁用于全身感染没有控制的

21. 产科手术中,腰麻所使用的阿片类麻醉药,最常见的副作用是

A. 呼吸抑制

B. 头痛

C. 瘙痒

D. 尿潴留

E. 恶心呕吐

22. 在第二产程中,怎样获得完全的镇痛效果

A. 会阴部神经阻滞

B. 宫颈旁阻滞

C. 采用芬太尼联合吗啡进行的神经轴索阻滞

D. 采用布比卡因进行的腰硬膜外阻滞

E. 采用布比卡因进行的双侧腰段椎旁交感神经阻滞

【A_2题型】

23. 患者女,36岁,诊断G_2P_1,孕38周,产程活跃,使用$MgSO_4$治疗先兆子痫。放置硬膜外导管顺利,试验量由于宫缩中断注射。宫缩停止后,缓慢注射0.125%布比卡因。与此同时患者恐慌不安,紧紧抓住手术室护士的手,诉呼吸困难,大叫一声很快发生发绀,意识消失。迅速面罩通气、气管插管。气管导管内可见粉红色泡沫痰,静脉注射部位也有血液渗出。对此患者最可能的诊断是

A. $MgSO_4$过量

B. 惊厥

C. 高位脊髓麻醉

D. 羊水栓塞

E. 血管内注射布比卡因

24. 患者女,20岁,诊断G_1P_0,孕36周,规律宫缩。经腰部硬膜外导管注射0.25%布比卡因7ml,之后持续输注0.1%布比卡因10ml/hr。患者基础

血压为115/80mmHg,10min后平卧位血压下降至80/45mmHg。胎心监护显示晚期减速。首先需要采取以下措施,**除外**

A. 面罩给氧

B. 向左推、抬子宫

C. 静脉快速给予林格液500~1000ml

D. 停止输注布比卡因

E. 静脉给予100μg去氧肾上腺素

25. 患者女,28岁,诊断G_2P_1,孕38周,要求无痛分娩。予以硬膜外置管。当硬膜外导管置入5cm时,患者诉剧烈的持续的疼痛,并放射到左下肢。此时最合适的处理措施是

A. 在5cm处置管,并给予试验剂量

B. 予以小剂量局麻药以减轻疼痛,然后将导管继续置入1cm

C. 导管退出1cm后,给予试验剂量

D. 退出硬膜外针和导管,在不同平面重新置管

E. 放弃硬膜外无痛分娩技术,选用持续时间长的局麻药进行腰麻

【A_3题型】

问题26~27

患者女,41岁,诊断为G_3P_1,孕36周,瘢痕子宫。在行阴道试产过程中,胎心突然下降到85次/分,需行急诊剖宫产。

26. 下列哪项特征使得3% 2-氯普鲁卡因比2%利多卡因起效快

A. 药物的蛋白结合率

B. pKa

C. 药物的脂溶性

D. 药物的浓度

E. 酯类局麻药与酰胺类局麻药的差异

27. 对于上述患者,没有3% 2-氯普鲁卡因,你在局麻药2%利多卡因中加入碳酸氢盐会导致

A. 增加局麻药的效能

B. 减少药物毒性

C. 增加药物作用的持续时间

D. 促进药物尽快起效

E. 增加皮肤的注射痛

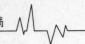

问题28~29

患者女,36岁,诊断为G_1P_0,孕39周。规律宫缩,要求无痛分娩。在硬膜外置管的过程中,患者主诉穿刺处严重的背痛。在产后接下来的72h里,发热,背痛逐渐加重,并放射到左下肢和膝关节。

28. 患者最可能出现了
   A. 硬膜外血肿
   B. 硬膜外脓肿
   C. 脊髓前动脉综合征
   D. 蛛网膜炎症
   E. 感觉异常性股痛

29. 如果该患者行硬膜外导管无痛分娩镇痛,产后第一天,主诉背痛且逐渐加重,以下各种症状体征提示硬膜外血肿,**除外**
   A. 根性腰背部疼痛
   B. 肠功能障碍和膀胱功能障碍
   C. 感觉障碍
   D. 运动障碍
   E. 发热寒战

问题30~31

患者女,39岁,诊断为G_2P_1,孕36周,体重132kg,合并糖尿病和阻塞性睡眠呼吸暂停综合征。规律宫缩,宫口开3cm,要求无痛分娩。经过三次尝试后,成功地置入硬膜外导管用于分娩镇痛。产后第一天,患者主诉搏动性枕部疼痛,且坐起后加重,躺平后缓解。

30. 上述椎管内麻醉后头痛可引起下列的症状和体征,**除外**
   A. 复视
   B. 颈强直
   C. 恶心呕吐
   D. 听觉障碍
   E. 发热

31. 硬脊膜穿刺后的头痛
   A. 通常硬脊膜穿刺后立即发生
   B. 非妊娠妇女比妊娠妇女的发生率高
   C. 可能伴有神经功能缺损
   D. 老年人比青年人发生率高
   E. 进行硬膜外血补丁治疗后8~12h可缓解

问题32~33

患者女,22岁,诊断为:G_2P_0,孕28周。主诉:头痛,右上腹痛及视力模糊。查体: BP170/110mmHg, HR110次/分, RR20次/分, $SPO_2$94%(呼吸空气)。血小板98×10^9,肌酐13μmol/L,尿蛋白3+(试纸浸渍法)。胎心150次/分。

32. 下列哪项处理**不正确**
   A. 静脉首选注射拉贝洛尔(Labetalol)5~10mg
   B. 谨慎输液
   C. 静脉推注硫酸镁4g(大于20分钟)
   D. 立即行早期硬膜外置管
   E. 严密胎心监护

33. 患者行上述处理40分钟后,血压下降至140/80mmHg, HR80次/分, RR16次/分, $SPO_2$96%(呼吸空气)。规律宫缩,宫口开4cm,疼痛VAS8/10,要求无痛分娩。胎心135次/分。下列哪项处理正确
   A. 静脉注射吗啡
   B. 静脉注射雷米芬太尼
   C. 静脉推注舒芬太尼
   D. 立即行蛛网膜下腔阻滞
   E. 腰-硬膜外联合阻滞(CSE)

【C型题】
   A. 骶管麻醉
   B. 连续硬膜外阻滞
   C. 两者都可
   D. 两者都不可

34. 第一产程
35. 第二产程
36. 第三产程

【X型题】

37. 第一产程的疼痛传入神经包括
   A. 骶脊神经2~4(S_2~S_4)
   B. 胸脊神经11~12(T_{10}~T_{12})
   C. 胸交感神经
   D. 腰交感神经L_1
   E. 胸脊神经3~4(T_3~T_4)

38. 下列哪些情况禁用宫颈旁阻滞法分娩镇痛
   A. 胎儿宫内窘迫

B. 妊娠期高血压疾病

C. 过期妊娠

D. 糖尿病

E. 头盆不称

39. 有关连续硬膜外阻滞用于分娩镇痛的叙述,正确的是

A. 麻醉平面不低于T_{10}

B. 先兆子痫的产妇,局麻药中慎用肾上腺素

C. 本方法禁用于原发及继发宫缩无力

D. 可引起第二产程延长或需产钳助产

E. 注药时间应在宫缩时或产妇屏气时

40. 阿片类镇痛药用于妊娠妇女,必须慎重考虑

A. 用药方式

B. 用药时间

C. 用药剂量

D. 胎儿情况

E. 母体情况

41. 患者女,16岁,G_1P_0,孕38周。患者很紧张,在母亲的陪同下进入产房。她处于第二产程,要求完全镇痛。以下何种方法对此患者有效

A. 腰-硬膜外联合阻滞(CSE)

B. 蛛网膜下阻滞

C. 宫颈旁阻滞

D. 阴部神经阻滞

E. 静脉PCA吗啡

42. 连续硬膜外阻滞用于分娩镇痛正确的是

A. 有一点穿刺和两点穿刺置管两种

B. 常用药物为0.0625%布比卡因或0.075%罗哌卡因

C. 产程启动后开始

D. 麻醉平面高于胸10

E. 禁用于宫缩乏力及有仰卧位低血压综合征产妇

43. 实施硬膜外阻滞分娩镇痛应注意

A. 应在宫缩间隙产妇无屏气时注药

B. 用药剂量比剖宫产麻醉剂量减少1/4

C. 操作时轻柔

D. 严格无菌操作

E. 禁用于有颅内压增高的产妇

44. 下列(第一)产程早期及其椎管内分娩镇痛是正确的

A. 初产妇在产程启动、宫口在3~4cm以下的时段

B. 处于初产妇(1955年定义)的产程潜伏期,又有人称为潜伏期镇痛

C. 不论宫口开到多少,只要初产妇有分娩镇痛需求,非分娩镇痛的禁忌证

D. 不应该根据宫颈口扩张程度拒绝椎管内分娩镇痛

E. 镇痛指征应该基于产妇个体的需求

45. 分娩早期硬膜外分娩镇痛

A. 椎管内早期分娩镇痛,包括腰-硬膜外联合(CSE),或单纯硬膜外镇痛

B. 椎管内镇痛是最有效分娩镇痛方法

C. 对母婴呼吸抑制最小的镇痛方法

D. 产程早期实施腰-硬联合镇痛增加剖宫产风险

E. 产程任何时候的椎管内分娩镇痛不会增加剖宫产率

46. 产程早期分娩镇痛影响到产妇的临床结局

A. 不增加剖宫产率

B. 不增加第一产程时间

C. 不影响第二产程时间

D. 不增加胎位异常

E. 不增加产钳率

47. 初产妇第一产程早期分娩镇痛,是否增加阴道器械助产率

A. 阴道器械助产很大程度上取决于神经阻滞的程度

B. 阴道器械助产很大程度上取决于产科医生的临床习惯

C. 局麻药浓度越高,神经阻滞越完善

D. 局麻药浓度越高,越能影响到盆底肌肉的反射性收缩(需要感觉神经的输入反馈)

E. 盆底肌肉的反射性收缩可能影响到胎儿内旋转的进程

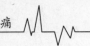

48. 超前分娩镇痛是怎么回事
    A. 高危产妇产程启动后,尽管没有感觉到疼痛,美国妇产医师学会(ACOG)和ASA都推荐尽早使用椎管内分娩镇痛
    B. 高危产妇在阴道试产过程中,可能因为出现紧急情况,需要剖宫产
    C. 瘢痕子宫产妇产程启动后,尽管没有感觉到疼痛,都推荐尽早使用椎管内分娩镇痛
    D. 子痫前期产妇产程启动后,尽管没有感觉到疼痛,都推荐尽早使用椎管内分娩镇痛
    E. 双胎、多胎产妇产程启动后,尽管没有感觉到疼痛,都推荐尽早使用椎管内分娩镇痛

49. 什么是瘢痕子宫
    A. 是指既往接受过剖宫产或穿透子宫内膜手术后的子宫
    B. 手术造成子宫瘢痕形成而出现子宫肌层组织的薄弱
    C. 从而导致妇女在妊娠过程中可能会出现一系列有风险的临床问题
    D. 从而导致妇女在分娩过程中可能会出现一系列有风险的临床问题
    E. 其中最大问题是选择分娩方式: 剖宫产还是阴道产

50. 既然阴道试产不成功也得改剖宫产,那么瘢痕子宫继续选择剖宫产分娩会有什么后果呢
    A. 随着剖宫产次数的增加,前置胎盘发病率分别增加
    B. 随着剖宫产次数的增加,胎盘植入发病率分别增加
    C. 随着剖宫产次数的增加,子宫切除率增加

D. 随着剖宫产次数的增加,产后大出血病例增加
E. 随着剖宫产次数的增加,剖宫产的死亡率增加

51. 既然瘢痕子宫阴道试产有这么多风险,为什么我们还要尝试阴道试产呢? 直接再剖宫产与阴道试产失败转剖宫产,哪个并发症和死亡率更高
    A. 瘢痕子宫阴道试产产妇的总体死亡率为3.8/10万活产
    B. 瘢痕子宫试产成功产妇的并发症率比择期再剖宫产的低
    C. 择期再次剖宫产产妇死亡率为13.4/10万活产(再剖宫产死亡率高出阴道试产的3.5倍)
    D. 阴道试产成功率73.4%
    E. 子宫破裂发生率7‰

52. 瘢痕子宫阴道试产的禁忌证有哪些
    A. 子宫手术史
    B. 子宫破裂或穿孔史
    C. 产科的阴道分娩禁忌证
    D. 内科的阴道分娩禁忌证
    E. 子宫解剖结构异常

53. 不提倡瘢痕子宫产妇阴道试产的有哪些
    A. 高龄初产妇(≥40岁)
    B. 肥胖,个子矮小产妇
    C. 巨大胎儿
    D. 两次剖宫产史+没有阴道分娩史
    E. 艰难产史

答　案

【A₁型题】

1. C	2. E	3. A	4. E	5. E	6. B	7. E	8. E	9. E	10. A
11. D	12. D	13. A	14. E	15. C	16. B	17. E	18. D	19. C	20. C
21. C	22. D								

【A₂题型】

23. D　　24. E　　25. D

【A₃题型】

26. D　　27. D　　28. B　　29. E　　30. E　　31. C　　32. D　　33. E

【C型题】

34. B   35. C   36. C

【X型题】

37. BD   38. AE   39. AB   40. ABCDE   41. AB   42. ABCD

43. ABCDE   44. ABCDE   45. ABCE   46. ABDE   47. ABCDE   48. ABCDE

49. ABCDE   50. ABCDE   51. ABCDE   52. ABCDE   53. ABCDE

（李成付　李金路　方蔚然　蔡贞玉　胡灵群）

第55章

创伤、烧伤患者的麻醉

【A₁型题】

1. 创伤昏迷患者发生呼吸道梗阻最常见的原因
   A. 喉痉挛
   B. 支气管痉挛
   C. 舌后坠和呼吸道内分泌异物
   D. 喉头水肿
   E. 声带松弛

2. 创伤失血早期通过静脉收缩可短时间代偿约全血量的
   A. 2%
   B. 5%
   C. 7%
   D. 10%
   E. 15%

3. 创伤致急性失血量超过全身血容量多少时,机体难以代偿
   A. 5%
   B. 10%
   C. 15%
   D. 20%
   E. 30%

4. 严重的骨盆骨折失血量最多可达
   A. 500ml左右
   B. 1000ml左右
   C. 1500ml左右
   D. 2000ml左右
   E. 4000ml以上

5. 骨盆骨折最危险的并发症是
   A. 骨盆腔内大出血
   B. 膀胱破裂

C. 尿道出血
D. 骶丛神经损伤
E. 直肠损伤

6. 腹部创伤最易出现的是
   A. 肝破裂
   B. 脾破裂
   C. 肠破裂
   D. 肠系膜血管破裂
   E. 肾破裂

7. 腹部创伤最易出现死亡的是
   A. 肝破裂
   B. 脾破裂
   C. 肠破裂
   D. 肠系膜血管破裂
   E. 肾破裂

8. 腹部创伤失血可以行自体血液回收回输的是
   A. 肝破裂
   B. 脾破裂
   C. 肠破裂
   D. 肠系膜血管破裂
   E. 肾破裂

9. 腹部创伤最能发生感染性休克并死亡的是
   A. 肝破裂
   B. 脾破裂
   C. 肠破裂
   D. 肠系膜血管破裂
   E. 肾破裂

10. 创伤多器官受损,麻醉监测需要的是
    A. 无创血压
    B. 有创动脉压

C. 中心静脉压

D. 肺动脉压

E. B+C

B. 丙泊酚

C. 依托咪酯

D. 舒芬太尼

E. 以上均可

11. 大面积烧伤伴有明显呼吸困难、气道梗阻者常选用

  A. 经口气管插管

  B. 气管造口

  C. 放置口咽通气道

  D. 经鼻气管插管

  E. 放置喉罩

17. 关于烧伤的分期,哪项**不正确**

  A. 体液渗出期

  B. 急性感染期

  C. 创面修复期

  D. 瘢痕期

  E. 康复期

12. 烧伤患者扩创、取皮植皮,曾常使用的药是

  A. 硫喷妥钠

  B. 羟丁酸钠

  C. 依托咪酯

  D. 氯胺酮

  E. 丙泊酚

18. 烧伤后微循环发生下述改变,**除外**

  A. 微循环灌流减少

  B. 毛细血管内皮肿胀

  C. 毛细血管渗出增加

  D. 血管床容量增加

  E. 血细胞聚集

13. 治疗破伤风的中心环节是

  A. 清创

  B. 消炎

  C. 止痉

  D. 大量破伤风抗毒素的应用

  E. 纠正水、电解质紊乱

19. 关于清创术,下列哪项**错误**

  A. 清创术最好在伤后6~8小时进行

  B. 污染较轻的伤口,伤后12小时一般仍可Ⅰ期缝合

  C. 超过12小时的伤口,清创后一般不予缝合

  D. 面颈部、关节附近、神经血管暴露的伤口,即使超过12小时仍应缝合

  E. 战地伤口早期,应作Ⅰ期缝合

14. 严重烧伤后最严重酸碱失衡为

  A. 代谢性酸中毒

  B. 代谢性碱中毒

  C. 呼吸性酸中毒

  D. 呼吸性碱中毒

  E. 代谢性酸中毒和呼吸性酸中毒

20. 下列哪项**不是**浅Ⅱ度烧伤的特点

  A. 有水疱

  B. 创底肿胀发红、剧痛

  C. 可见网状栓塞血管

  D. 约2周可愈

  E. 愈后不留瘢痕

15. 上肢前臂或手明显出血,应用止血带时应缚在

  A. 上臂上1/3

  B. 上臂中上1/3

  C. 上臂中1/3

  D. 上臂中下1/3

  E. 上臂下1/3

21. 有关深Ⅱ度烧伤,**错误的**是

  A. 尚残留皮肤附件

  B. 水疱较小,感觉迟钝

  C. 可见网状栓塞血管

  D. 3~4周愈合

  E. 愈后不留瘢痕

16. 氯胺酮用于烧伤患者麻醉可与以下哪种药物配伍

  A. 咪达唑仑

22. 有关Ⅲ度烧伤,**错误的**是

A. 创面无水疱

B. 可见网状栓塞血管

C. 焦痂3周后开始分离

D. 痛觉丧失

E. 肉芽组织生长,而后形成瘢痕

23. 断肢再植选用阻滞麻醉与哪项**无关**

A. 止痛良好

B. 血管扩张有利于循环再通

C. 术后可持续镇痛

D. 呕吐误吸危险少

E. 手术时间长,患者合作好

【A₂型题】

24. 男,30岁,因车祸急诊入院,来院时面色苍白、皮肤湿冷,耻骨联合及右大腿根部见大片皮肤青紫瘀斑,血压75/50mmHg,脉率116次/分。此时首选治疗措施应**除外**

A. 建立输液通路

B. 迅速输血

C. 大腿根部热敷

D. 留置导尿,观察尿量

E. 吸氧

25. 某患者因外伤性肝破裂行急症手术,术前血压82/58mmHg,脉搏130次/分。下列麻醉处理原则哪项**错误**

A. 立即开放静脉,加快输血输液

B. 待休克纠正后马上手术

C. 急查血气,纠正电解质、酸碱紊乱

D. 首选气管内插管全麻

E. 做好有创动脉、中心静脉压监测

26. 男,30岁,Ⅱ度烧伤面积60%,经积极补充血容量,为判断其休克是否好转,下列哪项观察**不可靠**

A. 血压是否升高

B. 每小时尿量

C. 血细胞比容

D. 中心静脉压

E. 肢体微循环状态

27. 男,36岁,右股动脉刺破造成大出血,压迫止血

2小时,查体脉搏110次/分,血压85/70mmHg,此时进一步处理哪项**不正确**

A. 继续压迫

B. 输血补充血容量

C. 手术可能需要心血管外科医生

D. 准备肝素

E. 争取尽快修补股动脉

【A₄型题】

问题28~32

患者,女性,76岁,因"从楼梯跌倒致裆部撞击铁桶后面部、前胸着地"急诊入院。患者呼吸急促,神志欠清。BP130/60mmHg,呼吸35~40次/分,SpO₂85%~88%,脉搏115~140次/分。听诊双肺无明显哮鸣音。

28. 患者初步诊断可**除外**

A. 会阴外伤

B. 颅脑外伤

C. 肋骨骨折

D. 哮喘

E. 心律失常

29. 如果术前心电图:频发交界性期前收缩,偶发室性期前收缩,右心肥厚,心肌缺血。下述处理**不恰当的**是

A. 立即纠正心律失常

B. 暂不处理心律失常

C. 吸氧

D. 给予β-受体阻滞剂

E. 给硝酸甘油泵注

30. 如需急诊手术,下列检查应先行,**除外**

A. X线胸片检查

B. 血气分析

C. 心脏彩超

D. 肺功能

E. 凝血功能

31. 如该患者因"会阴挫裂伤"拟行手术治疗,麻醉方式是

A. 鞍麻

B. 腰麻

C. 全麻

D. 硬膜外麻醉

E. 局麻

32. 如该患者胸片正常,但家属交代既往有手术全麻史,曾因气管插管特别困难差点丢命,此"会阴挫裂伤"手术的麻醉宜选

A. 鞍麻

B. 阴部神经阻滞

C. 喉罩全麻

D. 硬膜外麻醉

E. 骶麻

问题33~37

患者男性,35岁,因车祸致"右额、颞叶硬膜下血肿,右眶底骨折"急诊入院。右桡动脉穿刺测血压为185/120mmHg,心率55bpm。

33. 患者高血压的可能原因是

A. 疼痛

B. 缺氧

C. 二氧化碳蓄积

D. 颅内高压

E. 高血压脑病

34. 患者呼出气有明显酒精味道,理想的麻醉诱导方式是

A. 表麻下经鼻气管插管

B. 慢诱导下经鼻气管插管

C. 快诱导下经鼻气管插管

D. 慢诱导下经口气管插管

E. 快诱导下经口气管插管

35. 诱导插管后,调整头位左旋45°左右。消毒铺巾过程中SpO_2逐渐下降至90%,气道阻力30cmH_2O,最可能原因是

A. 诱导时发生吸入性肺炎

B. 患者发生ARDS

C. 患者发生哮喘

D. 导管误入一侧支气管

E. 患者发生气胸

36. 上述问题解决后手术开始,打开硬脑膜后血压剧降至61/35mmHg,可能原因是

A. 大出血

B. 颅内高压解除

C. 过度利尿所致

D. 机械通气潮气量过大

E. 严重酸中毒

37. 手术前为降低颅内压已输入甘露醇250ml、呋塞米25mg。上述低血压的处理措施首先应是

A. 给予多巴胺

B. 给予麻黄碱

C. 给予去氧肾上腺素

D. 给予甘露醇

E. 快速补液

问题38~42

患者男性,30岁。深度烧伤60%,伴呼吸道烧伤3小时,入手术室。

38. 首先应采取的治疗措施哪项不合适

A. 输液

B. 导尿

C. 气管切开

D. 吸氧

E. 削痂、植皮

39. 局麻下行气管切开时患者躁动,哪项可能性不大

A. 烧伤面疼痛

B. 缺氧

C. 切口疼痛

D. 心功能衰竭

E. 不全昏迷

40. 静脉推注芬太尼0.1mg和氯胺酮50mg,3分钟后患者心跳停止,最大原因

A. 迷走神经反射

B. 呼吸抑制

C. 循环衰竭

D. 心肌梗死

E. 肾衰竭

41. 上述情况出现,首选药物

A. 阿托品

B. 利多卡因

C. 麻黄碱

D. 肾上腺素

E. 纳洛酮

42. 上述情况出现,首选操作

A. 继续行气管切开

B. 胸外按压与面罩通气

C. 置入喉罩

D. 气管插管

E. 胸外除颤

【B₁型题】

问题43~46

A. 言语反应

B. 疼痛刺激反应

C. 清醒

D. 无反应

E. 脉搏

43. AVPU系统中的A指

44. AVPU系统中的V指

45. AVPU系统中的P指

46. AVPU系统中的U指

问题47~49

A. 95%

B. 80%

C. 70%

D. 60%

E. 25%

47. 静脉内血容量约占全血容量

48. 创伤患者急诊手术,胃内容物反流率约

49. 急性血容量丢失出现的休克发生率约

问题50~51

A. 消化性溃疡

B. 出血性溃疡

C. Cushing溃疡

D. Curling溃疡

E. 糜烂性溃疡

50. 烧伤后常并发

51. 脑外伤后常继发

问题52~53

A. 每小时50ml

B. 每小时40ml

C. 每小时30ml

D. 每小时20ml

E. 每小时10ml

52. 成人烧伤后要求尿量不少于

53. 儿童烧伤后要求尿量不少于

【C型题】

A. 胆道系梗阻性黄疸

B. 大面积挤压型创伤

C. 两者均有

D. 两者均无

54. 尿胆红素升高

55. 尿肌红蛋白升高

56. 肾功能受损

A. 全身毛细血管渗出增加

B. 儿茶酚胺释放增加

C. 两者均有

D. 两者均无

57. 烧伤患者早期

58. 胸腹联合外伤早期

59. 感染性休克晚期

60. 肾病综合征

A. 血GOT、GPT明显升高

B. 血白细胞增多,中性比例增大

C. 两者均有

D. 两者均无

61. 肝破裂早期

62. 空腔脏器损伤早期

【X型题】

63. 严重创伤患者手术麻醉期间循环管理应注意下列哪几项

A. 维持良好血压

B. 控制心律失常

C. 改善微循环

D. 常规应用血管收缩药

E. 监测尿量

64. 严重创伤患者手术麻醉诱导的关键之一是必须首先控制呼吸道,防止胃内容物反流和误

吸,可采取的措施为下列哪几项
A. 事先放置粗胃管吸引
B. 诱导前应用西咪替丁
C. 表面麻醉清醒气管插管
D. 采取快速静脉诱导
E. 压迫甲状软骨,使食管闭合,直至插管完成、套囊充气

65. 严重创伤患者手术麻醉的特点包括下列哪几项
A. 可以耐受深麻醉
B. 麻醉药物作用时间明显缩短
C. 难以配合麻醉
D. 常需支持循环功能
E. 易发生呕吐误吸

66. 颅脑外伤患者的麻醉处理,下列哪些正确
A. 术前应对患者进行详细检查,以及时发现多发伤
B. 患者多伴有颅内高压,早行降颅压处理
C. Glasgow评分7分以下者可直接或借助肌松药进行气管内插管
D. 麻醉诱导、维持要平稳,避免呛咳
E. 可能为饱胃患者,应注意反流、误吸

67. 创伤患者窒息或缺氧的原因可能为
A. 气道阻塞
B. 呼吸浅慢或暂停
C. 胸部损伤
D. 吸入性损伤
E. 肺栓塞

68. 连枷胸患者的机械通气指征包括
A. 呼吸衰竭
B. 严重休克的临床征象
C. 合并严重头部损伤无法控制气道或需高频通气
D. 需要外科手术的严重联合损伤
E. 气道梗阻

69. 脊髓损伤患者发生呼吸功能异常的原因有
A. 肺水肿
B. 反常呼吸

C. 胃内容物误吸
D. 肺不张
E. 支气管收缩

70. 高位脊髓损伤患者发生心动过缓时,可给予
A. 阿托品
B. 格隆溴铵(胃长宁)
C. 异丙肾上腺素(泵入)
D. 肾上腺素(泵入)
E. 心脏起搏

71. 大面积烧伤患者气管插管指征包括
A. 呼吸窘迫
B. 低氧血症和(或)高碳酸血症
C. 意识消失
D. 喘鸣
E. 精神状态改变

72. 烧伤初期液体复苏的指标包括
A. 每小时尿量大约0.5ml/kg
B. 心率110~120bpm
C. 血压正常
D. 血乳酸正常
E. 混合静脉血氧分压35~40mmHg

73. 创伤患者出现呼吸困难的原因有
A. 颅脑及延髓损伤
B. 高位脊髓损伤
C. 肋骨骨折
D. 膈肌破裂或纵隔气肿
E. 血气胸、肺挫伤、肺不张

74. 烧伤后代谢性酸中毒的原因
A. 能量代谢亢进
B. 组织低灌注
C. 肾功能下降
D. 缓冲碱减少
E. 大量输液

75. 烧伤后呼吸性酸中毒的原因
A. 组织低灌注
B. 循环衰竭
C. 呼吸道烧伤致呼吸道梗阻

D. 急性呼吸衰竭

E. 肾功能障碍

76. 影响胃排空的因素有

A. 疼痛

B. 恐惧

C. 激动

D. 休克

E. 饮酒

77. 颈5以上骨折合并高位截瘫,患者可出现

A. 呼吸困难

B. 呼吸道梗阻

C. 肺水肿、肺栓塞

D. 心功能减退,心电图异常

E. 高热

78. 以下创伤患者哪项可出现PaO_2下降

A. 颅脑损伤

B. 肋骨骨折

C. 血气胸

D. 肺挫伤

E. 长管骨骨折

79. 创伤患者出现ARDS的主要原因有

A. 胸部直接损伤

B. 休克

C. 大量输血

D. 误吸

E. 败血症

80. 烧伤瘢痕晚期手术,气管插管困难者

A. 选用表面麻醉清醒气管插管

B. 可选用纤维喉镜引导气管插管

C. 可选用局麻下切开瘢痕后插管

D. 可选用放置喉罩

E. 需完全清醒后拔管

81. 烧伤患者无法测量血压,判断循环情况可凭

A. 听心音

B. 测中心静脉压

C. 观察创面渗血

D. 心电图

E. 尿量

82. 大面积烧伤患者休克期补液要用适量碱性溶液是由于

A. 等渗盐水较体液偏酸

B. 常出现血红蛋白尿

C. 尿内丢失大量碱

D. 多存在代谢性酸中毒

E. 存在高钾血症

答　案

【A₁型题】

1. C　2. D　3. E　4. E　5. A　6. B　7. A　8. B　9. C　10. E

11. B　12. D　13. D　14. A　15. A　16. E　17. D　18. B　19. E　20. C

21. E　22. B　23. E

【A₂型题】

24. C　25. B　26. A　27. A

【A₄型题】

28. D　29. A　30. D　31. C　32. E　33. D　34. E　35. D　36. B　37. E

38. E　39. D　40. B　41. D　42. B

【B₁型题】

43. C　44. A　45. B　46. D　47. C　48. E　49. C　50. D　51. C　52. C

53. D

【C型题】

54. A　55. B　56. C　57. C　58. B　59. A　60. D　61. C　62. B

【X型题】

63. ABCE	64. ABCDE	65. CDE	66. ABCDE	67. ABCDE	68. ABCDE
69. ABCDE	70. ABCDE	71. ABCDE	72. ABDE	73. ABCDE	74. ABCDE
75. CD	76. ABCDE	77. ABCDE	78. ABCDE	79. ABCDE	80. ABCDE
81. ABCDE	82. ABD				

（石学银）

第56章

脊柱、四肢手术麻醉

【A₁型题】

1. 下列哪个手术需要颈-臂丛阻滞联合
   A. 甲状腺手术
   B. 肩关节手术
   C. 锁骨骨折手术
   D. 肋骨骨折手术
   E. 前臂手术

2. 下面哪项**不是**Horner's syndrome的表现
   A. 患侧眼裂缩小
   B. 患侧眼结膜充血
   C. 患侧瞳孔扩大
   D. 患侧鼻塞
   E. 患侧面微红及无汗

3. 关于四肢显微外科手术麻醉特点,下列哪项**错误**
   A. 要求麻醉平稳,镇痛完善
   B. 可用低分子右旋糖酐改善局部微循环
   C. 常用抗凝药
   D. 大多数可在阻滞麻醉下手术
   E. 常规使用血管收缩药以利止血

4. 在四肢显微血管手术的麻醉上,下面措施可防治吻合血管的痉挛和堵塞,哪项**多余**
   A. 维持全麻平稳,阻滞麻醉止痛完善
   B. 避免疼痛、寒冷和滥用血管收缩药
   C. 及时补足失血、失液,防止低血压
   D. 降低血液黏滞度,改善微循环
   E. 全身适量应用肝素

5. 手臂尺侧手术许多麻醉医师喜欢行腋路臂丛阻滞,下面哪一项**不正确**
   A. 针刺到位时针随腋动脉搏动而摆动
   B. 刺入腋鞘有突破感

C. 注药后有外溢现象
D. 注药后呈梭形扩散
E. 针刺有坚实骨质感

6. 腋路臂丛阻滞的优点如下,**除外**
   A. 桡神经阻滞完全
   B. 不会引起气胸
   C. 不会阻滞膈神经影响呼吸
   D. 不会误入椎管
   E. 位置表浅,易于阻滞

7. 颈丛阻滞适合于下列手术,**除外**
   A. 甲状腺手术
   B. 颈后路脊椎手术
   C. 颈前路颈椎手术
   D. 手掌手术
   E. 锁骨手术

8. 组成臂丛神经的脊神经前支是
   A. $C_4 \sim C_8$、T_1
   B. $C_5 \sim C_7$、T_1
   C. $C_5 \sim C_8$、T_1
   D. $C_5 \sim C_8$、T_{1-2}
   E. $C_4 \sim C_7$、T_1

9. 所谓腋鞘,是
   A. 颈浅筋膜向下外方延续包绕腋血管和臂丛构成
   B. 颈深筋膜向下外方延续包绕腋血管和臂丛构成
   C. 向上可通颅内
   D. 向下可达手掌
   E. 向前可达对侧

10. 上肢的神经,**除外**

A. 胸长神经

B. 前臂外侧皮神经

C. 正中神经

D. 尺神经

E. 桡神经

11. 有关上肢神经说法, **错误的**是

A. 肌皮神经支配前臂外侧皮肤

B. 正中神经在上臂发出肌支

C. 尺神经行走于尺神经沟

D. 尺神经起自臂丛内侧束

E. 桡神经是臂丛后束的最大分支

12. 腰丛由哪些神经前支组成

A. T_{11}、L_1~L_3、L_4前支

B. T_{11}、L_1~L_4、L_5前支

C. T_{12}、L_1~L_3前支, L_4前支的一部分

D. T_{12}、L_1~L_4、L_5前支

E. 以上均不是

13. 脊柱的分区, **除外**

A. 项区上界

B. 胸背区上界

C. 腰区下界

D. 腰区上界

E. 骶尾区

14. 有关棘突, 正确的是

A. 第5颈椎棘突较长

B. 第7颈椎棘突较长

C. 胸椎棘突斜向后上

D. 腰椎棘突斜向后下

E. 骶椎棘突触诊清晰

15. 有关棘突的体表标志, **错误的**是

A. 第4腰椎棘突约平两髂嵴最高点的连线

B. 两肩胛下角的连线平第7胸椎棘突

C. 两髂后上棘的连线平第2骶椎棘突

D. 在棘突两侧是结缔组织

E. 骶椎棘突退化融合为骶正中嵴

16. 有关椎骨的说法, **错误的**是

A. 幼年时, 椎骨总数33个

B. 成年时5个骶椎愈合成两个骶骨

C. 成年时4个尾椎愈合成一个尾骨

D. 椎骨主要有椎体、椎弓和椎弓上发出的突起构成

E. 椎体和椎弓之间围成椎孔, 椎孔叠连构成椎管

17. 椎管的内容物, **除外**

A. 硬脊膜

B. 蛛网膜

C. 软脊膜

D. 脊髓

E. 黄韧带

18. 有关脊髓的描述, **错误的**是

A. 有颈和腰骶两个膨大

B. 腰骶膨大向下逐渐变细, 称为脊髓圆锥

C. 终丝为神经止于尾骨背面固定脊髓

D. 出生时脊髓下端平第3腰椎

E. 成人时脊髓下端平第1腰椎下缘

19. 脊髓的血液供应, 正确的是

A. 仅来源于椎动脉

B. 仅来源于节段性根动脉

C. 仅来源于颈深动脉

D. 仅来源于肋间动脉

E. 主要来源于椎动脉和根动脉

20. 关于脊柱的描述, 正确的是

A. 有8块颈椎

B. 有4块骶椎

C. 胸部运动最灵活

D. 腰曲凸向前

E. 颈曲凸向后

21. 下述有关脊髓被膜的描述何者正确

A. 由外到内依次为硬脊膜、脊髓蛛网膜、软脊膜

B. 由外到内依次为脊髓蛛网膜、硬脊膜、软脊膜

C. 由外到内依次为软脊膜、脊髓蛛网膜、硬脊膜

D. 蛛网膜和硬脊膜之间有蛛网膜下隙

E. 硬脊膜和软脊膜之间有硬膜外隙

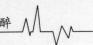

22. 有关骶丛的描述,**错误的**是
    A. 骶丛由腰骶干(腰4~5)及全部骶神经和尾神经的前支组成
    B. 骶丛位于盆腔内,在骶骨及梨状肌前面,髂内动脉后面
    C. 骶丛分布于盆壁(包括臀部)、会阴和下肢
    D. 盆部肿瘤、胎头可能压迫骶丛引起下肢痛
    E. 骶丛阻滞穿刺对神经损伤大

23. 盆底肌肉,**除外**
    A. 闭孔内肌
    B. 梨状肌
    C. 臀大肌
    D. 肛提肌
    E. 尾骨肌

24. 盆腔神经丛,**除外**
    A. 腰丛
    B. 前列腺丛
    C. 直肠丛
    D. 膀胱丛
    E. 子宫阴道丛

25. 有关盆的内脏神经描述,**错误的**是
    A. 盆交感神经由腰交感神经和骶交感神经组成
    B. 盆副交感神经起自骶脊髓第2~4节段
    C. 盆副交感神经支配结肠右曲
    D. 下腹下丛(盆丛)位于直肠两侧
    E. 下腹下丛形成直肠丛、膀胱丛、子宫阴道丛等

26. 有关腰丛的描述,**错误的**是
    A. 由第10~12胸前支、第1~4腰神经前支构成
    B. 有髂腹下神经、髂腹股沟神经、生殖股神经、股外侧皮神经、股神经和闭孔神经
    C. 腰丛位于腰大肌深面、腰椎横突前方即腰大肌间隙
    D. 腰丛阻滞常取腰大肌间隙
    E. 腰丛阻滞可用于下肢手术

27. 强直性脊柱炎描述正确的是
    A. 一般肺活量降低不超过20%

    B. 胸廓运动不受限,膈肌运动受限
    C. 应采用肌间沟或锁骨上法臂丛阻滞
    D. 多采用清醒气管内插管
    E. 多采用快速诱导气管内插管

28. 对强直性脊柱炎患者处理正确的是
    A. 对颈部不能活动者行椎管内麻醉
    B. 如需臂丛阻滞,只能选择肌间沟法
    C. 全麻诱导应用长效肌松药
    D. 使用纤维支气管镜进行气管内插管
    E. 以上都不正确

29. "止血带休克"的临床表现为
    A. 出汗、血压降低、周围血管阻力降低
    B. 出汗、血压升高、周围血管阻力降低
    C. 恶心、血压降低、周围血管阻力升高
    D. 恶心、血压升高、周围血管阻力升高
    E. 出汗、恶心、呼吸性酸中毒

30. 预计下列哪项手术出血最多
    A. 胫腓骨骨折内固定
    B. 股骨骨折内固定
    C. 骨盆切除术
    D. 锁骨骨折
    E. 肱骨干骨折

31. 脊柱、四肢术后镇痛,说法**错误的**是
    A. 有利于进行早期康复锻炼
    B. 可能掩盖胫腓骨骨折术后肌筋膜间隙综合征的早期症状
    C. 有时可导致术后腓总神经损伤的延误诊断
    D. 对有腓总神经损伤风险者最好不用硬膜外或神经阻滞镇痛
    E. 推荐使用蛛网膜下腔输注布比卡因进行下肢手术后的镇痛

32. 有可能发生气管插管困难的疾病**除了**
    A. 颈椎骨折或结核
    B. 腰椎骨折
    C. 成人类风湿关节炎
    D. 软骨发育不全
    E. 强直性脊柱炎

33. 下面关于麻醉方法的选择,**错误的**是
   A. L$_5$S$_1$椎间盘突出髓核摘除术可选连续硬膜外麻醉
   B. 脊髓损伤后去神经支配的患者禁用琥珀胆碱
   C. 腰椎骨折患者首选连续硬膜外麻醉
   D. 对颈椎不稳定或强直的患者应采用纤支镜插管
   E. 四肢或脊椎复杂手术多选用全身麻醉

34. 有关骨水泥的应用,下列叙述**错误的**是
   A. 单体具有挥发性,接触皮肤有刺激性和毒性
   B. 应用后短时间内可影响患者的血型鉴定
   C. 混合过程中产热可达80℃
   D. 填入髓腔后,髓腔内压力急剧升高
   E. 为防止血压降低,可预防性应用升压药

35. 填充骨水泥时**错误的**处理是
   A. 密切注意血压和心电图的变化
   B. 填充前维持收缩压在95mmHg以上
   C. 避免低血容量
   D. 使用钙通道阻滞剂抑制其反应
   E. 心动过缓时,分次静注阿托品

36. 填充骨水泥时一旦发现低血压最有效的方法是
   A. 静脉注射阿托品
   B. 快速输注乳酸林格液
   C. 吸入纯氧
   D. 静脉注射血管活性药
   E. 快速输注血浆代用品

37. 颈椎骨折合并高位截瘫患者的麻醉,哪项**不正确**
   A. 麻醉诱导和术中均需维持头部稳定
   B. 常存在气管反射异常,刺激气管后易出现心动过速甚至心律失常
   C. 心血管代偿能力减弱,体位改变可致严重低血压
   D. 保证呼吸道通畅和有效通气是首要问题
   E. 肺水肿和肺栓塞亦是高位截瘫可能的并发症

38. 对于脊髓损伤患者描述**错误的**是

   A. 脊髓损伤慢性期指损伤后3月以上
   B. 慢性期可发生骨质疏松,高钙血症、自主反射异常、痉挛
   C. 一般不用氧化亚氮(N$_2$O)麻醉,会加重肠腔胀气
   D. 使用去极化肌松药无禁忌
   E. 损伤在48h内可用琥珀胆碱,48h后禁用

39. 应用止血带的有利因素是
   A. 防止细菌、脂肪栓子和骨水泥扩散
   B. 最大限度地减少出血
   C. 使细胞进行无氧代谢
   D. 保持血管内皮完整性
   E. 使肢体逐渐变冷

40. 放开止血带阻滞时可出现
   A. 中心静脉压和血压上升
   B. 一过性呼气末CO$_2$降低
   C. 氧耗量减少
   D. 中心温度暂时性升高
   E. 全身动脉压一过性降低

41. 当出现下面哪项时可诊断脂肪栓塞
   A. 低氧血症、心动过速、意识改变
   B. 有临床症状及胸片显示肺浸润
   C. 在尿中查出脂肪滴
   D. 低血压
   E. 结膜、腋下、上胸部有出血点

42. 下列关于脂肪栓塞综合征,说法**错误的**是
   A. 多有长骨骨折或长骨、髋骨手术史
   B. 多在48小时内出现症状
   C. 病理生理为毛细管内皮细胞破坏导致毛细血管周围出血渗出
   D. 症状表现为呼吸窘迫,意识障碍,皮肤瘀点
   E. 血小板增多

43. 脂肪栓塞综合征死亡原因主要是
   A. 呼吸衰竭导致的低氧血症
   B. 脑栓塞
   C. 肝功能衰竭
   D. 凝血功能障碍
   E. 过敏性休克

44. 治疗脂肪栓塞综合征选
    A. 激素治疗为主
    B. 呼吸支持为主
    C. 保护脑功能为主
    D. 改善微循环为主
    E. 肝素疗法为主

45. 未行良好预防措施时,深静脉血栓发生最多的
    见于
    A. 上肢手术
    B. 下肢创伤手术
    C. 脊柱手术
    D. 全膝关节置换术
    E. 全髋关节置换术

46. 急性脊髓损伤患者术前血糖必须处理的上限是
    A. 10mmol/L
    B. 10.5mmol/L
    C. 11mmol/L
    D. 11.5mmol/L
    E. 12mmol/L

47. 髋部手术可以行腰丛阻滞,其感觉的支配神
    经是
    A. 生殖股神经
    B. 股外侧皮神经
    C. 闭孔神经
    D. 坐骨神经
    E. 上述都不对

48. 术中压迫和牵拉哪条神经,术后可产生垂足
    A. 股外侧皮神经
    B. 胫神经
    C. 坐骨神经
    D. 腓总神经
    E. 闭孔神经

49. 下述哪种情况最易发生肺栓塞
    A. 下肢挤压伤
    B. 闭塞性血栓性脉管炎
    C. 小儿麻痹后遗症
    D. 心室血栓
    E. 横纹肌溶解综合征

50. 腰椎间盘突出症患者伴外踝及足背外侧感觉
    减退、踝反射消失,最可能突出的部位在
    A. 腰1~2
    B. 腰2~3
    C. 腰3~4
    D. 腰4~5
    E. 腰5~骶1

51. 全麻自主呼吸下刺激下列哪种骨膜最易发生
    呼吸暂停
    A. 长管状骨
    B. 颅骨
    C. 肋骨
    D. 骨盆骨
    E. 椎骨

52. 下肢动脉,除外
    A. 股动脉
    B. 腘动脉
    C. 肱动脉
    D. 足背动脉
    E. 臀上、下动脉

53. 有关股神经的描述,错误的是
    A. 发自腰丛
    B. 经股三角
    C. 肌支支配股前肌群与耻骨肌
    D. 关节支分布于髋、膝关节
    E. 皮支包括股中间皮神经、股外侧皮神经及
       隐神经

54. 关于闭孔神经描述,不正确的是
    A. 起自骶丛
    B. 分前、后两支
    C. 前支支配长收肌、短收肌、股薄肌及髋、膝
       关节
    D. 前支发出皮支分布于股前区内上部皮肤
    E. 后支支配闭孔外肌和大收肌

55. 关于坐骨神经说法错误的是
    A. 是腰丛的分支
    B. 是全身最大的神经
    C. 以单股经梨状肌下孔出盆,约占66%

D. 以两股:一股穿梨状肌,一股经下孔出盆,占27%

E. 梨状肌猛烈收缩可致神经痛

56. 实施坐骨神经阻滞的重要标志是

A. 髂骨嵴、骶孔和大粗隆

B. 髂骨嵴、尾骨和大粗隆

C. 髂骨后上嵴、尾骨和大粗隆

D. 髂骨后上嵴、大粗隆和骶孔

E. 髂骨后上嵴和大粗隆

57. 下肢手术硬膜外阻滞的注意事项,下列哪项错误

A. 下肢神经主要分布包括腰、骶两大神经丛

B. 如果骶神经丛阻滞不全,则大腿后侧和会阴部仍有感觉

C. 若在止血带下手术,胸10~骶必须麻醉效果满意

D. 足部手术,腰3~骶1阻滞不全常见于老年人

E. 老年人或高血压病患者的局麻药用量要减少

58. 有关髋关节置换术的麻醉,下述哪项错误

A. 应常规行自体血液回收回输

B. 老年人多见,常有脑梗死史

C. 麻醉方法首选全麻

D. 术中应用骨水泥有可能发生心血管不良反应

E. 长期服用激素者,术中应继续使用

【A₂型题】

59. 患者男性,26岁,因糖尿病坏截趾手术,行坐骨神经阻滞。确认标志后缓慢注入0.89%罗哌卡因20ml,大蹈趾出现感觉异常。其阻滞的顺序应是

A. 交感神经、本体感觉神经、痛觉神经、运动神经

B. 交感神经、痛觉神经、本体感觉神经、运动神经

C. 运动神经、痛觉神经、本体感觉神经、交感神经

D. 痛觉神经、本体感觉神经、交感神经、运动神经

E. 痛觉神经、本体感觉神经、运动神经、交感神经

60. 患者男,51岁,采用气管插管(非加强钢丝导管)机械通气全麻俯卧位下行胸腰椎骨折内固定术,无头固定架,头面偏向右侧。导管深度合适,术中患者出现呛咳抬头动作,麻醉医生立即静注肌肉松弛药维库溴铵。约3分钟SpO_2由99%下降到70%,气道压超过$30cmH_2O$。最可能的原因是

A. 患者无自主呼吸性呼吸抑制

B. 气管导管打折梗阻

C. 呼吸机停止工作

D. 气管导管内血块阻塞

E. 气管导管与螺纹管回路连接脱落

【A₄型题】

问题61~64

患者男性,32岁,因"颈3、颈4骨折伴不全瘫"拟行手术治疗。

61. 左桡动脉穿刺,测得血压91/55mmHg, HR55bpm,可能原因是

A. 高位脊髓损伤

B. 缺氧

C. 循环容量不足

D. 高钾血症

E. 颅内高压

62. 较理想的麻醉诱导方式为

A. 琥珀胆碱快速诱导,经口气管插管

B. 琥珀胆碱快速诱导,经鼻气管插管

C. 阿曲库铵快速诱导,经口气管插管

D. 阿曲库铵快速诱导,经鼻气管插管

E. 在纤维支气管镜引导下插管

63. 此患者的麻醉管理措施不恰当的是

A. 可给予阿托品纠正心动过缓

B. 充分补液纠正低血压

C. 控制呼吸采用较小潮气量较高频率

D. 控制性降压减少出血

E. 术毕充分吸痰膨肺

64. 对该患者,麻醉还应做的工作中错误的是

A. 术中给予激素治疗受伤处水肿

B. 经锁骨下静脉放置中心静脉导管

C. 经颈内静脉放置中心静脉导管

D. 术毕建议行气管切开

E. 不要企图患者自主呼吸完全正常再离开手术室

问题65~68

患者,男性,18岁,因"先天性脊柱侧弯"拟在全麻下行"脊柱侧弯矫正术"。术前体温36.5℃,血压115/60mmHg,心率65bpm。麻醉诱导静注咪达唑仑2mg、芬太尼0.15mg、丙泊酚60mg、琥珀胆碱100mg,气管插管后控制呼吸,吸入七氟醚浓度1.5%,静滴抗生素。随即心率骤增至150次/分,呼气末CO_2高达70mmHg,皮肤灼热,末梢发绀,全身肌肉强直。

65. 此患者最可能发生了

A. 嗜铬细胞瘤发作

B. 急性肺栓塞

C. 神经安定药恶性综合征

D. 恶性高热

E. 过敏反应

66. 就该病例而言,最可能的诱因是

A. 氟类吸入麻醉药

B. 琥珀胆碱

C. 抗生素

D. 丙泊酚

E. 钠石灰失效

67. 此时处理措施应包括

A. 停麻醉药,多换钠石灰,过度通气

B. 各种物理降温

C. 多查血气,纠正酸中毒、高钾血症

D. 注意补液维持循环

E. 以上都是

68. 最有效的治疗药物是

A. 丹曲林

B. 地尔硫草

C. 普萘洛尔

D. 胺碘酮

E. 5%碳酸氢钠

【B_1型题】

问题69~71

A. 前臂外侧皮神经

B. 正中神经

C. 尺神经

D. 桡神经

E. 桡神经浅支

69. 手背神经支配主要是

70. 手掌神经支配主要是

71. 前臂内侧神经支配主要是

问题72~74

A. 成人脊髓节段C_7

B. 成人脊髓节段T_6

C. 成人脊髓节段L_1

D. 成人脊髓节段L_3

E. 成人脊髓节段S_1

72. 成人棘突T_4对应

73. 成人棘突T_{10}对应

74. 成人棘突T_{12}对应

【X型题】

75. 四肢手术的麻醉方法有

A. 臂丛阻滞

B. 腰麻或腰-硬联合麻醉

C. 腰丛阻滞

D. 股神经阻滞

E. 全麻

76. 脊柱四肢手术患者的特点包括

A. 先天性疾患多见于小儿

B. 骨关节病和骨折多见于老年人

C. 长期卧床者往往有许多并发症

D. 疾病往往影响器官功能

E. 凝血功能常表现为低凝状态

77. 下列哪些四肢手术可开展自体血液回收回输

A. 肩关节、肱骨择期手术

B. 开放性股骨骨折切开复位术

C. 脊椎手术

D. 髋关节置换术

E. 骨盆骨折并膀胱破裂术

78. 患运动器官疾病者,术前常有卧床病史,因卧床引起的并发症有
    A. 肺部感染
    B. 深静脉血栓形成
    C. 血液流变学改变
    D. 容易出血
    E. 器官失用性萎缩

79. 脊柱四肢手术时
    A. 颈椎和肩部手术多取头高位
    B. 髋关节手术多取侧卧位
    C. 脊柱手术多取仰卧位
    D. 粗隆间骨折髓内针固定术多取仰卧位
    E. 下肢手术仰卧位,全麻时喉罩通气好

80. 长骨骨折手术发生脂肪栓塞,哪几项表达正确
    A. 发病率为10%
    B. 主要表现为血压突然降低
    C. 常累及肺与脑血管
    D. 肺间质水肿、低氧血症
    E. 关键是防治低氧血症和维持循环功能

81. 骨科手术可因下肢深静脉血栓脱落引起肺栓塞,其临床表现有
    A. 胸痛、咳嗽、咯血
    B. 血压突降、心率减慢
    C. 呼吸窘迫、低氧血症
    D. 早期$PaCO_2$升高
    E. 治疗以纠正低氧血症、改善心功能为主

82. 全髋关节置换术的麻醉期间常规监测
    A. ECG
    B. SpO_2
    C. CVP
    D. BP
    E. 尿量

83. 下列哪些疾病可合并血钙升高
    A. 骨髓瘤
    B. 骨癌
    C. 畸形性骨炎
    D. 脊柱结核
    E. 长期卧床的截瘫患者

84. 容易并发动脉损伤的四肢骨折有
    A. 肱骨髁上骨折
    B. 股骨上段骨折
    C. 胫骨上段骨折
    D. 肱骨中段骨折
    E. 桡骨中段骨折

85. 脊柱侧弯矫正术中下肢神经损伤的可能原因有
    A. 手术过度牵拉脊髓,造成脊髓血供障碍
    B. 麻醉药毒性
    C. 术中低血压致脊髓缺血,尤其是胸4-9节段脊髓
    D. 手术直接损伤脊髓
    E. 术中未用激素

86. 使用止血带时应注意
    A. 上肢止血带应放在中、上1/3处,下肢应靠近腹股沟部
    B. 充气压力上肢以高于收缩压50mmHg,下肢高100mmHg
    C. 上肢一次充气不超过1h,下肢不超过1.5h
    D. 松开10-15分钟后再充气,以免发生神经并发症或肌球蛋白血症
    E. 松止血带勿过快

87. 四肢手术松止血带时造成循环功能失代偿的可能原因是
    A. 细胞缺氧和细胞内酸中毒
    B. 血管内皮细胞损伤而导致漏出性水肿
    C. 一过性代谢性酸中毒
    D. 外周血管阻力降低
    E. 血容量相对不足

88. 俯卧位脊柱手术时麻醉管理应重视
    A. 确认气管导管位置深浅度并牢固固定
    B. 防止眼部受压、术后失明
    C. 观察尿量、注意尿管被压梗阻
    D. 避免压迫腹部、腹压过高
    E. 必要时行控制性降压

89. 对脊髓损伤者的麻醉,下列哪些项陈述正确
    A. 应保证过度通气,维持较低的$PaCO_2$
    B. 在损伤后的48h内,可用琥珀胆碱

C. 患者体温易随环境温度变化而变动

D. 损伤平面下受刺激易发生阵发性高血压和心动过速

E. 颈髓损伤患者气管插管时要防止过度颈椎活动

90. 下肢手术椎管内麻醉导致脊髓和脊神经损伤的可能原因有

A. 穿刺针或导管机械损伤脊髓或脊神经

B. 高浓度局麻药对脊神经的伤害

C. 脊髓内误注药液对脊髓的伤害

D. 硬脊膜外腔出血（凝血机制差）

E. 硬脊膜外腔注射空气过多

91. 骨折的专有体征包括

A. 肿胀

B. 畸形

C. 功能障碍

D. 反常活动

E. 疼痛与压痛

92. 填充骨水泥引起低血压是因为

A. 高压致脂肪、骨髓进入静脉导致肺栓塞

B. 迷走神经反射

C. 骨水泥成分入血后的过敏反应

D. 低血容量

E. 甲基丙烯酸酯的直接血管扩张和（或）心肌抑制

93. 骨水泥植入综合征（Bone Cement Implantation Syndrome）的临床特征有

A. 肺动脉压升高

B. 血压下降

C. 脉搏氧饱和度下降

D. 心律失常

E. 心搏骤停

94. 骨水泥植入综合征的发生机制有

A. 骨水泥中的特定成分（甲基异丁烯酸酯）对心肌的直接抑制和毒性作用

B. 组胺释放引起外周血管广泛扩张

C. 组胺使肺血管广泛扩张

D. 脂肪、空气、骨髓颗粒栓塞

E. 扩髓过程及骨水泥化学反应产生的高温使促凝血酶原激酶释放

95. 骨水泥反应的预防

A. 尽量减轻骨水泥植入时的压力

B. 骨水泥粉与溶剂一旦调和尽快置入

C. 髓腔内用1∶400 000肾上腺素液冲洗

D. 麻醉预先给予地塞米松和异丙嗪

E. 植入前将收缩压提升到100mmg以上

96. 对于高位截瘫患者正确的说法有

A. 如果胸式呼吸消失,仅存在深大腹式呼吸,说明脊髓损伤较轻

B. 脊髓休克时伴有心率慢和血压高现象

C. 严重者可因经气管吸痰时刺激迷走神经而引起心搏骤停

D. 心率低于50次/分并伴低血压,可予多巴酚丁胺微泵输注

E. 高位截瘫患者不会有体温调节异常

97. 急性脊髓休克时呼吸系统的影响有

A. 不同程度的呼吸肌麻痹

B. 迷走活动使气道收缩变窄

C. 高位损伤还可致肺水肿

D. 肺容量、顺应性下降

E. 分泌物增加、潴留

98. 术中脊髓功能的监测的方法有

A. 踝阵挛试验

B. Stagnara唤醒试验

C. 躯体感觉诱发电位

D. 运动诱发电位

E. BIS

99. 发生深静脉血栓的危险因素有

A. 年龄

B. 性别

C. 骨盆、髋、膝等部位骨科手术

D. 肥胖

E. 截瘫

100. 术中防止深静脉血栓形成的方法有

A. 缩短手术时间

B. 促进下肢血液回流

C. 腘窝下垫枕或加压包扎

D. 增加止血带的应用时间

E. 给予抗凝药物

答　案

【A₁型题】

1. B	2. C	3. E	4. E	5. E	6. A	7. D	8. C	9. B	10. A
11. B	12. C	13. C	14. B	15. D	16. B	17. E	18. C	19. E	20. D
21. A	22. E	23. C	24. A	25. C	26. A	27. D	28. D	29. A	30. C
31. E	32. B	33. C	34. B	35. D	36. D	37. B	38. D	39. B	40. E
41. B	42. E	43. A	44. B	45. D	46. C	47. C	48. D	49. A	50. E
51. C	52. C	53. E	54. A	55. A	56. D	57. D	58. C		

【A₂型题】

59. B　　60. B

【A₄型题】

61. A　　62. E　　63. B　　64. C　　65. D　　66. B　　67. E　　68. A

【B₁型题】

69. E　　70. B　　71. C　　72. B　　73. C　　74. E

【X型题】

75. ABCDE	76. ABCD	77. ACD	78. ABCE	79. ABDE	80. CDE
81. ABCDE	82. ABDE	83. ABC	84. ABC	85. AC	86. ABCDE
87. ACDE	88. ABCDE	89. BCDE	90. ABCDE	91. BD	92. ACE
93. ABCDE	94. ABDE	95. ACDE	96. CD	97. ABCDE	98. ABCD
99. ACDE	100. ABE				

（石学银　王　凌　肖少华）

第57章

内镜/腔镜手术麻醉

【A₁型题】

1. 下列内镜/腔镜手术都须要全麻, 除了
   A. 腹腔镜腹内脏器手术
   B. 胸腔镜肺或食管手术
   C. 胃肠镜检查/手术
   D. 椎间孔镜
   E. 逆行胆道镜检查/手术

2. 有关内镜/腔镜手术的麻醉, 说法正确的是
   A. 均须用全麻
   B. 均须用椎管内麻醉
   C. 均须用局麻加强化
   D. 全麻或椎管内麻醉主要视手术部位而定
   E. 全麻或椎管内麻醉视手术部位与患者全身情况而定

3. 麻醉下人工气腹对通气功能最主要的影响是
   A. 肺顺应性减小
   B. 腹式呼吸消失
   C. 潮气量减少
   D. 功能残气量减少
   E. 呼气阻力增加

4. 人工气腹对循环功能的影响主要表现为
   A. 心排出量下降
   B. 血压下降
   C. 外周阻力下降
   D. 肺循环阻力下降
   E. 心肌收缩力下降

5. 腹腔镜手术患者术中基本监测应是
   A. 血压、心率、心电图
   B. 血压、心率、心电图、氧饱和度
   C. 血压、心率、心电图、氧饱和度、ETCO₂

D. 血压、心率、心电图、氧饱和度、ETCO₂、CVP
   E. 血压、心率、心电图、氧饱和度、ETCO₂、CVP、血气分析

6. 目前腹腔镜气腹最常用的气体技术是
   A. 二氧化碳
   B. 氮气
   C. 空气
   D. 惰性气体
   E. 氧气

7. 气腹压力超过多少影响循环功能
   A. 3mmHg
   B. 5mmHg
   C. 12mmHg
   D. 15mmHg
   E. 20mmHg

8. CO_2气腹在建立后多长时间$PaCO_2$达到高峰并维持下去
   A. 3~5分钟
   B. 5~10分钟
   C. 15~30分钟
   D. 30~60分钟
   E. 以上都不对

9. 对于一般患者而言, 在CO_2气腹中造成$PaCO_2$升高的最主要因素是
   A. CO_2经腹膜吸收
   B. 代谢增加
   C. 术前用药和麻醉药物对自主呼吸的影响
   D. 腹压增高致膈肌上移, 致通气血流失调
   E. CO_2的排出减少

10. 与CO_2气腹相比, 惰性气腹的优点在于

A. 溶解度低,形成气栓的危险减少

B. 无心血管系统兴奋作用,腹腔压力增加对血流动力学无明显影响

C. 可避免CO_2吸收导致的$PaCO_2$升高,也不需要采用过度通气

D. 腹内压增加时对通气功能无影响

E. 以上都不对

11. CO_2气腹期间,应作为常规监测的指标是

A. 肺动脉压

B. 中心静脉压

C. $P_{ET}CO_2$

D. 经食管超声心动图

E. 体温

12. 对一般患者行腹腔镜胆囊切除,哪项做法合理

A. 气腹压12~14mmHg,患者头高左倾位

B. 气腹压12~4mmHg,患者头左倾低位

C. 气腹压5mmHg以下,患者头右倾低位

D. 气腹压5mmHg以下,患者头右倾高位

E. 以上都不对

13. 人工气腹时,如果保持气腹前的通气状态,则患者容易发生

A. $PaCO_2$降低

B. PaO_2降低

C. $PaCO_2$升高

D. PaO_2升高

E. $PaCO_2$降低,PaO_2升高

14. 关于人工气腹中CO_2的描述**不正确的**是

A. 人工气腹所充气一般为CO_2

B. $ETCO_2$可以取代$PaCO_2$测定

C. 自主呼吸时$PaCO_2$必然升高

D. 术中可允许$PaCO_2$有限升高

E. $PaCO_2$升高超预期应注意是否形成皮下气肿

15. 与人工气腹直接相关的最常见并发症为

A. 气栓

B. 气胸

C. 皮下气肿

D. 纵隔气肿

E. 心包积气

16. 气腹最严重的并发症是

A. 皮下气肿

B. 气胸

C. 纵隔气肿

D. 气栓

E. 高二氧化碳血症

17. 小儿金属支气管镜检查麻醉,比较好的吸入全麻药为

A. 乙醚

B. 恩氟烷

C. 异氟烷

D. 七氟烷

E. 地氟烷

18. 纵隔镜手术最常见的并发症是

A. 气胸

B. 出血

C. 感染

D. 喉返神经损伤

E. 膈神经损伤

19. 关于胸腔镜手术,下列作法中**不正确的**是

A. 可在切口上下两个肋间行神经阻滞以完善镇痛

B. 在全麻下行胸腔镜手术时,应使用双腔管分肺通气

C. 可在胸腔内注入气体以更好地显示视野

D. 可行同侧星状神经节阻滞以帮助抑制术中暴露和肺门操作时引起的呛咳反射

E. 是肺大疱手术的常规适应证

20. 以下哪项为胸腔镜手术麻醉中最常见的并发症

A. 低血压

B. 心动过速

C. 心动过缓

D. 低氧血症

E. 二氧化碳蓄积

21. 关于胸腔镜手术,说法**错误的**是

A. 术后疼痛轻

B. 对术后肺功能影响小

C. 缩短住院时间

D. 可用于肺叶、心包、食管手术

E. 因常需要行单肺通气,多选用右侧双腔支气管导管

22. 关于腹腔镜手术,叙述**错误**的是

A. 下腹部或盆腔手术用插管全麻为好

B. 上腹部手术可选用喉罩通气全麻

C. 对老年人尽量采用免气腹或低气腹

D. 人工气腹期间应增加通气量

E. 选择硬膜外麻醉更安全

23. 腹腔镜手术出现气胸并发症,首选措施是

A. 立即行胸腔穿刺和胸腔闭式引流术,通过腹腔镜迅速查看膈肌是否有缺损

B. 不必处理,继续手术,待术后行胸腔穿刺和胸腔闭式引流术

C. 通过腹腔镜迅速查看膈肌是否有缺损,如有缺损则修补膈肌

D. 降低腹腔压力,增加潮气量

E. 换双腔支气管插管,行非气胸侧通气

24. 与儿童相比,婴幼儿CO_2气腹时$PaCO_2$变化特点是

A. 上升速度更快,达平台时间更短

B. 上升速度更慢,达平台时间更长

C. 上升速度相似,但达平台时间较长

D. 上升速度更慢,但达平台时间较短

E. 上升速度和达平台时间均类似

25. 与传统开腹比较,腹腔镜阑尾切除手术说法正确的是

A. 手术费用低

B. 麻醉手术时间短

C. 住院时间长

D. 对病灶局部视野清楚

E. 术后并发症多

26. CO_2气腹血流动力学影响,说法**错误**的是

A. 心指数降低

B. 外周血管阻力增加

C. 平均动脉压升高

D. 中心静脉压降低

E. 心输出量降低

27. 腹腔镜手术术后最常见的并发症是

A. 疼痛

B. 发热

C. 呼吸抑制

D. 恶心呕吐

E. 低血压

28. 下述有关支气管镜检查麻醉的说法,**错误**的是

A. 软纤维支气管镜多用全麻

B. 软纤维支气管镜多用镇静表面麻醉

C. 硬支气管镜多用全麻

D. 无论软硬支气管镜检查都应行表面麻醉

E. 表面麻醉以喷雾和环甲膜穿刺为主

29. 支气管镜检查,麻醉管理说法**错误**的是

A. 支气管镜检查会引起心动过缓或心动过速

B. 表面麻醉不够或全麻深度不够会引起喉痉挛或支气管痉挛

C. 表面麻醉宜用丁卡因且剂量不受限

D. 检查后可能会有出血、分泌物潴留

E. 检查后气道黏膜损伤、水肿,梗阻

30. 胃肠镜检查的麻醉,说法**错误**的是

A. 目前多采用丙泊酚或依托咪酯静脉麻醉

B. 如果辅助微小剂量的麻醉性镇痛药如芬太尼/舒芬太尼/地佐辛效果会更好

C. 应常规行心电图、脉搏氧饱和度、血压监测

D. 因是侧卧位,不会发生呼吸抑制和反流误吸

E. 可能因迷走神经反射致心肌缺血、心搏骤停

【A_2型题】

31. 患者,男,43岁。因慢性胆囊炎,胆囊结石拟行腹腔镜胆囊切除术,既往无特殊病史。开始行人工气腹后1分钟,患者血压由120/80mmHg降为80/60mmHg,心率由78次/分增至124次/分,氧饱和度由99%降至87%。本患者最可能发生

A. 皮下气肿

B. 气胸

C. 纵隔气肿

D. 气栓

E. 心包积气

32. 男性62岁,诊断右肾癌,在静吸复合全身麻醉、后腹膜腔镜下行右肾切除术。CO_2气腹扩充后腹膜腔,压力13mmHg。手术开始1小时时,发现颈部、阴囊等部出现肿胀,手捏有握雪感。此患者可能出现

A. 液体过量

B. CO_2气栓

C. 皮下气肿

D. 膈肌破裂、气胸

E. 吸入麻醉气肿

33. 患者10岁,食管异物,在氯胺酮、丙泊酚麻醉加咽喉表面麻醉、自主呼吸持续吸氧下,用食管镜取异物,在食管镜进入取异物时,患者SpO_2从100%降到86%。导致SpO_2下降的最可能原因是

A. 气道受压

B. 呼吸暂停

C. 支气管痉挛

D. 喉痉挛

E. 误吸

【A_3型题】

问题34~37

患者,女性,28岁,ASA Ⅰ级,在腰硬联合阻滞下行宫腔镜下子宫肌瘤切除术。手术开始后3h,患者主诉心慌、憋气,并出现烦躁和反复咳嗽,ECG示窦性心动过速、偶发室性期前收缩,血压为52/30mmHg,SpO_2下降为88%。

34. 患者血压下降的最可能的原因是

A. 全脊麻

B. 容量不足

C. 水中毒

D. 麻醉平面过高

E. 缺氧

35. 处理这一问题的第一步是

A. 暂停手术

B. 处理心律失常

C. 测量麻醉平面

D. 吸氧

E. 扩容

36. 处理这一并发症,以下哪一措施不当

A. 吸氧

B. 控制液体输入

C. 静脉给予麻黄碱升血压

D. 艾司洛尔治疗心律失常

E. 强心、利尿

37. 为了指导进治疗,以下哪种检查很有必要

A. 血常规

B. 血气分析

C. 胸片

D. 12导联心电图

E. 心脏彩超

问题38~40

患者,59岁,ASA Ⅱ级,体型偏胖,诊断为"胆囊炎、胆结石,2型糖尿病"。行腹腔镜下胆囊切除术,气腹半小时后,发现气道压高,患者心率增快,血压升高,加深麻醉后,血压变化不明显。

38. 此时患者血压高、心率快,首先考虑

A. 麻醉浅

B. CO_2潴留

C. 高血糖

D. 心衰

E. 容量过多

39. 对此如何处理

A. 再次加深麻醉

B. 增加分钟通气量

C. 使用扩血管药物

D. 强心利尿

E. 降血糖

40. 该患者的气道压高可能与下列因素有关,除了

A. 体位

B. 气腹

C. 患者偏胖

D. 气管导管阻塞

E. 麻醉浅

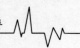

问题41~43

妇科腹腔镜手术过程中,患者突然出现 $ETCO_2$ 下降,心动过缓,动脉血氧饱和度下降,心前区听诊闻及大水泡音。

41. 此时应首先考虑其原因
   A. 空气栓塞
   B. 麻醉过深
   C. 皮下气肿
   D. 药物过敏
   E. 高碳酸血症

42. 此时首先应进行的处理
   A. 减浅麻醉
   B. 抗过敏治疗
   C. 立刻停止气腹
   D. 过度通气
   E. 置患者于头低位

43. 紧接着的处理是
   A. 置患者左侧卧位
   B. 置患者右侧卧位
   C. 置患者头高脚低位
   D. 置患者头低脚高位
   E. 置患者坐位

【X型题】

44. 关于内镜手术及其麻醉,正确的是
   A. 常因人工气腹和特殊体位对患者的生理造成干扰
   B. 手术短小,对麻醉的要求比较低
   C. 术后患者恢复多较快
   D. 适用于全身各个部位的手术
   E. 对术中大出血很好处理

45. 关于人工气腹的肺功能改变正确的是
   A. 可造成膈肌上移
   B. 可造成胸肺顺应性下降
   C. 可造成功能残气量增加
   D. 可造成通气/血流比率增加
   E. 可引起通气量降低

46. 腹腔镜手术全麻中应注意的事项包括
   A. 近来常用喉罩通气管理气道

B. 气腹后一般气道压会10cmH_2O左右增加
   C. 不使用氧化亚氮
   D. 要有良好的肌松
   E. 经常需要给予阿托品

47. 以下哪些药物适合于胸腔镜手术的麻醉
   A. 依托咪酯、丙泊酚
   B. 阿曲库铵、维库溴铵
   C. 异氟烷、七氟醚
   D. 氧化亚氮
   E. 阿片类药物

48. 腹腔镜手术过程中患者心排出量变化的描述,正确的包括
   A. 一般多轻微变化
   B. 多发生在手术结束放气时
   C. CVP可以有效反映回心血量
   D. 扩容有助于增加回心血量
   E. 增加的腹压可压迫腔静脉

49. 关于 CO_2 气栓治疗,以下哪些措施正确
   A. 停止充气
   B. 气腹放气
   C. 头高位
   D. 右侧卧位
   E. 吸入氧化亚氮

50. 下列哪些类患者的循环系统对腹压的变化比较敏感
   A. 术前心排出量低
   B. 术前中心静脉压低
   C. 术前动脉压高
   D. 术前肾功能差
   E. 术前贫血、低蛋白

51. 腹腔镜手术后发现患者腹部轻度皮下气肿,对此患者的判断哪些正确
   A. 这种情况比较常见
   B. 是手术过程中 CO_2 漏出所致
   C. 患者 $PaCO_2$ 会明显升高
   D. 应当采用过度通气的方法促进皮下气吸收
   E. 不影响术后拔管

52. 关于CO_2气腹引起的气栓,下列叙述正确的包括
    A. 气栓一般发生在手术过程
    B. 为气腹的严重的并发症之一
    C. 少量气栓目前无法通过临床检查诊断
    D. 大量气栓可通过心脏多普勒声音改变做出诊断
    E. 严重者患者可出现循环衰竭

53. 关于腹腔镜手术中发生的纵隔气肿,叙述正确的有
    A. 如果没有手术撕裂膈肌,一般不会出现纵隔气肿
    B. 出现纵隔气肿表现应当暂停手术并放气
    C. 纵隔气肿对患者有生命危险
    D. 发生纵隔气肿需要开胸减压
    E. 发生纵隔气肿往往可通过颈部发现

54. 腹腔镜气腹导致的主要并发症有
    A. 皮下气肿
    B. 气胸、心包积气
    C. 气管导管进入支气管
    D. 气栓
    E. 纵隔气肿

55. 气体经腹膜吸收速度取决于以下哪些因素
    A. 年龄
    B. 气体的弥散性
    C. 吸收面积
    D. 局部血流灌注
    E. BMI

56. 气腹过程中发生CO_2气栓的治疗措施哪些是对的
    A. 立即停止注入CO_2
    B. 终止气腹
    C. 将患者置于左侧卧头低位
    D. 停用氧化亚氮,纯氧通气
    E. 过度通气

57. 气腹中心排出量降低的原因有
    A. 腹内压增高
    B. 腔静脉回流下降
    C. 麻醉性镇痛药的使用
    D. 体循环阻力升高

E. 体循环阻力降低

58. 腹腔镜手术的优点是
    A. 内分泌反应小
    B. 麻药需要量小
    C. 创伤小
    D. 疼痛轻微
    E. 住院时间短

59. 纵隔镜手术的禁忌证包括
    A. 严重的气管移位
    B. 上腔静脉综合征
    C. 脑动脉瘤
    D. 胸主动脉瘤
    E. 肺肿瘤

60. 经尿道前列腺切除术使用区域麻醉较全麻的优势在于
    A. 可降低深静脉血栓的发生率
    B. 可降低手术出血量
    C. 便于监测患者的精神状态
    D. 降低了手术后即刻对镇痛的要求
    E. 麻醉费用较低

61. 有关妊娠期间的腹腔镜手术,下列说法正确的是
    A. 最佳手术时机是4~8孕周期间
    B. 最佳手术时机是14~23孕周期间,这段时间引起流产的可能性小,而腹腔内又有足够的手术操作空间
    C. 气腹压限制在15mmHg以内
    D. CO_2气腹期间$P_{ET}CO_2$维持在32mmHg,不会增加呼吸性酸中毒风险
    E. 没有时间限制

62. 以下哪些手术可以行腹腔镜手术
    A. 胆囊切除术
    B. 疝修补术
    C. 阑尾切除术
    D. 结肠切除术
    E. 肾切除术

63. 关于胃镜的麻醉,下列说法正确的有

A. 术前禁食至少6小时

B. 手术时间短,可选用丙泊酚静脉麻醉

C. 麻醉风险小,不需行心电监护

D. 术前常规给予苯巴比妥和阿托品

E. 检查、麻醉中可发生低氧血症

64. 宫腔镜手术的并发症有

A. 子宫穿孔

B. 出血

C. 气栓

D. 水中毒

E. 宫颈撕裂

65. 宫腔镜检查/手术可选用的麻醉方式

A. 气管内插管全麻

B. 喉罩通气全麻

C. 静脉全麻

D. 椎管内麻醉

E. 局部表面麻醉

66. 关于食管镜手术的麻醉,下列哪些是正确的

A. 有反流误吸的风险

B. 必须行气管内插管全身麻醉

C. 应常规给予术前用药

D. 术中有必要监测气道压

E. 术后12h禁饮食

67. 胃镜手术的并发症包括

A. 心血管意外

B. 喉头痉挛

C. 穿孔

D. 出血

E. 肺栓塞

答 案

【A₁型题】

1. D	2. E	3. A	4. A	5. C	6. A	7. C	8. C	9. A	10. C
11. C	12. A	13. C	14. B	15. C	16. D	17. D	18. B	19. C	20. D
21. E	22. E	23. A	24. A	25. D	26. D	27. D	28. A	29. C	30. D

【A₂型题】

31. D	32. C	33. A

【A₃型题】

34. C	35. A	36. D	37. B	38. B	39. B	40. E	41. A	42. C	43. A

【X型题】

44. AC	45. ABDE	46. ABCDE	47. ABDE	48. ADE	49. AB
50. ABC	51. ABE	52. BE	53. BCE	54. ABCDE	55. BCD
56. ABCDE	57. ABD	58. CDE	59. ABCD	60. ACDE	61. BCD
62. ABCDE	63. ABE	64. ABCDE	65. ABCDE	66. ADE	67. ABCD

(范志毅 吴新海 郑利民 米卫东)

第58章

器官移植与麻醉

【A₁型题】

1. 目前临床上成功移植的器官有如下,**除了**
   A. 脑
   B. 心、肺
   C. 肠、肾
   D. 肝、脾
   E. 胰腺

2. 目前器官移植数量最多、技术最成熟的是
   A. 心脏移植
   B. 肺脏移植
   C. 肝脏移植
   D. 肾脏移植
   E. 脾脏移植

3. 须行肾移植患者,常有高钾血症,其心电图特征是
   A. P-R间期延长
   B. T波低平
   C. 宽大畸形的QRS波
   D. ST下移
   E. Q-T间期延长

4. 适合肾衰肾移植手术输注的液体是
   A. 生理盐水
   B. 复方氯化钠
   C. 羟乙基淀粉
   D. 明胶
   E. 右旋糖酐

5. 何种药物的问世使器官移植后排斥反应及死亡率明显下降
   A. 环孢素
   B. 甲基泼尼龙
   C. 泼尼松
   D. 头孢类抗生素
   E. 环磷酰胺

6. 肾移植术如行全身麻醉,下列何种肌松药最为适当
   A. 氯琥珀胆碱
   B. 泮库溴铵
   C. 阿曲库铵
   D. 氨酰胆碱
   E. 加拉碘铵

7. 下面哪种肌松药**不适合**用于肾移植
   A. 琥珀胆碱
   B. 维库溴铵
   C. 阿曲库铵
   D. 罗库溴铵
   E. 顺阿曲库铵

8. 肾移植供肾的热缺血时间原则上控制在
   A. 10分钟之内
   B. 30分钟之内
   C. 45分钟之内
   D. 60分钟之内
   E. 120分钟之内

9. 供体肾热缺血时间超过下列哪项,可能会出现不可逆肾损害
   A. 20分钟
   B. 30分钟
   C. 40分钟
   D. 60分钟
   E. 90分钟

10. 肾移植供肾的冷缺血时间原则上控制在

A. 4小时之内
B. 8小时之内
C. 12小时之内
D. 24小时之内
E. 48小时之内

11. 肾移植术麻醉药选择的主要原则是
    A. 药物肾毒性小
    B. 蛋白结合率低
    C. 水溶性强
    D. 脂溶性强
    E. 经肝脏代谢

12. 肾移植术麻醉的静脉麻醉药宜首选
    A. 硫喷妥钠和芬太尼
    B. 丙泊酚和芬太尼
    C. 氟哌利多和芬太尼
    D. 地西泮和芬太尼
    E. 依托咪酯和芬太尼

13. 肾移植患者硬膜外麻醉,上界平面至少应达到
    A. T_4
    B. T_6
    C. T_8
    D. T_{10}
    E. T_{12}

14. 肾移植患者选择硬膜外麻醉,应与最后一次血液透析相距
    A. 4小时
    B. 8小时
    C. 12小时
    D. 24小时
    E. 48小时

15. 移植肾开放血液循环前甲基泼尼龙用量为
    A. 1~2mg/kg静脉注射
    B. 3~4mg/kg静脉注射
    C. 6~8mg/kg静脉注射
    D. 10~12mg/kg静脉注射
    E. 15~20mg/kg静脉注射

16. 移植肾开放血管时患者血压宜维持偏高,方法是

A. 扩容和使用多巴胺
B. α-受体兴奋药
C. β-受体兴奋药
D. α和β-受体兴奋药
E. 减浅麻醉

17. 在全麻下行肾移植术,下列哪项**不能**选用
    A. 异氟烷
    B. N_2O
    C. 氟烷
    D. 甲氧氟烷
    E. 七氟烷

18. 肾移植麻醉期,局麻药应避免
    A. 长效局麻药
    B. 短效局麻药
    C. 加用肾上腺素
    D. 酯类局麻药
    E. 酰胺类局麻药

19. 下列有关肾移植患者硬膜外麻醉的叙述**错误**的是
    A. 有硬膜外腔出血和血肿危险
    B. 可诱发代谢性酸中毒
    C. 补液量比全麻时容易掌握
    D. 局麻药中毒的危险性比正常人大
    E. 肺部感染发生率较全麻低

20. 下列有关肾移植麻醉管理的叙述哪项**错误**
    A. 血管吻合后应维持相对低血压,防止出血
    B. 移植肾循环建立后,重新记录尿量
    C. 防止高钾血症
    D. 移植肾血管开放前给予甲基泼尼龙
    E. 呋塞米、甘露醇和小量多巴胺有利于利尿

21. 肾移植手术的麻醉,哪项**错误**
    A. 可选用硬膜外麻醉
    B. 可选用全身麻醉
    C. 硬膜外麻醉宜局麻药浓度较高
    D. 应该用高浓度的布比卡因
    E. 全麻肌松即使用阿曲库铵,代谢也会延长

22. 下面哪些患者在肝移植手术中会更容易出现

低血糖

  A. 急性肝坏死

  B. 慢性肝硬化

  C. 肝癌

  D. 酒精性肝硬化

  E. 急性胰腺炎

23. 下面哪种吸入麻醉药禁用于肝移植麻醉

  A. 异氟烷

  B. 恩氟烷

  C. 氟烷

  D. 七氟烷

  E. 地氟烷

24. 肝硬化患者血小板 $<20×10^9/L$,肝移植时需输入1~2治疗量的血小板,使之达到

  A. $>50×10^9/L$

  B. $>100×10^9/L$

  C. $>80×10^9/L$

  D. $>60×10^9/L$

  E. $>30×10^9/L$

25. 肝硬化患者肝移植时凝血异常,INR$>$3(正常值1.5~3),预计需输多少新鲜冰冻血浆

  A. 15ml/kg

  B. 25ml/kg

  C. 35ml/kg

  D. 45ml/kg

  E. 55ml/kg

26. 肝硬化患者肝移植时凝血异常,输入新鲜冰冻血浆,纤维蛋白酶原过低,需要输入冷沉淀以使纤维蛋白酶原达到

  A. 1g/L

  B. 2g/L

  C. 3g/L

  D. 4g/L

  E. 5g/L

27. 常规剂量的琥珀胆碱可使正常成人血钾升高

  A. 0.5~1mmol/L

  B. 2.5mmol/L

  C. 3mmol/L

  D. 3.5mmol/L

  E. 4mmol/L

28. 在肝移植的麻醉中,何种麻醉方法最好

  A. 连续硬膜外麻醉

  B. 静吸互补麻醉

  C. 全凭静脉麻醉

  D. 全凭吸入麻醉

  E. 以上各种方法均可

29. 肝移植手术的麻醉中,下列吸入麻醉药最好选用

  A. N_2O

  B. 恩氟烷

  C. 地氟烷

  D. 异氟烷

  E. 七氟烷

30. 肝移植术中哪一阶段对循环干扰最大

  A. 阻断下腔静脉时

  B. 打开腹腔时

  C. 探查肝脏时

  D. 肝脏游离时

  E. 供肝吻合时

31. 下列哪种器官移植术中失血量最大

  A. 肾移植

  B. 心脏移植

  C. 肝移植

  D. 脾移植

  E. 胰腺移植

32. 肝移植血管恢复再通后短期内易发生

  A. 低钾

  B. 高钾

  C. 低钠

  D. 高钠

  E. 低氯

33. 在移植肝的功能恢复期易发生

  A. 低钾和代谢性碱中毒

  B. 低钾和代谢性酸中毒

  C. 高钾和代谢性酸中毒

D. 高钾和代谢性碱中毒

E. 血氨升高

34. 肝移植血管开放后最易发生

　　A. 大量血液回心，心排出量上升

　　B. 冷血进入循环，心排出量下降

　　C. 血压升高，心排出量升高

　　D. 心排出量升高，但血压下降

　　E. 大量血液涌入肝内，使心排出量下降

35. 肝移植术，供肝的冷缺血时间**不宜**超过

　　A. 2小时

　　B. 4小时

　　C. 6小时

　　D. 1小时

　　E. 5小时

36. 下列关于肝移植术中患者情况的叙述哪项**错误**

　　A. 失血量大

　　B. 高血糖常见

　　C. 低体温常见

　　D. 血管再通后高钾常见

　　E. 代谢性酸中毒常见

37. 肝移植手术无肝期，**不会**发生下列哪项

　　A. 心排出量减少

　　B. 低温

　　C. 高钾血症

　　D. 高血糖

　　E. 代谢性酸中毒

38. 下列有关肝移植麻醉的叙述哪项**错误**

　　A. 选择全身麻醉

　　B. 麻醉以静吸复合为佳

　　C. 氧化亚氮只能用于无肝期之前

　　D. 泮库溴铵经肾脏排泄，在无肝期用量不需要减少

　　E. 肌松药首选阿曲库铵

39. 下列有关肝移植无肝期的叙述哪项**错误**

　　A. 心排出量下降

　　B. 易发生低血糖

　　C. 易发生体温升高

D. 应减少麻醉药用量

E. 易发生代谢性酸中毒

40. 移植肝血流再通后，可能出现收缩压降至30mmHg并持续5分钟以上，即"再灌注后综合征"。其可能原因如下，**除外**

　　A. 吻合口处内源性前列腺素释放

　　B. 急性高钾血症

　　C. 反射性体循环血管扩张

　　D. 低温

　　E. 大量血储藏于供肝中

41. 在肝移植手术中，静脉输液选择下列静脉，哪项**不对**

　　A. 大隐静脉

　　B. 颈内静脉

　　C. 锁骨下静脉

　　D. 肘正中静脉

　　E. 贵要静脉

42. 肝移植术中切肝期出血不多而出现血压的骤降，最可能的原因为

　　A. 手术操作肝脏移位导致下腔静脉扭转

　　B. 手术操作肝脏移位导致门静脉扭转

　　C. 手术操作导致肝动脉供血梗阻

　　D. 患者体内代谢性酸中毒

　　E. 术中液体管理不当

43. 肝移植术中影响患者体内凝血功能的因素**不包括**

　　A. 体温

　　B. 血小板的质和量

　　C. 凝血因子浓度

　　D. 钙离子浓度

　　E. 钾离子浓度

44. 肝移植术中补钙的作用如下，**除了**

　　A. 增强心肌收缩力

　　B. 改善凝血功能

　　C. 使血压升高

　　D. 可使血钾升高

　　E. 可使血钾降低

45. 肝移植术中开放血管即刻引起心率减慢、血压降低,其因素中**不包括**
   A. 低温
   B. 高钾
   C. 酸性代谢产物
   D. 低二氧化碳血症
   E. 低钙

46. 有缺血再灌注氧自由基产生而致细胞损伤之说,下列是氧自由基**除外**
   A. 超氧阴离子自由基
   B. 羟自由基
   C. 一线态氧
   D. 烷氧自由基
   E. H_2O_2

47. 下列哪项属脂性自由基
   A. 超氧阴离子自由基
   B. 羟自由基
   C. 一线态氧
   D. 烷氧自由基
   E. H_2O_2

48. 氧自由基对细胞的损害是通过
   A. 开放钙通道
   B. 使钠-钾ATP酶活性增强
   C. 直接的毛细血管收缩作用
   D. 抑制前列腺合成
   E. 使生物膜脂质过氧化

49. 脂质过氧化反应必需的催化物质是
   A. 氯离子
   B. 铁离子
   C. 钠离子
   D. 钙离子
   E. 钾离子

50. 缺血再灌注期会出现
   A. 细胞内钙浓度升高
   B. 细胞内钙浓度下降
   C. 细胞内钙浓度不变
   D. 细胞内钾浓度升高
   E. 细胞内钠浓度升高

51. 在心脏移植术受体的麻醉诱导中静脉麻醉药首选
   A. 硫喷妥钠
   B. 依托咪酯
   C. 丙泊酚
   D. 咪达唑仑
   E. 氯胺酮

52. 心脏移植患者麻醉药用量相对要大的是
   A. 芬太尼/舒芬太尼
   B. 异氟烷
   C. 氧化亚氮
   D. 依托咪酯
   E. 丙泊酚

53. 移植心脏对低血压和低血容量的反应哪项正确
   A. 低血压引起心率明显增快
   B. 低血容量心率会明显增快
   C. A和B
   D. 低血容量心率会明显减慢
   E. 低血压和低血容量时心率影响不大

54. 移植心脏开放时患者的血钾**不应超过**
   A. 2.5mmol/L
   B. 3.5mmool/L
   C. 4.5mmol/L
   D. 5.5mmol/L
   E. 6.0mmol/L

55. 移植心脏对血钾和血中儿茶酚胺的反应正确的是
   A. 对钾敏感
   B. 对儿茶酚胺敏感
   C. A和B
   D. 对钾不敏感
   E. 对儿茶酚胺不敏感

56. 心脏移植术后房颤常与
   A. 急性排斥反应有关
   B. 升压药种类有关
   C. 麻醉药的残余作用有关
   D. 冠状动脉血栓有关
   E. 冠状动脉痉挛有关

57. 心脏移植后的心肌缺血常出现
    A. 严重心绞痛
    B. 不稳定型心绞痛
    C. 变异性心绞痛
    D. 卧位性心绞痛
    E. 无心绞痛表现

58. 心肺联合移植术的绝对禁忌证为
    A. 有心胸手术史
    B. 糖尿病
    C. 严重低氧血症
    D. 近期全身性感染
    E. 原发性肺动脉高压

59. 心肺联合移植供体肺动脉开放前应先
    A. 静注正性肌力药物
    B. 静注前列腺素E_1
    C. 静注硝酸甘油
    D. 静注罂粟碱
    E. 静注呋塞米

60. 心肺联合移植术后主要的死亡原因是
    A. 心脏衰竭
    B. 低氧血症
    C. 排斥反应
    D. 移植肺感染
    E. 移植肺水肿

61. 有关移植心脏的特点,下列哪种说法是**错误的**
    A. 无神经支配,所以静息状态下的心率比正常人快
    B. 对低血压或低血容量缺乏应激能力,心率无变化
    C. 容易出现各种心律失常
    D. 对血钾的敏感性下降,应将血钾水平保持在正常偏高,以利于移植心脏的功能恢复
    E. 无神经支配,只有直接作用于心肌的药才起效

62. 某患者接受心肺联合移植恢复机械通气后,出现支气管痉挛及肺过度膨胀。其原因及治疗**不包括**
    A. 组胺在移植肺内清除率下降

B. 缓激肽在移植肺内清除率下降
C. 前列腺素在移植肺内清除率下降
D. 移植肺排斥反应
E. 应雾化吸入异丙肾上腺素

63. 心脏移植的麻醉处理的叙述哪项**错误**
    A. 麻醉中应采取大潮气量过度通气
    B. 麻醉诱导中芬太尼/舒芬太尼占较大成分
    C. 麻醉维持以芬太尼类为主,静-吸为辅
    D. 原位心脏移植的死亡率低于并列异位心脏移植
    E. 吸入麻醉药多选异氟烷/七氟烷

64. 关于肺移植,目前临床上多采用
    A. 单肺移植
    B. 双肺系列移植
    C. 双肺整块移植
    D. 单肺移植和双肺系列移植
    E. 活体肺移植

65. 关于肺移植适应证
    A. 终末期慢性阻塞性肺疾病
    B. 终末期特发性肺纤维化疾病
    C. 终末期原发性或继发性肺动脉高压等疾病
    D. 肺囊性纤维变性
    E. 以上都是

66. 关于肺移植麻醉术中监测
    A. ECG、体温、血气、$ETCO_2$
    B. 同时桡动脉和股动脉测压
    C. Swan-Ganz导管和CVP
    D. 食管超声心动图探头
    E. 以上都是

67. 脾脏移麻醉最好**不用**
    A. 宜选用气管内插管静吸复合麻醉
    B. 连续硬膜外阻滞麻醉
    C. 防止麻醉操作导致损伤出血
    D. 严格无菌操作
    E. 术中重点监测凝血功能

【A_2型题】

68. 男,50岁,肾移植术后次日晚突然无尿、高热,

出现烦躁不安,查血象白细胞高,此时最可能
发生的并发症是

A. 超急性排斥反应

B. 加速性排斥反应

C. 急性排斥反应

D. 慢性排斥反应

E. 过敏反应

69. 患者,男,56岁,慢性阻塞性肺疾病,肺动脉高
压,右心室肥厚,右心功能减退。患者表现为
呼吸困难,发绀,活动受限。准备行肺移植。
该患者的麻醉处理关键是

A. 做好非手术侧肺通气的管理

B. 防止和纠正低O_2和高CO_2血症

C. 努力降低肺高压、维护右心功能

D. 减少肺缺血再灌注损伤

E. 上述全部

【A₃型题】

问题70 ~ 73

患者女性,56岁。尿毒症、左心功能衰竭。
多次出现肺水肿经急性血透、强心等处理好转。
查:体重43kg,血压128/75mmHg,心率100次/分,
ECG显示左室高血压、冠状动脉供血不足,血钾
5.9mmol/L。拟行肾移植术。

70. 麻醉方法最好是

A. 局麻+神经安定术

B. 硬膜外麻醉

C. 气管内插管全麻

D. 喉罩通气全麻

E. 腰-硬联合麻醉

71. 术前麻醉应了解下列哪项

A. 心功能

B. 肺功能

C. 血容量

D. 肝功能

E. 上述全部

72. 麻醉前为增强心功能保持循环稳定,哪项是错
误的

A. 吸氧、适当输血补液

B. 肾上腺素0.5 ~ 1μg/(kg·min)

C. 硝酸甘油0.2 ~ 0.5μg/(kg·min)

D. 多巴胺2 ~ 3μg/(kg·min)

E. 艾司洛尔20~80mg

73. 实施麻醉时,下述哪个药物应慎用

A. 琥珀胆碱

B. 阿曲库铵

C. 利多卡因

D. 咪达唑仑

E. 芬太尼

【A₄型题】

问题74~83

患者男性,46岁。体重60kg,血压140/90mmHg,
心电图示:ST段改变,完全性右束支传导阻滞。因
慢性肾炎、肾衰竭、尿毒症。血钾5.8mmol/L。身
体其他方面无疾病和手术史。拟行同种异体肾移
植术。

74. 下列术前准备中,哪项最为重要

A. 输血使血红蛋白升至80g/L以上

B. 将血压控制在正常值上限

C. 术前24小时内行血液透析

D. 术前48小时内行血液透析

E. 应用极化液以降低血钾

75. 该患者可选用的麻醉方法是

A. 腰麻

B. 连续硬膜外麻醉

C. 气管插管全麻

D. 硬膜外阻滞+全麻

E. 氯胺酮麻醉

76. 如果采用硬膜外麻醉,下列哪项错误

A. 局麻药用利多卡因

B. 局麻药用氯普鲁卡因

C. 适当提高局麻药浓度

D. 可以胸11~12和腰3~4两点穿刺

E. 防止低血压和局麻药中毒,局麻药中要加
肾上腺素

77. 硬膜外麻醉现场有如下药可供选择,不应选
的是

A. 利多卡因

B. 氯普鲁卡因

C. 罗哌卡因

D. 布比卡因

E. 左布比卡因

78. 术中液体管理,哪项正确

A. 按出血量,以1:3的比例输入晶体液

B. 控制总量,晶体液及全血适当补充

C. 尽量多输全血,以纠正贫血

D. 补液以晶体液为主

E. 补液以胶体液为主

79. 在该患者的移植肾血管开放时,要求患者的血压保持在

A. 200/120mmHg左右

B. 180/100mmHg左右

C. 150/95mmHg左右

D. 120/80mmHg左右

E. 100/60mmHg左右

80. 如术中血压出现低血压且幅度较大,下列药中宜选用

A. 多巴酚丁胺

B. 多巴胺

C. 肾上腺素

D. 去氧肾上腺素(新福林)

E. 麻黄碱

81. 在该患者的移植肾开放血流时,应常规使用

A. 毛花苷丙

B. 呋塞米

C. 麻黄碱

D. 环孢素

E. 抗生素

82. 此患者术中**不能**使用的药物是

A. 环孢素

B. 呋塞米

C. 多巴胺

D. 甲基泼尼龙

E. 头孢类抗生素

一般主张在移植肾开放血流前输血400~

800mL并提升血压。如果该患者已输入3u红细胞液,且硬膜外麻醉使用的是布比卡因。

83. 在移植肾开放血流后数分钟左右患者突然血压下降,心搏骤停,复苏未成功,最终死亡。其心搏骤停的原因与下列哪项有关

A. 高钾血症

B. 酸中毒

C. 血流动力学骤变、低血压

D. 布比卡因

E. 上述全部

问题84~87

患者男性,45岁。原发性肺动脉高压伴严重低氧血症及心衰的终末期支气管肺疾患,行心肺联合移植术。入手术室心率120次/分,血压110/70mmHg, PaCO₂55mmHg, PaCO₂75mmHg。

84. 下列哪项监测选择**不妥**

A. 有创动脉压监测

B. 设置肺动脉漂浮导管

C. 右颈内静脉置管测CVP

D. ECG

E. SpO₂及呼气末CO₂浓度

85. 诱导期出现低血压伴发绀加重,哪项处理**错误**

A. 吸入100%氧

B. 静滴支气管解痉药

C. 应用正性变力药

D. α-肾上腺素能阻滞药

E. 扩张肺血管药

86. 移植肺恢复机械通气后出现支气管痉挛伴肺过度膨胀,应立刻采取

A. 降低氧流量

B. 提高氧浓度

C. 应用激素

D. 静注氨茶碱

E. 雾化吸入β₂-肾上腺素能兴奋药

87. 停止体外转流,鱼精蛋白中和肝素后支气管内仍持续渗血,首先要做的是

A. 复查ACT

B. 补充鱼精蛋白

C. 使用止血剂

D. 静注维生素K

E. 反复行气管内吸引

问题88~94

患者男性,46岁。体重60kg,血压140/90mmHg,心电图正常,凝血全项: TT 28秒, APTT 69.30秒, FIB 1.1g/L。血红蛋白75g/L。白蛋白25.7g/L。拟行肝移植术。

88. 下列术前准备中,正确的是

A. 输血使血红蛋白升至80g/L以上

B. 补充白蛋白,使白蛋白浓度达30g/L以上

C. 输入血浆,改善凝血功能

D. 纠正代谢性酸中毒

E. 以上都是

89. 最常用的麻醉方法是

A. 全凭吸入麻醉

B. 连续硬膜外阻滞

C. 全凭静脉麻醉

D. 静吸复合麻醉

E. 氯胺酮麻醉

90. 术中监测的指标包括

A. 连续心排量

B. 混合静脉血氧饱和度

C. 尿量

D. 体温

E. 以上都正确

91. 移植肝血管开放后,在补足血容量、纠正酸碱平衡失调后,若血压仍然低于正常水平,首先要考虑存在

A. 低钾

B. 低钙

C. 高钾

D. 高钙

E. 低镁

92. 移植肝血管开放后应做的检查**不包括**

A. 血生化

B. 血气

C. 甲胎蛋白

D. 凝血全项

E. 血氨乳酸渗透压

93. 移植肝恢复血流时,下列哪种药物应用宜慎重

A. 艾司洛尔

B. 鱼精蛋白

C. 呋塞米

D. 多巴胺

E. 碳酸氢钠

94. 新肝期早期肝功能恢复的标志是

A. 尿量好

B. 体温上升

C. 胆汁分泌

D. 凝血功能改善

E. 以上都是

问题95~100

患者,男性,55岁,因右上腹部疼痛4月加重2周入院,既往有乙型肝炎病史20年,腹部CT示肝硬化,肝右叶占位,诊为乙肝后肝硬化原发性肝癌。入院后经控制饮食、抑酸、利尿、保肝、保护胃肠黏膜等对症支持治疗。在全身麻醉下行同种异体原位肝移植手术。

95. 术前须进行哪些实验室检查

A. 生化全项

B. 凝血四项

C. 动脉血气分析

D. 心血管超声

E. 以上都是

96. 全麻后置入漂浮导管发现MPAP 28mmHg, CVP 14mmHg, PAWP 20mmHg, PaO_2/FiO_2 175mmHg, PVRI 88dyne·$sec/cm^5/m^2$,哪项处理**不对**

A. PEEP 5cmH$_2$O,减小潮气量、适当增加呼吸频率

B. 相对限制容量输入

C. PGE$_1$

D. 氯化钙

E. 米力农

97. 新肝期门静脉开放后CVP从7mmHg迅速升至18mmHg, MAP从71mmHg降至38mmHg, HR从72次/分降至56次/分,采取措施**除外**

A. 减慢补液速度

B. 多巴胺1~5μg/(kg·min)

C. 注意中心体温

D. 加快补液速度

E. 去甲肾上腺素0.05~0.01μg/(kg·min)

98. 新肝再灌注20分钟后, PLT 49×10^9/L, PT 39秒, INR 2.68, APTT 168秒, Fbg 67mg/dl, ACT 422秒, D-二聚体0.2mg/dl, 采取措施**除外**

A. 鱼精蛋白

B. 纤维蛋白原

C. 浓缩血小板

D. 新鲜冰冻血浆

E. 抑肽酶

99. 无肝前期的尿量约500ml/hr, 再灌注期后60分钟内的尿量为60ml, 可采取哪些措施

A. 三甘氨酰基赖氨酸加压素

B. 适当扩容

C. 呋塞米

D. 1~3μg/(kg·min)多巴胺

E. 以上都是

100. 术后处理**不合适的**是

A. 呼吸机支持呼吸

B. 免疫抑制剂应用

C. 静脉PCA

D. 硬膜外阻滞止痛

E. 输入新鲜血小板

问题101~108

患者, 男, 56岁, 慢性阻塞性肺疾病, 肺动脉高压, 右心室肥厚, 右心功能减退。患者表现为呼吸困难, 发绀, 活动受限。准备行肺移植。

101. 用左侧双腔支气管导管于单肺移植和双肺移植患者, 其优点

A. 避免阻塞右肺上叶开口

B. 有利术中或术后吸引

C. 有利应用CPAP于非通气肺

D. 有利术后分肺通气

E. 以上都是

102. 单肺通气期间, 若发生低氧血症和高二氧化碳血症, 进行处理, **除了**

A. 提高FiO_2

B. 部分钳夹同侧的肺动脉, 改善通气/血流的比例

C. 采用CPAP或高频喷射通气手术侧肺

D. 通气肺应用5~10cmH_2OPEEP

E. 以上都不是

103. 新肺植入后通气**不正确的**是

A. 慢性阻塞性肺部疾病患者单肺移植后有时需分肺通气

B. 潮气量6~8ml/kg, PEEP 5~10cmH_2O

C. 潮气量10~15ml/kg

D. 避免平台压大于30cmH_2O

E. 应用定压通气模式

104. 肺移植过程中, 患者血流动力学不稳定常出现在下列哪个时期

A. 单肺通气

B. 阻断肺动脉

C. 新肺植入开放时

D. 新肺植入后肺高压

E. 以上都是

105. 肺移植过程中, 患者出现肺动脉压突然上升, 右心室急性负荷过重, 低心排及休克。处理措施**除外**

A. 机械通气期间: 维持适当的心率和静脉回流, 减少胸内压

B. 应用TEE和Swan-Ganz导管严密监测

C. 强心药多巴酚丁胺、肾上腺素、米力农等

D. 肺血管扩张剂一氧化氮、前列腺素E_1、前列环素等

E. 应用去氧肾上腺素或去甲肾上腺素

如果新肺植入后2小时, 患者出现气道压升高, 肺水肿, 听诊肺部啰音, 肺动脉高压65/30mmHg。

106. 你认为最有可能原因

A. 再灌注肺损伤

B. 右心衰竭

C. 左心衰竭

D. 补液速度过快

E. 以上都不是

107. 对上述原因的处理措施是
    A. 应用PEEP
    B. 限制容量输入
    C. 应用扩张肺血管药和强心药
    D. 必要时建立体外循环
    E. 以上都不是

108. 对此术后注意的是
    A. 双腔气管导管换成单腔气管导管,呼吸机辅助治疗
    B. 抗感染治疗
    C. 术后可采取硬膜外或静脉泵连续镇痛
    D. 严格控制液体平衡
    E. 以上都是

【B₁型题】

问题109~113
    A. 超急性排斥反应
    B. 加速性排斥反应
    C. 急性排斥反应
    D. 慢性排斥反应
    E. 过敏反应
109. 最剧烈的一种排斥反应类型
110. 同种异体器官移植中最常见的一种排斥反应
111. 主要病理变化为小血管炎症和纤维素样坏死
112. 影响移植物长期存活的主要因素
113. 免疫性和非免疫性的机制共同作用的结果

问题114~117
    A. 吸入高浓度氧
    B. 正性肌力药
    C. 缩血管药
    D. 扩张血管药
    E. 抗心律失常药
114. 心肺联合移植术中肺水肿
115. 心肺联合移植术中低氧血症
116. 心肺联合移植术中低外周血管阻力
117. 心肺联合移植术中低心排出量

问题118~121
    A. 血管收缩及血小板凝集
    B. 血管收缩及通透性增加
    C. 肺血管扩张
    D. 细胞膜通透性增加
    E. 血液黏度降低
118. 血栓素
119. 前列腺素E₁
120. 白三烯
121. 磷脂酶A₂激活

问题122~124
    A. 异氟烷
    B. 舒芬太尼
    C. 氟烷
    D. 甲氧氟烷
    E. 恩氟烷
122. 肾移植时禁用
123. 肝移植麻醉维持选
124. 心肺联合移植麻醉稳定循环好

【B₂型题】

问题125~127
    A. 心肌细胞用缺氧灌流液灌流一定时间后再用富氧灌流时,心肌损伤加重
    B. 心肌细胞用富氧灌流液灌流一定时间后再用缺氧灌流时,心肌损伤加重
    C. 心肌缺血后再灌注迅速纠正缺血组织酸中毒,再灌注损伤加重
    D. 心肌缺血后再灌注迅速纠正缺血组织酸中毒,再灌注损伤减轻
    E. 无钙液灌流后再用富钙液灌流,心肌损伤加重
    F. 富钙液灌流后再用无钙液灌流,心肌损伤加重
125. 氧反常
126. 钙反常
127. pH反常

【X型题】

128. 近40年来,同种异体器官移植的发展非常迅速,移植后的死亡率显著降低,存活率则明显提高,究其原因主要应归功于
    A. 高效免疫抑制剂的广泛应用
    B. 手术不断改进
    C. 麻醉技术改进
    D. 器械进步

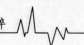

E. 受体增加

129. 引起移植排斥反应的抗原,正确的是
    A. 称为组织相容性抗原
    B. 引起强烈排斥反应的抗原称为主要组织相容性抗原
    C. 引起较弱排斥反应的抗原称为次要组织相容性抗原
    D. 人类主要组织相容性抗原称为人白细胞抗原
    E. 人类ABO血型抗原在诱导排斥反应中不起重要作用

130. 移植排斥反应有
    A. 超急性排斥反应
    B. 加速性排斥反应
    C. 急性排斥反应
    D. 慢性排斥反应
    E. 过敏反应

131. 在移植术中,行免疫抑制治疗常使用"免疫三联"疗法,它们是
    A. 环孢素
    B. 硫唑嘌呤
    C. 甲泼尼龙
    D. 泼尼松
    E. 地塞米松

132. 常用免疫抑制剂有
    A. 硫唑嘌呤
    B. 环孢素(CyclosporinA,CsA)
    C. 肾上腺皮质激素
    D. Prograf(Tacrolimus,FK506)
    E. 抗淋巴细胞抗体

133. 器官移植术面临的主要问题
    A. 全身情况低下
    B. 手术影响
    C. 感染和排斥反应
    D. 移植器官功能
    E. 供体短缺

134. 活体供体的麻醉

    A. 完善各项术前检查
    B. 评价失去整个或部分器官后对机体的影响
    C. 只采用全麻
    D. 避免使用对移植器官有毒副作用的药物
    E. 可采用连续硬膜外麻醉

135. 尸体供体的麻醉
    A. 目前选用的供体一般是脑死亡的患者
    B. 尽量维持和改善呼吸和循环功能
    C. 器官摘除术本身不需要麻醉药
    D. 避免使用对摘除器官有毒副作用的药物
    E. 可采用连续硬膜外麻醉

136. 氧自由基包括
    A. 超氧阴离子自由基
    B. 过氧化氢
    C. 羟自由基
    D. 黄嘌呤氧化酶
    E. 花生四烯酸

137. 缺血-再灌注损伤的防治原则
    A. 消除缺血原因,尽快恢复血流
    B. 改善缺血组织的代谢
    C. 清除自由基
    D. 减轻细胞内钙负荷
    E. 应用细胞保护剂

138. 器官移植的麻醉原则
    A. 各种麻醉用具均应灭菌处理
    B. 选择对移植器官无毒副作用的麻醉药
    C. 掌握多种相关特殊药的用药方法
    D. 全麻时应以吸入为主
    E. 监测体温、循环、及酸碱平衡

139. 肾移植患者术前可能存在
    A. 低蛋白血症
    B. 贫血
    C. 凝血功能障碍
    D. 高血压
    E. 电解质紊乱

140. 肾移植术中,下列说法哪些是正确的
    A. 行控制性降压,以减少术中出血

B. 少用晶体液,多输全血,因术前均有严重贫血

C. 开放血流前,提高血压水平以保证移植肾有足够的灌注

D. 开放血流前,依次给甲泼尼龙6~8mg/kg,呋塞米100mg,环磷酰胺200mg

E. 开放血流后,即给抗排药环孢素

141. 全麻下行肾移植术,哪几种肌松剂**不宜**
    A. 维库溴铵
    B. 琥珀胆碱
    C. 加拉碘铵
    D. 阿曲库铵
    E. 泮库溴铵

142. 肾移植的禁忌证
    A. 伴有恶性肿瘤
    B. 顽固性心力衰竭
    C. 慢性呼吸衰竭
    D. 慢性难治性感染
    E. 精神病患者

143. 肾移植术前,哪些措施有助于提高移植肾的存活
    A. 常规血液透析患者,术前24小时内加透一次
    B. 按常规血液透析即可,不必再增加透析
    C. 术前给受者输全血可提高移植肾的存活率
    D. 术前不应给患者输全血
    E. 腹膜透析患者,一般应持续透析至术前

144. 肾移植手术选用硬膜外麻醉时应注意
    A. 多取$T_{11\sim12}$和$L_{3\sim4}$两点穿刺分别向头尾置管3cm
    B. 严格无菌操作,预防硬膜外腔感染
    C. 最后一次透析距手术时间应不短于24h
    D. 开放动静脉前使血压维持在术前或稍高水平
    E. 充分镇静,增加辅助药的用量

145. 硬膜外麻醉下行肾移植手术,哪些措施**不正确**
    A. 适当提高局麻药的浓度
    B. 开放肾动脉后血压下降首先使用升压药

C. 为减少吸收,局麻药中常规加肾上腺素
D. 开放前后应输血和平衡液维持正常血压
E. 应给患者吸氧,防止低氧的发生

146. 急性肝功能衰竭
    A. 最主要的问题在于神经学损害
    B. 80%的急性肝功能衰竭患者出现颅内压升高
    C. 凝血功能障碍常为急性肝功能衰竭最后的也是最严重的表现
    D. 代谢紊乱,低氧血症,心血管功能常不稳定
    E. 急性肾衰竭是急性肝功能衰竭最常见的死亡原因

147. 慢性肝功能不良
    A. 门脉高压
    B. 肾外性氮质血症、肝肾综合征和急性肾衰竭
    C. 可导致具有特征的心肺功能改变如肝肺综合征
    D. 脾功能亢进
    E. 凝血功能障碍

148. 肝移植术前评估项目有
    A. 主要有心血管系统、呼吸系统、肾功能、肝病学和代谢紊乱等
    B. 心血管系统是否有心肌病、冠脉疾病或是肺动脉高压等
    C. 有无全麻禁忌
    D. 凝血功能功能状况
    E. 制定术中方案

149. 在肝移植手术中,须进行的监测项目
    A. 中心静脉压
    B. 血糖
    C. 凝血功能
    D. 血气
    E. 体温

150. 肝移植期间,在阻断门静脉、肝动脉和下腔静脉瞬间患者会出现的危险
    A. 血压急剧下降
    B. 心搏骤停

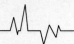

C. 高血糖

D. 体温骤降

E. 高钾血症

151. 肝移植术在开放下腔静脉后患者可能发生下列哪些并发症

A. 低血压

B. 高钾血症

C. 低血糖

D. 代谢性酸中毒

E. 低温

152. 肝移植术中失血量大的原因有

A. 凝血功能障碍

B. 门脉高压侧支循环丰富

C. 大量输库血反应

D. 血管吻合口漏

E. 低体温

153. 肝移植术中静脉输液输血应该注意的问题中哪些**错误**

A. 输入葡萄糖

B. 输血以新鲜血为主

C. 采用上肢静脉通路

D. 采用下肢静脉通路

E. 禁忌输糖

154. 肝移植手术的主要步骤包括

A. 病肝分离期

B. 无肝期

C. 移植肝血液循环部分恢复期

D. 移植肝血液循环完全恢复期

E. 胆管系吻合期

155. 心肺联合移植完毕停止体外转流的条件包括

A. 出现窦性心律

B. 血流动力学稳定

C. 体温正常

D. 酸碱平衡正常

E. 血气值正常

156. 心肺联合移植术,移植肺开始机械通气时,防止肺萎陷及氧中毒的合理参数包括

A. IPPV+PEEP3.5~7.5mmHg

B. $FiO_2 \leqslant 0.5$

C. PaO_2 90~100mmHg

D. $PaCO_2 < 35$mmHg

E. 气道压>20mmHg

157. 心脏移植术的体外循环停机前后处理

A. 开放升主动脉阻断钳前静注甲泼尼龙500mg

B. 开放升主动脉后维持心率在100~120次/分以上

C. 停机及其后数小时内可能发生急性右心衰

D. 停机后的常见问题是心律失常

E. 停机后心律失常主要是室性,一般常规抗心律失常药物无效

158. 关于肺移植麻醉前准备

A. 是否给术前药要根据患者病情而定

B. 了解供肺和受肺的大小匹配情况

C. 主张麻醉前放置硬膜外导管,间隙为$T_{4\sim6}$或$T_{5\sim6}$

D. 扩血管药如一氧化氮、前列腺素、吸入前列环素等

E. Swan-Ganz导管和食管超声心动图等

159. 肺移植麻醉诱导和维持原则

A. 大约在供体到达手术间前1小时,患者开始麻醉

B. 所选药物尽可能具有循环稳定,无组胺释放作用

C. 不主张术中应用硬膜外阻滞

D. 可采用静脉麻醉或吸入麻醉或静、吸复合

E. 一般采用左侧双腔支气管插管

160. 胰腺移植术前准备与用药

A. 胰岛素依赖型糖尿病的病变常累及许多重要器官

B. 术前尤其要纠正酮症酸中毒和改善心血管及肾功能

C. 患者麻醉诱导时容易发生误吸

D. 术前使用镇静药应持谨慎态度

E. 阿托品或东莨菪碱宜常规应用

161. 胰腺移植麻醉选择和处理原则
    A. 气管内插管静吸复合麻醉首选
    B. 硬膜外阻滞复合全麻
    C. 吸入麻醉选异氟烷或地氟烷
    D. 硬膜外局麻药要加肾上腺素
    E. 所有麻醉和肌松药对血糖都有影响

162. 胰腺移植麻醉术中麻醉管理原则
    A. 镇痛要完善
    B. 尽可能减少刺激所引起的代谢紊乱
    C. 正确使用胰岛素
    D. 合理选用电解质溶液
    E. 防止酮症酸中毒

163. 胰腺移植麻醉术中对血糖的监测和处理
    A. 麻醉诱导前应常规测定血糖
    B. 开放循环前每30分钟测定1次
    C. 开放循环后每10分钟测定1次,1小时后改为每30分钟测定1次
    D. 术中除非血糖低于3.3mmol/L,一般输不含糖液
    E. 根据血糖水平调整胰岛素剂量

164. 小肠移植的三种分类定义
    A. 单独大肠移植
    B. 单独小肠移植
    C. 肝小肠联合移植
    D. 胃-小肠移植
    E. 腹腔多器官族移植

165. 小肠移植患者的特点
    A. 除小肠功能外,其他器官一般较好
    B. 长期进行TPN,并有并发症
    C. 中心静脉导管及部位多有栓塞或血栓形成
    D. 导管相关性感染常见
    E. 小肠移植患者成人比儿童多

166. 小肠移植的麻醉监护要点
    A. 手术时间较长、失血较多
    B. 须常规五项麻醉参数监测
    C. 中心静脉压、出入量监测
    D. 凝血功能监测、血气监测
    E. 必要时肺动脉导管或食管超声监测

答　案

【A₁型题】

1. A	2. D	3. C	4. A	5. A	6. C	7. A	8. D	9. D	10. D
11. A	12. B	13. C	14. D	15. C	16. A	17. D	18. C	19. C	20. A
21. D	22. A	23. C	24. A	25. A	26. A	27. D	28. B	29. D	30. A
31. C	32. B	33. A	34. B	35. C	36. B	37. D	38. D	39. C	40. E
41. A	42. A	43. E	44. D	45. D	46. D	47. D	48. E	49. B	50. A
51. B	52. A	53. E	54. B	55. C	56. A	57. D	58. D	59. B	60. D
61. D	62. D	63. A	64. E	65. E	66. E	67. B			

【A₂型题】

68. A　69. E

【A₃型题】

70. D　71. E　72. B　73. A

【A₄型题】

74. D	75. B	76. E	77. D	78. B	79. C	80. B	81. B	82. A	83. E
84. C	85. D	86. E	87. E	88. E	89. D	90. E	91. B	92. C	93. A
94. E	95. E	96. D	97. D	98. C	99. E	100. E	101. E	102. E	103. C
104. E	105. E	106. A	107. E	108. E					

【B₁型题】

109. A   110. C   111. B   112. D   113. D   114. A   115. A   116. C   117. B   118. A

119. C   120. B   121. D   122. D   123. A   124. B

【B₂型题】

125. A   126. E   127. C

【X型题】

128. ABC	129. ABCD	130. ABCD	131. ABC	132. ABCDE	133. ABCDE
134. ABDE	135. ABCD	136. ABC	137. ABCDE	138. ABCE	139. ABCDE
140. CD	141. BC	142. ABCDE	143. ACE	144. ABCD	145. BC
146. ABCDE	147. ABCDE	148. ABCDE	149. ABCDE	150. AB	151. ABCDE
152. ABCDE	153. DE	154. ABCDE	155. ABCDE	156. ABC	157. ABCDE
158. ABCDE	159. ABCDE	160. ABCDE	161. ABC	162. ABCDE	163. ABCDE
164. BCE	165. BCD	166. ABCDE			

（吴安石 金小高 杜洪印）

第59章

小儿生理与麻醉

【A₁型题】

1. 小儿年龄范围指的是
   A. 0~10岁
   B. 0~12岁
   C. 0~16岁
   D. 0~8岁
   E. 0~7岁

2. 2岁以上儿童的呼吸频率是
   A. 30次/分
   B.（24−年龄/2）次/分
   C. 18~30次/分
   D. 20次/分
   E. 15次/分

3. 新生儿主要依赖心率维持心排量,可耐受的最高心率是
   A. 300次/分
   B. 250次/分
   C. 200次/分
   D. 160次/分
   E. 120次/分

4. 新生儿心率低于多少,需要进行体外心脏按压
   A. 30次/分
   B. 60次/分
   C. 90次/分
   D. 120次/分
   E. 160次/分

5. 下列哪种药物可以加重小儿黄疸
   A. 安定
   B. 阿托品
   C. 麻黄碱

D. 芬太尼
E. 阿曲库铵

6. 新生儿、婴儿和儿童的循环血容量分别为
   A. 90、85、80ml/kg
   B. 85、70、65ml/kg
   C. 80、75、60ml/kg
   D. 75、70、60ml/kg
   E. 60、50、40ml/kg

7. 失血量达到新生儿全身血容量的多少即应输血
   A. 10%
   B. 15%
   C. 25%
   D. 30%
   E. 5%

8. 3~12个月婴儿的标准体重计算方法是
   A.（月+9）/2
   B.（月+12）/2
   C.（月+13）/2
   D.（月+9）/4
   E.（月+10）/4

9. 小儿口服咪达唑仑达到最大效果的开始时间是
   A. 5分钟
   B. 8分钟
   C. 15分钟
   D. 20分钟
   E. 30分钟

10. 对小儿或癫痫患儿下列吸入麻醉药应慎用的是
    A. 氟烷
    B. 恩氟烷
    C. 异氟烷

D. 七氟烷

E. 地氟烷

C. 30ml

D. 45ml

E. 20ml

11. 芬太尼在小儿麻醉中的常用剂量是

    A. 1~5μg/kg

    B. 8μg/kg

    C. 6μg/kg

    D. 1μg/kg

    E. 10μg/kg

17. 小儿收缩压,按年龄计算是

    A. 年龄(岁)×4+40(mmHg)

    B. 年龄(岁)×2+80(mmHg)

    C. 年龄(岁)×6+20(mmHg)

    D. 年龄(岁)×4+20(mmHg)

    E. 年龄(岁)×2+40(mmHg)

12. 瑞芬太尼在小儿麻醉中的用法是

    A. 负荷量0.1~0.4μg/kg,维持0.2~0.5μg/(kg·min)

    B. 负荷量0.5~1μg/kg,维持0.2~0.5μg/(kg·min)

    C. 负荷量0.5~1μg/kg,维持0.5~0.1μg/(kg·min)

    D. 负荷量1.0~1.5μg/kg,维持1.0~1.5μg/(kg·min)

    E. 负荷量1.0~1.5μg/kg,维持1.5~2.0μg/(kg·min)

18. 大于1岁小儿体重的计算公式是

    A. 年龄(岁)×2+4(kg)

    B. 年龄(岁)×2+5(kg)

    C. 年龄(岁)×2+6(kg)

    D. 年龄(岁)×2+7~8(kg)

    E. 年龄(岁)×2+9~10(kg)

13. 静注瑞芬太尼,下面哪项会引起心动过缓和低血压

    A. 0.1μg/(kg·min)

    B. 0.2μg/(kg·min)

    C. 0.3μg/(kg·min)

    D. 0.4μg/(kg·min)

    E. 0.5μg/(kg·min)

19. 新生儿细胞外液在体重中所占比例是

    A. 20%

    B. 30%

    C. 40%

    D. 45%

    E. 50%

14. 小儿麻醉用琥珀胆碱的特点,**除外**

    A. 比成人稍有耐药

    B. 比成人敏感

    C. 插管剂量2mg/kg

    D. 可用于肌注,4mg/kg

    E. 婴幼儿肌颤比成年人轻

20. 小儿安静时的耗氧量是

    A. 3ml/(kg·min)

    B. 6ml/(kg·min)

    C. 8ml/(kg·min)

    D. 9ml/(kg·min)

    E. 10ml/(kg·min)

15. 2岁以下小儿对非去极化肌松药比成人敏感,单位体重相对成人应减少

    A. 10%

    B. 20%

    C. 30%

    D. 40%

    E. 50%

21. 小儿术前禁清流质的最适宜时间是

    A. 1~2小时

    B. 2~3小时

    C. 3~4小时

    D. 5小时

    E. 6小时

16. 15kg小儿每小时需要的液体量为

    A. 50ml

    B. 60ml

22. 体重低于多少的小儿,麻醉宜使用无重复吸收装置

    A. 15kg

    B. 20kg

C. 25kg

D. 30kg

E. 35kg

23. 大于多少公斤的小儿麻醉机用成人模式

A. 30kg

B. 25kg

C. 20kg

D. 15kg

E. 10kg

24. 小儿肾脏发育成熟在

A. 出生后即成熟

B. 6个月

C. 1岁

D. 2岁

E. 3岁

25. 小儿张力性气胸的紧急处理是

A. 开胸探查

B. 气管切开

C. 气管插管,辅助呼吸

D. 加压给氧

E. 胸腔闭式引流

26. 22kg小儿每小时正常液体维持量

A. 44ml/kg

B. 55ml/kg

C. 66ml/kg

D. 77ml/kg

E. 88ml/kg

27. 小儿中等手术补充第三间隙丢失液量

A. 1~2ml/（kg·h）

B. 3~5ml/（kg·h）

C. 6~8ml/（kg·h）

D. 9~10ml/（kg·h）

E. 11~12ml/（kg·h）

28. 新生儿失血52ml已相当于其血容量的

A. 5%

B. 10%

C. 15%

D. 20%

E. 40%

29. 小儿输液有选择,下列哪项不是等张液

A. 乳酸钠林格液

B. 1.4%碳酸氢钠

C. 0.9%生理盐水

D. 10%葡萄糖液

E. 1/6M乳酸钠

30. 小儿中心静脉压正常值为

A. 2~3cmH$_2$O

B. 6~12cmH$_2$O

C. 15~20cmH$_2$O

D. 25~30cmH$_2$O

E. 6~12kPa

31. 小儿早期休克的第一体征

A. 昏迷

B. 末梢发绀

C. 心率增快

D. 血压下降

E. 脉压变小

32. 小儿术中尿量在什么水平为佳

A. 0.5~1ml/（kg·h）

B. 3ml/（kg·h）

C. 4~5ml/（kg·h）

D. 6ml/（kg·h）

E. 7ml/（kg·h）

33. 大面积烧伤患儿休克早期调节液体量简便而可靠的临床指标是

A. 尿量

B. 神志

C. 血压

D. 末梢循环状况

E. 中心静脉压

34. 小儿口咽通气道的插入深度是

A. 12cm

B. 15cm

C. 口角到下颌角的距离

D. 口角到耳垂的距离

E. 鼻翼到下颌角的距离

35. 小儿鼻咽通气道的插入深度是

    A. 13cm

    B. 15cm

    C. 鼻尖到耳屏的距离

    D. 鼻翼到下颌角的距离

    E. 口角到耳屏的距离

36. 小儿经鼻插管的气管导管深度为

    A. 12+年龄/2

    B. 14+年龄/2

    C. 15+年龄/2

    D. 16+年龄/2

    E. 18+年龄/2

37. 儿童控制通气的吸气压力宜在

    A. 12~14cmH₂O

    B. 15~17cmH₂O

    C. 18~20cmH₂O

    D. 21~22cmH₂O

    E. 23~24cmH₂O

38. 地塞米松预防小儿气管插管喉头水肿的剂量为

    A. 0.1mg/kg

    B. 0.25mg/kg

    C. 0.5mg/kg

    D. 0.8mg/kg

    E. 1.0mg/kg

39. 婴幼喉头最狭窄的部位是

    A. 声门裂处

    B. 喉咽部

    C. 环状软骨水平

    D. 甲状软骨水平

    E. 以上都不是

40. 大于6岁儿童,喉的最狭窄部位是

    A. 声门裂处

    B. 鼻咽部

    C. 喉咽部

    D. 环状软骨水平

E. 甲状软骨水平

41. 婴儿主气管长度是

    A. 1.0~2.5cm

    B. 2.0~3.2cm

    C. 3.0~4.0cm

    D. 4.0~4.3cm

    E. 4.9~5.0cm

42. 婴儿气管支气管分叉处在

    A. T_1

    B. T_2

    C. T_3

    D. T_4

    E. T_5

43. 婴儿的骶管容积是

    A. 1~5ml

    B. 6~10ml

    C. 11~15ml

    D. 16~20ml

    E. 21~30ml

44. 小儿用普鲁卡因作局部浸润麻醉,一次最大剂量不应超过

    A. 4mg/kg

    B. 6mg/kg

    C. 8mg/kg

    D. 10mg/kg

    E. 15mg/kg

45. 小儿臂丛神经阻滞用1%的利多卡因,按容积计

    A. 0.3ml/kg

    B. 0.4ml/kg

    C. 0.5ml/kg

    D. 0.8ml/kg

    E. 1.2ml/kg

46. 小儿术前用药,阿托品的常用剂量是

    A. 0.2mg/kg

    B. 0.1mg/kg

    C. 0.05mg/kg

D. 0.03mg/kg

E. 0.02mg/kg

47. 多大小儿术前用药**禁用**吗啡或哌替啶

    A. 半岁以内

    B. 1岁以内

    C. 2.5岁以内

    D. 3岁以内

    E. 4岁以内

48. 哮喘患儿麻醉中**禁用**的药物是

    A. 阿托品

    B. 氯胺酮

    C. 硫喷妥钠

    D. 罗库溴铵

    E. 安氟烷

49. 婴儿胸外心脏按压时,两拇指的正确位置

    A. 左锁骨下中线第4肋间

    B. 剑突与胸骨骨交界处

    C. 胸骨中部

    D. 胸骨旁第4肋间

    E. 心脏前方的胸壁

50. 下面是小儿呼吸时的表现,**除外**

    A. 呼吸频率快

    B. 潮气量小

    C. 肺容量小

    D. 胸式呼吸为主

    E. 腹式呼吸为主

51. 下列哪项与小儿呼吸系统生理**不符**

    A. 头大、颈短、舌大

    B. 咽喉狭窄,声门裂高

    C. 主要经鼻呼吸

    D. 呼吸方式为胸式呼吸,肺活量大

    E. 通过增加呼吸频率来增加通气量

52. 下列哪项与小儿神经系统发育**不相符**

    A. 自主神经发育较好

    B. 外周神经与脊髓背角有交通支

    C. 中枢神经系统髓鞘发育完全

    D. 不能感知疼痛

    E. 大脑皮层已有功能

53. 小儿麻醉医生的术前准备哪项**不正确**

    A. 术前访视患儿

    B. 术前了解配血情况

    C. 手术前晚给镇静药

    D. 术前禁食至少8小时

    E. 15kg以下可不在病房给术前药

54. 小儿麻醉前用药之目的,**除了**

    A. 镇静、解除焦虑、减少哭闹

    B. 减少呼吸道分泌物

    C. 阻断迷走神经反射

    D. 提高患儿基础代谢率

    E. 减少麻醉并发症

55. 小儿臂丛神经阻滞,下例叙述**错误的**是

    A. 腋路法常用,无年龄限制

    B. 肌间沟法受年龄限制

    C. 利多卡因8~10mg/kg,浓度为0.5%~1.5%

    D. 不会发生气胸

    E. 局麻药中毒可能

56. 新生儿脊髓终止(或其下端)于

    A. L_{12}~T_1

    B. $L_{1~2}$

    C. $L_{2~3}$

    D. $L_{3~4}$

    E. $L_{4~5}$

57. 小儿腰麻最佳穿刺间隙是

    A. $T_{11~12}$

    B. $L_{1~2}$

    C. $L_{2~3}$

    D. $L_{3~4}$

    E. $L_{4~5}$

58. 小儿腰麻后的特点是

    A. 头痛、尿潴留与成人一样常见

    B. 头痛、尿潴留少

    C. 恶心、呕吐发生率极高

    D. 麻醉后肺部感染多见

    E. 麻醉后多高热

59. 下例是小儿腰麻的并发症,哪项**不是**
    A. 恶心呕吐
    B. 阻滞平面过广
    C. 头痛
    D. 局麻药中毒
    E. 神经损伤

60. 小儿硬膜外阻滞,利多卡因宜用
    A. 0.7%~1.5%,1~2mg/kg
    B. 1%~2%,4~5mg/kg
    C. 0.7%~1.5%,8~10mg/kg
    D. 1.5%~2%,5~7mg/kg
    E. 2%,10mg/kg

61. 关于小儿硬膜外阻滞,叙述**不当的**是
    A. 穿刺间隙的选择与成人相同
    B. 麻醉作用出现较成人早
    C. 麻醉中血压下降发生率低于成人
    D. 用药浓度较成人低
    E. 骶管阻滞易向腹胸部硬膜外扩散

62. 小儿硬膜外间隙的特点**除外**
    A. 较小
    B. 疏松的脂肪组织多
    C. 淋巴血管丰富
    D. 药液易扩散并易漏至椎间孔外
    E. 麻醉时起效较成人慢

63. 下例是小儿硬膜外阻滞的并发症,哪项**不是**
    A. 神经损伤
    B. 阻滞平面过广
    C. 循环功能抑制
    D. 局麻药中毒
    E. 气胸

64. 下例小儿骶管麻醉的特点中,**除外**
    A. 解剖标记明显
    B. 成功率高
    C. 阻滞平面高
    D. 肌松作用差
    E. 术后镇痛好

65. 关于小儿术后疼痛和镇痛,哪项**不当**
    A. 小儿对术后疼痛可产生明显应激反应
    B. 小儿术后疼痛的镇痛不如成年人重要
    C. 小儿术后疼痛必须同成年人同样治疗
    D. 小儿术后镇痛应避免肌内注射用药
    E. 应用非类固醇类镇痛药的胃肠道副作用较成人少

66. 小儿呼吸道易梗阻的原因**除外**
    A. 舌体大
    B. 颈短
    C. 鼻腔分泌物多
    D. 腺样体小
    E. 呼吸道窄

67. 小儿呼吸生理特点哪项**不是**
    A. 功能余气量小
    B. 呼吸肌耐疲劳
    C. 呼吸肌易疲劳
    D. 氧储备功能差
    E. 呼吸惰性大

68. 小儿术前用药口服咪达唑仑的常用剂量是
    A. 0.1mg/kg
    B. 0.2mg/kg
    C. 0.3mg/kg
    D. 0.4mg/kg
    E. 0.5mg/kg

69. 麻醉前不合作小儿,可用氯胺酮做基础麻醉,其用法是
    A. 2mg/kg肌注
    B. 3mg/kg肌注
    C. 4mg/kg肌注
    D. 5mg/kg肌注
    E. 6mg/kg肌注

70. 最适宜于小儿吸入麻醉诱导的药物
    A. 氟烷
    B. 安氟醚
    C. 异氟烷
    D. 七氟醚
    E. 地氟醚

71. 3岁小儿已入睡,尚无静脉通路,最好采用
    A. 肌注氯氨酮
    B. 静脉诱导
    C. 经典吸入诱导
    D. 隐蔽渐进诱导
    E. 快速吸入诱导

72. 小儿用氯胺酮后的表现,**不符**的是
    A. 有镇痛作用
    B. 肌张力下降
    C. 呼吸道分泌物多
    D. 心跳加快
    E. 眼球呈凝视或震颤

73. 15kg小儿适用LMA喉罩
    A. 1.0号
    B. 1.5号
    C. 2.0号
    D. 2.5号
    E. 3.0号

74. 小儿全麻后拔管的必须条件,**除外**
    A. 自主呼吸满意
    B. 循环功能稳定
    C. 气管内和咽喉部分泌物清除干净
    D. 患儿完全清醒
    E. 肌松药作用消失

75. 小儿喉痉挛易发生于
    A. 麻醉诱导过程中
    B. 麻醉清醒后
    C. 口咽分泌物多时
    D. 清除口咽分泌物时
    E. 气管拔管时

76. 小儿麻醉的$P_{ET}CO_2$监测,**不正确**是
    A. 能发现通气不足或通气过度
    B. 能提示气管导管脱节或误入食管
    C. 休克时$P_{ET}CO_2$升高
    D. 心跳停止时下降至零
    E. 高热时升高,低温时下降

77. 下例反流误吸的原因中,哪项**不是**

A. 饱胃实施全身麻醉
B. 诱导期间发生胃肠胀气
C. 贲门括约肌松弛
D. 咽喉反射未恢复
E. 药物过敏

78. 下列叙述中哪项**错误**
    A. 体温下降可降低毛细血管血流速度
    B. 婴儿心率≤100次/分,应立即查明
    C. 小儿耐缺氧能力强
    D. 新生儿氧离解曲线左移
    E. 小儿术前禁食时间应较成人短

79. 小儿麻醉期间体温降低的原因,**除外**
    A. 体温调节中枢受抑制
    B. 手术室温度低
    C. 胸腹腔手术
    D. 呼吸道阻塞
    E. 输注冷液体、冷血液制品

80. 关于新生儿体温及调节,**错误的**是
    A. 通过寒战反应产热
    B. 棕色脂肪分解产热
    C. 新生儿麻醉时应采取保温措施
    D. 核心温度为机体活动最适宜温度
    E. 体温调节机制发育不全,体温易下降

【A₃型题】

问题81~83

患儿女性,6岁。坠落致头颅外伤,进入手术室时,浅昏迷,面色苍白,左侧瞳孔散大,呼吸20次/分。拟在全麻行开颅血肿清除术。

81. 诱导可以不选用
    A. 氯胺酮
    B. 芬太尼
    C. 依托咪酯
    D. 丙泊酚
    E. 咪达唑仑

82. 麻醉维持选用**除外**
    A. 咪达唑仑
    B. 丙泊酚
    C. 芬太尼

D. 恩氟烷

E. 依托咪酯

83. 麻醉前准备,**错误的**是

A. 准备吸引装置

B. 仔细听诊双肺

C. 检查腹部状况

D. 免除术前用药

E. 禁食水6h后入室

问题84~89

患者女性,12岁。车祸致双下肢广泛撕脱伤,急送手术室。神志恍惚,血压45/30mmHg,脉搏160次/min。其他部位未受伤,无哮喘史。空腹。插管后出现哮鸣音,退出导管少许好转。

84. 麻醉前用药的方式是

A. 苯巴比妥肌注

B. 地西泮肌注

C. 吗啡肌注

D. 阿托品肌注

E. 东莨菪碱麻醉诱导前静注

85. 你应采取的最佳麻醉方法是

A. 连续硬膜外阻滞

B. 蛛网膜下腔阻滞

C. 气管插管全麻

D. 氯胺酮肌注全麻

E. 双侧股神经阻滞

86. 下述全麻诱导药均可选,**除了**

A. 硫喷妥钠

B. 咪达唑仑

C. 芬太尼

D. 氯胺酮

E. 依托咪酯

87. 气管导管宜准备的三根导标号是

A. 5.0、5.5、6.0

B. 5.5、6.0、6.5

C. 6.0、6.5、7.0

D. 7.0、7.5、8.0

E. 7.5、8.0、8.5

88. 该患者可选用喉罩通气的适应证是,但**除了**

A. 受伤部位在下肢

B. 手术体位仰卧位

C. 胸腹等部位正常

D. 空腹

E. 需要行颈内静脉穿刺

89. 插管后闻及双肺哮鸣音,最可能的原因是

A. 气管导管扭曲

B. 导管尖端触及隆突

C. 导管插入支气管

D. 导管过敏反应

E. 发生了误吸

问题90~92

患儿男性11岁。右下腹痛24小时,伴腹泻呕吐,以阑尾炎入院。在基础+腰麻下行阑尾切除术。腰麻药选用轻比重布比卡因,术后2天出现左小腿及踝以下足背麻木,左足背屈无力。

90. 本例发生了

A. 腰麻并发症

B. 腰麻意外

C. 麻醉药过敏反应

D. 与手术操作有关

E. 抗生素所致

91. 下面是治疗措施,**除外**

A. 维生素B族药

B. 功能训练

C. 针灸,按摩

D. 钙剂

E. 激素

92. 本例神经损伤部位可能为

A. $T_{11\sim12}$

B. $L_{1\sim2}$

C. $L_{3\sim4}$

D. $L_{4\sim5}$,骶1

E. 骶神经

问题93~96

患儿女,7岁,18.5kg。因腹痛、发热、频繁呕吐、少尿2天入院。体格检查:体温38.5℃,血压

102/60mmHg,心率125次/分钟;表情淡漠、反应迟钝、呈嗜睡状;皮肤长离地、舌唇黏膜干燥。影像学检查和临床诊断:胆总管囊肿伴感染。拟行:肝胆内引流术。

93. 根据已知情况,临床估计其脱水程度(占体重%)

    A. <5%

    B. 5%~10%

    B. 10%~15%

    D. 15%~20%

    E. 20%~30%

94. 该患儿麻醉手术前还应做的准备,**除外**

    A. 头部CT

    B. 血气和电解质分析

    C. 肝功及生化能检查

    D. 测定血红蛋白

    E. 纠正脱水

95. 该患儿手术选择全麻,下面有关小儿插管,**错误的是**

    A. 婴儿喉头最狭窄的部位是环状软骨处

    B. 6岁以后儿童的喉头最狭窄部位在声门

    C. 该患儿导管内径(mm)号:7/4+4

    D. 该患儿合适选择喉罩通气

    E. 插管深度:12+7/2

96. 该患儿麻醉的基本监测应该是如下,**除了**

    A. 心率、EKG、血压、呼吸

    B. 体温

    C. DIS/AEP

    D. SpO_2

    E. $ETCO_2$

【A4型题】

问题97~102

某男孩,6岁,20kg。急性阑尾炎,在连续硬膜外麻醉下行阑尾切除术。

97. 最必要的辅助检查是

    A. 胸片

    B. 腹部B超

    C. 血常规

    D. 血清K^+、Mg^+

    E. 尿常规

98. 如果患儿哭闹不止、不合作,麻醉怎么办

    A. 诱哄

    B. 说服教育

    C. 恐吓

    D. 强行按住患儿

    E. 氯胺酮100mg肌注

如果硬膜外麻醉穿刺成功,在基础麻醉的辅助下,术中处理阑尾系膜时出现了血压下降、心率减慢。

99. 最可能的原因是

    A. 胃肠痉挛

    B. 缺氧

    C. 心功能不全

    D. 迷走神经反射

    E. 麻醉过深

100. 纠正上述情况,**不恰当的是**

    A. 静注阿托品

    B. 暂停或轻揉操作

    C. 静注麻黄碱

    D. 阑尾系膜局麻封闭

    E. 静注氯胺酮

101. 对该患儿麻醉方法下列说法**不对的是**

    A. 上述麻醉方式错误

    B. 上述麻醉方式是可以的

    C. 也可以选用小儿腰麻

    D. 也可以直接选择插管或喉罩通气全麻

    E. 也可以选择静脉复合全麻

102. 如果选择全麻有下列药可用,**不宜的是**

    A. 氯胺酮

    B. 咪达唑仑

    C. 丙泊酚

    D. 依托咪酯

    E. 右美托咪定

问题103~109

6岁男童,反复发生肺炎,每年3~4次,平时乏力,活动后气短。胸骨左缘第二肋间可闻及连续

性机器样杂音,伴震颤,超声心动图提示为: 先天性心脏病,动脉导管未闭。

103. 该患儿动脉导管未闭的血流动力学改变主要为
   A. 肺循环血流量增加,左心室舒张期负荷加重
   B. 肺循环血流量增加,右心室收缩期负荷加重
   C. 肺循环血流量增加,左心室收缩期负荷加重
   D. 肺循环血流量增加,右心室舒张期负荷加重
   E. 肺循环血流量减少,左心室收缩期负荷减轻

104. 该患儿早期心脏超声检查,主要表现是
   A. 左心室增大
   B. 左心房增大
   C. 右心室增大
   D. 右心房增大
   E. 左心室缩小

105. 当患儿出现显著性肺高压时,临床表现可见
   A. 头面部青紫
   B. 上半身青紫
   C. 全身性青紫
   D. 末梢性青紫
   E. 下半身青紫

106. 该病例可出现周围血管体征,下述哪项可**排除**
   A. 毛细血管搏动
   B. 水冲脉
   C. 股动脉枪击音
   D. 奇脉
   E. 脉压增宽

107. 假设该病例动脉导管分流量大,但不伴肺动脉高压,X线除显示肺部充血、肺动脉段突出外,主要表现
   A. 右心室增大
   B. 右心房、右心室增大
   C. 左心房增大
   D. 左心室增大

   E. 脉压显著增宽

108. 假如该患者动脉导管未闭的分流量大,且已伴肺动脉高压,下述正确的是
   A. 左心房、左心室、右心室肥大
   B. 左心房、左心室、右心房肥大
   C. 右心房、右心室、左心室肥大
   D. 左心房、左心室肥大
   E. 左右心房、左右心室均肥大

109. 假如该病例已出现下半身紫绀和杵状指。听诊时可能**不存在**
   A. 肺动脉瓣区第2音增强
   B. 股动脉枪击音
   C. 心尖区舒张中期隆隆样杂音
   D. 胸骨左缘第2肋间粗糙响亮的连续性机器样杂音
   E. 胸骨左缘第2肋间全收缩期杂音

【X型题】

110. 关于小儿药理特点,哪几项是正确的
   A. 新生儿按体重给药需较大剂量
   B. 肝脏为药物主要代谢器官
   C. 代谢产物经肾排除
   D. 氧化药物能力大于水解能力
   E. 血浆酶活性随年龄增长而增加

111. 术前注射阿托品的目的
   A. 抑制胃肠道蠕动
   B. 减少呼吸道分泌
   C. 减少消化道分泌
   D. 减少麻醉药副作用
   E. 延长麻醉药作用时间

112. 小儿紧闭式呼吸装置可用于
   A. 新生儿
   B. 1~3岁小儿
   C. 3~7岁小儿
   D. 学龄儿童
   E. 14~20岁青年

113. 麻醉中体温下降的因素
   A. 年龄越小,体温越易下降

B. 呼吸道梗阻

C. 新生儿汗腺不健全

D. 手术室温度过低,体腔开放

E. 输冷血、冷液体

114. 小儿T形装置的优点具有

A. 结构简单

B. 无活瓣

C. 呼吸阻力小

D. 气流量足够时可无CO_2重复呼吸

E. 湿化好

115. 小儿择期手术下面关于禁食正确的是

A. 术前禁食水6h

B. 术前禁固体食物6h

C. 术前禁母乳4h

D. 术前禁清水2h

E. 术前禁清水4h

116. 如果3岁前的小儿,麻醉前没有开放输液通路,麻醉如何进行

A. 肌注氯胺酮基础麻醉

B. 吸入七氟烷诱导入睡

C. 肌注丙泊酚基础麻醉

D. 吸入异氟烷诱导麻醉

E. 吸入地氟烷有到麻醉

117. 小儿2岁,因先天性巨结肠行结肠切除术,术

中出现血压95/64mmHg,心率160次/分,下面尝试处理的方法,正确的是

A. 适当加快输液速度

B. 增加麻醉机氧流量

C. 给予芬太尼镇痛

D. 给予艾司洛尔静注

E. 查动脉血气,分析原因

118. 小儿麻醉并发症的主要原因

A. 手术前准备不足

B. 麻醉器械准备不足

C. 麻醉期间观察和监测不够严密

D. 输液、输血不当

E. 用力气管插管

119. 小儿全麻后的并发症有

A. 呼吸再抑制

B. 喉痉挛

C. 呕吐、误吸

D. 心搏骤停

E. 体温过低或过高

120. 有关小儿全麻后躁动的描述,正确的是

A. 发生率较成人高,可达10%~50%

B. 常与吸入麻醉药七氟烷、地氟烷有关

C. 常在苏醒期的30分钟内

D. 发生率较成人高,可达80%~100%

E. 术前术中使用右美托咪定可减少发生

答 案

【A₁型题】

1. B	2. B	3. C	4. B	5. A	6. A	7. B	8. A	9. D	10. B
11. A	12. B	13. E	14. B	15. A	16. A	17. B	18. D	19. B	20. B
21. B	22. A	23. A	24. B	25. E	26. C	27. B	28. D	29. D	30. B
31. C	32. A	33. A	34. C	35. C	36. C	37. C	38. B	39. C	40. A
41. D	42. B	43. A	44. D	45. D	46. E	47. B	48. C	49. C	50. D
51. D	52. D	53. D	54. D	55. D	56. D	57. B	58. B	59. B	60. C
61. A	62. E	63. C	64. D	65. B	66. D	67. B	68. C	69. E	70. D
71. D	72. B	73. C	74. D	75. E	76. C	77. B	78. C	79. D	80. A

【A₃型题】

81. A	82. D	83. E	84. E	85. C	86. A	87. C	88. E	89. B	90. A
91. D	92. E	93. B	94. A	95. D	96. C				

【A4型题】

97. C   98. E   99. D   100. E   101. A   102. D   103. A   104. A   105. E   106. D

107. E   108. A   109. D

【X型题】

110. ABCE   111. ABCD   112. ABCD   113. ADE   114. ABCD   115. BCD

116. AB   117. ABCE   118. ABCDE   119. ABCDE   120. ABCE

（陈锡明　金小高）

第60章

老年生理与麻醉

【A₁型题】

1. 老年人非全麻期间也要给氧的最主要原因是
   A. 老年人呼吸功能减退
   B. 肺顺应性降低
   C. 常患肺气肿
   D. 闭合气量增加
   E. 多有心肌缺血

2. 老年人闭合气量增加,全麻下可适当采取
   A. 加大潮气量
   B. 提高吸入气氧浓度
   C. 呼气末正压
   D. 不用氧化亚氮
   E. 延长吸气时间

3. 造成老年人肺活量下降的主要原因是
   A. 呼吸肌力减弱
   B. 潮气量减少
   C. 肺顺应性增加
   D. 胸壁僵硬
   E. 残气量增加

4. 与年轻人相比,老年人
   A. CO_2排出量下降
   B. CO_2排出量不变
   C. CO_2排出量增加
   D. 与O_2的吸入密切相关
   E. CO_2产生量升高

5. 老年人呼吸功能降低的主要原因,**除外**
   A. 胸壁僵硬
   B. 呼吸肌力减弱
   C. 肺弹性回缩力下降
   D. 肺防御功能下降
   E. 闭合气量增加

6. 老年人呼吸生理改变,说法**错误的**是
   A. 通气功能降低
   B. 肺活量降低
   C. 气道阻力降低
   D. 残气量增加
   E. 时间肺活量降低

7. 老年人呼吸生理改变,说法**错误的**是
   A. 呼吸储备功能显著减退
   B. 肺和胸廓顺应性下降
   C. 气体交换功能下降
   D. 高CO_2增加的通气反应作用减弱
   E. 缺氧增加的通气反应作用不变

8. 评估老年人心血管功能最重要的是了解
   A. 心输出量
   B. 心率
   C. 血压
   D. 储备能力
   E. 心脏指数

9. 老年人术前心率常低于60次/分,下面哪项效果好
   A. 安装心脏起搏器
   B. 心电图检查
   C. 超声心动图检查
   D. 阿托品试验
   E. 山莨菪碱试验

10. 老年人在哪种情况时,麻醉前用药以东莨菪碱替代阿托品
    A. 心动过缓
    B. 限制性通气障碍

C. 有心肌缺血

D. 低钾

E. 高龄

11. 老年人心律失常发生率随年龄的增加而增加,
最多见

A. 室上性和室性期前收缩

B. 短暂室速

C. 房颤

D. 房性期前收缩

E. 室上性心动过速

12. 老年人肾脏萎缩主要发生在肾皮质,主要是

A. 肾小球数目减少

B. 近球小管改变

C. 髓袢改变

D. 远球小管改变

E. 肾小囊数目减少

13. 有关老年人的肾脏,哪项错误

A. 肾血流量减少

B. 发生氮质血症较多见

C. 肌酐清除率降低

D. 肾小球滤过率降低

E. 醛固酮减少

14. 老年人在静息或运动应激状态下血浆去甲肾
上腺素和肾上腺素水平与年轻人比较

A. 降低2~4倍

B. 降低1倍

C. 无改变

D. 增加1倍

E. 增加2~4倍

15. 下列哪项不是老年病生理变化特点

A. 体液总量减少

B. 血浆蛋白低

C. 肾功能减退

D. 肝血流减少

E. 药物作用时间缩短

16. 关于老年人肝脏改变,说法不正确的是

A. 肝脏体积缩小

B. 肝血流量减少

C. 肝酶活性降低

D. 肝功能正常

E. 对多种麻醉药物的消除率降低

17. 老年人肝脏的改变下列哪项描述是错误的

A. 肝细胞内微粒体和非微粒体酶的活性发生
质的改变

B. 肝功能减低

C. 肝体积减小

D. 肝血流减少

E. 肝酶活性降低

18. 老年人身体成分比例的正确表述

A. 骨骼肌减少,血容量不变

B. 骨骼肌正常,血容量不变

C. 骨骼肌减少,血容量减少

D. 骨骼肌减少,脂肪减少

E. 骨骼肌减少,脂肪不变

19. 一般说来骨骼肌平均重量约占体重的

A. 30%

B. 35%

C. 40%

D. 45%

E. 50%

20. 老年人术中心肌梗死的危险因素,下列哪项
不大

A. 麻醉较浅

B. 心率较慢

C. 低血压时间较长

D. 血红蛋白较低

E. 体温较低

21. 下面哪项是老年人麻醉后循环抑制的主要
原因

A. 贫血

B. 术前禁食

C. 血容量不足

D. 麻醉后产生的交感神经阻滞

E. 心血管功能降低

22. 处理老年人麻醉后一般循环抑制,应首选
    A. 肾上腺素
    B. 阿托品
    C. 麻黄碱
    D. 去氧肾上腺素
    E. 间羟胺

23. 老年人神经系统生理改变哪项**错误**
    A. 皮肤痛觉小体减少
    B. 对肌松剂敏感性明显增加
    C. 自主神经功能减弱
    D. 单位脑组织的血流量无明显改变
    E. 脑内阿片受体随年龄增长而减少

24. 老年人自主神经系统的改变哪项**错误**
    A. 自主神经兴奋性下降
    B. 肾上腺髓质的体积缩小
    C. 血浆儿茶酚胺的水平较年轻人低
    D. β-受体功能减退
    E. 压力反射活动减弱

25. 老年人神经系统有下列改变,**除外**
    A. 中枢神经系统受体数目减少
    B. 神经传导功能减退
    C. 对血浆儿茶酚胺的反应减弱
    D. β-肾上腺素能兴奋减弱
    E. 保护性咽喉反射性增加

26. 老年患者硫喷妥钠静脉诱导易引起过量的原因主要是
    A. 血浆白蛋白减少
    B. 体内脂肪量减少
    C. 细胞外液量减少
    D. 细胞内液量减少
    E. 血容量减少

27. 40岁以后,年龄每增加10年,吸入麻醉药MAC下降
    A. 1%
    B. 2%
    C. 4%
    D. 8%
    E. 10%

28. 老年患者吸入异氟烷的反应与年轻人比较
    A. 心率加快明显,血压下降不明显
    B. 心率加快不明显,血压下降明显
    C. 血压下降,心动过缓
    D. 血压升高
    E. 心动过缓,脉压增加

29. 老年患者吸入麻醉加深慢的主要原因是
    A. 心排出量低
    B. 气道阻力小
    C. 肺活量大
    D. 功能残气量大
    E. 肺内分流率高

30. 肺泡气最低有效浓度(MAC)随年龄增长呈
    A. 线性上升
    B. 没有改变
    C. 线性下降
    D. 几何上升
    E. 几何下降

31. 老年患者对硫喷妥钠、麻醉性镇痛药和丙泊酚三种药物的反应哪项正确
    A. 对三种药物都敏感
    B. 对三种药物都不敏感
    C. 对硫喷妥钠敏感,对另外两种不敏感
    D. 对麻醉性镇痛药敏感,对另外两种不敏感
    E. 对丙泊酚敏感,对另外两种不敏感

32. 老年患者蛛网膜下隙阻滞的特点是
    A. 起效慢,扩散广
    B. 起效快,扩散广,作用维持短
    C. 起效快,扩散广,维持时间长
    D. 起效快,扩散范围小
    E. 起效慢,扩散范围小

33. 老年患者硬膜外阻滞的特点是
    A. 起效慢,扩散广
    B. 起效快,扩散广
    C. 起效和扩散与年轻人相似
    D. 起效快,扩散范围狭小
    E. 起效慢,扩散范围狭小

34. 蛛网膜下隙阻滞用于老年人的说法**不正确的**是
  - A. 效果确切完善
  - B. 易发生低血压
  - C. 作用时间延长
  - D. 起效缓慢
  - E. 范围广

35. 老年人硬膜外腔麻醉的给药原则是
  - A. 先注入试验量,然后小剂量分次给药
  - B. 一次性给足全量
  - C. 注入试验量后即给足量
  - D. 局麻药的浓度越低越好
  - E. 以上均不是

36. 关于老年人硬膜外阻滞麻醉,哪项**错误**
  - A. 起效时间缩短,阻滞平面增宽,用药量减小
  - B. 穿刺成功率下降
  - C. 辅用哌替啶、芬太尼要慎重
  - D. 容易引起低血压和呼吸抑制
  - E. 心肺功能不全者,禁忌使用

37. 老年人硬膜外阻滞麻醉平面容易增宽的主要原因,**除外**
  - A. 椎间孔闭锁
  - B. 绒毛组织较为丰富
  - C. 硬脊膜渗透性增高
  - D. 局麻药代谢消除减慢
  - E. 椎管内容积变小

38. 硬膜外麻醉用于老年人,下面哪项是**错误的**
  - A. 局麻药需要量减少
  - B. 穿刺操作可能出现困难
  - C. 应用镇痛镇静药应小心
  - D. 胸段以上麻醉对患者影响不大
  - E. 易发生血压下降

39. 老年人的脊髓有何改变
  - A. 神经元减少、神经胶质减少
  - B. 神经元减少、神经胶质增加
  - C. 神经元减少、神经胶质不变
  - D. 神经元不变、神经胶质减少
  - E. 神经元不变、神经胶质增加

40. 椎管内麻醉对老年人的循环和呼吸容易产生抑制,阻滞平面多**不宜**超过
  - A. T_4
  - B. T_5
  - C. T_6
  - D. T_7
  - E. T_8

41. 老年人对下列药物敏感性增加,但**除外**
  - A. 吸入麻醉剂
  - B. 巴比妥类药物
  - C. 麻醉性镇痛药
  - D. 苯二氮䓬类药
  - E. 肌松剂

42. 老年人麻醉哪项是**错误的**
  - A. 老年人心排出量较年轻人减少30%~40%
  - B. 口咽部软组织松弛,易发生舌后坠
  - C. 常规用东莨菪碱替代阿托品作为术前用药
  - D. 腹部手术腰麻较少用于老年人
  - E. 动脉血氧分压随年龄的增长而降低

43. 老年人对麻醉药的反应哪项**错误**
  - A. 对吸入麻醉剂的敏感性增强
  - B. MAC随年龄的增加而降低
  - C. 吸入异氟烷时的心率加速作用增强
  - D. 对静脉麻醉药的呼吸抑制更加敏感
  - E. 对静脉麻醉药的耐受性降低

44. 老年人下述情况术时应用洋地黄,**除外**
  - A. 充血性心力衰竭
  - B. 左心舒张末前后径68mm
  - C. 房颤伴心室率快
  - D. 阵发性室上性心动过速
  - E. 房室传导阻滞

45. 关于老年人全身麻醉,哪项是**错误的**
  - A. 诱导要平稳
  - B. 保持呼吸道通畅
  - C. 维持较深的麻醉
  - D. 选择毒性小的药物
  - E. 手术后麻醉恢复要尽快

46. 老年人全麻有下述情况,**除了**
   A. 插管困难比年轻人多见
   B. 插管困难跟年轻人一样
   C. 静脉或吸入麻醉药耐量减少
   D. 麻醉苏醒易延迟
   E. 容易出现体温下降

47. 老年人体温降低与哪项**无关**
   A. 术前肌注阿托品
   B. 基础代谢率降低
   C. 对寒冷的缩血管反应降低
   D. 术中大量输血
   E. 术中低温

48. 老年人麻醉前用药,哪项**不正确**
   A. 尽量避免使用麻醉性镇痛药
   B. 麻醉催眠镇静药剂量应减少
   C. 镇痛、镇静药合用易出现呼吸抑制
   D. 给阿托品,以避免心动过缓
   E. 有心肌缺血者不宜用东莨菪碱

49. 下列肌松剂的代谢受年龄影响大,**除了**
   A. 琥珀胆碱
   B. 阿曲库铵
   C. 泮库溴铵
   D. 维库溴铵
   E. 罗库氯铵

50. 有关老年人的麻醉选择,哪项**错误**
   A. 尽可能避免全身麻醉
   B. 神经阻滞效果满意率较年轻人高
   C. 麻醉性镇痛药应减量
   D. 椎管内穿刺相对困难
   E. 硬膜外局麻药扩散较广

51. 老年人全麻苏醒期,正确的是
   A. 新斯的明可提前使用
   B. 不一定清醒后再拔管
   C. 低血压发生率高
   D. 常规使用纳洛酮
   E. 苏醒延迟或呼吸恢复不满意多见

52. 老年胸、腹腔大手术及需大量输血患者除常规

监测血压、心电图、脉搏、血氧饱和度外,还应重点监测
   A. 脑电图
   B. 电解质
   C. 神经肌传递功能
   D. 吸入氧浓度
   E. 体温

53. 防止老年人术中心衰的重要环节,**除外**
   A. 防止液体过多输入
   B. 防止血红蛋白过低
   C. 应用艾司洛尔
   D. 避免咳嗽、屏气
   E. 避免血压波动过大

54. 有关老年人的全麻诱导,下列哪项**错误**
   A. 诱导插管过程中避免呛咳
   B. 插管前充分吸氧去氮
   C. 用咪达唑仑诱导血压不会下降
   D. 所有诱导药物要减量
   E. 所有诱导注药速度要慢

55. 在老化进程中,可保持良好状态的**除外**
   A. 信息储存
   B. 语言技巧
   C. 短期记忆
   D. 长期记忆
   E. 理解能力

56. 老年人吸入全麻药会出现下述情况,**除了**
   A. 血压降低
   B. 循环抑制
   C. MAC升高
   D. 敏感性增加
   E. 心率轻微减慢

【A₂型题】

57. 患者,男,72岁,60kg,膝关节手术选用布比卡因脊麻,其剂量应为
   A. 4mg
   B. 7mg
   C. 10mg

D. 12mg

E. 15mg

58. 患者,男,70岁。因胆囊结石,拟在全麻下行胆囊切除术,患者有Ⅱ期高血压,术前血压应控制在
   A. 180/115mmHg以下
   B. 180/110mmHg以下
   C. 170/100mmHg以下
   D. 160/100mmHg以下
   E. 140/80mmHg以下

59. 患者,男,76岁。因左腹股沟斜疝拟行修补术,患者3月前因心肌梗死住院治疗得到控制,理论上最佳手术时机为
   A. 现在
   B. 1个月后
   C. 2个月后
   D. 3个月后
   E. 6个月后

60. 老年人术前检查心功能正常,因腹主动脉瘤行开腹大血管移植术。麻醉深度合适,经大量输血输液容量控制良好、血压稳定、血气监测也一直正常。术中监测项目有:有创动脉压、中心静脉压、心电氧饱和度、尿量、血气。手术经历4小时,在血管吻合完毕,虽经鱼精蛋白中和肝素,仍觉得渗血明显,准备清理腹腔时,患者突然出现血压下降、心搏骤停,最可能的原因是
   A. 严重低体温
   B. 严重电解质紊乱
   C. 呼吸回路断开
   D. 氧化亚氮当做氧气在用
   E. 失血性休克

61. 患者,75岁,全麻下行食管癌切除术。气管拔管后,患者嗜睡,唤之能醒,吸氧3L/min,SpO$_2$为98%,吞咽咳嗽反射均恢复,肌力正常,遂送回病房,鼻导管给氧,但10分钟后,患者呼吸停止,请麻醉科气管插管。最多的原因是
   A. 脑梗死
   B. 呼吸抑制、CO$_2$蓄积
   C. 气胸

D. 电解质紊乱

E. 心肌梗死

62. 患者,男,65岁。在硬膜外麻醉下行胃大部切除术,麻醉效果满意。手术开始1小时后,血压降低,经加快补液,血压下降更明显,并出现颈外静脉怒张,此时应采取的措施**除外**
   A. 经硬膜外追加局麻药
   B. 停止输液
   C. 静推呋塞米
   D. 给予毛花苷丙
   E. 快速输入胶体液

63. 患者,女,68岁,51公斤,因胆囊结石,拟在全麻下行腹腔镜下胆囊切除术。入院后BP130/80mmHg,HR69bpm,无呼吸、循环系统异常。麻醉诱导药物选择,以下哪组估计更合适
   A. 咪达唑仑5mg+芬太尼0.1mg+丙泊酚100mg+维库溴铵6mg
   B. 咪达唑仑2mg+芬太尼0.1mg+丙泊酚100mg+维库溴铵6mg
   C. 安定10mg+芬太尼0.1mg+丙泊酚180mg+维库溴铵6mg
   D. 安定5mg+芬太尼0.1mg+丙泊酚180mg+维库溴铵6mg
   E. 咪达唑仑2mg+芬太尼0.2mg+丙泊酚180mg+维库溴铵6mg

64. 患者,女,68岁,因右侧髌骨骨折行开放复位术。入院后血压130/80mmHg,无呼吸、循环系统异常。麻醉选择腰麻,手术开始后血压降至80/50mmHg。以下哪项处理**不恰当**
   A. 加快输液速度
   B. 头高脚低位
   C. 头低脚高位
   D. 面罩给O$_2$
   E. 静注升压药

65. 患者,男,76岁,在硬膜外麻醉下行经尿道前列腺电切术(TURP)。手术进行40分钟后,患者嗜睡,呼之神志淡漠,轻度低血压,呼吸基本正常。以下最可能是嗜睡的原因

A. 低血压,脑灌注相对不足

B. TURP综合征

C. 硬膜外麻醉反应

D. 老年性痴呆

E. 局麻药中毒

66. 患者,男,70岁,因胆囊结石,全麻下行胆囊切除术。手术顺利,拔除气管导管后,患者自控镇痛(50mg吗啡溶于100ml生理盐水)。次日凌晨,在监护病房吵闹,不配合医护人员治疗,不听家属劝说。患者既往无精神病病史,吵闹最可能的原因

A. 医护人员治疗不好

B. 创伤性精神病

C. 术后认知功能障碍

D. 使用吗啡引起幻觉

E. 老年性痴呆

67. 某老年患者椎管内麻醉时给予2%利多卡因2.5ml(含1:20万肾上腺素)后立即感心悸、气促、烦躁不安、面色苍白。最可能的诊断是

A. 肾上腺素反应

B. 局麻药毒性反应

C. 过敏反应

D. 全脊麻

E. 以上都不是

68. 女性,50岁,55kg,直肠癌症状明显及诊断明确,发现病史已有3个月。目前心肺功能无明显异常,麻醉考虑与选择下属说法不妥的是

A. 常规选择椎管内麻醉

B. 常规选择全麻

C. 肿瘤可能会有转移

D. 全麻可用气管插管

E. 全麻可用喉罩通气

69. 男性,70岁,近2天肛门口脱出一肿物,疼痛剧烈,排便、坐、走、咳嗽时均感疼痛而致坐卧不安,最可能的诊断是

A. 直肠脱垂

B. 肛管癌脱出

C. 混合痔

D. 血栓性外痔

E. 直肠血肉脱出

【A₃型题】

问题70~73

患者男性,75岁。腹胀呕吐4天,诊断为粘连性肠梗阻,有肠绞窄可能。目前神清,血压150/95mmHg,心率100次/分,呼吸24次/分。拟急诊剖腹探查。

70. 术前准备最重要的是

A. 胃肠减压

B. 吸氧

C. 导尿

D. 镇痛

E. 营养支持

71. 患者最可能存在

A. 心衰

B. 呼吸衰竭

C. 肺功能不全

D. 血容量不足

E. 肾功能不全

72. 查看患者后,麻醉医生从病历中最想了解的是

A. 电解质、血气

B. 肝功能

C. 肾功能

D. 血小板计数

E. 食管心脏超声

73. 对此患者的麻醉考量,不合适的是

A. 实施有创动脉测压

B. 对有硬膜外麻醉经验者可以考虑硬膜外麻醉

C. 对有椎管内麻醉经验者可以考虑蛛网膜下腔麻醉

D. 应该首选气管内插管全麻

E. 麻醉后尽快建立中心静脉

问题74~77

患者,男,75岁,硬膜外阻滞下行阑尾切除术,局麻药是1.66%的利多卡因共11mL,输晶体液500mL,胶体液500mL。因效果不佳,追加氯胺酮50mg,患者一度血压180/100mmHg,心率120次/分。

半小时后,患者突然大汗淋漓,呼吸困难,发绀,血压80/60mmHg,心率140次/分。

74. 此时,最有可能出现的情况是
    A. 心源性休克
    B. 氯胺酮过敏
    C. 电解质紊乱
    D. 氯胺酮所致的心肌抑制
    E. 感染性休克

75. 最先采取的措施是
    A. 大量补液
    B. 艾司洛尔30mg iv
    C. 镇静、吸氧、硝酸甘油
    D. 多巴胺2mg iv
    E. 呋塞米20mg iv

76. 下述药物首选的是
    A. 美托洛尔
    B. 毛花苷丙
    C. 多巴胺
    D. 肾上腺素
    E. 去甲肾上腺素

77. 患者出现这一现象的原因可能是
    A. 氯胺酮的心血管抑制
    B. 氯胺酮所致的心血管过度兴奋性心衰
    C. 氯胺酮过敏反应
    D. 阑尾牵拉迷走神经反射
    E. 延迟性广泛的硬膜外阻滞

问题78~81
    男,65岁,因十二指肠溃疡大出血,输入保存期较长的库存血2000ml后,出现呼吸深快、有酮味,皮肤湿冷,青紫,血压90/70mmHg。血清钾6.0mmol/L,钠135mmol/L,动脉血pH7.2,碳酸氢根离子7mmol/L。

78. 该患者酸碱失衡诊断为
    A. 呼吸性酸中毒
    B. 代谢性酸中毒
    C. 代谢性碱中毒
    D. 呼吸性碱中毒
    E. 代谢性酸中毒合并呼吸性酸中毒

79. 该患者水电解质失衡诊断为
    A. 低钾血症
    B. 低钠血症
    C. 高钾血症
    D. 高钠血症
    E. 高钙血症

80. 该患者典型心电图早期改变应该是
    A. T波高尖,QT间期延长
    B. QRS波增宽
    C. PR间期延长
    D. T波降低、变宽、双相或倒置
    E. U波

81. 如果过快纠正酸碱失衡,易引起
    A. 低钾血症
    B. 低钠血症
    C. 高钾血症
    D. 高钠血症
    E. 高钙血症

【A₄型题】

问题82~85
    患者,男,78岁,79公斤,既往有高血压、房颤及乙型肝炎病史,因胆囊结石,在全麻下行腹腔镜下胆囊切除术。术中共使用咪达唑仑2mg,芬太尼0.2mg,丙泊酚150mg,维库溴铵8mg,异氟烷1%~3%吸入,乌拉地尔25mg,艾司洛尔50mg。手术顺利,术毕待患者清醒、呼吸功能恢复、循环稳定后,拔除气管导管。行患者自控镇痛(50mg吗啡溶于100ml生理盐水)。术后次日晨,患者嗜睡,呼之不醒。

82. 对此应立刻现场要做的如下,除外
    A. 检查基本生命体征
    B. 行心电图及脉搏氧监测
    C. 暂停使用止痛泵
    D. 行神经系统体格检查
    E. 行头颅MRI检查

83. 印象诊断应考虑以下可能,但除外
    A. 脑出血
    B. 脑梗死
    C. 术后镇痛药吗啡用量过大

D. 全麻药残余作用

E. 心肌梗死

提示: 经初步检查患者基本生命体征平稳,心电图显示房颤心律,脉搏氧95%(吸氧3L/min),无吗啡中毒表现,一侧瞳孔增大,对光反射减弱。

84. 以下可能因素中,首先应考虑

　　A. 心衰

　　B. 脑出血

　　C. 脑梗死

　　D. 肝性脑病

　　E. 呼衰

85. 确诊上述情况,下述哪项是必需的

　　A. 检查基本生命体征

　　B. 行心电图及脉搏氧监测

　　C. 暂停使用止痛泵

　　D. 行神经系统体格检查

　　E. 头颅MRI检查

问题86~91

　　患者男性,69岁。患者烟龄40年,伴有慢性支气管炎。拟行左上肺切除术。

86. 术前准备哪项可**免除**

　　A. 停止吸烟

　　B. 给予镇静剂

　　C. 治疗肺部感染

　　D. 训练呼吸

　　E. 改善机体营养状况

87. 理论上,对该患者术前禁烟需多长时间最好

　　A. 1周

　　B. 2周

　　C. 4周

　　D. 6周

　　E. 8周

88. 下面哪项检查对麻醉最重要

　　A. 通气功能

　　B. 血常规

　　C. 心电图

　　D. 脑部CT

　　E. 肝胆B超

89. 如果该患者患有高血压Ⅲ期,对其进行麻醉诱导时哪项**不恰当**

　　A. 充分给氧去氮

　　B. 避免呛咳

　　C. 半清醒插管

　　D. 使用丙泊酚

　　E. 适当加大芬太尼类剂量

提示: 手术顺利结束患者清醒后回到病房,30分钟后出现低氧血症。

90. 下面哪项**不是**低氧血症的原因

　　A. 瑞芬太尼残余作用

　　B. 气道梗阻

　　C. 伤口疼痛

　　D. 肌松药残余

　　E. 呼吸功能不全

91. 为预防术后低氧血症,下面哪项处理**不恰当**

　　A. 继续进行呼吸功能监测

　　B. 及时清除呼吸道分泌物

　　C. 面罩给氧

　　D. 给予大剂量镇静镇痛药

　　E. 纠正贫血

问题92~98

　　男,73岁,四月前心室前间壁心肌梗死,现病情稳定。一月前胸部X线片发现左下肺包块。心电图示Ⅱ、Ⅲ、avF病理性Q波。

92. 目前的处理方法是

　　A. 内科治疗

　　B. 尽快手术治疗

　　C. 两月后手术治疗

　　D. 确定包块性质后再决定下一步治疗方案

　　E. 放弃治疗

93. 要确定包块性质,最好的方法是

　　A. 复查胸部X线片

　　B. 胸部CT片

　　C. 胸部MRI片

　　D. 纤支镜取活检或脱落细胞病检

　　E. 痰查癌细胞

94. 如果进行开胸手术,理论上麻醉方法最好是

A. 喉罩通气全麻

B. 高位硬膜外腔麻醉

C. 高位硬膜外阻滞加气管插管全麻

D. 气管插管全麻

E. 支气管插管全麻

95. 如果辅助硬膜外阻滞,局麻药最好选用

A. 普鲁卡因

B. 罗哌卡因

C. 布比卡因

D. 利多卡因

E. 丁卡因

96. 全身麻醉诱导,下述组合合适的是

A. 硫喷妥钠、琥珀胆碱

B. 丙泊酚、琥珀胆碱

C. 安定、氯胺酮、泮库溴铵

D. 咪达唑仑、芬太尼、依托咪酯、维库溴铵

E. 七氟烷、氯胺酮、芬太尼、米库氯铵

97. 对该患者的麻醉与管理**不妥**的是

A. 诱导、维持、苏醒期力求保持循环稳定

B. 收缩压维持在110~140mmHg,心率45~70次/分

C. 保证气道通畅和氧供、避免支气管痉挛

D. 芬太尼类选舒芬太尼

E. 肌松剂选用琥珀胆碱

98. 术后镇痛,对该患者最好的是

A. 肌注哌替啶镇痛

B. 保留硬膜外阻滞镇痛

C. 经静脉镇痛泵镇痛

D. 经皮下镇痛泵镇痛

E. 口服阿片类药物镇痛

问题99~102

男,65岁,两年前因冠心病行冠脉搭桥术,今因患胃癌行根治术而入ICU进行监护治疗。2小时后BP为80/50mmHg,CVP为3cmH$_2$O,PAWP为4mmHg,CO为2.3L/min。

99. 发现此情况,你的选择是

A. 多巴酚丁胺

B. 多巴胺

C. 毛花苷丙

D. 补充血容量

E. 去甲肾上腺素

提示: 经上述处理后,PAWP>15mmHg,而心输出量仍低。

100. 这时给予

A. 继续补充血容量

B. 毛花苷丙

C. 吗啡

D. 地塞米松

E. 正性肌力药物

提示: 上述处理后,总外周血管阻力(SVR)>150kPa·S/L,而CO仍低。

101. 这时应给予

A. 去氧肾上腺素

B. 硝普钠

C. 补充血容量

D. 间羟胺

E. 氯化钙

提示: 如经上述处理后,PAWP<10mmHg,而CO仍低。

102. 这时应给予

A. 呋塞米

B. 补充血容量

C. 氢化可的松

D. 硝普钠

E. 硝酸甘油

问题103~115

患者男性,62岁,因右下肺癌拟行右下肺叶切除术。既往有慢性支气管炎,阻塞性肺气肿,有七年冠心病病史,两年前有心肌梗死,近年无心绞痛发作。能进行正常生活与工作。体检: 身高1.67m,体重65kg,血压150/90mmHg,心率64次/分。心电图检查无异常。肝肾功能等生化检查各项正常。

103. 估计此患者病情哪项是对的

A. ASA分级估计为第3级

B. ASA分级估计为第4级

C. 术前一天应停止吸烟

D. 有过心肌梗死,应延迟手术

E. 心电图正常可不按心脏患者麻醉处理

提示: 患者痰少,无咯血,双肺呼吸音清晰,颈部发育正常,口腔及呼吸道无解剖异常。

104. 选择什么麻醉方法最为合适
    A. 肋间神经阻滞
    B. 双腔支管气管插管全麻
    C. 气管插管普鲁卡因静脉复合麻醉
    D. 气管插管静吸复合麻醉
    E. 胸部硬膜外麻醉

提示: 患者入手术室后精神紧张,血压升达180/95mmHg,心率100次/分,呼吸18次/分。最终顺利完成了麻醉诱导及气管插管。

105. 关于插管的描述,下列哪项是正确的
    A. 导管插入过深,易进入左支气管
    B. 下颌发育不全时,通常经口明视插管困难
    C. 诱导中芬太尼类药不是重要的
    D. 预测无插管困难也宜反复表面喷雾麻醉
    E. 舌根充分表麻,可完全抑制插管反应

提示: 患者的$SpO_2$99%,呼气末CO_2波形、波幅正常。

106. 控制呼吸时,在麻醉机的参数正确的是
    A. 频率16~18次/分
    B. 潮气量为300mL
    C. 吸气时气道压力8~16cmH_2O
    D. 吸气时气道压力20~40cmH_2O
    E. 吸呼比持续保持在1:1

107. 关于通气/血流比值(V/Q)下述哪项是对的
    A. 正常人全肺平均通气/血流比值为0.7~0.8
    B. 正常人坐位时的V/Q,肺上部低,下部高
    C. V/Q增高时,表示生理短路增大
    D. V/Q降低时,表示生理无效腔增大
    E. 低血压、肺栓塞等是肺泡无效腔量增大的原因

提示: 患者吸入恩氟烷及50%N_2O-O_2,流量1.0升/分钟,患者血压维持在127/60mmHg,心率70次/分,麻醉深度适当,手术已开始。

108. 下列常用吸入麻醉药的MAC,哪项正确
    A. 地氟烷0.77%~0.84%
    B. 恩氟烷1.2%
    C. 七氟烷1.68%
    D. 异氟烷1.15%
    E. 氧化亚氮100%

109. 对MAC影响的结果正确的是
    A. 平均动脉压在50mmHg以下,MAC升高
    B. 该患者的MAC比年轻人升高
    C. 并用了芬太尼类时MAC降低
    D. 甲状腺功能增强时MAC升高
    E. 代谢性碱中毒时MAC升高

提示: 术中心电图提示V_5ST段水平压低0.075mv,SpO_2仍为99%。

110. 对该患者用药,哪项表达**不正确**
    A. 术前东莨菪碱比阿托品合适
    B. 术前阿托品比东莨菪碱合适
    C. 使用异氟烷、七氟烷均可
    D. 用瑞芬太尼比吗啡更合适
    E. 术中使用右美托咪定有益

111. 对该患者的血流动力学维持,哪个是正常的
    A. PCWP 22mmHg
    B. RPP 1250
    C. BP 80~90/50~60mmHg
    D. CVP 10~12mmHg
    E. HR 50~70次/分

112. 对该患者下面哪个说法**不正确**
    A. 液体输入宜"干",不宜"湿"
    B. 控制血压130/80mmHg左右
    C. 控制心率60次/分左右
    D. 控制心率80次/分左右
    E. PEEP不要大于5cmH_2O

提示: 此患者术中出血达1200ml,输血的速度一时跟不上,血压一度下降为90/45mmHg,后经迅速补血补液恢复正常。一度表现出失血性休克。

113. 他与心源性休克在下述哪个情况**不同**
    A. CVP
    B. 尿量
    C. 心排出量
    D. 四肢皮肤温度
    E. 血压

提示: 患者动脉血pH 7.31, $PaCO_2$ 70mmHg, BE +8mmol/L。

114. 下面诊断哪项准确

    A. 代谢性酸中毒

    B. 呼吸性酸中毒并代偿性碱中毒

    C. 代谢性碱中毒并代偿性碳酸血症

    D. 呼吸性酸中毒并代偿性高碱血症

    E. 代谢性碱中毒

提示: 如果患者快速诱导麻醉时肌松用琥珀胆碱,术中维持用维库溴铵。

115. 以下说法正确的是

    A. 琥珀胆碱可引起低钾血症

    B. 单独使用琥珀胆碱可引起该患者心搏骤停

    C. 在用琥珀胆碱前2分钟给维库溴铵2mg不能预防选项B现象

    D. 术毕不可用新斯的明拮抗

    E. 患者清醒,头抬离枕头超过5秒,表示肌松药作用消失

【B₁型题】

问题116~119

    A. 闭合性气胸

    B. 开放性气胸

    C. 肺爆震伤

    D. 心脏损伤

    E. 多根多处肋骨骨折

116. 男,73岁,液化气爆炸伤急诊,表现为咯血,吐粉红色泡沫痰,气促,两肺闻及湿啰音诊断为

117. 女,66岁,从3楼坠落,来院时发绀,呼吸困难,左胸壁内陷,反常呼吸运动,诊断为

118. 男,71岁,左前胸被人用刀刺伤,烦躁不安,面色苍白,继而反应淡漠,脉搏细弱,血压测不到。左前胸第4肋间胸骨旁有2cm长伤口不断流血,诊断为

119. 女,65岁,汽车撞伤,胸部有一伤口,从伤口中听到空气出入声,诊断为

【C型题】

    A. 表观分布容积增大

    B. 表观分布容积减小

    C. 两者均有

    D. 两者均无

120. 老年人用地西泮

121. 老年人用硫喷妥钠

122. 老年人用泮库溴铵

123. 老年人用阿曲库铵

    A. 平均动脉压下降

    B. 心排出量下降

    C. 两者均有

    D. 两者均无

124. 老年人静脉注射咪达唑仑0.3mg/kg

125. 老年人静脉注射硫喷妥钠5mg/kg

    A. 分布容积增加

    B. 清除率降低

    C. 两者均有

    D. 两者均无

126. 老年患者应用硫喷妥钠

127. 老年患者应用咪达唑仑

128. 老年患者应用阿曲库铵

129. 老年患者应用泮库溴铵和芬太尼

【X型题】

130. 老年人术中输血较多,术后呼吸肌无力,可采取

    A. 吸氧

    B. 新斯的明

    C. 钙剂

    D. 辅助通气

    E. 呼吸兴奋剂

131. 老年人的术前评估包括

    A. 全身状况及重要脏器的功能

    B. 认真的体检

    C. 心电图及心功能

    D. 肺功能

    E. 血常规及血生化检查

132. 老年人某些手术选择局麻的优点有

    A. 保持循环稳定

    B. 减少麻醉并发症

    C. 减少应激反应

    D. 减少术后血栓形成

    E. 减少术后中枢神经功能障碍

133. 老年人对高二氧化碳和低氧的通气反应均降低,表现为
　　A. 潮气量增加不足
　　B. 通气频率维持原水平
　　C. 潮气量明显增加
　　D. 通气频率增加
　　E. 以上均不是

134. 造成老年人呼吸功能降低的主要原因是
　　A. 胸壁僵硬
　　B. 呼吸肌力变弱
　　C. 肺弹性回缩力下降
　　D. 闭合气量增加
　　E. 以上均是

135. 老年人在应激状态下易发生下列哪些情况
　　A. 酸中毒
　　B. 碱中毒
　　C. 高二氧化碳血症
　　D. 低氧血症
　　E. 低二氧化碳血症

136. 老年人补充水和电解质时,正确的是
　　A. 体内总液量偏少
　　B. 对电解质紊乱的耐受性低
　　C. 必要时监测中心静脉压
　　D. 血钠和血钾水平波动大
　　E. 胶体液输入不宜太快

137. 下列哪些因素与衰老进程有关
　　A. 疾病
　　B. 嗜酒
　　C. 吸烟
　　D. 喜爱运动
　　E. 生活不规律

138. 老年人心血管系统结构和功能发生衰老性退化,主要表现为
　　A. 大动脉壁的弹性纤维增厚
　　B. 血管变硬
　　C. 心肌壁肌层增厚
　　D. 心肌间质纤维化增加
　　E. 心脏瓣膜钙化

139. 心脏随年龄的增长呈退行性改变,其改变为
　　A. 心室壁肥厚,心肌纤维化加重以及瓣膜的纤维钙化
　　B. 心脏传导系统中弹性纤维及胶原纤维增加
　　C. 窦房结起搏细胞减少
　　D. 希氏束细胞减少
　　E. 心律失常的发生率随年龄增长而增加

140. 增龄老化对肾的主要影响是
　　A. 肾组织萎缩、重量减轻
　　B. 肾单位数量平行下降
　　C. 肾皮质血流量下降
　　D. 对葡萄糖的最大吸收速率增加
　　E. 肾脏保钠能力降低

141. 老年人痛觉降低的主要原因有
　　A. 躯体痛觉阈值增高
　　B. 躯体痛觉阈值减低
　　C. 皮肤痛觉小体减少
　　D. 阿片受体增加
　　E. 阿片受体减少

142. 老年人由于神经纤维传导速度减慢,下列感觉阈值提高的是
　　A. 视觉
　　B. 听觉
　　C. 触觉
　　D. 温觉
　　E. 痛觉

143. 老年人麻醉中防止心衰的重要环节有
　　A. 避免血压剧烈波动
　　B. 避免长时间低血压
　　C. 避免屏气,咳嗽
　　D. 避免体液输入过多
　　E. 防止缺氧

144. 老年人麻醉后循环系统并发症有
　　A. 循环抑制
　　B. 充血性心衰
　　C. 高血压
　　D. 贫血
　　E. 心律失常

145. 下述哪些是老年人脊麻的特点
    A. 起效快
    B. 起效慢
    C. 扩散范围窄
    D. 扩散范围广
    E. 阻滞作用延长

146. 老年人硬膜外阻滞应注意的问题包括
    A. 穿刺操作的困难程度增加
    B. 局麻药的需要量减少
    C. 易发生低血压
    D. 易发生呼吸抑制
    E. 强调术中给辅助药

147. 老年人用下列哪类药物时剂量应增加
    A. 巴比妥类
    B. 阿托品
    C. 吸入麻醉药
    D. 麻醉性镇痛药
    E. β-肾上腺素能兴奋药

148. 老年人围术期并发症
    A. 高血压、循环抑制
    B. 心律失常、急性心力衰竭
    C. 呼吸道梗阻、呼吸抑制
    D. 呕吐、反流、误吸
    E. 谵妄、认知功能障碍

149. 老年人药代动力学受影响是因为
    A. 体液总量减少
    B. 血浆蛋白低
    C. 肾功能减退
    D. 肝血流减少
    E. 酶活性降低

150. 老年人常见的药物不良反应
    A. 精神症状
    B. 体位性低血压
    C. 耳毒性
    D. 过敏反应
    E. 高血压

151. 老年患者术前用药的原则包括

A. 约为常用量的1/2~2/3
B. 应尽量选用作用时间短的药
C. 或不用镇静药
D. 患者原用的抗高血压药停用
E. 患者原用的抗心绞痛药停用

152. 老年人交感神经系统调节功能的特点有
    A. 儿茶酚胺的分泌多于青年人
    B. 儿茶酚胺的分泌少于青年人
    C. 靶器官对儿茶酚胺的反应性降低
    D. 靶器官对儿茶酚胺的反应性升高
    E. 与青年人相比没有改变

153. 老年人的机体构成成分的变化有
    A. 脂肪组织增加
    B. 无脂肪组织减少
    C. 无脂肪组织增加
    D. 体液总量减少
    E. 体液总量增加

154. 下列哪些麻醉药在老年人静脉注射后会立即
    出现高血浆浓度
    A. 丙泊酚
    B. 吗啡
    C. 硫喷妥钠
    D. 芬太尼
    E. 地西泮

155. 老年人在麻醉手术期间出现的高血压,通常
    与下列的哪些因素密切相关
    A. 麻醉过浅
    B. 麻醉阻滞平面不够
    C. 手术刺激过强
    D. 自主神经阻滞不完善
    E. 以上均是

156. 老年人用下述哪类药物时剂量应增加
    A. 阿托品
    B. 巴比妥类
    C. 吸入麻醉药
    D. 麻醉性镇痛药
    E. β-肾上腺素能兴奋药

答 案

【A₁型题】

1. D	2. C	3. E	4. A	5. D	6. C	7. E	8. D	9. E	10. C
11. A	12. A	13. B	14. E	15. E	16. D	17. A	18. C	19. C	20. B
21. E	22. C	23. B	24. C	25. E	26. A	27. C	28. B	29. A	30. C
31. A	32. C	33. B	34. D	35. A	36. E	37. D	38. D	39. B	40. C
41. E	42. C	43. C	44. E	45. C	46. B	47. A	48. E	49. B	50. A
51. E	52. E	53. C	54. C	55. C	56. C				

【A₂型题】

57. B	58. D	59. D	60. A	61. B	62. E	63. B	64. B	65. B	66. C
67. A	68. A	69. D							

【A₃型题】

70. A	71. D	72. A	73. C	74. A	75. C	76. B	77. B	78. B	79. C
80. A	81. A								

【A₄型题】

82. E	83. D	84. C	85. E	86. B	87. E	88. A	89. C	90. A	91. D
92. D	93. D	94. C	95. B	96. D	97. E	98. B	99. D	100. E	101. B
102. B	103. A	104. D	105. B	106. C	107. E	108. D	109. C	110. B	111. E
112. D	113. A	114. D	115. B						

【B₁型题】

116. C	117. E	118. D	119. B

【C型题】

120. A	121. A	122. B	123. D	124. C	125. C	126. C	127. A	128. D	129. B

【X型题】

130. ACD	131. ABCDE	132. ABCDE	133. AB	134. ABCDE	135. ACD
136. ABCDE	137. ABCDE	138. ABCDE	139. ABCDE	140. ABCE	141. ACE
142. ABCDE	143. ABCDE	144. ABCE	145. ADE	146. ABCD	147. BE
148. ABCDE	149. ABCDE	150. ABC	151. ABC	152. AC	153. ABD
154. BD	155. ABCDE	156. AE			

（王忠云　刘存明　黄绍农）

第61章

高血压患者的麻醉

【A₁型题】

1. 正常血压的收缩压低于
   - A. 110mmHg
   - B. 120mmHg
   - C. 130mmHg
   - D. 140mmHg
   - E. 150mmHg

2. 正常血压的舒张压低于
   - A. 55mmHg
   - B. 65mmHg
   - C. 75mmHg
   - D. 85mmHg
   - E. 95mmHg

3. Ⅰ级高血压：收缩压或舒张压，是指
   - A. 100~129mmHg，70~79mmHg
   - B. 130~139mmHg，80~89mmHg
   - C. 140~159mmHg，90~99mmHg
   - D. 160~179mmHg，100~109mmHg
   - E. ≥180mmHg，≥140mmHg

4. Ⅱ级高血压：收缩压或舒张压，是指
   - A. 100~129mmHg，70~79mmHg
   - B. 130~139mmHg，80~89mmHg
   - C. 140~159mmHg，90~99mmHg
   - D. 160~179mmHg，100~109mmHg
   - E. ≥180mmHg，≥140mmHg

5. Ⅲ级高血压：收缩压或舒张压，是指
   - A. 100~129mmHg，70~79mmHg
   - B. 130~139mmHg，80~89mmHg
   - C. 140~159mmHg，90~99mmHg
   - D. 160~179mmHg，100~109mmHg

   - E. ≥180mmHg，≥140mmHg

6. 最常见的高血压类型是
   - A. 原发性高血压
   - B. 肾性高血压
   - C. 内分泌性高血压
   - D. 主动脉狭窄性高血压
   - E. 妊娠性高血压

7. 高血压最主要的病理生理学改变是
   - A. 心脏收缩性增加
   - B. 心排出量增加
   - C. 外周血管阻力增加
   - D. 心率增快
   - E. 血容量增加

8. 抗高血压药物的使用正确的是
   - A. 术前停用抗高血压药物1周
   - B. 术前停用抗高血压药物3天
   - C. 术前停用抗高血压药物1天
   - D. 术前不停用抗高血压药物
   - E. 术前改用静脉抗高血压药物

9. 高血压患者判别术中产生低血压的标准是
   - A. 收缩压低于80mmHg
   - B. 收缩压低于90mmHg
   - C. 血压低于术前15%
   - D. 血压低于术前25%
   - E. 血压低于术前40%

10. 有关高血压患者血容量的描述正确的是
    - A. 血容量过多
    - B. 血容量不足
    - C. 血容量正常
    - D. Hct增加

E. Hct降低

11. 术中血压比原水平升高多少称高血压
    A. 比原水平高即是
    B. 收缩压高于170mmHg
    C. 舒张压高于100mmHg
    D. 高于术前30%
    E. 高出术前30mmHg

12. 高血压患者麻醉前评估的重点是
    A. 病期及进展速度
    B. 高血压程度
    C. 器官受累情况
    D. 治疗用药
    E. 并存疾病

13. 下列有关高血压的描述正确的是
    A. 病期愈长,重要脏器愈易受累
    B. 病期短,则重要脏器损害轻,危险性小
    C. 病期愈短,越有可能是急进型高血压,危险性愈大
    D. 急进型高血压,晚期可发生心、脑、肾并发症
    E. 病期长短与麻醉危险性无关

14. 高血压患者的麻醉选择下列哪项是正确的
    A. 蛛网膜下腔阻滞有较好的降压作用,较适宜于此类患者
    B. 连续硬膜外阻滞降压缓和,宜应用于上腹部手术
    C. 神经阻滞麻醉属相对禁忌
    D. 麻醉管理比麻醉选择重要
    E. 全麻比硬膜外麻醉安全

15. 高血压患者术中血压过高的首要危害是
    A. 引起脑血管破裂
    B. 急性左心衰竭
    C. 急性肾衰竭
    D. 严重室性心律失常
    E. 心肌耗氧和供氧失衡

16. 高血压患者的主要死因是
    A. 心肌梗死
    B. 脑卒中

C. 肾衰竭
D. 夹层动脉瘤破裂
E. 心脏破裂

17. 关于高血压患者术中血压过高对机体的影响,下列哪项是正确的
    A. 是急性右心衰的诱因
    B. 血压越升高,冠脉灌注越多,就心脏整体而言,可改善其氧供需平衡
    C. 导致心脏舒张期容积增加
    D. 心脏收缩期做功增加不明显
    E. 可诱发肺出血

18. 关于高血压病以下哪项说法**错误**
    A. 90%为原发性高血压
    B. 死亡的主要原因是心肌缺血意外
    C. 眼底变化可反映高血压病的严重程度
    D. 高血压患者常有血容量减少
    E. 血压越高,麻醉风险越大

19. 高血压患者术中低血压的原因哪条**不正确**
    A. 腹腔内手术操作引起牵拉反射
    B. 窦性心律变为交界性心律
    C. 出现心肌缺血甚或心肌梗死
    D. 由于高血压、血容量增多,对麻药更为敏感
    E. 长期服用降压药,血管调节功能减弱

20. 高血压患者,有关血压的几个概念哪个是**错误的**
    A. 收缩压或舒张压越高,脉压越大,麻醉风险越大
    B. BP>160/95mmHg方可诊断为高血压
    C. 表现为血管壁增厚、血管壁腔比增高和小动脉稀少
    D. 高血压可诱发心绞痛
    E. 血压过高对心肌氧供需平衡的损害有时超过低血压

21. 下列抗高血压药的药理作用哪项**不对**
    A. 乌拉地尔α受体的阻滞作用,起效快、安全,麻醉常用
    B. 可乐定突然停药可引起高血压危象
    C. 氢氯噻嗪可引起血容量减少和高血糖

D. 美托洛尔导致心动过缓、支气管扩张

E. 硝苯地平可增强肌松药的肌松效应

22. 长期服用降压药患者,术前应当停用的药物是

A. 可乐定

B. 利血平

C. 普萘洛尔

D. 卡托普利

E. 硝苯地平

23. 对心血管影响最小的静脉麻醉药是

A. 硫喷妥钠

B. 依托咪酯

C. 丙泊酚

D. 咪达唑仑

E. 氯胺酮

24. 高血压危象的最主要临床表现是

A. 血压异常升高,如舒张压超过150mmHg

B. 头痛

C. 视力模糊

D. 心绞痛

E. 心律失常

25. 有关高血压患者术前评估和准备哪项正确

A. 术前宜使用中枢性降压药控制血压

B. 术前一天应停用所有抗高血压药

C. 术前血压应降至正常才能手术

D. 收缩压升高比舒张压升高危害小

E. 麻醉危险性主要决定于重要器官是否受累以及其受累的严重程度

26. 预防气管内插管所致的高血压,以下措施哪项**错误**

A. 麻醉越深越好

B. 麻醉诱导时足量的芬太尼类药

C. 置喉镜前静脉注射乌拉地尔

D. 置喉镜前静注艾司洛尔

E. 插管前充分表面麻醉

【A₂型题】

27. 某男,66岁,患高血压15年,平时吃药治疗不规律,现因车祸致下肢多处受伤,循环尚稳定,但需要紧急手术。患者麻醉气管插管后出现了难以纠正的低血压,心率增快不明显,其原因最可能是

A. 严重心律失常

B. 外伤失血性休克

C. 动脉瘤破裂

D. 急性心肌梗死

E. 全麻药抑制

28. 患者,女性,59岁。慢性胆囊炎胆石症急性发作,高血压病史10年,准备行胆囊切除术。术前血压185/100mmHg,心电图检查左心室肥大,心律68次/分,患者平时服用可乐定控制血压,术前一天停用,术中患者突然出现高血压危象,其最可能的原因是

A. 麻醉偏浅

B. 麻醉太深

C. 术前停用可乐定

D. 手术刺激

E. 胆-心反射

29. 男,75岁,长期高血压、心肌缺血,因右下腹痛,高热39℃,4小时入院,诊断为穿孔性阑尾炎而行硬膜外麻醉急诊手术,术中突然心搏骤停死亡。最可能与麻醉有关的是

A. 术前未用抗生素

B. 未及时纠正酸中毒

C. 补充血容量不足

D. 麻醉选择不当

E. 不应该手术

30. 女性78岁,右上腹部疼痛1日入院,入院时BP 180/100mmHg,HR 90次/分,胸片示全心大,为评估患者的心脏功能,术前最重要的检查为

A. 心电图

B. 超声心动检查

C. 心脏CT

D. Holter检查

E. 24小时动态血压

31. 患者女性40岁,自述平素体健,于气管内插管全身麻醉下行胰腺癌根治术,探查至腹主动脉附近是血压骤升至220/110mmHg,心率140次/min,

停止探查后2分钟缓解,反复探查两次的表现相似。最可能的原因是

- A. 麻醉过浅
- B. 血容量过多
- C. 肌肉张力恢复
- D. 异位嗜铬细胞瘤
- E. 类癌综合征反应

【A₃型题】

问题32~34

妊娠妇女,30岁,患有妊娠期高血压疾病,此次急诊行剖宫产术。入手术室时血压为180/105mmHg,术前未用任何镇静、镇痛药。在开放静脉通路后,在硬膜外导管内注射1.6%利多卡因5ml,5分钟后患者诉腿发热、发麻,麻醉平面在T₁₂以下,就又注射8ml局麻药,不久出现嗜睡、寒战、眩晕等症状,10分钟后测麻醉平面达T₄。

32. 患者出现嗜睡、寒战、眩晕等症状的原因为
- A. 局麻药中毒性反应
- B. 局麻药过敏反应
- C. 局麻药误入血管反应
- D. 局麻药中肾上腺素反应
- E. 麻醉平面过高,低血压反应

33. 对该患者可采用下列哪项措施
- A. 吸氧、左推子宫、适量麻黄碱
- B. 静注地西泮
- C. 静注哌替啶
- D. 静注地塞米松
- E. 静注丙泊酚改全麻

34. 对该患者为防止上述情况发生,下列哪项措施是正确的
- A. 放弃硬膜外麻醉
- B. 局麻药中加用肾上腺素
- C. 术前肌注哌替啶50mg
- D. 减小硬膜外局麻剂量
- E. 麻醉前静脉小剂量地西泮

【A₄型题】

问题35~41

某患者,男,69岁,因胆囊炎拟在腹腔镜下行胆囊切除术。患者有20年高血压病史,长期正规口服抗高血压药物治疗。术前检查发现:血压130/90mmHg,心率54次/分钟。实验室检查发现尿蛋白+++,其他检查正常。X线示主动脉增宽,左室肥厚。心电图示窦性心律,心率60次/分钟,ST段下移。

35. 术前血压的控制正确的是
- A. 为防止术中高血压应增加口服降压药的用量
- B. 为防止术中低血压应减少降压药的用量
- C. 维持现有抗高血压治疗措施不变
- D. 术前血压过低,输血补充血容量
- E. 利尿降低舒张压

36. 有关抗高血压药物的使用正确的是
- A. 因术前禁食禁饮,必须停用口服抗高血压药物
- B. 静脉应用抗高血压药物
- C. 继续口服抗高血压药物
- D. 抗高血压药物减量
- E. 为防止术中高血压,术前应加大抗高血压药物的用量

37. 有关高血压的描述正确的是
- A. 患者血压未达到高血压的诊断标准
- B. 第Ⅰ级高血压
- C. 第Ⅱ级高血压
- D. 第Ⅲ级高血压
- E. 肾性高血压

38. 有关麻醉选择最好的是
- A. 喉罩全麻
- B. 经鼻气管插管全麻
- C. 蛛网膜下腔麻醉
- D. 硬膜外麻醉
- E. 局麻与深镇痛强化下监护

39. 术中输液正确的是
- A. 为防止低血压快速补充林格液1000ml
- B. 因心肌受损,应严格限制补液
- C. 监护下补液
- D. 使用胶体液
- E. 输血

40. 如果术中患者血压升高到170/100mmHg左右，称之为
    A. 因患者术前存在高血压，此血压正常
    B. 术中高血压
    C. 高血压危象
    D. 二氧化碳潴留
    E. 颅内压增高表现

41. 术中170/100mmHg，正确的处理是
    A. 停手术
    B. 限制输液
    C. 应用降压药物
    D. 不处理
    E. 利尿

    问题42~45
    患者术前血压170/100mmHg，心率84次/分，在异氟烷吸入麻醉下胃癌根治术。当呼气末异氟烷浓度达1.6MAC时，血压降至95/50mmHg，心率为118次/分，心电监测显示频发室性期前收缩。

42. 此时低血压最可能的原因是
    A. 心律失常所致
    B. 麻醉药物选择不当
    C. 急性心力衰竭所致
    D. 麻醉过深致循环抑制
    E. 发生脑血管意外

43. 此时首先选哪项处理
    A. 加快输液，扩充血容量
    B. 静注麻黄碱15mg，必要时追加
    C. 静滴多巴胺5~10μg/(kg·min)
    D. 静注2%利多卡因1~2mg/kg
    E. 暂时关闭吸入异氟烷减浅麻醉

44. 该患者麻醉中血压管理哪项不妥
    A. 血压维持在130/70mmHg左右
    B. 维持血压在麻醉前水平
    C. 维持血压于平时水平
    D. 在心率较慢时可容许血压稍偏低
    E. 只要血压正常，心动过缓不用担心

45. 该患者经处理后，低血压仍未纠正，持续时间超过30分钟，室性期前收缩频率增加。此时应

考虑
    A. 继续观察
    B. 出现了心衰，立即给强心药处理
    C. 脑血管破裂，血管运动中枢麻痹
    D. 容量不足，应加速输血、输液
    E. 可能出现心肌梗死，需行紧急处理

【B₁型题】
    问题46~50
    A. 血钾升高
    B. 心率变化不大
    C. 心动过缓
    D. 突然停药后高血压危象
    E. 心动过速

46. 可乐定有
47. 美托洛尔可致
48. 利血平可致
49. 尼卡地平可致
50. 乌拉地尔可致

    问题51~56
    A. α受体阻滞剂
    B. β受体阻滞剂
    C. 钙离子拮抗剂
    D. 利尿剂
    E. 血管紧张素转化酶抑制剂

51. 伴痛风的高血压患者禁用
52. 伴哮喘的高血压患者禁用
53. 双肾动脉狭窄的高血压患者禁用
54. 伴体位性低血压的高血压患者禁用
55. 妊娠高血压患者禁用
56. 充血性心力衰竭的高血压患者慎用

【B₂型题】
    问题57~64
    A. 乌拉地尔
    B. 艾司洛尔
    C. 拉贝洛尔
    D. 硝普钠
    E. 硝酸甘油
    F. 尼卡地平

57. 肺高压、颅内病变首选
58. 解除冠状动脉痉挛最好的是

59. 哮喘者禁用

60. 高血压合并心肌缺血选用

61. 对心肌抑制作用仅为硝苯地平的1/10,静注 2mg即可降压

62. 血压增高伴心率增快的患者宜用

63. 麻醉中最常选用的治疗心率增快

64. 具有外周和中枢作用双重作用的降压药

【C型题】

    A. 硝苯地平（nifediping）

    B. 依那普利（Enalapril）

    C. 两者均有

    D. 两者均无

65. 全麻下易加重心血管抑制,导致低血压

66. 可使血清钾升高

67. 增强肌松药的肌松效应

68. 突然停药可引起高血压危象

69. 增强麻黄碱的升压效应

    A. 血压升高

    B. 血压降低

    C. 两者均可

    D. 两者均不可

70. 内皮素可引起

71. NO可引起

72. CO可引起

73. 右美托咪定可引起

【X型题】

74. 与高血压发病相关的因素有

    A. 精神神经因素

    B. 肾素-血管紧张素-醛固酮

    C. 摄钠过多

    D. 遗传

    E. 高胰岛素血症

75. 高血压病的共同作用点有

    A. 血管紧张性发生改变

    B. 周围小动脉收缩

    C. 阻力增加

    D. 血压升高

    E. 周围小动脉舒张

76. 高血压对心脏的影响正确的有哪些

    A. 左室壁张力增加

    B. 左室肥厚

    C. 左室收缩性增加

    D. 心肌缺血

    E. 心肌耗氧量增加

77. 高血压对脑的影响正确的有

    A. 脑血流增加

    B. 脑血管自主调节功能障碍

    C. 脑血管痉挛

    D. 脑血栓

    E. 脑卒中

78. 第一期高血压是指哪几项

    A. 血压达到确诊水平

    B. 心电图有缺血表现

    C. 肾功能轻度不良

    D. 无脑损害

    E. X线显示左室肥厚

79. 第二期高血压是指哪几项

    A. 血压达确诊水平

    B. 心电图示心肌缺血

    C. X线示左室肥厚

    D. 眼底动脉正常

    E. 蛋白尿

80. 第三期高血压是指哪几项

    A. 高血压脑病

    B. 脑出血

    C. 右心衰

    D. 肾功衰

    E. 眼底出血

81. 高血压患者术中发作低血压的原因有

    A. 麻醉药物的心血管抑制

    B. 低血容量

    C. 心律失常

    D. 椎管内阻滞平面过广

    E. 迷走神经牵拉反射

82. 麻醉期间血压过高可引起一系列严重并发

症,如

A. 左心衰竭

B. 脑卒中

C. 夹层动脉瘤破裂

D. 急性心肌梗死

E. 脑疝

83. 全麻下高血压患者血压过高的原因有

A. 气管插管刺激

B. 麻醉浅,疼痛反应

C. 血容量剧增

D. 二氧化碳蓄积

E. 膀胱胀满

84. 对高血压患者术前访视时,需了解的情况有

A. 高血压原因及病程

B. 血压控制的状况

C. 治疗用药及其相关的副作用

D. 靶器官受损迹象

E. 患者对血压高低的反应

85. 通过以下哪些体征或实验室检查,可提示高血

压靶器官损害

A. 心电图显示左室肥厚

B. 血浆肌酐升高

C. 短暂性脑缺血发作

D. 视网膜检查有动静脉局部狭窄

E. 颈部血管杂音

86. 围术期,由于手术操作导致高血压的原因有

A. 止血带时间过长

B. 主动脉钳夹

C. 颈动脉内膜剥脱术后

D. 局部应用肾上腺素

E. 人工气腹

87. 下列哪些吸入麻醉药在高血压患者的麻醉中应用比较理想

A. 异氟烷

B. 恩氟烷

C. 七氟烷

D. 地氟烷

E. 氟烷

答　案

【A₁型题】

1. C	2. D	3. C	4. D	5. E	6. A	7. C	8. D	9. D	10. B
11. E	12. C	13. A	14. D	15. E	16. B	17. C	18. B	19. D	20. B
21. D	22. B	23. B	24. A	25. E	26. A				

【A₂型题】

27. D	28. C	29. D	30. B	31. D

【A₃型题】

32. E	33. A	34. D

【A₄型题】

35. C	36. C	37. C	38. A	39. C	40. B	41. C	42. D	43. E	44. B
45. E									

【B₁型题】

46. D	47. C	48. C	49. E	50. B	51. D	52. B	53. E	54. A	55. E.
56. C									

【B₂型题】

57. A	58. F	59. C	60. E	61. F	62. C	63. B	64. A

【C型题】

65. C	66. B	67. A	68. D	69. D	70. C	71. B	72. B	73. C

【X型题】

74. ABCDE	75. ABCD	76. ABDE	77. BCDE	78. AD	79. ABCE
80. ABDE	81. ABCDE	82. ABCDE	83. ABCDE	84. ABCDE	85. ABCDE
86. ABCD	87. ACD				

（张诗海　黄绍农）

第62章

心脏病患者施行非心脏手术的麻醉

【A₁型题】

1. 可降低心肌氧耗的是
   A. 心动过速
   B. 前负荷降低
   C. 后负荷增加
   D. 心肌收缩力增加
   E. 室壁张力增加

2. 可增加冠脉灌注压的是
   A. 舒张压增高
   B. 左室舒张末压增高
   C. 收缩性高血压
   D. 心动过速
   E. 低碳酸血症

3. 可使窦房结节律增加的是
   A. 洋地黄
   B. 甲状腺功能减退
   C. 高体温
   D. 高钾血症
   E. 黄疸

4. 左室后负荷
   A. 仅与主动脉瓣相关
   B. 取决于大动脉的弹性
   C. 可由平均动脉压较好估计
   D. 血管扩张药可使之增加
   E. 与左室容积无关

5. 钙离子
   A. 降低心肌收缩力
   B. 缩短收缩期
   C. 降低血管张力
   D. 降低心室自律性

E. 进入并激动心肌细胞

6. 可降低左室后负荷并增加冠脉灌注压的是
   A. 主动脉球囊反搏
   B. 多巴胺+硝普钠
   C. 去甲肾上腺素
   D. β-肾上腺素受体拮抗剂
   E. 多巴酚丁胺

7. 冠脉循环对过度通气的反应是
   A. 无变化
   B. 流量增加
   C. 流量降低
   D. 先增加,后降低
   E. 血管收缩

8. 与心肌氧耗密切相关的是
   A. 心率
   B. 血黏度
   C. 心输出量
   D. 每搏量
   E. 吸入氧浓度

9. 降低前负荷治疗心源性肺水肿,下列哪项**不是**
   A. 交替上止血带
   B. 静注吗啡
   C. 放血
   D. 给予多巴胺
   E. 利尿剂

10. Frank-Starling定律反映了
    A. 左右室的关系
    B. 左右房的关系
    C. 前负荷和每搏量的关系
    D. 后负荷和心室容积的关系

E. 每搏量和后负荷

D. 6个月

E. 12个月

11. 冠脉血流量

A. 与收缩压无关

B. 不受激素类物质影响

C. 慢心率时增加

D. 快心率时增加

E. 主要在收缩期灌注

17. 手术后心肌梗死多见于术后

A. <1周

B. 2周

C. 3周

D. 4周

E. 5周

12. 置入起搏器患者诱导前最好经哪种途径评估起搏器功能

A. 脉搏

B. 心电图监测

C. 询问病史

D. 开始异丙肾上腺素滴定

E. 皮下注射去甲肾上腺素

18. 在急诊手术时,下列哪种情况预后的险恶程度小些

A. 早期充血性心力衰竭

B. 心绞痛且近日症状加重者

C. 阿-斯综合征

D. 心肌梗死已治愈

E. 主动脉严重狭窄

13. 安置起搏器的患者使用电刀的手术

A. 电刀负极板应尽可能靠近脉冲发生器

B. 只有起搏时,监测心电图是必要的

C. 心电图监测可提供最佳信息

D. 起搏器在感知模式时,危险性较小

E. 持续脉搏触诊或经食管听诊器听诊

19. 心脏病患者非心脏手术时麻醉的基本要求哪项最全面

A. 麻醉过程平稳,循环状态稳定,通气适度

B. 保持心肌供氧与需氧之间的平衡

C. 麻醉深浅适当,既良好的镇静,又不抑制循环

D. 将应激反应控制在适当水平,术中不出现知晓

E. 以上全部

14. 麻醉期间引起P波突然消失的心律失常多见于

A. 室性心动过速

B. 结性心律

C. Ⅰ度房室传导阻滞

D. 心搏骤停

E. 心室纤颤

20. 下列哪种患者应避免使用氯胺酮

A. 冠心病

B. 心肌梗死

C. 二尖瓣狭窄

D. 肺动脉高压

E. 以上都是

15. 室上性心动过速禁用下列哪种药物

A. 洋地黄

B. 氯化钙

C. 奎尼丁

D. 普鲁卡因

E. 普鲁卡因胺

21. 过度通气对心脏病患者不利因素是

A. 冠脉痉挛

B. 减少心肌供氧

C. 使血清钾下降

D. 洋地黄化患者引起洋地黄中毒

E. 以上全是

16. 心肌梗死后施行择期手术应尽量延迟至心肌梗死后

A. 3个月

B. 4个月

C. 5个月

22. 冠心病患者术前使用β受体阻滞剂至

A. 术前2周停用

B. 应用至手术当天

C. 术前3天停用

D. 术前一周停用

E. 术前三周停用

23. 心脏病非心脏手术,术前用药较为合适的是

 A. 吗啡+东莨菪碱

 B. 吗啡+阿托品

 C. 哌替啶+地西泮

 D. 哌替啶+阿托品

 E. 东莨菪碱+异丙嗪

24. 合并心脏病的患者,腰麻平面最好在

 A. 胸4以上

 B. 胸4以下

 C. 胸6以上

 D. 胸6以下

 E. 胸10以下

25. 对心脏储备功能差的患者,首选静脉麻醉药

 A. pentathal

 B. propofol

 C. ketamine

 D. etomidate

 E. morphine

26. 一般来说,心血管疾病患者,肌松药首选

 A. 阿曲库铵

 B. 维库溴铵

 C. 琥珀胆碱

 D. 泮库溴铵

 E. 米库氯铵

27. 在评估心脏病患者对麻醉和手术的耐受力时,下列哪项最为重要

 A. 心脏储备力

 B. 心输出量

 C. 血压

 D. 洋地黄治疗

 E. 心脏扩大程度

28. 风湿性心脏病二尖瓣狭窄最常见的心律失常是

 A. 房室传导阻滞

B. 室性期前收缩

C. 心房颤动

D. 心室颤动

E. 窦性心律

29. 慢性缩窄性心包炎麻醉的主要危险是

 A. 心脏活动受限

 B. 呼吸困难

 C. 血压下降和心率减慢

 D. 静脉压升高

 E. 低钠血症

30. 预激综合征易发生何种心律失常

 A. 窦性心动过速

 B. 室上性心动过速

 C. 室性心动过速

 D. 房室分离

 E. 房颤

31. 下列哪项体征不符合左心功能不全的表现

 A. 气管炎伴粉红色痰

 B. 心尖部可闻及奔马律

 C. 坐位时可见颈静脉怒张

 D. 胸片上可见肺血管阴影增强

 E. 两肺底部可闻及小至中等水泡音

32. 冠心病患者术前应用洋地黄类药物

 A. 术前2周停用

 B. 手术前当天停用

 C. 术前3天停用

 D. 术前1周停用

 E. 术前3周停用

33. 手术前长时间用噻嗪类利尿药,即使血钾在正常范围,体内总钾量仍会降低

 A. 5%~10%

 B. 10%~20%

 C. 20%~30%

 D. 40%~50%

 E. 50%~60%

34. 术前判断心脏功能不全的程度,下列哪种提法正确

A. 根据病情的急性还是慢性
B. 由于存在左心或右心衰竭
C. 根据致病的压力或容量负荷
D. 根据休息及负荷的情况下感到的不适
E. 以上各项都是错误的

35. 手术中为何常用第Ⅱ导联监测心电图
　　A. 不需要接地线
　　B. 比第Ⅲ导联容易分析
　　C. 心室复合波描画最好
　　D. 能观察到心房收缩的最大波幅
　　E. 导联连接在左下肢和右上肢

36. 麻醉期间可引起P波突然消失的心律失常多见于
　　A. 室性心动过速
　　B. 结性心律
　　C. Ⅰ度房室传导阻滞
　　D. 心搏骤停
　　E. 心室纤颤

37. 心肌梗死后出现Ⅲ度房室传导阻滞应予注射
　　A. 利多卡应
　　B. 普萘洛尔
　　C. 异丙肾上腺素
　　D. 间羟胺
　　E. 普鲁卡因胺

38. 目前认为,对于预计可以手术切除的恶性肿瘤,如患者术前曾有过心肌梗死,但无并发症,择期手术可考虑在何时进行
　　A. 1~3周
　　B. 4~6周
　　C. 7~10周
　　D. 11~15周
　　E. 6个月

39. 心电图上反映心室绝对不应期的是
　　A. P-R间期
　　B. R-T间期
　　C. Q-T间期
　　D. Q-R间期
　　E. T波

40. Q-T间期综合征(又称复极延迟综合征,是指心电图上QT间期延长,伴有T波和(或)u波形态异常,临床上表现为室性心律失常、晕厥和猝死的一组综合征),对特发性长Q-T间期综合征患者,术前处理最关键的是
　　A. 心电图检查
　　B. 充分给予β-受体阻滞药
　　C. 充分镇静
　　D. 作心功能检查
　　E. 术前不宜应用阿托品

41. 有Q-T间期延长,术前以何种药物做准备
　　A. $β_1$-受体阻滞剂
　　B. α-受体阻滞剂
　　C. $β_2$-受体阻滞剂
　　D. $β_1$-受体兴奋剂
　　E. 拟胆碱药

42. 有关预激综合征的叙述,下列哪项错误
　　A. 在心房和心室之间存在异常的传导组织
　　B. 在心电图检查中发生率为0.12%~1.20%
　　C. 常见于风湿性心脏病二尖瓣狭窄
　　D. 麻醉处理重点为防治心律失常
　　E. 室上性心动过速可试用利多卡因治疗

43. 下列哪种吸入全麻药与肾上腺素合用可诱发室性心律失常
　　A. 恩氟烷
　　B. 乙醚
　　C. 异氟烷
　　D. 七氟烷
　　E. 氟烷

44. 下列哪种患者应避免使用氯胺酮
　　A. 冠心病
　　B. 心肌梗死
　　C. 二尖瓣狭窄
　　D. 肺动脉高压
　　E. 以上都是

45. 预防心肌梗死的措施,哪项最好
　　A. 防止血压波动和心动过速
　　B. 纠正脱水和低钾

C. 充分供氧,防止肺部并发症

D. 避免体温波动和疼痛

E. 以上均是

46. 下列哪种情况会有窦性心动过缓,**除外**

A. 伤寒

B. 发热性感冒

C. 颅内压增高

D. 运动后

E. 刺激迷走神经后

47. 急性左心功能不全伴有明显的肺充血时,下列哪种治疗**错误**

A. 通过鼻导管吸氧

B. 平卧并将下肢抬高

C. 利尿剂

D. 应用吗啡

E. 应用强心苷治疗

【A₂型题】

48. 主动脉瓣反流的患者,入室血压160/40mmHg,以丙泊酚诱导麻醉、维库溴铵肌松,血压降至80/20mmHg,并发生心动过缓。此时符合患者的情况为

A. 外周血管阻力增高

B. 心输出量增高

C. 左房压降低

D. 冠脉充盈压降低

E. 前负荷增加

49. 女性患者,50岁,入院诊断心功能不全,PCWP升高,血浆渗透压9mmHg,行非心脏手术时术中输液首选

A. 5%葡萄糖液

B. 0.9%生理盐水

C. 胶体或含胶体的晶体

D. 林格液

E. 乳酸钠林格液

50. 男性患者30岁,术前脉搏规律44次/分,运动后仍然规则40次/分,提示下列哪种情况

A. 正常

B. 心室肥大

C. 心房压过高

D. 完全性房室传导阻滞

E. 房室结性心律

51. 老年男性患者75岁,3个月前曾患心肌梗死,保守治疗后好转。拟择期行肝部分切除术,查体:一般情况较好,未见颈静脉怒张,未闻及第三心音。心电图:窦性心律,偶有房性期前收缩。依据Goldman分级应该是

A. 相当于心功能Ⅰ级

B. 相当于心功能Ⅱ级

C. 相当于心功能Ⅲ级

D. 相当于心功能Ⅳ级

E. 心功能极差

52. 老年男性患者67岁,既往陈旧性心肌梗死,近1月有心绞痛发作,拟择期行腹股沟疝修补术,**不宜**选择的麻醉方式是

A. 局麻

B. 静脉麻醉

C. 全麻喉罩通气

D. 局麻+强化

E. 脊麻

【A₃型题】

问题53~59

男性患者49岁,入院诊断为肝内外胆管结石,既往有胸闷、心前区不适6年。无呼吸系统病史。行肝内外胆管切开取石术,术中突然心率减慢到43次/分,有创动脉血压75/43mmHg。

53. 麻醉最需要看的检查是

A. 血压

B. 心电图

C. 肾功能

D. 血气分析

E. 肝功能

54. 哪种麻醉方法最适合该患者

A. 喉罩通气全醉

B. 硬膜外麻醉

C. 硬膜外联合腰麻

D. 气管内插管全麻

E. 针麻加肋间神经阻滞

55. **不宜**选用的静脉麻醉药是
    A. 氯胺酮
    B. 硫喷妥钠
    C. 依托咪酯
    D. 丙泊酚
    E. 咪达唑仑

56. **不宜**大量选用的吸入麻醉药是
    A. 恩氟烷
    B. 异氟烷
    C. 氧化亚氮
    D. 地氟烷
    E. 七氟烷

57. 下述最能了解术中心脏氧耗的指标是
    A. 血压
    B. 心率
    C. 收缩压×心率
    D. 中心静脉压
    E. 肺动脉楔压

58. 术中出现的血压降低、心率减慢,宜首选
    A. 去氧肾上腺素
    B. 肾上腺素
    C. 阿托品
    D. 异丙肾上腺素
    E. 麻黄碱

59. 术中机械通气的模式宜选用
    A. 间歇正压通气
    B. 低频通气
    C. 过度通气
    D. 高频通气
    E. 间歇正压+呼末正压通气

60. 引起腹痛的原因可能是
    A. 输尿管结石
    B. 吗啡引起胆绞痛发作
    C. 食管裂孔疝
    D. 胰腺炎
    E. 胃溃疡

61. 麻醉后患者出现的低血压,应采用
    A. 头高仰卧位
    B. 头低仰卧位
    C. 静注间羟胺1mg
    D. 静注多巴胺2mg
    E. 静注麻黄碱10mg

62. 心动过缓的原因可能是
    A. 低氧血症
    B. 心肌直接抑制
    C. 回心血量减少迷走神经反射
    D. 阻滞平面较高心脏交感神经阻滞
    E. 冠心病自我保护

63. 心电图ST段突然抬高的最直接原因
    A. 心率慢
    B. 血压低
    C. 导联连接异常
    D. 冠脉痉挛
    E. 冠脉缺血

64. 该患者椎管内麻醉应备好急救药可**除外**
    A. 阿托品
    B. 麻黄碱
    C. 多巴胺
    D. 利多卡因
    E. 硝普钠

问题60~64

患者女性62岁,78kg,拟行胆囊切除术。术前血压为150/90mmHg,脉搏65次/分,心电图ST段下移。术前用药为吗啡10mg,阿托品0.5mg肌注。入手术室时患者主诉右上腹疼痛,用丁卡因15mg和葡萄糖150mg行腰麻,阻滞平面上升至胸3,血压下降至85/40mmHg,脉搏降至45次/分,心电图ST段突然抬高。

问题65~68

男性患者,76岁,体重62kg。既往有食管静脉曲张史,第三次胃出血急诊入院。自第一次心力衰竭以来一直服用地高辛(每日0.25mg)。输入三个单位全血后,血细胞比容36%,血浆总蛋白55g/L,白蛋白35g/L,ALT85单位,心电图提示洋地黄作用,与前次比无改变。静脉肾盂造影提示肾造影不佳。体检发现肝脏肿大,心脏扩大,双肺呼吸音

减低,胸透肺纹理减少。血压190/90mmHg,体温37.2℃。

65. 按ASA分级,该患者应属于
    A. Ⅱ级
    B. Ⅲ级
    C. Ⅳ级
    D. EⅢ级
    E. EⅣ级

66. 除了食管静脉曲张出血外未提及
    A. 动脉硬化性心脏病
    B. 肺气肿
    C. 肾脏病
    D. 临界状态的肝功能衰竭
    E. 脑血栓形成

67. 拟行门腔静脉分流术,全麻用药最好**除外**
    A. 甲氧氟烷
    B. 丙泊酚
    C. 依托咪酯
    D. 氯胺酮
    E. 咪达唑仑

68. 麻醉前血压高,先降压再麻醉,可用
    A. 硝普钠
    B. 硝酸甘油
    C. 乌拉地尔
    D. 利血平
    E. 酚妥拉明

【A₄型题】

问题69~74

患者女性38岁,体重62kg。胆石症拟行胆囊切除和胆总管探查术。患者两年前行乳腺癌根治术,一月前胸片正常,所有血生化均在正常范围,心电图显示窦性心动过速。血压135/89mmHg,脉搏92次/分。麻醉诱导用咪达唑仑1.5mg+芬太尼0.25mg+丙泊酚50mg+维库溴铵1.0mg+琥珀胆碱100mg,麻醉维持用丙泊酚+瑞芬太尼+七氟醚按需调节。

69. 如果患者诱导过程中血压急剧下降至70/50mmHg,SpO₂剧降到58%,这是哪方面的问题

A. 循环、呼吸系统
B. 消化系统
C. 监护仪系统
D. 神经系统
E. 内分泌系统

70. 气管插管后吸入100%氧气,SpO₂到100%,但血压仍然70/60mmHg,这时需采取的措施是
    A. 输血
    B. 给毛花苷丙
    C. 利尿
    D. 给血管活性药和加快输液
    E. 扩血管药物

71. 如以上治疗不佳,为明确诊断,需要哪步措施
    A. 标准心电图
    B. 床边胸片检查或心脏超声
    C. 血气分析
    D. 减浅麻醉
    E. 重新气管插管

72. 如这时患者有心包积液,其处理是
    A. 给予或加大正性肌力药
    B. 加快补液
    C. 利尿
    D. 加用β-受体阻滞剂
    E. 放心包积液

73. 常规监测中,哪项能提示上述诊断
    A. 窦性心动过速
    B. 低收缩压
    C. 低舒张压
    D. 低平均动脉压
    E. 脉压小

74. 例患者处置不当之处在于
    A. 手术前评估不足
    B. 手术前检查不全
    C. 术前准备不足
    D. 未重视患者病史
    E. 以上都是

【B₁型题】

问题75~78

A. 宜控制心率稍慢

B. 宜控制心率稍快

C. 宜控制心率正常范围

D. 宜降低后负荷

E. 宜降低前负荷

75. 二尖瓣狭窄

76. 二尖瓣关闭不全

77. 主动脉瓣狭窄

78. 二尖瓣关闭不全合并主动脉瓣关闭不全

【X型题】

79. 洋地黄化患者行过度通气会造成哪些危险

A. 呼吸性碱中毒

B. 低钾血症

C. 洋地黄毒性增加

D. 室颤

E. 血钙降低

80. 缺血性心脏患者非心脏手术麻醉药可选

A. 依托咪酯

B. 咪达唑仑

C. 芬太尼

D. 氯胺酮

E. 丙泊酚

81. 二尖瓣脱垂综合征多伴发于

A. Marfan综合征

B. 冠心病

C. 先天性心脏病

D. 心肌病

E. 高血压

82. 下列哪项情况增加急性心力衰竭发作的危险

A. 心脏扩大

B. 肺高压

C. 高血压

D. EF<0.4

E. 有多次心肌梗死或心衰史

83. 瓣膜患者维护循环稳定必须

A. 增加前负荷

B. 降低后负荷

C. 加强心肌收缩力

D. 维持心率正常范围

E. 降低前负荷

84. β-受体阻滞剂**禁忌证**包括

A. 严重心动过缓、高度心脏传导阻滞

B. 严重哮喘或支气管痉挛

C. 严重抑郁

D. 明显左心衰竭

E. 严重或恶化的间歇性跛行、雷诺现象

85. 先天性心脏病患者心肺功能受损有较大危险性的临界指标包括

A. 慢性缺氧（$SaO_2<75\%$）

B. 肺循环/体循环血流比>2.0

C. 左或右心室流出道压力差>50mmHg

D. 重度肺动脉高压

E. 红细胞增多，Hct>60%

答　案

【A₁型题】

1. B	2. A	3. C	4. B	5. E	6. A	7. C	8. A	9. D	10. C
11. C	12. B	13. E	14. B	15. B	16. D	17. A	18. D	19. E	20. E
21. E	22. B	23. A	24. E	25. D	26. B	27. A	28. C	29. C	30. B
31. C	32. B	33. C	34. D	35. D	36. B	37. C	38. B	39. C	40. B
41. A	42. C	43. E	44. E	45. E	46. B	47. B			

【A₂型题】

48. D	49. C	50. D	51. C	52. E

【A₃型题】

53. B   54. A   55. A   56. B   57. C   58. E   59. A   60. B   61. E   62. D

63. E   64. E   65. D   66. E   67. A   68. C

【A₄型题】

69. A   70. D   71. B   72. A   73. E   74. E

【B₁型题】

75. A   76. B   77. C   78. D

【X型题】

79. ABCD   80. ABCE   81. ABCD   82. ABCDE   83. ABCD   84. ABCDE

85. ABCDE

（王天龙　肖　玮　张马忠　王祥瑞）

第63章

休克、休克的治疗与麻醉

【A₁型题】

1. 临床上中度脱水,其缺水量约为体重的
    A. 1%
    B. 2%~3%
    C. 4%~6%
    D. 7%~8%
    E. 9%~10%

2. 50kg体重正常人的体液量与血液量分别为
    A. 40L与4L
    B. 30L与4L
    C. 20L与4L
    D. 30L与2.5L
    E. 20L与2.5L

3. 大量出血是指失血量占全身血容量的
    A. <10%
    B. 10%~20%
    C. 30%~40%
    D. 20%~30%
    E. 以上均不是

4. 各型休克的共同特点是
    A. 血压下降
    B. 中心静脉压下降
    C. 脉压减少
    D. 尿量减少
    E. 有效循环血量减少

5. 休克时正确的补液原则是
    A. 不必补液
    B. 失多少,补多少
    C. 宁少勿多
    D. 需多少,补多少

E. 宁多勿少

6. 休克患者的体位最好是
    A. 头低位
    B. 平卧位
    C. 下肢抬高20°,头抬高10°左右
    D. 平卧,下肢抬高15°
    E. 平卧位

7. 感染性休克的典型表现是
    A. 高排低阻型
    B. 高排高阻型
    C. 低排低阻型
    D. 低排高阻型
    E. 以上均不是

8. 下述属于感染性休克的范畴,除了
    A. 菌血症休克
    B. 脓毒症休克
    C. 烧伤休克早期
    D. 中毒性休克
    E. 败血症休克

9. 心源性休克最常继发于
    A. 病毒性心肌炎
    B. 风湿性心脏病二尖瓣狭窄合并关闭不全
    C. 急性药物中毒
    D. 急性心肌梗死
    E. 高血压性心脏病

10. 全脊麻导致的血压急剧下降,属于
    A. 神经源性休克
    B. 低血容量性休克
    C. 心源性休克
    D. 过敏性休克

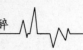

E. 失血性休克

11. 对全脊麻导致的神经源性休克,最有效的处理是
   A. 快速输注晶体液
   B. 快速输注胶体液
   C. 快速输注全血
   D. 静注 α-受体兴奋药
   E. 静注 α 和 β-双受体兴奋药

12. 过敏性休克时,下列体内变化哪项**不正确**
   A. 微循环淤血
   B. 血管床容积增大
   C. 血管收缩
   D. 小血管通透性增加
   E. 支气管收缩

13. 血容量减少时最先出现的临床表现是
   A. 血压降低
   B. 心率加快
   C. 尿量减少
   D. 中心静脉压降低
   E. 颈外静脉塌陷

14. 休克早期最容易受损的器官是
   A. 肾
   B. 脑
   C. 心
   D. 肝
   E. 肺

15. 抗休克补液治疗时,血液稀释的限度是
   A. Hct 35%
   B. Hct 20%
   C. Hct 15%
   D. Hct 15%
   E. Hct 25%

16. 休克失代偿期的典型表现是
   A. 低血压
   B. 尿少
   C. 皮肤黏膜发绀
   D. 神态烦躁

E. 血压下降、脉细速、尿量＜30ml/h

17. 休克治疗的根本措施是
   A. 补充血容量
   B. 控制休克的病因
   C. 血管收缩药物
   D. 皮质激素
   E. 输血

18. 下列哪项与低血容量初期的临床表现**不相符**
   A. 血压正常或偏低
   B. 肢体发凉、渗冷汗
   C. 心率增快
   D. 神志不清,表情淡漠
   E. 脉压减小

19. 急性失血时机体的早期代偿反应**错误的**是
   A. 组织间液移向血管内
   B. 细胞内液移向血管内
   C. 心肌收缩力加强
   D. 贮血器官和皮肤血管收缩
   E. 抗利尿激素和醛固酮分泌增加

20. 休克时CVP仍是重要的监测手段,下面对其的叙述哪项**错误**
   A. 是指胸腔大静脉接近右心房的血压
   B. 可反映右心室射血功能
   C. 其正常值范围是10~30mmHg
   D. 是控制输液速度和量的参考指标
   E. 是输液、用药的有效途径

21. 关于酸中毒对微循环的作用,下列哪项叙述正确
   A. 使微静脉、小静脉扩张
   B. 使微静脉、小静脉收缩
   C. 使微动脉、毛细血管前括约肌收缩
   D. 使微动脉、毛细血管前括约肌扩张
   E. 对微动脉、微静脉、毛细血管前括约肌无影响

22. 下列哪一个因素与休克肺发生机制**无关**
   A. 肺泡—毛细血管膜通透性增高
   B. 肺泡表面活性物质减少
   C. 肺DIC形成

D. 肺血管痉挛

E. 肺毛细血管静水压增高

23. 下列哪项**不是**休克肺的主要临床表现

  A. 进行性高碳酸血症

  B. 进行性氧分压降低

  C. 进行性呼吸困难

  D. 进行性发绀

  E. 肺部湿啰音

24. 下面是休克治疗的一般措施,**除了**

  A. 止痛剂应用

  B. 半坐卧位

  C. 保暖

  D. 间歇给氧

  E. 保持呼吸道通畅

25. 下列哪项**不符合**DIC的诊断标准

  A. 血小板数目减少

  B. 纤维蛋白原浓度增高

  C. 凝血酶原时间延长

  D. 纤维蛋白降解产物增多

  E. 纤维蛋白原浓度减少

26. 休克时肺的病理生理变化,**错误的**是

  A. 肺循环处于低流量或阻力充血状态

  B. 低氧血症

  C. 肺泡内水肿

  D. 肺间质水肿

  E. 肺泡内液－气界面的表面张力降低

27. 关于高渗晶体液,哪种说法**不合理**

  A. 对合并脑外伤的失血性休克尤为适合

  B. 扩张血浆容量

  C. 为迅速纠正休克,宜快速静脉推注

  D. 提高血液的渗透压

  E. 通过受体反射兴奋心血管系统

28. 腹部外伤合并失血性休克,主要处理原则

  A. 快速补充液体

  B. 给予大量止血药物

  C. 主要为输血以补足血容量

  D. 应用大量抗生素控制感染

E. 在积极治疗休克的同时手术探查止血

29. 外科患者死亡率最高的休克类型是

  A. 感染性休克

  B. 心源性休克

  C. 过敏性休克

  D. 失血性休克

  E. 创伤性休克

30. 感染性休克死亡率最高的感染菌是

  A. 金黄色葡萄球菌

  B. 肺炎球菌

  C. 大肠埃希菌

  D. 溶血性链球菌

  E. 铜绿假单胞菌

31. 长期大量使用升压药治疗休克会加重休克的原因是

  A. 机体交感神经系统已处于衰竭

  B. 升压药使得微循环障碍加重

  C. 机体对升压药耐受性增加

  D. 机体丧失对应激反应的能力

  E. 血管平滑肌对升压药失去反应

32. 纳洛酮能对抗休克,说明下列哪种物质在休克的发病机制中也有可能起到作用

  A. 血栓素A_2

  B. 甲状腺素

  C. 内啡肽

  D. 儿茶酚胺

  E. 肾上腺皮质激素

33. 抢救青霉素过敏性休克的首选药物是

  A. 低分子右旋糖酐

  B. 麻黄碱

  C. 葡萄糖酸钙

  D. 肾上腺皮质激素

  E. 肾上腺素

34. 下列哪项在过敏性休克是**不存在**

  A. 血管床容积变大

  B. 支气管收缩

  C. 小血管通透性增大

D. 血管收缩

E. 微循环淤血

35. 休克时产生的体液因子是

A. 激肽

B. 血管紧张素

C. 儿茶酚胺

D. 组胺

E. 以上均是

36. 休克的患者若需要用多巴胺协助升压,剂量应该控制在

A. 2μg/(kg·min)

B. 5μg/(kg·min)

C. 10μg/(kg·min)

D. 20μg/(kg·min)

E. 25μg/(kg·min)

37. 既能够扩张肾动脉和肠系膜动脉,又能收缩外周动脉的是

A. 肾上腺素

B. 异丙肾上腺素

C. 间羟胺

D. 多巴胺

E. 麻黄碱

38. 高动力型休克最常见的一类是

A. 感染性休克

B. 心源性休克

C. 创伤性休克

D. 失血性休克

E. 烧伤性休克

39. 失血性休克抢救初始阶段主要是补足细胞外液量,补充的量约为失血量的

A. 1倍

B. 2倍

C. 3~4倍

D. 5倍

E. 6倍

40. 休克时大量输血会导致

A. 低Ca²⁺血症

B. 高K⁺血症

C. 血小板减少

D. 枸橼酸中毒

E. 以上都是

41. 低血容量休克紧急扩容首选

A. 血浆

B. 平衡盐液

C. 低分子右旋糖酐

D. 全血

E. 50%葡萄糖溶液

42. 感染性休克的治疗,下列**错误的**是

A. 处理感染灶,用有效的抗生素

B. 纠正酸中毒,补充血容量

C. 可应用大量皮质类固醇

D. 用药物或液体改善微循环

E. 以上均不是

43. 下列哪项代表的**没有**缩血管作用

A. PGG_2

B. TXA_2

C. PGE_2

D. 血管紧张素Ⅱ

E. 血管紧张素Ⅲ

44. 组织中的一些代谢产物会影响微血管的口径和毛细血管的开放,从而对局部微循环产生调节作用,下列哪个**除外**

A. 血氧张力

B. CO_2

C. 腺苷

D. H^+和K^+

E. Na^+

45. 以下属于全身炎症反应综合征的表现是

A. 体温>38℃

B. 体温<36℃

C. 心率>90次/分钟

D. WBC≤4×10⁹/L

E. 以上都是

46. 关于抗休克时应用激素的原则,**错误的**是

A. 及早使用,越早越好

B. 大剂量

C. 疗程一般为3~5天

D. 使用足够有效的抗菌药物

E. 与其他抗休克措施相配合

A. 出血、缺氧、昏迷

B. 凝血障碍、低温、酸中毒

C. 缺氧、低血压、低温

D. 神志淡漠、发绀、皮肤苍白

E. 冷汗、皮肤苍白、低血压

47. 以下哪项**不是**高渗氯化钠溶液抗休克的机制

A. 扩充血容量

B. 加强心脏功能

C. 增加细胞免疫功能

D. 增加外周血管阻力

E. 减轻组织水肿

53. 治疗休克时要用到人工血浆代用品,他是

A. 明胶液

B. 全血

C. 成分血

D. 新鲜冰冻血浆(FFP)

E. 白蛋白

48. 以下哪种在休克早期没有缺血缺氧期

A. 过敏性休克

B. 心源性休克

C. 创伤性休克

D. 失血性休克

E. 神经性休克

【A₂型题】

54. 患者,女,25岁。因黄体破裂急症送入手术室。患者烦躁不安、面色苍白、皮肤湿冷、血压90/55mmHg、脉率115次/分,应属于

A. 未发生休克

B. 休克早期

C. 休克期

D. 休克晚期

E. DIC期

49. 过敏性休克属于

A. Ⅰ型变态反应

B. Ⅱ型变态反应

C. Ⅲ型变态反应

D. Ⅳ型变态反应

E. 以上均不是

50. 内毒素引起DIC的机制是

A. 增强白细胞的促凝活性

B. 使血小板聚集和释放

C. 激活补体系统

D. 细胞毒性作用

E. 以上都是

55. 患者,男,65岁。肠梗阻致广泛小肠坏死,行坏死小肠切除术后,休克情况好转。下面是对患者的必需监护,**除了**

A. 精神状况

B. 尿量

C. 血压、脉搏

D. 脑电图

E. 心电图

51. 以下对儿茶酚胺反应最敏感的是

A. 微动脉

B. 毛细血管前括约肌

C. 微静脉

D. 小动脉

E. 小静脉

56. 患者,女性,35岁,55kg,因为异位妊娠急诊手术,术中失血400ml,术后血压90/60mmHg,心率120次/分。此时输入下列哪种液体即可

A. 平衡液

B. 胶体液(代血浆)

C. 血浆

D. 浓缩红细胞

E. 全血

52. 出血或严重复合创伤性休克,机体迅速出现的"三联"特征是

57. 患者,男,32岁,双下肢挤压伤,神志尚清楚,表情淡漠,明显口渴,面色苍白,皮肤湿冷,

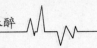

脉搏112次/分,血压90/60mmHg,中心静脉压4cmH$_2$O,毛细血管充盈迟缓。血pH为7.32。应采取的最有效的措施是

A. 应用收缩血管药物

B. 补充血容量

C. 纠正酸中毒

D. 给予强心药物

E. 应用扩张血管药物

58. 60岁女性患者,长期患肺心病,日常活动可。1天前因剧烈呕吐而口渴、尿少。迅速大量输液,患者呼吸困难,发绀而死亡,其诱发死亡的主要原因是

A. 严重脱水

B. 严重低血锌

C. 迅速输液

D. 严重低钠血症

E. 严重酸中毒

59. 30岁80%深Ⅱ度烧伤患者剧烈疼痛,创面红肿严重,渗出多,每日输液5%葡萄糖盐水2000ml,一天后无尿而死亡,其治疗教训是

A. 剧烈疼痛,未镇痛

B. 血容量严重不足

C. 没有及时清创

D. 创面不应暴露

E. 没及时使用抗生素

60. 患者男性,30岁,二天前左胸被自行车把撞伤,拍片见左下第8肋骨骨折,余未见异常,今日上午下楼梯突然腹痛,面色苍白,急送医院查Bp50/30mmHg,P140次/分,弥漫性腹膜炎,腹穿抽出10ml不凝血。诊断是

A. 上消化道出血

B. 外伤后腹膜层血肿破裂

C. 迟发性脾破裂

D. 虚脱

E. 肝被膜下血肿破裂

61. 女,43岁,腹痛、发热、黄疸一天,体温40.9℃,脉搏120次/分,血压70/50mmHg,诊断为急性化脓性胆管炎,最佳治疗方案为

A. 立即手术

B. 非手术治疗

C. 休克纠正后再手术

D. 积极抗休克的同时及早手术

E. 大剂量抗生素控制感染后,择期手术

62. 男,34岁,上消化道大出血经输血输液后,测中心静脉压22cmH$_2$O,血压70/50mmHg,应考虑

A. 容量血管过度扩张

B. 肺功能不全

C. 心功能不全

D. 急性肾功能不全

E. 血容量不足

63. 男,45岁,交通事故致肝破裂。入院时血压80/60mmHg,脉搏120次/分,神志尚清楚,口渴,肤色苍白,尿少,估计失血量是

A. 2000~3000ml

B. 1700~2000ml

C. 800~1600ml

D. 600~700ml

E. 400~500ml

64. 女,58岁,腹痛3天,发热39℃,脉搏108次/分,血压80/55mmHg,神志恍惚,全身明显黄染,口渴严重,WBC为1.5×10^9/L,尿少,其诊断应首先考虑

A. 感染性休克

B. 等渗性脱水

C. 低钾血症

D. 酸中毒

E. 低血容量性休克

65. 男,28岁,Ⅱ度烧伤,总面积65%,口渴明显,脉搏110次/分,血压80/60mmHg,尿量30ml/h,心电图示心律不齐。该患者应考虑

A. 过敏性休克

B. 神经源性休克

C. 心源性休克

D. 低血容量性休克

E. 感染性休克

66. 男,35岁,患小肠癌,测得血清钾2.0mmol/L,钠140mmol/L,氯80mmol/L,血浆渗透压300mmol/L,

尿量25ml/h，血压60/45mmHg。首选治疗措施

A. 静滴晶体或胶体溶液，补足血容量

B. 立即静滴氯化钾溶液

C. 口服钾盐

D. 应用阳离子交换树脂

E. 立即静滴5%碳酸氢钠

67. 男，58岁，体重50kg，因进行性吞咽困难20天入院。主诉：极度口渴、唇舌干燥、乏力、尿少。查体：血压80/60mmHg，皮肤弹性差，眼窝凹陷。该患者应补液（不包括当天生理需要量）

A. 5100~6000ml

B. 4100~5000ml

C. 3100~4000ml

D. 2000~3000ml

E. 500~1500ml

68. 某成年患者因外伤性肝破裂行急症手术，术前血压82/58mmHg，脉搏130次/分。下列麻醉处理原则哪项**错误**

A. 立即开放静脉，加快输液

B. 待休克纠正后马上手术

C. 纠正电解质、酸碱紊乱

D. 首选气管内全麻

E. 进行有创动静脉压监测

69. 男，65岁，肠梗阻10天，剧烈呕吐3天，拟行剖腹探查术。患者一般情况差，血压80/60mmHg，心率120次/分，血气分析示代谢性酸中毒。此患者麻醉选择应是

A. 气管插管全麻

B. 喉罩置入全麻

C. 硬膜外麻醉

D. 腰麻

E. 局麻加强化

70. 男，50岁，右股动脉刺破造成大出血，压迫止血2小时，查体脉搏110次/分，血压85/70mmHg，该患者进一步的处理哪个是**错误的**

A. 仅持续压迫止血

B. 输血补充血容量

C. 必要时注射多巴胺

D. 静脉滴注碳酸氢钠

E. 争取尽快修补股动脉

【A₃型题】

问题71~74

患者，男，62岁。车祸致多处外伤入院，神志尚清、表情淡漠、口渴、面色苍白、皮肤湿冷、脉搏115次/分、血压95/67mmHg、呼吸24次/分。已建立中心静脉压测得5mmHg、血气pH7.32，Hct31%。家属告知有冠心病、糖尿病病史。

71. 该患者此时应该属于

A. 未发生休克

B. 休克代偿期

C. 休克失代偿期

D. 休克DIC期

E. 发展到感染性休克期

72. 循环系统的生理改变最可能是

A. 心功能不全

B. 容量血管过度收缩

C. 因血液重新分配血容量足够

D. 血容量不足

E. 血容量严重不足

73. 首要的处理措施

A. 扩充血容量

B. 强心

C. 利尿

D. 纠正酸中毒

E. 用缩血管药

74. 手术的麻醉原则如下，**除了**

A. 是否有潜在的受伤的部位

B. 是否存在饱胃，饱胃不是麻醉禁忌

C. 是否存在饱胃，饱胃是麻醉的禁忌

D. 不太合适使用氯胺酮诱导全麻

E. 可以依托咪酯或丙泊酚诱导全麻

问题75~77

患者，男，35岁。全麻下行肝破裂修补术。术中吸出腹腔内混有胆汁血1500ml，术后8小时出现进行性呼吸困难，增加吸氧浓度后症状无改善，SpO₂仅80%，胸片示两肺广泛点片状阴影，脉搏

110次/分,血压92/70mmHg。

75. 目前最有可能的诊断是
    A. 肺部感染
    B. 支气管痉挛
    C. 急性心力衰竭
    D. 肺不张
    E. 急性呼吸窘迫综合征

76. 下面哪项**不是**该病的肺病理变化
    A. 肺淤血
    B. 肺间质水肿
    C. 肺泡萎陷,透明膜形成
    D. 肺大疱形成
    E. 肺通气/灌注比例失调

77. 此时最应该采取的措施为
    A. 呼吸机辅助通气
    B. 抗感染治疗
    C. 升压治疗
    D. 补充液体
    E. 利尿

    问题78~81
    男,36岁,自3楼跌下,左腹部跌伤,左第6、7、8肋骨骨折,2小时后入院。诊断为脾破裂、肠破裂。入院时意识模糊,体温38.5℃,皮肤青紫,肢端冰冷,脉搏细弱,血压70/50mrnHg。全腹压痛、反跳痛。

78. 该患者首先考虑的应**排除**
    A. 急性肾衰竭
    B. 中度感染性休克
    C. 重度感染性休克
    D. 重度低血容量休克
    E. 中度低血容量休克

79. 为确诊,最有价值的检查是
    A. 腹腔穿刺
    B. 心电图
    C. 胸片
    D. 测定肌酐、尿素氮
    E. 静脉肾盂造影

80. 首先考虑的治疗措施是

    A. 胸腔穿刺减压
    B. 静脉输注血管收缩药
    C. 大剂量应用抗生素
    D. 迅速补充血容量
    E. 滴注利尿剂、改善肾功能

81. 按发生休克的起始环节分类,是属于
    A. 过敏性休克
    B. 低血容量性休克
    C. 失血性休克
    D. 血管源性休克
    E. 心源性休克

    问题82~85
    男性,50岁,肠梗阻3天入院,查体:BP70/40mmHg,血钠125mmol/L,血钾3.3mmol/L,pH7.31,HCO$_3^-$12~14mmol/L。

82. 治疗时第一步
    A. 升压
    B. 补钾
    C. 扩容
    D. 纠正酸中毒
    E. 急症手术

83. 患者需要补碳酸氢钠,是因为
    A. BP=70/40mmHg
    B. 血钠=125mmol/L
    C. 血钾=3.1mmol/L
    D. pH=7.31
    E. HCO$_3^-$=12mmol/L

84. 如补碱补充过快会发生下述情况,**除了**
    A. 神志变化
    B. 肌无力
    C. 低钾血症
    D. 高钾血症
    E. 心律失常

85. 为避免补碱出现的上述情况,应当补
    A. 钠
    B. 钾
    C. 钙
    D. 镁

E. 磷

问题86~89

男,28岁,3小时前,不慎从3m高处摔下,左腰部摔在一块砖上。左上腹疼痛,解肉眼血尿一次,神志清,烦躁,面色苍白,呼吸急促。脉搏112次/分,血压80/50mmHg,呼吸30次/分,左肾区饱满,左上腹可触及边缘不清的肿块,下界达肋下3cm,腹部无压痛、反跳痛,胸肋骨无压痛。

86. 接诊此患者,首先采取的措施**错误的**是
　　A. 测呼吸、脉搏、血压
　　B. 左肾区热敷
　　C. 测中心静脉压
　　D. 开通静脉输液通道
　　E. 抗生素

87. 病史询问和体检**错误的**是
　　A. 腹部压痛、反跳痛
　　B. 叩击腰部查痛
　　C. 了解疼痛的位置和范围
　　D. 查腰部皮肤外观
　　E. 查胸肋骨是否压痛

88. 下一步医嘱首先应是
　　A. 床旁腹部平片
　　B. 腹穿
　　C. 肾周穿刺抽液
　　D. 记24小时排尿量
　　E. 床旁B超

89. 在采取手术治疗前,进一步检查选
　　A. 大剂量排泄性尿路造影
　　B. 核素肾扫描
　　C. CT
　　D. 逆行性尿路造影
　　E. 动脉造影

【A₄型题】

问题90~95

患者女性,58岁。72kg,胆总管结石、急性化脓性胆管炎,拟手术治疗。

90. 麻醉前了解病情哪项须要
　　A. 查阅病历、阅读实验室检查

　　B. 亲自测量血压、心肺脏听诊
　　C. 了解体温
　　D. 了解既往史
　　E. 上述全部

你测得的患者血压69/50mmHg、心率150次/分、呼吸30次/分、体温38.9℃。并有喉位置高、小下颌。有哮喘史。

91. 患者最可能合并有
　　A. 心肌梗死
　　B. 感染性休克
　　C. 低血容量性休克
　　D. 神经源性休克
　　E. 出血性休克

92. 下列哪种麻醉诱导对患者最有利
　　A. 硫喷妥钠+琥珀胆碱
　　B. 丙泊酚+琥珀胆碱
　　C. 咪达唑仑+芬太尼+咽喉表麻插管
　　D. 依托咪酯+琥珀胆碱
　　E. 氯胺酮+阿曲库铵

93. 对该患者,下面的说法**不对的**是
　　A. 抗生素药要早用,足量
　　B. 选用对革兰阴性和阳性菌都有效的广谱抗生素
　　C. 改善微循环,扩充血容量
　　D. 如有酸中毒暂时不用处理
　　E. 酸中毒治疗要跟C项同时进行

94. 麻醉手术中如果出现频发二联律,可能原因
　　A. 酸中毒纠正后的低钾血症
　　B. 低血压与快心率导致的心肌缺血缺氧
　　C. 胆囊手术中的胆-心迷走神经反射
　　D. 酸中毒未纠正时的高钾血症
　　E. 上述全部

95. 如果麻醉中CVP持续升高、血压不升、心率不降,提示合并心力衰竭。以下处理**不可取**的是
　　A. 给予氨茶碱
　　B. 多巴胺泵入
　　C. 毛花苷丙静注
　　D. 给予吗啡

E. 静注利尿剂

【B₁型题】

问题96~102

A. 感染性休克

B. 低血容量性休克

C. 心源性休克

D. 过敏性休克

E. 神经源性休克

96. 严重的烧伤可发生

97. 变态反应可发生

98. 异位妊娠可发生

99. 肠梗阻合并急性腹膜炎可发生

100. 椎管内麻醉平面过高可发生

101. 急性心肌梗死可发生

102. 化脓性胆管炎可发生

问题103~107

A. 血压低, CVP低

B. 血压低, CVP高

C. 血压低, CVP正常

D. 血压正常, CVP低

E. 血压正常, CVP高

103. 血容量严重不足, 应充分补液

104. 血容量不足, 适当补液

105. 心功能不全, 血容量相对过多, 宜给予强心、利尿、扩管

106. 容量血管过度收缩, 宜舒张血管

107. 心功能不全、血容量不足, 宜强心补液

问题108~111

A. 缩血管药物

B. 扩血管药物

C. 补充血容量

D. 强心药物

E. 纠正酸中毒

108. 低动力型休克可以使用

109. 过敏性休克可以使用

110. 休克缺血期的治疗主要是使用

111. 休克淤血期在补足血容量后应使用

【B₂型题】

问题112~117

A. α-受体兴奋剂

B. α-受体阻滞剂

C. β-受体兴奋剂

D. β-受体阻滞剂

E. 胆碱能神经阻滞剂

F. α和β-受体兴奋剂

G. 胆碱能神经兴奋剂

112. 甲氧明

113. 酚妥拉明

114. 异丙肾上腺素

115. 普萘洛尔

116. 山莨菪碱

117. 肾上腺素

问题118~122

A. 烧伤早期

B. 外伤性肝脾破裂

C. 双下肢挤压伤

D. 急性化脓梗阻性胆管炎

E. 心肌梗死

F. 注射阿曲库铵后低血压

118. 过敏性休克

119. 感染性休克

120. 失血性休克

121. 创伤性休克

122. 心源性休克

问题123~126

A. 间羟胺

B. 酚妥拉明

C. 毛花苷丙

D. 肝素

E. 地塞米松

F. 5%碳酸氢钠

G. 去甲肾上腺素

H. 哌替啶

123. 患者, 女, 60岁。急性化脓性胆管炎, 呈休克表现, 经输液抗感染后血压80/60mmHg, 脉搏160次/分, CVP15mmHg。治疗选择

124. 患者, 男, 50岁。急性弥漫性腹膜炎, 休克。抗休克后血压110/96mmHg, 脉搏124次/分, CVP12mmHg。治疗选择

125. 患者, 女, 46岁。肠梗阻, 手术切除了坏死的小肠, 抗休克后仍脉细速, 血压低于正常,

血气分析pH7.29，HCO$_3^-$12mmol/L。治疗选择

126. 患者，男，30岁。胸骨柄刀刺伤后，患者狂躁恍惚，血压80/45mmHg，脉搏130次/分，快速输入平衡液体1000ml。头部CT，胸片检查无异常。处理措施选择

【C型题】

A. 血压下降

B. 全身心血管阻力下降

C. 两者均有

D. 两者均无

127. 低血容量性休克

128. 神经源性休克

129. 过敏性休克

A. 心排出量低，总外周阻力高

B. 心排出量高，总外周阻力低

C. 两者均有

D. 两者均无

130. 高动力型休克

131. 心源性休克

132. 失血性休克

133. 感染性休克

【X型题】

134. 休克的病因有

A. 失血与失液

B. 烧伤与创伤

C. 感染与过敏

D. 急性心衰

E. 强烈神经刺激

135. 休克按血流动力学变异分类的有

A. 失血性休克

B. 低血容量性休克

C. 心源性休克

D. 分布性休克

E. 阻塞性休克

136. 休克按病因分类的有

A. 失血性休克

B. 烧伤性休克，创伤性休克

C. 脓毒性休克

D. 心源性休克

E. 过敏性休克，神经源性休克

137. 休克按发生休克的起始环节分类的有

A. 过敏性休克

B. 低血容量性休克

C. 失血性休克

D. 血管源性休克

E. 心源性休克

138. 下面关于休克表述正确的有

A. 是机体各种强烈致病因子引起的急性循环障碍

B. 是有效循环灌注的急剧减少

C. 是细胞功能和代谢障碍的病理过程

D. 组织缺氧是其本质

E. 结果是导致多器官功能障碍或衰竭

139. 休克早期患者有哪些临床表现

A. 神志淡漠

B. 脉搏细速

C. 尿量减少

D. 血压下降

E. 面色苍白

140. 麻醉手术中引起神经性休克的常见原因是

A. 低位脊髓麻醉

B. 高位脊髓麻醉

C. 情绪紧张

D. 深度麻醉

E. 大量失血

141. 休克早期患者有哪些临床表现

A. 面色苍白

B. 神志淡漠

C. 脉搏细速

D. 尿量减少

E. 血压下降

142. 急性失血时，交感神经的代偿作用可引起

A. 阻力血管收缩

B. 容量血管收缩

C. 心输出量增加

D. 心率加快

E. 肾血管扩张

143. 关于休克肺,下列叙述哪些是正确的

    A. 也成为成人呼吸窘迫综合征

    B. 与肺内动静脉短路大量开放有关

    C. 肺内功能分流量增加

    D. 用呼气末正压通气治疗有效

    E. 目前主张用反比通气

144. 预防休克后急性肾功能不全的措施有

    A. 尽快足量补充血容量

    B. 不使用高浓度血管收缩药

    C. 保持适当的心排出量

    D. 使用高浓度的缩血管药

    E. 检测尿量,必要时使用利尿剂

145. 休克患者使用肾上腺皮质激素是

    A. 补偿肾上腺皮质功能不足

    B. 原则上需大量应用

    C. 预期有血管扩张作用

    D. 对溶酶体膜有保护作用

    E. 应尽可能避免长时间应用

146. 下列哪些治疗适用于过敏性休克

    A. 肾上腺素

    B. 辅助呼吸

    C. 肾上腺皮质激素

    D. 葡萄糖酸钙

    E. 输液

147. 休克时DIC的原因包括

    A. 微循环障碍

    B. 红细胞大量破坏

    C. 组织因子释放

    D. 血栓素A_2-前列环素平衡失调

    E. 血管内皮损伤

148. 下列哪些处理对预防休克肺是有效的

    A. 吸入纯氧

B. 净化呼吸道

C. 采用保护性肺通气策略

D. 输血时使用滤过器

E. 输血、输液量控制恰当

149. 休克的主要病理生理改变为

    A. 组织灌注不足

    B. 细胞代谢障碍

    C. 血容量不足

    D. 中心静脉压降低

    E. 低血压

150. 急性失血时,交感神经的代偿作用可引起

    A. 阻力血管收缩

    B. 容量血管收缩

    C. 心输出量增加

    D. 心率增快

    E. 肾血管扩张

151. 休克后引起肾功能不全的原因有

    A. 低血压

    B. 低血容量

    C. 不合理地使用了α-受体兴奋剂

    D. 低心排出量

    E. 休克后DIC

152. 目前在治疗休克中缩血管药物的使用原则是

    A. 用于高动力型休克

    B. 用于过敏性休克

    C. 用于感染性休克和神经源性休克

    D. 用于休克期血压下降不明显的患者

    E. 当血压过低通过补液又不能纠正时应暂时使用,以维持心脑血液供应

153. 高渗氯化钠输注在失血性休克上的血流动力学效应

    A. 减慢心率

    B. 改善微循环

    C. 心输出量增加

    D. 增加MAP

    E. 增加全身血管阻力

答　案

【A₁型题】

1. C	2. B	3. C	4. E	5. D	6. C	7. A	8. C	9. D	10. A
11. E	12. C	13. B	14. A	15. B	16. C	17. B	18. D	19. B	20. C
21. D	22. E	23. A	24. B	25. B	26. E	27. C	28. E	29. A	30. E
31. B	32. C	33. E	34. D	35. E	36. C	37. D	38. A	39. C	40. E
41. B	42. E	43. C	44. E	45. E	46. C	47. D	48. A	49. A	50. E
51. B	52. B	53. A							

【A₂型题】

54. B	55. D	56. A	57. B	58. C	59. B	60. C	61. D	62. C	63. C
64. A	65. D	66. A	67. D	68. B	69. A	70. A			

【A₃型题】

71. B	72. D	73. A	74. C	75. E	76. D	77. A	78. A	79. A	80. D
81. B	82. C	83. D	84. D	85. B	86. B	87. B	88. E	89. A	

【A₄型题】

90. E	91. B	92. C	93. D	94. E	95. A

【B₁型题】

96. B	97. D	98. B	99. A	100. E	101. C	102. A	103. A	104. D	105. B
106. E	107. C	108. B	109. A	110. C	111. B				

【B₂型题】

112. A	113. B	114. C	115. D	116. E	117. F	118. F	119. D	120. B	121. C
122. E	123. C	124. B	125. F	126. H					

【C型题】

127. A	128. C	129. C	130. B	131. A	132. A	133. C

【X型题】

134. ABCDE	135. BCDE	136. ABCDE	137. BDE	138. ABCDE	139. ABCE
140. BD	141. ABCD	142. ABCD	143. ABCDE	144. ABCE	145. BCDE
146. ABCDE	147. ABCDE	148. BCDE	149. AB	150. ABCD	151. ABCDE
152. ABE	153. ABCD				

（袁世荧　黄绍农）

第64章

呼吸系统疾病患者的麻醉

【A₁型题】

1. 治疗严重急性肺水肿的措施是
   A. 利尿脱水
   B. 毛花苷丙强心
   C. 纯氧正压通气
   D. 半靠位
   E. 以上同时进行

2. 急性呼吸性酸中毒的治疗原则,哪项正确
   A. 静注5%NaHCO₃,纠正pH至正常
   B. 增加吸入氧浓度,改善缺氧
   C. 应用麻黄碱,纠正低血压
   D. 通畅气道,缓慢增加肺通气量
   E. 静注呋塞米通过肾脏调节

3. 在PaCO₂轻度升高而引起的每分通气量增加的反应中,下列哪项起最重要作用
   A. 颈动脉体化学感受器
   B. 主动脉体化学感受器
   C. 肺牵张感受器
   D. 肺血管化学感受器
   E. 延髓化学感受器

4. 慢性缺氧可产生下列结果,哪项正确
   A. 心输出量减少
   B. 静脉回流减少
   C. 贫血
   D. 血容量增加
   E. 血黏度降低

5. 有助于鉴别左心衰竭和支气管哮喘的症状或体征的是
   A. 呼吸困难
   B. 端坐呼吸

   C. 末梢性水肿
   D. 交替脉和奔马律
   E. 泡沫痰

6. 哮喘患者围术期并发症比呼吸系统正常的患者高
   A. 0倍
   B. 1倍
   C. 2倍
   D. 3倍
   E. 4倍

7. 有急性呼吸系统感染的患者,其择期手术须推迟到感染完全控制后
   A. 1周
   B. 2周
   C. 3周
   D. 4周
   E. 3天

8. 晚期梗阻性肺部疾患的体征是
   A. 膈肌和辅助呼吸肌异常活动
   B. 胸壁有反常活动
   C. 桶状胸
   D. 脊柱呈后凸变形
   E. 吸:呼比倒置

9. 有呼吸系统疾病的患者术前用药应该是
   A. 吗啡比哌替啶好
   B. 痰量较多时应及早给阿托品
   C. 伴心动过速时考虑给普萘洛尔
   D. 用药剂量宜小
   E. 用药剂量宜大

10. 要使用双腔支气管导管插管的痰量界限是

A. 20ml/d

B. 30ml/d

C. 40ml/d

D. 50ml/d

E. 60ml/d

11. 慢阻肺患者开胸术后,出现呼吸道并发症者可高达

A. 50%

B. 60%

C. 70%

D. 80%

E. 90%

12. 麻醉手术期间引起胸内压增加的重要原因是

A. 支气管痉挛

B. 导管套囊周围漏气

C. 麻醉机活瓣失灵

D. 使用了肌松药

E. 通气量过小

13. 小儿麻醉时最常见的并发症是

A. 呼吸抑制

B. 循环抑制

C. 麻药中毒

D. 呕吐误吸

E. 神经损伤

14. 小儿麻醉呼吸系统并发症中,最常见的是

A. 呼吸骤停

B. 肺阻塞

C. 肺不张

D. 肺部感染

E. 呼吸道梗阻

15. 小儿麻醉中即使行气管内插管仍有可能出现呼吸道梗阻,原因是

A. 导管过细

B. 导管固定不良

C. 导管过粗

D. 分泌物阻塞

E. 导管插入过深

16. 老年人麻醉的呼吸问题,正确观点是

A. 时间肺活量明显增大

B. 中期最大呼吸流速明显增大

C. 胸内及上腹部手术均对呼吸功能影响较大

D. 仅胸内手术对呼吸功能影响较大

E. 仅上腹部手术对呼吸功能影响较大

17. 急性呼吸衰竭时各种治疗方案及措施的首要目的

A. 迅速去除病因

B. 建立有效肺通气和换气

C. 纠正酸碱平衡

D. 纠正水电解质紊乱

E. 维持循环稳定

18. 麻醉苏醒期肺活量≥15ml/kg,吸气负压>20cmH$_2$O,仰卧位抬头5秒,表明

A. 呼吸肌功能正常

B. 呼吸做功正常

C. 不能反映呼吸功能

D. 仍可能发生呼吸功能不全

E. 呼吸功能不全

19. 用面罩行CPAP,不适用于

A. 咽反射减弱患者

B. 咳嗽患者

C. 空腹患者

D. 血容量正常患者

E. 清醒患者

20. 高CO$_2$时,体外CO$_2$排出装置的适应证为

A. 普通开胸术后

B. 一侧肺切除术后

C. 严重肺损害致肺气体交换面积显著减少

D. 颅脑手术后

E. 成人肺损伤患者

21. 气管内插管后麻醉机环路内压力过低,最可能的原因是

A. 吸气支梗阻

B. 导管套囊漏气

C. 张力性气胸

D. 导管打折

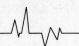

E. 患者咳嗽

22. 麻醉期间哮喘,患者危险性较大是因为易发生
   A. 心搏骤停
   B. 支气管痉挛
   C. 血压骤降
   D. 血压骤升
   E. 突然误吸

23. 哮喘活动期若行急诊手术
   A. 不必使用支气管扩张剂
   B. 必须使用支气管扩张剂
   C. 必须使用非甾体抗炎药
   D. 必须使用钙剂
   E. 必须使用钙拮抗剂

24. 哮喘患者麻醉前必须弄清的问题是
   A. 上次发作是否有诱因
   B. 上次发作是否容易控制
   C. 上次发作的严重程度
   D. 发作时用何药有效
   E. A~D

25. 下面是哮喘患者可选用的麻醉药物,**除外**
   A. 七氟烷
   B. 恩氟烷
   C. 丙泊酚
   D. 氯胺酮
   E. 硫喷妥钠

26. 哮喘患者术中通常需要监测的项目是
   A. BP
   B. $P_{ET}CO_2$
   C. SpO_2
   D. 胸前肺部听诊
   E. A~D

27. 哮喘患者术中在通气方面应做到的一点是
   A. 增加呼吸频率,延长呼气时间
   B. 降低呼吸频率,延长呼气时间
   C. 增加呼吸频率,缩短呼气时间
   D. 降低呼吸频率,缩短呼气时间
   E. 不必调整呼吸频率和I∶E比

28. 关于"寂静肺"说法,**错误的**是
   A. 常见于正常肺
   B. 常见于支气管哮喘者
   C. 在某个诱发因素刺激时产生
   D. 是支气管的严重痉挛,无法通气,听不到呼吸音
   E. 麻醉最常见于气管插管后

29. COPD患者的共性是
   A. 以吸气困难为主的呼吸困难
   B. 以呼气困难为主的呼吸困难
   C. 吸气呼气均困难
   D. 气道阻塞
   E. A~D

30. 理论上,COPD男女比例为
   A. 100∶1
   B. 80∶1
   C. 60∶1
   D. 40∶1
   E. 20∶1

31. 对COPD且近期内感染促发呼吸衰竭患者,通气治疗应避免
   A. 高浓度吸氧
   B. CO_2排除过快
   C. 呼吸性碱中毒时也不要加吸CO_2
   D. 补充电解质
   E. 液体负平衡

32. COPD的高发人群是
   A. 过敏体质
   B. 有肺部手术史
   C. 有吸烟和COPD家族史
   D. 有高血压病史
   E. 有慢性咽炎史

33. COPD的治疗原则之一是
   A. 禁烟,治疗并发症
   B. 抗过敏
   C. 使用钙剂
   D. 使用钙拮抗剂
   E. 卧床不动

34. COPD患者上腹部术后并发肺不张、肺炎的机会是
　　A. 10%
　　B. 20%
　　C. 30%
　　D. 40%
　　E. 50%

35. COPD患者上腹部术后易出现肺部并发症,诱因多是
　　A. 上腹部肌肉受损
　　B. 血流动力学不稳定
　　C. 术后感染
　　D. 引流不畅
　　E. 膈肌功能受损和咳嗽受抑制

36. COPD患者术前应复查的肺功能项目是
　　A. FEF(最大中期呼气量)
　　B. FVC(用力肺活量)
　　C. MVV(最大自主通气量)
　　D. FEV_1(1秒呼气量)
　　E. A~D

37. COPD患者如果继发肺气肿后其咳嗽的特点是
　　A. 白天多于夜间
　　B. 夜间多于白天
　　C. 咳嗽声很小
　　D. 常大声咳嗽
　　E. 咳嗽时常伴有胸痛

38. COPD患者的危险因素是
　　A. 长期吸烟
　　B. 颈部粗大
　　C. ECG示肺性P波
　　D. 身体较瘦
　　E. 对各种麻醉药过敏

39. COPD患者合理的参数调节是
　　A. CPAP
　　B. 增加呼吸频率
　　C. 使用限压通气
　　D. 使用负压通气
　　E. I:E比值1:2.5

40. COPD不包括
　　A. 慢性支气管炎
　　B. 肺气肿
　　C. 支气管扩张
　　D. 喘息性支气管炎
　　E. 细支气管炎

41. COPD伴肺大疱患者,全麻机械通气错误的是
　　A. 适当延长呼气时间
　　B. 限制吸气压峰值至15~20cmH₂O
　　C. 减少PEEP的使用
　　D. 应用小肺活量IPPV,直至胸廓开放
　　E. 使用N_2O吸入麻醉

42. 慢性肺心病患者常有长时间CO_2潴留,若吸入纯O_2可致呼吸暂停,是因为这种患者呼吸中枢兴奋性的维持主要依靠
　　A. 高浓度CO_2刺激外周化学感受器
　　B. 高浓度CO_2刺激中枢化学感受器
　　C. 低O_2刺激外周化学感受器
　　D. 低O_2刺激中枢化学感受器
　　E. 低O_2直接刺激呼吸中枢

43. 为及时做出诊断,术中出现哪项应考虑肺水肿可能
　　A. Paw升高,伴明显的突发肺顺应性下降
　　B. HR,BP,Paw均下降
　　C. $P_{ET}CO_2$突然升高
　　D. Paw下降,PaO_2略下降
　　E. PaO_2下降,FiO_2提高后低氧得到改善

44. 关于术中急性肺水肿你认为哪项正确
　　A. 低氧血症是肺水肿的特异性征象
　　B. 低氧血症不是肺水肿的特异性征象
　　C. FiO_2提高后低氧容易得到改善
　　D. 即使是轻度肺水肿也可通过PaO_2迅速做出诊断
　　E. 进行性缺氧,FiO_2提高后低氧血症不易得到改善

45. 急性肺水肿的最佳治疗原则是
　　A. 在原发病未确诊之前不宜进行各种处理
　　B. 首先寻找原发病,并处理之

C. 正确正压通气、保证氧合、减少肺血管外水、治疗原发病

D. 高流量氧疗

E. 给缩血管药以减少肺水

B. 4倍

C. 3倍

D. 2倍

E. 1倍

46. 关于肺切除后的肺水肿,哪项正确

A. 可能出现在术后10分钟

B. 全肺或肺段切除后均可发生

C. 术中肺部操作不构成发病因素

D. 血流动力学变化不构成发病因素

E. 术中液体过量不构成发病因素

52. 慢性肺部疾病患者行IPPV通气时,突然出现发绀、SpO_2下降、双侧胸廓运动不佳、听诊一侧呼吸音消失,最可能的原因是

A. 气栓

B. 气胸

C. 喉痉挛

D. 肺栓塞

E. 导管脱出

47. 呼吸功能不全患者开胸术后止痛宜选用

A. 肌注吗啡

B. 静点吗啡

C. 硬膜外低浓度局麻药

D. 硬膜外低浓度局麻药+吗啡

E. PCA(患者自控镇痛)

53. 下列哪一项**不是**喉痉挛的诱因

A. 喉部手术刺激

B. 血液和分泌物刺激

C. 缺氧

D. 迷走亢进

E. 琥珀胆碱

48. 肺气肿患者吸入麻醉时表现为

A. 起效慢、苏醒慢

B. 起效快、苏醒快

C. 起效快

D. 苏醒慢

E. 起效、苏醒均不受影响

54. 关于肺门反射的叙述,**错误的**说法是

A. 有迷走神经参与

B. 牵拉解剖肺门部位可诱发

C. 造成心动过速

D. 造成期前收缩

E. 局麻药封闭可缓解

49. 肺挫伤患者术中应

A. 免用肌松药

B. 禁忌气管内插管

C. 限制输血输液

D. 禁用阿片类药物

E. 禁用吸入麻醉药

55. 开胸手术膨肺时,气道压应不超过

A. $10cmH_2O$

B. $20cmH_2O$

C. $40cmH_2O$

D. $80cmH_2O$

E. $100cmH_2O$

50. 湿肺患者麻醉的主要危险

A. 呼吸道脓痰梗阻

B. 肺泡弥散障碍

C. 肺血流分布异常

D. 肺活量下降

E. 潮气量减少

56. 慢性支气管炎继发下列病症都能用氯胺酮,**除了**

A. 大量浓痰

B. 呼吸衰竭

C. 肺动脉高压

D. 支气管痉挛

E. 肺结核

51. 肺活量至少几倍于肺潮气量对于术后有效地咳嗽是必要的

A. 5倍

57. 吸入纯氧能改善下列情况引起的缺氧状态，**除了**
   A. 肿瘤引起的支气管不完全阻塞
   B. 麻醉下呼吸部分移植
   C. 左心衰肺水肿
   D. 先天性心脏病右向左分流
   E. 高海拔地区

58. 下列哪项因素增加气流阻力，**除了**
   A. 气道炎性疾病
   B. 咳嗽
   C. 昏迷
   D. 胸壁僵硬
   E. 气胸

59. 通气不足引起酸中毒的因素**不包括**
   A. 肺血管扩张
   B. 机械故障
   C. CO_2排出不畅
   D. 呼吸动力减弱
   E. 呼吸系统解剖异常

60. 下列治疗肺水肿的方法哪项是**错误的**
   A. 高浓度吸氧
   B. PEEP或CACP
   C. 维持可耐受的液体负平衡
   D. 头低足高位
   E. 使用利尿药、扩血管药、正性肌力药

61. 急性肺水肿的治疗下列哪项是**错误的**
   A. 采用去泡剂提高水肿液清除效果
   B. 适当应用强心药增强心肌收缩力
   C. 可用咪达唑仑或丙泊酚适当镇静
   D. 心源性肺水肿患者用甘露醇脱水
   E. 用IPPV或PEEP通气提高PaO_2

【A$_2$型题】

62. 男，50岁，肺结核患者，咯血痰2天，次日晚突然大咯血，鲜血从口鼻涌出，用力屏气后出现烦躁不安，极度呼吸困难，面部青紫，表情恐怖，大汗淋漓，双眼上翻。此时最可能发生的并发症是
   A. 休克

B. 气胸
C. 窒息
D. 肺栓塞
E. 心力衰竭

63. 患者13岁，食管异物，择期手术。在小量氯胺酮、丙泊酚静脉麻醉加咽喉表面麻醉、持续吸氧下，用食管镜取异物。在食管镜进入取异物时，患者SpO_2从100%降到88%。导致SpO_2下降的最可能原因是
   A. 给氧中断
   B. 气管受压
   C. 支气管痉挛
   D. 喉痉挛
   E. 误吸

64. 一位司机在饭后发生车祸，全身多处受伤，昏迷。现场抢救和在转运途中，维持呼吸道通畅的最好方法是
   A. 口咽通气道
   B. 喉罩
   C. 托下颌
   D. 插入带气囊的气管导管
   E. 气管切开

65. 某男，45岁，80kg，颈部巨大肿物伴气管受压移位和软化，在气管插管全麻下肿物切除，清醒自主呼吸带管回病房，通气正常。病房护士用头皮针软管剪去针头后插入气管导管15cm，另一端连接床头墙壁中心供氧管，氧流量2.5L/min。心电血压监护，患者$SpO_2$100%。5小时候后，患者突然昏迷，最可能原因是
   A. 气管导管脱出，气管塌陷窒息
   B. 气管、导管内分泌物阻塞窒息
   C. 术后镇痛泵麻醉
   D. 高氧血症，氧中毒
   E. 高CO_2血症，CO_2麻醉

【A$_4$型题】

问题66~74
   患者男性，60岁，75kg。自行车修理工。因食管中段癌拟行左开胸切除术。

66. 术前了解病情相对正确的是

A. 查看病历
B. 饮食情况
C. 心肺听诊
D. 测量血压
E. 以上均是

患者嗜烟30年,平均每日2包,经常咳痰、喘鸣,遇天气骤冷时加重。

67. 患者最可能有
    A. 慢性支气管炎
    B. 肺心病
    C. 肺炎
    D. 心衰
    E. 肺癌

68. 下述哪项检查对麻醉最重要
    A. 血常规
    B. 心电图
    C. 脑电图
    D. 肺通气功能
    E. 肝脏B超

69. 为进一步了解肺功能,下列哪项最有必要
    A. 血气分析
    B. 生化全套
    C. 心脏超声
    D. 肝功能
    E. 肾功能

咪达唑仑、丙泊酚、阿曲库铵快速全麻诱导,明视下通过声门插入8.0号气管导管,连接麻醉机呼吸回路,手控呼吸即感阻力很大,挤压不进,立即听诊基本听不到呼吸音和哮鸣音。

70. 最可能的诊断是
    A. 麻醉机失灵
    B. 肌松剂不够
    C. 浓痰阻塞
    D. 气管导管打折
    E. 严重支气管痉挛

71. 这种现象在临床上称为
    A. 呼吸道梗阻
    B. 麻醉机故障

C. "寂静肺"
D. 湿肺
E. 导管滑入食管

72. 你的立即处理,下述哪种方法**不可取**
    A. 给予七氟烷吸入麻醉
    B. 静注肾上腺素0.15mg
    C. 静注氨茶碱100mg
    D. 静注地塞米松10mg
    E. 追加阿曲库铵5mg

73. 上述处理中往往最有效的是
    A. 给予七氟烷吸入麻醉
    B. 静注肾上腺素0.15mg
    C. 静注氨茶碱100mg
    D. 静注地塞米松10mg
    E. 追加阿曲库铵5mg

74. 该现象见于下面哪种疾病
    A. 支气管哮喘
    B. 肺心病
    C. 肺性脑病
    D. 心源性哮喘
    E. Mendelson综合征

问题75~80
患者男性,65岁,因右中叶肺癌,每日咯血30~40mL,准备行肺癌根治术。无高血压、心脏病、糖尿病病史。

75. 患者烟龄40年,平均20支/d,近10年来每年冬季均有咳嗽咳痰,清晨尤重。该患者极可能患有
    A. 肺炎
    B. 肺源性心脏病
    C. 慢性支气管炎
    D. 肺不张
    E. Ⅱ型呼吸衰竭

76. 术前检查中,哪项麻醉医师应最为关心
    A. 胸部X摄片
    B. 多导心电图
    C. 肺通气功能
    D. 超声心动图

E. 痰细菌培养

77. 麻醉医师欲在病床旁大概了解该患者的肺通气功能,下列哪项最好
    A. X线拍片
    B. 动脉血气
    C. 胸前听诊呼吸音
    D. 尿量
    E. ECG

78. 术前用药中,下面哪种**不宜**
    A. 阿托品
    B. 东莨菪碱
    C. 地西泮
    D. 咪达唑仑
    E. 吗啡

79. 该患者最佳麻醉方式是
    A. 连续硬膜外麻醉
    B. 硬膜外联合插管全麻
    C. 气管内插管全麻
    D. 双腔左侧支气管插管全麻
    E. 双腔右侧支气管插管全麻

　　如果患者术前肺功能测定结果为最大通气量为预计值的50%,1秒肺活量为预计值的53%。

80. 试问患者手术最大允许范围为
    A. 患侧全肺切除
    B. 患侧一个肺叶切除
    C. 患侧肺段切除
    D. 探查活检术
    E. 患肺楔形切除

　　问题81~86
　　患者男性,62岁。肠梗阻10天,入院后全麻下行小肠梗阻段切除,术后呼吸25次/分,潮气量400ml,带管回病房自主呼吸,由一细导管向气管导管内供氧。

81. 术后12小时患者呼吸频率仍为25次/分,潮气量420ml,循环尚稳定,但有轻度呼吸困难,此时最急需检查的项目是
    A. X线拍片
    B. 动脉血气

C. 胸前听取呼吸音
D. 尿量
E. ECG

82. 此时呼吸治疗的最佳方案是
    A. 拔除气管导管,以减轻刺激
    B. 继续观察,暂不处理
    C. 连接呼吸肌同步辅助
    D. 气管切开自主呼吸
    E. 气管切开呼吸机辅助

　　术后16小时,患者呼吸频率为30次/分,循环尚稳定,FiO_2为0.5时PaO_2为55mmHg、$SpO_2$90%。

83. 此时最佳呼吸治疗是
    A. 加用镇静剂和肌松剂行控制呼吸
    B. 单用镇静剂同步呼吸支持
    C. 单用肌松剂同步呼吸支持
    D. 改用喉罩通气
    E. 改用面罩CPAP通气

　　术后第三天时,患者循环稳定,但仍为低氧血症,行PEEP10分钟后SpO_2略好转,X线片显示右肺有多处片状阴影。

84. 此时最确切的诊断的
    A. ARDS Ⅰ期
    B. ARDS Ⅱ期
    C. ARDS Ⅲ期
    D. ARDS Ⅳ期
    E. 目前不能明确分期

85. PEEP期间,患者若需要使用正性肌力药物,最佳的选择是
    A. 肾上腺素0.02 μg/(kg·min)
    B. 异丙肾上腺素0.02 μg/(kg·min)
    C. 去甲肾上腺素0.02 μg/(kg·min)
    D. 多巴胺3~5 μg/(kg·min)
    E. 多巴胺7~10 μg/(kg·min)

86. 术后一周内最值得注意的外科并发症是
    A. 肠出血
    B. 肠梗阻
    C. 肠坏死
    D. 肠麻痹

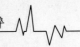

E.肠瘘

问题87~90

患者男性,67岁。有慢性支气管炎20年,3年前患心肌梗死。现因胆囊炎行胆囊切除术,术前未进行心脏药物治疗准备。术中血压曾达180~190/100~115mmHg,间断用拉贝洛尔5mg/次,血压得到控制。

87.该患者麻醉用药原则是
　　A.保证冠脉供血
　　B.不引起支气管收缩
　　C.避免液体过量
　　D.喉罩通气比气管插管好
　　E.A~D

88.针对上述病史,术前准备**不周**的是
　　A.血气分析
　　B.心血管药物治疗
　　C.胸部X线检查
　　D.肺功能检查
　　E.全套生化检查

89.术毕拔管,患者进ICU吸氧监护,$SpO_2$92%~95%。10小时后突然述有胸痛、胸闷,随之全身冷汗。此时最可能为
　　A.哮喘发作
　　B.肺大疱破裂
　　C.脓性分泌物阻塞气道
　　D.急性肺栓塞
　　E.心绞痛发作,急性心肌梗死

90.上述现象的触发因素是
　　A.通气不够,缺氧
　　B.血压高、心率快
　　C.输液过多前负荷重
　　D.胆囊手术部位炎症反应迷走神经反射
　　E.上述全部

问题91~100

患者,男,59岁,体重60kg。曾有间断胸痛咳嗽咳痰低热在门诊以支气管炎抗感染治疗。近2月咳嗽痰中带血丝,偶有呼吸困难,有吸烟史30年。

91.需要考虑的诊断**除外**

A.肺炎
B.支气管炎
C.肺结核
D.肺癌
E.心衰

提示: 胸片显示右肺门处高密度阴影3cm×3cm×4cm

92.可以明确的诊断是
　　A.肺炎
　　B.支气管炎
　　C.肺结核
　　D.肺癌
　　E.纵隔肿瘤

93.患者拟行右全肺切除手术,麻醉医师建议术前应完善哪些基本检查
　　A.肺通气、换气功能
　　B.心脏超声心动图
　　C.肝功能
　　D.肾功能
　　E.上述全部

提示: 患者肺功能检查提示:轻度阻塞性通气功能下降,FEV_1/FVC=70%,心脏超声:心脏形态结构基本正常,EF55%。

94.判断术后是否会呼吸衰竭,最应了解的情况还有
　　A.能否自主登楼3层(心脏储备功能)
　　B.有无喘憋史
　　C.目前患侧肺功能如何
　　D.左肺(健肺)代偿状态
　　E.上述全部

95.麻醉前访视患者,可做的简易肺功能评定方法是
　　A.握拳试验
　　B.吹火柴试验
　　C.Allen's实验
　　D.抬头、抬腿试验
　　E.仰卧起坐试验

96.该患者选择的麻醉方式较好的是

A. 针刺麻醉以避免术后呼吸功能不全

B. 气管插管静吸复合全身麻醉

C. 右侧支气管插管全身麻醉

D. 左侧支气管插管全身麻醉

E. 胸部硬膜外麻醉

提示: 采用咪达唑仑5mg,丙泊酚150mg,维库溴铵8mg,芬太尼0.1mg快速诱导左侧支气管插管,对位良好,通气正常。在摆左侧卧、开胸体位时,突然麻醉通气机声音增大,气道压大于40cmH$_2$O。

97. 气道压突然增大的可能原因**除外**

A. 呼吸回路脱开

B. 导管移入过深

C. 支气管痉挛

D. 气管导管打折梗阻

E. 肿块或分泌物阻塞双腔气管导管

98. 确诊并处理上述现象的办法是

A. 机械通气改手控通气感觉

B. 检查气管导管和呼吸回路

C. 双肺听诊

D. 查看导管深度

E. 上述全部

99. 在手术进行过程中,麻醉处理**不适当的**是

A. 增加呼吸频率,减少潮气量通气

B. 充分给予容量负荷,切皮前输入1500ml

C. 适当限制容量负荷,维持血压正常即可

D. 在断闭患侧支气管时最好用手控通气

E. 单肺通气每小时做一次动脉血气分析

100. 手术结束后麻醉恢复期,处理**错误的**是

A. 平卧后将插管退至主气管双腔通气

B. 插管退至主气管后仍只行左腔通气

C. 行双腔通气前应先做气管内吸痰处理

D. 拔管前备好单腔插管,准备可能再插

E. 患侧全肺切除后,肺功能将下降

【B₁型题】

问题101~103

A. PaO$_2$↓

B. PaCO$_2$↑

C. PaO$_2$↓,PaCO$_2$↑

D. PaO$_2$正常,PaCO$_2$↑

E. PaO$_2$↓,PaCO$_2$正常

101. 通气障碍的血气变化是

102. 换气障碍的血气变化是

103. 麻醉机呼出活瓣开和障碍

问题104~110

A. 气管切开

B. 置口咽通气道

C. 气管内插管

D. 粗针环甲膜穿刺

E. 食管闭塞器

104. 急性呼吸衰竭,需维持患者的上呼吸道

105. 急性呼吸衰竭,昏迷较深

106. 急性呼吸衰竭,喉痉挛阻塞气道

107. 急性呼吸衰竭,分泌物咯出困难致气道半梗阻

108. 急性呼吸衰竭,咽部炎症致气道半梗阻

109. 急性呼吸衰竭,难以在短期内去除病因时

110. 急性呼吸衰竭,胃内容物误吸

问题111~116

A. 肋骨上抬,胸廓前后径增宽、膈肌浊音界下移

B. 呼气时间超过3秒

C. 听诊有高调笛音

D. 听诊有粗糙的湿啰音,且咳痰后还有

E. 痰量大,但听不到啰音,且叩诊呈浊音

111. 肺实变

112. 支气管扩张

113. 肺容量和FRC增加

114. 气道阻力增加

115. 气道狭窄

116. 支气管哮喘

问题117~121

A. 急性肺水肿

B. 哮喘

C. COPD

D. 气管导管误入食管

E. 寂静肺

117. 给解痉药后气道阻力明显改善

118. 两肺无呼吸音

119. 插管后阻力很高,无法通气,一般解痉药改善

不明显,给肾上腺素才有效

120. 气管插管后气道阻力高伴腹部隆起

121. 手术必须推迟

【C型题】

    A. FEV_1下降

    B. 吸烟史

    C. 二者均有

    D. 二者均无

122. 肺气肿

123. 慢性咽炎

124. 哮喘

125. 慢性支气管炎

126. 右上肺泡囊虫病

127. 急性肺水肿

    A. 呼气性呼吸困难

    B. 吸气性呼吸困难

    C. 两者均有

    D. 两者均无

128. 支气管扩张

129. 支气管哮喘

130. 喉痉挛

131. 慢性支气管炎

    A. 听诊呼吸音,观察胸廓起伏

    B. 观察呼吸囊胀缩、导管内气雾的消长

    C. 两者均可取

    D. 两者不可取

132. 判断插管患者通气情况

133. 判断未插管患者呼吸情况

    A. 环路压力升高

    B. 环路压力降低

    C. 两者均有

    D. 两者均无

134. 支气管痉挛

135. 气道脱落

136. 呼吸加快

137. 导管误入食管

【X型题】

138. 全身麻醉中发生上呼吸道梗阻的常见原因有

哪些

    A. 舌后坠

    B. 咽部分泌物堵塞

    C. 支气管痉挛

    D. 喉痉挛

    E. 中枢性呼吸抑制

139. CO_2蓄积的征象有哪些

    A. 面部潮红

    B. 血压上升

    C. 呼吸深而慢

    D. 肌张力减退

    E. 心率增快

140. 下列哪些原因可引起麻醉手术中肺水肿

    A. 心力衰竭

    B. 输血输液过量

    C. 失血量过多

    D. 呼吸道梗阻

    E. 快速静注大量升压药

141. 急性肺水肿时下列哪些措施可减少静脉回流

并减轻肺内充血

    A. 注射吗啡

    B. 给予利尿剂

    C. 采取半坐位

    D. 使用止血带

    E. 采用PEEP

142. 全麻机械通气期间,听取呼吸音的部位有

    A. 腹壁

    B. 胸壁

    C. 食管

    D. 全麻机的螺纹管

    E. 颈部

143. 下列哪些是促成吸入性肺炎发生的条件

    A. 有胃内容物

    B. 术前禁饮5小时

    C. 服用抗酸剂

    D. 压迫环状软骨操作

    E. 胃液pH在2.5以下

144. 导致肺泡过度通气的因素有
    A. 代谢性碱中毒
    B. 呼吸机使用不当
    C. 神经精神因素
    D. 代谢性酸中毒
    E. 低氧、低血压

145. 对于术前已用药物治疗的哮喘患者,则应该
    A. 围麻醉期用药不包括激素类
    B. 术前用药延续到围麻醉期全程
    C. 围麻醉期用药包括激素类
    D. 围麻醉期用药包括镇静剂
    E. 围麻醉期用药不包括镇静剂

146. 哮喘患者**不宜**选择的麻醉有关药有
    A. 硫喷妥钠
    B. 琥珀胆碱
    C. 阿曲库铵
    D. 罗库溴铵
    E. 地氟烷、异氟烷

147. 有症状的哮喘患者术前准备应包括
    A. 禁烟
    B. 少量饮酒
    C. 使用支气管扩张药
    D. 不必禁烟
    E. 深呼吸锻炼

148. 小儿麻醉中呼吸道梗阻最常见的原因是
    A. 舌后坠
    B. 气道异物
    C. 分泌物过多,尤其是稠痰结痂
    D. 导管打折
    E. 支气管痉挛

149. 常见引起自发气胸的病因有
    A. 发育不良
    B. 肺结核
    C. 阻塞性肺气肿
    D. 肺癌
    E. 肺大疱

150. 开胸手术患者术后并发症发生率显著增高可
    见于下列哪些情况
    A. 吸烟
    B. 年龄超过60岁
    C. 中度肥胖
    D. 中度肺功能受损
    E. Ⅰ期高血压

151. 对呼吸衰竭患者气管插管的优点是
    A. 减少呼吸道无效腔
    B. 防止患者咳嗽
    C. 使循环稳定
    D. 便于辅助呼吸
    E. 便于给氧吸入

152. 重症肌无力拟行胸腺瘤切除患者,下列术前
    用药哪些是正确的
    A. 对于有焦虑的患者可给予小剂量咪达唑仑
    B. 避免使用可降低通气的阿片类药
    C. 重症患者胆碱酯酶抑制剂应维持至早晨常规用量
    D. 激素治疗的患者诱导前可用氢化可的松
    E. 肌松剂剂量要减少

153. 重症肌无力患者应尽量避免使用下列哪些药物
    A. 抗心律失常药
    B. 利尿剂
    C. 氨基糖苷类
    D. 镁剂
    E. 胆碱酯酶抑制剂

154. 拟行单侧全肺切除的患者,下列哪些措施是正确的
    A. 吸烟者术前及时停止吸烟
    B. 及时治疗已有的感染
    C. 要做双肺试验(ABG,呼吸流量测定)
    D. 要做单肺试验(分开的肺功能试验)
    E. 有支气管痉挛者予支气管扩张剂+类固醇治疗

155. 下列哪些使全肺切除后的手术风险增加
    A. 患者平时就存在高碳酸血症

B. FEV$_1$/FEV低于预计值的50%

C. FEV$_1$<2L

D. 到患侧肺的血流超出60%~70%

E. 平均肺动脉压超出30mmHg

156. 单肺通气期间的低氧血症最常由双腔导管腔内阻塞与分流引起,下列哪些处理正确

　　A. 吸引分泌物

　　B. 健侧肺采用PEEP

　　C. 患侧肺采用CPAP

　　D. 间断双侧通气

　　E. 调整双腔气管导管的位置

157. 关于气管严重狭窄患者的麻醉诱导,应做到

　　A. 外科医生必须在场,并作好应急准备

　　B. 避免使用肌松药,尽量表面麻醉插管

　　C. 如必须使用肌松药,可考虑小量琥珀胆碱

　　D. 可采用七氟醚/O$_2$为首选的诱导方式

　　E. 避免使用N$_2$O

158. 麻醉恢复期,通气不足较常见的原因是

　　A. 呼吸道梗阻

　　B. 麻醉药残余作用

　　C. 肌松药残余作用

　　D. 呼吸中枢损伤

　　E. 误吸

159. 下列哪些情况易发生呕吐误吸

　　A. 上消化道出血

　　B. 急症剖宫产

　　C. 肠梗阻

　　D. 脑外伤昏迷

　　E. 小儿麻醉苏醒期

160. 术后易发生呼吸功能不全的高危指标

　　A. 3、4级呼吸困难

　　B. VC和MMV小于预计值60%

　　C. FEV$_1$<0.5L

　　D. FEV$_1$/FVC<60%

　　E. PaCO$_2$<65mmHg、PaCO$_2$>45mmHg

答　案

【A$_1$型题】

1. E　2. D　3. E　4. D　5. D　6. E　7. B　8. C　9. D　10. D
11. D　12. A　13. A　14. E　15. D　16. C　17. B　18. D　19. A　20. C
21. B　22. B　23. B　24. E　25. E　26. E　27. B　28. A　29. D　30. A
31. B　32. C　33. A　34. D　35. E　36. E　37. D　38. D　39. E　40. E
41. E　42. C　43. A　44. C　45. C　46. B　47. C　48. A　49. C　50. A
51. C　52. E　53. E　54. C　55. C　56. C　57. D　58. C　59. A　60. D
61. D

【A$_2$型题】

62. C　63. B　64. D　65. E

【A$_4$型题】

66. E　67. A　68. D　69. A　70. E　71. C　72. E　73. B　74. A　75. C
76. C　77. B　78. E　79. D　80. B　81. B　82. C　83. A　84. C　85. D
86. E　87. E　88. B　89. E　90. E　91. E　92. D　93. C　94. E　95. B
96. D　97. A　98. E　99. B　100. B

【B$_1$型题】

101. C　102. A　103. D　104. A　105. C　106. D　107. C　108. A　109. A　110. C
111. E　112. D　113. A　114. B　115. C　116. C　117. B　118. D　119. E　120. D
121. A

【C型题】

122. C   123. B   124. A   125. C   126. D   127. D   128. D   129. A   130. B   131. C

132. C   133. A   134. A   135. B   136. D   137. A

【X型题】

138. ABD   139. ABE   140. ABDE   141. ABCDE   142. BCD   143. AE

144. BCDE   145. BCD   146. ABCDE   147. ACE   148. ABCDE   149. ABCDE

150. ABGD   151. ADE   152. ABCDE   153. ABCD   154. ABCDE   155. ABCDE

156. ABCDE   157. ABCDE   158. ABC   159. ABCDE   160. ABCDE

（王忠云　刘存明）

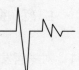

第65章

神经肌肉疾病患者的麻醉

【A₁型题】

1. 诊断癫痫病通常主要依靠
   A. 脑电图检查
   B. 神经系统体检
   C. 脑CT
   D. 病史与临床表现
   E. 脑脊液检查

2. 对各型癫痫都有一定疗效的药物是
   A. 乙琥胺
   B. 苯妥英钠
   C. 卡马西平
   D. 丙戊酸钠
   E. 苯巴比妥

3. 临床上癫痫发作与假性癫痫发作的主要鉴别为发作时有
   A. 全身抽搐
   B. 突然跌倒
   C. 呼吸急促,喉中发出叫声
   D. 双手紧握,下肢僵直
   E. 伴瞳孔散大,对光反射消失

4. 惊厥性全身性癫痫持续状态必须从速控制发作,并保持不再复发至少为
   A. 6h
   B. 12h
   C. 24h
   D. 48h
   E. 72h

5. 症状性癫痫的定义是指
   A. 临床上不能分类的癫痫
   B. 从婴儿起始的癫痫

C. 抗癫痫药物无法控制的癫痫
   D. 脑部无病损或代谢异常的癫痫
   E. 脑部有病损或代谢异常的癫痫

6. 癫痫持续状态治疗首选
   A. 苯妥英钠大负荷剂量静滴
   B. 安定静脉注射
   C. 异戊巴比妥纳静脉注射
   D. 氯硝西泮静脉注射
   E. 卡马西平鼻饲

7. 癫痫患者麻醉前用药剂量宜
   A. 加大
   B. 减少
   C. 停用
   D. 正常
   E. 以上都不是

8. 长期口服抗癫痫药患者容易发生
   A. 肾功能不全
   B. 心功能不全
   C. 肝功能不全
   D. 肺功能不全
   E. 脑功能不全

9. 癫痫手术的麻醉说法错误的是
   A. 术前抗癫痫药原则上停用
   B. 手术当天有癫痫发作,应使手术延迟
   C. 术中常需脑电图监测
   D. 应选择抑制病理性棘波的麻醉药
   E. 首选全身麻醉

10. 并存癫痫的手术患者,全麻诱导药最好是
    A. 硫喷妥钠
    B. 氯胺酮

C. 恩氟烷

D. 丙泊酚

E. 羟丁酸钠

11. 对癫痫发作患者的急救首要处置是

A. 从速给药、控制发作

B. 按压人中

C. CT,发现病因

D. 保持呼吸道通畅,防止窒息

E. 详细询问病史

12. 躁狂型精神病患者麻醉首选

A. 局麻

B. 椎管内麻醉

C. 氯胺酮静脉麻醉

D. 全身麻醉

E. 基础麻醉

13. 精神分裂症患者以兴奋躁动为主要临床表现,但同时患有肝功能不良时,术前宜选用下述哪种药物

A. 氟哌啶醇

B. 三氟拉嗪

C. 奋乃静

D. 氯丙嗪

E. 以上都不是

14. 亨廷顿舞蹈症患者避免用琥珀胆碱的理由是

A. 患者恶性高热的危险性增高

B. 可能有过多的钾离子释放

C. 患者假性胆碱酯酶的浓度降低

D. 可能与吩噻嗪类之间有不良相互作用

E. 琥珀胆碱增加颅内压

15. 分离感觉障碍最易出现于

A. 周围神经炎

B. 脊神经炎

C. 脊髓灰质炎

D. 脊髓内肿物

E. 脊髓炎

16. 交叉性感觉障碍易出现于

A. 后根病变

B. 脊髓后角病变

C. 脑干病变

D. 丘脑病变

E. 内囊病变

17. 慢性锥体束受损患者的肌张力表现为

A. 铅管样肌张力增高

B. 折刀样痉挛性肌张力增高

C. 齿轮样肌张力增高

D. 去脑强直

E. 迟缓性肌张力降低

18. 脑干受损患者最具特征的体征是

A. 昏迷

B. 饮水反射

C. 四肢瘫痪

D. 交叉性瘫痪

E. 出现自动反射

19. 昂白征(Romberg Sign)阳性是下述哪种疾病的典型表现

A. 小脑病变

B. 前庭病变

C. 脑干病变

D. 脊髓后角病变

E. 基底部病变

20. 硫喷妥钠对大脑血管CO_2反应性的影响是

A. 削弱低碳酸血症对CBF的影响

B. 削弱高碳酸血症对CBF的影响

C. 增强高碳酸血症对CBF的影响

D. 增强低碳酸血症对CBF的影响

E. 对脑血管的CO_2反应性无影响

21. 脑栓塞最多见的栓子来源于

A. 大脑动脉硬化斑块脱落

B. 肺动脉血栓

C. 瓣膜性心脏病栓子

D. 空气栓子

E. 脂肪栓子

22. 确定深昏迷最有价值的体征为

A. 对疼痛无不良反应

B. 呼之不应

C. 眼球固定

D. 血压下降

E. 全身反射均无

23. 感染性多发性神经根炎患者,危及生命的主要病理生理变化是

A. 四肢瘫痪

B. 吞咽不能

C. 呼吸肌麻痹

D. 脱水或酸中毒

E. 呼吸道感染

24. 脊髓休克患者的表现是

A. 全身冷汗

B. 血压下降

C. 巴宾斯基征阳性

D. 病变以下深浅反射消失

E. 意识模糊

25. 枕骨大孔疝和小脑幕裂孔疝的主要鉴别点是

A. 剧烈头痛

B. 频繁呕吐

C. 早期发生呼吸骤停

D. 昏迷

E. 血压升高

26. 抗精神病药物最常见的副作用是

A. 锥体外系症状

B. 肝损害

C. 粒细胞减少

D. 皮肤过敏

E. 体位性低血压

27. 用筒箭毒碱进行肌无力的鉴别诊断,其剂量是常用量的

A. 1/2

B. 1/3

C. 1/4

D. 1/5

E. 1/10

28. 重症肌无力属哪种疾病

A. 神经本身病变的疾病

B. 遗传性疾病

C. 炎症性疾病

D. 神经-肌肉接头传递障碍性疾病

E. 肌肉本身病变的疾病

29. 重症肌无力的主要病理生理机制是

A. 乙酰胆碱释放量增多

B. 乙酰胆碱释放量减少

C. 乙酰胆碱受体数目增多

D. 乙酰胆碱受体数目减少

E. 乙酰胆碱抗体数目减少

30. 重症肌无力最常受累的肌肉是

A. 四肢肌

B. 眼外肌

C. 咽喉肌

D. 咬肌

E. 面肌

31. 重症肌无力患者术前评估的关键是

A. 了解肌无力的程度及其对药物治疗的反应

B. 肺功能

C. 心脏功能

D. 免疫学检查

E. 影像学检查

32. 重症肌无力患者麻醉关键在于

A. 诱导平稳

B. 镇痛完全

C. 加强监测

D. 防治呼吸危象

E. 不给肌松药

33. 重症肌无力常与哪种病合并存在

A. 小细胞肺癌

B. 甲状腺功能亢进

C. 多发性肌炎

D. 胸腺肥大或胸腺瘤

E. 系统性红斑狼疮

34. 重症肌无力的术后处理的要点如下,**除外**

A. 排痰

B. 呼吸支持

C. 镇静

D. 监测呼吸功能

E. 适当镇痛

35. 有关重症肌无力的叙述**不正确的**是

A. 10%~20%合并胸腺肿瘤

B. 无论有无胸腺瘤,都适于行胸腺切除术

C. 约8%~10%患者系胸腺小细胞性肿瘤所致

D. 可用抗胆碱酯酶药物治疗

E. 为急性、非免疫性疾病,晨重晚轻

36. 关于肌无力危象,哪项叙述**错误**

A. 是乙酰胆碱分泌过少所致

B. 瞳孔正常或较大,分泌物不多

C. 无肌肉跳动

D. 肠蠕动亢进和大汗淋漓

E. 用抗胆碱酯酶药治疗有效

37. 重症肌无力患者在治疗中出现呼吸困难、瞳孔缩小、唾液增多、肠鸣音亢进、腹痛、腹泻、出大汗和肌束震颤,可能是

A. 肌无力危象

B. 胆碱能危象

C. 甲状腺危象

D. 中毒性休克

E. 以上都不对

38. 新斯的明用于治疗重症肌无力是因为

A. 对大脑皮层运动区有兴奋作用

B. 增强运动神经乙酰胆碱酯酶复活

C. 抑制胆碱酯酶和兴奋骨骼肌N_2胆碱受体

D. 兴奋骨骼肌中M胆碱受体

E. 促进骨骼肌Ca^{2+}内流

39. 有眼睑下垂的重症肌无力患者,还可能有

A. 瞳孔散大,光反射消失

B. 调节反射消失

C. 眼球向内、上、下运动受限,复视

D. 眼球震颤

E. 角结膜反射消失

40. 重症肌无力患者麻醉中可用

A. 丙泊酚

B. 氯胺酮

C. 氧化亚氮

D. 依托咪酯

E. 以上均是

41. 重症肌无力

A. 四肢无力,血钾减低

B. 四肢无力,脑脊液蛋白细胞分离

C. 四肢无力,手套、袜套样感觉障碍

D. 四肢无力,休息后减轻,活动后加重

E. 四肢无力,肩胛带骨盆带萎缩

42. 有关重症肌无力患者的麻醉,以下哪项**不正确**

A. 了解患者肌肉软弱的程度及其对新斯的明的反应,以便掌握术中用药量

B. 麻醉前禁用阿托品

C. 术中尽可能不用对神经肌肉传导和呼吸功能有影响的药物

D. 并不禁用琥珀胆碱

E. 禁用对神经肌肉接头有阻滞作用的抗生素如链霉素、新霉素、卡那霉素

43. 周期性瘫痪

A. 四肢无力,血钾减低

B. 四肢无力,脑脊液蛋白细胞分离

C. 四肢无力,手套、袜套样感觉障碍

D. 四肢无力,休息后减轻,活动后加重

E. 四肢无力,肩胛带骨盆带萎缩

44. 低钾血症型周期性瘫痪的临床表现,正确的是

A. 多见于中老年患者

B. 脑神经受损

C. 对称性弛缓性瘫痪

D. 腱反射亢进

E. 病理反射阳性

45. 吉兰-巴雷综合征

A. 四肢无力,血钾减低

B. 四肢无力,脑脊液蛋白细胞分离

C. 四肢无力,手套、袜套样感觉障碍

D. 四肢无力,休息后减轻,活动后加重

E. 四肢无力,肩胛带骨盆带萎缩

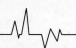

46. 吉兰-巴雷综合征的典型临床表现之一为四肢
远端
A. 感觉障碍比运动障碍明显
B. 感觉和运动障碍均十分严重
C. 仅有感觉障碍
D. 疼痛明显
E. 感觉障碍比运动障碍轻

47. 吉兰-巴雷征常有的表现**除外**
A. 双侧周围性面瘫
B. 四肢弛缓性瘫
C. 腱反射弱
D. 肌肉萎缩
E. 胸4以下传导束性痛温觉障碍

48. 合并吉兰-巴雷综合征患者**禁用**
A. 麻醉性镇痛药
B. 氯胺酮
C. 阿托品
D. 异丙嗪
E. 苯巴比妥

49. 有关吉兰-巴雷综合征患者手术的麻醉,下列
哪项叙述**错误**
A. 术前详问病史,备妥呼吸急救措施
B. 病程在2个月以内或近期有病情恶化者,禁
用麻醉性镇痛药
C. 起病后第2~4周为失神支配期,对非去极化
肌松药敏感
D. 恢复期用琥珀胆碱可出现高钾血症
E. 围术期处理的重点是呼吸管理

50. 进行性肌营养不良
A. 四肢无力,血钾减低
B. 四肢无力,脑脊液蛋白细胞分离
C. 四肢无力,手套、袜套样感觉障碍
D. 四肢无力,休息后减轻,活动后加重
E. 四肢无力,肩胛带骨盆带萎缩

51. 关于进行性肌营养不良,下述哪项**不正确**
A. 假肥大型肌营养不良男女患病机会均等
B. Duchennc肌营养不良大多伴有心肌损害
C. 面肩肱型肌营养不良多以面肌无力萎缩

起病
D. 肢带型肌营养不良多属常染色体隐性遗传
E. 眼咽型肌营养不良多属常染色体显性遗传

52. 帕金森病
A. 中枢神经系统脱髓鞘疾病
B. 周围神经系统脱髓鞘疾病
C. 神经-肌肉传递障碍性疾病
D. 血清钾低
E. 黑质致密区含黑色素的神经元缺失

53. 吉兰-巴雷综合征
A. 中枢神经系统脱髓鞘疾病
B. 周围神经系统脱髓鞘疾病
C. 神经-肌肉传递障碍性疾病
D. 血清钾低
E. 黑质致密区含黑色素的神经元缺失

54. 多发性硬化
A. 中枢神经系统脱髓鞘疾病
B. 周围神经系统脱髓鞘疾病
C. 神经-肌肉传递障碍性疾病
D. 血清钾低
E. 黑质致密区含黑色素的神经元缺失

55. 治疗帕金森病用
A. 美多巴
B. 新斯的明
C. 苯妥英钠
D. 青霉胺
E. 氟哌啶醇

56. 治疗小舞蹈病用
A. 美多巴
B. 新斯的明
C. 苯妥英钠
D. 青霉胺
E. 氟哌啶醇

57. 治疗肝豆状核变性用
A. 美多巴
B. 新斯的明
C. 苯妥英钠

D. 青霉胺

E. 氟哌啶醇

58. 单纯性高热惊厥有以下特点,但**除外**

A. 有明显的遗传倾向

B. 发作前后神经系统无异常

C. 惊厥多为部分性发作

D. 惊厥持续多在10分钟以内

E. 有年龄特点

59. 确诊化脓性脑膜炎的依据是

A. 颈部强直

B. 全身性惊厥

C. 婴儿前囟隆起

D. 头部CT检查

E. 脑脊液中找到致病菌

60. 病史2年以内的小儿麻痹症患者**不宜**选用

A. 硬脊膜外麻醉

B. 腰麻

C. 局部浸润麻醉

D. 氯胺酮静脉麻醉

E. 吸入麻醉

61. 对脑炎及各种原因的头晕头痛及进行性下肢瘫痪患者,禁用

A. 局麻

B. 脊麻

C. 神经安定镇痛术

D. 全身麻醉

E. 针刺麻醉

62. 关于截瘫患者的麻醉,以下哪项叙述**错误**

A. 高位截瘫对呼吸和循环功能有明显的影响

B. 全身麻醉以气管内插管为妥

C. 颈脊髓损伤,产热和散热中枢的传出和传入径路被阻断,易出现低体温

D. 俯卧位手术时膈肌运动受限,易发生呼吸困难

E. 注射琥珀胆碱时易引起严重的心律失常,甚至循环骤停

63. 脊髓横贯性损害引起感觉障碍的特点是

A. 形状不规则的条块状感觉障碍

B. 受损节段平面以下双侧深浅感觉缺失

C. 受损节段平面以下双侧痛温觉缺失并伴自发性疼痛

D. 受损节段平面以下双侧感觉异常和感觉过敏

E. 受损节段平面以下痛温觉缺失而触觉及深感觉保留

64. 脑梗死的病因中,最重要的是

A. 动脉硬化

B. 高血压

C. 动脉壁炎症

D. 真性红细胞增多症

E. 血高凝状态

65. 脑出血最常见的病因是

A. 颅脑外伤

B. 血液病

C. 高血压和脑动脉硬化

D. 血液凝固性增高

E. 抗凝或溶栓治疗

66. 脑出血最好发的部位是

A. 脑叶

B. 小脑

C. 脑室

D. 脑桥

E. 基底核区

67. 脑梗死临床表现症状或体征中,**除外**

A. 意识不清

B. 肢体瘫痪

C. 头痛

D. 抽搐

E. 脑膜刺激征

68. 脊髓颈膨大横贯性损害引起

A. 四肢中枢性瘫

B. 双上肢周围性瘫,双下肢中枢性瘫

C. 截瘫

D. 单瘫

E. 偏瘫

69. 帕金森病的三个主要体征是
    A. 震颤,肌张力增高,慌张步态
    B. 震颤,面具脸,肌张力增高
    C. 运动减少,搓丸样动作,肌张力增高
    D. 震颤,肌张力增高,运动减少
    E. 震颤,面具脸,运动减少

70. 帕金森病患者常见步态为
    A. 偏瘫步态
    B. 剪刀步态
    C. 共济失调步态
    D. 慌张步态
    E. 摇摆步态

71. 猝倒发作是由于
    A. 椎基底动脉系统TIA
    B. 颈内动脉血栓形成
    C. 大脑前动脉血栓形成
    D. 大脑中动脉血栓形成
    E. 大脑后动脉血栓形成

72. 舌咽迷走神经麻痹的临床表现**不包括**
    A. 吞咽困难,饮水呛咳
    B. 说话声音带鼻音
    C. 患侧软腭活动受限
    D. 患侧咽反射消失
    E. 舌前2/3味觉消失

73. 内囊受损的感觉障碍特点
    A. 对侧单肢感觉减退或缺失
    B. 对侧偏身(包括面部)感觉减退或消失
    C. 对侧偏身(包括面部)感觉减退消失伴有自发性疼痛
    D. 对侧偏身(包括面部)感觉减退或消失伴感觉过度
    E. 交叉性感觉减退或缺失

74. 偏头痛的防治,哪项**不正确**
    A. 避免过度疲劳和精神紧张
    B. 不要过饥、过饱
    C. 不饮酒和摄进高脂肪食物
    D. 避免摄进已知激发发作的食物
    E. 发作后可用血管扩张药

75. 椎基底动脉血栓形成的症状中,**除了**
    A. 眩晕
    B. 眼球运动障碍
    C. 吞咽困难
    D. 失语
    E. 交叉性瘫痪

76. 诊断浅昏迷最有价值的体征是
    A. 对呼叫无反应
    B. 对疼痛刺激无反应
    C. 眼球浮动
    D. 角膜反射消失
    E. Bahinski征(+)

77. 脊髓横贯性损害引起感觉障碍的特点是
    A. 形状不规则的条块状感觉障碍
    B. 受损节段平面以下双侧深浅感觉缺失
    C. 受损节段平面以下双侧痛温觉缺失并伴自发性疼痛
    D. 受损节段平面以下双侧感觉异常和感觉过敏
    E. 受损节段平面以下痛温觉缺失而触觉及深感觉保留

78. **不能**皱额的原因可能是
    A. 动眼神经损害
    B. 展神经损害
    C. 三叉神经损害
    D. 面神经损害
    E. 舌下神经损害

【A₂型题】

79. 58岁男性,晨起出现右侧偏瘫、言语不清,持续20分钟,头CT检查正常,诊断是
    A. 腔隙性脑梗死
    B. 短暂性脑缺血发作
    C. 高血压脑病
    D. 壳核出血
    E. 脑栓塞

80. 女孩,4岁。近1月先后出现两眼睑下垂,朝轻暮重。新期的明试验阳性,诊断为重症肌无力。下列哪点是其最主要特点

A. 骨骼肌无力经休息后好转

B. 双眼睑下垂

C. 眼内肌也常累及

D. 可同时伴有呼吸困难和吞咽困难

E. 眼外肌麻痹可引起复视

81. 女性,28岁,双眼睑下垂,复视2年。溴吡斯的明治疗症状一度缓解。近期出现屈颈、抬头无力,四肢疲软,此患者属于重症肌无力的哪一型

A. 眼肌型

B. 全身型

C. 延髓肌型

D. 脊髓肌型

E. 肌萎缩症

82. 男孩,2岁。生后就发现左侧面部血管瘤,13个月开始出现右侧面部及右上肢阵挛性发作,意识无障碍。其癫痫发作类型是

A. 强直性阵挛性发作

B. 简单部分性发作

C. 复杂部分性癫痫状态

D. 失神癫痫状态

E. 不典型失神癫痫状态

83. 21岁男大学生,白天参加运动会长跑比赛,晚饱餐后入睡,翌日晨起见四肢瘫痪,查血清钾降低,心电图出现U波,ST段下移,可能的诊断是

A. 急性炎症性脱髓鞘性多发性神经病

B. 脊髓出血

C. 低钾型周期性瘫痪

D. 急性脊髓炎

E. 癔症性瘫痪

84. 男性,29岁,突发四肢乏力不适1天,下肢明显。发病前有饮酒史,既往曾发作2次,每次发作腰穿检查脑脊液,常规及生化无异常发现。体检:四肢肌力减低,肌张力下降,腱反射消失,感觉正常。最可能的诊断是

A. 急性多发性神经根炎

B. 脊髓肿瘤

C. 急性脊髓炎

D. 周期性瘫痪

E. 颈椎病

85. 男,30岁,患甲状腺功能亢进症,突然出现双下肢不能动。检查:双下肢膝腱反射减退,无肌萎缩。血钾测定3mmol/L,你认为最可能是下列哪种情况

A. 慢性甲亢性肌病

B. 周期性瘫痪

C. 周围神经炎

D. 重症肌无力

E. 癔症

86. 女性,55岁,半年内出现3次突然不能言语,每次持续30分钟左右,第3次伴右侧肢体麻木,既往有房颤病史,神经系统检查正常,最可能诊断是

A. 癫痫小发作

B. 偏头痛

C. 颈椎病

D. 短暂性脑缺血发作(TIA)

E. 顶叶肿瘤

87. 女性,24岁,2年来有发作性神志丧失,四肢抽搐,服药不规则。今日凌晨开始又有发作,意识一直不清醒。来院后又有一次四肢抽搐发作。患者目前处于下列哪一种状态

A. 癫痫持续状态

B. 癫痫强直-阵挛发作

C. 单纯部分发作继全面性发作

D. 复杂部分发作继全面性发作

E. 癫痫发作后昏睡期

88. 男性,12岁,学生。1年来常出现写作业时铅笔跌落,伴呆坐不动10秒左右。脑电图显示阵发性对称、同步的3Hz棘-慢波发放,最可能的诊断是

A. 癫痫小发作

B. 癫痫大发作

C. 精神运动性发作

D. 局限性发作

E. 儿童良性发作

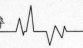

89. 患者右侧额纹消失,右侧眼睑不能闭合,右侧鼻唇沟变浅,露齿时口角偏向左侧,可能是
    A. 右侧中枢性面神经麻痹
    B. 左侧中枢性面神经麻痹
    C. 右侧周围性面神经麻痹
    D. 左侧周围性面神经麻痹
    E. 双侧周围性面神经麻痹

【A₄型题】

问题90~94

女性,28岁,双下肢麻木无力伴小便障碍2天。体查:双上肢肌力、肌张力正常,双下肢肌力1级,肌张力减低,双膝反射、双踝反射消失,病理反射未引出,胸6以下感觉丧失。

90. 该患者最可能的诊断是
    A. 急性脊髓炎
    B. 吉兰-巴雷综合征
    C. 脊髓压迫症
    D. 肌萎缩性侧索硬化
    E. 颈椎病

91. 如感觉平面在1~2天内迅速上升,患者可能死于
    A. 肺部感染
    B. 呼吸肌麻痹
    C. 压疮
    D. 脑疝
    E. 心搏骤停

92. 如患者4周后体查时针刺下肢皮肤出现双下肢屈曲,伴有腹肌收缩,膀胱和直肠排空及病变平面以下竖毛、出汗、举阳等,称为
    A. 三短反射
    B. 总体反射
    C. 肛门反射
    D. 腹壁反射
    E. 提睾反射

93. 该患者治疗首选
    A. 椎板减压术
    B. 手术切除占位病变
    C. 力鲁唑口服
    D. 大剂量激素冲击治疗

E. 血浆置换

94. 如患者1年前有视神经炎史,经治疗后恢复,则诊断应考虑
    A. 慢性吉兰-巴雷综合征
    B. 多发性硬化
    C. 脑栓塞
    D. 脊髓亚急性联合变性
    E. 进行性脊肌萎缩症

问题95~99

患者男,50岁,65kg,重症肌无力(MG),病变累及眼外直肌,有眼见下垂和复视现象。平时每日口服吡斯的明660mg和泼尼松20mg,分次口服2年。术前检查:肺活量实测值/预计值为50%,FEV₁/FVC为80%,MVV(最大通气量)实测值/预计值45%。拟经正中劈开胸骨,胸腺摘除术。

95. 关于MG的麻醉用药,下述正确的是
    A. 禁忌使用氯胺酮
    B. 对去极化肌松药极敏感
    C. 吸入麻醉不增加此患者肌松程度
    D. 该患者肌松药起效时间明显缩短
    E. 术前用药吗啡较好

96. 对该患者需考虑病史药物引起的相关问题是
    A. 易出汗,上呼吸道分泌物多
    B. 可能存在骨质疏松
    C. 可能有消化道溃疡或出血
    D. 可能存在低钾血症
    E. 上述全部

97. 该手术中麻醉应注意的是
    A. 劈胸骨时出血多或损伤大血管
    B. 做好有创动、静脉压监测
    C. 可以少用或不用肌松药
    D. 因长期用激素组织很脆气管插管须轻柔
    E. 上述全部

提示:手术历时100分钟,停药后TOF监测大100%,患者清醒并有指令反应,给予新斯的明0.06mg/kg,和阿托品0.02mg/kg,拔除气管导管,但患者很快出现呼吸困难,同时伴有出汗、瞳孔缩小

98. 患者出现呼吸困难最可能的原因是

A. 肌松拮抗不完全

B. 拔管指针掌握不当

C. 琥珀胆碱残余作用

D. 胆碱能危象

E. 肌无力危象

99. 此时的处理**不正确的**是

　　A. 新斯的明1mg+阿托品0.5mg静注

　　B. 保持呼吸道通畅与吸氧

　　C. 气管插管或喉罩通气

　　D. 阿托品0.5mg静注

　　E. 解磷定0.4~0.5g静注

【B₁型题】

问题100~104

　　A. 地西泮

　　B. 苯妥英钠

　　C. 卡马西平

　　D. 乙琥胺

　　E. 丙戊酸钠

100. 治疗癫痫持续状态宜选

101. 治疗癫痫大发作而无镇静催眠作用的药是

102. 治疗各型癫痫的药是

103. 治疗癫痫大发作的药是

104. 治疗三叉神经痛的药是

问题105~110

　　A. 不用任何肌松药为妥

　　B. 忌用脊麻

　　C. 禁用麻醉性镇痛药

　　D. 禁用氯胺酮

　　E. 禁用羟丁酸钠

105. 进行性肌营养不良

106. 吉兰-巴雷综合征

107. 脑炎和各种原因的头晕头痛

108. 进行性下肢瘫痪

109. 高血压脑出血

110. 低钾血症软瘫

问题111~112

　　A. 椎-基底动脉血栓形成

　　B. 大脑前动脉血栓形成

　　C. 大脑中动脉血栓形成

　　D. 蛛网膜下腔出血

　　E. 小脑出血

111. 有眩晕、眼震、构音障碍、交叉性瘫痪,见于

112. 有偏瘫、同向性偏盲、偏身感觉障碍,见于

【C型题】

　　A. 咽反射消失

　　B. 舌肌萎缩

　　C. 两者均有

　　D. 两者均无

113. 真性延髓麻痹

114. 假性延髓麻痹

　　A. 血性脑脊液

　　B. 局限性神经体征

　　C. 两者均有

　　D. 两者均无

115. 脑出血

116. 蛛网膜下腔出血

117. 局部脑梗死

118. 弥漫型缺氧性脑损害

　　A. 肌肉颤动

　　B. 瞳孔变小

　　C. 两者皆有

　　D. 两者皆无

119. 肌无力危象

120. 胆碱能危象

【X型题】

121. 患者女性,52岁。在全麻下行腰椎板切除术,既往有癫痫发作史,现服用卡马西平和苯妥英钠。静脉麻醉药应避免使用下列哪些

　　A. 氯胺酮

　　B. 依托咪酯

　　C. 美索比妥

　　D. 芬太尼

　　E. 硫喷妥钠

122. 亨廷顿舞蹈症患者的正确麻醉管理有

　　A. 琥珀胆碱的作用持续时间会延迟

　　B. 应避免使用抗多巴胺能药物

　　C. 患者肺误吸的危险性高

D. 患者对非去极化类肌松药不敏感

E. 尽量不用琥珀胆碱

123. 鉴别中枢性和周围性瘫痪的依据包括

　　A. 有无病理征

　　B. 腱反射改变

　　C. 肌张力改变

　　D. 有无肌萎缩

　　E. 有无节段性

124. 下列哪些部位病变可引起双下肢痉挛性瘫痪

　　A. 双侧脊髓颈段

　　B. 双侧额叶中央前回近矢状窦部位

　　C. 双侧脊髓腰膨大

　　D. 双侧脊髓胸段

　　E. 腰段脊神经根

125. 关于TIA,以下哪几项叙述是正确的

　　A. 脑局部缺血反复发作

　　B. 多由微血栓引起

　　C. 神经症状在24小时内消失

　　D. 多有意识障碍

　　E. 可出现整个肢体感觉异常

126. 在肌强直患者手术中,如因电灼和手术刺激引起肌肉强直性挛缩,以下哪些项简便有效

　　A. 肌松药

　　B. 区域麻醉,如硬脊膜外阻滞

　　C. 直接作用于肌纤维的药物,如苯妥英钠、曲丹洛林、挥发性麻醉药

　　D. 切口周围肌肉应用局麻药浸润

　　E. 静脉麻醉药,如硫喷妥钠、依托咪酯等

127. 周围神经的病理改变包括

　　A. 沃勒变性

　　B. 轴突变性

　　C. 神经元变性

　　D. 节段性脱髓鞘

　　E. 神经元脱髓鞘

128. 运动神经刺激性症状包括

　　A. 癫痫

　　B. 肌束颤动

C. 肌阵挛

D. 痛性痉挛

E. 肌萎缩

129. 蛛网膜下腔出血的处理正确的有

　　A. 绝对卧床4~6周

　　B. 降颅压治疗

　　C. 使用抗纤溶药物防治再出血

　　D. 使用钙拮抗剂防治血管痉挛

　　E. 腰穿脑脊液置换

130. 结核性脑膜炎早期最常见的临床表现有

　　A. 偏瘫

　　B. 发热

　　C. 头痛

　　D. 呕吐

　　E. 脑膜刺激征

131. 癫痫药物治疗的原则正确的是

　　A. 根据发作类型选择药物

　　B. 坚持单药治疗原则

　　C. 化学结构相同的药物不宜联合使用

　　D. 长期坚持服药,不宜随意停药

　　E. 完全控制发作1年后可停药观察

132. 有关癫痫持续状态治疗原则正确的有

　　A. 迅速控制发作

　　B. 保持呼吸道通畅

　　C. 防治脑水肿

　　D. 控制发作后继续维持治疗

　　E. 治疗诱因

133. 静注琥珀胆碱可能发生Ⅱ相阻滞,其与哪些因素有关

　　A. 用药量大,达7~10mg/kg

　　B. 血浆胆碱酯酶异常

　　C. 电解质紊乱

　　D. 重症肌无力

　　E. 麻醉性镇痛药

134. 急性脊髓损伤麻醉的特点包括

　　A. 轻柔移动患者,防止错位而加重脊髓损伤

　　B. 以气管插管全麻为首选

C. 高位颈段损伤气管插管时要防止头部后仰
D. 体温调节功能低下,术中应注意保温
E. 肌松药应首选去极化肌松药

135. 关于长期服用癫痫药物的患者,下列哪些说法正确
　　A. 多数药物是肝代谢酶促进剂,使其他药物在肝代谢增加
　　B. 多为中枢抑制剂,与麻醉性镇痛药和镇静药有协同作用
　　C. 可能存在肝功能不全,要慎用某些吸入麻醉药
　　D. 术中肌松药的需要量增加
　　E. 术前用药剂量宜适当加大

答　案

【A₁型题】

1. D	2. D	3. E	4. C	5. E	6. B	7. A	8. C	9. D	10. A
11. D	12. D	13. A	14. A	15. D	16. C	17. B	18. D	19. D	20. A
21. C	22. E	23. C	24. D	25. C	26. A	27. E	28. D	29. D	30. B
31. A	32. D	33. D	34. C	35. E	36. D	37. B	38. C	39. C	40. E
41. D	42. C	43. A	44. C	45. B	46. E	47. E	48. A	49. C	50. E
51. A	52. E	53. B	54. A	55. A	56. E	57. D	58. C	59. E	60. B
61. B	62. C	63. B	64. A	65. C	66. E	67. E	68. B	69. D	70. D
71. A	72. E	73. B	74. E	75. D	76. A	77. D	78. D		

【A₂型题】

79. B	80. A	81. B	82. B	83. C	84. D	85. B	86. D	87. A	88. A
89. C									

【A₄型题】

90. A	91. B	92. B	93. D	94. B	95. D	96. E	97. E	98. D	99. A

【B₁型题】

100. A	101. B	102. E	103. D	104. C	105. A	106. C	107. B	108. B	109. D
110. E	111. A	112. C							

【C型题】

113. C	114. D	115. C	116. A	117. B	118. D	119. D	120. C

【X型题】

121. ABC	122. ACE	123. ABCD	124. ABD	125. ABC	126. CD
127. ABCD	128. BCD	129. ABCDE	130. BCDE	131. ABCD	132. ABCDE
133. ABCD	134. ABCD	135. ABCDE			

(程明华　郑利民)

第66章

内分泌疾病患者的麻醉

【A₁型题】

1. 甲状腺功能亢进患者手术前应控制基础代谢率在
   A. +60%
   B. +40%
   C. +20%
   D. +10%
   E. −10%

2. 直接反映甲状腺功能状态的指标是
   A. TT_3、TT_4
   B. rT_3、TT_4
   C. TT_3、TT_4、TSH
   D. rT_4、TSH
   E. FT_3、FT_4

3. 甲亢患者突然出现下肢不能动,最可能的是
   A. 重症肌无力
   B. 周期性瘫痪
   C. 周围神经炎
   D. 甲亢性肌病
   E. 肌营养不良症

4. 甲状腺危象时,首先选用的药物是
   A. 普萘洛尔
   B. 甲硫氧嘧啶
   C. 丙硫氧嘧啶
   D. 碘化钠静脉滴注
   E. 氢化可的松静脉滴注

5. 甲状腺危象早期表现,除了
   A. 高热、出汗
   B. 谵妄、昏迷
   C. 呕吐、腹泻
   D. 血压骤升
   E. 心房纤颤

6. 甲状腺危象的主要临床表现是
   A. 心率增快,血压增高,脉压增大
   B. 高热,心率增快,呕吐腹泻,烦躁
   C. 血压增高,心力衰竭,肺水肿
   D. 低血压,低体温,休克
   E. 心率增快,心律失常,心力衰竭

7. 甲状腺危象时使用碘剂的主要目的是
   A. 增强抗甲状腺药物的作用
   B. 抑制TH的合成
   C. 降低基础代谢率
   D. 阻抑TH的释放
   E. 阻断甲状腺素兴奋交感神经作用

8. 甲状腺危象常发生在
   A. 甲状腺手术麻醉诱导时
   B. 甲状腺手术探查时
   C. 甲状腺手术后12小时内
   D. 甲状腺手术后12~36小时
   E. 甲状腺手术后48小时以后

9. 甲状腺危象的特点是
   A. 皮肤血管收缩、发热、无汗
   B. 发热,心动过速、皮肤血管扩张
   C. 心动过速,无汗
   D. 心动过缓、神志不清、多汗
   E. 兴奋、低温、心动过缓

10. 从麻醉的观点来看,甲状腺功能亢进最危险的并发症是
    A. 动脉硬化
    B. 心动过速
    C. 对热不能耐受
    D. 肌肉无力
    E. 心功能代偿不全

11. 普萘洛尔作为甲亢手术前的准备,下列情况应慎用或不用,**除外**

A. 哮喘

B. 重度房室传导阻滞

C. 低血压

D. 心功能Ⅳ级

E. 心肌肥厚

12. 垂体分泌ACTH的周期特征为

A. 清晨最高,午夜最低

B. 清晨最低,午夜最高

C. 午后最高,清晨最低

D. 午后最低,清晨最高

E. 以上说法均不对

13. 大量使用胰岛素而未及时补钾导致低钾血症的机制是

A. 大量出汗导致钾丢失

B. 醛固酮分泌过多

C. 肾小管重吸收钾障碍

D. 结肠分泌钾加强

E. 细胞外钾向细胞内转移

14. 能促进机体产热的最重要的激素是

A. 肾上腺素

B. 肾上腺皮质激素

C. 甲状腺激素

D. 生长素

E. 胰岛素

15. 机体保钠的主要激素是

A. 抗利尿激素

B. 生长素

C. 氢化可的松

D. 雌激素

E. 醛固酮

16. 原发性醛固酮增多症出现的代谢紊乱为

A. 高K^+血症

B. 尿K^+排除增加

C. 尿K^+排除减少

D. 血浆肾素水平升高

E. 血浆醛固酮水平下降

17. 调节胰岛素分泌的最重要因素是

A. 血液中游离脂肪酸

B. 血糖浓度

C. 副交感神经

D. 胃肠道刺激

E. 肾上腺素

18. 肾上腺皮质功能不全的特点是

A. 水钠潴留

B. 脱水和钾潴留

C. 恶心,呕吐,情绪激动

D. 脱水和钠潴留

E. 多食、多饮、体重下降

19. 治疗剂量几乎没有保钠排钾作用的糖皮质激素

A. 氟轻松

B. 泼尼松

C. 泼尼松龙

D. 地塞米松

E. 氢化可的松

20. 严重肝功能不良者用糖皮质激素作全身治疗时应选用

A. 可的松

B. 氢化可的松

C. 泼尼松

D. 地塞米松

E. 氟氢松

21. 血浆ATCH浓度有昼夜节律性,其最高值一般在每天

A. 4∶00

B. 8∶00

C. 12∶00

D. 20∶00

E. 24∶00

22. 醛固酮增多症的表现下列哪项**除外**

A. 持续高血压

B. 低钾血症性碱中毒

C. 高钠血症

D. 儿茶酚胺合成增加

E. 头痛、无力、夜尿、感觉异常

23. 下列吸入全麻药中,对内分泌功能影响最大的是
    A. 乙醚
    B. 氟烷
    C. 甲氧氟烷
    D. 恩氟烷
    E. 氧化亚氮

24. 糖尿病酮症酸中毒时,酮体的主要构成是
    A. 尿素与肌酸酐
    B. 尿素与氯化物
    C. 草酸与羟丁酸
    D. β-羟丁酸与乙酰醋酸
    E. 丙酮酸与草酸

25. 对于无症状的糖尿病,其糖尿病的诊断标准是
    A. 空腹血糖≥6.7mmol/L
    B. 空腹血糖2次≥6.7mmol/L
    C. 空腹血糖≥7.8mmol/L
    D. 空腹血糖2次≥7.8mmol/L
    E. 空腹血糖≥6.7mmol/L和餐后2h血糖≥11mmol/L

26. GIK溶液又称极化液,其标准组成为
    A. 10%葡萄糖500ml+胰岛素10U+氯化钾1.0g
    B. 10%葡萄糖1000ml+胰岛素10U+氯化钾1.0g
    C. 5%葡萄糖500ml+胰岛素20U+氯化钾10.0g
    D. 5%葡萄糖1000ml+胰岛素20U+氯化钾10.0g
    E. 5%葡萄糖1000ml+胰岛素10U+氯化钾10.0g

27. 因糖尿病未能控制发生昏迷,其血液化学常表现为
    A. 二氧化碳过多,碳酸氢盐水平升高
    B. 钠过多,碳酸氢盐水平升高
    C. pH大于7.35
    D. 钠缺失,碳酸氢盐水平降低
    E. 二氧化碳减少,碳酸氢盐水平升高

28. 糖尿病酮症酸中毒,下列哪种说法**不合理**
    A. 常见于胰岛素依赖型糖尿病
    B. 呼气中可有烂苹果气味
    C. 首选胰岛素治疗
    D. 首选碱溶液治疗

    E. 及时补充水和电解质

29. 糖尿病酮症酸中毒的处理哪项**错误**
    A. 立即使用碳酸氢钠纠正酸中毒
    B. 快速输液
    C. 立即使用胰岛素纠正糖代谢紊乱
    D. 治疗2~6h,尿量增加后补充钾盐
    E. 当血糖低于13.9mmol/L时应补充葡萄糖

30. 分泌胰岛素的细胞是
    A. 胰腺B细胞
    B. 胰腺D_1细胞
    C. 胰腺PP细胞
    D. 胰腺D细胞
    E. 胰腺A细胞

31. 原发性醛固酮增多症一般,**除外**
    A. 夜尿增多
    B. 周期性瘫痪
    C. 高血压
    D. 高钾血症
    E. 头痛,视力模糊

32. 激素按其化学本质分为
    A. 糖类激素与含氮类激素
    B. 糖类激素与类固醇激素
    C. 含氮类激素与类固醇激素
    D. 类固醇激素与胺类激素
    E. 含氮激素与胺类激素

33. 嗜铬细胞瘤患者发生心动过速时,首选
    A. 洋地黄
    B. 奎尼丁
    C. 普萘洛尔
    D. 苯妥英钠
    E. 苄胺唑啉

34. 嗜铬细胞瘤手术切除后,最常见
    A. 血压急剧升高
    B. 室上性心律失常
    C. 低血容量休克
    D. 左心衰竭
    E. 右心衰竭

35. 分泌肾上腺素为主的嗜铬细胞瘤患者,术前准备药应给予
    A. 普萘洛尔
    B. 酚苄明
    C. 普萘洛尔与酚苄明
    D. 巴比妥类药与普萘洛尔
    E. 巴比妥类药与酚苄明

36. 嗜铬细胞瘤的代谢特点是
    A. 低血压,低血糖,低代谢
    B. 高血压,低血糖,低代谢
    C. 高血压,低血糖,高代谢
    D. 高血压,高血糖,高代谢
    E. 低血压,高血糖,高代谢

37. 嗜铬细胞瘤所具有的特征性表现为
    A. 持续性高血压
    B. 直立性高血压
    C. 阵发性高血压
    D. 高血压、低血压交替
    E. 低血压、休克

38. 诊断嗜铬细胞瘤的一个线索是
    A. 高血压对哌唑嗪特别敏感
    B. 高血压对常用降压药有效
    C. 高血压伴交感神经亢进
    D. 高血压伴高代谢状态
    E. 持续性高血压

39. 嗜铬细胞瘤术前准备最常用的药物是
    A. 钙通道阻断剂
    B. 硝普钠
    C. β-受体阻滞剂
    D. α-受体阻滞剂
    E. 尼卡地平

40. 嗜铬细胞瘤切除术患者在瘤体切除后突然出现严重持续低血压,此时应该
    A. 立即快速补充晶体
    B. 立即快速补充全血
    C. 立即给血管活性药
    D. 立即扩容、用缩血管药
    E. 立即快速补充胶体液

41. 下列哪项**不符合**嗜铬细胞瘤的诊断
    A. 肾上腺素>546pmol/L
    B. 静注酚妥拉明后2分钟血压下降<35/25mmHg
    C. 尿VWA呈阳性
    D. 阵发性或持续性血压升高
    E. 心悸、多汗、精神紧张

42. 嗜铬细胞瘤患者在麻醉处理中,下列哪项是**不恰当的**
    A. 术前用α和β-肾上腺素能阻滞药进行准备
    B. 麻醉力求平稳
    C. 术中当血压升高超过原水平的1/3或收缩压升高达200mmHg时,应立即采取降压措施
    D. 血压必须控制在正常水平以下
    E. 积极补充血容量

43. 对内分泌腺功能减退性疾病治疗主要采用
    A. 替代治疗
    B. 病因治疗
    C. 对症治疗
    D. 支持治疗
    E. 放疗或化疗

44. 垂体微腺瘤是指
    A. 直径<10cm的肿瘤
    B. 直径<10μm的肿瘤
    C. 直径<5cm的肿瘤
    D. 直径<10mm的肿瘤
    E. 直径<5mm的肿瘤

45. 垂体大腺瘤是指
    A. 直径>10cm的肿瘤
    B. 直径>10μm的肿瘤
    C. 直径>5cm的肿瘤
    D. 直径>10mm的肿瘤
    E. 直径>5mm的肿瘤

46. 原发性醛固酮增多症的实验室特点是
    A. 醛固酮、肾素、血管紧张素Ⅱ均高
    B. 肾素、血管紧张素Ⅱ高而醛固酮低
    C. 醛固酮、肾素、血管紧张素Ⅱ均低
    D. 肾素、血管紧张素Ⅱ低而醛固酮高

E. 肾素高而血管紧张素Ⅱ、醛固酮低

47. Addison病危象的抢救主要措施为
    A. 替代治疗
    B. 手术治疗
    C. 对症治疗
    D. 静脉输注糖皮质激素
    E. 补充盐皮质激素

48. 高钙危象的处理选择
    A. 大量静滴生理盐水、利尿、透析、降钙素
    B. 大量维生素D肌注、25%硫酸镁静滴
    C. 大量维生素D肌注、静滴PTH
    D. 25%硫酸镁静滴、静滴PTH
    E. 大量1,25(OH)2D₃口服,静滴PTH

49. 空腹静脉血浆葡萄糖正常值,目前采用的标准为
    A. <6.0mmol/L
    B. ≤6.1mmol/L
    C. <7.0mmol/L
    D. <7.8mmol/L
    E. <11.1mmol/L

50. 糖尿病的基础治疗包括
    A. 饮食治疗和合适的体育锻炼
    B. 口服降糖药物治疗
    C. 胰岛素治疗
    D. 胰腺移植
    E. 胰岛细胞移植

51. 低血糖症发作时血糖低于
    A. 6.0mmol/L
    B. 4.0mmol/L
    C. 3.0mmol/L
    D. 2.8mmol/L
    E. 2.0mmol/L

52. 糖尿病酮症酸中毒的临床表现
    A. 原有症状加重或首次出现三多伴乏力
    B. 食欲减退,恶心,呕吐,极度口渴,尿量增多
    C. 有代谢性酸中毒症状
    D. 严重脱水伴循环衰竭体征

E. 以上都是

53. 糖尿病酮症酸中毒的主要治疗是
    A. 中枢兴奋剂,纠正酸中毒
    B. 纠正酸中毒,补充体液和电解质
    C. 纠正酸中毒,应用胰岛素
    D. 补充体液和电解质,应用胰岛素
    E. 应用中枢兴奋剂及胰岛素

54. 碳酸氢钠处理糖尿病酮症酸中毒的指征为
    A. 治疗酸中毒的起初2小时
    B. 出现血钾过高
    C. 出现心律失常
    D. 血pH<7.1
    E. pH<7.3

55. 成人糖尿病酮症酸中毒胰岛素治疗采用
    A. 每4h静脉注射50U胰岛素
    B. 每4h静脉滴注5~10URI
    C. 每2h静脉滴注5~10U(PZI)
    D. 每1h静脉滴注4~6URI
    E. 每1h静脉滴注5~10UPZI

56. 下列是低血糖的症状或表现,**除了**
    A. 手抖
    B. 心悸
    C. 饥饿感
    D. 便频
    E. 皮肤多汗

【A₂型题】

57. 女性,32岁。甲亢手术中体温达40℃,心率130次/分,大汗,极度烦躁,首先应考虑
    A. 感染性休克
    B. 心力衰竭
    C. 甲状腺危象
    D. 急性肾上腺功能衰竭
    E. 嗜铬细胞瘤高血压危象

58. 男性,38岁。患者近期连续应用皮质激素2周,术中不明原因血压持续下降,心率增快达140次/分,表情淡漠。处理时首先应
    A. 快速输液

B. 应用麻黄碱

C. 静注氢化可的松100~200mg

D. 静注毛花苷丙0.2mg

E. 加深麻醉

59. 女性,26岁,1型糖尿病。今日因感冒,食欲减退、少食,餐前按常规注射胰岛素,近午时突然心悸、出汗,继而头晕、视物模糊。急诊处理应采用

A. 胰岛素静脉注射

B. 静滴生理盐水

C. 葡萄糖静注

D. 碳酸氢钠注射

E. 急查血糖待结果后处理

60. 女性,26岁,1型糖尿病。因感冒食量减少而中断胰岛素治疗3日,突发昏迷,Kussmaul呼吸,皮肤弹性差,脉细速,血压下降,尿量减少,血糖33.3mmol/L,血尿素氮、肌酐偏高,白细胞15×10^9/L,中性粒细胞86%,尿糖、尿酮强阳性。诊断考虑

A. 感染性休克

B. 糖尿病酮症酸中毒昏迷

C. 糖尿病肾病尿毒症昏迷

D. 高渗性非酮症糖尿病昏迷

E. 乳酸性酸中毒

61. 女性,26岁,1型糖尿病。中断胰岛素治疗3日突发昏迷,血糖33.3mmol/L,血pH值7.0,尿糖、尿酮强阳性。静滴胰岛素、碳酸氢钠,血糖有所下降,酸中毒改善,一度清醒后又陷于昏迷。此现象可能为

A. 并发脑水肿

B. 并发脑血管意外

C. 并发低血糖

D. 并发尿毒症

E. 并发乳酸性酸中毒

62. 男性,68岁。无糖尿病病史。因发热、腹泻2日,突发抽搐、昏迷。血糖56.6mmol/L,血钠156.6mmol/L,血浆渗透压356mmol/L,尿糖+++、尿酮+。诊断考虑

A. 感染性昏迷

B. 应激性高血糖

C. 脑血管意外

D. 糖尿病酮症酸中毒

E. 高渗性非酮症糖尿病昏迷

63. 女性,21岁,消瘦,多饮2个月,咽痛,发热3天,意识不清4h。哪项体征对诊断有特殊意义

A. 心动过速

B. 皮肤干燥洗衣手

C. 中度昏迷

D. 呼气有烂苹果味

E. 血压80/60mmHg

64. 一严重脱水的糖尿病昏迷患者入院后给予胰岛素、葡萄糖、生理盐水和乳酸钠处理后效果良好,但此后又出现表情淡漠、倦怠、喘息样呼吸,最后死于呼吸肌麻痹,最可能的解释是

A. 在酸中毒时二氧化碳排出过多

B. 血pH升高过快

C. 明显的钾缺失

D. 胰岛素过量

E. 体内水分过多脑水肿

65. 患者女性,46岁,有高血压病。半年前因风湿活动接受泼尼松治疗8周,现因胃部肿瘤拟行胃癌根治术。下列术前药使用不受影响,**除了**

A. 吗啡

B. 普萘洛尔

C. 阿托品

D. 东莨菪碱

E. 咪达唑仑

【A₃型题】

问题66~69

患者女性,28岁。进行性高血压6年伴间歇性水肿半年。近4年来昏倒3次,过去心电图曾记录到室扑、室颤。体检:血压高达233/138mmHg,血钾2.2mEq/L,血钠尿钠均在正常界限。24h尿醛固酮100.8μg,VMA(儿茶酚胺代谢产物香草扁桃酸)正常高限。心电图示心肌缺血。

66. 最可能的诊断是

A. 嗜铬细胞瘤

B. 库欣综合征

C. 醛固酮增多症

D. 艾迪生病

E. 垂体瘤

67. 该患者室扑、室颤的发生原因最可能是

    A. 严重高血压

    B. 严重冠状动脉供血不足

    C. 严重低钾血症

    D. 严重低钙血症

    E. 严重呼吸功能不全

68. 术前高血压的控制首选下列哪项

    A. 利血平

    B. 螺内酯

    C. 双氢克尿噻

    D. 酚苄明

    E. 复方降压片

69. 术前纠正水钠潴留与低钾血症,下列哪项是**错误的**

    A. 螺内酯

    B. 呋塞米

    C. 口服或静脉补钾

    D. 低盐饮食

    E. 氨苯蝶啶

【A₄型题】

问题70~81

患者女性,46岁。因阵发性高血压、尿VMA升高、CT示右肾上腺占位而诊断为嗜铬细胞瘤准备行肾上腺肿瘤切除术。

70. 术前准备,降压药最常用的是

    A. 酚妥拉明

    B. 酚苄明

    C. 硝普钠

    D. 硝酸甘油

    E. 双氢克尿噻

71. 使用降压药后心率增快明显,选用下列哪项最好

    A. 利多卡因

    B. 普萘洛尔

    C. 普罗帕酮

D. 毛花苷丙

E. 艾司洛尔

72. 除上述术前准备外,下列哪项在该类患者中的术前准备上最重要

    A. 纠正酸中毒

    B. 降低血糖

    C. 扩充血容量

    D. 休息、镇静

    E. 营养、利尿

73. 麻醉前用药,下列哪项通常**除外**

    A. 阿托品

    B. 东莨菪碱

    C. 苯巴比妥

    D. 哌替啶

    E. 咪达唑仑

74. 如果采用传统切开直视肿瘤摘除,根据不同麻醉医师的经验技能,麻醉可用如下方法,但**除了**

    A. 局麻

    B. 硬膜外麻醉

    C. 蛛网膜下隙麻醉

    D. 气管插管全麻

    E. 全麻复合硬膜外阻滞

75. 外科发展,现在多采用经后腹膜外腔镜摘除术,下述麻醉宜选

    A. 局麻

    B. 硬膜外麻醉

    C. 蛛网膜下隙麻醉

    D. 气管插管全麻

    E. 喉罩通气全麻

76. 如果采用插管全麻,诱导插管期间下列药物是必备的,**除了**

    A. 咪达唑仑、丙泊酚

    B. 利多卡因、芬太尼类

    C. 维库溴铵

    D. 艾司洛尔、乌拉地尔

    E. 氯化钙

77. 在气管插管和肿瘤探查时,血压急剧上升至 200/120mmHg,处理宜选
   A. 静脉放血
   B. 酚妥拉明
   C. 乌拉地尔
   D. 尼卡地平
   E. 硝普钠

78. 在肿瘤切除时血压骤降至30/0mmHg,处理首选
   A. 麻黄碱
   B. 去甲肾上腺素
   C. 快速输血输液
   D. 肾上腺素
   E. B+C

79. 上述处理效果不好时,下列哪项要选用
   A. 肾上腺素
   B. 毛花苷丙
   C. 地塞米松
   D. 胶体液
   E. 上述全部

提示:如果手术结束后2小时,患者仍不清醒,但自主呼吸恢复,瞳孔等大等圆,对光反射存在。

80. 最常见于
   A. 心肌梗死
   B. 脑血管意外
   C. 全麻药残余作用
   D. 低血糖
   E. 肌松药残余作用

81. 上述治疗措施是
   A. 给硝酸甘油
   B. 给低分子右旋糖酐
   C. 再次氟马西尼拮抗
   D. 输入10%或50%葡萄糖液
   E. 再次新斯的明拮抗

问题82~88

患者女性,31岁。5年前开始感怕热、多汗、多食、消瘦,甲状腺肿大。诊断为甲状腺功能亢进症。拟行双侧甲状腺次全切除术。

82. 患者术前治疗用药为
   A. 卢戈碘液
   B. 普萘洛尔
   C. 甲巯咪唑
   D. 甲巯咪唑+普萘洛尔
   E. 卢戈碘液+普萘洛尔

83. 上述术前治疗一般需要的时间是
   A. 3天
   B. 7天
   C. 14天
   D. 1个月
   E. 3个月

84. 患者术前较妥的心率宜控制在
   A. 大于120次/分
   B. 100~120次/分
   C. 80~100次/分
   D. 60~80次/分
   E. 小于60次/分

85. 对这类手术,目前麻醉方法多用
   A. 全身麻醉
   B. 针刺麻醉
   C. 硬膜外麻醉
   D. 局部浸润麻醉
   E. 颈丛阻滞

86. 如下是麻醉前用药,应除外
   A. 地西泮
   B. 阿托品
   C. 哌替啶
   D. 东莨菪碱
   E. 可乐定

提示:如果在手术结束拔除气管导管后90分钟,患者突然出现烦躁、心率急剧增快、大汗淋漓、SpO_2 99%。

87. 最可能是
   A. 甲状腺危象
   B. 上呼吸道梗阻
   C. 麻醉苏醒期烦躁
   D. 急性肺水肿

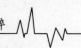

E. 低血容量性休克

88. 出现上述情况后,应采取的措施是
    A. 复方碘溶液2~4mL静脉慢注
    B. 吸氧
    C. 降温
    D. 毛花苷丙0.4mg静脉慢注
    E. 以上基本上同时进行

【B₁型题】
问题89~93
    A. 促进抗利尿激素分泌
    B. 对ACTH有抑制作用
    C. 肾上腺髓质激素分泌增加
    D. α-肾上腺素能受体阻滞作用
    E. 甲状腺激素

89. 吗啡
90. 哌替啶
91. 巴比妥类
92. 氟哌利多
93. 氯丙嗪

问题94~97
    A. 血糖升高
    B. 生长激素分泌减少
    C. 皮质醇水平下降
    D. 抗利尿激素分泌增加
    E. 胰岛素分泌增加

94. 乙醚最明显的是使
95. 氟烷使
96. 恩氟烷使
97. 甲氧氟烷使

问题98~101
    A. ACTH水平下降
    B. 生长激素分泌增加
    C. 抗利尿激素分泌增加
    D. 儿茶酚胺水平增加
    E. 皮质醇分泌减少

98. 丙泊酚
99. 氯胺酮
100. 羟丁酸钠
101. 依托咪酯

问题102~104
    A. 侏儒症
    B. 巨人症
    C. 克汀病
    D. 糖尿病
    E. 垂体GH瘤

102. 左旋多巴或精氨酸兴奋试验后,GH峰值< $5\mu g/L$
103. 葡萄糖抑制试验后GH> $5\mu g/L$
104. TRH刺激试验后GH升高>50%,TSH、PRL、ACTH释放亦明显增加

问题105~108
    A. 氯磺丙脲
    B. 苯乙双胍
    C. 丙硫氧嘧啶
    D. 复方碘溶液
    E. 甲巯咪唑

105. 具有抗利尿作用的药物是
106. 用于甲亢术前准备,可使腺体变小、变硬、血管减少而有利于手术的药物是
107. 甲状腺危象治疗时除用复方碘溶液外,用以上哪个药物作为辅助治疗比较合理
108. 卡比马唑在体内转变为以上哪个药而发挥作用

问题109~111
    A. 长效的α-受体阻滞药
    B. 短效的α-受体阻滞药
    C. 长效的α-受体激动药
    D. 短效的α-受体激动药
    E. 对α-受体无作用

109. 酚妥拉明
110. 酚苄明
111. 艾司洛尔

问题112~115
    A. 血糖<2.8mmol/L,尿糖-或+,尿酮-
    B. 血糖>33.3mmol/L,尿糖3+,尿酮-或+
    C. 血糖16.7~33.3mmol/L,尿糖4+,尿酮+~3+
    D. 血糖正常或↑,尿糖-或+,尿酮-或+
    E. 血糖10.0mmol/L,尿糖-或+,尿酮-

112. 糖尿病酮症酸中毒

113. 高渗性非酮症糖尿病昏迷

114. 乳酸性酸中毒

115. 低血糖昏迷

问题116~120

A. 输液

B. 静脉输注糖皮质激素

C. 静注50%葡萄糖液

D. 即刻补充TH

E. 即刻给予PTU

116. 抢救DKA首要的、极其关键的措施是

117. 抢救Addison病危象的主要措施是

118. 抢救低血糖昏迷的主要措施是

119. 抢救黏液水肿性昏迷的首要措施是

120. 抢救甲状腺危象的首要措施是

【B₂型题】

问题121~128

A. 胰岛素

B. 胰高血糖素

C. 甲状腺素

D. 甲状旁腺素

E. 糖皮质激素

F. 盐皮质激素

G. 儿茶酚胺

H. 抗利尿激素

121. 由胰腺 α 细胞分泌的激素是

122. 在1型糖尿病发病中起主要作用的激素是

123. 在应激反应中分泌减少的激素是

124. 肾上腺髓质分泌的激素是

125. 与降钙素作用对立的激素是

126. 具有抗过敏作用和消炎作用的激素是

127. 如缺乏会导致黏液性水肿的激素是

128. 具有储钠排钾作用的激素

【C型题】

A. 对手术麻醉耐受性差

B. 需肾上腺皮质激素治疗

C. 两者均有

D. 两者均无

129. 艾迪生病

130. 胰岛功能亢进

131. 糖尿病

132. 甲状旁腺功能亢进

133. 甲状旁腺功能减退

134. 甲亢

135. 神经垂体功能减退症

136. GH瘤

137. ACTH瘤

A. ACTH兴奋试验反应过强

B. ACTH兴奋试验反应迟缓

C. 两者均有

D. 两者均无

138. 原发性肾上腺皮质功能减退

139. 继发性肾上腺皮质功能减退

140. 肾上腺皮质增生

【X型题】

141. 椎管内麻醉对内分泌的影响有

A. 使肾上腺素分泌减少

B. 使甲状腺功能无变化

C. 使血糖变化不大

D. 使ACTH变化不大

E. 高位脊麻时血糖会下降

142. 肾上腺受体阻断药包括

A. 哌唑嗪

B. 普萘洛尔

C. 拉贝洛尔

D. 卡托普利

E. 依那普利

143. 下列哪些属于生长激素（GH）垂体瘤的表现

A. 内脏增大

B. 下颌大而突出

C. 上下齿反咬合

D. 腭垂肥大

E. 声门相对狭小

144. 下列哪些属于ACTH垂体瘤的表现

A. 蛋白质代谢异常

B. 向心性肥胖

C. 高血压

D. 低钾、高氯

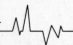

E. 性功能障碍

145. 腺垂体功能减退症的表现可有
    A. 性腺功能减退表现
    B. 甲状腺功能减退表现
    C. 肾上腺皮质功能减退表现
    D. 胰岛素功能减退表现
    E. 出现不同程度的贫血

146. 有关垂体瘤, 下面哪些描述正确
    A. 分为功能性垂体瘤及无功能腺瘤两大类
    B. 功能性垂体瘤多导致垂体功能亢进
    C. 常见病理变化有巨人症、肢端肥大症及皮质醇增多症等
    D. 麻醉处理原则除遵循颅内手术麻醉的特点外, 主要根据患者不同的激素功能紊乱情况妥善进行围术期处理
    E. 尿崩症患者对麻醉药耐受强, 全麻药用大

147. 影响钙磷代谢的激素有哪些
    A. 雄性激素
    B. 雌性激素
    C. 甲状腺素
    D. 甲状旁腺素
    E. 胰岛素

148. 对甲状旁腺功能减退的患者, 应进行哪些治疗
    A. 甲状腺素
    B. 甲状旁腺素
    C. 钙剂
    D. 磷剂
    E. 维生素D

149. 关于甲状旁腺素, 下列说法正确的有
    A. 血钙过低、血糖过高, 会刺激其分泌
    B. 使肾小管对无机磷再吸收减少
    C. 功能减退患者对肌松药敏感增加, 易发生喉痉挛
    D. 功能亢进患者术前应给予低钙饮食
    E. 功能减退患者在大量快速输库血时可发生心律失常

150. 下列有关存在内分泌病的说法正确的有

A. 库欣病垂体瘤患者, 易发生上呼吸道梗阻
B. 尿崩症患者在麻醉前1~2小时, 可让患者饮水
C. 垂体功能减退的患者对麻醉药耐受差
D. 垂体功能减退的患者循环应激能力差
E. 肾上腺皮质功能不全比髓质功能不全危险

151. 对甲状腺功能减退症的患者, 说法正确的有
    A. 术前甲状腺激素治疗, 改善全身情况
    B. 对麻醉和手术耐受差, 术前药仅给阿托品即可
    C. 麻醉后因体位变化易发生血压下降
    D. 对升压药的反应较弱
    E. 如果术中发生昏迷, 应静注甲状腺激素和肾上腺皮质激素

152. 下列有关甲亢患者的说法, 正确的有
    A. 耗氧量增高
    B. 疲乏无力是由于ATP和磷酸肌酸形成减少
    C. 大便次数增多
    D. 血胆固醇偏低
    E. 血糖有增高倾向

153. 关于甲状腺危象, 说法正确的有
    A. 近来认为是肾上腺皮质激素分泌不足所致
    B. 危象时, 体温一般≥40℃, 脉率120~140bpm
    C. 麻醉前用药宜选用剂量较大的神经安定镇痛药
    D. 治疗12~24h仍不见效或病情恶化, 考虑换血疗法或腹膜透析
    E. 普萘洛尔可改善高动力循环状态

154. 关于甲状腺危象, 下列哪些说法正确
    A. 常被创伤、感染或酸中毒促发
    B. 通常用大剂量碘治疗
    C. 用皮质醇治疗是有益的
    D. 须用β-受体阻滞剂控制心率
    E. 术中术后发生系术前准备不足

155. 下列哪些是甲亢患者术前准备不充分的表现
    A. 脉率波动剧烈
    B. 心房纤颤
    C. 体重减轻

D. 精神紧张

E. 血压下降

156. 下列关于甲状腺功能亢进麻醉的叙述中,哪些正确

    A. 局麻时,局麻药中禁忌肾上腺素

    B. 硬膜外麻醉由于心脏交感神经被阻滞有利于术中患者脉率保持平稳

    C. 情绪激动、血压升高、心率快达140次/分、体温上升是甲状腺危象

    D. 术中如出现体温上升,应立即降温

    E. 术前用药镇静剂用量应适当减少

157. 甲状腺危象最主要的临床表现是哪些

    A. 高热可达40℃,大汗

    B. 心动过速可达120~150次/分

    C. 焦虑、谵妄以致昏迷

    D. 呕吐腹泻明显

    E. 血中白细胞和粒细胞均显著升高

158. 下列哪些患者应在麻醉前适当补充肾上腺皮质激素

    A. 检查证实有肾上腺皮质功能减退

    B. 6个月前曾用过皮质激素治疗

    C. 近期连续应用激素超过1周

    D. 行垂体手术

    E. 甲状腺功能低下

159. 醛固酮分泌增多可使血清电解质发生下列哪些改变

    A. 高Na^+

    B. 高K^+

    C. 低K^+

    D. 低Na^+

    E. 低Cl^-

160. 嗜铬细胞瘤的临床特征如下,**除外**

    A. 高血糖

    B. 高代谢

    C. 高血压

    D. 向心性肥胖

    E. 夜尿增多

161. 有关酚妥拉明试验,哪些说法正确

    A. 可以初步诊断嗜铬细胞瘤的存在

    B. 正常人静注后2分钟内血压下降小于35/25mmHg

    C. 嗜铬细胞瘤患者在血压>170/110mmHg时,静注后2分钟内血压下降>35/25mmHg,持续约15~30分钟

    D. 成人静注酚妥拉明试验量是5mg

    E. 酚妥拉明是肾上腺素能β-受体阻滞剂

162. 嗜铬细胞瘤患者在术中最易发生的情况有

    A. 高血压危象

    B. 心律失常

    C. 低血压危象

    D. 呼吸抑制

    E. 肾衰竭

163. 糖尿病患者最常合并有以下哪些组织器官的变化

    A. 动脉粥样硬化

    B. 白内障

    C. 肾脏病变

    D. 慢性支气管炎

    E. 冠心病

164. 关于糖尿病酮症酸中毒,说法**错误的**有

    A. 常见于非胰岛素依赖型糖尿病

    B. 患者有过度换气

    C. 血糖一般在300~500mg/dl

    D. 血酮体在300~500mg/L

    E. 只有严重酸中毒或循环衰竭时,才给予碱性溶液

165. 患者乏力,食欲减退,查体:血压低,化验检查:血糖低。应考虑

    A. 腺垂体功能减退症

    B. 肾上腺皮质功能减退症

    C. 甲状腺功能减退症

    D. 单纯性甲状腺肿

    E. 神经垂体功能减退症

166. 胆碱能危象

    A. 系乙酰胆碱分泌过少

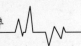

B. 系乙酰胆碱分泌过多

C. 系胆碱酯酶不足,乙酰胆碱作用过度

D. 可用新斯的明对抗

E. 可用阿托品对抗

167. 原发性肾上腺皮质功能减退症出现危象时的危重病情有

A. 多有发热,可达40℃以上,很可能有感染,

而肾上腺危象本身也可发热

B. 严重低血压甚至低血容量性休克,伴有心动过速,四肢厥冷、发绀和虚脱

C. 极度虚弱无力,萎靡淡漠和嗜睡

D. 也可表现烦躁不安和谵妄惊厥甚至昏迷

E. 消化道表现为恶心呕吐和腹痛腹泻,腹痛缺乏特异性定位体征

答 案

【A₁型题】

1. C	2. E	3. B	4. C	5. B	6. B	7. D	8. D	9. B	10. E
11. E	12. A	13. E	14. C	15. E	16. B	17. B	18. B	19. D	20. B
21. B	22. D	23. A	24. D	25. D	26. A	27. D	28. D	29. A	30. A
31. D	32. C	33. C	34. C	35. C	36. D	37. C	38. A	39. D	40. D
41. B	42. D	43. A	44. D	45. D	46. D	47. D	48. A	49. D	50. A
51. D	52. E	53. D	54. D	55. D	56. D				

【A₂型题】

57. C	58. C	59. C	60. B	61. A	62. E	63. D	64. C	65. A

【A₃型题】

66. C	67. C	68. B	69. B

【A₄型题】

70. B	71. B	72. C	73. A	74. A	75. D	76. E	77. B	78. E	79. E
80. D	81. D	82. E	83. C	84. D	85. A	86. B	87. A	88. E	

【B₁型题】

89. A	90. B	91. B	92. D	93. D	94. D	95. A	96. C	97. D	98. A
99. D	100. B	101. E	102. A	103. B	104. E	105. A	106. D	107. E	108. E
109. B	110. A	111. E	112. C	113. B	114. D	115. E	116. A	117. B	118. C
119. D	120. E								

【B₂型题】

121. B	122. A	123. A	124. G	125. D	126. E	127. C	128. F

【C型题】

129. C	130. A	131. A	132. D	133. A	134. D	135. C	136. D	137. D	138. D
139. B	140. A								

【X型题】

141. ACDE	142. ABC	143. ABCDE	144. ABCE	145. ABC	146. ABCD
147. ABCD	148. BCE	149. ABCDE	150. ABCDE	151. ABCDE	152. ABCDE
153. ACE	154. ABCDE	155. ABCD	156. ABCD	157. ABCDE	158. ACDE
159. ACE	160. DE	161. ABD	162. ABC	163. ABCE	164. AD
165. AB	166. CE	167. ABCDE			

(程明华 罗爱林)

第67章

肝肾功能障碍患者的麻醉

【A_1型题】

1. 肝硬化门脉高压患者的心血管功能总的特点为
   A. 高心输出量,低外周血管阻力
   B. 高心输出量,高外周血管阻力
   C. 低心输出量,低外周血管阻力
   D. 低心输出量,高外周血管阻力
   E. 以上均不是

2. 关于肝硬化门脉高压患者呼吸功能及肺循环叙述**不正确**的是
   A. 氧离曲线右移
   B. 通气血流比例失调
   C. 肺左向右分流增加
   D. 功能残气量增加
   E. 肺动脉高压

3. 门静脉高压症时受影响最早的侧支为
   A. 脐静脉
   B. 胃冠状静脉
   C. 直肠上静脉
   D. 腹膜后静脉
   E. 腹壁上静脉

4. 门静脉高压症大出血的特点是
   A. 发生急,来势猛,引起休克
   B. 发生急,出血量不大
   C. 右上腹绞痛后黑便
   D. 剧烈呕吐,呕血及黑便
   E. 只有便血,无呕血

5. 门脉高压最主要的原因是
   A. 门静脉炎
   B. 肝静脉阻塞
   C. 肝硬化

   D. 门静脉干血栓
   E. 多囊肝

6. 肝功能障碍时,手术容易出血的原因主要是
   A. 凝血因子减少
   B. 肝素产生增多
   C. 血小板减少
   D. 毛细血管壁受损害
   E. 纤溶酶产生增多

7. 肝功能不全患者择期手术,术前准备血浆白蛋白最少应达到
   A. 40g/L
   B. 35g/L
   C. 30g/L
   D. 25g/L
   E. 20g/L

8. 肝硬化时术中快速放出大量腹水的最大危险是
   A. 肺水肿
   B. 低钠
   C. 低钾
   D. 低血压
   E. 脱水

9. 术前一次放腹水哪项适宜
   A. <4000ml
   B. <3000ml
   C. >2000ml
   D. >1500ml
   E. >1000ml

10. 梗阻性黄疸患者经维生素K治疗3天以上,凝血酶原时间仍较对照值延长4秒,说明
    A. 血友病

B. 血小板异常

C. 胆道肿瘤

D. 脾功能亢进

E. 存在肝细胞病变

11. 肝功能障碍出现代谢异常,**不会**出现

A. 低糖血症

B. 高糖血症

C. 低钾血症

D. 低钠血症

E. 低蛋白血症

12. 肝硬化患者具有下列特点,但**除外**

A. 血小板计数降低

B. 凝血酶原时间延长

C. 球蛋白降低

D. 血清白蛋白降低

E. 血清胆碱酯酶减少

13. 下列关于肝肾综合征叙述正确的是

A. 失代偿期肝硬化、严重肝病时,肾脏灌注压低下引起的肾前性急性肾衰

B. 代偿期肝硬化、严重肝病时,肾脏灌注压低下引起的肾前性急性肾衰

C. 失代偿期肝硬化、严重肝病时,肾脏灌注压低下引起的肾性急性肾衰

D. 代偿期肝硬化、严重肝病时,肾脏灌注压低下引起的肾性急性肾衰

E. 失代偿期肝硬化、严重肝病时,肾脏灌注压低下引起的肾前性慢性肾衰

14. 肝功能障碍患者应用肌松药时,下述哪项合理

A. 诱导剂量和维持剂量均应适当减小

B. 诱导剂量适当加大,维持剂量适当减小

C. 诱导剂量和维持剂量均应适当加大

D. 诱导剂量适当减小,维持剂量适当加大

E. 诱导剂量和维持剂量与正常人用量无差异

15. 琥珀胆碱**不宜**用于

A. 股骨颈骨折患者

B. 尿毒症患者

C. 中毒性休克患者

D. 肾性高血压患者

E. 1型糖尿病患者

16. 肝功能不全患者选用肌松剂,宜首选

A. 泮库溴铵

B. 维库溴铵

C. 阿曲库铵

D. 顺阿曲库铵

E. 哌库溴铵

17. 严重肾功能障碍患者,肌松剂首选

A. 泮库溴铵

B. 维库溴铵

C. 美维库铵

D. 阿曲库铵

E. 顺阿曲库铵

18. 阿曲库铵在体内通过Hofmann方式降解,被认为是用于肾功能不全患者的理想肌松药。但长时间大剂量应用仍应慎重,因为其代谢产物可能造成哪一方面的并发症

A. 肺

B. 肾脏

C. 中枢

D. 心脏

E. 肝脏

19. 手术期间影响肝功能的最主要因素是

A. 肝门静脉压降低

B. 肝动脉压降低

C. 肝血管收缩

D. 肝血流量减少

E. 全身血压下降

20. 全身麻醉下肝脏氧消耗量有何改变

A. 正常无改变

B. 增加

C. 减少至正常值的50%

D. 减少至正常值的80%

E. 减少至正常值的60%

21. 下列哪项指标表明乙型肝炎有传染性

A. 表面抗原阳性

B. 表面抗体阳性

C. 核心抗体阳性

D. 核心抗原阳性

E. 低蛋白血症

22. 下列哪种患者常存在凝血酶原时间延长

    A. 胃溃疡

    B. 胆囊结石

    C. 梗阻性黄疸

    D. 输尿管结石

    E. 胃癌

23. 肝性脑病的诱因

    A. 低血压

    B. 高蛋白饮食

    C. 胃肠道出血

    D. 感染

    E. 以上均有

24. 肝硬化失代偿期发生的肝肾综合征的主要机制是

    A. 肾小管坏死

    B. 肾小球毛细血管通透性减低

    C. 肾单位缺失

    D. 肾小球滤过率减少

    E. 胆红素对肾脏的毒性作用

25. 肝功能衰竭时会直接引起下述情况,除了

    A. 凝血功能障碍

    B. 物质代谢障碍

    C. 单核-吞噬细胞系统障碍

    D. 肾功能障碍

    E. 心力衰竭

26. 假性神经递质引起肝性脑病的机制是

    A. 干扰脑的能量代谢

    B. 使脑细胞产生抑制性突出后电位

    C. 干扰脑细胞膜的功能

    D. 与正常递质竞争受体,但其效应远较正常递质弱

    E. 促进血浆氨基酸失衡

27. 上消化道出血诱发肝性脑病的主要机制是

    A. 引起失血性休克

B. 脑组织缺血缺氧

C. 经肠道细菌作用而产生氨

D. 血液中苯乙胺和酪胺增加

E. 破坏血-脑屏障,假性神经递质入脑

28. 肝性脑病患者服用肠道抗生素的目的是

    A. 防治胃肠道感染

    B. 预防肝胆系统感染

    C. 防止腹水感染

    D. 抑制肠道对氨的吸收

    E. 抑制肠道细菌,减少毒性物质的产生和吸收

29. 肝性脑病出现扑翼样震颤的机制是

    A. 氨对脑组织的毒性作用

    B. GABA减少

    C. 乙酰胆碱减少

    D. 谷氨酸、天门冬氨酸减少

    E. 假性神经递质取代多巴胺

30. 肝硬化患者具有下列特点,但除外

    A. 血小板计数降低

    B. 凝血酶原时间延长

    C. 血清白蛋白降低

    D. 血清胆碱酯酶减少

    E. 球蛋白降低

31. 肝性脑病的患者,其最早出现的症状是

    A. 意识模糊

    B. 行为异常欣快

    C. 扑翼震颤

    D. 简单计数错误

    E. 定向力障碍

32. 无尿是指24h尿量

    A. <300ml

    B. <200ml

    C. <100ml

    D. <400ml

    E. <500ml

33. 急性肾衰伴休克时,宜选用哪种升压药

    A. 盐酸苯福林

    B. 多巴胺

C. 去甲肾上腺素

D. 氯胺酮

E. 间羟胺

34. 急性肾衰少尿期最严重的并发症是

    A. 水中毒

    B. 高钾血症

    C. 低钠血症

    D. 氮质血症

    E. 代谢性酸中毒

35. 慢性肾衰晚期钙磷代谢障碍表现为

    A. 血磷降低,血钙降低

    B. 血磷降低,血钙升高

    C. 血磷升高,血钙升高

    D. 血磷升高,血钙降低

    E. 血磷不变,血钙降低

36. 吸入麻醉药在体内经肝肾代谢率的大小顺序为

    A. 异氟烷＞恩氟烷＞氟烷

    B. 氟烷＞恩氟烷＞异氟烷

    C. 异氟烷＞氟烷＞恩氟烷

    D. 恩氟烷＞异氟烷＞氟烷

    E. 恩氟烷＞氟烷＞异氟烷

37. 哪种吸入麻醉药有可能成为肾衰竭患者的首选

    A. 氟烷

    B. 恩氟烷

    C. 异氟烷

    D. 地氟烷

    E. 七氟烷

38. 肾衰竭患者手术,麻醉时**禁用**

    A. 利多卡因

    B. 肾上腺素

    C. 普鲁卡因

    D. 氯普鲁卡因

    E. 丁卡因

39. 人安静时,每分钟肾血流量约为心输出量的

    A. 1%~4%

    B. 5%~10%

    C. 10%~15%

D. 20%~25%

E. 30%~35%

40. 肾脏的主要生理功能是

    A. 调节水、盐代谢

    B. 维持酸碱平衡

    C. 排泄代谢产物

    D. 维持内环境的相对恒定

    E. 产生生物活性物质

41. 慢性肾衰竭发生出血的主要原因是

    A. 血小板功能异常

    B. 毛细血管壁通透性增加

    C. 凝血物质消耗增多

    D. 血小板数量减少

    E. 纤溶系统功能亢进

42. 引起肾前性急性肾衰的原因是

    A. 肾血栓形成

    B. 休克

    C. 汞中毒

    D. 挤压综合征

    E. 泌尿道结石

43. 引起肾后性急性肾衰竭的原因是

    A. 急性肾小球肾炎

    B. 全身性红斑狼疮

    C. 泌尿道结石梗阻

    D. 汞中毒

    E. 异型输血

44. 慢性肾衰患者在快速纠正酸中毒后会发生手足搐搦是由于

    A. 结合钙减少

    B. 游离钙减少

    C. 促进血磷升高

    D. 抑制肠道吸收钙

    E. 抑制骨骼脱钙

45. 尿毒症患者发生口臭的原因是

    A. 酮体产生增多

    B. 口腔细菌繁殖增多

    C. 硫醇增多

D. 尿素经唾液酶分解产生氨

E. 胃酸分泌增多

46. 肾衰竭患者硬膜外阻滞平面**不应超过**

A. 胸5

B. 胸6

C. 胸4

D. 胸8

E. 胸3

47. 多巴胺用于增加肾血流的剂量是

A. <0.2μg/（kg·min）

B. <0.5μg/（kg·min）

C. <1.0μg/（kg·min）

D. <3.0μg/（kg·min）

E. <10μg/（kg·min）

48. 多巴胺剂量超过多少开始引起肾流量减少

A. 14μg/（kg·min）

B. 12μg/（kg·min）

C. 10μg/（kg·min）

D. 8μg/（kg·min）

E. 6μg/（kg·min）

49. 肾衰患者椎管内麻醉,局麻药时效的变化是

A. 较正常人延长

B. 较正常人延长20%

C. 较正常人缩短20%

D. 较正常人缩短40%

E. 较正常人缩短60%

50. 肾衰患者椎管内麻醉的表述,**错误的是**

A. 如是血透患者做肾移植术,应在术前24小时内再透一次

B. 因常伴有心脏问题,应降低局麻药浓度以减轻心脏毒性

C. 这类患者局麻药时效比正常人短,应提高局麻药浓度

D. 严格无菌原则,预防穿刺感染

E. 局麻药中不宜添加肾上腺素

【A₂型题】

51. 男性,68岁,术前肾功能正常,目前因心脏手术

后急性肾衰竭在监护室观察,以下何者是衡量该患者肾功能不全最可靠的指标

A. 尿量减少

B. 血尿素氮突然升高

C. 尿钠<20mmol/L

D. 血肌酐突然升高

E. 高钾血症

52. 男,40岁,右上腹胀痛进行性加重3个月,黄疸1个月。体检腹平软,无压痛,未扪及包块。巩膜黄染明显。影像学检查首选

A. CT

B. B超

C. ERCP

D. X线

E. MRI

53. 男性,55岁,反复大呕血7次,确诊为食管静脉曲张破裂大出血。PE: 贫血貌,腹壁静脉曲张,脾大肋下4指,血压80/60mmHg, Hb 60g/L, Plt 50×10⁹/L, WBC 3.4×10⁹/L, GPT(谷丙转氨酶)100U/L。应采取

A. 静脉滴注垂体后叶素

B. 口服去甲肾上腺素

C. 行断流手术

D. 行分流手术

E. 内镜下套扎或硬化术

【A₄型题】

问题54~58

女性,47岁,突然呕血来急诊,呕血2次,约1200ml,血色鲜红,患者否认既往有肝炎病史。

54. 体格检查与门静脉高压症相一致的体征为

A. 脾肋下

B. 血压85/40mmHg

C. 上腹壁静脉曲张

D. 上腹部压痛

E. 可能巩膜黄染

55. 为了明确出血原因,患者生命体征稳定后,应选择何种检查

A. 选择性腹主动脉造影

B. 上腹部钡餐摄片

C. B型超声波检查肝脾

D. 纤维胃镜检查

E. 用三腔管明确出血原因

56. 经系列检查明确患者存肝硬化,食管静脉曲张,脾肋,但无黄疸,若要保守治疗,正确的是

A. 输血

B. 注射垂体加压素

C. 三腔管压迫止血

D. 纤维内镜套扎止血

E. 以上都是

57. 若进行开腹手术治疗,下列哪项**不宜**

A. 脾切除,脾-肾分流术

B. 脾切除,门-腔限制性分流术

C. 脾切除,门-周围血管离段术

D. 脾切除,脾-腔分流术

E. 单纯脾切除术

58. 此类患者会发生如下病理变化,**除了**

A. 脾肿大,脾功能亢进

B. 食管胃底静脉曲张

C. 内痔

D. 腹水

E. 大隐静脉曲张

问题59~62

患者男性,56岁,BMI 30%。因慢性肝炎、肝硬化、门脉高压症拟行脾切除+分流术。患者 Hb 82g/L,血小板85×10⁹/L,肝功能ALT 65U/L,TBIL 20mmol/L,总蛋白52g/L,白蛋白25g/L,凝血酶原时间5分钟,B超示少量腹水。

59. 该患者最适宜的麻醉方法是

A. 硬膜外麻醉

B. 腰麻

C. 喉罩通气全麻

D. 气管插管全麻

E. 控制性低血压全麻

60. 该患者术中出血较多,最好补充

A. 血定安(琥珀明胶)

B. 平衡盐溶液

C. 葡萄糖-胰岛素-氯化钾溶液

D. 库血

E. 新鲜全血

61. 如果该患者被选用了普鲁卡因-琥珀胆碱复合液静滴、吸入0.6%异氟烷维持全麻,共用芬太尼0.5mg。术毕70分钟患者仍不苏醒,肌松也未恢复。这时宜采取的是

A. 纳洛酮拮抗

B. 新斯的明+阿托品拮抗

C. 氨茶碱

D. 继续机械通气

E. 氟马西尼拮抗

62. 上述苏醒延迟的主要原因是

A. 麻醉药停止较晚

B. 患者循环不良

C. 贫血、缺氧

D. 脑梗

E. 普鲁卡因、琥珀胆碱代谢未到位(胆碱酯酶缺乏)

【B₁型题】

问题63~66

A. 凝血因子缺乏

B. 低蛋白血症

C. 贫血

D. 血浆胆碱酯酶减少

E. 维生素K吸收不良

63. 琥珀胆碱作用时间延长

64. 梗阻性黄疸可引起

65. 静脉麻醉药敏感性增强

66. 肝功能不全患者术中出血多的原因

问题67~70

A. 低钾血症

B. 高钾血症、高血压和贫血

C. 血气分析

D. 意识改变

E. 脱水和感染

67. 肾衰竭患者

68. 肝肾综合征患者应注意观察

69. 血液透析患者术前应注意

70. 长时间应用利尿剂的患者应注意

问题71~74

A. 结合胆红素升高

B. 非结合胆红素升高

C. 食管下段静脉出血

D. 贫血和血小板减少

E. 血浆白蛋白25g/L，血清胆红质70μmol/L

71. 门脉高压会产生

72. 脾功能亢进会产生

73. 梗阻性黄疸会产生

74. 重度肝功能损害会产生

问题75~77

A. 血氨增高

B. 门脉高压和低蛋白血症

C. 手术出血和牵拉下腔静脉

D. 脱水

E. 电解质紊乱

75. 肝性脑病的原因

76. 肝硬化腹水的主要原因

77. 肝叶切除手术中低血压的原因

问题78~82

A. GABA和谷氨酰胺

B. 亮氨酸、异亮氨酸和缬氨酸

C. 苯丙氨酸、酪氨酸

D. 苯乙醇胺、羟苯乙醇胺

E. 谷氨酸和乙酰胆碱

78. 支链氨基酸是指

79. 兴奋性中枢神经递质是指

80. 芳香族氨基酸是指

81. 能引起肝性脑病的假性神经递质是指

82. 抑制性神经递质是指

问题83~87

A. 肾前性肾衰竭

B. 肾性肾衰竭

C. 肾后性肾衰竭

D. 慢性肾衰竭

E. 尿崩症

83. 输尿管结石可引起

84. 失血性休克早期可引起

85. 失血性休克晚期可引起

86. 大量使用磺胺类药物可引起

87. 严重溶血可引起

【C型题】

A. 高钾血症

B. 低钾血症

C. 两者均有

D. 两者均无

88. 慢性肾衰竭

89. 急性肾衰竭少尿期

90. 急性肾衰竭多尿期

A. 肾前性肾衰竭

B. 肾性肾衰竭

C. 两者均有

D. 两者均无

91. 低渗尿

92. 高渗尿

93. 肾绞痛

94. 少尿

A. 肝生物转化降低

B. 血浆胆碱酯酶水平降低

C. 与两者均有关

D. 与两者均无关

95. 琥珀胆碱作用时间延长

96. 使氯普鲁卡因代谢减慢

97. 阿片类药物作用时间延长

A. 脑内假性神经递质增多

B. 脑内去甲肾上腺素减少

C. 两者均可

D. 两者均否

98. 血浆氨基酸失衡可导致

99. 血氨增高可导致

A. 白蛋白合成减少

B. 球蛋白合成增多

C. 两者均可

D. 两者均否

100. 肝功能障碍患者产生腹水是因

101. 肝功能障碍患者易出血是由于

A. 肾小球滤过膜通透性增加

B. 肾小管上皮细胞受损重吸收减少

C. 两者都有

D. 两者都无

102. 蛋白尿形成是由于

103. 血尿形成是由于

A. 肾缺血

B. 肾中毒

C. 两者均有

D. 两者均无

104. 休克可致

105. 挤压综合征可致

106. 汞中毒可致

【X型题】

107. 门-腔静脉系统的四个交通支为

A. 胃底、食管下段交通支

B. 直肠下端,肛管交通支

C. 前腹壁交通支

D. 腹膜后交通支

E. 大隐静脉交通支

108. 门脉高压的主要临床表现为

A. 脾肿大,脾亢

B. 呕血或黑便

C. 腹水

D. 脾功能低下

E. 以上均不是

109. 肝功能不全下列哪些激素灭活减弱

A. 胰岛素

B. 雌激素

C. 皮质醇

D. 醛固酮

E. 抗利尿激素

110. 肝功能不全患者在临床上会有下列哪些表现

A. 甲状腺功能减退

B. 肝性脑病

C. 男性患者女性化

D. 易感染、脱毛,色素沉着

E. 腹水

111. 肝细胞损害时下列哪些酶的活力增高

A. 胆碱酯酶

B. 卵磷脂胆固醇转酰基酶

C. 谷丙转氨酶

D. 谷草转氨酶

E. 乳酸脱氢酶

112. 严重肝病时蛋白代谢障碍可表现为

A. 低蛋白血症

B. 血氨基酸失衡

C. 血氨升高

D. AFP重现

E. 尿素合成减少

113. 肝功能损害时常出现的一些电解质紊乱是

A. 高钾血症

B. 高磷血症

C. 低钠血症

D. 低钙血症

E. 低钾血症

114. 肝功能严重损害时激素代谢紊乱表现为

A. 雌激素浓度升高

B. 醛固酮浓度升高

C. 胰岛素浓度下降

D. 抗利尿激素浓度下降

E. 甲状腺素T_3浓度上升

115. 肝硬化失代偿期的主要表现为

A. 肝功能损害

B. 有门脉高压

C. 脾大

D. 腹水

E. 肝性脑病或上消化道出血

116. 严重肝病时,下列哪些因素会影响麻醉药体内代谢

A. 血浆胆碱酯酶水平降低

B. 低血浆蛋白血症

C. 醛固酮水平升高

D. 凝血因子水平降低

E. 药物降解时间延长

117. 有关常见肌松药用于肾功能不全患者的表述,正确的有
    A. 琥珀胆碱的使用要顾及血钾水平和血浆胆碱酯酶下降
    B. 阿曲库铵和经顺阿曲库铵霍夫曼消除,基本不影响肾脏
    C. 维库溴铵30%经肾消除,肾功能不全消除延长
    D. 美维库铵经胆碱酯酶水解,在终末肾病延长10~15分钟
    E. 罗库溴铵在肾衰体内消除延长

118. 肌松作用的消除与肝脏功能密切相关的有
    A. 杜什溴铵
    B. 琥珀胆碱
    C. 哌库溴铵
    D. 米库氯铵
    E. 罗库溴铵

119. 肝功能障碍出现凝血障碍与下列哪些因素有关
    A. 毛细血管通透性增加
    B. FDP减少
    C. 凝血因子合成减少
    D. 凝血因子消耗增多
    E. 血小板数量减少

120. 肝功能障碍患者易出现哪些物质代谢变化
    A. 低血糖症
    B. 低钾血症
    C. 低钙血症
    D. 低钠血症
    E. 低白蛋白血症

121. 肾脏的内分泌功能障碍表现为
    A. 分泌肾素下降
    B. 分泌促红细胞生成素下降
    C. 分泌PGE_2下降
    D. 形成$1,25-(OH)_2D_3$下降
    E. 血管紧张素Ⅱ产生下降

122. 肾功能不全患者麻醉慎用和禁用的药物有
    A. 恩氟烷
    B. 琥珀胆碱
    C. 咪达唑仑
    D. 氨基糖苷类抗生素
    E. 阿曲库铵

123. 急性肾衰竭少尿期可出现
    A. 代谢性酸中毒
    B. 高钾血症
    C. 氮质血症
    D. 高钙血症
    E. 水中毒

124. 急性肾衰竭的多尿期可能会出现
    A. 低钠血症
    B. 高钾血症
    C. 低钾血症
    D. 脱水
    E. 休克

125. 引起急性肾衰竭的肾前因素有
    A. 休克
    B. 严重伤烧
    C. 感染
    D. 低钾血症
    E. 挤压伤

答　案

【A₁型题】

1. A	2. C	3. B	4. A	5. C	6. A	7. C	8. D	9. B	10. E
11. B	12. C	13. A	14. B	15. B	16. D	17. D	18. C	19. D	20. C
21. D	22. C	23. E	24. D	25. E	26. D	27. C	28. E	29. D	30. E
31. B	32. C	33. B	34. B	35. D	36. B	37. D	38. B	39. D	40. C
41. A	42. B	43. C	44. B	45. D	46. A	47. D	48. C	49. D	50. B

【A₂型题】

51. D　　52. B　　53. E

【A₄型题】

54. C　　55. D　　56. E　　57. E　　58. E　　59. D　　60. E　　61. D　　62. E

【B₁型题】

63. D　　64. E　　65. B　　66. A　　67. B　　68. D　　69. E　　70. A　　71. C　　72. D

73. A　　74. E　　75. A　　76. B　　77. C　　78. B　　79. E　　80. C　　81. D　　82. A

83. C　　84. A　　85. B　　86. B　　87. B

【C型题】

88. C　　89. A　　90. C　　91. B　　92. A　　93. D　　94. C　　95. B　　96. B　　97. A

98. C　　99. C　　100. A　　101. D　　102. C　　103. A　　104. A　　105. C　　106. B

【X型题】

107. ABCD　　108. ABC　　109. ABCDE　　110. ABCDE　　111. CDE　　112. ABCDE

113. CDE　　114. AB　　115. ABCDE　　116. ABCE　　117. ABCDE　　118. BDE

119. CDE　　120. ABDE　　121. BCD　　122. ABD　　123. ABCE　　124. ACDE

125. ABCE

（黄绍农　程明华）

第68章

血液系统疾病患者的麻醉

【A₁型题】

1. 凝血酶原、FⅦ、FⅨ、FX被合成为既有潜在能力的酶原必须依赖
   - A. 维生素A
   - B. 维生素B₆
   - C. 维生素C
   - D. 维生素K
   - E. 维生素D

2. 为防止和减轻血液病患者术中出血,可在术前多久开始泼尼松龙治疗
   - A. 1天
   - B. 3天
   - C. 1周
   - D. 2周
   - E. 4周

3. 贫血最早出现的症状是
   - A. 吞咽困难
   - B. 恶心呕吐
   - C. 低热
   - D. 脉压增大
   - E. 疲乏无力

4. 血液稀释小于50%的情况下,下面胶体液对凝血功能无明显影响的是
   - A. 尿素交联明胶
   - B. 琥珀明胶
   - C. 中分子右旋糖酐
   - D. 低分子右旋糖酐
   - E. 羟乙基淀粉

5. 铁的吸收主要在
   - A. 胃

   - B. 十二指肠及空肠上段
   - C. 各段小肠
   - D. 升结肠
   - E. 降结肠

6. 能准确反映体内贮存铁量的指标为
   - A. 骨髓铁染色
   - B. 血清铁
   - C. 总铁结合力
   - D. 血清铁蛋白
   - E. 血清铁饱和度

7. 急性白血病引起出血的主要原因是
   - A. 血小板减少
   - B. 纤维蛋白溶解
   - C. 弥散性血管内凝血
   - D. 肝素生成增多
   - E. 白血病细胞浸润血管壁

8. 特发性血小板减少性紫癜的首选治疗是
   - A. 脾切除
   - B. 糖皮质激素治疗
   - C. 长春新碱
   - D. 大剂量免疫球蛋白
   - E. 输浓缩血小板混悬液

9. 血小板的寿命约是
   - A. 3~5天
   - B. 5~8天
   - C. 8~11天
   - D. 11~13天
   - E. 30天

10. PT及APTT延长,下面哪项即应该慎用硬膜外麻醉

A. 超过正常的10%

B. 超过正常的20%

C. 超过正常的30%

D. 超过正常的40%

E. 超过正常的50%

11. 血浆中最重要的生理性抗凝物质是

A. 巨球蛋白

B. 抗凝蛋白酶

C. 肝素

D. 抗凝血酶-Ⅲ

E. 蛋白C系统

12. 下列哪项与诊断血友病甲**不符合**

A. 凝血时间延长

B. 出血时间延长

C. Ⅷ因子缺乏

D. 白陶土部分凝血活酶时间延长

E. 凝血酶原时间正常

13. 冷沉淀不是下列哪项的较好来源

A. 纤维蛋白原

B. V-W因子

C. 因子Ⅷ—甲型血友病所缺乏的

D. 因子Ⅸ—乙型血友病所缺乏的

E. 因子ⅩⅢ—纤维蛋白交联所需

14. 华法林敏感的凝血因子**不包括**

A. 因子Ⅱ

B. 因子Ⅶ

C. 因子Ⅸ

D. 因子Ⅹ

E. V-W因子

15. 血小板降至何程度时,即可出现自发性出血

A. 1×10^{10}/L

B. 2×10^{10}/L

C. 3×10^{10}/L

D. 4×10^{10}/L

E. 5×10^{10}/L

16. Ⅷ因子在体内的半衰期为

A. 8小时

B. 12小时

C. 24小时

D. 48小时

E. 15天

17. 成年男性中,最常见的贫血原因是

A. 饮食摄入不足

B. 嗜烟酒

C. 睡眠不足

D. 慢性失血

E. 胃溃疡

18. 哪种疾病骨髓穿刺时易发生"干抽"

A. 再生障碍性贫血

B. 骨髓纤维化

C. 急性白血病

D. 巨幼细胞性贫血

E. 脾功能亢进

19. 特发性血小板减少性紫癜的首选治疗是

A. 脾切除

B. 糖皮质激素

C. 长春新碱

D. 大剂量免疫球蛋白

E. 输浓缩血小板混悬液

【A₂型题】

20. 3个月黑人男婴,拟行择期腹股沟疝修补术,其兄患有镰形红细胞贫血症,该患儿未曾进行任何镰形红细胞贫血症的诊断检测,其血细胞比容为30%。该患儿

A. 肯定患有镰形红细胞贫血症

B. 术前应输血

C. 麻醉前应进行HBS的检测

D. 不需要进行其他检查,可以安全的进行麻醉

E. 患有镰形红细胞贫血的可能性为50%

【A₃型题】

问题21~23

男性患者,41岁,巨脾,诊断为脾功能亢进,行脾切除术。术前血常规检查: Hb 50g/L,红细胞1.8×10^{12}/L,白细胞3×10^9/L,血小板60×10^9/L,APTT 35秒,PT 11秒。术中出血较多,全身麻醉。

21. 术前准备最必需的是
    A. 输白蛋白
    B. 输全血
    C. 输氨基酸
    D. 输新鲜全血
    E. 输血浆

22. 术中发生出血不止,最恰当的处理措施是
    A. 静注地塞米松10~20mg
    B. 输新鲜血小板
    C. 补钙
    D. 补充因子Ⅶ
    E. 应用止血药物

23. 下列哪项是选择气管内全麻的主要原因
    A. 麻醉效果容易掌握
    B. 循环稳定
    C. 氧分压高,氧供好
    D. 呼吸能较好控制
    E. 有利于输液输血

【A₄型题】

    问题24~28
    患者男性,32岁,为A型血友病患者,拟行右膝关节镜检术。

24. 该患者缺乏的凝血因子是
    A. 因子Ⅶ
    B. 因子Ⅷ
    C. 因子Ⅹ
    D. 因子Ⅸ
    E. PTC因子

25. 对于该患者病情最有意义的检查是
    A. 胸片
    B. 心电图
    C. 凝血功能及凝血因子
    D. 心脏彩超
    E. 平板运动试验

26. 该患者术前用药最好采用
    A. 口服
    B. 静脉注射
    C. 肌内注射

D. 直肠给药
E. 不给予术前用药

27. 这类患者应该选用的麻醉方法是
    A. 经鼻气管内全身麻醉
    B. 经口气管内全身麻醉
    C. 神经阻滞
    D. 局部麻醉
    E. 椎管内麻醉

28. 对有经验的麻醉医师来说,该患者可选的麻醉方法下述均可,除了
    A. 椎管内麻醉
    B. 静脉复合麻醉
    C. 气管插管全麻
    D. 喉罩通气全麻
    E. 局麻+强化镇痛

【B₁型题】

问题29~30
A. 20%~29%
B. 30%~50%
C. 60%以上
D. 80%以上
E. 100%以上

29. 血液病患者股骨颈骨折等大手术,应提高凝血因子Ⅴ、Ⅷ至正常的

30. 血液病患者心肺手术,应提高凝血因子Ⅴ、Ⅷ至正常的

问题31~32
A. 1周
B. 2~3周
C. 4~5周
D. 8周
E. 半年

31. 患者在输注血小板后,产生血小板抗体的时间最早出现于

32. 大部分患者在输注血小板后,产生血小板抗体的时间出现于

问题33~34
A. 脾切除

B. 免疫抑制剂

C. 雄激素

D. 输血

E. 糖皮质激素

33. 再生障碍性贫血需

34. 骨髓移植需用

问题35~38

A. 内源性各凝血因子凝血状况

B. 外源性各凝血因子凝血状况

C. 血小板活性

D. 血管壁脆性

E. 纤溶活性

35. PT反映

36. CT反映

37. APTT反映

38. 3P试验

问题39~40

A. 出血时间延长

B. 凝血酶原时间延长

C. 部分凝血活酶时间延长

D. 凝血酶时间延长

E. 以上都不是

39. 过敏性紫癜

40. 特发性血小板减少性紫癜

问题41~43

A. 1天

B. 3天

C. 1~3天

D. 一周

E. 半个月

41. 停用阿司匹林后出血时间回复正常需要

42. 停用阿司匹林后血小板功能回复正常需要

43. 停用其他非甾体类抗炎药后血小板功能回复正常需要

【X型题】

44. 常见血液病有

A. 缺铁性贫血、巨幼细胞性贫血、溶血性贫血

B. 粒细胞和单核细胞及巨噬细胞性疾病

C. 淋巴细胞和浆细胞疾病

D. 造血干细胞疾病

E. 脾功能亢进、出血性及血栓性疾病

45. 血液系统疾病常见的症状和体征有

A. 贫血

B. 呼衰

C. 出血

D. 发热

E. 淋巴结、肝、脾肿大

46. 下面有关血小板的描述,正确的有

A. 计数 > 80×10^9/L,手术出血机会小

B. 计数 < 50×10^9/L,伤口又渗血可能

C. 计数 < 20×10^9/L,常有严重出血

D. 计数 < 50×10^9/L,术前考虑输血小板

E. 计数50×10^9/L~1000×10^9/L,视情况输血小板

47. 下面有关血小板的描述,正确的有

A. 血小板异常,但术中不可控制创面出血,即使计数正常也要输血小板

B. 每单位血小板可使成人血小板数量增加 20×10^9/~30×10^9/L

C. 我国规定1单位血小板由200ml全血制备,血小板含量≥2.0×10^{10}/L

D. 对于继发药物引起的血小板功能异常,术前数天应停药

E. 对血小板功能减退的出血,成人一般要输 2~5U

48. 有关血液患者病情特点,说法正确的有

A. 对麻醉的耐受性显著下降

B. 免疫功能降低,易并发各种感染

C. 缺氧时不一定会有发绀

D. 术中可有异常出血

E. 对缺氧耐受性差

49. 有关血液患者术中异常出血的诱因,正确的有

A. 高碳酸血症可引起循环迟滞,渗血增多

B. 酸中毒或碱中毒都可显著延长纤维蛋白所需时间

C. 低温可延长出血时间

D. 枸橼酸钠可降低毛细血管的张力

E. 肝功能正常患者也可出现原发性纤溶

50. 肝内合成的凝血因子有
  A. Ⅰ
  B. Ⅱ
  C. Ⅶ
  D. Ⅸ
  E. Ⅹ

51. 下列哪些药物具有骨髓抑制功能
  A. 阿司匹林
  B. 苯海拉明
  C. 吲哚美辛
  D. 双嘧达莫
  E. 氯霉素

52. 下列哪些情况可引起血小板减少
  A. 急性白血病
  B. 前列腺癌骨转移
  C. 脾功能亢进
  D. 药物过敏
  E. ITP（特发性血小板减少性紫癜）

53. 有关血液患者的麻醉前用药正确的有
  A. 经全面治疗全身情况改善者可常规用药
  B. 全身情况差,应免用吗啡
  C. 应尽量避免皮下或肌内注射用药
  D. 麻醉前30分钟用药以口服为佳
  E. 有脑出血或严重出血者,不能用哌替啶

54. 对于必须手术的血友病患者,麻醉应尽量避免的操作有
  A. 局部浸润麻醉
  B. 椎管内穿刺
  C. 经口快速气管内插管
  D. 经鼻插管
  E. 环甲膜穿刺

55. 对于血液患者,说法正确的有
  A. 长时间吸高浓度氧化亚氮,可抑制骨髓而出现巨幼细胞
  B. 神经安定镇痛药或噻嗪类过量对凝血机制有影响
  C. 芬太尼>10μg/kg用药时,可延缓纤溶
  D. 全麻药应控制用药量和给药速度
  E. 血浆假性胆碱酯酶水平低

56. 可加强华法林作用的药物有
  A. 巴比妥类
  B. 西咪替丁
  C. 吸入麻醉药
  D. 阿司匹林
  E. 维生素K

57. 维生素K依赖的凝血因子有
  A. 因子Ⅰ
  B. 因子Ⅶ
  C. 因子Ⅴ
  D. 因子Ⅹ
  E. 因子Ⅱ

58. Von Willebrand病（血管性血友病）
  A. 为遗传性出血性疾病
  B. 常为女性发病
  C. 血小板数常正常
  D. 由Ⅷ因子缺乏引起
  E. 由Ⅸ因子缺乏引起

59. 镰形红细胞贫血中的镰形红细胞
  A. 为可逆过程
  B. 发生在去氧血红蛋白分子沉淀时
  C. 损害凝血级联反应
  D. 可能引起高氧摄取率的组织梗死
  E. 以上均不正确

60. 镰形红细胞贫血症患者
  A. 低温与高温均会引起镰形变
  B. 与高血容量相比,对低血容量耐受性较好
  C. 应避免使用充气的止血带
  D. 使动脉氧分压正常即可,不需要过高
  E. 尽量使动脉氧分压升高

61. 在哪些情况下易形成镰形红细胞
  A. 缺氧
  B. 发热
  C. 酸中毒
  D. 七氟烷
  E. 丙泊酚

62. 乙型血友病患者
    A. 术前使用维生素K治疗
    B. 为男性
    C. 血浆Ⅷ因子的浓度降低
    D. 部分凝血酶原时间（PTT）延长
    E. 血浆Ⅸ因子浓度降低

63. 关于输血引起的溶血反应叙述正确的有
    A. ABO血型不合是最常见的原因
    B. 重复血清学实验可确定因少见抗原引起的
       血型不合
    C. 全麻下，最常见表现为血红蛋白尿
    D. 溶血反应的严重程度与输注的血液量有关
    E. 以上均正确

64. 肝素可抑制哪些凝血因子的活性
    A. 凝血酶
    B. Ⅻ
    C. Ⅹ
    D. Ⅶ
    E. 组织因子Ⅲ

65. 血液患者手术时麻醉选择正确的有
    A. 只能选用局麻
    B. 如选全麻应经鼻腔插管
    C. 应以快速诱导气管内或喉罩通气全麻为主
    D. 可以用硬膜外麻醉用于下腹部以下手术
    E. 气管插管或吸引应注意不要损伤气管黏膜

答　案

【A₁型题】
1. D 2. D 3. E 4. B 5. B 6. D 7. A 8. B 9. C 10. B
11. D 12. B 13. D 14. E 15. B 16. B 17. E 18. B 19. B

【A₂型题】
20. D

【A₃型题】
21. D 22. B 23. C

【A₄型题】
24. B 25. C 26. A 27. B 28. A

【B₁型题】
29. B 30. C 31. B 32. D 33. E 34. B 35. B 36. A 37. A 38. E
39. E 40. A 41. B 42. D 43. C

【X型题】
44. ABCDE 45. ACDE 46. ABCDE 47. ABCDE 48. ABCDE 49. ABCDE
50. ABCD 51. ABCDE 52. ABCDE 53. ABCDE 54. ABDE 55. ABCDE
56. BCD 57. BDE 58. AC 59. BD 60. ACE 61. ABC
62. BDE 63. AC 64. ABC 65. CE

（王天龙　肖　玮　罗爱林）

第69章

肥胖患者的麻醉

【A₁型题】

1. WHO有关肥胖定义,正确的是
   - A. 体重过大
   - B. 脂肪过多
   - C. 腰围过大
   - D. 所有鼾症
   - E. 可损害健康的异常/过量脂肪积累

2. 肥胖常以BMI(kg/m^2)判定,我国肥胖是指
   - A. BMI<18.5
   - B. BMI 18.5~23.9
   - C. BMI 24~27.9
   - D. BMI≥28
   - E. BMI≥30

3. WHO关于病态肥胖定义为
   - A. BMI≥28
   - B. BMI≥30
   - C. BMI≥35
   - D. BMI≥40
   - E. BMI≥45

4. 体重超过标准体重的百分之几即可诊断为肥胖
   - A. 5
   - B. 10
   - C. 15
   - D. 20
   - E. 25

5. 关于肥胖患者,下列哪项是正确的
   - A. 功能余气量下降
   - B. 肺顺应性升高
   - C. 心排出量下降
   - D. CO_2排出量下降
   - E. 耗氧量下降

6. 肥胖对呼吸功能的影响,下列哪项**不对**
   - A. 肺-胸廓顺应性降低
   - B. 肺活量、深吸气量减少
   - C. 功能余气量增加
   - D. 通气/血流比值失调
   - E. 肺泡通气量降低

7. 下列哪项与肥胖患者**无关**
   - A. 低通气低氧血症
   - B. 肺淤血
   - C. 高CO_2血症及呼吸性酸中毒
   - D. 呼吸做功减少
   - E. 切口感染率增加

8. 肥胖患者评价其肺通气功能,下列哪项最好
   - A. 潮气量
   - B. 时间肺活量
   - C. 肺活量
   - D. 补吸气量
   - E. 肺总量

9. 肥胖患者并发肺源性心脏病,伴CO_2潴留,在吸入纯氧时,患者呼吸暂停,主要原因是
   - A. H^+刺激外周化学感受器的作用消失
   - B. CO_2刺激外周化学感受器的作用消失
   - C. 缺氧刺激外周化学感受器的作用消失
   - D. 缺氧刺激中枢化学感受器的作用消失
   - E. CO_2刺激中枢化学感受器的作用消失

10. 肥胖患者呼吸系统的改变,叙述**错误的**是
    - A. 胸廓和肺的顺应性降低,但仰卧位时可以改善
    - B. 功能残气量减少

C.肺内分离量增加

D.通气/血量比例失调

E.补呼气量减少

11.肥胖患者心血管改变,**错误的**是

A.血容量增加

B.心排出量增加

C.每搏量增加

D.并发低氧血症时外周血管阻力降低

E.需氧量增加

12.下列哪项**不是**肥胖患者的常见并发疾病

A.冠心病

B.高血压

C.1型糖尿病

D.脑血管病

E.睡眠呼吸暂停综合征(OSAS)

13.肥胖会导致OSAS,OSAS的概念是

A.每晚睡眠中呼吸暂停每次>10秒,反复产生>30次

B.每晚睡眠中呼吸暂停每次>5秒,反复产生>30次

C.每晚睡眠中呼吸暂停每次>10秒,反复产生>40次

D.每晚睡眠中有窒息

E.睡眠有鼾声

14.睡眠呼吸暂停综合征会产生

A.低氧血症、高碳酸血症

B.神经功能紊乱

C.心脏病、猝死

D.血栓形成

E.上述全部

15.相对于正常体重者,肥胖患者术中体温变化特点是

A.容易出现体温增高

B.容易出现体温降低

C.变化无明显差异

D.容易出现手术前期体温升高、后期降低

E.容易出现手术前期体温降低、后期增高

16.肥胖患者使用罗库溴铵时,如按实际体重给药,会出现

A.起效快、时效缩短

B.起效慢、时效缩短

C.起效快、时效延长

D.起效慢、时效延长

E.起效快、但时效不变

17.肥胖患者麻醉诱导后,气管插管时的无呼吸时间应控制在

A.1分钟以内

B.2分钟以内

C.3分钟以内

D.4分钟以内

E.5分钟以内

18.与正常体重者比较,吸入麻醉药在肥胖患者体内的代谢

A.较少

B.较多

C.类似

D.手术前期较多、后期减少

E.手术前期较少、后期增多

19.肥胖患者麻醉,说法**不正确的**是

A.椎管内麻醉穿刺易出现困难

B.局麻药需要量随体重增加而增加

C.全麻插管前维持气道通畅有困难

D.易将导管插入食管、且不易发现

E.巴比妥类药物作用时间延长

20.肥胖患者椎管内麻醉中应注意的问题,**不包括**

A.硬膜外用药量约为正常人的75%~80%

B.使用粗的穿刺针穿刺后头疼的发生率较低

C.术后不宜采用硬膜外镇痛

D.肥胖患者可采用坐位穿刺

E.慎用辅助性镇静剂

21.关于肥胖患者术后并发症,**错误的**提法是

A.术后低氧可持续至术后2~3天

B.术后宜采用硬膜外镇痛

C.术后半坐位优于卧位

D.为防止气管拔管并发症,应在患者清醒前

拔管

E. 有低通气综合征的患者术后第一天给予呼吸机辅助通气

【A_4型题】

问题22~30

患者女性,55岁,身高1.55cm,体重85kg,拟行食管中段癌切除术。

22. 术前了解病情必需的是

    A. 查看病历

    B. 询问病史

    C. 了解呼吸循环功能

    D. 判断困难气道程度

    E. 上述全部

23. 如果预测全麻插管有困难,你的准备是

    A. 口咽通气管

    B. 喉罩

    C. 可视视频喉镜

    D. 纤维支气管镜

    E. 上述全部

24. 如果预测该患者气管插管非常困难,最安全的方法是

    A. 为避免插管心血管不良反应,常规快速诱导插管

    B. 表面麻醉慢诱导经口气管插管

    C. 快诱导先插插管型喉罩,再经喉罩气管插管

    D. 表面麻醉慢诱导经鼻盲探气管插管

    E. 环甲膜穿刺逆行气管插管

25. 气管插管后不确定其位置,应用何种方法最准确

    A. 听诊法

    B. SpO_2监测

    C. 纤维喉镜

    D. 呼气末CO_2监测

    E. 纤维支气管镜

26. 术中通气维持哪项是正确的

    A. 加大潮气量人工通气

    B. CPAP通气

    C. 15cmH$_2$O PEEP通气

    D. 潮气量酌减、呼吸频率酌增通气

    E. 潮气量酌减、呼吸频率酌减通气

27. 此患者拔管指征

    A. 完全清醒

    B. 肌松剂作用完全消失

    C. 循环功能稳定

    D. 潮气量>5mL/kg

    E. 以上均是

28. 该患者按上述拔管后送麻醉恢复室或病房,最易出现的问题是

    A. 再发呼吸抑制

    B. 再发循环抑制

    C. 胸腔内出血

    D. 张力性气胸

    E. 纵隔摆动

29. 此患者术后易发生的并发症有

    A. 低氧血症

    B. 肺部感染

    C. 肺萎陷

    D. 深静脉血栓

    E. 以上均是

30. 为防止术后并发症,下列哪项措施是正确的

    A. 术后4~5日内坚持氧治疗

    B. 术后应用低分子肝素

    C. 尽早用半坐位

    D. 早期下地活动

    E. 以上均是

问题31~35

患者女性,60岁,身高1.55m,体重85kg,咳嗽咳痰20年,活动后气促5年,偶有下肢水肿,体查:桶状胸,两肺呼吸音低,少量湿啰音,肺动脉瓣第二心音亢进。

31. 该患者体重为

    A. 偏瘦

    B. 体重正常

    C. 超重

    D. 肥胖

E. 病态肥胖

32. 该患者术前合并的其他疾病,最可能的诊断是
   A. 老年性肺心病
   B. 慢性支气管炎急性发作
   C. 喘息型慢性支气管炎
   D. 慢性支气管炎、肺气肿、肺源性心脏病失代偿期
   E. 哮喘

33. 肺气肿患者易产生呼气性呼吸困难的主要机制是
   A. 小气道阻塞
   B. 小气道痉挛
   C. 气道等压点上移至小气道
   D. 小气管管壁增厚
   E. 小气管壁顺应性降低

34. 肺源性心脏病主要的发病机制是
   A. 血液黏度增高
   B. 肺小血管管壁增厚
   C. 缺氧和酸中毒使肺小动脉收缩
   D. 用力吸气使肺内压降低,增加右心收缩负荷
   E. 用力呼气使胸内压升高,减弱右心舒张功能

提示: 术前血气分析pH 7.02, $PaCO_2$ 60mmHg, PaO_2 60mmHg, BE –6mmol/L。

35. 问该患者并发何种酸碱失衡
   A. 急性酸碱平衡紊乱
   B. 慢性呼吸性酸中毒
   C. 急性呼吸性酸中毒合并代谢性酸中毒
   D. 代谢性酸中毒
   E. 慢性呼吸性酸中毒合并代谢性酸中毒

问题36~43
   男性患者,35岁,身高1.70体重98kg,拟在全麻下行腹腔镜胆囊切除术,患者甲-颌距离2横指,张口度3横指,麻醉选择清醒诱导全麻。

36. 麻醉诱导过程中最重要的是预防
   A. 缺氧
   B. 喉痉挛
   C. 呛咳
   D. 血压波动

E. 舌后坠

37. 术中通气应采取
   A. 经喉罩人工通气
   B. 人工通气、增大分钟通气量
   C. 高频喷射通气
   D. 呼气末正压通气
   E. 同步辅助通气

38. 麻醉维持应注意
   A. 监测ECG,血压,心率变化
   B. $FiO_2 \geqslant 50\%$
   C. 谨慎使用N_2O
   D. 根据肌松监测追加肌松剂
   E. 以上均是

39. 如果充分表麻3分钟后放置喉镜,只能看见会厌前端,未见声门,困难气道分级属于
   A. Ⅰ级
   B. Ⅱ级
   C. Ⅲ级
   D. Ⅳ级
   E. Ⅵ级

40. 该患者重要器官功能无异常,活动未受限,ASA分级属于
   A. Ⅰ级
   B. Ⅱ级
   C. Ⅲ级
   D. Ⅳ级
   E. Ⅵ级

41. 术前访视哪项对麻醉有意义
   A. 血气分析
   B. 肺功能检测
   C. 心电图检查
   D. 测量血压
   E. 以上均是

42. 插管完成后,呼吸机控制呼吸,下列哪项**不妥**
   A. 潮气量500mL,呼吸频率12次
   B. FiO_2不低于50%
   C. $P_{ET}CO_2$及SpO_2监测

D. 维持$PaCO_2 \geqslant 30mmHg$

E. 气道压力监测

43. 此患者拔管指征是

A. 患者完全清醒

B. 肌松剂及阿片类药作用完全消失

C. 循环功能稳定

D. 吸40%氧，$SpO_2 > 96\%$，$PaCO_2 < 50mmHg$

E. 以上均是

【B_1型题】

问题44~47

A. $BMI < 18.5kg/m^2$

B. $BMI\ 24kg/m^2 \sim 27.9kg/m^2$

C. $BMI = 26kg/m^2 \sim 29kg/m^2$

D. $BMI \geqslant 35kg/m^2$

E. $BMI \geqslant 28kg/m^2$

44. 低体重

45. 超重

46. 肥胖

47. 病态肥胖是

【X型题】

48. 肥胖患者临床常表现

A. 气管插管困难

B. 低氧血症

C. 对肌松剂异常敏感

D. 对硫喷妥钠异常敏感

E. 高血压

49. 上呼吸道梗阻时可导致

A. 最大通气量降低

B. 功能残气量增加

C. FEV_1(第一秒用力呼气量)降低

D. 肺顺应性增加

E. 负压性肺水肿

50. 高碳酸血症的影响包括

A. $PaCO_2$超过75mmHg时，患者出现意识模糊

B. 交感张力降低

C. 血清K^+浓度增加

D. CSF(脑脊液)压力增加

E. 去极化肌松剂药效增强

51. 肥胖患者代谢，下列哪些是正确的

A. 绝对氧耗量及CO_2的产生增加

B. 基础代谢率超出正常范围

C. 表现为胰岛素抵抗，糖尿病发生率高

D. 高脂血症

E. 其代谢与体重和体表面积成线性相关

52. 肥胖患者的术前准备应考虑

A. 气道评估

B. 心电图

C. 胸片

D. 高血压

E. 虽禁食8小时，仍有误吸的危险

53. 在肥胖患者麻醉药物的代谢变化

A. 硫喷妥钠的分布容积增大

B. 苏芬太尼的清除半衰期延长

C. 丙泊酚的代谢与正常人相似

D. 吸入麻醉药的清除半衰期延长

E. 阿曲库铵的清除率不变

54. 肥胖患者的术后并发症包括

A. 低氧血症

B. 肺部感染

C. 心肌梗死

D. 深静脉血栓

E. 肺梗死

55. 肥胖患者全麻后拔管指征为

A. 患者完全清醒

B. 肌松剂及阿片类药物残余作用已完全消失

C. 吸40%的O_2，血pH 7.35-7.45，$PaO_2 > 80mmHg$或$SpO_2 > 96\%$，$PaCO_2 < 50mmHg$

D. 潮气量$> 5mL/kg$

E. 循环功能稳定

56. 匹克威克综合征的临床表现包括

A. 高CO_2血症

B. 低氧血症、发绀

C. 继发性红细胞增多症

D. 嗜睡、昏睡

E. 肺动脉高压及双心室功能不全

答　案

【A₁型题】

1. E　　2. D　　3. D　　4. B　　5. A　　6. C　　7. D　　8. B　　9. C　　10. A

11. D　12. C　13. A　14. E　15. B　16. C　17. B　18. B　19. B　20. C

21. D

【A₄型题】

22. E　23. E　24. D　25. E　26. D　27. E　28. A　29. E　30. E　31. D

32. D　33. C　34. C　35. E　36. A　37. B　38. E　39. C　40. B　41. E

42. A　43. E

【B₁型题】

44. A　　45. B　　46. E　　47. D

【X型题】

48. ABE　　　49. ACE　　　50. ACD　　　51. ACDE　　　52. ABCDE　　　53. ABCDE

54. ABCDE　　55. ABCDE　　56. ABCDE

（米卫东）

第70章

门诊、手术室以外患者的麻醉

【A₁型题】

1. 开展门诊手术麻醉,最好应有哪项

   A. 术前一天通知麻醉科

   B. 患者到麻醉科亲自联系

   C. 建立麻醉门诊,由门诊麻醉医生负责

   D. 手术随到随做,不需要与麻醉医生预约

   E. 可拒绝门诊麻醉

2. 门诊手术麻醉下述哪项正确

   A. 为防止患者紧张,强调镇静剂的使用

   B. 麻醉前常规应用阿托品

   C. 一般不用麻醉性镇痛药

   D. 不需要常规禁食水

   E. 麻醉前用药以肌注或静注为宜

3. 心导管检查和心血管造影中最常见的并发症是

   A. 血压降低

   B. 急性肺水肿

   C. 心肌梗死

   D. 呼吸抑制

   E. 心律失常

4. 男性20岁,ASA I~Ⅱ级,门诊行右手背腱鞘囊肿局麻下切除术,合理的麻醉前用药是

   A. 哌替啶100mg肌注

   B. 不需要任何麻醉前用药

   C. 阿托品+苯巴比妥钠肌注

   D. 地西泮10mg肌注

   E. 咪达唑仑10mg肌注

5. 早期诊断心腔气栓最有效手段是

   A. X线

   B. 多普勒超声

   C. MRI

   D. TEE

   E. CT

6. 食管镜检查罕见的并发症是

   A. 压迫气管窒息

   B. 食管黏膜损伤甚至穿孔

   C. 纵隔气肿

   D. 喉返神经损伤

   E. 高位后截瘫

7. 门诊手术的麻醉要做到有效,更要求做到

   A. 维持呼吸和循环的稳定

   B. 尽早苏醒、副作用少、不影响早期离院

   C. 维持液体和酸碱平衡

   D. 避免缺氧和二氧化碳蓄积

   E. 全面监测

8. 门诊手术,麻醉前衡量病情的关键依据是

   A. 各系统的全面检查

   B. 呼吸和循环功能

   C. 病史

   D. 肝肾功能

   E. 系统的化验和特检

9. 高龄患者不宜门诊手术的理由是

   A. 患者反应差,术后易并发感染

   B. 常伴有脱水和潜在酸中毒

   C. 多伴有心血管疾病

   D. 多伴有神经系统退变及精神障碍

   E. 术后易并发呼吸系统感染、排尿障碍、心脑血管意外

10. 门诊手术的麻醉最佳选择

    A. 静、吸复合麻醉

    B. 静脉复合麻醉

C. 区域麻醉

D. 吸入麻醉

E. 基础麻醉

11. 支气管镜检查时必须避免

　　A. 浅麻醉、心动过速

　　B. 深麻醉、心动过速

　　C. 恶心、呕吐

　　D. 缺氧、支气管痉挛

　　E. 过度换气

12. 对咳嗽多痰者拟行支气管造影,术前用药均需

　　A. 呼吸功能训练

　　B. 雾化吸入

　　C. 体位引流

　　D. 抗感染治疗

　　E. 肺部理疗

13. 婴幼儿行食管镜检查时,发生呼吸道困难原因多为

　　A. 喉痉挛

　　B. 支气管痉挛

　　C. 呕吐误吸

　　D. 食管镜压迫气管

　　E. 分泌物阻塞支气管

14. CT检查时给患者镇静的目的是

　　A. 消除患者焦虑不安

　　B. 防止心血管反应

　　C. 使患者安静不动

　　D. 缓解患者不自主活动

　　E. 使患者入睡

15. 门诊手术麻醉后,允许患者离院标准为

　　A. 患者的意识和定向力恢复正常,下肢感觉和肌张力恢复正常

　　B. 呼吸和循环体征稳定

　　C. 坐起和走动后无明显眩晕、恶心呕吐

　　D. 嘱患者闭目站立无摇晃不稳的现象

　　E. 上述全部

16. 门诊手术麻醉后的最常见并发症

　　A. 呼吸抑制

B. 恶心呕吐

C. 下肢感觉和运动异常

D. 苏醒延迟

E. 低血压

17. 门诊手术全麻的适应证哪项**错误**

　　A. 老年人

　　B. 小儿

　　C. 范围广、时间长的手术

　　D. 局麻药过敏

　　E. 早孕人工流产

18. 下列药物适于门诊手术麻醉,**除外**

　　A. 芬太尼

　　B. 吗啡

　　C. 氧化亚氮

　　D. 氯普鲁卡因

　　E. 七氟烷

19. 手术室外麻醉处理中,哪项是**错误的**

　　A. 尽量避免影响检查结果正确性的干扰措施

　　B. 麻醉前充分了解病情

　　C. 一般需要深麻醉

　　D. 麻醉前尽可能解除患者的紧张心理

　　E. 麻醉的深浅要与检查步骤紧密配合

20. 下列哪项检查的麻醉前用药**不用**阿托品

　　A. 清宫、支气管镜检查

　　B. 心导管检查

　　C. 食管镜检查

　　D. 脑血管造影的麻醉

　　E. 支气管造影的麻醉

21. 咪达唑仑用于门诊麻醉的优点**除外**

　　A. 消除半衰期和作用维持时间短

　　B. 对循环抑制轻

　　C. 可消除氯胺酮的苏醒期谵妄

　　D. 可防止气管插管时的眼压升高

　　E. 可安全用于过敏体质的患者

22. N_2O吸入用于分娩镇痛,哪项是**错误的**

　　A. 保证产妇在第一、第二产程中有正常的喉反射及清醒合作

B. 大约吸50秒才能达到有效镇痛

C. 不影响宫缩和产程

D. 一般在宫缩开始时吸入氧化亚氮

E. 一般不影响血压

23. 气管、支气管镜检查的麻醉中哪项**错误**

A. 无论局麻或全麻都应术前给药

B. 充分表麻

C. 一旦出现严重缺氧,即刻退出支气管镜,口罩给氧

D. 注意保持呼吸道通常

E. 常用喷射呼吸机维持通气

24. 支气管造影术的麻醉哪些是**错误的**

A. 注入造影剂后无疑会加重原有的通气障碍

B. 两周内有大量咯血的患者应紧急行造影术

C. 注入造影剂时应无明显咳嗽

D. 检查结束应能及时将造影剂大部分咳出体外

E. 呼吸道梗阻是常见并发症

25. 气管、支气管镜检查的麻醉,说法**不对**

A. 术前常规禁食

B. 必须用抗胆碱药

C. 成人以表明麻醉为主

D. 小儿禁用表面麻醉

E. 成人表麻1%丁卡因不超过4~6ml

26. 支气管造影麻醉原则哪项**不对**

A. 对湿肺者不应过分强调先体位引流

B. 均应给予抗胆碱药

C. 成人可用表麻

D. 小儿应气管内插管全麻

E. 备好麻醉机、氧气和吸引器

27. 全麻支气管造影后拔管,哪项**不对**

A. 造影完毕即拔管

B. 透视下证实气管内造影剂已大部分排除再拔管

C. 咳嗽、吞咽反射恢复正常

D. 呼吸交换恢复正常

E. 神志和意识恢复正常

28. 门诊手术做全麻,哪项**错误**

A. 麻醉前同样禁食

B. 选择短效静脉麻醉剂

C. 全麻后副作用发生率较低

D. 要较好的掌握离院标准

E. 静脉、吸入麻醉均可使用

29. 门诊手术麻醉,哪项**不宜**

A. 局麻

B. 臂丛麻醉

C. 布比卡因鞍麻

D. 硬膜外麻醉

E. 骶管麻醉

30. 成人门诊麻醉下述哪种药**不宜**

A. 氯胺酮

B. 阿芬太尼

C. 丙泊酚

D. 七氟烷

E. 阿曲库铵

31. 门诊膀胱镜检查采用哪种麻醉是**错误的**

A. 表面麻醉

B. 骶管阻滞

C. 硬膜外麻醉

D. 腰麻

E. 硫喷妥钠基础或诱导麻醉

32. 门诊麻醉后的离院标准,哪项**不正确**

A. 患者的意识和定向力恢复

B. 下肢感觉和肌张力恢复正常

C. 呼吸和循环稳定

D. 用肌松药后,能主动胎头持续达20秒

E. 坐起与走动后无明显眩晕、恶心或呕吐

33. 门诊全麻中用琥珀胆碱后的肌肉疼痛,下列哪项**不正确**

A. 肌痛发生率较住院患者为高

B. 与术后患者过早活动无关

C. 有时肌痛持续时间长于切口痛

D. 儿童或肌肉发达的成人尤易出现

E. 小剂量非去极化肌松药可防止术后肌痛

34. 关于门诊手术麻醉后恶心和呕吐，**不恰当的**是
    A. 是最常见的并发症
    B. 小儿多于成人
    C. 小儿必须待呕吐停止后方可离院
    D. 术前用麻醉性镇痛药者更易发生
    E. 与麻醉时间长短无关

35. 以下情况容许行门诊手术麻醉，对的是
    A. 心绞痛时有发作
    B. 血清钾低于3mmol/L
    C. 近期有房颤或阵发性室上速者
    D. 伴有频发室性期前收缩
    E. 上述全部不可

36. 有关门诊手术患者术前用药说法哪项**错误**
    A. 成人一般可不用术前药
    B. RPP>12000者，可给适量短效镇静药
    C. 麻醉前用药以口服药为妥
    D. 对焦虑不安者，常规给麻醉性镇痛药
    E. 阿托品不作为常规给药

37. 气脑造影时**不宜**选用的麻醉剂是
    A. 氟烷
    B. 恩氟烷
    C. 异氟烷
    D. 氧化亚氮
    E. 七氟烷

【A₂型题】

38. 患者男性，65岁。高血压、冠心病史10年。因肺癌行纵隔镜检查，术中患者突然烦躁，呼吸困难、大汗，最可能是
    A. 患者紧张、疼痛
    B. 纵隔大出血
    C. 气胸
    D. 喉返神经损伤
    E. 肿瘤脱落或破裂

【A₄型题】

问题39~45

患者女性，45岁。60kg，心肺功能正常，门诊行整个面部激光换肤术，手术时间拟2小时。

39. 哪种麻醉既能满足手术要求又安全

    A. 局部浸润麻醉
    B. 局部涂膏表面渗透麻醉
    C. 针刺+强化镇痛麻醉
    D. 非气管插管静脉全麻
    E. 气管插管全麻

40. 如选用全麻，哪种药并发症较多
    A. 氯胺酮
    B. 咪达唑仑
    C. 丙泊酚
    D. 地氟烷
    E. 七氟烷

41. 如行气管插管全麻，哪种肌松药副作用多
    A. 琥珀胆碱
    B. 美维松
    C. 阿曲库铵
    D. 顺阿曲库铵
    E. 维库溴铵

42. 如为气管插管全麻，哪种药维持麻醉**不妥**
    A. 瑞芬太尼
    B. 七氟烷
    C. 地氟烷
    D. 硫喷妥钠
    E. 丙泊酚

43. 该患者手术主要是表皮激光手术，镇痛要求高、肌松要求不高。如果你发现现场只有的静脉麻醉药是氯胺酮，你最好是
    A. 放弃麻醉
    B. 小剂量静脉氯胺酮+地佐辛
    C. 放置口咽通气道+氯胺酮静脉麻醉
    D. 呼吸道表麻，喉罩通气氯胺酮静脉麻醉
    E. 小剂量静脉氯胺酮+瑞芬太尼

44. 如果你选择放弃麻醉，你的理由是
    A. 氯胺酮镇痛不完善
    B. 氯胺酮有：肌肉僵硬、牙关紧闭、分泌物多、喉痉挛
    C. 氯胺酮会产生呼吸停止
    D. 氯胺酮会产生循环抑制
    E. 氯胺酮会产生幻觉

45. 做好该手术的麻醉,除了上述提及的氯胺酮外下述麻醉药也是必备的,除了
   A. 咪达唑仑、氟马西尼
   B. 丙泊酚
   C. 芬太尼或瑞芬太尼
   D. 硫喷妥钠
   E. 琥珀胆碱或维库溴铵

【C型题】
   A. 血压降低
   B. 心率减慢
   C. 两者均有
   D. 两者均无

46. 主动脉造影时大量造影剂进入冠状动脉
47. 晚期缺氧和二氧化碳潴留的临床表现
48. 脑血管造影剂时快速注射造影剂时引起迷走神经反射

【X型题】

49. 手术室外麻醉的手术类型有
   A. 妇产科: 无痛人流,无痛宫腔镜、上环取环,分娩镇痛
   B. 消化: 无胃痛肠镜检查与治疗
   C. 骨科: 无痛关节镜检查与治疗
   D. 呼吸: 支气管镜、纵隔镜检查麻醉
   E. 心脑血管: 造影、支架介入治疗麻醉

50. 手术室外麻醉的基本条件和设备
   A. 供氧源
   B. 吸引器
   C. 麻醉机或急救设备
   D. 监护仪
   E. 多种麻醉药和抢救药

51. 门诊手术麻醉后离院的标准
   A. 意和定向力恢复
   B. 下肢的感觉和肌张力恢复正常
   C. 呼吸及循环等体征稳定
   D. 坐起与走动后无明显眩晕、恶心、呕吐
   E. 闭眼站立时无摇摆不稳现象

52. 门诊手术的优点包括
   A. 降低医疗费用
   B. 提高住院床位使用率
   C. 方便患者及去其家属
   D. 避免小儿住院与家长隔离的不安情绪
   E. 减少交叉感染

53. 门诊局麻效果不佳时要静脉辅助性用药,下列哪些不宜
   A. 地西泮
   B. 氟哌啶
   C. 哌替啶
   D. 氯丙嗪
   E. 氯胺酮

54. 诊断性检查麻醉前应做到
   A. 备好急救设施和药物
   B. 了解患者的全身情况
   C. 做好术前解释工作
   D. 对所有做的诊断性检查要有所了解
   E. 不用禁食和术前给药

55. 下列哪些造成MRI检查麻醉的困难
   A. 所需时间较长
   B. 麻醉机、监护仪等金属材料不能接近检查设备
   C. 小儿肌注氯胺酮首次量要足量,避免追加药物
   D. 患者情绪紧张
   E. 无法气管内插管

56. 地氟烷的哪些特点使其更适合门诊手术麻醉
   A. 诱导快,苏醒快
   B. 术中恶心、呕吐的发生率低
   C. 价格便宜
   D. 对血压影响小
   E. 肝肾功能影响小

57. 纵隔镜检查的并发症包括
   A. 纵隔出血
   B. 气胸
   C. 喉返神经损伤
   D. 膈神经损伤
   E. 食管损伤

58. 贲门失弛缓症行食管镜检查的麻醉哪些项是正确的
    A. 成人、小儿均要用足量的阿托品
    B. 成人可采用表麻
    C. 全麻应按饱胃处理
    D. 保持呼吸道通常
    E. 行气管插管控制呼吸较为安全

59. 门诊手术的麻醉应具备的检查项目有
    A. 血常规
    B. 血压、心率
    C. 心电图
    D. 胸透
    E. 体重

60. 门诊手术麻醉的原则
    A. 以部位麻醉为主
    B. 以简单有效为主
    C. 以苏醒迅速为主
    D. 以副作用少为主
    E. 待麻醉完全消失、患者完全恢复方能离院

61. 门诊麻醉说法不当的有
    A. 全麻时间越长,苏醒时间越长
    B. 全麻时间越长,呕吐发生率越高
    C. 如有缺氧将使苏醒时间延长
    D. 麻醉后2天患者均缺乏观察和判断力
    E. 术后回家即常规饮食

62. 作为麻醉医师要了解到气管、支气管镜检的并发症有
    A. 心律失常
    B. 喉头水肿
    C. 呕吐误吸
    D. 纵隔气肿
    E. 呛咳与窒息

63. 小儿心导管检查的麻醉原则
    A. 按全麻对待
    B. 给予抗胆碱药
    C. 开放静脉
    D. 局部加用局麻
    E. 无选用氯胺酮肌注

64. 纵隔镜检的禁忌证包括
    A. 上腔静脉梗阻综合征
    B. 颈椎病
    C. 气管严重受压移位
    D. 主动脉瘤
    E. 高血压病

65. 关于MRI检查和麻醉,正确的说法包括
    A. MRI检查对人体健康有明显影响
    B. 实行麻醉的目的在于保证安静不动
    C. 禁止任何含铁成分或铁磁性物质接近扫描机
    D. 尤应注意麻醉的呼吸管理
    E. 磁共振是MRI的旧称

答　案

【A₁型题】

1. C	2. C	3. E	4. B	5. D	6. E	7. B	8. B	9. E	10. C
11. D	12. C	13. D	14. C	15. E	16. B	17. A	18. B	19. C	20. B
21. D	22. D	23. C	24. B	25. D	26. A	27. A	28. C	29. C	30. A
31. E	32. D	33. B	34. E	35. E	36. D	37. D			

【A₂型题】

38. C

【A₄型题】

39. E	40. A	41. A	42. D	43. A	44. B	45. D

【C型题】

46. C	47. D	48. C

【X型题】

49. ABCDE	50. ABCDE	51. ABCDE	52. ABCDE	53. BDE	54. ABCD
55. ABC	56. AB	57. ABCDE	58. ABCDE	59. ABCDE	60. ABCDE
61. DE	62. ABCDE	63. ABCD	64. ACD	65. BCDE	

（李天佐　傅润乔）

第71章

控制性低血压与麻醉

【A_1 型题】

1. 控制性低血压首先由谁提出
   A. Cushing 1917年
   B. Cardner 1946年
   C. Waters 1900年
   D. Echenhoff 1966年
   E. Rich 1966年

2. 有关控制性低血压的概念,哪个正确
   A. 通过药物或技术将收缩压降至80~90mmHg
   B. 通过药物或技术将平均压降至50~60mmHg
   C. 通过药物或技术将基础平均压降低30%
   D. 上述水平不至于造成重要器官缺血损害
   E. 上述全部

3. 人体血容量的分布,哪个正确
   A. 13%分布于动脉血管
   B. 7%分布于微循环、9%分布于心脏
   C. 12%分布于肺循环
   D. 60%~70%分布于静脉血管
   E. 上述全部

4. 有关血管容量系统,描述正确的是
   A. 动脉血管称为容量血管
   B. 静脉血管称为阻力血管
   C. 静脉血管张力改变对血容量影响最大
   D. 静脉血管扩张,不影响血液回心脏
   E. 静脉血管扩张,对血压影响不大

5. 下列哪一种说法是正确的
   A. 主动脉和大动脉的总内径较外周小动脉小,故对外周阻力影响明显
   B. 小动脉平滑肌受胸、腰交感神经节前纤维控制

C. 血液黏度大亦可影响血压
D. 在周围血管总阻力的组分中,大血管较小动脉重要
E. 胸、腰的副交感神经亦参与调节小动脉的口径

6. 血压不变时,血管内径与组织血流量的关系是
   A. 内径增加1倍,血流量增加4倍
   B. 内径增加1倍,血流量增加8倍
   C. 内径增加1倍,血流量增加16倍
   D. 内径增加1倍,血流量增加32倍
   E. 内径增加1倍,血流量增加64倍

7. 依据MAP=CO(SV×HR)×SVR+CVP,控制性低血压但不明显影响组织血流,最好的办法是
   A. 改变SV
   B. 改变HR
   C. 改变SVR
   D. 改变CVP
   E. 改变RPP

8. 下述降压途径最有效的是
   A. 降低心输出量
   B. 扩张阻力血管
   C. 减少全身血容量
   D. 降低血液黏度
   E. 扩张容量血管

9. 扩张阻力血管降压时,组织血流量的改变是
   A. 减少
   B. 不变
   C. 增加
   D. 不变或增加
   E. 减少或不变

10. 扩张阻力血管方法降压效果不佳的主要原因是
    A. 组织血流不变甚至增加
    B. 血流缓慢,在微循环中淤积
    C. 微血管内压力增加
    D. 微循环开放增加
    E. 血管收缩受抑,出血增加

11. 理论上维持组织血流灌注的最低动脉平均压是
    A. 60mmHg
    B. 55mmHg
    C. 50mmHg
    D. 42mmHg
    E. 32mmHg

12. 常温下为确保控制性低血压时成年患者的安全,平均动脉压应不低于
    A. 50mmHg
    B. 55mmHg
    C. 60mmHg
    D. 65mmHg
    E. 70mmHg

13. 控制性低血压最大的顾虑是
    A. 中枢神经损害
    B. 脑血栓形成
    C. 心肌缺血
    D. 心搏骤停
    E. 肾功能损害

14. 控制性降压期间$PaCO_2$应维持下述何者最佳
    A. 25mmHg
    B. 30mmHg
    C. 40mmHg
    D. 50mmHg
    E. 55mmHg

15. 硝普钠降压时下述何者是正确的
    A. 真毛细血管网血流增加
    B. 动、静脉直捷通路分流增加
    C. 氧摄取会增加
    D. 血乳酸会增加

E. 组织氧合正常

16. 下述哪类药物在控制性降压时最常用
    A. 血管紧张素转换酶抑制剂
    B. 血管扩张剂
    C. 钙拮抗剂
    D. 神经节阻滞剂
    E. 受体阻滞剂

17. 下列哪种药物是直接血管壁扩张药
    A. 三磷腺苷
    B. 卡托普利
    C. 普萘洛尔
    D. 硝苯地平
    E. 六甲溴铵

18. 相对于控制性低血压,下述哪项对于减少手术出血更重要
    A. 体位
    B. 输液量
    C. 意识状态
    D. 血液稀释
    E. 利尿剂

19. 颅内手术硝普钠降压后容易出现反跳,主要原因是
    A. 反射性心动过速
    B. 反射性小动脉收缩
    C. 儿茶酚胺分泌增加
    D. 内皮素分泌增加
    E. 肾素-血管紧张素系统激活

20. 控制性降压时下述监测何者最重要
    A. 有创动脉压
    B. CVP
    C. 无创血压
    D. 脑电
    E. Hct

21. 降压过程出现心率增快、血压回升,应该给予
    A. 吸入异氟烷
    B. 静注芬太尼
    C. 增加硝普钠输注速度

D. 加用六甲溴铵

E. 加用拉贝洛尔

22. 控制性加压后下述哪项不当易导致意外发生

　　A. 保温不够

　　B. 体位变动

　　C. 未吸氧

　　D. 止痛不足

　　E. 镇静不充分

23. 控制性低血压最易发生的并发症是

　　A. 器官缺血

　　B. 心搏骤停

　　C. 苏醒延迟

　　D. 呼吸衰竭

　　E. 反应性出血

24. 下列哪类患者适宜采用控制性低血压麻醉

　　A. 拟行下丘脑部手术,术前检查Hb 6.2g/L

　　B. 拟行中耳显微外科手术,术前血压170/105mmHg

　　C. 麻醉期间血压升至180/120mmHg,并出现急性左心衰竭和肺水肿

　　D. 大血管破裂患者,血压90/48mmHg,经抗休克治疗,血压升至105/42mmHg

　　E. 拟行全髋关节置换术,术前查GPT明显升高

25. 当吸入5%~7%CO_2时,脑血流的变化是

　　A. 相应增加1ml/(min·100g脑组织)

　　B. 经脑自动调节后,保持不变

　　C. 血流量几乎增加一倍

　　D. 血流量减少1/2

　　E. 脑血管扩张,但血流量依脑灌注压而定

26. 开始控制性低血压3分钟时出现缺氧性脑电图改变,下列原因哪项可能性最大

　　A. 脑血管强烈痉挛,引起脑缺血

　　B. 降压过快,脑血管未及调节

　　C. 脑氧摄取不变,但供氧减少

　　D. 血液被稀释,载氧能力减少

　　E. 属非典型改变,可不予重视

27. 脑血流自动调节的最重要因素是

A. 交感缩血管神经

B. 副交感舒血管神经

C. 血压

D. 吸入氧浓度

E. 动脉血二氧化碳分压

28. 控制性降压期间,应避免

　　A. MAP低于80mmHg

　　B. 头高脚低位

　　C. 麻醉深度

　　D. 动脉二氧化碳分压低于25mmHg

　　E. 应用β-受体阻滞药

29. 硬膜外麻醉患者行控制性降压时,患者对降压药的反应是

　　A. 与全身麻醉时相同

　　B. 比全身麻醉时反应迟钝

　　C. 比全身麻醉时反应灵敏

　　D. 有时比全身麻醉反应迟钝,有时比全身麻醉反应灵敏

　　E. 以上均错

30. 关于控制性低血压,下述哪项错误

　　A. 通过降低血管内压减少手术区出血

　　B. 是违背生理原则的

　　C. 复合方法降压可减少不良反应

　　D. 高平面椎管内阻滞可达到降压效果

　　E. 吸入麻醉降压效果确切、易于控制

31. 下述手术是控制性低血压的适应证,除了

　　A. 垂体瘤

　　B. 坐位麻醉下颅后窝手术

　　C. 右肝叶切除术

　　D. 严重开放性颅脑外伤

　　E. 大量输血受限制的手术

32. 控制性降压的适应证除外

　　A. 颅内血管瘤

　　B. 中耳手术

　　C. 麻醉期间高血压

　　D. PDA结扎术

　　E. 低血容量

33. 关于控制性降压对脑的影响,**错误的**是
    A. 非全麻患者可通过意识判断脑血流是否合适
    B. 颅内高压患者硝普钠降压停止后易加剧颅内高压
    C. 血压低至出现脑电图缺血改变时,脑血流自动调节功能消失
    D. 局部脑血流与脑电图改变无直接关系
    E. 低压时脑静脉回流受阻易加重脑缺血

34. 判断控制性低血压脑血流灌注是否适当,哪项**不正确**
    A. 患者意识水平
    B. 颈内静脉血氧分压
    C. 脑电图变化
    D. 术后脑功能的恢复情况
    E. 平均颅内压的高低

35. 关于控制性低血压,**错误的**是
    A. 满足手术前提下,尽可能维持血压高点
    B. 健康者收缩压60~70mmHg不能超过20分钟
    C. 老年人或高血压者降压幅度不超过术前值30%~40%
    D. 老年人或高血压者保持收缩压在术前舒张压水平是安全的
    E. 降压幅度不能单纯以数值或术野出血情况为目标

36. 控制性低血压期间呼吸管理,**不正确的**是
    A. 因无效腔量增加,使分钟通气量略大
    B. 不宜PEEP通气
    C. 因血氧压下降,而必须实施过度通气
    D. 因肺内分流增加,加大吸入氧浓度
    E. 维持二氧化碳分压在正常范围

37. 控制性低血压期间,脏器可能会对血流进行自身调节,此时调节功能最弱的是
    A. 心
    B. 脑
    C. 肝
    D. 肾
    E. 肺

38. 有关三甲噻分,下面哪项表述**错误**
    A. 是神经节阻滞剂,对交感副交感都有效应
    B. 只对血管产生影响,对心脏不影响
    C. 不引发交感神经体液反应,如肾素活性变化
    D. 不扩张脑血管,对颅内压、脑血流自身调节影响小
    E. 血浆胆碱酯酶代谢,半衰期短

39. 有关腺苷的说法,**错误的**是
    A. 可引体、冠动脉扩张,冠脉窃血
    B. 增加血浆肾素活性和儿茶酚胺释放
    C. 半衰期10~20秒,宜从中央静脉给药
    D. 对心内传导无影响
    E. 可释放组胺致支气管痉挛

40. 有关尼卡地平降压的说法,**错误的**是
    A. 钙离子通道阻断药,扩张外周也扩张冠脉
    B. 产生反射性心率加快比硝普钠轻
    C. 静注1分钟起效,消除半衰期40分钟
    D. 引起脑血流增加,升高颅内压
    E. 造成的低血压现象能用升压药逆转

41. 关于酚妥拉明的表述,**错误的**是
    A. 非选择性-肾上腺能受体阻滞剂
    B. 拮抗血中肾上腺素和去甲肾上腺素
    C. 静注2分钟起效,持续20分钟左右
    D. 停药后没有高血压反跳现象
    E. 多用于嗜铬细胞瘤手术降压

【A₃型题】

问题42~44

男66岁,诊断为大脑中动脉瘤,拟行动脉瘤夹闭术,ECG无明显异常,入室时血压136/80mmHg,心率88次/分。手术中需施控制性低血压。

42. 最适合的麻醉方法是
    A. 局麻
    B. 局麻+强化
    C. 针麻(颅内手术特色)
    D. 喉罩置入全麻
    E. 气管插管全麻

43. 控制性低血压时,平均动脉压**不宜**低于
    A. 45mmHg

B. 60mmHg

C. 80mmHg

D. 90mmHg

E. 100mmHg

44. 下面控制性降压的药物组合,最合适是

　　A. 硝普钠+七氟烷+艾司洛尔

　　B. 硝酸甘油+七氟烷+艾司洛尔

　　C. 乌拉地尔5mg/kg+艾司洛尔

　　D. ATP+异氟烷+尼卡地平

　　E. 维拉帕米+异氟烷+酚妥拉明

【A₄型题】

　　问题45~49

　　患者男55岁,拟在常温下行脑膜血管瘤摘除术,术前血压160/95mmHg,EKG、肝、肾功能正常,术中拟行控制性降压。

45. 该患者安全的降压水平为

　　A. 收缩压60~70mmHg

　　B. 收缩压85~95mmHg

　　C. 收缩压50~80mmHg

　　D. 舒张压40~50mmHg

　　E. 收缩压降至基础血压25%

46. 如果用硝普钠施行降压,应该

　　A. 启动时按8μg/(kg·min)泵入

　　B. 先快后慢,尽快使血压降至预定水平

　　C. 将硝普钠稀释至0.1%静脉滴注

　　D. 启动时按0.5~1.0μg/(kg·min)泵入

　　E. 血压降至预定水平时,按原速持续泵入

47. 若降压前发现该患者有颅内高压,则

　　A. 放弃控制性降压

　　B. 改用硝酸甘油作降压药

　　C. 蛛网膜下腔穿刺放出部分脑脊液

　　D. 降低潮气量,减少胸内压利于脑静脉回流

　　E. 输注甘露醇和(或)作暂时过度通气

48. 进颅后,麻醉深度合适。该患者血压升至170/100mmHg,心率125次/分,此时应如何处理

　　A. 立即加大硝普钠,以防脑血管破裂

　　B. 停止输液

　　C. 立即推注硝酸甘油降压

D. 系中枢性高血压,先给甘露醇降颅压

E. 先静注艾司洛尔50~80mg

49. 控制性低血压中,心电图监测最常见的异常变化是

　　A. QRS波明显延长

　　B. 出现病理性Q波

　　C. P波降低,S-T段升高或降低

　　D. 不同程度的传导阻滞

　　E. P波升高,S-T段降低

　　问题50~54

　　女,50岁,农民,平时下地干活。诊断为嗜铬细胞瘤。

50. 术前药不宜用

　　A. 阿托品

　　B. 东莨菪碱

　　C. 氟哌利多

　　D. 可乐定

　　E. 哌替啶

51. 探查肿瘤时血压骤升至220/140mmHg,心率120次/分,采取何种措施最合适

　　A. 吸入恩氟烷2.0MAC

　　B. ATP 2mg/kg缓慢静注

　　C. 乌拉地尔20mg缓慢静注

　　D. 酚妥拉明1~2mg静注,必要时追加

　　E. 加深麻醉,减少输液量,操作轻柔

52. 为使血压控制效果更好宜复合用药,哪个更好

　　A. 硝普钠

　　B. 硝酸甘油

　　C. 艾司洛尔

　　D. 右旋美托咪定

　　E. 卡托普利

53. 摘除肿瘤并停用酚妥拉明,血压在40/20mmHg。不当的处理是

　　A. 加快输液,最好两路线

　　B. 静注肾上腺素或去甲肾上腺素

　　C. 静注多巴胺

　　D. 提高吸入氧浓度

　　E. 取头低位

54. 上述处理效果不明显时,下述方法可用,**除了**
    A. 迅速让患者清醒
    B. 继续静注副肾或正肾
    C. 静注大剂量地塞米松
    D. 输注高渗氯化钠液
    E. 给予毛花苷丙

【B₁型题】

问题55~58
    A. 卡托普利
    B. 三磷腺苷
    C. 异氟烷
    D. 六甲溴铵
    E. 尼卡地平

55. 可缓解或消除硝普钠降压后的反跳
56. 易引起心动过缓或房室传导阻滞
57. 对心输出量影响较少,有脑保护作用
58. 与硝普钠合用时降压及恢复过程更平稳

【B₂型题】

问题59~63
    A. 交感神经兴奋
    B. 平均动脉压<60mmHg
    C. 局部体液因素
    D. 平均动脉压60~150mmHg
    E. 副交感神经的调节作用
    F. 脑缺氧

59. 对脑血管活动的调节影响较大的是
60. 脑血管自动调节减弱或消失
61. 脑血流量可无明显改变
62. 神经细胞对之很敏感
63. 对脑血管自动调节影响不大

【C型题】

    A. 脑血流量降至30ml/(min·100g脑组织)
    B. 平均动脉压低至85mmHg
    C. 两者均有
    D. 两者均无

64. 临床上出现脑缺氧或缺血征象
65. 脑组织仍维持功能正常
66. 重度高血压病患者出现脑缺氧征象
67. 对全麻下控制性降压患者是安全的

A. 硝酸甘油
B. 硝普钠
C. 两者均有
D. 两者均无

68. 对小动脉、小静脉均有扩张作用
69. 用量大引起氰化物中毒
70. 主要扩张外周阻力血管,对容量血管无作用
71. 可以用于治疗心衰

A. 神经节阻滞
B. 直接扩血管作用
C. 两者均有
D. 两者均无

72. 三甲噻芬的降压作用机制
73. 硝普钠的降压作用机制
74. 乌拉地尔的降压作用机制
75. 氟烷的降压作用机制
76. 增强非去极化肌松药作用

【X型题】

77. 决定动脉血压的因素有
    A. 心排出量
    B. 外周血管阻力
    C. 循环血量
    D. 主动脉和大动脉的顺应性
    E. 血液黏稠度

78. 主要调节血压的因素是
    A. 心排出量
    B. 外周血管阻力
    C. 循环血量
    D. 主动脉和大动脉的顺应性
    E. 血液黏稠度

79. 有关血管系统,描述正确的有
    A. 包含静脉、动脉和毛细血管
    B. 小动脉和微动脉称为阻力血管,受神经体液因素调节
    C. 毛细血管是血液与组织液交换的部位
    D. 毛细血管前括约肌也参与调解血流量
    E. 静脉管壁较薄、顺应性大,容纳60%~70%血量,成为容量血管

80. 下述哪些对血压维持起重要作用
   A. Hct
   B. 血容量
   C. 心输出量
   D. 血浆电解质
   E. 大血管阻力

81. 选用下述药做控制性低血压麻醉,具有心肌保护作用的有
   A. 恩氟烷
   B. 异氟烷
   C. 七氟烷
   D. 地氟烷
   E. 氟烷

82. 能引起反射性心率增快的血管扩张药有
   A. 硝普钠
   B. 硝酸甘油
   C. 尼卡地平
   D. 乌拉地尔
   E. 酚妥拉明

83. 可引起冠脉窃血的降压药有
   A. 硝普钠
   B. 硝酸甘油
   C. 乌拉地尔
   D. 腺苷
   E. 拉贝洛尔

84. 可用于行控制性低血压的药有
   A. 吸入麻醉药: 恩氟烷、异氟烷
   B. 直接扩血管药: 硝普钠、硝酸甘油
   C. α-肾上腺能阻滞要: 酚妥拉明、乌拉地尔
   D. β-肾上腺能阻滞要: 艾司洛尔
   E. 钙通道阻断药: 尼卡地平

85. 下面哪几种降压药可引起组胺释放导致支气管痉挛
   A. 腺苷
   B. 三甲噻芬(樟磺咪芬)
   C. 硝普钠
   D. 硝酸甘油
   E. 酚妥拉明

86. 年轻患者控制性降压期间易发生快速耐受性,原因包括
   A. 交感神经张力增加
   B. 血浆儿茶酚胺增加
   C. 血管紧张素增加
   D. 内皮素增加
   E. 抗利尿激素增加

87. 控制性低血压麻醉的并发症有
   A. 重要脏器如心、脑缺血梗死
   B. 肾功能不全、少尿无尿
   C. 血管栓塞
   D. 持续性低血压、休克
   E. 嗜睡、苏醒延迟

88. 下述哪些与控制性低血压并发症有关
   A. 适应证掌握不当
   B. 降压过甚
   C. 低血压时间过长
   D. 监护不严
   E. 降压过急

89. 可引起颅内压升高的降压药物有
   A. 硝普钠
   B. 硝酸甘油
   C. 三甲噻芬(樟磺咪芬)
   D. 尼卡地平
   E. 乌拉地尔

90. 控制性降压时,正确的方法有
   A. 全麻时,应偏浅
   B. 调整回心血量,尽量使之减少
   C. 防止心率加快
   D. 过度通气,维持低的$PaCO_2$
   E. 降压初始应缓和,不应骤降

91. 控制性低血压用于高颅压患者应十分小心,原因有哪些
   A. 可能加重脑缺氧
   B. 可能使颅内压更高
   C. 降压结束后易致颅内出血
   D. 高颅压患者脑血流无自主调节机制
   E. 高颅内压患者血压已经较低

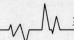

92.麻醉控制性低血压的禁忌或相对禁忌证有
A.心脑血管疾病
B.肝肾功能不全
C.低血容量
D.严重贫血
E.颅后窝坐位手术

答　案

【A₁型题】

1. A	2. E	3. E	4. C	5. C	6. C	7. C	8. B	9. D	10. A
11. E	12. C	13. A	14. C	15. D	16. B	17. A	18. A	19. E	20. A
21. E	22. B	23. A	24. C	25. C	26. B	27. E	28. D	29. C	30. E
31. B	32. E	33. C	34. E	35. B	36. C	37. C	38. B	39. D	40. E
41. D									

【A₃型题】

42. E　43. C　44. B

【A₄型题】

45. B　46. D　47. E　48. E　49. C　50. A　51. D　52. C　53. C　54. A

【B₁型题】

55. A　56. B　57. C　58. D

【B₂型题】

59. C　60. B　61. D　62. F　63. A

【C型题】

64. A　65. B　66. C　67. B　68. C　69. B　70. D　71. C　72. A　73. B
74. D　75. C　76. A

【X型题】

77. ABCDE	78. ABC	79. ABCDE	80. ABC	81. BCD	82. ABCE
83. AD	84. ABCDE	85. AB	86. ABCE	87. ABCDE	88. ABCDE
89. ABD	90. BCE	91. AB	92. ABCDE		

（傅润乔　高　峰）

第72章

输血与自体输血

【A₁型题】

1. 围术期液体治疗的主要目的在于
    A. 供应机体不显性失水
    B. 补充丢失或转移的细胞外液
    C. 纠正电解质和酸碱失衡
    D. 保证组织灌注和代谢对氧的需求
    E. 保证患者尿量达0.5~1.0ml/（kg·h）

2. 决定输血时机和判断输血效果是
    A. 血液Hb或Hct
    B. 血压、心率
    C. 氧饱和度
    D. 尿量、心电图
    E. 上述全部

3. 术中决定输血的因素是
    A. 血液Hb或Hct
    B. 手术创伤大小
    C. 器官功能状态
    D. 年龄
    E. 上述全部

4. 2000年我国卫生部输红细胞指南是
    A. 一般情况良好时Hb＞100g/L，不必输血
    B. Hb＜70g/L的急性贫血考虑输注浓缩红细胞
    C. Hb70~100g/L，根据患者全身病变程度考虑是否输血
    D. 全身病变包括心血管系统、年龄、预测的再出血
    E. 上述全部

5. ASA2000年输红细胞指南
    A. 急性贫血，Hb＞100g/L，不需要输血
    B. 急性贫血，Hb＜60g/L，必须输血

    C. Hb60~100g/L，根据全身情况考虑是否输血
    D. 全身情况包括心血管系统、年龄、预测的再出血
    E. 上述全部

6. 血小板制剂应用指征
    A. 原发性血小板减少症、肝硬化、脾亢有出血倾向者
    B. 大量输血的急性稀释性血小板减少伴出血倾向者
    C. 拟行重大手术，血小板＜20×10⁹/L者
    D. DIC过度消耗了的血小板减少者
    E. 上述全部

7. 下列哪种红细胞制剂可以输给任何ABO血型的患者
    A. 少浆的O型血
    B. 浓缩的O型红细胞
    C. 洗涤的O型红细胞
    D. 冰冻的O型红细胞
    E. 少白细胞的O型红细胞

8. 通常所说的血型是指
    A. 红细胞上受体的类型
    B. 红细胞表面特异凝集素的类型
    C. 红细胞表面特异凝集原的类型
    D. 血浆中特异凝集素的类型
    E. 血浆中特异凝集层的类型

9. ABO血型系统，B型血是指
    A. 红细胞凝集原为A，血清凝集素为抗B
    B. 红细胞凝集原为A，血清凝集素为抗A
    C. 红细胞凝集原为B，血清凝集素为抗A
    D. 红细胞凝集原为B，血清凝集素为抗B
    E. 红细胞无凝集原，血清凝集素为抗A和抗B

10. 下列哪种血型人不易找到合适的给血者
    A. O型，Rh阳性
    B. A型，Rh阴性
    C. B型，Rh阳性
    D. AB型，Rh阳性
    E. AB型，Rh阴性

11. 某人在接受输血前进行交叉配血，结果为：其红细胞与B型供血者的血清发生凝集，其血清与B型血的红细胞也发生凝集。此人的血型是
    A. A型
    B. B型
    C. AB型
    D. O型
    E. Rh阳性

12. 新生儿发生溶血性贫血，他可能是
    A. Rh阳性母亲所生的Rh阳性婴儿
    B. Rh阳性母亲所生的Rh阴性婴儿
    C. Rh阴性母亲所生的Rh阳性婴儿
    D. Rh阴性母亲所生的Rh阴性婴儿
    E. B和C都可能

13. 下列哪一项符合AB型血的血清抗体
    A. 有抗A或抗B任一种抗体
    B. 有抗O抗体
    C. 既无抗A抗体，也无抗B抗体
    D. 兼有抗A、抗B抗体
    E. 有抗AB抗体

14. 对Rh阴性的妇女下列哪种情况须特别注意
    A. 即使未孕育Rh阳性胎儿，也可发生溶血性反应
    B. 孕育Rh阳性胎儿后输Rh阳性血
    C. 孕育Rh阳性胎儿后输Rh阴性血
    D. 第一次接受Rh阳性血溶血反应
    E. 多次输Rh阴性血液

15. 交叉配血试验最主要的目的是
    A. Rh血型的确定
    B. ABO血型的确定
    C. 筛选和鉴定不规则抗体
    D. 观察受血者的红细胞与供血者的血清是否

相配合
    E. 观察供血者的红细胞与受血者的血清是否相配合

16. 大量输血是指
    A. 一次输血超过患者自身血容量的1~1.5倍，或1小时内输血大于1/2的自身血容量，或输血速度大于1.5ml/（kg·min）
    B. 一次输血超过患者自身血容量的2~3倍，或1小时内输血大于1/2的自身血容量，或输血速度大于2.0ml/（kg·min）
    C. 一次输血超过患者自身血容量的1~1.5倍，或1小时内输血大于3/4的自身血容量，或输血速度大于1.5ml/（kg·min）
    D. 一次输血超过患者自身血容量的1~1.5倍，或1小时内输血大于1倍的自身血容量，或输血速度大于1.5ml/（kg·min）
    E. 一次输血超过患者自身血容量的2~3倍，或1小时内输血大于1倍的自身血容量，或输血速度大于1.5ml/（kg·min）

17. 血友病甲患者应输注下列哪一血制品
    A. 白蛋白
    B. 血小板
    C. 冷沉淀物
    D. 凝血酶原复合物
    E. 红细胞

18. 血友病乙患者应输注下列哪一血制品
    A. 白蛋白
    B. 血小板
    C. 冷沉淀物
    D. 凝血酶原复合物
    E. 红细胞

19. 血管外破坏红细胞的主要场所是
    A. 肝
    B. 脾
    C. 胸腺和骨髓
    D. 肺
    E. 淋巴结

20. 血浆中最重要的抗凝物质是

A. 尿激酶

B. 抗凝血酶Ⅲ和肝素

C. 激肽释放酶

D. 组织激活物

E. 蛋白质

21. 库血取出后在常温下放置不得超过几小时,否则容易产生溶血

A. 1h

B. 2h

C. 3h

D. 4h

E. 5h

22. 最常见的早期输血反应是

A. 溶血反应

B. 发热反应

C. 细菌污染反应

D. 出血倾向

E. 酸中毒

23. 麻醉中的手术患者输入数十毫升血后即出现手术区渗血和低血压,应考虑

A. 出血倾向

B. 变态反应

C. 过敏反应

D. 细菌污染反应

E. 溶血反应

24. 引起输血发热反应,最常见的原因是

A. 细菌污染

B. 致热原

C. 血型不全

D. 红细胞破坏

E. 过敏物质

25. 库存枸橼酸钠血,一般超过下面哪项即**不用**

A. 3周

B. 4周

C. 6周

D. 8周

E. 12周

26. 下列哪项是输血的伴随症

A. 严重污染

B. 血液中毒

C. 贫血

D. 出血性疾病

E. 急性肺水肿

27. 血液稀释自体血回输,下列哪项**错误**

A. 可节约用血

B. 避免发生各种输血反应

C. 术中的失血是已被稀释了的血液

D. 术中出血超过300ml开始输入自体血

E. 先输最先采集的血

28. 以下是大量输血的并发症,哪项**不是**

A. 凝血功能障碍

B. 血pH升高

C. 枸橼酸中毒和低钙血症

D. 高钾血症

E. 血型交配困难

29. 术中输血最重要的目的是

A. 改善微循环

B. 补充凝血因子

C. 纠正血容量丢失

D. 改善氧的运输能力

E. 提高机体免疫力

30. 白蛋白分解率增加的原因是

A. 癌症

B. 急性感染

C. 手术后

D. 烧伤

E. 以上均是

31. 全麻患者术中输血发生急性溶血性反应的重要表现是

A. 寒战

B. 发热

C. 腰背痛

D. 血红蛋白尿

E. 恶心呕吐

32. 输血传播的血源性疾病**错误的**是
    A. 梅毒
    B. 肝炎
    C. 疟疾
    D. 溶血
    E. 艾滋病

33. 已明确需大量输血时,输多少单元的库血后加输1单元血小板
    A. 2u
    B. 3u
    C. 4u
    D. 5u
    E. 6u

34. ACD保存液贮存血白细胞最多只能保存
    A. 3天
    B. 4天
    C. 5天
    D. 6天
    E. 7天

35. 用ACD保存的血,血小板在储存多长时间后开始破坏
    A. 10小时
    B. 8小时
    C. 6小时
    D. 4小时
    E. 2小时

36. 血液储存的保存液主要是为了
    A. 防止白细胞死亡
    B. 保持电解质和酸碱失衡稳定
    C. 防治血小板破坏
    D. 延缓红细胞老化
    E. 防止凝血因子破坏

37. 常温下老年人血液稀释的血细胞比容下限为
    A. 15%
    B. 20%
    C. 25%
    D. 30%
    E. 35%

38. 肿瘤患者应谨慎输血,是因为
    A. 肿瘤细胞血行转移
    B. 输血的免疫抑制作用
    C. 过敏反应增加
    D. 溶血
    E. 传染人类T淋巴细胞白血病病毒

39. 怀疑急性溶血性输血反应时,首先应采用的措施是
    A. 早期应用氢化可的松或地塞米松
    B. 及早扩容利尿,保护肾脏
    C. 给予碳酸氢钠碱化尿液
    D. 立即停止输血
    E. 详细核对并采集标本作有关实验室检查

40. 影响组织供氧因素的最佳表述方式是
    A. 心输出量,动脉血氧含量及血红蛋白含量的乘积
    B. 心输出量,动脉血氧饱和度及血红蛋白含量的乘积
    C. 心输出量,动脉血氧含量及血细胞比容的乘积
    D. 心输出量,动脉血氧分压及血红蛋白含量的乘积
    E. 心输出量,动脉血氧分压及血细胞比容的乘积

41. 库存较久的血液,血浆中钾浓度升高主要是由于
    A. 溶血
    B. 葡萄糖供应不足
    C. 低温下钠-钾泵不能活动
    D. 缺氧
    E. 细菌污染

42. 大量输库存血引起凝血功能障碍的主要原因是
    A. 凝血酶原浓度降低
    B. 纤维蛋白原浓度降低
    C. V因子降低
    D. 血小板数降低
    E. Ⅷ因子降低

43. 由输血引起的传染性疾病中,发病率最高的是

A. 输血后肝炎

B. 疟疾

C. 获得性免疫缺陷综合征

D. 人类T淋巴细胞白血病病毒感染

E. 巨细胞病毒感染

44. 输血过程中患者出现头痛、畏寒、发热、结膜充血、脉压降低、呼吸急促和少尿等,首先应考虑

A. 非溶血性发热反应

B. 急性溶血反应

C. 严重过敏反应

D. 输血后肝炎

E. 细菌污染血液反应

45. 一般而言,血小板和凝血因子在什么水平即可满足凝血的需要

A. $Plt > 60 \times 10^9/L$,凝血因子不低于正常30%

B. $Plt > 50 \times 10^9/L$,凝血因子不低于正常20%

C. $Plt > 70 \times 10^9/L$,凝血因子不低于正常40%

D. $Plt > 80 \times 10^9/L$,凝血因子不低于正常50%

E. $Plt > 40 \times 10^9/L$,凝血因子不低于正常60%

46. 大量输入未经滤过的自体回收血液主要危害是

A. 引起溶血

B. 引起凝血功能障碍

C. 引起肝功能损害

D. 引起肺微血管栓塞

E. 引起肾功能损害

47. 大量输血可引起生化及代谢异常,除外

A. 红细胞2,3-二磷酸甘油酸升高

B. 枸橼酸中毒和低钙血症

C. 高钾血症

D. 低钾血症

E. 代谢性酸中毒和代谢性碱中毒

48. 关于全身麻醉时输血反应的叙述,哪项错误

A. 全麻时出现输血反应,常无寒战

B. 和清醒时相比较,全麻时较少出现输血反应

C. 全麻时输血反应与清醒时相同

D. 全麻时输血反应的症状常不能感受及表述

E. 全麻时输血反应多表现为荨麻疹及血压下降

49. 现代输血观念不包括

A. 慎重使用血浆

B. 提倡自体输血

C. 提倡使用浓缩红细胞

D. 限制输血适应证

E. 常规补充钙剂

50. 自体输血的临床意义不包括

A. 减少血液细菌污染

B. 减少疾病传播

C. 减少血型不合或过敏反应

D. 降低血液黏滞度,改善微循环

E. 节约库血

51. 下列情况宜采集自体血,除了

A. 异位妊娠

B. 红细胞增多症患者

C. 脾破裂

D. 肝破裂伴十二指肠穿孔

E. 患者属罕见血型

52. 血液稀释对机体的影响,不正确的是

A. 一般不会对凝血产生明显影响

B. 不会引起心肌缺氧

C. 短时间内输入大量晶体液有发生肺水肿的可能

D. 有利于防止肾衰竭

E. 对改善脑缺血及血管狭窄的血流有一定的作用

53. 下列是输血的适应证,哪项不包括

A. 创伤和手术时输血以补充失血

B. 贫血或低蛋白血症时输血以提高手术耐受力

C. 肿瘤患者输血以提高对肿瘤的免疫能力

D. 严重感染或烧伤时输血以增加抗感染能力

E. 凝血功能障碍患者输血以纠正凝血机制

54. 下面方法属于自体输血,哪项不包括

A. 非补偿性输血

B. 自体失血回收,即回收式自体输血

C. 术前多次采集自体血,即保存式自体输血

D. 手术当日采集自体血,即稀释性自体输血

E. 术中自体血采集

【A₂型题】

55. 输血20ml后,患者发热、头痛、腰部剧痛、心前区有压迫感、皮肤出现荨麻疹、血压70/50mmHg,应考虑
    A. 发热反应
    B. 溶血反应
    C. 过敏反应
    D. 细菌污染反应
    E. 血液凝集反应

56. 女,52岁,胃癌合并严重贫血入院,术前输血400ml后,突然出现了寒战、高热,体温39.5℃,血压120/90mmHg,尿量正常,可诊断为
    A. 变态反应
    B. 过敏反应
    C. 溶血反应
    D. 非溶血性发热反应
    E. 细菌污染反应

57. 男,45岁,腹部汽车撞伤2小时入院。查体:左季肋区叩痛,有移动性浊音,血压75/50mmHg,化验:血红蛋白5g,入院后立即给予输血,当输入15ml血液时,突然出现寒战、高热,腰背酸痛,并出现血红蛋白尿。应立即
    A. 停止输血
    B. 减慢输血速度
    C. 物理降温
    D. 止痛
    E. 给予异丙嗪

58. 女,65岁,因胃癌合并上消化道出血入院,估计出血量1000ml,入院后立即快速输血1000ml后,出现胸闷、憋气、咯血性泡沫痰。查体:颈静脉怒张,双肺湿啰音,应考虑患者已发生了
    A. 溶血反应
    B. 肝炎
    C. 心力衰竭
    D. 非溶血性发热反应
    E. 细菌污染反应

59. 男,45岁,因急性坏死性胰腺炎入院,入院

后给予输血等治疗,当输入200ml鲜血时,患者出现荨麻疹,全身瘙痒,应采取的治疗措施是
    A. 减慢输血速度
    B. 快速输血
    C. 暂停输血和使用抗组胺药物
    D. 利尿
    E. 5%碳酸氢钠碱化尿液

【A₄型题】

问题60~64

男,35岁,因十二指肠溃疡大出血,输入保存期较长的库存血2000mL后,出现呼吸深快、有酮味,皮肤湿冷,青紫,血压90/70mmHg。血清钾6.0mmol/L,钠135mmol/L,动脉血pH7.2,碳酸氢根离子7mmol/L。

60. 该患者酸碱失衡诊断为
    A. 呼吸性酸中毒
    B. 代谢性酸中毒
    C. 代谢性碱中毒
    D. 呼吸性碱中毒
    E. 代谢性酸中毒合并呼吸性酸中毒

61. 该患者现在存在哪种病症
    A. 低钾血症
    B. 低钠血症
    C. 高钾血症
    D. 高钠血症
    E. 高钙血症

62. 如果此时行心电图监护,最明显的是
    A. T波高尖,QT间期延长
    B. QRS波增宽
    C. PR间期延长
    D. T波降低、变宽、双相或倒置
    E. U波

63. 给患者输入5%碳酸氢钠以纠正酸中毒,如果纠正酸碱过快,易引起
    A. 低钾血症
    B. 低钠血症
    C. 高钾血症
    D. 高钠血症

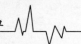

E.高钙血症

64.该患者另一要补充的电解质是
    A.钾
    B.钠
    C.钙
    D.镁
    E.铁

问题65~68

女,43岁,3月前曾因胆石症行手术治疗,1天前突然出现右上腹剧痛、寒战、高热,呕血约1000ml,入院后立即输血。当输血20ml时,突然出现心前区压迫感,腰背酸痛并出现血红蛋白尿,血压60/45mmHg。

65.该患者可能发生了
    A.变态反应
    B.过敏反应
    C.非溶血性发热反应
    D.溶血反应
    E.细菌污染反应

66.对该患者应采取的最佳治疗措施是
    A.抗休克
    B.抗休克、碱化尿液、利尿
    C.抗休克、碱化尿液
    D.碱化尿液
    E.利尿

67.如果患者的血压升到110/80mmHg,应采取的最佳治疗措施是
    A.抗休克
    B.抗休克、碱化尿液、利尿
    C.抗休克、碱化尿液
    D.碱化尿液
    E.利尿

上述治疗后出现无尿,查血钾7.0mmol/L。

68.应采取治疗措施是
    A.葡萄糖加胰岛素
    B.阳离子交换树脂
    C.葡萄糖酸钙
    D.血液透析

E.5%碳酸氢钠

问题69~72

患者男性,19岁,法洛四联症。拟在体外循环下行矫正术。为降低血液黏滞度并减少异体输血,准备实行稀释性自体输血。

69.下列稀释性自体输血的标准,哪项不是
    A.血小板>$100×10^9$/L,凝血酶原时间正常
    B.Hb>110g/L,Hct≥35%
    C.心功能Ⅲ级以下
    D.无发绀性心脏病
    E.无明显肝、肾功能障碍

70.采集自体血,血液稀释的最低界限是
    A.Hb50~60g/L,Hct15%
    B.Hb60~70g/L,Hct20%
    C.Hb70~80g/L,Hct20%
    D.Hb80~90g/L,Hct25%
    E.Hb100g/L,Hct30%

71.如采集自体血500ml,单用平衡盐液补充失血,输入多少能恢复血容量成最佳
    A.2000ml
    B.1500ml
    C.1000ml
    D.800ml
    E.500ml

72.如采集自体血500ml,用平衡盐液+右旋糖酐补充失血,各输多少能恢复血容量成最佳
    A.平衡盐溶液300ml+右旋糖酐200ml
    B.平衡盐溶液650ml+右旋糖酐350ml
    C.平衡盐溶液1000ml+右旋糖酐500ml
    D.平衡盐溶液1500ml+右旋糖酐500ml
    E.平衡盐溶液350ml+右旋糖酐650ml

【B_1型题】

问题73~77
    A.全血
    B.浓缩粒细胞
    C.浓缩红细胞
    D.少白细胞的红细胞
    E.新鲜冰冻血浆

73. 严重贫血伴慢性充血性心力衰竭宜输入

74. 反复发热的非溶血性输血反应的贫血患者宜输入

75. 新生儿败血症宜输入

76. 严重创伤大失血宜输入

77. 血友病患者宜输入

【B₂型题】

问题78~83

A. 洗涤红细胞

B. 冰冻红细胞

C. 新鲜冰冻血浆

D. 血浆冷沉淀

E. 凝血酶原复合物

F. 少白细胞的红细胞

G. 浓缩血小板

78. 用于稀有血型的红细胞输血

79. 适用于器官移植术、睡眠性血红蛋白尿、尿毒症及血液透析患者

80. 适用于血友病乙

81. 主要用于Ⅷ因子、纤维蛋白原缺乏的出血患者

82. 去除了95%以上的白细胞和99.5%以上的血浆,去除了细胞碎屑及其他微聚物

83. 适用于各种凝血因子缺陷的患者

【C型题】

A. 继续输血

B. 停止输血

C. 二者均有

D. 二者均无

84. 输血时出现过敏反应

85. 输血时出现发热反应

86. 输血时出现血液污染

87. 输血时出现急性溶血反应

A. 自体输血

B. 血液稀释

C. 二者均有

D. 二者均无

88. 失血后应用库血扩充血容量

89. 失血后应用晶体液和胶体液扩充血容量

90. 稀释式自体输血

91. 保存式自体输血

A. Rh阳性血型

B. Rh阴性血型

C. 两者均有

D. 两者均无

92. 在血中查不出Rh天然抗体者为

93. 接受同一人的血液,第二次输血时出现输血反应,说明受血者可能是

94. 我国汉族人口Rh血型系统中的99%以上均是

【X型题】

95. 为避免和减少输血反应的发生,输血时应注意

A. 输血前严格查对制度

B. 不输异常库血

C. 库血取出后及时输血

D. 输血前后,用少量生理盐水冲洗输液器

E. 备用血液切忌摇晃或加温

96. 成分输血的血液成分有

A. 全血、红细胞

B. 新鲜冰冻血浆

C. 血浆冷沉淀物

D. 浓缩血小板

E. 白蛋白、球蛋白、凝血酶原复合物、纤维蛋白原、Ⅷ因子和rFⅦa

97. 输血引起的并发症有

A. 并发传染病(肝炎、疟疾、回归热、梅毒等)

B. 肺水肿

C. 心衰

D. 空气栓塞

E. 肺微血管栓塞

98. 血液稀释疗法的生理学基础有

A. 静脉回心血量增多

B. 血流阻力减小

C. 血液黏度降低

D. 增加组织血流,改善微循环

E. 降低血细胞比容

99. 血液稀释的禁忌证

A. 休克

B. 低蛋白血症

C. 体外循环

D. 脑压过高

E. 凝血功能障碍

100. 输血引起的过敏反应包括

A. 全身皮肤潮红

B. 休克

C. 呼吸困难

D. 发热

E. 腹痛

101. 下列情况需要输注新鲜冰冻血浆或其提纯制品来改善凝血功能

A. 血友病

B. 大量输血而伴有出血倾向者,输血量>5000ml,KPTT延长1.5倍以上

C. 肝功能衰竭伴出血者

D. 第Ⅴ或Ⅹ因子缺乏有出血者

E. DIC纤维蛋白原含量小于150mg/dl,且明显出血倾向

102. 全血随着保存时间的延长,下列血液中的哪些成分含量减少

A. 游离血红蛋白

B. ATP

C. 白细胞

D. 血小板

E. 2,3-DPG

103. 下列属于一般输血并发症的有

A. 急性溶血性输血反应

B. 延迟性溶血性输血反应

C. 非溶血性输血反应

D. 变态反应

E. 由输血造成的感染性疾病

104. 大量输血后的并发症有

A. 供氧能力降低

B. 出血倾向

C. 枸橼酸中毒

D. 高钾血症

E. 酸碱平衡紊乱

答 案

【A₁型题】

1. D	2. E	3. E	4. E	5. E	6. E	7. C	8. C	9. C	10. B
11. A	12. E	13. C	14. B	15. E	16. A	17. C	18. D	19. B	20. B
21. D	22. B	23. E	24. E	25. A	26. E	27. E	28. E	29. D	30. E
31. D	32. D	33. C	34. C	35. C	36. D	37. D	38. B	39. D	40. B
41. C	42. D	43. A	44. E	45. A	46. D	47. A	48. C	49. E	50. A
51. D	52. B	53. C	54. A						

【A₂型题】

55. B	56. D	57. A	58. C	59. C

【A₄型题】

60. B	61. C	62. A	63. A	64. C	65. D	66. C	67. E	68. D	69. D
70. E	71. B	72. B							

【B₁型题】

73. C	74. D	75. B	76. A	77. E

【B₂型题】

78. B	79. A	80. E	81. D	82. A	83. C

【C型题】

84. B	85. B	86. B	87. B	88. D	89. B	90. C	91. C	92. C	93. B
94. A									

【X型题】

95. ABCDE	96. ABCDE	97. ABCDE	98. ABCDE	99. BDE	100. ABCE
101. ABCDE	102. BCDE	103. ABCDE	104. ABCDE		

（黄绍农）

第73章

高原地区患者的麻醉

【A₁型题】

1. 多数医学文献将海拔多少米以上定为高原
   A. 2000m
   B. 2500m
   C. 3000m
   D. 3500m
   E. 4000m

2. 高原缺氧是指
   A. 空气中氧浓度下降
   B. 空气中氧分压下降
   C. 空气中二氧化碳增加
   D. 空气中臭氧减少
   E. 空气中臭氧增加

3. 高原对人体的影响,下述哪项正确
   A. 初入高原者,记忆力增强
   B. 久居高原者,胃排空时间缩短
   C. 肾血流量增加
   D. 内分泌激素分泌量增加
   E. 高原低氧不会影响视力

4. 初入高原对人体的影响,错误的是
   A. 通气量增加
   B. 肺的弥散能力提高
   C. 氧离解曲线左移
   D. 心输出量增加
   E. 血红蛋白增加

5. 高原性高血压的诊断标准是
   A. 血压≥120/90mmHg两周以上
   B. 血压≥130/95mmHg两周以上
   C. 血压≥140/90mmHg两周以上
   D. 血压≥160/95mmHg两周以上

E. 血压≥160/100mmHg两周以上

6. 以下哪项对于诊断高原脑水肿最有价值
   A. 进入4000m以上后数小时至数天内出现意识丧失
   B. 临床表现头痛、头晕、乏力、食欲不佳
   C. 脑脊液压力增高、蛋白量增加
   D. 红细胞及血红蛋白增高
   E. 脑电图波趋向平坦

7. 救治常见高原病的首要措施是
   A. 预防感染
   B. 有效氧疗
   C. 控制体温
   D. 利尿脱水
   E. 防治并发症

8. 初到高原者诱发高原肺水肿之因除外
   A. 肺动脉压升高
   B. 外周血管收缩
   C. 肺血容量增加
   D. 心功能衰竭
   E. 肺毛细血管通透性增加

9. 初入高原,可表现为
   A. 尿量增多
   B. 血压降低
   C. 心率减慢
   D. 肺活量增大
   E. 血液稀释

10. 高原缺氧对消化系统的影响
    A. 组胺释放减少
    B. 促胃液素分泌减少
    C. 胃血流减少,胃出血机会降低

D. 胃穿孔较多

E. 缺氧血流重新分布,对胃黏膜损伤不大

11. 高原肺水肿表现**不正确的**是

　　A. 早期的干咳

　　B. 心率加快

　　C. 奔马律,心前区收缩期杂音

　　D. 双肺湿啰音

　　E. 呼吸减慢

12. 高原性肺水肿的症状正确的是

　　A. 咳粉红色痰

　　B. 肝脾肿大

　　C. 喷射性呕吐

　　D. 颈静脉怒张

　　E. 双下肢水肿

13. 下列高原性肺水肿的病情特征,**除外**

　　A. 多在进入高原后1~3天发病

　　B. 易发生于海拔3000m以上的地区

　　C. 高热达39℃,胸片呈典型肺水肿影像

　　D. 奔马律,心脏扩大

　　E. 发病是由高原低氧引起

14. 高原心脏病小儿的表现

　　A. 发病慢

　　B. 颈静脉充盈

　　C. 肝脾肿大

　　D. 杵状指

　　E. 呼吸急促,口唇发绀

15. 高原适应相关生理因素**不正确的**是

　　A. 肺动脉高压

　　B. 红细胞增多症

　　C. 改变是可逆的

　　D. 遗传性

　　E. 入高原后即产生的

16. 下面**不正确的**高原红细胞增多症发病机制是

　　A. 人体低氧血症

　　B. 血红蛋白氧-亲和力增加

　　C. 红细胞生成素增加

　　D. 2、3-DPG增高

E. 骨髓红细胞增加

17. 高原红细胞增多症表现,**除外**

　　A. 头痛

　　B. 心悸

　　C. 胸闷

　　D. 乏力

　　E. 血液黏滞度降低

18. 下例哪项高原脑水肿发病机制**不正确**

　　A. 缺氧引起脑细胞代谢障碍

　　B. 缺氧引起脑组织二氧化碳滞留

　　C. 缺氧使脑血管通透性增加

　　D. 缺氧使脑细胞肿胀

　　E. 钠泵功能失常,钾离子潴留

19. 随海拔高度升高,以下哪项变化正确

　　A. 吸入氧分压升高

　　B. 肺泡氧分压升高

　　C. 血氧饱和度降低

　　D. 水沸点升高

　　E. 大气压力升高

20. 治疗急性高原病**不正确的**是

　　A. 立刻休息

　　B. 镇静和镇痛

　　C. 低流量吸氧

　　D. 皮质激素

　　E. 补充血容量

21. 高原对人体循环和血液系统的影响,**除外**

　　A. 部分初入高原的人可见血压轻度升高

　　B. 初入高原者心排出量明显增加

　　C. 久居高原者常伴不同程度的肺动脉高压

　　D. RBC和Hb数量无明显变化

　　E. 血氧含量增加可达21%~25%

22. 高原红细胞增多症的诊断依据**除外**

　　A. 红细胞增多 $\geq 6.51 \times 10^{12}$/L,血红蛋白$\geq$20g/L

　　B. 血黏度比正常增高4~5倍

　　C. 患者的臂-脑循环时间缩短

　　D. 血氧饱和度降到60%左右

E. 血细胞比容≥0.65

23. 高原地区手术的麻醉选择正确的是
    A. 局部浸润或神经阻滞最安全
    B. 不具备给氧条件时,可以选用椎管内麻醉
    C. 禁用气管内插管、静吸复合麻醉
    D. 控制性低温可用于包括心脏在内的各种手术
    E. 应严加限制控制性降压

24. 高原地区的气候特点,哪项是**错误的**
    A. 海拔越高,空气氧分压越高
    B. 海拔越高,气温越低
    C. 海拔越高,大气温度越低
    D. 海拔越高,红外线强度越高
    E. 海拔越高,紫外线强度越高

25. 急性高原反应的特点**除外**
    A. 初进高原者短期内出现一系列急性低氧反应
    B. 一般均为可逆性
    C. 多数经过对症处理可以缓解
    D. 临床表现多种多样,个体差异大
    E. 临床表现与海拔高低无明显相关性

26. 高原性肺水肿特有的病情特征**除外**
    A. 多系新进入高原或旅居平原后重返高原的青壮年
    B. 易发生于海拔3000m以下的地区
    C. 发病是由高原低氧引起
    D. 多在进入高原后1~3天发病
    E. 高热达39℃,胸片呈典型肺水肿影像

27. 高原地区硬膜外阻滞的原则,**不含**
    A. 必须严格控制麻醉平面,防止过高
    B. 术终阻滞平面在T₇以上者,不宜立刻送加病房
    C. 不具备给氧条件时不宜选用
    D. 不具备维持呼吸条件时,不宜选用
    E. 硬膜外导管可以反复消毒再使用

28. 高原地区实施麻醉,需要注意高原的特殊性,以下哪项**不正确**

A. 挥发罐输出的实际麻醉浓度要比其指示浓度高
B. 吸入麻醉药效能比平原地区降低
C. 高原地区较平原地区更适宜用氧化亚氮
D. 特别注意围术期发生低氧
E. 全麻术后宜继续吸氧24-48h

29. 高原地区手术麻醉**不正确**的概念是
    A. 因本身存在低氧血症,麻醉前不宜用镇静剂
    B. 麻醉前要备好麻醉呼吸机
    C. 高原居民脂肪饮食,胃排空长,应严格禁食
    D. 手术首选气管插管全麻
    E. 术中注意保暖

30. 高原地区全麻患者的正确处理是
    A. 可选用N₂O等吸入麻醉药
    B. 麻醉清醒后继续氧疗6-8h即可
    C. 术后疼痛优先使用小剂量镇痛剂
    D. 须待患者完全清醒才能拔气管导管
    E. 采用控制性降压,减少出血

【A₂型题】

31. 某患者急进高原后出现头痛、呕吐、嗜睡、惊厥,并伴有呼吸困难,随之逐渐出现意识不清、昏迷,应诊断
    A. 高原肺水肿
    B. 急性高原病
    C. 高原脑水肿
    D. 混合型慢性高原病
    E. 高原心脏病

【A₃型题】

问题32~34

患者,男,25岁,既往体健,急进高原后第三天,突然出现头痛、心悸、呼吸困难、发绀,频繁干咳,后咳出大量粉红色泡沫痰。

32. 该患者初步诊断为
    A. 急性高原病
    B. 混合型慢性高原病
    C. 高原肺水肿
    D. 高原脑水肿
    E. 高原心脏病

33. 患者的体征和检查中,下述均可能会有,除了
    A. 双肺可闻及湿啰音
    B. 肺动脉瓣第二心音亢进
    C. 不完全右束支传导阻滞
    D. 心电图电轴左偏
    E. 白细胞总数增高

34. 该患者应该采用的治疗除外
    A. 立即转移,回到低海拔
    B. 保持呼吸通畅,清除分泌物
    C. 高流量吸入氧气
    D. 低温降低耗氧
    E. 高压氧舱治疗

问题35~36

患者,女,22岁,既往体健,急进高原后第二天下午,不慎遭遇车祸,致右侧胫腓骨骨折。患者随即出现头痛,呼吸困难,烦躁,频繁咳嗽,咳出粉红色泡沫痰,且患者上午曾出现心悸、头晕、发绀等表现。

35. 该患者骨折后并发症最有可能的是
    A. 急性高原病
    B. 混合型慢性高原病
    C. 高原肺水肿
    D. 高原脑水肿
    E. 高原心脏病

36. 麻醉中应当注意的是
    A. 下肢手术优选椎管内麻醉
    B. 可使用N_2O等吸入麻醉
    C. 术中控制性降压,减少出血
    D. 术前予以适当的镇静剂
    E. 术后禁用镇静镇痛剂

【B_1型题】

问题37~38
    A. $PaCO_2$升高
    B. pH下降
    C. SaO_2升高
    D. BE下降
    E. HCO^-升高

37. 高原上,海拔升高的改变是

38. 高原上,肾脏排出的改变是

【X型题】

39. 急性高原病的治疗
    A. 休息
    B. 低流量吸氧
    C. 镇静
    D. 皮质激素
    E. 利尿剂

40. 高原地区麻醉前准备
    A. 充分供氧设备
    B. 术前治疗内科病
    C. 术前常规吸氧
    D. 保暖
    E. 麻醉前不宜稀释血液,以防术中出血

41. 高原地区神经阻滞
    A. 方法简便
    B. 对呼吸循环影响较少
    C. 镇痛不全时慎用辅助药
    D. 麻醉中持续高流量吸氧
    E. 为简单手术首选

42. 高原低氧对机体的影响正确的有
    A. 氧离曲线右移
    B. 心率加快,血压升高
    C. 肺泡弥散功能降低,肺活量增大
    D. 肾血流量减少,排出HCO_3^-减少
    E. 不易发生子痫前期妊娠期高血压

43. 慢性高原病包括
    A. 高原红细胞增多症
    B. 高原心脏病
    C. 高原肺水肿
    D. 高原脑水肿
    E. 混合型慢性高原病

44. 以下哪些是急性高原病的症状
    A. 头痛、头晕
    B. 心慌气短
    C. 失眠
    D. 发热

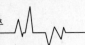

E. 肌肉疼痛

45. 高原红细胞增多症的诊断依据
A. RBC ≥ 6.51 × 10^{12}/L, Hb ≥ 200g/L, Hct ≥ 65%
B. 血黏度比正常增高4~5倍
C. 患者的臂-脑循环时间缩短
D. 在高原发病
E. 白细胞总数及分类改变不大

46. 高原气候能引起人体哪些变化
A. 潮气量、肺活量增加
B. 肺弥散功能减弱
C. 氧离曲线右移
D. pH降低、PaCO$_2$升高
E. PaO$_2$降低

47. 常见高原病包括以下哪几种
A. 高原反应(高山病)
B. 高原脑水肿
C. 高原心脏病
D. 高原血压异常
E. 高原性肺水肿

48. 急性高山病(AMS)的表现包括
A. 头晕、头痛
B. 失眠
C. 厌食、呕吐
D. 呼吸困难
E. 行走困难

49. 慢性高山病(CMS, Monge病)的症状有
A. 头晕
B. 头痛
C. 嗜睡
D. 疲劳
E. 精力下降

50. 高原地区选用硬膜外阻滞
A. 可用于下腹部,下肢麻醉
B. 麻醉中选用低流量吸氧
C. 必须有呼吸支持的准备
D. 老年人上腹手术
E. 穿刺前应检查凝血功能

51. 在高原地区实施全身麻醉,以下哪几项原则正确
A. 术中应特别重视防止低氧
B. 麻醉后必须继续氧治疗24~48h
C. 患者完全清醒后才能拔除气管导管
D. 术后镇痛宜选用麻醉性镇痛药
E. 术后患者不宜早期活动

52. 高原地区各类手术的麻醉
A. 气管内插管全麻为首选
B. 吸入麻醉药浓度与平原地区一样
C. 全麻后SpO$_2$95%以上,完全清醒,方可拔管
D. 疼痛会增加氧耗,主张术后镇痛
E. 危重患者麻醉后常规血气分析

答 案

【A$_1$型题】

1. C	2. B	3. D	4. C	5. C	6. A	7. B	8. D	9. D	10. D
11. E	12. A	13. C	14. E	15. D	16. B	17. E	18. E	19. C	20. E
21. D	22. C	23. D	24. A	25. E	26. B	27. E	28. C	29. A	30. D

【A$_2$型题】

31. C

【A$_3$型题】

32. C	33. D	34. D	35. C	36. D

【B$_1$型题】

37. D	38. E

【X型题】

39. ABCDE	40. ABCD	41. ABCD	42. AB	43. ABE	44. ABC
45. ABDE	46. ACE	47. ABCDE	48. ABCDE	49. ABCDE	50. ACE
51. ABC	52. ACDE				

（金　华　李金路　胡灵群　陈绍洋）

第74章

手术患者的体位与麻醉

【A₁型题】

1. 坐位手术麻醉应尤其注意下列哪一并发症
   A. 静脉血栓
   B. 脑梗死
   C. 脑疝
   D. 空气栓塞
   E. 颈椎脱位

2. 清醒患者侧卧位时,肺内气血分布正确的是
   A. 下肺血流多、通气少
   B. 下肺通气多、血流少
   C. 下肺血流多、通气多
   D. 上肺通气多、血流少
   E. 上肺血流多、通气少

3. 全麻患者侧卧位时,肺内气血分布正确的是
   A. 下肺血流多、通气少
   B. 下肺通气多、血流少
   C. 下肺血流多、通气多
   D. 上肺通气多、血流多
   E. 上肺血流多、通气少

4. 全身麻醉下,仰卧位变为俯卧位时
   A. 动态肺顺应性升高,静态肺顺应性降低
   B. 动态肺顺应性降低,静态肺顺应性升高
   C. 动态肺顺应性不变,静态肺顺应性降低
   D. 动态肺顺应性降低,静态肺顺应性不变
   E. 动态肺顺应性降低,静态肺顺应性降低

5. 有关俯卧位对肺的一些说法,正确的是
   A. 对健康人无论麻醉与否,气体易在上侧肺泡,血液易在下侧肺泡
   B. 对健康或肥胖者胸肺顺应性无明显影响
   C. 对急性肺损伤者可改善肺泡膨胀程度和通气功能

   D. 对急性肺损伤者可改善通气/血流比例
   E. 上述全部

6. 神经外科坐位手术,具有以下优点,除外
   A. 术野暴露好,利于操作
   B. 静脉回流好,术野渗血少
   C. 脑脊液引流通畅,颅内压低
   D. 利于观察脑神经刺激时面部反应
   E. 利于血流动力学稳定

7. 全麻下侧卧位到肾手术体位,血流动力学会出现以下变化,除外
   A. MAP下降
   B. CO下降
   C. SV下降
   D. SVR升高
   E. CVP下降

8. 关于仰卧位低血压综合征,下列描述错误的是
   A. 是子宫压迫下腔静脉,回心血量减少
   B. 产妇左侧倾斜位可减少该综合征反应
   C. 多数将产妇子宫推向右侧可减少该反应
   D. 加快输液或静注麻黄碱利于恢复血压
   E. 子宫压迫腹主动脉时,更影响胎盘血流

9. 关于与体位相关的外周神经损伤,下列描述错误的是
   A. 主要因牵拉、压迫或缺血而引起
   B. 神经细胞结构和功能有一定改变
   C. 以尺神经损伤和臂丛神经损伤多见
   D. 尺神经沟外压综合征是尺神经损伤的可能机制
   E. 与术中较长时间低血压有关

10. 下述与麻醉有关的操作须要特别的体位配合，**除了**
    - A. 椎管内麻醉
    - B. 测量血压
    - C. 颈内静脉穿刺
    - D. 气管插管
    - E. 肌间沟阻滞

11. 与手术体位相关的呼吸系统意外或并发症，哪项**不对**
    - A. 通气不足，如胸腹部受压
    - B. 呼吸道梗阻，如气管导管受压
    - C. 气管导管脱出
    - D. 肺不张
    - E. 插管机械通气时，体位对通气没有影响

12. 有关截石位**错误**的是
    - A. 此位置充分暴露会阴部
    - B. 髋部可屈曲90°以上以保证手术暴露
    - C. 手术结束时患者膝踝关节保持矢状位一致然后一起慢慢放平
    - D. 高截石位使足部动脉血流灌注呈现显著的爬"山"梯度
    - E. 膝关节不应屈曲超过90°

13. 有关上肢损伤**错误**陈述是
    - A. 桡动脉波动变弱应警惕神经血管在第一肋处受压
    - B. 翼状肩胛通常伴有胸长神经损伤
    - C. 臂丛牵拉通常伴有胸长神经损伤
    - D. 上臂过分外展可使肱骨进入腋神经血管鞘内
    - E. 脉搏氧饱和度仪轨迹降低可能是神经血管压迫的表现

14. 有关桡神经损伤**错误**的是
    - A. 上臂反复挤压可导致桡神经损伤
    - B. 桡神经损伤可致垂腕症
    - C. 最常见部位是鹰嘴沟处
    - D. 桡神经损伤的患者拇指远端指骨不能伸展
    - E. 桡神经损伤的患者拇指和示指附近的感觉减退

15. 有关尺神经损伤正确的是
    - A. 最易损伤的情形是手向上而胳膊下垫有板状物
    - B. 当肘部重量位于鹰嘴处时神经损伤几率增加
    - C. 在尺神经通过外上髁尺神经沟处最易损伤
    - D. 受损时拇指感觉丧失
    - E. 损伤后最常见表现是手外侧感觉丧失

16. 为保持骨盆骨折的固定，骨折台上会阴垂直柱应放置在
    - A. 在生殖器和受伤肢体之间
    - B. 在生殖器和未受伤肢体之间
    - C. 在大腿中部水平两肢体之间
    - D. 顶在骶嵴表面
    - E. 上述都不对

17. 下列会导致骨筋膜室综合征，**除外**
    - A. 深静脉血栓
    - B. 横纹肌溶解
    - C. 筋膜室内组织压上升
    - D. 持久神经损伤
    - E. 肾损伤

18. 导致骨筋膜室综合征的原因**除外**
    - A. 全身血压下降时四肢抬高
    - B. 骨盆内牵开器
    - C. 膝或髋部过分屈曲
    - D. 抬高的肢体外部绷带包扎压迫
    - E. 仰卧位下肢相继受加压装置压迫

19. 侧卧位导致的问题**除外**
    - A. 下侧肩胛上神经被牵拉
    - B. 上侧肺潜在通气过度
    - C. 如果屈曲部位在髂嵴而不是肋缘或肋腹处，通气受压可减轻
    - D. 有导致翼状肩胛之可能
    - E. 下侧腿隐神经可能受压

20. 有关头低后倾位试验正确的是
    - A. 急性失血量有用的判断指针
    - B. 低于心脏平面时位置每下降2.5cm，压力可上升大约2mmHg
    - C. 头低后倾位可增加心肌氧耗并导致急性右

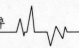

心室容量负荷加重

    D. 因激活容量敏感的压力感受反射可导致潜
在血压下降

    E. 以上全部

21. 俯卧位可能出现的问题是

    A. 肺顺应性降低

    B. 球结膜水肿

    C. 椎旁血管扩张

    D. 乳腺损伤,特别是乳房外偏时

    E. 以上全部

22. 坐位手术并发症是

    A. 矛盾性空气栓塞

    B. 张力性气脑

    C. 偏瘫

    D. 外周神经损伤

    E. 以上全部

【A₂型题】

23. 一例67岁女性患者因骨盆大肿物择期行剖腹
探查,诱导前突发低血压和心动过速,迅速采
取的合理步骤是

    A. 迅速使用1mg麻黄碱

    B. 将患者置于Trendelenberg位

    C. 迅速输入500mL生理盐水

    D. 患者右臀部垫入楔形垫

    E. 使用100μg去氧肾上腺素

24. 一23岁经阴道分娩后的妇女,硬膜外注入2%
利多卡因10ml,行三度阴道撕裂伤修补,5h后
足背曲不能及右足背针刺疼消失,最有可能原
因是

    A. 硬膜外脓肿

    B. 硬膜外血肿

    C. 体位支撑架导致腓总神经压伤

    D. 脊椎前动脉血栓

    E. 利多卡因注入蛛网膜下腔

【A₄型题】

问题25~28

    患者,男,36岁,体重67kg,因"肾结石"在全身
麻醉下行"经皮肾镜激光碎石术"。患者既往体健,

术前各项辅助检查均无阳性结果。快速诱导行经
口明视插入加强丝气管导管,行间歇正压通气,
FiO_2 100%, V_T 7mL/kg, f 11bpm, BP 126/73mmHg,
HR 69bpm, SpO_2 100%, $P_{ET}CO_2$ 36mmHg。

25. 麻醉后摆好俯卧位手术体位,一般**不会**出现下
列哪种情况

    A. $SpO_2 < 97\%$

    B. 气道峰压上升了$2cmH_2O$

    C. $P_{ET}CO_2$ 34mmHg

    D. BP 135/80mmHg, HR 73bpm

    E. $Pa\text{-}ETCO_2$($PaCO_2 - P_{ET}CO_2$)差值变大

26. 随着手术时间延长,麻醉肌松合适,但气道峰
压逐渐缓慢上升至$23cmH_2O$,较可能原因

    A. 支气管痉挛

    B. 麻醉机活瓣失灵

    C. 气道分泌物增多

    D. 肾镜冲洗液致大量液体积聚在后腹腔,造
成压力上传

    E. 俯卧位时胸腔受压明显

27. 该手术可能出现下述并发症,**除了**

    A. 大出血,休克

    B. 水、电解质、酸碱失衡

    C. 上尿路穿孔或撕裂

    D. 邻近脏器损伤(包括胸膜或膈肌穿孔)

    E. TURP综合征

28. 该手术中俯卧位与仰卧位比,下列哪项**不对**

    A. 导管容易脱出

    B. 容易引起失明

    C. 胸腔受压,气道压升高

    D. 增加每分通气量应首选增加V_T

    E. 增加每分通气量应首选增加f

【X型题】

29. 患者手术体位安置的原则有

    A. 既要考虑手术的方便又要考虑麻醉的安全
管理

    B. 更换体位时动作轻柔、协调一致

    C. 保证患者器官不被压迫坏死

    D. 尽量暴露手术部位

    E. 保证呼吸道的绝对通畅

30. 手术体位的改变会对下述哪些有影响
    A. 呼吸
    B. 血压
    C. 心脏做功
    D. 脑循环
    E. 静脉压

31. 坐位手术麻醉呼吸管理应重点注意
    A. 气管导管扭曲
    B. 气管导管滑脱
    C. 气道压力明显改变
    D. 降低潮气量
    E. 降低气道压力

32. 全身麻醉时发生肺不张的原因有
    A. 低垂部位的肺受到压迫
    B. 手术操作压迫
    C. 气管内导管插入过深
    D. 痰栓堵塞小气道
    E. 纯氧通气后氧气被吸收

33. 关于局限性脱发,描述正确的有
    A. 在仰卧位长时间手术时,特别是枕部头皮容易发生
    B. 与长期受压后,局部皮肤缺血有关
    C. 为真皮深层闭塞性脉管炎所致
    D. 轻重表现不一
    E. 难以预防

34. 手术时体位不当对哪些周围神经有损伤
    A. 臂丛神经
    B. 尺神经
    C. 坐骨神经
    D. 股神经
    E. 股外侧皮神经

35. 下面哪些与手术中患者体位不当有关
    A. 失眠
    B. 局部皮肤缺血坏死
    C. 下肢静脉血栓
    D. 局限性脱发
    E. 尿路梗阻

答　案

【A₁型题】
1. D   2. C   3. A   4. E   5. E   6. E   7. E   8. C   9. E   10. B
11. E   12. B   13. C   14. C   15. B   16. B   17. A   18. E   19. E   20. E
21. E   22. E

【A₂型题】
23. D   24. C

【A₄型题】
25. A   26. D   27. E   28. D

【X型题】
29. ABCDE   30. ABCDE   31. ABC   32. ABCDE   33. ABCD   34. ABCDE
35. ABCDE

（王忠云　刘存明）

第75章

手术室安全与污染的防治

【A₁型题】

1. 手术室的温度和湿度多少为宜
   A. 22~23℃, 50%~60%
   B. 24~25℃, 60%~70%
   C. 22~23℃, 40%~50%
   D. 24~25℃, 50%~60%
   E. 22~23℃, 60%~70%

2. 下列吸入全麻药中属于易燃的是
   A. 氧化亚氮
   B. 乙醚
   C. 异氟烷
   D. 七氟烷
   E. 甲氧氟烷

3. 手术室触电事故发生的原因除外
   A. 仪器外壳未接地或接地不良
   B. 医疗设备绝缘性下降从而产生泄漏电流
   C. 非等电位接地
   D. 采用三相电
   E. 电容耦合形成漏电

4. 麻醉废气清除系统(AGSS)说法错误的是
   A. 吸附式AGSS由收集管和吸收罐组成
   B. 吸附式AGSS对N₂O环境污染有效
   C. 排放式AGSS分为无动力和动力排放
   D. 动力排放AGSS有收集、接收、转移、处理、排放五个部分
   E. 无动力AGSS增加呼吸阻力

5. 有关麻醉废气的说法,错误的是
   A. 源于麻醉中麻醉气体的外漏或排放
   B. 已经公认麻醉废气对人体有伤害
   C. 还没有公认麻醉废气对人体产生伤害

D. 麻醉废气包括烷类吸入气体
E. 麻醉废气也包括氧化亚氮

6. 有关麻醉废气的表述,错误的是
   A. 麻醉废气浓度用ppm表示
   B. 手术室大气中N₂O不能超过25ppm
   C. 手术室大气中烷类吸入剂不能超过25ppm
   D. 手术室大气中烷类吸入剂不能超过2ppm
   E. 研究表明50%志愿者能闻到33ppm的氟烷

7. 有关手术室工作人员体内麻醉气体的排出,错误的是
   A. 排出至呼出气中再检测不到称洗出时间
   B. 甲氧氟烷洗出时间为10~19h
   C. 氟烷洗出时间为7~64h
   D. 氧化亚氮洗出时间为3~7h
   E. 脂溶性越高吸入麻醉药,洗出时间越短

8. 关于激光手术安全,叙述正确的是
   A. 多数手术激光设备属于中功率激光,安全性高
   B. 激光对眼睛的损伤程度与激光的波长、入射眼睛的总光能量以及入射角度有关
   C. 激光对皮肤损伤程度与激光能量密度呈负相关
   D. 激光手术治疗区周围应盖上干纱布保护
   E. 激光手术间的照明灯光应尽可能暗一些

9. 有关麻醉废气对人体的危害,哪项错误
   A. 清除系统对减少废气污染很重要
   B. 废气危害来自于废气蓄积于组织
   C. 脂溶性越高,洗出时间越长
   D. 可能会影响在场人员的免疫功能
   E. 增加在场工作人员的癌症发病率

10. 关于噪声污染的叙述,正确的是

A. 噪声会干扰麻醉医师对会谈的理解能力

B. 噪声不影响麻醉医师的短期记忆能力

C. 手术室的噪声很少高于80分贝

D. 噪声污染不会影响麻醉医师的听力

E. 短时间的噪声可使人体产生持久的影响

11. 手术室通风装置的入口应设于高于地面

A. 0.5m

B. 0.8m

C. 1.2m

D. 1.5m以上

E. 1.8m以上

12. 手术室产生静电原因,**除外**

A. 手术人员的棉衣

B. 通风不良

C. 湿度<50%

D. 橡胶制品

E. 电器设备

【B₁型题】

问题13~17

A. 七氟烷

B. N_2O

C. 乙醚

D. 异氟烷

E. CO_2

13. 助燃剂

14. 可燃性全麻药

15. 临床上应用的蒸气浓度不具备可燃性

16. 空气中含量低且有阻燃作用

17. 吸附式麻醉废气清除系统不吸附的全麻药

【X型题】

18. 关于艾滋病,下列说法正确的有

A. HIV是一种双螺旋RNA病毒,对光、热、PH值变化敏感

B. 传播媒介包括血液、精液和阴道分泌物

C. 艾滋病患者和病毒携带者是唯一的传染源

D. 可通过母婴传播

E. 一旦被患者的血液污染的锐器扎伤时,应立即挤压受伤部位,使之出血,以尽可能排出含HIV的血液

19. 下列哪些因素可使体热丢失而使体温下降

A. 长时间手术麻醉

B. 肌松药

C. 输入库血

D. 使用循环紧闭麻醉法

E. 使用无重复吸入麻醉装置

20. 触电事故的伤害程度与下列哪些因素有关

A. 电压

B. 电流强度

C. 人体电阻

D. 通电时间

E. 人体电路

21. 为保证激光手术安全应注意以下几个方面

A. 激光手术室应具备大功率电源、冷却水供应设备和排烟装置

B. 手术区设立警示标志

C. 使用防反射的器械,如黑色镀铬器械

D. 手术时关掉照明用灯

E. 应选择所需功率的最小值

22. 手术室产生静电的因素有哪些

A. 通风不良

B. 湿度过低(<50%)

C. 使用橡胶制品

D. 地板无导电设备

E. 工作人员穿棉制衣服

23. 手术室有害化学物质污染包括

A. 麻醉废气

B. 甲醛

C. 戊二醛

D. 苯酚

E. 激光器所释放的毒气

24. 麻醉废气对人体的伤害可能有

A. 心理伤害

B. 大脑伤害

C. 致癌

D. 流产

E. 不孕

25. 下面哪些事手术室的有害物质的污染
    A. 消毒剂
    B. 噪声
    C. X线辐射
    D. 紫外线
    E. 骨水泥调和剂

26. 减少麻醉废气污染,正确的操作包括
    A. 选择适合的麻醉面罩
    B. 麻醉开始前给蒸发器添加麻醉药

C. 蒸发器内加药时防止外漏
D. 选择专用的麻醉废气排放系统
E. 选择低浓度的吸入麻醉

27. 下列灭菌消毒法哪些属于物理法
    A. 热力灭菌
    B. 微波灭菌
    C. 环氧乙烷熏蒸
    D. 电离射线灭菌
    E. 紫外线照射消毒

答　案

【A₁型题】
1. D　　2. B　　3. D　　4. B　　5. B　　6. C　　7. E　　8. B　　9. E　　10. A
11. E　　12. A
【B₁型题】
13. B　　14. C　　15. D　　16. E　　17. B
【X型题】
18. ABCDE　　19. ABCE　　20. ABCDE　　21. ABCE　　22. ABCD　　23. ABCDE
24. ABCDE　　25. ABCDE　　26. ACD　　27. ABDE

(郑利民)

第76章

麻醉诱导室和恢复室

【A₁型题】

1. 麻醉诱导室对于小儿麻醉最有意义的是
   A. 可由父母陪同,减轻术前恐惧等不适症状
   B. 快速进入麻醉状态
   C. 避免患儿哭闹
   D. 麻醉诱导平稳
   E. 可以让家属看见麻醉

2. 下列哪种叙述是**不正确的**
   A. 麻醉医生决定麻醉方法
   B. 麻醉医生决定麻醉前用药
   C. 出凝血时间延长原则上不能行硬膜外麻醉
   D. 术前准备必须要求患者各项指标都达到正常值
   E. 术前准备充分与否与麻醉安全性密切相关

3. ASA提出的麻醉中5个基本监测手段是
   A. 心电图、动静脉血压、脉氧饱和度、ETCO₂、尿量
   B. 体温、脉氧饱和度、心电图、动脉压、中心静脉压
   C. 心电图、脉氧饱和度、无创动脉压、尿量、中心静脉压
   D. 心电图、脉氧饱和度、无创动脉压、体温、尿量
   E. 体温、动脉血压、心电图、脉氧饱和度、ETCO₂

4. 全麻恢复期患者血压偏低最常见的原因是
   A. 血容量不足
   B. 心律失常
   C. 心肌功能受抑制
   D. 麻醉药的抑制作用
   E. 外周阻力下降

5. 全麻苏醒期血流动力学不稳定最多见的原因是

A. 高血压病
B. 糖尿病
C. 室性期前收缩
D. 神经官能症
E. 窦性心律不齐

6. 全麻清醒期上呼吸道梗阻最常见原因是
   A. 喉痉挛
   B. 喉梗阻
   C. 神经麻痹
   D. 肌松药残留
   E. 舌后坠

7. 恢复室内患者拔除气管导管的潮气量是
   A. >3ml/kg
   B. >5ml/kg
   C. >7ml/kg
   D. >8ml/kg
   E. >6.5ml/kg

8. 在恢复室静注吗啡或哌替啶应至少多长时间后转出
   A. 8分钟
   B. 15分钟
   C. 30分钟
   D. 20分钟
   E. 25分钟

9. 在离开恢复室标准方面下列哪句**不正确**
   A. 咳嗽反射已恢复
   B. 自行保持呼吸道通常
   C. 血流动力学指标稳定
   D. 终止麻醉后1h
   E. 患者已清醒,能正确定向

10. 苏醒期喉痉挛时,首先采取的措施是
    A. 静注糖皮质激素
    B. 雾化吸入混悬麻黄碱
    C. 静注琥珀胆碱
    D. 托下颌,面罩吸氧,持续正压辅助呼吸
    E. 放置口咽通气道

11. 哪项是清醒期血流动力学紊乱的常见原因
    A. 高血压、低血压
    B. 低氧和高CO_2血症
    C. 体温变化
    D. 药物效应
    E. 以上都是

12. 麻醉苏醒期应用何种药物可引起高血压
    A. 纳洛酮
    B. 新斯的明
    C. 阿托品
    D. 氟马西尼
    E. 托烷司琼

13. 非心源性肺水肿与呼吸衰竭引起的血气变化
    不同之处在于前者是
    A. 代谢性酸中毒
    B. 代谢性碱中毒
    C. 代谢性酸中毒和代谢性碱中毒
    D. 呼吸性碱中毒
    E. 呼吸性酸中毒

14. 小儿心源性肺水肿的常见原因
    A. 术中输液过量
    B. 感染
    C. 误吸
    D. 脂肪栓塞
    E. 肺挫伤

15. 恢复期拔除气管导管的较佳时期
    A. 完全清醒期
    B. 运动功能一定程度恢复,自主呼吸恢复满
       意,仍残存一定麻醉作用的清醒早期
    C. 只要呼吸恢复正常即可
    D. 神经外科患者部分清醒即可
    E. 待血压平稳,能有应答反应即可

16. 下列说法不正确的是
    A. 口咽通气道可诱发喉痉挛
    B. 浅麻醉是拔除气管导管易引发喉痉挛
    C. 伤口疼痛是全麻后通气量减少的主要原因
    D. 患者出现哮鸣音、荨麻疹、低血压时,应考
       虑过敏反应
    E. 任何一种抗胆碱酯酶药均能诱发窦性心律
       不齐

17. 下列哪项不是延迟清醒的原因
    A. 持续麻醉作用
    B. 呼吸功能不全
    C. 低钾血症
    D. 低体温
    E. 术中一过性血压升高

18. 下面哪项不是清醒期间低血压的原因
    A. 前负荷低
    B. 寒战
    C. 心功能受抑制
    D. 外周阻力下降
    E. 低体温

19. 下面哪项不是拔除气管导管的标准
    A. 呼吸规律
    B. 呼吸率10~30次/分
    C. 潮气量>6ml/kg
    D. $PaO_2 < 60mmHg$
    E. $PaCO_2 < 45mmHg$

20. 下列哪项不属于麻醉清醒期
    A. 体温由低逐渐升高
    B. 麻醉减浅,感觉和运动功能逐步恢复
    C. 出现自主呼吸,能自行调控
    D. 呼吸道反射恢复
    E. 意识逐渐恢复

21. 按Aldrete评分,全麻后达到哪项才能送回普通
    病房
    A. ≥6
    B. ≥7
    C. ≥8
    D. ≥9

E. ≥10

22. 按Steward评分,全麻后达到哪项才能送回普通病房
    A. ≥2
    B. ≥3
    C. ≥4
    D. ≥5
    E. ≥6

【A₄型题】

问题23~27

4岁患儿在全麻下行腹腔镜阑尾切除术,术后拔除气管导管后送入恢复室。给予监测观察5分钟后,突然出现呼吸急促,面色发绀,并咳出粉红色泡沫痰。

23. 此患儿最可能的诊断
    A. 支气管痉挛
    B. 术后精神障碍
    C. 急性肺水肿
    D. 疼痛刺激
    E. 喉痉挛

24. 此时肺部听诊可及
    A. 呼吸音低
    B. 呼吸音正常
    C. 干啰音及少量湿啰音
    D. 呼吸音不可及
    E. 满肺大水泡音

25. 引发此症状的最可能原因
    A. 术中输液过量
    B. 感染
    C. 误吸
    D. 脂肪栓塞
    E. 肺挫伤

26. 此时处理**不正确**的是
    A. 吸氧
    B. 利尿
    C. 胸腔闭式引流
    D. 除泡剂雾化吸入
    E. 必要时气管插管

27. 如需气管插管行IPPV,他的指征是
    A. $FiO_2$70%时自主呼吸下不能维持正常氧饱和度
    B. $FiO_2$70%时自主呼吸下PaO_2<60mmHg
    C. $FiO_2$70%时机械通气下不能维持正常氧饱和度
    D. $FiO_2$100%时正压通气下PaO_2<60mmHg
    E. $FiO_2$100%时正压通气下PaO_2<80mmHg

【C型题】

    A. 肌松药的作用
    B. 全麻药的作用
    C. 两者均是
    D. 两者均不是

28. 呼吸功能不全

29. 全麻后清醒延迟

    A. 窦性心律不齐
    B. 谵妄
    C. 两者均有
    D. 两者均无

30. 纳洛酮

31. 毒扁豆碱

32. 东莨菪碱

33. 新斯的明

【X型题】

34. 设立麻醉诱导室的优点有
    A. 给患者提供一个安静放松的诱导环境
    B. 小儿麻醉可由家长陪同以减少恐惧,争取更好的配合
    C. 不需要监护等设施
    D. 缩短接台手术周转时间
    E. 减少麻醉医生工作量

35. 麻醉诱导室的必需设施有
    A. 麻醉机
    B. 监护设施
    C. 除颤仪
    D. 中心供氧
    E. 麻醉药品

36. 麻醉后恢复室(PACU)需要的设备有

A. 空气调节

B. 中心供氧

C. 负压吸引

D. 麻醉机

E. 监护仪、除颤仪

37. 麻醉后恢复室(PACU)需要的药品有

A. 麻醉药

B. 麻醉拮抗药

C. 心血管活性药

D. 晶、胶液体

E. 止吐药等

38. Aldrete评分内容包括

A. 氧饱和度

B. 呼吸

C. 循环

D. 意识

E. 指令活动度

39. Steward评分内容包括

A. 清醒程度

B. 呼吸道畅通程度

C. 肢体活动度

D. 体温

E. 尿量

40. 带管入恢复室的患者,气管导管拔除的标准有

A. 呼吸频率10~30次/分

B. 潮气量>4ml/kg

C. 肺活量>10ml/kg

D. 最大吸气力>-15cmH$_2$O

E. PaO$_2$>60mmHg(吸空气)

41. 患者离开恢复室的标准,说法正确的有

A. 能自己咳痰

B. 具有正确的定向力

C. 在恢复室肌注过哌替啶1小时后才能转出

D. 静脉注射吗啡者,因其药效高峰在10分钟内,因此可在用药后10分钟转出

E. 椎管内麻醉的患者,应等待运动功能和本体感觉恢复后才能转回原病房

42. 患者清醒延迟的原因有

A. 肥胖

B. 芬太尼用量大

C. 肌松药的残留作用

D. 吸入全麻药时间长

E. 所用镇静药半衰期时间长,而手术时间相对短

43. 术后呼吸功能不全常见的原因有

A. PaCO$_2$过低

B. 体温过低

C. 输晶体液过多

D. 伤口疼痛

E. 麻醉药的残余作用

44. 清醒延迟时,下列哪些情况应考虑在内

A. PaCO$_2$过低

B. 体温过低

C. 术前用过可乐定

D. 代谢性酸中毒

E. 发生脑出血

45. 术后血压升高的常见原因有

A. 疼痛

B. 低氧

C. 躁动

D. 寒战

E. 高CO$_2$血症

46. 清醒期体温过低,可引起

A. 心肌抑制

B. 心动过缓

C. 室性期前收缩

D. 外周阻力升高

E. 药物代谢减慢

47. 麻醉恢复期通气不足常见的原因有

A. 呼吸道梗阻

B. 麻醉药的残余作用

C. 肌松药残余作用

D. 呼吸中枢损伤

E. 误吸

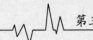

48. 手术后低温的原因可能有

A. 环境温度低

B. 大量输入未加温的液体

C. 手术创面用大量低温液体冲洗

D. 长时间手术

E. 手术部位,麻醉方法等

答 案

【A₁型题】

1. A   2. D   3. E   4. A   5. A   6. E   7. B   8. D   9. D   10. D

11. E   12. A   13. D   14. A   15. B   16. C   17. E   18. B   19. D   20. A

21. D   22. C

【A₄型题】

23. C   24. C   25. A   26. C   27. D

【C型题】

28. C   29. C   30. B   31. C   32. B   33. A

【X型题】

34. ABD   35. ABDE   36. ABCDE   37. ABCDE   38. ABCDE   39. ABC

40. AE   41. ABCE   42. ABCDE   43. ABCDE   44. ABCDE   45. ABCDE

46. ABCDE   47. ABC   48. ABCDE

(张马忠　王祥瑞　罗爱林)

第四篇　麻醉学监测

第77章

麻醉深度监测与判断

【A₁型题】

1. 伤害性刺激的概念是
   A. 机体对刺激产生的兴奋性反应的刺激
   B. 机体对刺激产生的抑制性反应的刺激
   C. 对机体组织细胞产生损伤的刺激
   D. 能引起机体疼痛感知的刺激
   E. 能引起心理产生不愉快的刺激

2. 麻醉组成部分不包括
   A. 无意识
   B. 无自主运动
   C. 镇痛
   D. 肌肉松弛
   E. 应激反应的抑制

3. 麻醉药强度的主要定量指标
   A. 循环功能监测
   B. 对躯体伤害性刺激的运动反应
   C. 呼吸功能监测
   D. 肌松程度
   E. 脑电监测

4. 全身麻醉的定义较恰当的描述为
   A. 兴奋的消失
   B. 瘫痪、无意识
   C. 药物诱导的无意识状态和痛觉消失
   D. 痛觉的消失
   E. 机体对手术的无意识状态

5. 吸入麻醉深度取决于
   A. 吸入麻醉药浓度
   B. 通气量
   C. 心排出量
   D. 药物血气分配系数
   E. 脑组织麻醉药浓度

6. 知晓的生理学和心理学基础是
   A. 大脑记忆的过程
   B. 大脑回忆的过程
   C. 大脑的思维过程
   D. 大脑的觉醒状态
   E. 大脑的记忆和回忆的全过程

7. 全麻判断深度最基本的临床体征是
   A. 流泪
   B. 瞳孔
   C. 心率和血压
   D. 出汗
   E. 肢体运动反应

8. 下列哪个体征在麻醉过浅和过深时均出现
   A. 心率增快、血压升高
   B. 心率减慢、血压升高
   C. 瞳孔扩大
   D. 瞳孔缩小
   E. 以上均不是

9. 下面是麻醉中常用于判断镇静催眠深度的,除了
   A. 瞳孔对光反射
   B. 睫毛反射
   C. 角膜反射
   D. 对大声呼唤的反应
   E. 对伤害刺激的体动反应

10. ASA将麻醉深度的监测参数中的下述哪项列为首要目标
    A. 心率稳定
    B. 血压稳定
    C. 呼吸稳定

D. 术中知晓

E. 术后认知功能障碍

11. 国内外术中知晓的发生率分别是

    A. 0.05%~0.1%，0.15%

    B. 0.1%~0.2%，0.41%

    C. 0.1%~0.2%，0.61%

    D. 0.41%，0.1%~0.2%

    E. 0.21%，0.1%~0.2%

12. 有关脑电双频谱指数（BIS）正确的陈述是

    A. 可反映麻醉深度

    B. BIS值依麻醉方式而异

    C. 是综合四种不同脑电图而得出的单一数字

    D. BIS＞70反映意识消失

    E. 能预知手术切皮时的肢体运动

13. 关于临床麻醉剂量用药，对BIS的影响，**不正确的**是

    A. BIS值随丙泊酚血药浓度增加而降低

    B. BIS值随咪达唑仑血药浓度增加而降低

    C. BIS值随瑞芬太尼血药浓度增加而降低

    D. BIS值随异氟烷血药浓度增加而降低

    E. BIS值随七氟醚血药浓度增加而降低

14. 全身麻醉意识消失顺序

    A. 外显记忆、内隐记忆、指令反应

    B. 指令反应、内隐记忆、外显记忆

    C. 外显记忆、指令反应、内隐记忆

    D. 内隐记忆、外显记忆、指令反应

    E. 内隐记忆、指令反应、外显记忆

15. 内隐记忆是指

    A. 一种潜在的记忆

    B. 在完成某项操作时，贮存在大脑中与此项操作有关的信息自动起作用的现象

    C. 对某信息不很清楚的记忆

    D. 提取时必须有意识参与

    E. 以上均不对

16. 下列哪种情况表明术中不存在知晓

    A. 患者经过术后心理调查不存在内隐记忆

    B. 患者手术刺激下不动

    C. 患者术后否认对术中事件有记忆

    D. 患者术中对指令无反应

    E. 以上均是

17. 外显记忆特点是

    A. 对某一事件的清楚记忆

    B. 在识记阶段有意识参与

    C. 在提取阶段有意识参与

    D. 需要信息量大

    E. 以上均是

18. 内隐记忆与外显记忆本质区别

    A. 在提取阶段，内隐记忆无意识参与，外显记忆有意识参与

    B. 在识记阶段，内隐记忆有意识参与，外显记忆无意识参与

    C. 在识记阶段，内隐记忆无意识参与，外显记忆有意识参与

    D. 在提取阶段，内隐记忆有意识参与，外显记忆无意识参与

    E. 以上均不是

19. 按意识区分全麻深度分几个阶段

    A. 3

    B. 4

    C. 5

    D. 6

    E. 2

20. 按意识消失程度区分全麻深度最重要的优点

    A. 可避免术中知晓

    B. 不受肌松剂干扰

    C. 容易监测

    D. 不受临床体征限制

    E. 以上均是

21. 按意识消失程度区分全麻深度未解决的问题为

    A. 不能同步监测

    B. 只能靠术后调查

    C. 与意识相关神经电生理指标界值未确定

    D. 不同麻醉药抑制意识的效能未知

    E. 以上均是

22. 目前在监测全麻深度上的观点是
    A. 意识是全或无的,全麻无深度
    B. 无意识无疼痛也就达到了麻醉深度
    C. 一种与意识、镇痛、肌松及应激反应均相关的指标
    D. 多项指标监测综合判断
    E. 以上均不是

23. 以下哪项能较好地反映麻醉深度的变化
    A. 短潜伏期听觉诱发电位
    B. 中潜伏期听觉诱发电位
    C. 长潜伏期听觉诱发电位
    D. 短潜伏期视觉诱发电位
    E. 短潜伏期体感诱发电位

24. 丙泊酚麻醉深度的要求,下列哪项正确
    A. 切皮的Cp_{50}值高于气管插管的Cp_{50}值
    B. 喉镜置入的Cp_{50}值高于气管插管的Cp_{50}值
    C. 电强直刺激(非损伤性)的Cp_{50}值高于气管插管的Cp_{50}值
    D. 喉镜置入的Cp_{50}值高于切皮的Cp_{50}值
    E. 喉镜置入的Cp_{50}值高于指令反射消失的Cp_{50}值

25. EvansPRST评分包括
    A. 血压、心率、出汗、流泪
    B. 血压、心率、出汗
    C. 血压、心率、流泪
    D. 血压、体动、出汗、流泪
    E. 血压、瞳孔、出汗、流泪

26. 关于术中知晓,下列哪项描述正确
    A. 控制血压和心率低于基础值的25%,可有效预防知晓
    B. 阿片药物可有效地预防知晓的发生
    C. 低血容量循环不稳定时,对麻醉药物较为敏感,浅麻醉即可有效防止知晓发生
    D. 应用氟类吸入麻醉药时的知晓发生率低于静脉麻醉药麻醉
    E. 以上均不是

27. 下列哪种电生理指标反映未用肌松药者的麻醉深度较好
    A. 心率变异性
    B. 额肌电
    C. 食管下段括约肌收缩性
    D. 指端容积描记图
    E. 以上均是

28. 随麻醉加深中潜伏期诱发电位(MLAEP)如何变化
    A. 波幅降低、潜伏期缩短
    B. 波幅增高、潜伏期缩短
    C. 波幅增高、潜伏期延长
    D. 波幅降低、潜伏期延长
    E. 波幅不变、潜伏期延长

29. 如果EEG显示的是完全抑制信号,此时熵值即为
    A. 10
    B. 20
    C. 0
    D. 50
    E. 40

30. Guedel发表的经典的乙醚麻醉分期**除外**
    A. 痛觉消失期
    B. 谵妄期
    C. 外科期
    D. 超外科期
    E. 呼吸麻痹期

31. 伤害性刺激所致的自主反应,除外
    A. 体动反应
    B. 催汗反应
    C. 血压反应
    D. 心率反应
    E. 内分泌反应

32. 以眼征判断麻醉深度应**除外**
    A. 瞳孔大小
    B. 眼裂大小
    C. 流泪、干燥
    D. 眼球运动
    E. 眼睑反射

33. 关于患者对术中知晓的记忆
    A. 不同药物和不同手术,发生率的报道不同
    B. 强效吸入麻醉药浓度>1%时报道的极少
    C. 术中回忆在全麻剖宫产中报道最多
    D. 创伤手术发生率11%~43%
    E. 以上均是

34. 关于双频谱脑电图(BIS)
    A. 排除了许多对EEG信息的干扰因素,包括了更多的原始EEG信息
    B. BIS数值范围为0~100,数值越大,越清醒
    C. 可测定麻醉的催眠部分,但对麻醉的镇痛成分敏感性较差
    D. 常规使用BIS监测可减少麻醉药用量、提早拔管时间和转出恢复室时间
    E. 以上都对

35. 最早明确提出麻醉深度的人是
    A. Plomley
    B. Snow
    C. Guedel
    D. Artusio
    E. Pinsker

36. 肌松药的应用失去了判断麻醉深度的哪种体征
    A. 心率
    B. 血压
    C. 流泪
    D. 呼吸
    E. 出汗

37. 吸入麻醉深度取决于
    A. 麻醉药浓度
    B. 通气量
    C. 心排出量
    D. 药物血气分配系数
    E. 脑组织麻醉药浓度

38. 判断全身麻醉深度的基本方法是
    A. 临床指征
    B. 药物摄取监测
    C. 脑电图
    D. 视网膜电流图

E. 指端容积描记图

39. 麻醉深度的仪器监测目前临床较多用的是
    A. 容积描记图
    B. 吸入麻醉药浓度监测
    C. 脑电图
    D. 皮肤电阻
    E. 食管下端收缩性

40. 与BIS具有同样判断是否术中知晓甚至更优的监测指标是
    A. 吸入麻醉的MAC
    B. 双频谱指数(BIS)
    C. 听诱发电位
    D. 体感诱发电位
    E. 血浆药物浓度

41. 下列哪种病的临床现象类似麻醉较浅
    A. 高碳酸血症
    B. 低氧
    C. 甲亢
    D. 嗜铬细胞瘤或类癌
    E. 以上均是

42. 哪种指标与手术刺激相关
    A. 额肌电
    B. 中潜伏期听觉诱发电位
    C. 食管下端收缩性
    D. 皮肤电阻
    E. 脑电图

【A₄型题】

问题43~49

患者男性,35岁,体重65kg,诊断慢性胆囊炎,胆石症。准备在腹腔镜下行胆囊切除术,麻醉为全凭静脉麻醉,诱导药丙泊酚,芬太尼,维库溴铵。维持静脉输注丙泊酚,间断给予芬太尼,手术两小时。患者清醒,拔管回病房,但第二天患者述说术中知道医生谈话,随后一段时间想起术中情况,心理恐惧,睡眠差,多梦,经麻醉大夫解说原因,进行心理治疗,不久痊愈,没留后遗症。

43. 你认为该患者术后的心理反应的可能原因
    A. 麻醉过深

B. 手术创伤

C. 患者心理原因

D. 术中知晓

E. 以上均不是

44. 关于清楚回忆(知晓)的不良作用

　　A. 主诉是在术中能听到多种事件

　　B. 患者白天焦虑、夜间睡眠受扰和噩梦

　　C. 多数患者术中知晓的经历可能没有留有太久的后遗症

　　D. 有些可能发展为创伤性神经症综合征

　　E. 以上均是

45. 上述现象应该如何避免

　　A. 告知患者术中有知晓的可能性,防止患者听到手术室的声音

　　B. 避免不必要的浅麻醉,必须浅麻醉时加用健忘药物

　　C. 氧化亚氮和阿片类药麻醉时至少辅以0.7MAC的吸入麻醉药

　　D. 单独使用吸入麻醉药时,其浓度至少为0.7~1.3MAC

　　E. 以上均是

46. 你怎样保证全身麻醉深度

　　A. 有效抑制体动反应、自主神经反射

　　B. 使用双频谱指数(BIS)监测

　　C. 使用中潜伏期听觉诱发电位(MLAEP)监测

　　D. 监测麻醉药浓度、定时检查挥发罐和静脉输药泵

　　E. 以上均是

47. 你怎样治疗这个患者

　　A. 详细与患者交流,给予同情、解释、道歉和心理学帮助

　　B. 告知患者的外科医生、护士

　　C. 住院期间每日查访,出院后电话联系

　　D. 及时引荐给心理学医师和精神病医师

　　E. 以上均是

48. 如果阿片类药作为主要麻醉药,表明下面是正确的**除了**

A. 阿片类药不是一个完全的麻醉药

B. 血流动力学和体动反应不是好的麻醉深度指标

C. 阿片类药有封顶效应

D. 阿片类药的麻醉深度缺乏确实可靠的监测指标

E. 阿片类药无封顶效应

49. 为消除此类现象,仍然行全凭静脉麻醉,你认为下述哪项可取

A. 诱导中加入咪达唑仑2~2.5mg

B. 诱导中加入咪达唑仑4~5mg

C. 加大丙泊酚用量

D. 加大芬太尼用量

E. 术中给予右美托咪定65μg

【B₁型题】

问题50~54

A. $C_{50}=3.8\mu g/ml$

B. MAC-BAR

C. ED$_{95}$MAC

D. MAC-EI$_{50}$

E. MAC-awake

50. 50%患者气管插管时不动的呼气末麻药浓度

51. 阻滞肾上腺素能反应的呼气末麻药浓度

52. 95%患者切皮不动的呼气末麻药浓度

53. 清醒时呼气末麻药浓度

54. 丙泊酚致意识消失的血浆半数有效浓度

问题55~58

A. BIS值>95

B. BIS值65~85之间

C. BIS值40~60之间

D. BIS值<40

E. BIS值=0

55. 清醒状态

56. 全身麻醉觉醒抑制状态

57. 暴发抑制模式

58. 镇静状态

问题59~63

A. HRV

B. AEPindex

C. EEG

D. BIS

E. ApEn

59. 脑电双频指数

60. 近似熵

61. 脑电图

62. 心率变异性

63. 听觉诱发电位指数

【C型题】

A. 麻醉变浅

B. 麻醉变深

C. 二者均有

D. 二者均无

64. 呼吸性窦性心律不齐

65. 食管下段收缩性变弱

66. 肌松药使

【X型题】

67. ASA的调查,手术患者对麻醉很担心的事件有

A. 失去记忆

B. 术中知晓

C. 术后疼痛

D. 术后恶心呕吐

E. 死亡

68. ASA提出的麻醉达标麻醉有

A. 避免术中知晓

B. 最佳的麻醉恢复质量

C. 术中理想的血流动力学

D. 避免术后认知功能障碍

E. 避免术后死亡

69. 现普遍认为麻醉的概念应包括

A. 意识消失

B. 遗忘、镇痛

C. 兴奋消失

D. 无应激

E. 肌松

70. 判断麻醉深度的临床体征包括

A. 呼吸系统体征

B. 心血管体征

C. 眼征

D. 消化道体征

E. 骨骼肌体征

71. 预防全麻术中患者知晓的监测参数有

A. 脑电双频谱指数(BIS)

B. 脑电熵指数(SE/RE)

C. Narcotrend麻醉指数(NI)

D. 听觉诱发电位(AEPT)

E. 吸入麻醉药呼出末浓度(MAC)

72. 下述哪些临床指标提示能预防全麻术中知晓

A. BIS: 40~60

B. SE/RE: 40~60

C. NI: 30~45

D. AEPI: 15~25

E. MAC: 0.7~1.3

73. 下列哪几种电生理指标与意识相关较好

A. 脑电图

B. 双频谱指数

C. 中潜伏期听觉诱发电位

D. 额肌电

E. 皮肤电阻

74. 应用于研究麻醉深度的熵主要包括

A. Shannon熵

B. Kolmogorov-Sinai熵

C. 单值分解熵

D. 近似熵、交叉近似熵

E. 状态熵和反应熵

75. 有关麻醉深度测定的药理学原理

A. 麻醉深度的测定本质上是麻醉药物药理效应的测定

B. 要了解血浆药物浓度、效应点药物浓度和测得的药物效应三者间的平衡

C. 要了解药物效应和浓度关系的特征

D. 要了解有害刺激的影响

E. 以上均不是

76. 全麻效应可分为

A. 作用于CNS,使意识消失

B. 继发于意识消失的止痛作用

C. 可能有对个别生理系统的特异效应

D. 一般说麻醉效应与手术刺激反应作用相反

E. 一般说麻醉效应与手术刺激反应作用相同

　　　反射

D. 容易评估血药浓度与麻醉深度的关系

E. 研究注重于剂量与反应的关系

77. MAC概念四个基本成分

A. 使用超强伤害性刺激时必须有全或无的动反应

B. 呼气末麻醉药浓度代表肺泡气浓度

C. 测量MAC时应用适当的数学方法测定肺泡麻醉气浓度与全或无反应的关系

D. 生理和药理学状态改变后,MAC仍可测定

E. 一般说麻醉效应与手术刺激反应作用相同

78. 静脉麻醉药麻醉诱导时麻醉深度的判断

A. 麻醉的深度表现为快速增加、高峰、然后下降

B. CNS抑制滞后于血药浓度

C. 临床指标包括语言反应、眼睑反射和角膜

79. 监测伤害性刺激的常用方法

A. 体动反应(逃避反射)

B. 心血管反应(交感反应)

C. 末梢灌注指数

D. 心率变异指数

E. 镇痛/伤害平衡指数

80. 如果阿片类药作为主要麻醉药,会发现

A. 阿片类药不是一个完全的麻醉药

B. 血流动力学和动反应不是好的麻醉深度指标

C. 阿片类药麻醉时缺乏确实可靠的麻醉深度监测指标

D. 有封顶效应

E. 无封顶效应

答　案

【A₁型题】

1. C　　2. B　　3. B　　4. C　　5. E　　6. E　　7. C　　8. C　　9. A　　10. D

11. B　　12. B　　13. C　　14. C　　15. B　　16. A　　17. E　　18. A　　19. B　　20. A

21. E　　22. D　　23. B　　24. E　　25. A　　26. D　　27. B　　28. D　　29. C　　30. D

31. A　　32. B　　33. E　　34. E　　35. A　　36. D　　37. E　　38. A　　39. B　　40. A

41. E　　42. C

【A₄型题】

43. D　　44. E　　45. E　　46. E　　47. E　　48. E　　49. B

【B₁型题】

50. D　　51. B　　52. C　　53. E　　54. A　　55. A　　56. C　　57. D　　58. B　　59. D

60. E　　61. C　　62. A　　63. B

【C型题】

64. A　　65. B　　66. D

【X型题】

67. ABCDE　　68. ABCDE　　69. ABE　　70. ABCDE　　71. ABCDE　　72. ABCDE

73. BC　　74. ABCDE　　75. ABCD　　76. ABCD　　77. ABCD　　78. ABCDE

79. ABCDE　　80. ABCD

（吴安石　米卫东）

第78章

神经系统监测

【A₁型题】

1. 术中神经电生理监护的技术项目**除外**
   A. 心电图（EKG）、双频谱指数（BIS）
   B. 脑电图（EEG）、肌电图（EMG）
   C. 体感诱发电位（SSEP）、视觉诱发电位（VEP）
   D. 运动诱发电位（MEP）
   E. 脑干听觉诱发电位（BAEP）

2. 颅内压监测波出现A波，反映
   A. 颅内压正常
   B. 颅内压增高但顺应性好
   C. 脑血管麻痹
   D. 颅内低压
   E. 昏迷

3. 脑电波慢波是指
   A. α波
   B. β波
   C. δ波
   D. α和β波
   E. θ和δ波

4. 癫痫小发作典型脑电图表现是
   A. 棘波
   B. 尖波
   C. 棘-慢波
   D. 尖-慢波
   E. 3Hz棘慢波

5. 脑电图主要反映的是
   A. 皮质神经元的突触后的活动
   B. 皮质神经元的突触前的活动
   C. 神经元所传导的冲动活动
   D. 皮质胶原细胞的活动
   E. 以上都是

6. 下列哪些不是影响诱发电位的生理参数
   A. 体温
   B. 呼吸频率
   C. 血压
   D. 血气
   E. 血糖

7. 下列哪种技术可定量监测脑血流量
   A. 核素消除法
   B. 近红外光谱法
   C. 经颅多普勒法
   D. EEG法
   E. 阻抗法

8. TCD哪一种变化对颅内压增高所致的颅内循环停止有特异性
   A. Vmean突然减少
   B. 检测不出颅内动脉多普勒信号
   C. 收缩/舒张期交替血流
   D. Vmean为0
   E. 以上均不是

9. LDF（激光多普勒）主要反映
   A. 精确反映脑血流变化
   B. 单位时间局部皮质脑血流变化
   C. 局部脑血流变化
   D. 局部动脉血流速度变化
   E. 反映脑灌注压变化

10. 脑氧饱和度反映的是
    A. 动脉血氧饱和度
    B. 静脉血氧饱和度
    C. 动静脉血氧饱和度的混合值
    D. 局部脑组织耗氧
    E. 不受大脑硬膜下血肿影响

11. 大脑血红蛋白氧饱和度(rScO₂)监测的特点
   A. 不受动脉血管收缩影响
   B. 不受无搏动血流影响
   C. 监测缺氧方面比EEG敏感
   D. 不受循环停止影响
   E. 以上全是

12. 将1ml液体注入脑室,颅内压升高超过多少表示顺应性已进入失代偿期
   A. 0.75mmHg
   B. 1.1mmHg
   C. 1.5mmHg
   D. 2.5mmHg
   E. 4mmHg

13. 下列哪一项说明颅内顺应性差
   A. 咳嗽引起颅内压升高
   B. 平静呼吸动作引起颅内压波动
   C. 颅内压随心搏有较大波动
   D. 注入1ml液体入脑室,颅内压超过2.5mmHg
   E. 仰卧位比直立位颅内压高

14. 长时间过度通气颅内压又可逐渐上升到原来水平,原因是
   A. CO₂升高
   B. 脑血管扩张
   C. 脑脊液吸收减慢
   D. 脑组织水肿
   E. 低钾血症

15. 正常人清醒安静闭目脑电图基本波形为
   A. α波
   B. β波
   C. δ波
   D. θ波
   E. β和θ波

16. 麻醉后,脑电一般可表现为
   A. 频率减慢,波幅增加
   B. 波幅降低,频率增加
   C. 波幅频率均增加
   D. 部分破裂均静滴
   E. 频率不变,波幅降低

17. 体感诱发电位主要用于监测
   A. 大脑皮层功能
   B. 感觉传导通路的完整性
   C. 运动传导通路的完整性
   D. 麻醉深度
   E. 判断脑功能

18. 关于诱发电位哪项是错误的
   A. 是中枢神经受刺激后所产生的生物电活动
   B. 根据刺激形式分: 体感诱发电位、听觉诱发电位和视觉诱发电位
   C. 正中神经电刺激,阴极放置于正中神经腕横纹近端2~4cm处
   D. 血压、体温和血液气体分压不影响诱发电位
   E. 年龄、性别和身高影响诱发电位

19. 有关脑电波 α 节律哪项不正确
   A. 主要位于枕部
   B. 闭眼时消失
   C. 频率8~13Hz
   D. 常见纺锤形调幅
   E. 受血氧饱和度影响较大

20. 下列哪项不是脑电图的基本要素
   A. 频率
   B. 波幅
   C. 波形
   D. 位相
   E. 潜伏期

21. 有关脑电图(EEG)下列哪句不正确
   A. EEG与脑代谢紧密相关
   B. EEG对脑缺血(氧)十分敏感
   C. EEG与脑在头皮定位相关
   D. EEG是监测大脑癫痫放电的最好方法
   E. EEG监测有很强的特异性

22. EEG计算机定量化分析不包括
   A. 频域分析
   B. 频谱分析
   C. 潜伏期测定
   D. 谱边界谱率
   E. 相干性

23. 经多普勒（TCD）的特点哪项**不正确**
    A. 不能定量反映脑血流量
    B. 可反映某动脉供应区脑灌注变化
    C. 可反映局部血流分布变化
    D. 正确定出平均流速自动调节的上下限
    E. 可反映脑血流的CO_2反应性

24. 脑室内快速注入1ml容量,正常颅内压上升**不超过**
    A. 7.5mmHg
    B. 5.25mmHg
    C. 6mmHg
    D. 4mmHg
    E. 11.25mmHg

25. 下列情况均是脑电监测的指针,**除了**
    A. 体外循环
    B. 颅内手术
    C. 低温麻醉
    D. 控制性低血压
    E. 判断神经通路传导的完整性

26. 下述情况可出现脑电等电位线,**除了**
    A. 脑缺血
    B. 麻醉过深
    C. 体温22°
    D. 体温30°
    E. 脑死亡

27. 有关麻醉对SSEP的影响,**错误的是**
    A. 吸入麻醉药引起剂量依赖性SSEP潜伏期和波幅变化
    B. 1.2MAC吸入平衡麻醉仍可获得满意的SSEP波形
    C. 保持恒定MAC麻醉可以减少对SSEP信号的干扰
    D. 巴比妥类和丙泊酚延长SSEP潜伏期和降低波幅
    E. 依托咪酯和氯胺酮增加皮质SSEP的波幅

【B₁型题】

问题28~33
    A. 卒中

    B. 神经损伤
    C. 脊髓损伤
    D. 卒中、脑病
    E. 卒中、脊髓缺血
28. 颈动脉内膜切除术可引起
29. 脑动脉瘤切除术可引起
30. 脊柱矫形手术
31. 眼耳鼻喉科手术
32. 胸腹主动脉瘤手术
33. 心脏手术

问题34~38
    A. 晚潜伏期体感诱发电位（LLSEP）
    B. 体感诱发电位（SSEP）
    C. 脑干听觉诱发电位（BAEP）
    D. 视觉诱发电位（VEP）
    E. 中潜伏期听觉诱发电位（MLAEP）
34. 监测痛觉用
35. 颅后窝手术用
36. 眶内及垂体瘤手术监测用
37. 监测脑卒中缺血用
38. 监测麻醉深度用

问题39~42
    A. 正常人安静闭眼出现
    B. 正常人安静闭眼出状态下被唤醒出现
    C. 眩晕和浅睡眠状态下出现
    D. 麻醉和深睡眠状态下出现
    E. 脑死亡出现
39. α波为
40. β波为
41. θ波为
42. δ波为

【C型题】

    A. 诱发电位监测
    B. 脑电图监测
    C. 两者均有
    D. 两者均无
43. 监测装置包括刺激器
44. 监测装置包括平均器
45. 监测装置包括放大器
46. 电压波动有固定时相

A. 脑电图出现棘波

B. 躯体感觉诱发电位潜伏期长

C. 两者均有

D. 两者均无

47. 恩氟烷麻醉

48. 异氟烷麻醉

【X型题】

49. 颅高压患者,使颅内压监测的A波减少的因素有

　　A. 脑室引流

　　B. 静滴甘露醇

　　C. 吸入二氧化碳

　　D. 颅内注入液体

　　E. 手术减压

50. 诱发或增加颅内压监测的A波,因素包括

　　A. 体温升高

　　B. $PaCO_2$升高

　　C. 剧烈呕吐

　　D. 静滴甘露醇

　　E. 静滴扩血管药

51. 测定脑、神经功能的现代医学技术包括

　　A. 脑血流

　　B. 脑代谢

　　C. 颅内压

　　D. 脑电图

　　E. 诱发电位

52. 下列哪些因素可增加脑血流

　　A. $PaCO_2$升高

　　B. 低氧血症

　　C. $PaCO_2$下降

　　D. 血液黏度增加

　　E. 交感神经兴奋

53. 影响脑电图的因素包括

　　A. 体温

　　B. 脑血流

　　C. 血糖

　　D. 血液酸碱度

　　E. 麻醉

54. 关于慢波正确的有

　　A. 正常成人清醒状态下很少出现

　　B. 婴儿期可弥漫出现

　　C. 随睡眠加深而增多

　　D. 是癫痫样放电的一种

　　E. 局灶出现有定位意义

55. 下列哪些可引起麻醉中脑电的变化

　　A. 脑缺氧

　　B. $PaCO_2$过高

　　C. 吸入麻醉药

　　D. 静脉麻醉药

　　E. 琥珀胆碱

56. 术中神经电生理监测项目有

　　A. 脑电图(EEG)、肌电图(EMG)

　　B. 体感诱发电位(SSEP)

　　C. 视觉诱发电位(VEP)

　　D. 运动诱发电位(MEP)

　　E. 脑干听觉诱发电位(BAEP)

57. 有关麻醉对神经电生理监测影响的说法,下面哪些正确

　　A. 在监测期间尽量保持恒定的麻醉深度

　　B. SSEP监测尽量避免吸入麻醉

　　C. MEP和EMG监测尽量不用肌松药

　　D. 静脉和吸入麻醉药对BAEP波形影响甚微

　　E. 术前手术医生和麻醉医生的沟通有利于行针对性麻醉

答　案

【A_1型题】

1. A	2. C	3. E	4. E	5. A	6. B	7. A	8. C	9. B	10. C
11. E	12. E	13. C	14. C	15. A	16. A	17. B	18. D	19. B	20. E
21. E	22. C	23. D	24. D	25. E	26. D	27. B			

【B₁型题】

28. A　　29. A　　30. C　　31. B　　32. E　　33. D　　34. A　　35. C　　36. D　　37. B

38. E　　39. A　　40. B　　41. C　　42. D

【C型题】

43. A　　44. A　　45. C　　46. A　　47. C　　48. B

【X型题】

49. ABE　　　50. ABCE　　　51. ABCDE　　52. AB　　　　53. ABCDE　　54. ABCE

55. ABCDE　　56. ABCDE　　57. ABCDE

（傅润乔　果君媛）

第79章

神经肌肉功能监测

【A₁型题】

1. 麻醉手术患者的神经肌肉功能监测的意义
   A. 用药个体化(身体状况的不同)
   B. 避免用药过量,减少不良反应
   C. 根据手术要求,调控阻滞程度
   D. 减少术后残余肌松引起的并发症
   E. 上述全部

2. 有关神经肌肉功能的说法,正确的是
   A. 监测肌松药的作用不能靠肌力的变化
   B. 全麻期间可以通过随意动作评估肌力
   C. 通过自主潮气量可以粗略估计肌力
   D. 通过自主潮气量即能决定肌力恢复
   E. 通过握手力度可以完全判断肌肉已失去阻滞

3. 经皮刺激强度的电流行病调查节范围常用的是
   A. 0~30mA
   B. 0~60mA
   C. 0~80mA
   D. 0~100mA
   E. 0~120mA

4. 超强刺激的强度应比产生最大肌收缩效应的强刺激度还要增大
   A. 5%~9%
   B. 10%~15%
   C. 16%~29%
   D. 20%~25%
   E. 26%~30%

5. 在100Hz的强直刺激下,肌颤搐反应被抑制至少应有效占据乙酰胆碱受体
   A. 50%
   B. 60%

C. 75%
D. 90%
E. 99%

6. 患者可抬头5秒,被阻滞的神经肌肉受体占
   A. 0%
   B. 5%
   C. 15%
   D. 33%
   E. 66%

7. 应用肌机械描记法监测肌松,需在被测肢端加上一定的前负荷,如采用拇指监测,前负荷一般为
   A. 50~100g
   B. 100~150g
   C. 150~200g
   D. 200~300g
   E. 300~400g

8. 临床麻醉中最常用的肌松监测装置是
   A. 肌电图仪
   B. 加速度仪
   C. 肌机械图仪
   D. 神经刺激器
   E. 以上均不是

9. 用单次颤搐刺激时,实施气管插管,至少应待颤搐抑制达
   A. 70%
   B. 80%
   C. 85%
   D. 90%
   E. 95%

741

10. 在非去极化阻滞中,强直刺激后再给予单次刺激,可使颤搐幅度明显增加,但确定强直后易化现象要求肌颤搐幅度增高要超过强直前的
    A. 0.5倍
    B. 1.0倍
    C. 1.5倍
    D. 2.0倍
    E. 2倍以上

11. 为准确反映神经肌肉阻滞在气道肌群的起效和程度,监测部位应在
    A. 腕部
    B. 踝部
    C. 肘部
    D. 眼部四周
    E. 面部

12. 如无记录装置,下列哪种方法监测残余肌松较敏感
    A. 强直刺激
    B. 强直后计数
    C. 双短强直刺激
    D. 强直后单爆发刺激
    E. 四个成串刺激

13. 四个成串刺激的间隔时间在哪个以上
    A. 5秒
    B. 10秒
    C. 15秒
    D. 20秒
    E. 25秒

14. 测量强直后计数的间隔时间哪个以上
    A. 30秒
    B. 1分钟
    C. 3分钟
    D. 6分钟
    E. 12分钟

15. 为完全防止颅内深部手术中的体动和呛咳,PTC计数应为
    A. 0~1
    B. 2~3

C. 4~5
D. 6~7
E. 8~9

16. 在非去极化肌松药恢复过程中,潮气量、用力吸气负压及呼气流速基本正常所需的最小TOF比值
    A. 0.6
    B. 0.7
    C. 0.8
    D. 0.85
    E. 0.9

17. 监测神经肌肉兴奋传递功能的最常用的神经刺激部位是
    A. 尺神经
    B. 正中神经
    C. 胫后神经
    D. 腓总神经
    E. 面神经

18. 为满足腹部手术的肌松要求,肌颤搐抑制应达到
    A. 50%以上
    B. 60%以上
    C. 70%以上
    D. 80%以上
    E. 90%以上

19. 非去极化阻滞后,应待四个成串刺激出现几次反应,才能使用拮抗药
    A. 0
    B. 1
    C. 2
    D. 3
    E. 4

20. 在100Hz的强直刺激下,肌颤搐反应被抑制至少应有效占据乙酰胆碱受体
    A. 50%
    B. 60%
    C. 75%
    D. 90%

E. 99%

21. 在肌松药消退过程中,肌力出现恢复和肌力恢复到用药前水平,其活性受体分别是
    A. 0%,20%
    B. 5%,30%
    C. 5%,40%
    D. 10%,30%
    E. 15%,40%

22. 用单次颤搐刺激监测时,实施气管插管,至少应待颤搐抑制达
    A. 70%
    B. 80%
    C. 85%
    D. 90%
    E. 95%

23. 周围神经刺激器经皮刺激的电流强度最高不超过
    A. 50mA
    B. 60mA
    C. 70mA
    D. 80mA
    E. 90mA

24. 如无记录装置,下列哪种方法监测残余肌松较敏感
    A. 强直刺激
    B. 强直后计数
    C. 双重爆发刺激
    D. 强直后单爆发刺激
    E. 四个成串刺激

25. 神经肌肉传递功能监测中,两刺激电极之间的最佳距离为
    A. 1.0cm
    B. 2.0cm
    C. 3.0cm
    D. 4.0cm
    E. 5.0cm

26. 关于强直后易化现象,错误的是

A. 部分非去极化阻滞期间出现的强直刺激后肌颤搐反应的增强
B. 与强直刺激后使乙酰胆碱合成与动用的量增加有关
C. 易化的程度和与非去极化阻滞程度有关
D. 一般持续时间约60秒
E. 易化持续的时间与非去极化阻滞程度无关

27. 关于强直刺激,错误的是
    A. 常用频率为50Hz,持续刺激时间为5秒
    B. 视觉或触觉方法可判断强直刺激的反应是否出现衰减
    C. 引起疼痛,不宜用于清醒患者
    D. 强直刺激不出现衰减,可作为临床上肌张力恢复的指标
    E. 常与单刺激复合使用

28. 关于四个成串刺激,错误的是
    A. 引起的疼痛较强直刺激轻
    B. 术中可根据肌颤搐次数可以估计非去极化阻滞程度
    C. 根据眼看和手触到的肌颤搐次数粗略地估
    D. 四个成串刺激的第一次反应与单刺激的反应基本相同
    E. 在使用肌松药前,仪器必须进行定标,记录对照值

29. 关于强直后计数,错误的是
    A. 监测非去极化肌松药无反应期间的阻滞深度
    B. 利用非去极化阻滞时强直刺激衰减和强直刺激衰减后易化作用
    C. 强直后计数较单刺激和TOF反应出现早
    D. 强直后计数小于10,可以避免横膈活动和咳嗽
    E. 根据强直后计数可以估计TOF和单刺激出现反应的时间

30. 去极化阻滞的特点,除外
    A. 在阻滞起效前有肌纤维成束收缩
    B. 对强直刺激无衰减
    C. 强直衰减后出现易化
    D. 四个成串刺激的肌张力无衰减

E. 不能为抗胆碱酯酶药所拮抗和逆转

31. 下列有关神经刺激器的描述哪项是**错误的**
   A. 是一个脉冲发生器
   B. 产生刺激的波形为正弦波
   C. 可为不同的频率
   D. 可产生不同的刺激方式
   E. 用于机体不同部位神经的刺激

32. 关于神经刺激器的要求,以下哪项叙述**错误**
   A. 刺激电流呈恒流,线性输出,不受其他电器干扰
   B. 输出电压限制在300~400mV,电流<80mA
   C. 最好以交流电做电源
   D. 输出线路与电极应有极性标志,设有报警系统
   E. 神经刺激器的超强刺激电流强度应在给予肌松药前确定

33. 在关于单次颤搐刺激,以下哪种叙述**错误**
   A. 频率为0.1或1.0Hz、刺激间隔为0.2ms
   B. 用于粗略判断程度较深的神经肌肉阻滞
   C. 能够区分神经-肌肉阻滞的性质
   D. 用于判断呼吸抑制的原因是中枢性或外周性
   E. 敏感性较差

34. 关于四个成串刺激,以下哪个叙述**不正确**
   A. 为四次一组的超强刺激,频率2Hz
   B. 能区别神经肌肉阻滞的性质
   C. 第四次反应消失表明占据了80%~90%的突触后膜受体
   D. 不能用于鉴定去极化阻滞向脱敏阻滞转变
   E. TOF达0.9,亦不能认为肌松完全恢复

35. 评定肌张力充分恢复的临床指标,下列哪项**不适用**
   A. 清醒患者能保持睁眼、伸舌、有效的咳嗽
   B. 握力有劲且持续不减,并维持5秒
   C. $P_{ET}CO_2$监测波形和数值正常
   D. 肺活量达15~20ml/kg
   E. 最大吸气负压达20~25cmH$_2$O

36. 关于临床评估肌张力的方法,**错误的**是
   A. 受全麻深度影响
   B. 需要病员的清醒合作
   C. 可用于术中肌张力的监测
   D. 受吗啡类镇痛药物的影响
   E. 不能精确地定量地评估肌松药作用

37. 神经肌肉兴奋的传递功能监测的目的**不包括**
   A. 合理地使用肌松
   B. 减少肌松药的不良反应
   C. 指导使用肌松药的拮抗药
   D. 监测麻醉深度
   E. 逆转残余肌松作用的监测

38. 关于单次刺激监测,**错误的**是
   A. 在使用肌松药之前需测定肌颤搐的对照值
   B. 0.1Hz和1.0Hz刺激肌颤搐效应基本相同
   C. 不能确定Ⅱ阻滞
   D. 刺激频率超过0.15Hz,肌收缩效应逐渐降低
   E. 术中监测需保持刺激条件不变

39. 强直刺激的衰减现象,**错误的**是
   A. 在持续刺激下出现的收缩反应不能维持
   B. 与强直刺激的频率、持续时间和间隔时间有关
   C. 与持续高频刺激使神经末梢乙酰胆碱储存耗尽,乙酰胆碱释放量减少致部分肌纤维不能收缩有关
   D. 去极化阻滞时无衰减现象
   E. 与非去极化阻滞的程度无关

40. 关于双短强直刺激,**错误的**是
   A. 由两串间距750ms的短程50Hz强直刺激所组成
   B. 每串强直刺激有2~4个波宽为0.2ms的矩形波
   C. 主要用于手感或目测评定术后残余肌松作用
   D. 手感分辨肌收缩衰减的能力不如TOF
   E. 手感分辨的能力约在T$_4$/T$_1$:0.6左右

41. 下列关于肌机械描记法的描述哪项是**错误的**

A. 最常用方法是刺激尺神经记录拇指内收肌的机械效应

B. 需对拇指施加50~100g的前负荷

C. 换能器的测力方向与拇指运动方向在同一直线上

D. 手臂和手必须严格固定

E. 在用肌松药前需测量基础值

42. 非去极化阻滞的特点,**不包括**

A. 在阻滞起效前没有肌纤维成束收缩

B. 对强直刺激肌张力不能维持,出现衰减

C. 强直衰减后不出现易化

D. 四个成串刺激出现衰减

E. 可被为抗胆碱酯酶药拮抗和逆转

【B₁型题】

问题43~47

A. TOF出现2个以上的肌颤搐反应

B. TOF=40%

C. TOF=60%

D. TOF=70%~75%

E. TOF=80%

43. 给予肌松拮抗药时的最低要求

44. 潮气量即可恢复正常

45. 用DBS触感能分辨出衰减,约相当于

46. 神经肌肉传递功能恢复的标准为

47. 肺活量恢复正常

问题48~52

A. 起效时间

B. 无反应期

C. 临床作用时间

D. 恢复指数

E. TOF及单刺激颤搐恢复到用药前水平

48. 注药至肌颤搐达到最大压抑之间的时间

49. 在恢复过程中肌颤搐的高度由25%恢复到75%的时间

50. 肌颤搐从无至肌颤搐开始恢复之间的时间

51. 注药至肌颤搐的高度恢复达到25%的时间

52. 仅能反映活性受体最多约占整个受体的30%

问题53~56

A. T₄消失

B. T₃消失

C. T₂消失

D. T₁消失

E. T₀消失

53. 单刺激肌颤搐抑制100%

54. 单刺激肌颤搐抑制90%

55. 单刺激肌颤搐抑制80%

56. 单刺激肌颤搐抑制75%

问题57~60

A. 单刺激

B. 四个成串刺激

C. 双短强直刺激

D. 强直刺激后单刺激产后颤搐计数

E. 双短强直刺激

57. 气管插管时肌松程度监测

58. 手术期维持外科肌松和肌松恢复期监测

59. 预测单刺激和四个成串刺激肌颤搐出现时间

60. 术后测定肌松消退及在恢复室判断残余肌松

问题61~65

A. 0.1Hz、1.0Hz

B. 2Hz

C. 10Hz

D. 30Hz

E. 50Hz

61. 单刺激的频率

62. 四个成串刺激的频率

63. 强直刺激的频率

64. 强直刺激后单刺激肌颤搐计数中的强直刺激频率

65. 双短强直刺激的频率

【C型题】

A. 强直刺激后单刺激肌颤搐计数

B. 双短强直刺激

C. 两者均有

D. 两者均无

66. 用于肌颤搐完全受抑制

67. 可用于清醒状态

68. 强直刺激频率为50Hz

69. 与TOF有较好的相关性

【X型题】

70. 神经肌肉功能监测仪的组成
    A. 周围神经刺激器
    B. 上肢刺激器
    C. 下肢刺激器
    D. 头部刺激器
    E. 诱发肌肉收缩效应的显示器

71. 周围神经刺激器的常用刺激模式有
    A. 单刺激（SS）
    B. 强直刺激（TS）
    C. 四个成串刺激（TOF）
    D. 强直刺激后单刺激肌颤记数（PTC）
    E. 双短强直刺激（DBS）

72. 有关周围神经刺激器的说法,正确的有
    A. 实际上是一种电脉冲发生器
    B. 脉冲的波宽为0.2~0.3ms
    C. 连续输出频率有0.1Hz、1.0Hz和50Hz
    D. 三种不同频率与不同刺激时间组合成不同刺激模式
    E. 常用刺激模式有5种

73. 诱发肌肉收缩效应的显示器有
    A. 肌机械图（MMG）
    B. 肌电图（EMG）
    C. 肌加速度图（AMG）
    D. 肌压点图（PZEMG）
    E. 肌声图（PMG）

74. 神经肌肉传递功能监测的"无反应期"指对何种刺激无反应
    A. 单刺激
    B. 强直刺激
    C. 四个成串刺激
    D. 双短强直刺激
    E. 强直刺激后单刺激肌颤计数

75. 在深度非去极化阻滞下,哪些方法可监测神经-肌肉阻滞的程度
    A. 单刺激
    B. 四个成串刺激

C. 强直后刺激
D. 强直后计数
E. 强直后单爆发刺激

76. 监测肌松药的作用的方法有
    A. 神经刺激器
    B. 测定随意肌的肌力
    C. 测定潮气量
    D. 吸气产生最大负压
    E. X线下观察横膈活动

77. 临床评估肌张力的方法有
    A. 抬头
    B. 握力
    C. 睁眼
    D. 伸舌
    E. 潮气

78. 关于强直后计数的叙述,下列哪些**不正确**
    A. 可定量监测TOF、单次颤搐刺激不能监测的深度神经肌肉阻滞
    B. 强直后计数的数目越小,表示阻滞程度越深
    C. 根据强直后计数的数目可以预测肌松开始恢复的时间
    D. 能连续观察深度神经肌肉阻滞做动态过程
    E. 能用于深度去极化和非去极化的监测

79. 神经肌肉兴奋传递功能监测的作用
    A. 肌松药用量个体化
    B. 根据手术需要调节肌松程度
    C. 选择最佳气管插管和应用拮抗药时间
    D. 评定术后肌张力恢复,区别术后呼吸抑制原因是中枢性还是肌松药性
    E. 监测静滴或反复静注琥珀胆碱时的神经肌肉阻滞性质演变

80. 神经刺激器刺激神经引发的肌收缩强弱取决于
    A. 受刺激神经所支配的肌纤维数目
    B. 神经肌肉兴奋传递功能被阻滞的肌纤维比例

C. 神经刺激器的电流大小

D. 电极部位

E. 传感器的增益大小

81. 影响强直后计数的因素有

A. 非去极化阻滞深度

B. 强直刺激的频率及持续时间

C. 强直刺激与其后单刺激之间的间隔时间

D. 单刺激的频率

E. 每个强直后计数之间隔的时间

82. 以下患者麻醉期间应监测神经肌肉兴奋传递功能

A. 肝、肾功能障碍

B. 重症肌无力及肌无力综合征等肌松药药效学有异常的患者

C. 术后不宜使用抗胆碱酯酶药拮抗肌松药残余作用患者

D. 过度肥胖、严重肺部疾病及呼吸功能受损接近临界水平患者

E. 长时间手术反复静注或持续静滴肌松药的患者

83. 关于四个成串刺激,正确的有

A. 在使用肌松药前,仪器需要定标,记录对照值

B. 去极化神经肌肉阻滞时出现衰减

C. 决定是否进行神经肌肉阻滞的拮抗

D. 可每隔5秒监测一次

E. 可用加速度仪进行监测

84. 关于神经肌肉阻滞的恢复,正确的有

A. 四个成串刺激反应比值0.7以上时,临床体征已恢复

B. 双短强直刺激的监测比四个成串刺激更敏感

C. 拇内收肌监测比眼轮匝肌好

D. 膈肌的恢复比拇内收肌快

E. 恢复不全增加围术期死亡率

85. 关于神经肌肉兴奋传递功能监测时的皮肤电阻,正确的有

A. 不可大于5Ω

B. 糖尿病时电阻升高

C. 受皮肤温度的影响

D. 不受电极类型的影响

E. 不同体表部位的皮肤电阻不同

86. 下列关于双短强直刺激反应,正确的有

A. 由两串100Hz的强直刺激组成

B. 每次刺激间隔20s

C. 每串刺激间隔750ms

D. 双短强直刺激反应比的特性与四个成串刺激反应比值相似

E. 在深度的神经肌肉阻滞时双短强直刺激监测仍然正确

答 案

【A₁型题】

1. E	2. C	3. B	4. D	5. A	6. D	7. D	8. D	9. E	10. B
11. E	12. C	13. B	14. D	15. A	16. C	17. A	18. D	19. C	20. A
21. B	22. E	24. D	25. C	26. B	27. E	28. B	29. E	20. D	30. C
31. B	32. C	33. C	34. D	35. C	36. C	37. D	38. B	39. E	40. D
41. B	42. C								

【B₁型题】

43. A	44. B	45. C	46. D	47. E	48. A	49. D	50. B	51. C	52. E
53. A	54. B	55. C	56. D	57. A	58. B	59. D	60. E	61. A	62. B
63. E	64. E	65. E							

【C型题】

66. A	67. B	68. C	69. B

【X型题】

70. AE	71. ABCDE	72. ABCDE	73. ABCDE	74. AC	75. DE
76. ABCDE	77. ABCDE	78. DE	79. ABCDE	80. ABCD	81. ABCDE
82. ABCDE	83. CE	84. CD	85. CD	86. CD	

（陈锡明　傅润乔）

第80章

心电图监测与心律失常

【A₁型题】

E. 提高<3mm,压低<2.5mm

1. 心电图是用以监测下列哪种功能
    A. 心脏的收缩功能
    B. 心脏兴奋的产生、传布和恢复过程
    C. 反拗期
    D. 电流沿希氏束传到形成的各种波形
    E. 心脏耗氧量

2. 心电轴可说明下列哪一点
    A. 反拗期
    B. 通过心脏的中心轴线
    C. 心脏去极的方向
    D. 室间隔
    E. 心脏的位置

3. 心电图上QRS波代表哪部分兴奋产生的电活动
    A. 心房
    B. 心室
    C. 房室结
    D. 希氏束
    E. 普肯耶纤维

4. 下面哪种波为心房波
    A. P波
    B. QRS波
    C. T波
    D. P-R间期
    E. U波

5. S-T段在基线上可有偏移,正常偏移植为
    A. 提高<0.5mm,压低<1mm
    B. 提高<1mm,压低<0.5mm
    C. 提高<2mm,压低<1mm
    D. 提高<3mm,压低<2mm

6. T波的宽带一般为
    A. 0.1~0.2秒
    B. 0.2~0.25秒
    C. 0.15~0.20秒
    D. 0.1~0.25秒
    E. 0.1~0.3秒

7. T波表示心肌处于何种状态
    A. 极化
    B. 非极化
    C. 去极化
    D. 复极
    E. 无电活动

8. QRS波群的正常值为
    A. 0.1~0.2秒
    B. 0.06~0.1秒
    C. 0.6~0.2秒
    D. 0.01~0.1秒
    E. 0.02~0.06秒

9. Ⅰ导联QRS波群为负波时,电轴
    A. 左偏
    B. 右偏
    C. 不偏
    D. 下偏
    E. 上偏

10. 下列哪项为V₁的QRS波群的特点
    A. 主要为正波
    B. 主要为负波
    C. 正负相等
    D. 与V₆相同

E. 以上均不是

E. 窦性心律不齐

11. 心电图纸以每秒25mm速度前移时,每小格代表
    A. 1秒
    B. 0.1秒
    C. 0.01秒
    D. 0.02秒
    E. 0.04秒

12. 标准心电图纸最小的方格为
    A. 0.1mm
    B. 1mm
    C. 0.2mm
    D. 2mm
    E. 0.4mm

13. 服用下列哪种药物过量,可使QRS时间延长
    A. 奎尼丁
    B. 硝酸甘油
    C. 硝酸异山梨酯
    D. 吗啡
    E. 普萘洛尔

14. 既可使Q-T间期延长,又可使其缩短的为
    A. 血钙
    B. 血钾
    C. 血钠
    D. 血磷
    E. 血氯

15. 可使U波升高与降低的为
    A. 血钙
    B. 血钾
    C. 血钠
    D. 血磷
    E. 血氯

16. 每两次心跳中一次为正常心跳,一次为异位心跳,称
    A. 奇脉
    B. 交替脉
    C. 二联律
    D. 三联律

17. 每隔两次正常心跳有一次室性期前收缩时属于
    A. 二联律
    B. 三联律
    C. 多源性室性期前收缩
    D. 预激综合征
    E. 短暂性室性心动过速

18. 阵发性室性心动过速时每分心率为
    A. 100~150次/分
    B. 160~220次/分
    C. 150~300次/分
    D. 75~175次/分
    E. >300次/分

19. 下列哪种药中毒可出现阵发性房性心动过速伴房室传导阻滞
    A. 阿托品
    B. 钾盐
    C. 洋地黄
    D. 吗啡
    E. 钙剂

20. 心房扑动的频率为
    A. 250~350次/分
    B. 400~800次/分
    C. 180~250次/分
    D. 100~180次/分
    E. 80~100次/分

21. 心室纤颤,胸外直流电除颤能量选择
    A. 20~50ws
    B. 50~100ws
    C. 100~150ws
    D. 150~200ws
    E. 200~300ws

22. 诊断完全性束支传导阻滞的主要依据
    A. 宽大畸形的QRS波
    B. QRS波有挫折呈M形
    C. P波倒置
    D. T波倒置

E. 肢导联大P波

23. Ⅲ度AVB时可出现
    A. 预计综合征
    B. 阿斯综合征
    C. 班布里吉反射
    D. 文氏现象
    E. 莫氏现象

24. 冠状动脉供血不足时EKG出现
    A. T波高耸
    B. 对称倒置的T波
    C. T波消失
    D. T波双相
    E. T波正常

25. 后壁心肌梗死时V_1、V_2导联表现为
    A. ST段抬高并出现Q波
    B. ST段降低和R波增高
    C. P波消失
    D. QRS波消失
    E. 以上均否

26. 前间壁心肌梗死时，V_1、V_2导联表现为
    A. ST段抬高并出现Q波
    B. ST段降低和R波增高
    C. P波消失
    D. QRS波消失
    E. 以上均否

27. 窦性心动过速的特点是
    A. 心率>100次/分
    B. 心律规则
    C. Ⅰ、Ⅱ、aVF导联P波直立
    D. QRS波群正常
    E. 以上均是

28. 偶有一部分心房激动传至房室结和心室者属于
    A. Ⅰ度AVB
    B. Ⅱ度AVF
    C. Ⅲ度AVB
    D. 完全性AVB
    E. 有右束支传导阻滞

29. 下列哪项为高钙血症的EKG表现
    A. P-R间期延长
    B. QRS波增宽
    C. T波
    D. Q-T间期缩短
    E. S-T段延长

30. 下列哪种情况可出现窦性心动过速
    A. 嗜铬细胞瘤
    B. 阻塞性黄疸
    C. 黏液性水肿
    D. 颅压增高
    E. 洋地黄中毒

31. 下列哪种情况可出现窦缓
    A. 休克
    B. 发热
    C. 洋地黄中毒
    D. 甲亢
    E. 情绪激动

32. Ⅲ度房室传导阻滞患者心室率达下列哪项时，半数有阿斯综合征发作
    A. 60次/分
    B. 50次/分
    C. 40次/分
    D. 80次/分
    E. 30次/分

33. 心脏病非心脏手术房颤，术前治疗控制心室率到下列哪项为宜
    A. 50次/分
    B. 70次/分
    C. 80次/分
    D. 90次/分
    E. 100次/分

34. 对室性心律有治疗作用的利多卡因血内浓度正确的是
    A. 1~5 μg/ml
    B. 6~7 μg/ml
    C. 8~9 μg/ml
    D. 10~11 μg/ml

E. 2~5μg/ml

35. 利多卡因血内浓度超过哪项即对心脏有抑制作用
    A. 6μg/ml
    B. 7μg/ml
    C. 8μg/ml
    D. 9μg/ml
    E. 10μg/ml

36. 对伴有心衰的窦性心动过速出现,应选用
    A. 镇静剂
    B. 艾司洛尔
    C. 毛花苷丙
    D. 地尔硫草
    E. 美托洛尔

37. 洋地黄化的患者出现室颤,应停药多长时间才能用复律
    A. 12小时
    B. 24小时
    C. 36小时
    D. 48小时
    E. 16小时

38. 下列哪项缺乏,将导致心律失常常规治疗无效
    A. Mg^{2+}
    B. K^+
    C. Ca^{2+}
    D. Na^+
    E. P^{3+}

39. 麻醉手术中,一般情况下心室率低于哪项时,应处理
    A. 30次/分
    B. 40次/分
    C. 50次/分
    D. 60次/分
    E. 70次/分

40. 对非体外循环下冠脉搭桥术中,心率缓慢对心肌灌注和氧耗是有利的,在血压相对稳定时,心率最好是

A. 30~40次/分
B. 40~50次/分
C. 50~60次/分
D. 60~70次/分
E. 70~90次/分

41. 心率缓慢并伴有心缩无力的患者,选用较好的是
    A. 阿托品
    B. 肾上腺素
    C. 多巴酚丁胺
    D. 去甲肾上腺素
    E. 多巴胺

42. Ⅲ度房室传导阻滞及病窦的患者,最好的治疗是
    A. 阿托品
    B. 异丙肾上腺素
    C. 利多卡因
    D. 心脏起搏
    E. 去氧肾上腺素

43. 房颤同步电击是指
    A. 让患者先屏气,电击时做吸气与电击同步
    B. 电击电流大小要与患者心电电流大小同步
    C. 电击放电应与患者心电的QRS波同步
    D. 医生安置电极动作要与放电时间同步
    E. 心电监测要与电击时间同步

44. 室性心律失常的一线治疗药物是
    A. 利多卡因
    B. 普鲁卡因胺
    C. 溴苄胺
    D. 氯化钙
    E. β-阻滞剂

45. 治疗房颤和阵发性室上性心动过速的一线药物是
    A. β-阻滞剂
    B. 钙离子阻断剂和洋地黄制剂
    C. 腺苷
    D. 氯化钙
    E. 硝酸甘油

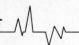

46. 有关心电导联的叙述,哪项**错误**
    A. 单极导联由无关电极和探查电极组成
    B. V_1、V_2、V_3代表右心室壁外电压变化
    C. V_3、V_4、V_5代表左心室壁外电压变化
    D. aVL、aVR、aVF分别代表左右上肢和左下肢加压单极肢导联
    E. 单极导联还包括标准肢导联

47. 哪项不是aVF导联的特点
    A. 一加压单极肢导联
    B. 左下肢接正极
    C. P波常倒置
    D. 可使肢导联的电压增加50%
    E. 容易观察到心脏下壁(膈面)梗死

48. 下列哪项**不能**终止阵发室上性心动过速
    A. 压迫颈动脉窦
    B. 使用奎尼丁
    C. 压迫眼球
    D. 吸氧
    E. 维拉帕米

49. 有关预激综合征的叙述中,哪项**错误**
    A. 心电图特有改变为P-R间期缩短,QRS波起始部有Delta波
    B. 并发阵发性室上性心动过速时,刺激迷走神经可终止发作
    C. 避免使用泮库溴铵
    D. QRS波宽小于0.11秒
    E. 禁用异丙肾上腺素

50. 下列哪些**不是**房性期前收缩的心电图体征
    A. 心律不规则
    B. 期前收缩(P')提前出现,P-P'<P-P间期
    C. P'形态与窦性P波相同
    D. QRS波一般正常
    E. 不完全性代偿间歇

51. 下列叙述哪项**不是**心房扑动的心电图特征
    A. 心房率220~350次/分
    B. 心房律规则
    C. P波呈锯齿状
    D. 心室率可规则

E. QRS波群宽大畸形

52. 下列叙述哪项**不是**低钾血症的心电图体征
    A. S-T段降低超过0.05mV
    B. T波低平、双相、倒置
    C. U波逐渐增高、常超过同一导联T波
    D. T波高尖
    E. T波与U波相连呈驼峰状

53. 对窦性心动过缓的处理,**错误的**是
    A. 首先解除病因
    B. 心率在50bpm时一般用阿托品处理
    C. 伴有血压下降时要用阿托品或麻黄碱
    D. 有症状的窦房结功能低下,术前应考虑安装起搏器
    E. 均首选异丙肾上腺素

54. 下列哪种静脉麻醉药对心律失常影响**最小**
    A. 氯胺酮
    B. 硫喷妥钠
    C. 羟丁酸钠
    D. 依托咪酯
    E. 丙泊酚

【A_4型题】

问题55~61
患者女性,65岁、出现室性心动过速。

55. 其首选药物为
    A. 利多卡因
    B. 洋地黄
    C. 普鲁卡因胺
    D. 苯妥英钠
    E. 维拉帕米

56. 如选利多卡因,首次用量为
    A. 1~2mg/kg静注
    B. 0.5~1mg/kg静注
    C. 3~5mg/kg静注
    D. 5~6mg/kg静注
    E. 7~8mg/kg静注

57. 上述给药效果不明显可间隔多长时间再重复
    A. 5分钟

B. 3分钟

C. 10分钟

D. 15分钟

E. 18分钟

58. 上述给药20分钟内总量**不应超过**

A. 2mg/kg

B. 5mg/kg

C. 8mg/kg

D. 10mg/kg

E. 13mg/kg

59. 当室性心动过速消失,需静脉点滴时,宜选利多卡因

A. 0.1~0.5mg/min

B. 1~2mg/min

C. 3~4mg/min

D. 5~6mg/min

E. 7~8mg/min

60. 当该患者经利多卡因治疗无效时,可应用

A. 胺碘酮

B. 普萘洛尔

C. 普罗帕酮

D. 美西律

E. 美托洛尔

61. 如该患者是在心脏手术中出现的室性心动过速,并很快转为室颤,现在最好的选择是

A. 利多卡因静注

B. 胺碘酮静注

C. 肾上腺素静注

D. 艾司洛尔静注

E. 直接电击除颤

【B₁型题】

问题62~65

A. 维拉帕米

B. 洋地黄类药物

C. 普萘洛尔

D. 奎尼丁

E. 苯妥英钠

62. 阵发性室上性心动过速首选

63. 伴心衰的室上性心动过速

64. 用维拉帕米等药物疗效不佳,患者禁忌电复律的阵发性室上性心动过速可选

65. 洋地黄中毒引起的AVRT宜选

问题66~70

A. 血钾升高

B. 血钾降低

C. 血钙升高

D. 血钙降低

E. 血镁降低

66. ST段抬高

67. 一过性Q波

68. T波低平最常见于

69. P-R间期延长见于

70. QT缩短见于

问题71~75

A. 甲氧明

B. 普萘洛尔

C. 洋地黄制剂

D. 利多卡因

E. 苯妥英钠

71. 窦性心动过速伴血压低

72. 窦性心动过速伴血压正常

73. 窦性心动过速伴心力衰竭

74. 室性心动过速

75. 疑有洋地黄中毒的室性心动过速

【B₂型题】

问题76~82

A. P波增高

B. P波增高增宽

C. P波增宽

D. P波减低

E. P波消失

F. P波方向与正常相反

76. 窦性心动过速

77. 二尖瓣狭窄

78. 慢性肺心病

79. 心房肥厚

80. 心房纤颤

81. 高钾血症

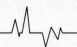

82. 右位心（F）

【C型题】

    A. QRS波电压增高

    B. QRS低电压

    C. 两者均有

    D. 两者均无

83. 心室肥大及左、右束支传导阻滞

84. 心肌硬化性心脏病

85. 严重心肌病变

86. 肺淤血

【X型题】

87. ST段压低见于

    A. 心内膜下心肌损伤

    B. 慢性冠脉供血不足

    C. 洋地黄作用

    D. 心包炎

    E. 心室肥大

88. ST段抬高见于

    A. 健康的青年人

    B. 慢性室壁瘤患者

    C. 高钾血症患者

    D. 束支传导阻滞

    E. 心绞痛

89. 巨大倒置的T波可发生在下列哪些情况

    A. 完全性房室传导阻滞

    B. 晕厥后心动过缓

    C. 新近发生过阿-斯综合征

    D. 急性心肌梗死早期

    E. 体力劳动后

90. 对安置心电监测应注意以下问题

    A. 当电极安放在胸部时，必须让出心前区

    B. 心电监测所获得的心电图主要显示心律失常

    C. 患者活动、咳嗽、挣扎时会出现基线不稳，图形零乱

    D. 电极的正极需放在负极的左侧或下方

    E. 电极的颜色根据购买的仪器不同进行识别

91. 下列哪种情况可有P-R间期缩短

    A. 急性风湿性心肌炎

    B. 室间隔缺损

    C. 血管神经循环无力症

    D. 交感神经兴奋

    E. 预激综合征

92. 对P波的描述哪项是正确的

    A. P波可为尖顶、圆顶、平顶或有小的切凹

    B. P波可为明显的直立或低平，平坦以至倒置

    C. 一般直立最明显的在Ⅱ及aVF，倒置最明显的为aVR中

    D. P波低小一般无临床意义，但至少应有一导联中的P波>0.5mm

    E. 正常P波宽0.04~0.11秒

93. 下列哪些情况可发生心律失常

    A. 颅后窝手术

    B. 气管内插管

    C. 心脏手术中

    D. 胆囊切除时

    E. 静注琥珀胆碱

94. 下列哪些心律失常可见于健康人

    A. 窦性心动过速

    B. 窦性心动过缓

    C. 窦性心律不齐

    D. 室性期前收缩

    E. 房性期前收缩

95. 下列哪些因素与麻醉期间出现心律失常有关

    A. 麻醉用药

    B. 自主神经平衡紊乱

    C. 电解质紊乱

    D. 低温

    E. 外科手术操作

96. 下列哪些手术操作可引起反射性心律失常

    A. 牵拉胆囊

    B. 压迫眼球

    C. 剥离疝囊

    D. 探查腹盆腔

    E. 刺激颈动脉窦

97. 患者术后出现频发室性期前收缩,用利多卡因难以控制,应考虑补给
    A. 钾
    B. 钙
    C. 镁
    D. 磷
    E. 钠

98. 围手术期心律失常的处理原则为
    A. 做连续动态心电图监测
    B. 纠正心律失常的诱发因素
    C. 立即处理性质严重的心律失常
    D. 立即处理伴明显血流动力学改变的心律失常
    E. 习惯性房颤可暂不处理

99. 室颤电击时应该是
    A. 先给β-阻滞剂,以减慢室颤频率
    B. 细颤时先给肾上腺素使其转为粗颤
    C. 选用非同步模式
    D. 不要做人工心脏按压,尽快除颤
    E. 最好选用交流电除颤

100. 室性心动过速的治疗原则
    A. 药物的应用以单一用药为原则
    B. 一种药物无效时可更换另一药物
    C. 药物无效时给予直流电击复律
    D. 如药物和直流电击复律未成功,可给予溴苄胺治疗
    E. 胸外电复律首次用300ws

101. 低钾血症时,应用下列哪些药物易发生室性心律失常
    A. 异丙肾上腺素
    B. 肾上腺素
    C. 钙剂
    D. 碳酸氢钠
    E. 羟丁酸钠

102. 镁与室性心动过速有密切关系,如遇以下情况应考虑镁盐治疗
    A. 低镁血症
    B. 合并低镁的低钾血症
    C. 洋地黄中毒
    D. 常规治疗无效的顽固性室性心动过速
    E. 伴心力衰竭的室性心动过速

103. 室颤的治疗原则
    A. 立即建立有效通气
    B. 心脏按压
    C. 纠正酸中毒及电解质紊乱
    D. 电击除颤
    E. 使用药物如利多卡因

104. 室性期前收缩的处理原则
    A. 首先消除原因,比如血压突然升高、内脏牵拉
    B. 一贯性的偶发,加强观察,可不予处理
    C. 5~6次/分,用利多卡因50~100mg静脉推注
    D. 查电解质,补充钾、镁
    E. 伴窦性心动过缓时可用阿托品

105. 麻醉手术患者比较常见的心电图表现有
    A. 室性期前收缩
    B. 右和(或)左右束支传导阻滞
    C. 房颤
    D. 窦性心动过速
    E. ST段改变

答　案

【A1型题】

1. B	2. C	3. B	4. A	5. B	6. D	7. D	8. B	9. B	10. B
11. E	12. B	13. A	14. A	15. B	16. C	17. B	18. B	19. C	20. A
21. E	22. A	23. B	24. B	25. B	26. A	27. E	28. B	29. D	30. A
31. C	32. B	33. C	34. A	35. B	36. C	37. B	38. A	39. C	40. B
41. C	42. D	43. C	44. A	45. B	46. E	47. C	48. D	49. D	50. C

51. E   52. D   53. E   54. D

【A4型题】

55. A   56. A   57. A   58. B   59. B   60. A   61. E

【B₁型题】

62. A   63. B   64. C   65. E   66. A   67. B   68. B   69. A   70. C   71. A

72. B   73. C   74. D   75. E

【B₂型题】

76. A   77. C   78. A   79. B   80. E   81. D   82. F

【C型题】

83. A   84. B   85. C   86. B

【X型题】

87. ABCE   88. ABCDE   89. ABC   90. ABCDE   91. CDE   92. ABCDE

93. ABCDE   94. ABCDE   95. ABCDE   96. ABCDE   97. AC   98. ABCDE

99. BC   100. ABCD   101. ABCDE   102. ABCD   103. ABCDE   104. ABCDE

105. ABCDE

（傅润乔　夏　瑞）

第81章

无创性血流动力学监测

【A₁型题】

1. 临床麻醉和ICU中最简单基本的心血管监测是
   A. 收缩压
   B. 中心静脉压
   C. 心率
   D. 舒张压
   E. 心电图

2. 麻醉中循环监测最常用和最简单的监测工具是
   A. 立式血压计
   B. 听诊器
   C. 心电监测仪
   D. 自动化血压监测仪
   E. 脉搏血氧饱和度监测仪

3. 属于电子间断测压法的是
   A. 电子振荡法
   B. 指容积脉搏波法
   C. 动脉张力测量法
   D. 动脉推迟检出法
   E. 多普勒法

4. 既能了解心跳又能了解呼吸的监测是
   A. 血压
   B. 心电图
   C. 脉搏
   D. 脉搏氧饱和度
   E. 体温

5. 从20世纪80年代初开始,因为下面哪项的出现使麻醉手术患者死亡率大大降低
   A. 血压监测
   B. 脉搏监测
   C. 心电图监测

D. 体温监测
E. 脉搏氧饱和度监测

6. 哪种颜色的指甲油对双波长脉搏氧饱和仪的准确性影响最大
   A. 红色
   B. 黄色
   C. 蓝色
   D. 绿色
   E. 白色

7. 为避免心脏微休克,紧邻心脏的导管和电极片的总漏电流应小于
   A. 5 μA
   B. 10 μA
   C. 20 μA
   D. 50 μA
   E. 1mA

8. 引起心室颤动的最小macroshock电流是
   A. 1mA
   B. 10mA
   C. 100mA
   D. 500mA
   E. 5000mA

9. 关于无创动脉血压监测的描述,错误的是
   A. 若血压袖带过窄,测得的血压会偏低
   B. 血压袖带的宽度应为患者上臂周长的40%
   C. 若血压袖带在手臂上绑得过松,测得的血压会偏高
   D. 振荡血压测量法对于婴儿更准确
   E. 频繁的自动血压测量会导致袖带远端肢体水肿

10. 最有发展前景的心排出量和心功能无创监测是
    A. 食管超声心动图（TEE）
    B. 超声心动图
    C. 心阻抗电流图
    D. 桡动脉搏动图分析
    E. 多普勒心排出量监测

11. 超声心动图测量心输出量时常将左室视为
    A. 椭圆体
    B. 长方体
    C. 球体
    D. 台形圆锥体
    E. 圆锥体

12. 下述哪项是食管超声最佳适应证
    A. 垂体瘤手术
    B. 动脉导管结扎术
    C. 腹腔巨大肿瘤手术
    D. 合并心房纤颤的甲亢手术
    E. 坐位后颅手术

13. 最常用和最简单的无创性心率监测法是
    A. 胸前区听诊
    B. 心音图
    C. 食管听诊器
    D. "手指扪脉"
    E. 心电图记录

14. 关于"手指扪脉"**不正确的**是
    A. 是最常用、最简单的无创方法
    B. 常用的检测部位是浅表的颞动脉或桡动脉
    C. 低血压时可扪肱动脉、股动脉或颈总动脉
    D. 可监测心率快慢、规律与否搏动强弱
    E. 扪桡动脉依然是临床判断心搏骤停的经典方法

15. 关于"手指扪脉"哪一项**不对**
    A. 可监测心率快慢、不规则心律及房颤
    B. 检测部位多为浅表的桡动脉和颞动脉
    C. 是临床上判断心搏骤停的经典方法
    D. 低血压时,浅表动脉的搏动微弱
    E. 心动过速时脉率计数不准确

16. 关于心阻抗血流图哪项描述正确
    A. 在正常人监测SV、CO偏低
    B. 虽可连续监测,但与CO相关性差
    C. 仅放置四个电极,清醒患者易接受
    D. O波宽大有切迹提示泵功能衰竭
    E. C波振幅升高表示心肌收缩减弱,心排出量减少

17. 下列哪项是经气管多普勒法的特点
    A. 连续监测定升主动脉压力
    B. 测定前需先定标
    C. 气管导管套囊充气后,探头贴于气管侧壁
    D. 探头与主动脉非常接近
    E. 可同时测定左室前负荷

18. 麻醉术中所做的最常见最基本的无创循环监测是
    A. 袖带血压
    B. 手指扪脉
    C. 心前听诊
    D. 脉搏氧饱和度
    E. 体温

19. 关于袖套测压法**错误的**是
    A. 袖套太宽,读数较低
    B. 一般袖套宽度应为上臂周径的2/3
    C. 袖套最小宽度应超过上臂直径的20%
    D. 小儿袖套宽度需覆盖上臂长度的2/3
    E. 袖套太狭窄,压力读数偏高

20. 袖套测压时下述何者是**错误的**
    A. 弹簧表针出现摆动为搏动法的收缩压
    B. 出现响亮柯氏音是听诊法测压的收缩压
    C. 搏动出现时的压力值是触诊法的收缩压
    D. 搏动法的收缩压高于听诊法的收缩压
    E. 听诊法收缩压高于触诊法的收缩压

21. 哪一种方法**不属于**袖套测压法
    A. 电子血压法
    B. 听诊法
    C. 心动记波法
    D. 搏动显示法
    E. 触诊法

22. 关于自动化间断测压法**错误的**是
    A. 基本原理是采用振荡技术
    B. 不能反映每一个心动周期的血压
    C. 无创性、重复性好
    D. 有动脉血压波形显示
    E. 低温、血容量不足时均会测量结果

23. 食管超声心动图的特点**错误的**是
    A. 无创性
    B. 图像清晰
    C. 经气管导管置入探头
    D. 不影响手术操作
    E. 连续监测、稳定

24. 下列哪些**不是**食管超声心动图的适应证
    A. 食管病变、静脉曲张
    B. 有心肌或瓣膜功能异常病史
    C. 估计有心肌缺血的危险
    D. 心内气栓监测
    E. 先天性心脏病诊断

25. 下述哪类患者**不宜**采用NCCOM（无创伤连续心排出量监测）
    A. 体位多变的分娩产妇
    B. 非胸腔手术患者
    C. 重症治疗患者
    D. 肺水肿患者
    E. 心肌梗死恢复期患者

26. 以食管超声心动图测量CO下属哪项**不是**必需条件
    A. 环形二尖瓣瓣口
    B. 血流层流
    C. 无反流
    D. 心律规则
    E. 心率50~100次/分

27. 有关Korothoff音原理下列哪一点**不对**
    A. 典型的Korothoff音可分为五项
    B. 是血压计袖套放气后在其远端听到的声音
    C. 第一相开始有响亮的柯氏音，即为收缩压
    D. 第五相开始，音调变低，为舒张压
    E. 一般放气速度为每2~3次心跳放气2~3mmHg

28. 经食管超声心动图可用于,但**除外**
    A. 早期诊断心肌缺血
    B. 心内气栓检测
    C. 同时检测食管疾病,如食管狭窄等
    D. 心功能监测
    E. 指导瓣膜手术

29. TEE用于心功能监测时哪项**不正确**
    A. 可同时测定CO、EF和EDV等参数
    B. 有二尖瓣反流时,CO测定值比实际CO值小
    C. 不规则心律可致时间-流速积分发生变化
    D. 只要二尖瓣口舒张期保持恒定,及瓣口必须呈环形才能测定CO
    E. 可代替漂浮导管,耗费较漂浮导管低

【B₁型题】

问题30~34
    A. 计算每分钟QRS波的R波峰次数
    B. 利用柯氏音的原理
    C. 通过每分钟指脉搏容积图波峰数
    D. 袖套充气后加压于动脉所产生的动脉搏动次数
    E. 通过听心音

30. 听诊器监测的心率是
31. 是脉搏血氧饱和度监测仪的心率
32. 是ECG测得的心率
33. 自动无创血压仪测得的心率是
34. 听诊法测血压是

【C型题】
    A. 食管超声心动图
    B. ECG
    C. 两者均有
    D. 两者均无

35. 用于诊断心肌缺血
36. 麻醉快速顺序诱导时不能用
37. 定期诊断心肌缺血
38. 可早期发现心肌缺血
39. 对心内膜下缺血检测很敏感
40. 可立即提示冠脉进气

    A. 自动化无创性测压法
    B. 直接动脉测压法

C. 两者均有

D. 两者均无

41. 测平均动脉压尤为准确

42. 可反映每一心动周期血压

43. 低血压时表现偏高的假象

44. 低温、血容量不足时影响检测结果

A. 经食管超声心动图

B. 经漂浮导管测PAWP

C. 两者均有

D. 两者均无

45. 突然低血压时,可同时了解前负荷和射血情况

46. 估计左心室前负荷意义更大

47. 了解冠脉阻力大小

48. 可同时测肺动脉压和右房压

49. 可了解心输出功能

【X型题】

50. 无创伤性血流动力学监测的要求有

A. 无痛,无不适

B. 重复性好,稳定性可靠

C. 有数字显示或波形记录,容易读数

D. 测定结果与创伤性指标不一定相关

E. 仪器体积小

51. 关于袖套法测压下述哪些是正确的

A. 搏动法很难测准舒张压

B. 听诊法以柯氏音减弱或消失确定舒张压

C. 脉搏转正常时的读数为触诊法的舒张压

D. 触诊法常用于低血压及低温麻醉时

E. 听诊法以柯氏音消失的读数作舒张压重复性更好

52. 电子自动测压法有

A. 电子振荡法

B. 指容积脉搏波法

C. 动脉张力测量法

D. 动脉推迟检出法

E. 多普勒法

53. 关于听诊法测压,下述哪些是正确的

A. 柯氏音第一相是舒张压的确定点

B. 第1、3相声音清晰

C. 第2.4相有杂音或扪浊音

D. 第4相变音时为舒张压

E. 高血压患者第5相时常不易确定

54. 袖套测压时下述哪些是**错误的**

A. 袖套过松时血压值偏低

B. 袖套过宽时血压值偏低

C. 袖套宽度应为上臂长度的1/2

D. 小儿袖套宽度应为上臂长度的1/2

E. 肥胖患者使用标准袖套血压值偏低

55. 关于听诊间歇下述哪些是正确的

A. 是初出现柯氏音后的一个无音阶段

B. 是脉搏音完全消失前出现的无音阶段

C. 易将听诊间歇以下的脉搏音误认为收缩压

D. 易将听诊间歇以下的脉搏音误认为舒张压

E. 听诊间歇常见于循环系统的器质性病变

56. 使用袖套测压时注意下列哪几项

A. 成人袖套宽度为上臂周径的1/2

B. 小儿袖带宽度为上臂长度的1/2

C. 收缩压>220mmHG时易出现听诊间隙

D. 肥胖者因充气后部分压力用于压迫脂肪,骨读数较实际为低

E. 袖套太宽易致压力偏高

57. 下述哪些是无创自动血压的特点

A. 与直接测压或袖套测压相关性好

B. 方便

C. 低血压时测定数值偏高

D. 舒张压误差较大

E. 抗干扰性强

58. 无创心排出量测定法有

A. 胸部生物阻抗法

B. 超声心动图法（如TEE）

C. 超声多普勒法（如经食管、经气管）

D. 二氧化碳法

E. 桡动脉波测定法

59. 以下哪些是无创性血流动力学监测方法

A. 心动冲击图

B. 多普勒超声图

C.经食管超声心动图

D.动静脉搏动图

E.心阻抗血流图

60.超声心动图可监测下列哪几项

A.测定收缩时间间期

B.了解心脏瓣膜关闭情况

C.了解心腔内血流方向

D.测量左心室射血分数

E.测量左心排出量

61.食管超声心动图的用途有

A.整体和局部心肌收缩功能

B.心内气栓诊断

C.早期诊断心肌缺血

D.黏液瘤和血栓诊断

E.诊断心脏解剖畸形

62.下属哪些情况在应用NCCOM监测时误差大

A.重度动脉硬化

B.心脏瓣膜病变

C.法洛四联症

D.急性心肌梗死

E.自主呼吸的ARDS

63.超声心电图测量SV时,必须测量下述哪些心室参数计算而得

A.长轴

B.短轴

C.直径

D.容积

E.周径

64.关于无创性连续血压监测,下述哪些是正确的

A.反映每一心动周期的血压

B.检测部位多在指端或桡动脉上方

C.袖套与自动血压计类似

D.检测易受外周动脉血流的影响

E.检测中需要袖套血压值校正

65.下述阻抗血流图参数中,SV的大小主要决定于哪些

A.电阻率

B.导体长度

C.胸基础阻抗

D.左室开始射血速率峰值

E.左室射血时间

66.以下哪些是心阻抗血流图的特点

A.可作心肌收缩性分析

B.可作心输出量分析

C.在正常人测定的CO和SV偏高

D.在危重患者测定的CO和SV相关性差

E.可连续进行SV测定

67.NCCOM无创连续心排出量测定仪的基本原理包括

A.将胸腔比做台形圆锥导体

B.根据胸部阻抗的搏动性变化计算SV

C.SV的大小决定于胸部周径的准确测量

D.SV的准确性取决于胸圆锥的精确测量

E.可通过身长校正胸圆锥长度

68.下述参数中哪些食管超声不易测到

A.肺动脉压

B.射血分数

C.左房压

D.心输出量

E.主动脉压

69.多普勒心排出量测定的基本原理中包括下述哪些参数

A.射血时间

B.平均血流速度

C.升主动脉截面积

D.心率

E.主动脉瓣口面积

70.多普勒心排出量测得的常用部位包括

A.胸骨上窝

B.剑突

C.食管

D.气管

E.胸骨左旁第2肋间

答　案

【A$_1$型题】

1. C	2. B	3. A	4. D	5. E	6. C	7. B	8. C	9. A	10. A
11. A	12. E	13. D	14. E	15. A	16. D	17. D	18. A	19. B	20. A
21. C	22. D	23. C	24. A	25. A	26. E	27. D	28. C	29. B	

【B$_1$型题】

30. E	31. C	32. A	33. D	34. B

【C型题】

35. C	36. A	37. B	38. A	39. A	40. B	41. A	42. B	43. A	44. A
45. A	46. A	47. D	48. B	49. C					

【X型题】

50. ABCE	51. ABCD	52. ABCDE	53. ABCD	54. AE	55. ACE
56. AC	57. ABCD	58. ABCDE	59. ABCDE	60. ABCDE	61. ABCDE
62. ABCE	63. ACD	64. ABD	65. DE	66. ABCD	67. ABDE
68. AE	69. ABCD	70. ACD			

（王祥瑞　傅润乔）

第82章

有创性血流动力学监测

【A₁型题】

1. 中心静脉（CVP）是测定
   A. 左心房内压力
   B. 位于胸腔内的上、下腔静脉近右心房口的压力
   C. 位于胸腔内下腔静脉的压力
   D. 颈内静脉的压力
   E. 颈外静脉的压力

2. CVP插管的指征是
   A. 严重的创伤、休克
   B. 胃肠外营养治疗
   C. 先天或后天心脏病手术
   D. 经导管安置心脏临时起搏器
   E. 以上均是

3. 临床麻醉采用最多的CVP插管途径是
   A. 颈外静脉
   B. 右颈内静脉
   C. 左颈内静脉
   D. 锁骨下静脉
   E. 股静脉

4. CVP的高低主要取决于
   A. 血容量
   B. 静脉回流量
   C. 静脉回流量和右心室排血量
   D. 肺循环阻力
   E. 胸内压

5. S_vO_2的正常值是
   A. >97%
   B. 60%~80%
   C. 40%
   D. 60%
   E. 50%

6. 放置普通中心静脉导管通常留置时间是
   A. 一周
   B. 两周
   C. 三周
   D. 四周
   E. 五周

7. 放置抗感染中心静脉导管可留置时间是
   A. 一月
   B. 两月
   C. 三月
   D. 四月
   E. 五月

8. 深静脉留置的时间最短的部位是
   A. 颈内静脉
   B. 颈外静脉
   C. 锁骨下静脉
   D. 贵要静脉
   E. 股静脉

9. 成人颈内或锁骨下静脉留置的深度通常为
   A. 5~8cm
   B. 8~12cm
   C. 12~15cm
   D. 15~20cm
   E. 20~25cm

10. 有关左右颈内静脉穿刺置管的说法，错误的是
    A. 只能行右侧穿刺置管
    B. 首选右侧
    C. 左侧有胸导管，伤及可发生乳糜胸

D. 左侧肺尖高,穿破风险大于右侧

E. 右侧操作顺手

11. 目前选择右颈内静脉穿刺置管率高于锁骨下静脉的原因,**除了**

A. 容易掌握穿刺深度和方向,伤及胸膜和肺发生率低

B. 锁骨下穿刺深度不易把握,有伤及气管风险

C. 出血、血肿容易压迫

D. 导管到位率60%~70%进入锁骨下静脉

E. 导管到位率高,而锁骨下置管有60%~70%进入颈内静脉

12. 临床多选择右颈内静脉插管的原因,**除外**

A. 胸导管位于左侧,避免伤及

B. 右胸膜顶低于左侧,发生气胸的机会较少

C. 右颈内静脉与无名静脉几成一直线

D. 右颈内静脉位于颈总动脉的前内方

E. 右颈内静脉穿刺操作者顺手

13. 关于股静脉穿刺置管,**错误的**是

A. 股静脉位于腹股沟韧带下方

B. 股静脉位于股动脉外侧

C. 股静脉位于股动脉内侧

D. 首选右侧,便于操作

E. 进针点位于韧带下方2~3cm、股动脉内1cm

14. 有关前路颈内静脉穿刺,下述哪项**错误**

A. 进针点在甲状软骨上缘中线旁开3cm

B. 针干与皮肤呈30°~40°

C. 也可在动脉搏动旁开0.5~1cm处进针

D. 针尖指向同侧乳头

E. 气胸及误伤动脉的机会较少

15. 中路颈内静脉穿刺下述哪项是**错误**

A. 颈内静脉位于胸锁乳突肌三角顶点外侧

B. 穿刺点在三角的顶点

C. 针干与皮肤呈30°

D. 针尖方向外偏5°~10°

E. 针尖方向也可与中线平行

16. 有关锁骨下静脉的局部解剖哪项**不正确**

A. 静脉最高点在锁骨中线略偏外

B. 成人长约3~4cm,充盈时可粗2cm

C. 其下面是第一肋骨上表面

D. 起源于第一肋骨外侧缘

E. 前面为锁骨内侧缘

17. 有关CVP波,**错误的**是

A. 有a、c、v三个负波,x、y两个正波

B. 有a、c、v三个正波,x、y两个负波

C. a波代表心房收缩,c波代表三尖瓣关闭

D. x波代表心房舒张时的低容量

E. v波代表心房舒张末,y波代表三尖瓣开放

18. 有关中心静脉压波形哪一项**不正确**

A. 房颤时a波消失

B. 正常有a、c、v三个正波和x、y两个负波

C. 波形与心脏活动和心电图之间有恒定关系

D. 肺高压时出现较大a波

E. 三尖瓣反流时出现较大的v波

19. 下列是影响CVP测定值的因素,**除外**

A. 心室外壁压

B. 导管位置

C. 穿刺部位

D. 标准零点

E. 测压系统的通畅度

20. 经腹股沟部位安插中心静脉管,下述哪项**错误**

A. 易引起血栓性静脉炎

B. 易发生感染

C. 方便,并发症较少

D. CVP监测误差大

E. 护理不方便

21. 为避免锁骨下穿刺发生气胸,应注意下述哪点

A. 进针点尽量靠外

B. 针尖尽量指向胸骨上窝

C. 穿刺针贴近锁骨后缘

D. 进针点尽量靠内

E. 针尖指向甲状软骨

22. CVP操作常见的并发症**除外**

A. 血肿

B. 心脏压塞

C. 气胸

D. 脂肪栓塞

E. 血胸、水胸

23. 周围动脉插管测压首选

A. 肱动脉

B. 腋动脉

C. 股动脉

D. 尺动脉

E. 桡动脉

24. 周围动脉插管途径除外

A. 桡动脉

B. 颈动脉

C. 股动脉

D. 腋动脉

E. 足背动脉

25. 有创动脉测压装置中,加压袋自动冲洗液中肝素含量是

A. 0.5~1U/ml

B. 2~4U/ml

C. 6~8U/ml

D. 10U/ml

E. 12U/ml

26. 关于改良Allen实验方法哪项正确

A. 三次握拳后,放开尺动脉,继续压迫桡动脉

B. 若尺动脉和掌浅弓完好,应在10秒钟转红

C. 手部颜色在15秒仍未变红,说明尺动脉血供障碍

D. 尺动脉血供若有障碍,转红时间在5~10秒

E. 手部颜色在20秒未变红,才说明尺动脉血供障碍

27. 改良Allen试验显示尺-桡动脉循环沟通良好的指针是

A. 松开一个阻断,手掌6秒内转红

B. 松开一个阻断,手掌7~15秒转红

C. 松开一个阻断,手掌15~20秒转红

D. 松开一个阻断,手掌20~30秒转红

E. 松开一个阻断,手掌30~60秒转红

28. 有关改良Allen试验,错误的是

A. 若患者手冷宜先浸于温水开通手部循环

B. 嘱患者做三次握拳松拳

C. 拟压迫患者尺、桡动脉阻断血流

D. 解除尺动脉压迫,看手掌是否由苍白转红

E. 如果仍然苍白,可行桡动脉穿刺

29. 无法测到PCWP时,可参照下述何者估计

A. 右心房

B. 右室舒张压

C. 肺动脉舒张压

D. 右室平均压

E. 肺动脉平均压

30. 左室功能不全时PCWPD的改变为

A. 高于LVEDP

B. 低于LVEDP

C. 等于LVEDP

D. 与LVEDP无一定关系

E. 负LVEDP相关

31. 漂浮导管监测最严重的并发症

A. 房室传导阻滞

B. 肺梗死

C. 瓣膜损伤

D. 感染

E. 肺动脉破裂

32. 肺血管阻力代表下述何项

A. 右室前负荷

B. 左室前负荷

C. 右室后负荷

D. 左室后负荷

E. 左房前负荷

33. Swan-Ganz导管插管中若深度与压力波形不符,且未达预期压力波形应

A. 用生理盐水冲洗导管腔

B. 退回到右心房水平再试

C. 在患者深呼气时快速推进导管

D. 向导管内注入冷溶液

E. 立即放弃置管

34. 如下是Swan-Ganz导管置管中若未达预期压力波形,说法**错误的**是
    A. 可能导管祥于右心房或右心室
    B. 可能导管进入下腔静脉
    C. 此时先放出气囊的气,稍快回退至深度略20cm处
    D. 回退时不用气囊放气,以免失去漂浮作用致导管刺激心肌诱发心律失常
    E. 成人置入肺动脉导管的深度约45cm

35. 正常人肺毛细血管嵌压为
    A. 20~30mmHg
    B. 15~20mmHg
    C. 5~12mmHg
    D. ±4mmHg
    E. ±10mmHg

36. 临床上出现急性二尖瓣反流时,常有
    A. PCWP低于肺动脉舒张压
    B. PCWP超过肺动脉收缩压
    C. PCWP波形出现高大的波
    D. PCWP>肺动脉舒张压
    E. 肺动脉收缩、舒张压均高于PCWP

37. 有关肺动脉导管放置的说法,**错误的**是
    A. 首选右颈内静脉,放置前先冲洗导管和测试气囊
    B. 置入20cm后缓慢充起气囊,起到漂浮作用
    C. 目视监护仪上导管波形变化,随心跳节律送入
    D. 目视监护仪上导管波形变化,快速送入
    E. 波形变化是右心房、右心室、肺动脉、嵌入压波

38. 肺动脉置管导致肺动脉破裂出血的并发症多见于下列情况,但**除外**
    A. 原有肺动脉高压患者
    B. 导管插入过快过深
    C. 气囊膨胀过度
    D. 低血容量患者
    E. 发现导管移位,仍继续插入和充气者

39. 关于直接测压和间接测压的比较,正确的是

A. 一般认为测得值前者略高于后者
B. 一般认为测得值前者略低于后者
C. 休克、低血压时测得的值二者无差别
D. 直接测压亦是无创
E. 直接测压桡动脉值与足背动脉无区别

40. 有关颈内静脉穿刺置管的要点,**除外**
    A. 颈伸直,头左偏45°
    B. 麻醉肌松下平甲状软骨、颈动脉外0.5cm
    C. 清醒状态下,胸锁乳突肌锁骨头上端内侧缘向其后进针,必要时叫患者稍用力抬头使肌肉标志更清楚
    D. 持针的角度,患者颈短角度大点,颈长角度可小点
    E. 持针的角度与患者颈长短无关,深度均是2~3cm

41. **不常规**选择穿刺颈外静脉插入漂浮导管的原因是
    A. 经此途径插入漂浮导管不比颈内静脉安全
    B. 由于入锁骨下静脉成钝角,置管多不顺利
    C. 有静脉瓣,易受呼吸、头颈位置改变的影响
    D. 当进入锁骨下静脉受阻时就应放弃
    E. 以上均是

42. 可以监测肺血管外水的技术是
    A. Fick法
    B. 染料、锂稀释法
    C. Flo-Trac/Vigileo法
    D. Swan-Ganz CCO法
    E. Picco法

43. 测量CO须有创动脉和中心静脉同时置管的监测技术是
    A. Fick法
    B. 染料、锂稀释法
    C. Flo-Trac/Vigileo法
    D. Swan-Ganz CCO法
    E. Picco法

44. 只需要动脉置管就可监测CO、SV等的技术是
    A. Fick法
    B. 染料、锂稀释法

C. FloTrac-Vigileo法

D. Swan-Ganz CCO法

E. Picco法

45. 必须要把导管置入肺动脉监测CO、SV等的技术是

A. Fick法

B. 染料、锂稀释法

C. Flo-Trac/Vigileo法

D. Swan-Ganz CCO法

E. Picco法

46. 可监测标准SvO_2的技术是

A. Fick法

B. 染料、锂稀释法

C. Flo-Trac/Vigileo法

D. Swan-Ganz CCO法

E. Picco法

47. 插入肺动脉导管监测时,可能会遇到如下情况,但**除外**

A. 肺梗死

B. 气囊破裂

C. 血压升高

D. 心脏压塞或心律失常

E. 肺动脉破裂和出血

48. 临床创伤性血流动力学监测方面的基本内容**不包括**

A. CVP

B. 周围动脉压

C. 肺毛细血管嵌压

D. 射血分数

E. 心排出量

49. 左室功能不全时,下列哪项指标**不能**反映其功能

A. CVP

B. PCWP

C. 肺动脉压

D. 射血分数

E. 心指数

50. 下述何者漂浮导管**不能**直接测出

A. 右房压

B. 右室压

C. 肺动脉压

D. 中心静脉压

E. 左房压

51. 应用压力传感器时,下述哪项意义**不大**

A. 校零时传感器需与右心房高度一致

B. 检测时传感器需与右心房高度一致

C. 体位改变时重新校正

D. 体位改变时只需相应调整传感器高度

E. 确保压力传导通路无气泡

52. 关于桡动脉和足背动脉,下述哪项**错误**

A. 桡动脉测压方便,成功率高

B. 收缩压桡动脉高于足背动脉

C. 高血压时二者的血压差值增大

D. 低血压时二者的血压较接近

E. 足背动脉压力波切迹通常不明显

53. 有关肺动脉导管的测压价值哪项**不对**

A. 当左心室和二尖瓣功能正常时,PCWP即等于左房压

B. 所测压力是左房逆流经肺静脉和肺毛细血管传递的压力

C. PCWP可估价左房前负荷

D. 当左房和二尖瓣功能正常时,左房压比PCWP仅低1~2mmHg

E. 肺栓塞时,PCWP可正常或反降低

【A_2型题】

54. 留置中心静脉导管的患者突然出现发绀、颈静脉怒张。恶心、胸骨后和上腹部痛、不安和呼吸困难,继而低血压、脉压窄、奇脉、心动过速、心音低远,提示可能为

A. 气胸

B. 心脏压塞

C. 血胸、水胸

D. 空气栓塞

E. 血肿

55. 患者48岁,在插肺动脉导管过程中突然咳嗽、

咳大量鲜红色血液，最有可能的是
A. 诱发左心衰竭
B. 支气管扩张
C. 血栓脱落引起肺梗死
D. 心脏压塞
E. 肺动脉破裂、出血

56. 某患者CI 2.0L/(min·m^2), SVR 2500yn·s/cm^5, PCWP 15mmHg下述处理何者最佳
A. 静注毛花苷丙
B. 静滴多巴胺
C. 静滴硝普钠
D. 输血
E. 静注利尿药

57. 一位56岁患者因主动脉瓣狭窄拟行置换术，入室后经右侧桡动脉置入20号动脉测压导管，然后在患者左心室水平连接换能器后校零。片刻后举起双手以致右手腕比心脏水平高出20cm。此时监护仪显示其动脉血压为120/80mmHg。该患者此时真实血压应该为
A. 140/100mmHg
B. 135/95mmHg
C. 120/80mmHg
D. 105/65mmHg
E. 100/60mmHg

58. 某患者RAP 20mmHg, CI 2.0L/(min·m^2), PAP 25/13mmHg, PCWP 10mmHg，最可能的诊断是
A. 左心功能不全
B. 右心功能不全
C. 肺动脉栓
D. 容量过荷
E. 二尖瓣狭窄

59. 一78岁患者在全麻下行肝脏肿瘤切除。麻醉诱导插管后，用20G动脉穿刺针穿刺置管直接测压，换能器固定在低于心脏水平20cm处。在固定板处系统校零，而固定板位于患者放胳臂托板上的手的腕部。监测压与实际血压有何差别
A. 将高于实际血压20mmHg
B. 将高于实际血压15mmHg
C. 二者相同
D. 将低于实际血压15mmHg
E. 将低于实际血压20mmHg

60. 一个患有严重先天性面部畸形3岁小孩在全麻下行广泛面部重建术。七氟烷诱导后经口气管插管。右侧桡动脉用22G穿刺测压，换能器连接后固定在低于心脏水平10cm处，在换能器处校零，此时测得血压与实际血压的差别是
A. 测得血压高于实际血压10mmHg
B. 测得血压高于实际血压7.5mmHg
C. 二者相同
D. 测得血压低于实际血压7.5mmHg
E. 测得血压低于实际血压10mmHg

【A_4型题】

问题61~65

患者女性，37岁。两小时前经锁骨下安置中心静脉导管，出现呼吸困难，血压85/70mmHg，HR124次/分脉细，听诊心音遥远，检查口唇发绀、颈静脉怒张。

61. 该患者最可能的诊断是
A. 穿刺时造成空气栓塞
B. 急性心力衰竭发作
C. 出现张力性气胸
D. 心脏压塞
E. 误穿刺动脉，造成血肿压迫

62. 遇此紧急情况，哪项处理正确
A. 立即加快静脉输液
B. 中断静脉输液
C. 立即给强心药物抗心力衰竭
D. 迅速行心包腔引流
E. 立即输血，同时给升压药

63. 预防该并发症的措施哪项**不对**
A. 经常注意测压水柱是否随呼吸波动
B. 经常检查回血是否通畅
C. 管端应置于右心房内便测压准确
D. 可用X线显影判断导管尖端位置
E. 导管不宜太硬

64. 国外统计该并发症死亡率为

A. 50%

B. 10%

C. 78%

D. 90%

E. 60%

65. 如果抢救中有人建议减低输液器高度低于患者心脏水平,其作用是

A. 测定准确的中心静脉压力

B. 放出部分循环血,减轻心脏前负荷

C. 排出血中的空气

D. 排出胸腔内积血

E. 引流出心包腔积血

【B₁型题】

问题66~68

A. 颈内静脉或锁骨下静脉

B. 贵要静脉

C. 桡动脉

D. 腋动脉

E. 颈外静脉

66. 周围动脉插管多选

67. CVP测定的插管多选

68. 置入漂浮导管多选

问题69~72

A. 锁骨下静脉锁骨下入路

B. 锁骨下静脉锁骨上入路

C. 颈内静脉前路入路

D. 颈外静脉入路

E. 股部入路

69. 气胸发生率最高

70. 最易误伤动脉

71. 最安全

72. 最易发生感染

问题73~77

A. 气胸

B. 心脏压塞

C. 血胸

D. 空气栓塞

E. 血肿

73. CV穿刺后突然发绀,有脉压低、奇脉、心音遥远

74. CV穿刺后胸腔的负压促使大量血液流入会造成

75. 置管前导管端有"吱"声,患者突然发绀神志消失,随后心搏骤停

76. 体外转流后穿刺部位肿胀明显

77. 气管插管控制呼吸后,SpO₂低,穿刺侧胸部呼吸音弱

问题78~82

A. PCWP数值高于实际左室舒末压

B. PCWP数值低于实际左室舒末压

C. PCWP仅反映肺泡内压

D. PCWP可准确反映左房压

E. PCWP难以反映左室舒末压

78. 有主动脉瓣反流者

79. 心内有左向右分流者

80. PEEP若>10cmH₂O

81. 左心室功能不全时

82. 同侧肺栓塞或肺切除

问题83~86

A. BIS

B. SpO₂

C. PAWP

D. SvO₂

E. ETCO₂

83. 反映麻醉下意识深浅

84. 是气管插管是否到位的金标准

85. 能间接反映左心功能

86. 自从使用以来,麻醉死亡率大幅下降

【C型题】

A. CVP低

B. 动脉压低

C. 二者均有

D. 二者均无

87. 血容量不足

88. 心功能差,心排出量减少

89. 心功能良好,血容量轻度不足

90. 血容量过度收缩,肺循环阻力升高

91. 心脏排血功能减低,容量血管过度收缩,血容量不足或已足

A. 锁骨下进路

B. 锁骨上进路

C. 两者均有

D. 两者均无

92. 容易穿破胸膜和肺,引起气胸

93. 穿刺时针干与锁骨呈45°角

94. 穿插部位邻近锁骨下动脉,易损伤该动脉

95. 穿刺时保持针干与胸壁近水平位

【X型题】

96. 麻醉医师行有创动脉压监测的适应证

A. 心脏大血管手术

B. 高血压患者时间较长手术

C. 嗜铬细胞瘤手术

D. 需行控制性降压麻醉

E. 心血管功能不全患者

97. 经颈内静脉插入Swan-Ganz导管的步骤哪些是对的

A. 一般插入深度达13cm,管端可达右心房

B. 气囊膨胀后,每次推进导管2~3cm

C. 当导丝经三尖瓣进入右室时,收缩压、舒张压突然升高

D. 进入右心室时,舒张压迅速降近零点

E. 到达肺动脉时,舒张压高于右心室舒张压

98. 关于选择右颈内静脉穿刺置管的理由

A. 位于颈动脉右侧,左手摸着颈动脉,右手持注射器持针穿刺,顺手、方便

B. 与锁骨下静脉汇合注入上腔静脉近乎直线,置管到位率高

C. 相比左侧,导管不容易血栓梗阻

D. 胸导管位于左侧,穿刺不会伤及

E. 右侧胸膜顶低于左侧,伤及率低

99. 中心静脉穿刺置管的并发症

A. 心脏压塞

B. 气胸、血胸

C. 空气栓塞

D. 局部血肿

E. 神经神伤

100. 有创动脉压监测的意义

A. 数字准确、连续、及时

B. 提供波形分析

C. 提供心率、心律

D. 反映心肌收缩性和血容量多少

E. 便于做血气监测

101. 有创动脉测压插管的并发症

A. 血栓形成、血管栓塞、手掌循环障碍

B. 出血、血肿

C. 感染

D. 动脉瘤

E. 动静脉瘘

102. 麻醉的CVP监测的意义与适应证

A. 心脏功能监测

B. 容量监测

C. 指导输液、输血治疗

D. 利于麻醉注药、泵药

E. 利于术后肠外营养治疗

103. 使中心静脉压导管置入的位置正确哪些正确

A. 据液柱界面随呼吸上下波动判断最为可靠

B. X线摄片判断导管位置可靠,应成为常规

C. 成人经锁骨下静脉插管13~15cm,90%管尖端达右心房入口

D. 成人经右颈内静脉插管12~13cm,约10%管尖端达右心房入口

E. 经外周静脉置入,导管若扭曲,常无法到达上、下腔静脉内

104. 颈内静脉穿刺的并发症

A. 星状神经节损伤(霍纳综合征)

B. 臂丛神经损伤

C. 气胸

D. 血气胸

E. 血肿

105. 测定周围动脉压的指征包括

A. 严重低血压、休克和反复测量血压的患者

B. 需要反复采取动脉血样作血气分析和pH测到的患者

C. 染料稀释法测心排出量

D. 监测血管收缩药或扩张药治疗的效果时

E. 各种危重患者进行大血管手术时

106. 周围动脉插管常见并发症有
    A. 血栓
    B. 栓塞
    C. 心搏骤停
    D. 出血
    E. 感染

107. 肺动脉导管的临床应用包括下列哪几项
    A. 测压
    B. 测量CO
    C. 记录心腔内心电图和心室内临时起搏
    D. SvO$_2$连续测定
    E. 采取混合静脉血标本

108. 插入肺动脉导管常见并发症
    A. 血、气胸
    B. 心脏压塞
    C. 心律失常
    D. 气囊破裂
    E. 肺梗死

109. 下述哪些因素使PCWP的检测值偏高
    A. 低肺泡压
    B. 间歇正压通气
    C. 呼气末正压通气
    D. 慢性阻塞性肺炎
    E. 肺切除

110. 下述哪些情况可致热稀释法心排出量测定结果增高
    A. 心内右向左分流
    B. 心内左向右分流

C. 三尖瓣关闭不全
D. 二尖瓣反流
E. 快速输液

111. 有创动脉测压插管途径有
    A. 桡动脉
    B. 肱动脉
    C. 股动脉
    D. 足背动脉
    E. 腋动脉

112. 肺动脉导管监测的禁忌证
    A. 三尖瓣狭窄、肺动脉瓣狭窄
    B. 右心房、右心室肿块
    C. 法洛四联症
    D. 严重室性心律失常
    E. 血小板不到10万/mm^3

113. 肺动脉导管放置过程致患者的并发症
    A. 导管气囊经过鞘口管破裂
    B. 刺激心室引起心律失常，重者室速室颤
    C. 刺激传导束引起传导阻滞
    D. 肺动脉破裂
    E. 导管打结、卡入瓣膜拔出困难

114. 有创心排出量测定法有
    A. Fick法
    B. 染料、锂稀释法
    C. Flo-Trac/Vigileo法
    D. Swan-Ganz CCO法
    E. Picco法

答　案

【A₁型题】

1. B	2. E	3. B	4. C	5. B	6. C	7. C	8. E	9. C	10. A
11. D	12. D	13. B	14. E	15. A	16. A	17. A	18. E	19. C	20. C
21. C	22. D	23. E	24. B	25. B	26. C	27. A	28. E	29. C	30. B
31. E	32. C	33. B	34. B	35. C	36. D	37. D	38. D	39. A	40. E
41. E	42. E	43. E	44. C	45. D	46. D	47. C	48. D	49. A	50. E
51. C	52. B	53. A							

【A₂型题】

54. B   55. E   56. C   57. C   58. B   59. C   60. B

【A₄型题】

61. D   62. D   63. C   64. C   65. E

【B₁型题】

66. C   67. A   68. A   69. A   70. C   71. D   72. E   73. B   74. C   75. D

76. E   77. A   78. B   79. A   80. C   81. E   82. B   83. A   84. E   85. C

86. B

【C型题】

87. C   88. B   89. A   90. D   91. B   92. A   93. B   94. D   95. A

【X型题】

96. ABCDE   97. BDE   98. ABDE   99. ABCDE   100. ABCDE   101. ABCDE

102. ABCDE   103. DE   104. ABCDE   105. ABCDE   106. ABDE   107. ABCDE

108. ABCDE   109. BCDE   110. BC   111. ABCDE   112. ABCD   113. BCDE

114. ABCDE

（傅润乔）

呼吸功能监测

【A₁型题】

1. 呼吸监测仪显示的顺应性环的横坐标和纵坐标
   分别是
   A. 呼吸道压力和肺容量变化
   B. 呼吸道压力和吸气速度
   C. 呼吸道压力和呼气速度
   D. 肺容量变化和吸气速度
   E. 肺容量变化和呼气速度

2. 呼吸监测仪显示的阻力环的横坐标和纵坐标分
   别是
   A. 呼吸道压力和肺容量变化
   B. 呼吸道压力和吸气速度
   C. 呼吸道压力和呼气速度
   D. 肺容量变化和呼吸气流速
   E. 肺容量变化和气道压力

3. 测定呼吸气体二氧化碳浓度所采用的红外光波
   长是
   A. 2.3μm
   B. 3.3μm
   C. 4.3μm
   D. 5.3μm
   E. 6.3μm

4. 简易呼吸功能测定屏气法,正常人是
   A. 深吸一口气屏气超过10秒
   B. 深吸一口气屏气超过20秒
   C. 深吸一口气屏气超过30秒
   D. 深吸一口气屏气超过40秒
   E. 深吸一口气屏气超过50秒

5. 简易呼吸功能测定吹气法,正常人是
   A. 把肺内气尽量吹完时间≤1秒
   B. 把肺内气尽量吹完时间≤2秒
   C. 把肺内气尽量吹完时间≤3秒
   D. 把肺内气尽量吹完时间≤4秒
   E. 把肺内气尽量吹完时间≤5秒

6. 吹火柴试验为判断患者心肺功能简单而有效的
   方法之一,其火距患者口唇距离为
   A. 60cm
   B. 50cm
   C. 25cm
   D. 15cm
   E. 10cm

7. 判断肺功能受损最敏感的指标是
   A. 肺活量
   B. 潮气量
   C. 最大通气量
   D. 补吸气量
   E. 补呼气量

8. 理想的肺通气/血流比值约为
   A. 1.0
   B. 0.9
   C. 0.82
   D. 0.75
   E. 0.70

9. 下面哪项可以反映呼吸功能
   A. 屏气、吹气试验
   B. 通气、换气力学测定
   C. 脉搏氧饱和度、呼末二氧化碳
   D. 血气分析
   E. 上述全部

10. 血氧饱和度是指

A. 血液中溶解氧与总氧量的比值

B. $HbO_2/(Hb+HbO_2) \times 100\%$

C. Hb结合氧与未结合氧量的比值

D. Hb结合氧与Hb总量的比值

E. 未结合氧的Hb量与Hb总量的比值

11. 最能反映组织性缺氧的指标是

    A. 血氧容量降低

    B. 动脉血氧分压降低

    C. 动脉血氧含量降低

    D. 静脉血氧含量增加

    E. 动脉-静脉血氧含量差增加

12. 肺功能试验中,下列哪项须根据患者的配合和能力才能测得

    A. 最大弥散功能

    B. 双侧肺充分膨胀

    C. 膈肌的最大运动度

    D. 最大通气功能

    E. 肺血流灌注

13. 肺活量是

    A. 在1分钟内能呼吸的气量

    B. 最大呼气后肺内的余气量

    C. 能够吸进的气量

    D. 在1分钟内能呼出的气量

    E. 在最大的吸气后能够排出的气量

14. 肺总容量等于

    A. 肺活量+无效腔

    B. 肺活量+功能余气量

    C. 肺活量+余气量

    D. 潮气量+补呼气量

    E. 约等于3L

15. 对肺泡气分压变化起缓冲作用的肺容量是

    A. 补吸气量

    B. 补呼气量

    C. 深吸气量

    D. 余气量

    E. 功能性余气量

16. 气体的肺扩散容量是指

A. 每分钟在肺部扩散的总量

B. 每平方米体表面积每分钟在肺部扩散的总量

C. 基础情况下,每分钟在肺部扩散的总量

D. 在1mmHg分压差情况下,每平方米体表面积气体在肺部扩散的总量

E. 在1mmHg分压差情况下,每分钟在肺部扩散的总容量

17. 下列哪种情况使血液氧离曲线右移

    A. CO_2张力增高

    B. CO_2张力降低

    C. pH值升高

    D. 温度降低

    E. 氮气张力增高

18. 血液氧离曲线是表示

    A. Hb含量与氧解离量关系的曲线

    B. Hb氧饱和度与氧含量关系的曲线

    C. Hb氧饱和度与血氧张力关系的曲线

    D. 血氧含量与血氧容量关系的曲线

    E. 血氧容量与氧分压关系的曲线

19. 在下列哪种情况下,肺的静态顺应性增加

    A. 气道阻力增加

    B. 气道阻力减小

    C. 肺弹性阻力增加

    D. 肺弹性阻力减小

    E. 肺泡表面活性物质减少

20. 反映肺泡通气量的最佳指标是

    A. 肺活量

    B. 肺潮气量

    C. $PaCO_2$

    D. P_ACO_2

    E. PaO_2

21. 肺、胸廓总体顺应性(Ct)包括胸廓顺应性(Cc)和肺顺应性(Cl),其关系为

    A. $Ct=Cc+Cl$

    B. $Ct=1/2Cc+1/2Cl$

    C. $1/Ct=1/Cc+1/Cl$

    D. $Ct=1/Cc+1/Cl$

E. 1/Ct=Cc+Cl

D. 功能残气量小

E. 体重小

22. 肺功能检查时一秒率正常值为

A. ≥40%

B. ≥50%

C. ≥60%

D. ≥70%

E. ≥80%

28. 功能残气量是指

A. 是平静呼气末肺内残留的气体量

B. 是最大努力呼气后肺内残留的气体量

C. 呼气时直径<2mm的小气道关闭时肺内残留的气体量

D. 不能反映气体交换功能

E. 小儿的较大

23. 术前通气储备低于多少,肺切除术后可能发生呼吸功能不全

A. ≤40%

B. ≤50%

C. ≤60%

D. ≤70%

E. ≤80%

29. FRC的存在使得

A. 在呼气末肺泡呈过度膨胀状态

B. 在呼气末肺泡呈萎缩状态

C. 呼气末肺泡内氧分压骤然升高

D. 呼吸间歇期血液与气体之间仍有气体交换

E. 肺泡内氧分压在呼气末骤降

24. 无呼吸系统疾患的成人,使用呼吸机时气道压力应为

A. ≤10cmH$_2$O

B. ≤20cmH$_2$O

C. ≤30cmH$_2$O

D. ≤40cmH$_2$O

E. ≤50cmH$_2$O

30. 有关生理无效腔量的概念,下列哪项正确

A. 口腔至细支气管不参与气体交换的气量

B. 口腔至肺泡内不参与气体交换的气量

C. 肺泡内不参与气体交换的气量

D. 口腔至咽部不参与气体交换的气量

E. 细支气管内不参与气体交换的气量

25. 单肺通气时气道压力最高应不超过

A. 10cmH$_2$O

B. 20cmH$_2$O

C. 30cmH$_2$O

D. 40cmH$_2$O

E. 50cmH$_2$O

31. 反映小气道病变最敏感的指标是

A. 每分通气量

B. 最大自主通气量

C. 通气储备百分比

D. 流速-容积曲线

E. 功能残气量

26. 功能残气量增加时

A. 吸入麻醉诱导和苏醒时间延长

B. 吸入麻醉诱导和苏醒时间缩短

C. 肺活量增加

D. 呼吸频率增加

E. 肺活量减少

32. 有关最大通气量的正确观点是

A. 通气储备<86%为通气功能不佳

B. 通气储备<70%为通气功能严重受损

C. 临床上主要用于评估通气储备

D. 有严重心肺疾病患者不宜进行此项检查

E. 上述全部

27. 小儿吸入麻醉药诱导较成人迅速的主要原因

A. 呼吸频率快

B. 潮气量小

C. 肺活量小

33. 气道阻力是指

A. 推动两组环路活瓣所需的力量

B. 能使呼吸囊正常胀缩的力量

C. 吸气时达到的最高压力

D. 每秒推动1L通气量所需的压力

E. 呼气时达到的最高压力

D. 呼吸频率

E. 肺活量

34. 做分析血气时

A. FiO_2 应≥60%

B. FiO_2 应≥70%

C. FiO_2 应≥80%

D. FiO_2 应≥90%

E. 应给出 FiO_2 值

35. 麻醉中,下列哪项是必备的常规监测

A. 脉搏血氧饱和度

B. 吸入氧浓度

C. 呼出 CO_2 浓度

D. 动脉血气

E. 潮气量

36. 正常人呼吸的化学调节哪项是正确的

A. 由于代谢异常所致的酸中毒时通气量减少

B. 生理范围内随血中 $PaCO_2$ 浓度增加而通气量增大

C. 由于代谢异常所致的碱中毒时通气量增大

D. H浓度变化较 $PaCO_2$ 变化能更快影响通气

E. pH降低可致通气量减少

37. 闭合容量(CC)是

A. 气道开始闭合时呼出的气量

B. 人为闭合气道后肺内存留的气量

C. 补呼气量与残气量之和

D. 气道开始闭合时的肺容量

E. 一定小于潮气量

38. 关于闭合容量,下列哪项**不正确**

A. 小气道功能受损时不必做此检查

B. COPD患者此项检查较其他检查敏感

C. 小气道功能受损时CC>FRC

D. 它与肺总量比值正常为12.7±0.5%

E. 随年龄增大CC也可能增大

39. 阻塞性通气障碍的敏感判断指标是

A. 潮气量

B. 分钟通气量

C. 时间肺活量

40. 限制性通气障碍的敏感判断指标是

A. 肺活量

B. 分钟通气量

C. 呼吸频率

D. 时间肺活量

E. 潮气量

41. 有关 P_{50} 的叙述,哪项是**错误的**

A. P_{50} 是指血红蛋白氧饱和度为50%时的氧分压

B. P_{50} 是反映Hb与氧亲和力的指标

C. P_{50} 的正常值约为26~27mmHg

D. P_{50} 降低表示氧离曲线右移

E. P_{50} 升高1mmHg可由红细胞内2,3-DPG浓度增高1 μmol/gHb所致

42. 对于静息肺功能测定,**错误的**是

A. 肺容量测定是静息肺功能测定

B. 用于推断单位时间的肺活量变化

C. 最常用的是肺活量和潮气量

D. 不能反映换气功能

E. 不能动态反映通气变化

43. 临床应用肺通气功能检查时观点**错误的**是

A. 要选用几种参数相互印证

B. 根据一项"特异性"即可做出诊断

C. 要结合胸部X线和物理检查

D. 通气功能检查也是呼吸监测的基本内容之一

E. 通气分布不均时,即使分钟通气量正常也可能出现 CO_2 潴留

44. 对气道阻力影响**不大**的因素是

A. 气体流速

B. 气道口径大小

C. 气道物理形状

D. 气道内分泌物聚积

E. 身高

45. $P_{ET}CO_2$ **不具备**哪一项

A. 无创伤

B. 可监测

C. 可监测气道压力波形

D. 可在床边实施监测

E. 可定量

46. 有关$P_{ET}CO_2$和P_ACO_2，**错误**的解释是

 A. $P_{ET}CO_2$不能用以估计$PaCO_2$

 B. $P_{ET}CO_2$是终末呼出气体中的CO_2

 C. $P_{ET}CO_2$反映所有通气肺泡的均值

 D. 正常时，$P_{ET}CO_2 \approx P_ACO_2 \approx P_aCO_2$

 E. 通气、换气障碍时，$P_{ET}CO_2$与P_aCO_2相差不大

47. 下列哪种情况可导致$P_{ET}CO_2$与P_aCO_2**不一致**

 A. 高CO_2血症

 B. 低氧血症

 C. 患者出现通气不足

 D. 急性肺栓塞

 E. 感染

48. $PaCO_2$监测在神经外科的意义，哪项**错误**

 A. 通过降低$PaCO_2$降低颅内压

 B. 通过维持$PaCO_2$维持脑血流和代谢

 C. $PaCO_2$不宜低于30mmHg

 D. $PaCO_2$过低可导致脑缺血

 E. 为增加脑灌注，提高$PaCO_2$到50mmHg

49. 肺切除和气管切开可使下列哪种无效腔量减少

 A. 机械无效腔

 B. 解剖无效腔

 C. 生理无效腔

 D. 肺泡无效腔

 E. 功能无效腔

【A$_2$型题】

50. 男性，60岁，胰十二指肠切除后5天发生胰瘘，出现呼吸深快。查体：面部潮红，心率110次/分，血压90/60mmHg。腱反射减弱，血气分析：pH7.27，$PaCO_2$28mmHg，BE $-$15mmol/L。该患者酸碱失衡诊断最可能是

 A. 呼吸性酸中毒合并代谢性酸中毒

 B. 代谢性酸中毒伴代偿性低CO_2血症

 C. 呼吸性碱中毒合并代谢性酸中毒

 D. 代谢性碱中毒合并呼吸性碱中毒

 E. 呼吸性酸中毒合并代谢性碱中毒

51. 一位较重创伤患者血气检测结果为$FiO_2$0.42，$SaO_2$92%，$PaCO_2$33mmHg，下述**不可能**的诊断是

 A. 气胸

 B. 肺水肿

 C. ARDS

 D. 肺毛细血管内微栓形成

 E. 镇痛药物导致呼吸抑制

52. 患者男性，55岁，反复咳嗽、咳痰、气喘10余年，并胸闷、气促一周。体检：半卧位，口唇发绀，体温38.5℃，脉搏120次/分，血压95/60mmHg，呼吸36次/分，颈静脉怒张，双肺散在干湿性啰音，双下肢水肿，胸部X线片提示：双肺透亮度增加，肋间隙增宽，左下肺片状阴影，右房右室增大。血气分析：pH7.20，$PaO_2$40mmHg，$PaCO_2$55mmHg。采用的机械通气方式**除外**

 A. 压力控制通气

 B. 呼气末正压

 C. 反比通气

 D. 同步间歇指令通气

 E. 气道正压通气

【B1题型】

问题53~58

 A. $PaCO_2$升高为主

 B. $PaCO_2$降低为主

 C. PaO_2升高为主

 D. PaO_2降低为主

 E. $PaCO_2$和PaO_2升高

53. 氧化亚氮麻醉后立刻呼吸空气

54. 控制呼吸时增加潮气量

55. 气管内插管麻醉中

56. 气管内麻醉中通气不足

57. 单肺通气时间过长

58. 腹腔镜手术气管内插管麻醉

问题59~61

 A. $P_{ET}CO_2$急剧下降，ECG数分钟内出现缺氧图形和严重心律失常

 B. $P_{ET}CO_2$不规则变化，其他监测均正常

 C. 麻醉机上$P_{ET}CO_2$正常，监护仪上ECG突然消

失、血压降至零、指端动脉体积描记图变为直线

D. $P_{ET}CO_2$迅速下降，ECG、指端动脉体积描记图及血压均正常

E. ECG正常$P_{ET}CO_2$出现平台期凹陷

59. 监测仪故障

60. 肺栓塞

61. 环路漏气

问题62~65

A. 在$P_{ET}CO_2$检测时CO_2由正常突然降到极低水平

B. 气管插管后$P_{ET}CO_2$为零或极低水平

C. $P_{ET}CO_2$平台期与上升支之间角度增大

D. $P_{ET}CO_2$突然降低，但不到零点

E. $P_{ET}CO_2$突然升高

62. 多提示技术故障

63. 支气管痉挛

64. 气管导管可能不在气管内

65. 呼吸环路可能漏气

【C型题】

A. 消耗环路内气体

B. 增加呼吸道无效腔

C. 两者均有

D. 两者均无

66. 主气流式二氧化碳监测仪

67. 旁气流式二氧化碳监测仪

A. PaO_2下降

B. $PaCO_2$上升

C. 两者均有

D. 两者均无

68. 严重创伤、长骨骨折

69. 肺气肿或肺心病

70. 气管导管滑入一侧支气管

71. 过度通气

A. V/Q比例过高

B. V/Q比例过低

C. 两者均有

D. 两者均无

72. 肺梗死

73. 支气管哮喘

74. 单肺通气早期

75. 心肌梗死

76. 上呼吸道炎症

【X型题】

77. 有关脉搏血氧饱和度仪，下面哪些说法正确

A. SpO_2是根据分光光度计比色原理设计而成的

B. SpO_2利用不同组织吸收光线波长的差异，如Hb吸收660nm的红光，HbO_2吸收940nm的红外线

C. SpO_2和SaO_2呈显著相关

D. 在血液中存有可吸收660nm和940nm光的任何物质时，均可影响SpO_2的精确性

E. SpO_2与PaO_2呈明显的线形正相关

78. 在下列疾病中，肺的静态顺应性减少的有

A. 肺不张

B. 肺水肿

C. 肥胖

D. 肺气肿

E. 胸廓成形术后

79. 属于肺弥散功能测定的项目有

A. 重复吸收试验

B. 单次吸氧测定肺内气体分布

C. 测定肺弥散量

D. 一口氮气测定闭合容量

E. 静息通气-分钟氧吸收量

80. 除使用仪器外，临床上呼吸功能的基本检查方法还有

A. 观察呼吸运动

B. 听诊呼吸音

C. 检查痰液

D. 观察呼吸状态

E. X线胸透

81. 因肺毛细血管静水压升高引起的急性肺水肿包括

A. 感染性肺水肿

B. 心源性肺水肿

C. 神经性肺水肿

D. 液体负荷过多引起的肺水肿　　　　　　B. 血压过高

E. 肺复张性肺水肿　　　　　　　　　　　C. 心室纤颤

　　　　　　　　　　　　　　　　　　　D. 高碳酸血症

82. 急性呼吸道梗阻的直接后果有　　　　　E. 血压下降

A. 缺氧

答　案

【A₁型题】

1. A	2. D	3. C	4. C	5. C	6. D	7. A	8. C	9. E	10. B
11. D	12. D	13. E	14. C	15. E	16. E	17. A	18. C	19. D	20. C
21. C	22. E	23. C	24. C	25. D	26. A	27. D	28. A	29. D	30. B
31. D	32. E	33. D	34. E	35. A	36. B	37. D	38. A	39. C	40. A
41. D	42. B	43. B	44. E	45. C	46. A	47. D	48. E	49. B	

【A₂型题】

50. B　　51. E　　52. C

【B₁型题】

53. D	54. B	55. C	56. A	57. D	58. E	59. C	60. A	61. D	62. A
63. C	64. B	65. D							

【C型题】

66. B	67. A	68. A	69. C	70. A	71. D	72. A	73. B	74. B	75. A
76. D									

【X型题】

77. ACD　　　78. AB　　　79. ACE　　　80. ABD　　　81. BCDE　　　82. AD

（王忠云　刘存明）

第84章

血 气 监 测

【A₁型题】

1. 吸空气时PvO_2应是
   A. 20mmHg
   B. 30mmHg
   C. 40mmHg
   D. 50mmHg
   E. 60mmHg

2. 气体分压指的是
   A. 组成混合气体的各气体所占容积的压力
   B. 组成混合气体的各气体所占的容积
   C. 组成混合气体的各气体所占的压力
   D. 组成混合气体的各气体所占的比重
   E. 组成混合气体的各气体所占的重量

3. 呼吸商（R）的正确计算公式是
   A. $R=VCO_2/VO_2$（CO_2的生成量/O_2耗量）
   B. $R=VO_2/VCO_2$
   C. $R=VCO_2/PO_2$
   D. $R=PCO_2/VO_2$
   E. $R=PCO_2/PO_2$

4. $C-O_2$的含义是
   A. 血液中所含CO_2量的总和
   B. 血液中的溶解氧量
   C. 血液中与血红蛋白结合的氧量
   D. 血红蛋白结合氧量+血液中的溶解氧量
   E. 血红蛋白结合氧量-溶解氧量

5. 正常生理状态下，$P_{ET}CO_2$、P_ACO_2、$Pa-CO_2$的关系是
   A. $P_{ET}CO_2=P_ACO_2>PaCO_2$
   B. $P_{ET}CO_2=PaCO_2>P_ACO_2$
   C. $P_{ET}CO_2≈P_ACO_2≈PaCO_2$
   D. $P_{ET}CO_2>P_ACO_2>PaCO_2$
   E. $P_{ET}CO_2<P_ACO_2<PaCO_2$

6. $tcPO_2$、$tcPCO_2$监测的主要适用范围是
   A. 婴幼儿、新生儿
   B. 6岁以上儿童
   C. 青壮年
   D. 妊娠妇女
   E. 高龄老人

7. 呼吸指数的正确计算公式是
   A. （$A-aDCO_2$）/$PaCO_2$
   B. （$A-aDO_2$）/$PaCO_2$
   C. （$A-aDO_2$）/PaO_2
   D. （$A-aDCO_2$）/PaO_2
   E. （$A-aDO_2$）/SpO_2

8. 呼吸空气时每100ml血液中的溶解氧约为
   A. 0.1ml
   B. 0.3ml
   C. 0.6ml
   D. 0.9ml
   E. 1.2ml

9. 无循环障碍时下列哪一项指标最能反映组织氧供正常
   A. PaO_2 90~98mmHg
   B. 溶解氧
   C. SaO_2 97%
   D. SpO_2 97%
   E. 血氧含量20~21ml/dl

10. 下列哪一因素最能引起肺泡-动脉CO_2分压差增大
    A. 缺氧
    B. 吸入纯氧
    C. 肺泡无效腔量增加
    D. 潮气量过大
    E. 分钟通气量不足

11. CO_2透过肺泡膜的能力约为O_2的多少倍
- A. 2
- B. 5
- C. 10
- D. 20
- E. 30

12. 当碱中毒时
- A. 钠氯交换加强
- B. 钠钾交换加强
- C. 钠钾交换抑制
- D. 肾排钾量减少
- E. 肾回收$NaHCO_3$量增加

13. 对Pa-ETCO₂影响最明显的因素是
- A. V/Q
- B. V_D/V_T
- C. Qs/Qt
- D. V_T
- E. V_E

14. $P_{ET}CO_2$反映的是哪一部分气体CO_2分压
- A. 机械无效腔气体
- B. 生理无效腔气体
- C. 肺泡和无效腔气体
- D. 混合肺泡气体
- E. 新鲜气体和肺泡气体

15. 有关肺的外呼吸,以下叙述哪项错误
- A. 外呼吸的主要环节包括肺的通气与换气功能
- B. 肺的换气功能指的是肺泡膜两侧的气体交换
- C. 单位时间内气体的弥散量与气体在肺泡膜两侧的分压差成正比
- D. O_2的弥散力要比CO_2大20倍左右
- E. A-aDO₂是对肺通气或换气功能衰竭进行鉴别的重要指标之一

16. 有关组织的氧供,以下叙述哪项不当
- A. PO₂系指溶解在血浆中的氧所产生的压力
- B. 吸空气时,每100ml血液中仅能溶解氧约0.3ml
- C. 组织供氧与PO₂有直接关系
- D. 组织供氧直接取决于血氧饱和度的高低
- E. 无动静脉分流时,PvO₂可以为组织缺氧程度的一个指标

17. 血氧含量与下列哪些因素无关
- A. 血红蛋白含量
- B. 血氧分压
- C. 血氧饱和度
- D. 高钠血症
- E. 高钾血症

18. 酸碱平衡紊乱与细胞外钾离子变化,以下哪项叙述不正确
- A. 细胞外[H⁺]增高可引起高钾血症
- B. 细胞外[H⁺]增高可引起低钾血症
- C. 细胞外[H⁺]减少可引起低钾血症
- D. 细胞外钾离子增高可引起酸血症
- E. 细胞外钾离子降低可引起碱血症

【B₁型题】

问题19~24
- A. 102mmHg
- B. 94mmHg
- C. 64mmHg
- D. 46mmHg
- E. 40mmHg

19. 正常肺泡气氧分压
20. 正常混合静脉血氧分压
21. 正常动脉氧分压
22. 正常动脉二氧化碳分压
23. 正常混合静脉二氧化碳分压
24. 正常肺泡气二氧化碳分压

问题25~30
- A. PaCO₂升高为主
- B. PaCO₂降低为主
- C. PaO₂升高为主
- D. PaO₂降低为主
- E. PaCO₂和PaO₂升高

25. 氧化亚氮麻醉后立刻呼吸空气
26. 控制呼吸时增加潮气量
27. 气管内插管麻醉中
28. 气管内插管麻醉中通气不足
29. 单肺通气时间过长
30. 腹腔镜手术气管内插管麻醉

【B₂型题】

问题31~36

A. PO_2

B. SpO_2

C. $tcPO_2$

D. $P_{ET}CO_2$

E. C-O_2

F. 平衡法（PCO_2）

G. 直接法（PCO_2）

31. 通过测定pH来求出PCO_2属

32. 利用PCO_2电极来测定属

33. 利用氧电极测定属

34. 依据光电比色原理而设计属

35. 依据红外线原理而设计

36. 可将电极直接放置于皮肤上连续测定

【C型题】

A. V_D/V_T增加

B. aDO_2增加

C. 两者均有

D. 两者均无

37. 换气功能障碍

38. 通气功能障碍

A. PaO_2下降

B. $PaCO_2$上升

C. 两者均有

D. 两者均无

39. 严重创伤、长骨骨折

40. 肺气肿或肺心病

41. 气管导管滑入一侧支气管

42. 过度通气

【X型题】

43. 以下哪几项参数是反映肺通气功能状态的指标

A. $PaCO_2$

B. P_AO_2

C. V_D/V_T

D. pH

E. [HCO^{3-}]

44. 以上哪些因素可以引起氧离曲线移位

A. pH

B. 温度

C. 红细胞中2,3-DPG的含量

D. PCO_2

E. PO_2

45. 有关血液PCO_2的测定,以下叙述哪些是正确的

A. 测定PCO_2有平衡法和直接法两种方法

B. 平衡法的原理是通过测定pH来求出PCO_2

C. 直接法是用PCO_2电极来测定PCO_2

D. PCO_2电极是一个由稀释的碳酸氢溶液所包绕的pH玻璃电极

E. 只要操作准确,两种方法所测得的PCO_2值基本一致

46. 有关血液PO_2的测定,以下哪几项叙述是正确的

A. 目前均用电极法测定PO_2

B. 氧电极的测定原理是以氧化还原为依据的

C. 氧电极以封闭在玻璃棒内仅露出截住面的铂丝为阴极

D. 氧电极的校准采用两点校准法

E. 氧电极定标采用37℃恒温水作为定标液

47. 以下哪些因素可以影响SpO_2仪测定的正确性

A. 体温＜35℃

B. BP＜50mmHg

C. 使用血管收缩药物

D. 传感器松动

E. 外部光源的干扰

48. 以下哪几项指标可以反映PaO_2的变化

A. SpO_2

B. $P_{ET}CO_2$

C. $tcPO_2$

D. $tcPCO_2$

E. 血液PO_2测定

49. 经皮氧监测（$tcPO_2$）电极放置的部位,以下哪些是正确的

A. 放置部位应有良好的毛细血管循环,且皮下脂肪少

B. 放置部位的皮下及附近应无大血管及骨骼

C. 新生儿电极的放置部位为上胸部、胸腹部及大腿内侧

D. 早产儿电极可置于胸、背或胃区

E. 儿童及成人电极可置于上胸部或上臂的内侧

50. 能使PaO_2、SpO_2、$tcPO_2$下降的因素包括

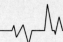

A. 肺的通气功能障碍

B. 肺泡膜弥散功能障碍

C. 肺内分流

D. 心脏水平的分流

E. 右心室流出道狭窄

51. 麻醉恢复期血气分析异常的常见原因包括

A. 麻醉药物的残余作用

B. 呼吸道分泌物增多,阻塞气道

C. 术中过度通气

D. 躁动

E. 酸碱平衡失常

52. 影响氧离曲线P_{50}的因素包括

A. 血液

B. 温度

C. 2,3-DPG

D. $PaCO_2$

E. 血红蛋白

53. 影响$A-aDO_2$的因素有

A. 肺泡弥散障碍

B. 肺内分流

C. 吸入氧分压

D. 低血压

E. 吸入NO

54. 以下哪些情况可引起$Pa-ETCO_2$增加

A. 肺血流减少

B. 肺无效腔量增多

C. 肺血管阻塞

D. 潮气量不足

E. 心排出量减少

55. 以下哪些因素对SpO_2精确性无明显影响

A. Hb 90~100g/L

B. MetHb增高

C. 体温<35℃

D. $PaCO_2$ 30~35mmHg

E. COHb增高

56. 监测$P_{ET}CO_2$对以下情况哪几项具有临床意义

A. 判断通气量大小

B. 恶性高热

C. 钠石灰失效

D. 肺栓塞

E. 呼吸活瓣失灵

答　案

【A₁型题】

1. C	2. A	3. A	4. D	5. C	6. A	7. C	8. B	9. E	10. C
11. D	12. B	13. B	14. D	15. D	16. D	17. E	18. B		

【B₁型题】

19. A	20. E	21. B	22. E	23. D	24. E	25. D	26. B	27. C	28. A
29. D	30. E								

【B₂型题】

31. F	32. G	33. A	34. B	35. D	36. C

【C型题】

37. B	38. A	39. A	40. C	41. A	42. D

【X型题】

43. ABC	44. ABCDE	45. ABCDE	46. ABCDE	47. ABCDE	48. ACE
49. ABCDE	50. ABCDE	51. ABCDE	52. ABCDE	53. ABDE	54. ABCDE
55. AD	56. ABCDE				

（陈绍洋　高　峰）

第85章

凝血功能监测

【A₁型题】

1. 肝素的抗凝作用是通过下列哪种物质起作用的
   - A. 纤维蛋白原
   - B. 纤维蛋白
   - C. 抗凝血酶Ⅲ
   - D. 凝血酶
   - E. 血小板

2. 鱼精蛋白中和肝素时,剂量最适当的是
   - A. 1mg鱼精蛋白可中和1.25u肝素
   - B. 1mg鱼精蛋白可中和125u肝素
   - C. 1mg鱼精蛋白可中和1250u肝素
   - D. 1mg鱼精蛋白可中和12500u肝素
   - E. 1mg鱼精蛋白可中和125000u肝素

3. 体外循环心脏直视手术中,哪项监测最具有临床意义
   - A. 肝素浓度监测
   - B. 纤维蛋白原浓度监测
   - C. 凝血酶监测
   - D. 肝素效果监测
   - E. 纤维蛋白监测

4. 体外循环期间的抗凝和中和,目前的金标准是
   - A. 激活全血凝固时间
   - B. 全血凝固时间
   - C. 激活部分凝血活酶时间
   - D. 凝血酶时间
   - E. 凝血酶原时间

5. 体外循环理想的ACT值为
   - A. 110秒
   - B. 130秒
   - C. 110~130秒
   - D. 300~400秒
   - E. 480秒

6. 一般基础ACT值测定应在
   - A. 术前一天
   - B. 麻醉前
   - C. 麻醉后
   - D. 切皮前
   - E. 切皮后

7. 维持体外循环安全的ACT值应大于
   - A. 400秒
   - B. 300秒
   - C. 200秒
   - D. 130秒
   - E. 110秒

8. 肝移植术中主要监测内部途径及共同通路的凝血过程的指标是
   - A. ACT
   - B. 凝血酶原时间
   - C. 凝血酶原百分活度
   - D. 部分凝血活酶时间
   - E. 凝血酶时间

9. 肝移植术中主要监测凝血过程外部通路异常的指标是
   - A. ACT
   - B. 凝血酶原时间
   - C. 凝血酶原百分活度
   - D. 部分凝血活酶时间
   - E. 凝血酶时间

10. 肝移植围术期能快速反映患者体内凝血功能状况的检查为
    - A. TEG(thrombus elasticity graph)

B. sonoclot analyzer

C. 凝血全项检验

D. ACT检测

E. 部分凝血活酶时间监测

11. 下列关于TEG的描述中**错误**的是

A. R代表纤维蛋白开始形成的时间,与凝血因子有关

B. K为凝血块形成时间,受内源性凝血因子活性、纤维蛋白和血小板的影响

C. α角表示固态血栓形成的速度,其减小见于凝血因子缺乏

D. MA反映纤维蛋白血栓形成的绝对强度,血小板质或量的异常都对其有影响

E. LY30测量血栓的溶解或退缩

12. 在凝血全项检验中反映患者体内纤溶状况的指标为

A. D-二聚体

B. 凝血酶原时间

C. 纤维蛋白原浓度

D. 凝血酶时间

E. INR（International Normalized Ratio）

13. 下列指标中反映患者体内纤维蛋白原水平的指标为

A. PT

B. INR

C. APTT

D. TT

E. FIB

14. TEG检测中反映血栓溶解的指标为

A. R

B. K

C. LY30

D. α角

E. MA

15. 肝移植围术期可提供患者体内血栓形成信息、血栓形成速度、强度及远期稳定性的检查为

A. TEG

B. onoclot analyzer

C. 凝血全项检验

D. ACT检测

E. 部分凝血活酶时间监测

16. TEG可提供的信息**不包括**

A. 血栓形成的速度、强度和远期稳定性

B. 间接反映凝血因子的情况

C. 血小板功能

D. 体内肝素化效果

E. 纤维溶解情况

17. 下述检查能提供具体凝血因子异常和缺乏的是

A. TEG

B. sonoclot analyzer

C. PT

D. APTT

E. 以上都不是

18. 下列TEG指标中反映血小板功能的是

A. R

B. MA

C. α角

D. k值

E. LY30

19. 下列TEG指标中反映凝血因子状况的是

A. R

B. MA

C. α角

D. k值

E. LY30

20. 下列TEG指标中反映纤维蛋白原水平的是

A. R

B. MA

C. α角

D. k值

E. LY30

21. 下列TEG指标中反映纤溶状况的是

A. R

B. MA

C. α角

D. k值

E. LY30

22. 下列关于sonoclot的叙述**错误的**是
    A. 可定性监测血小板功能
    B. 其检测结果反映的是患者体温下的凝血状况
    C. 其检测结果反映的是37℃时患者的凝血状况
    D. 可用于预测术后患者血栓栓塞
    E. 可用于体外循环凝血状态的监测

23. 下列影响肝移植术中凝血功能因素中**错误的**是
    A. 体温
    B. 电解质平衡
    C. 酸碱平衡
    D. 血小板质和量
    E. 凝血因子水平

【A₂型题】

24. 患者男,56岁,因乙肝肝硬化行肝移植术,麻醉诱导平稳,插胃管和气管导管后发现有新鲜血液自口鼻溢出,但胃管无血液引出,最可能的原因是
    A. 气管插管声带损伤
    B. 下胃管时咽后壁软组织损伤
    C. 胃出血
    D. 气管损伤出血
    E. 食管出血

25. 患者男,41岁,肝硬化终末期伴食管胃底静脉曲张欲行肝移植术,下列术前准备中**错误的**是
    A. 留置胃管
    B. 留置尿管
    C. 查生化
    D. 查凝血全项
    E. 查血常规

【A₃型题】

问题26~28

患者男性,49岁,体重66kg,因终末期肝硬化行经典原位肝移植术,入室血压131/78mmHg,心率76次/分,体温34.2℃,切肝期广泛渗血,血压低,心率快。

26. 此时能最快提供患者体内凝血状况的检查为
    A. TEG
    B. sonoclot
    C. 凝血全项

D. APTT
E. TT

27. 下列处理中**错误的**是
    A. 快速输入悬浮红细胞
    B. 快速输入大量新鲜冰冻血浆
    C. 保持体温不变
    D. 升高体温
    E. 补充白蛋白

28. 经输血输液循环稳定后,首先应做下列哪项检查
    A. 全生化
    B. 血气和电解质
    C. 血氨乳酸
    D. 渗透压
    E. 血常规

【A₄型题】

问题29~33

患者男,56岁,乙肝肝硬化,心电图正常,凝血全项:TT32.80秒,APTT71秒,PT29秒,D-二聚体800ng/mL。白蛋白浓度:30g/L。血红蛋白85g/L。

29. 术前准备最重要的是
    A. 补充白蛋白
    B. 输血,使血红蛋白达正常水平
    C. 留置胃管
    D. 输入新鲜冰冻血浆
    E. 留置尿管

30. 术中预防应激性溃疡的常用药物是
    A. 奥美拉唑
    B. 氨基己酸
    C. 氨甲环酸
    D. 维生素K
    E. 注射用血凝酶

31. 术中预防和治疗纤维蛋白溶解的药物是
    A. 维生素K
    B. 注射用血凝酶
    C. 巴曲亭
    D. 氨甲环酸
    E. 酚磺乙胺

32. 无肝期sonoclot检测结果: ACT 512秒, clotrate 1.5, platefunctian 6。此时应
    A. 输入新鲜冰冻血浆
    B. 输入血小板
    C. 应用肝素
    D. 应用氨甲环酸
    E. 应用抑肽酶

33. 新肝期TEG检测结果: R 6分钟, α角30, MA55mm。此时宜应用
    A. 新鲜冰冻血浆
    B. 血小板
    C. 纤维蛋白原
    D. 凝血酶原复合物
    E. 诺奇(可吸收术后防粘连膜)

【X型题】

34. 肝移植手术中,促进凝血功能改善的措施包括
    A. 输入新鲜冰冻血浆
    B. 输入血小板
    C. 保持体温
    D. 应用纤维蛋白原
    E. 应用钙剂

35. 目前在肝移植手术中检测凝血功能的检查包括
    A. sonoclot

B. TEG
C. 凝血全项
D. 鱼精蛋白滴定
E. 荧光底物分析法

36. 血小板的生理特性包括
    A. 黏附
    B. 聚集
    C. 释放
    D. 游走
    E. 趋化性

37. 参与血小板黏附的主要成分包括
    A. 血小板膜糖蛋白
    B. 内皮下组织
    C. 纤维蛋白原
    D. vWF因子
    E. 凝血酶

38. 肝脏合成的凝血因子中需要维生素K参与的因子有
    A. II
    B. III
    C. VII
    D. IX
    E. X

答 案

【A₁型题】

1. C	2. B	3. D	4. A	5. E	6. E	7. A	8. D	9. B	10. B
11. C	12. A	13. E	14. C	15. A	16. D	17. E	18. B	19. A	20. C
21. E	22. B	23. C							

【A₂型题】
24. B 25. A

【A₃型题】
26. B 27. C 28. B

【A₄型题】
29. D 30. A 31. D 32. A 33. C

【X型题】
34. ABCDE 35. ABC 36. ABC 37. ABCD 38. ACDE

(贺永进 杜洪印)

第五篇　危重病医学

第86章

术后脑功能障碍

【A₁型题】

1. 有关术后脑功能障碍的概念
    A. 是患者在手术后新发生的急性大脑功能障碍
    B. 包括术后脑卒中
    C. 包括术后谵妄
    D. 包括术后认知功能障碍
    E. 上述全部

2. 脑卒中是指
    A. 是一种缓慢的脑血管疾病
    B. 是一种突然的脑血管闭塞或破裂的急性病
    C. 是一种以脑血管闭塞为主的急性病
    D. 是一种以脑血管破裂为主的急性病
    E. 临床表现为一过性的脑功能障碍性病

3. 术后谵妄的易感因素，**除外**
    A. 高龄
    B. 小儿
    C. 认知功能储备减少
    D. 生理储备功能降低
    E. 遗传因素

4. 术后谵妄的促发因素，**除外**
    A. 高龄
    B. 药物
    C. 手术种类、缺氧
    D. ICU环境
    E. 术后并发症

5. 下述是术后谵妄促发的药物因素，**除了**
    A. 地西泮
    B. 咪达唑仑
    C. 酗酒
    D. 阿托品

E. 东莨菪碱

6. 抗胆碱药是术后谵妄的促发药物因素，下述哪种药最强
    A. 格隆溴铵
    B. 阿托品
    C. 东莨菪碱
    D. 山莨菪碱
    E. 戊乙奎醚

7. 下述透过血-脑屏障最强的药是
    A. 格隆溴铵
    B. 阿托品
    C. 东莨菪碱
    D. 山莨菪碱
    E. 戊乙奎醚

8. 术后谵妄的临床表的情绪失控中**除外**
    A. 恐惧、焦虑
    B. 妄想、躁动
    C. 抑郁、淡漠
    D. 失语、失写
    E. 愤怒、欣快

9. 搞活动型谵妄占术后谵妄的
    A. 1%
    B. 5%
    C. 10%
    D. 15%
    E. 20%

10. 下列哪个是具有预防术后谵妄的药物
    A. 氟哌啶
    B. 氟哌啶醇
    C. 丙泊酚

D. 地氟烷

E. 咪达唑仑

D. 前者意识异常,后者正常

E. 前者通常可逆,后者可逆需要的时间长

11. 下面哪项临床上具有明显预防术后谵妄作用

 A. 吗啡

 B. 咪达唑仑

 C. 可乐定

 D. 右美托咪定

 E. 舒芬太尼

12. 下面阿片类药,哪个最易发生术后谵妄反应

 A. 吗啡

 B. 双氢埃托啡

 C. 哌替啶

 D. 芬太尼

 E. 瑞芬太尼

13. 术后认知功能障碍(POCD)是

 A. 患者在麻醉手术后出现的记忆力、集中力、信息处理能力等大脑高级皮层功能的轻微损害

 B. 患者在麻醉手术后出现的记忆力、集中力、信息处理能力等大脑高级皮层功能的严重损害

 C. 患者在麻醉手术后出现的只有记忆力的大脑高级皮层功能的轻微损害

 D. 患者在麻醉手术后出现的只有集中力的大脑高级皮层功能的轻微损害

 E. 患者在麻醉手术后出现的只有信息处理能力的大脑高级皮层功能损害

14. 下面哪项是POCD在术后3个月的唯一危险因素

 A. 患者的教育水平

 B. 患者的工作种类

 C. 患者的性别

 D. 患者高龄

 E. 患者的手术种类

15. 关于术后谵妄和认知功能障碍的说法,**错误的**是

 A. 前者发病短,后者长

 B. 前者起病急,后者不明显

 C. 前者有注意力损害,后者没有

16. 下面哪项是POCD的最佳诊断方法

 A. 20%~20%原则(20%~20% rule)

 B. 1个标准原则(1SD rule)

 C. 可靠性变化指数原则(I-RCI rule)

 D. 记忆与回忆原则(M-R rule)

 E. 视觉与数字原则(V-D rule)

17. 有关麻醉对POCD的影响,说法**错误的**是

 A. 全麻比区域阻滞发生率高

 B. 静脉麻醉药比吸入麻醉药影响大

 C. 麻醉导致的低血压促发POCD

 D. 异氟烷最适合Alzheimer者麻醉

 E. 抗胆碱能药促发POCD

【C型题】

 A. 东莨菪碱

 B. 右美托咪定

 C. 两者均可

 D. 两者均不可

18. 可以预防术后谵妄

19. 可以导致术后谵妄

20. 可以导致术后认知功能障碍

【X型题】

21. 谵妄的定义包括

 A. 意识紊乱、注意力下降

 B. 认识能力改变或紊乱

 C. 精神运动障碍、情感障碍

 D. 睡眠-觉醒周期紊乱

 E. 症状反复发作

22. 术后谵妄的流行病学

 A. 发生率变异较大

 B. 小手术发生率小,约4%左右

 C. 大手术发生率高,约50%左右

 D. 具有明显的时间特点

 E. 在手术早期即三日内发生

23. 术后谵妄的发病机制有

 A. 胆碱能学说

B. 应激反应学说

C. 炎性反应学说

D. 麻醉学说

E. 手术学说

24. 术后谵妄的临床表现有

　A. 意识水平紊乱

　B. 注意力障碍、情绪失控

　C. 认知功能损害、感知障碍、思维无序

　D. 神经运动异常

　E. 睡眠-觉醒周期紊乱

25. 术后谵妄的神经运动异常表现在

　A. 手舞足蹈

　B. 乱抓

　C. 拔出气管导管

　D. 攻击周围人员

　E. 嗜睡与乱动交替

26. 术后谵妄根据其精神运动可分为

　A. 低活动型

　B. 高活动型

　C. 混合型

　D. 痛苦型

　E. 愉快型

27. 术后认知功能障碍的易感因素有

　A. 年龄(高龄)、糖尿病、高血压

　B. 受教育水平(低者易出现)

　C. 术前脑血管疾病、精神病

D. 药物依赖、遗传基因

E. 肝、肾障碍

28. 术后认知功能障碍的促发因素有

　A. 手术创伤

　B. 麻醉方式

　C. 全身麻醉药

　D. 全麻深度

　E. 术中低灌注、脑缺氧

29. 术后认知功能障碍的机制有

　A. 全麻药的神经毒性

　B. 术中脑灌注不足

　C. 术中脑高灌注

　D. 术后睡眠障碍

　E. 术中氧中毒

30. POCD的预防措施有

　A. 维持与年龄和疾病相适应的血压

　B. 避免脑部血流微栓

　C. 选择合适的全麻药

　D. 不用东莨菪碱和戊乙奎醚

　E. 使用利多卡因、尼莫地平

31. 下列哪些药物可以预防POCD

　A. 利多卡因

　B. 抑肽酶

　C. 尼莫地平

　D. 瑞马西胺

　E. 氯胺酮

答　案

【A₁型题】

1. E　2. B　3. B　4. A　5. C　6. E　7. E　8. D　9. A　10. B

11. D　12. C　13. A　14. D　15. C　16. C　17. D

【C型题】

18. B　19. A　20. A

【X型题】

21. ABCDE　22. ABCDE　23. ABC　24. ABCDE　25. ABCDE　26. ABC

27. ABCDE　28. ABCDE　29. ABD　30. ABCDE　31. ABCDE

(傅润乔　高　峰)

第87章

加强治疗病房（ICU）

【A₁型题】

1. 关于ICU的描述,哪项**不正确**
    A. 是重症医学学科的临床基地
    B. 是医院集中监护和救治重症患者的专业科室
    C. 主要收治对象为有一个或多个器官与系统功能障碍的重症患者
    D. 不必设立专职的医生和护士
    E. 直接反映医院的综合救治能力,体现医院整体医疗实力

2. ICU收治适应证**不包括**
    A. 术后需行呼吸支持的患者
    B. 术后意识障碍,尤其是伴有频发痉挛的患者
    C. 心力衰竭或伴有严重心律失常的患者
    D. 低心排出量综合征患者
    E. 脑死亡患者

3. ICU收治适应证**不包括**
    A. 各种原因导致的休克患者
    B. 严重代谢障碍的患者
    C. 急性肝、肾功能不全或MODS患者
    D. 恶性肿瘤晚期
    E. 重大复杂手术后需强化监测治疗的患者

4. ICU收治适应证**不包括**
    A. 各种术后危重患者,尤其是有严重并存症者或极有可能出现危险并发症者
    B. 急性药物中毒
    C. 急性传染病患者
    D. 呼吸衰竭患者
    E. CPCR患者

5. 综合性医院ICU的总床位数量约占医院总床位数的

    A. 1%
    B. 1~2%
    C. 2%~8%
    D. 10%~15%
    E. 15%~20%

6. ICU合适的床位使用率为
    A. 30%~40%
    B. 40%~50%
    C. 65%~75%
    D. 80%~90%
    E. 90%~100%

7. 有关围术期再发心肌梗死的说法,正确的是
    A. 20世纪70年代研究,术前3个月内发生MI的术后再梗率37%
    B. 20世纪70年代研究,术前6个月外发生MI的术后再梗率4%
    C. 20世纪80年代研究,术前3个月内发生MI的术后再梗率5.7%
    D. 上述再梗率下降的原因之一是有创血流动力学监测的应用
    E. 上述全部

8. 关于ICU的病房建设标准,下述哪项**不正确**
    A. ICU应设置于方便患者转运、检查和治疗的区域
    B. ICU要有合理的医疗流向,包括人流、物流,以最大限度降低各种干扰和交叉感染
    C. 安装足够的感应式洗手设施
    D. ICU每床的占地面积至少15~18m²,且均使用单间病房
    E. ICU病房的功能设计必须考虑可塑性(可改造性)

9. 下述有关CVP的说法,正确的是
   A. CVP,是中央大静脉的压力
   B. CVP可以直接反映血容量的多少
   C. CVP仅表示右心室对回心血量的泵出能力
   D. CVP不能反映右心室对回心血量的泵出能力
   E. CVP的变化对液体的反应比PAP要快

【B₁型题】

问题10~14
   A. CVP低,BP低
   B. CVP低,BP正常
   C. CVP高,BP低
   D. CVP高,BP正常
   E. CVP正常,BP低
10. 血容量不足
11. 血容量轻度不足
12. 心功能不全,血容量相对过多
13. 容量血管收缩,肺循环阻力高
14. 心排出量,容量血管过度收缩,容量不足或正常

【X型题】

15. ICU可以被称作
   A. "加强医疗病房"
   B. "加强监护病房"
   C. "深切治疗部"
   D. "监护室"
   E. "重症监测治疗病室"

16. ICU的一级监测有
   A. ECG、SpO₂、IBP、PAP、CVP
   B. 呼吸频率、每4h血气
   C. 每小时尿量
   D. 每2~4h体温
   E. 每12h电解质、血糖、Hct

17. ICU二级监护有
   A. ECG、SpO₂、IBP、CVP
   B. 呼吸频率、每8h血气
   C. 每2~4h尿量
   D. 每4~8h体温
   E. 每24h尿常规、生化检查等

18. ICU中主要生命支持技术包括
   A. 呼吸、循环支持技术
   B. 心肺脑复苏术
   C. 感染控制技术
   D. 血液净化技术
   E. 营养支持技术

19. ICU的工作内容有
   A. 循环监测与治疗
   B. 呼吸监测与治疗
   C. 肾功能监测与治疗
   D. 水电解质和酸碱平衡的调控
   E. 营养支持治疗

20. 目前ICU的体制包括
   A. 专科ICU
   B. 综合ICU
   C. 部分综合ICU
   D. 监护病室
   E. 麻醉后恢复室

21. 关于ICU的人员配备,下述哪些正确
   A. ICU医师的编制人数与床位数之比为0.8~1:1以上
   B. 有主任医师/副主任医师、主治医师、住院医师,可有部分轮科及进修医师
   C. 危重病医学专科医师必须占50%以上
   D. ICU护士的编制人数与床位数之比为2.5~3:1以上
   E. 根据需要配备适当数量的呼吸治疗师及相关的技术与维修人员

22. 三级医院综合ICU必备的监测项目包括
   A. 无、有创动脉血压
   B. CVP
   C. 脉搏氧饱和度
   D. 呼气末二氧化碳
   E. 有创肺动脉压监测及心排出量测定

23. 为加强ICU感染控制,应加强下述哪些措施
   A. 增加ICU病室隔离病床数量
   B. 设立多个洗手池,医务人员在接触不同患者前后必须洗手
   C. 每个危重患者应有专人管理,并实行责任

制护理

D. 尽量按细菌培养及药敏试验结果选用抗生素

E. 必要时对拔除的有创导管做相应的微生物学检查

24. ICU的收治标准

A. 老年接受较高风险手术患者

B. 创伤较大的高风险手术患者

C. 合并较高风险并存疾病手术患者

D. 术中发生过意外、并发症患者

E. 急诊危重症患者

25. 在ICU对患者病情评估的方法有

A. ASA(美国麻醉医师协会)分级

B. TISSue(治疗干预评分系统)

C. APACHE(急性生理及慢性健康评估系统)

D. Glasgow昏迷评分

E. APACHE II

答 案

【A$_1$型题】

1. D   2. E   3. D   4. C   5. C   6. C   7. E   8. D   9. C

【B$_1$型题】

10. A   11. B   12. C   13. D   14. E

【X型题】

15. ABCE   16. ABCDE   17. ABCDE   18. ABCDE   19. ABCDE   20. ABC

21. ABCDE   22. ABCD   23. ABCDE   24. ABCDE   25. ABCDE

（徐道妙）

第88章

急性心力衰竭

【A₁型题】

1. 下述心力衰竭的定义,哪项是正确的
   A. 心输出量低于正常
   B. 每博心输出量低于正常
   C. 心脏指数低与于正常
   D. 由原发性心肌舒缩功能障碍引起的泵衰竭
   E. 心输出量绝对或相对减少,不足以满足全身组织代谢需要

2. 下述哪项原因**不会**导致心脏压力负荷增加
   A. 主动脉狭窄
   B. 肺动脉狭窄
   C. 二尖瓣关闭不全
   D. 高血压
   E. 主动脉瓣狭窄

3. 下述哪项原因**不会**导致心脏容量负荷增加
   A. 二尖瓣关闭不全
   B. 主动脉关闭不全
   C. 室间隔缺损
   D. 肺动脉高压
   E. 动静脉瘘

4. 关于心脏前负荷,下面哪项是正确的
   A. 指心室射血所要克服的张力
   B. 又称压力负荷
   C. 指心脏收缩前所承受的容量负荷
   D. 指循环血量
   E. 前负荷过度可导致向心性肥大

5. 关于心脏后负荷,下面哪项叙述**不正确**
   A. 又称压力负荷
   B. 决定心肌收缩的初长度
   C. 指心脏收缩时所遇到的负荷

   D. 肺动脉高压可导致右室后负荷增加
   E. 高血压可导致左室后负荷增加

6. 下述哪项**不是**心力衰竭的原因
   A. 心脏负荷增加
   B. 感染
   C. 弥漫性心肌病变
   D. 心肌缺血缺氧
   E. 严重的心律失常

7. 下述哪项原因**不会**引起高心输出量性心力衰竭
   A. 甲亢
   B. 贫血
   C. 维生素B₁缺乏
   D. 动静脉瘘
   E. 二尖瓣狭窄

8. 关于高心输出量性心力衰竭,下面哪项**不正确**
   A. 心力衰竭时心输出量比心力衰竭前有所降低,但可高于正常水平
   B. 回心血量增多
   C. 动静脉血氧含量差增大
   D. 可继发于心脏后负荷降低的疾病
   E. 可继发于代谢增高的疾病

9. 关于心力衰竭的叙述,下面哪项适用于所有心衰患者
   A. 心力衰竭患者心肌肥大
   B. 心力衰竭患者血容量增加
   C. 心力衰竭患者心输出量低于正常
   D. 心力衰竭患者动静脉氧含量差增大
   E. 心力衰竭患者心率加快

10. 心力衰竭时血液灌流量减少最显著的器官是
    A. 心脏

B. 皮肤

C. 肾

D. 骨骼肌

E. 肝

11. 克山病作为地方病,与土壤缺乏下面哪种微量元素有关

　　A. 硒

　　B. 钙

　　C. 铁

　　D. 锌

　　E. 镁

12. 心力衰竭时**不可能**出现下述哪些变化

　　A. 心脏指数大于正常

　　B. 射血分数大于正常

　　C. 心率加快

　　D. 动脉压正常

　　E. 静脉压增加

13. 左心衰竭患者新近出现右心衰竭,会表现出

　　A. 肺淤血,水肿加重

　　B. 肺淤血,水肿减轻

　　C. 肺淤血,体循环淤血均加重

　　D. 肺淤血,体循环淤血均减轻

　　E. 肺淤血加重,体循环淤血减轻

14. 心力衰竭时,机体**不可能**出现哪项变化

　　A. 通过紧张源性扩张加强心肌收缩力

　　B. 交感神经兴奋使心率加快

　　C. 肾素-血管紧张素-醛固酮系统激活

　　D. 组织摄氧和利用氧能力增强

　　E. 动脉压和静脉压可保持正常

15. 心力衰竭时有关心率加快的叙述,哪项**不正确**

　　A. 无论急性或慢性心力衰竭,心率都加快

　　B. 心率加快是最容易迅速起来的代偿活动

　　C. 心率越快其代偿效果越好

　　D. 心率加快可能与交感神经兴奋有关

　　E. 心率加快的代偿作用有限,不太经济

16. 哪项关于心肌肥大的叙述是**不正确**的

　　A. 心肌肥大主要是指心肌细胞体积增大,重量增加

　　B. 心肌肥大是一种较经济和持久的代偿方式

　　C. 向心性肥大和离心性肥大都有重要代偿意义

　　D. 单位重量的肥大心肌收缩力增加

　　E. 心肌肥大的代偿功能也有一定限度

17. 肥大心肌细胞表面积相对减少的主要危害是

　　A. 影响细胞吸收营养物质

　　B. 影响细胞供氧

　　C. 影响细胞转运离子的能力

　　D. 影响细胞内线粒体数量

　　E. 以上答案均正确

18. 左心衰竭时

　　A. 射血分数降低,心脏指数降低,肺动脉楔压升高

　　B. 射血分数降低,心脏指数降低,肺动脉楔压降低

　　C. 射血分数升高,心脏指数降低,肺动脉楔压升高

　　D. 射血分数降低,心脏指数升高,肺动脉楔压降低

　　E. 射血分数降低,心脏指数升高,肺动脉楔压正常

19. 左心功能不全时发生呼吸困难的主要机制是

　　A. 心脏缺血缺氧

　　B. 低血压

　　C. 肺淤血、肺水肿

　　D. 体循环淤血,回心血量减少

　　E. 以上都不是

20. 右心衰竭**不可能**出现下面哪些变化

　　A. 下肢水肿

　　B. 肝大

　　C. 少尿

　　D. 食欲缺乏,恶心呕吐

　　E. 心性哮喘

21. 心功能降低时最早出现的变化是

　　A. 心输出量降低

　　B. 心力贮备降低

　　C. 心脏指数降低

D. 射血分数降低

E. 动脉血压降低

22. 下列哪项指标能够反映左心室前负荷变化

A. 心输出量

B. 肺动脉楔压

C. 中心静脉压

D. 主动脉压

E. 肺总阻力

23. Frank-Starling定律是指,在一定范围内

A. 心室舒张末期容积与心肌初长度成正比

B. 心室舒张末期压力与心肌初长度成正比

C. 心室收缩末期容积与心肌初长度成正比

D. 心肌收缩力与心肌初长度成正比

E. 心肌收缩力与心室收缩末期容积成正比

24. 下面关于中心静脉压的叙述哪项**不正确**

A. 指右心房和腔静脉的压力

B. 可用来监控输液的速度和总量

C. 可以反映右室舒张末期压力

D. 左室射血功能降低时此值降低

E. 右室不能将回心血量充分排出时此值增高

25. 下述肥大心肌由代偿转为失代偿的原因,哪项**错误**

A. 心肌内去甲肾上腺素含量减少

B. 心肌细胞数目过度增生

C. 冠脉微循环障碍

D. 心肌细胞膜表面积相对减少

E. 肌球蛋白ATP酶活性降低

26. 下面哪项指标最能反映心力衰竭时心肌收缩性减弱

A. 心输出量减少

B. 心脏指数减少

C. 射血分数减少

D. 肺动脉压增高

E. 中心静脉压增高

27. 心力衰竭时最常出现的酸碱平衡紊乱是

A. 代谢性酸中毒

B. 代谢性碱中毒

C. 呼吸性酸中毒

D. 呼吸性碱中毒

E. 代谢性碱中毒合并呼吸性酸中毒

28. 右心衰竭患者最有诊断意义的体征是

A. 心率明显增快

B. 心律显著不齐

C. 胸骨左缘3~4肋间闻及舒张期奔马律

D. 胸骨左缘3~4肋间闻及收缩期杂音

E. 肺动脉瓣区第2心音明显亢进

29. 哌唑嗪的不良反应可表现为

A. 低钾血症

B. 消化性溃疡

C. 水钠潴留

D. 粒细胞减少

E. 体位性低血压

30. 引起左室后负荷增高的主要因素是

A. 肺循环高压

B. 体循环高压

C. 回心血量增加

D. 主动脉瓣关闭不全

E. 血细胞比容增大

31. 对心力衰竭患者进行择期手术,至少待心衰控制以后

A. <1周

B. 1~2周

C. 3~4周

D. 5~6周

E. >6周

32. 对未经治疗的患者,以下检查项目,哪项正常时最有助于排除心力衰竭

A. 心电图

B. 胸部X线检查

C. 冠状动脉造影

D. 血浆利钠肽水平

E. 血浆肌钙蛋白水平

33. 老年心力衰竭患者症状加重的最常见诱因是

A. 过度劳累

B. 摄入液体过多

C. 心肌缺血

D. 室性期前收缩

E. 呼吸道感染

B. 二尖瓣关闭不全

C. 主动脉瓣关闭不全

D. 甲状腺功能亢进

E. 贫血

34. 右心衰竭的患者常因组织液过多而致下肢水肿,其主要原因是

A. 血浆胶体渗透压降低

B. 毛细血管血压增高

C. 组织液静水压降低

D. 组织液胶体渗透压升高

E. 淋巴回流受阻

35. 下列能使心输出量增加的因素是

A. 心迷走中枢紧张性增高

B. 心交感中枢紧张性增高

C. 静脉回心血量减少

D. 心室舒张末期容积减小

E. 颈动脉窦内压力增高

36. 改善急性左心衰竭症状最有效的药物是

A. 利尿剂

B. 洋地黄

C. 钙离子拮抗剂

D. β 肾上腺素能受体阻滞

E. 血管紧张素转换酶抑制剂

37. 提示左心功能不全的脉搏是

A. 奇脉

B. 迟脉

C. 交替脉

D. 水冲脉

E. 重搏脉

38. 心力衰竭患者水肿通常首先出现在

A. 眼睑

B. 双手

C. 颜面

D. 身体最低部位

E. 腹部

39. 下列哪项引起左室压力负荷过重

A. 高血压

40. 下列哪种情况所致的急性左心衰竭**禁用**洋地黄类

A. 急性广泛心肌梗死48小时后

B. 急性心肌炎

C. 急进型高血压

D. 重度二尖瓣狭窄窦性心律

E. 重度二尖瓣狭窄伴快速心率的心房颤动

41. 血管扩张剂治疗心力衰竭的主要作用机制是

A. 增强心肌收缩力

B. 改善心肌供血

C. 降低心脏前、后负荷

D. 降低心肌耗氧量

E. 减慢心率

42. 长时间较大剂量静注硝普钠可产生的副作用主要是

A. 血压下降

B. 左室充盈压下降

C. 氰化物中毒

D. 狼疮综合征

E. 心动过速

43. 诊断急性肺水肿最具有特征意义的依据是

A. 严重的呼吸困难,发绀

B. 心尖部舒张早期奔马律

C. 交替脉

D. 两肺干湿性啰音

E. 严重呼吸困难伴咯粉红色泡沫样痰

44. 左心衰竭与支气管哮喘的主要鉴别点为

A. 夜间呼吸困难

B. 伴咳嗽

C. 咳白色泡沫样痰

D. 坐起时能够缓解呼吸困难

E. 肺部干、湿性啰音

45. 心衰时下述减轻心脏负荷的治疗中,哪项不

正确

　　A. 根据病情适当安排生活,劳动和休息

　　B. 凡是心力衰竭的患者均应卧床休息

　　C. 控制钠盐摄入

　　D. 合理应用利尿剂

　　E. 合理应用血管扩张剂

46. 老年人伴有心力衰竭的治疗

　　A. 不宜选用洋地黄类药物

　　B. 洋地黄类药物无效

　　C. 需要用较大剂量洋地黄类药物

　　D. 洋地黄类药物的剂量应减少

　　E. 洋地黄类药物可使病情恶化

47. 急性左心衰竭,高度呼吸困难,烦躁不安时立即给予

　　A. 吸氧

　　B. 安定肌内注射

　　C. 吗啡皮下注射

　　D. 氨茶碱静脉注射

　　E. 坐位,两腿下垂以减少静脉回流

48. 心力衰竭并发心房扑动时首选

　　A. 普萘洛尔

　　B. 普罗帕酮

　　C. 奎尼丁

　　D. 快速洋地黄制剂

　　E. 胺碘酮

49. 诊断右心衰竭时,最可靠的体征是

　　A. 肝颈静脉回流征阳性

　　B. 肝大

　　C. 下肢水肿

　　D. 腹水

　　E. 胸腔积液

50. 判定心力衰竭代偿期的主要指标是

　　A. 心脏扩大

　　B. 心肌肥厚

　　C. 心率加快

　　D. 心排出量增加甚至接近正常

　　E. 回心血量增加

51. 左心衰竭最早出现的症状是

　　A. 劳力性呼吸困难

　　B. 心源性哮喘

　　C. 端坐呼吸

　　D. 咯粉红色泡沫痰

　　E. 夜间阵发性呼吸困难

52. 左心衰竭的临床表现主要是由于

　　A. 肺淤血、肺水肿所致

　　B. 左心室扩大所致

　　C. 体循环静脉压增高所致

　　D. 肺动脉压增高所致

　　E. 心室重构所致

53. 左心衰竭时肺部啰音的特点是

　　A. 两肺散在干、湿啰音

　　B. 两肺满布干、湿啰音

　　C. 固定性局限性肺部湿啰音

　　D. 湿啰音常见于两肺底,并随体位变化而改变

　　E. 以哮鸣音为主

54. 妊娠8周,出现急性心力衰竭,最好的处理方法

　　A. 先终止妊娠,再控制心力衰竭

　　B. 控制心力衰竭后,继续妊娠

　　C. 控制心力衰竭后,清宫

　　D. 控制心力衰竭的同时终止妊娠

　　E. 以上都不妥当

【A₂型题】

55. 患者,男,50岁,突起呼吸困难,咯粉红色泡沫痰,血压190/100mmHg。该患者的最佳治疗药物是

　　A. 毛花苷丙

　　B. 氨茶碱

　　C. 硝普钠

　　D. 多巴酚丁胺

　　E. 硝酸甘油

56. 男性,40岁,因胸闷、气急来诊。心脏超声检查示肥厚型心肌病,心室壁明显增厚,心室腔正常。该病例发生心力衰竭时属于哪项机制

　　A. 右心室容量负荷过重

　　B. 心脏舒张受限

C. 左心室容量负荷过重

D. 右心室压力负荷过重

E. 机械性肺淤血状态

57. 女性,12岁,自幼发现心脏杂音来诊。体检: 胸骨左缘第二肋间收缩期杂音Ⅱ级,呈吹风样,P$_2$亢进伴分裂,并可闻及收缩期喷射音。心电图示右束支传导阻滞。该病例发生心力衰竭时属于得项机制是

A. 右心室容量负荷过重

B. 心脏舒张受限

C. 左心室容量负荷过重

D. 右心室压力负荷过重

E. 机械性肺淤血状态

58. 60岁男性冠心病患者,稍事活动后即可有心悸、气短,根据其临床表现可诊断为

A. 心功能Ⅰ级

B. 心功能Ⅱ级

C. 心功能Ⅲ级

D. 心功能Ⅳ级

E. 心功能0级伴老年性肺气肿

59. 患者,女,25岁。突然出现高度呼吸困难,发绀,咯粉红色泡沫样痰,血压80/50mmHg,两肺散在干、湿啰音,心率140次/分,心律绝对不整,心尖部闻及隆隆样舒张中晚期杂音,心电示心房颤动,抢救措施首选

A. 静脉注射呋塞米

B. 静脉滴注硝普钠

C. 静脉注射氨茶碱

D. 皮下注射吗啡

E. 静脉注射毛花苷丙

60. 男性患者,56岁,患高血压性心脏病6年,近一年来,每天从事原有日常活动时出现心悸,气短,休息后好转,判定为

A. 心功能Ⅰ级

B. 心功能Ⅱ级

C. 心功能Ⅲ级

D. 心功能Ⅳ级

E. 以上都不是

61. 男性,68岁,患急性广泛前壁心肌梗死,入院后常出现夜间阵发性呼吸困难,心率120次/分,心尖部闻及舒张早期奔马律,两肺底闻及湿啰音,正确的是急性心肌梗死伴有

A. 支气管哮喘发作

B. 左心衰竭

C. 右心衰竭

D. 左、右心衰竭

E. 急性心脏压塞

【A$_3$型题】

问题62~63

女性,35岁,既往风湿性关节炎病史10年,劳累后心悸、气促4年,近来加重,夜间不能平卧,查体: 心尖部舒张期隆隆样杂音,肺底可听到细小水泡音,腹胀,双下肢水肿。

62. 该患者的可能诊断为

A. 支气管哮喘

B. 风湿性心脏病二尖瓣狭窄

C. 肺部感染

D. 急性心包炎

E. 风湿性心脏病三尖瓣狭窄

63. 该患者心功能不全的类型为

A. 左心衰竭

B. 右心衰竭

C. 全心衰竭

D. 右心衰竭伴肺感染

E. 左心衰竭伴肾功能不全

问题64~65

男性,55岁,黑蒙4年,伴胸闷乏力,近1年加重,查体: 心界不大,心率45次/分,节律不齐,双肺无啰音,下肢无水肿。

64. 可做哪项检查协助诊断,除外

A. 阿托品试验

B. 食管调搏

C. 心腔内电生理检查

D. 右心导管

E. Holter监测

65. 该患者最佳治疗方案

A. 静点阿托品

B. 静点异丙基肾上腺素

C. 安置人工心脏起搏器

D. 应用麻黄碱

E. 应用氨茶碱

C. 心室间隔破裂

D. 心室膨胀瘤

E. 左室游离壁破裂

问题66~67

女性,38岁,诊断风湿性心脏病二尖瓣狭窄（中度），突发心悸2天，伴呼吸困难，不能平卧，查体: BP: 95/75mmHg,口唇发绀，双肺较多湿啰音,心率150次/分,第一心音强弱不等,节律绝对不规则,心尖部舒张期隆隆样杂音,肝不大,下肢无水肿。

66. 触诊桡动脉搏动最可能有

　　A. 短绌脉

　　B. 交替脉

　　C. 水冲脉

　　D. 奇脉

　　E. 以上均不是

67. 首选何种治疗措施

　　A. 利多卡因静注、静点

　　B. 多巴胺静点

　　C. 电复律

　　D. 静注毛花苷丙

　　E. 静注普罗帕酮

【A₄型题】

问题68~69

48岁,男性,胸痛,气促,心电图诊断: AMI(广泛前壁)伴房室传导阻滞,血压50/40mmHg,临床诊断为心源性休克。

68. 最好的治疗方法是

　　A. 主动脉内气囊反搏

　　B. 去甲肾上腺素

　　C. 异丙基肾上腺素

　　D. 苄胺唑啉

　　E. 多巴胺

69. 如患者经抢救后血压上升至90/60mmHg,今日突然出现胸骨左缘第3~4肋间响亮的4级收缩期杂音,伴震颤。最可能诊断为

　　A. 乳头肌断裂

　　B. 心房破裂

问题70~73

男性,52岁,阵发性心悸半年,时有胸闷,登二楼觉气急3个月,下肢水肿3天来门诊。心电图示窦性心律,心率64次/分,P-R间期0.24s,伴完全性右束支传导阻滞,诊断为扩张型心肌病,心功能不全。入院后予以洋地黄、利尿剂和扩血管药物治疗。第4天突然神志不清,抽搐,听诊心音消失,血压为0mmHg,经救治后神志清醒,心跳恢复,心率45次/分,并有频发室性期前收缩。

70. 患者神志不清,抽搐应考虑为

　　A. 心源性休克

　　B. 阿斯综合征

　　C. 脑栓塞

　　D. 一过性脑血管痉挛

　　E. 重度心衰

71. 心电图示Ⅲ度房室传导阻滞,频发室性期前收缩,其原因考虑与下列哪项有关

　　A. 洋地黄

　　B. 利尿剂

　　C. 扩血管药物

　　D. 心衰加重

　　E. 疾病的进展

72. 此时处理应

　　A. 临时心脏起搏下静滴利多卡因

　　B. 静注普罗帕酮(心律平)

　　C. 静滴利多卡因

　　D. 多巴酚丁胺静脉滴注

　　E. 停用所有药物观察

73. 如果患者神志不清发作时,心电图显示下列哪种情况适宜作电复律治疗

　　A. 频发室性期前收缩

　　B. 短阵成串室速

　　C. 心房颤动

　　D. 心房扑动

　　E. 室扑或室颤

【B₁型题】

问题74~78

A. 左心室前负荷过度

B. 左心室后负荷过度

C. 右心室前负荷过度

D. 右心室后负荷过度

E. 心肌缺氧

74. 冠心病主要引起

75. 高血压主要引起

76. 肺动脉高压主要引起

77. 二尖瓣关闭不全主要引起

78. 三尖瓣关闭不全主要引起

问题79~83

A. 心肌结构破坏

B. 心肌细胞不平衡生长

C. 心肌能量生成障碍

D. 心肌能量利用障碍

E. 心肌兴奋-收缩耦联障碍

79. 严重贫血导致心力衰竭的主要机制是

80. VitB₁缺乏导致心力衰竭的主要机制是

81. 大面积心肌梗死导致心力衰竭的主要机制是

82. 肥大心肌发生衰竭的病理生理学基础是

83. 肥大心肌ATP酶活性降低导致心力衰竭的主要机制是

【B₂型题】

问题84~87

A. 硝酸甘油

B. 地高辛

C. 毒毛花苷K

D. 普萘洛尔

E. 卡托普利

F. 硝苯地平

84. 属于速效强心苷的是

85. 属于ACEⅠ类的是

86. 通过释放NO，使cGMP合成增加而松弛血管平滑肌的药物是

87. 伴有支气管哮喘者禁用的是

【X型题】

88. 急性心衰的分类有

A. 急性左心衰

B. 急性右心衰

C. 非心源性急性心衰

D. 急性全心衰

E. 急性瓣膜型心衰

89. 急性左心衰的常见病因

A. 慢性心力衰竭急性加重

B. 急性心肌损伤、心肌坏死

C. 急性心律失常

D. 急性瓣膜功能障碍

E. 高血压急症

90. 急性右心衰竭的病因

A. 右心心肌梗死

B. 急性大块肺栓塞

C. 右心瓣膜病

D. 急性失血性休克

E. 急性房室传导阻滞

91. 非心源性急性心衰见于

A. 高心排出量综合征

B. 严重肾脏疾病

C. 严重肺动脉高压

D. 严重梗阻窒息

E. 布比卡因引起的心脏传导阻滞

92. 可用于治疗心力衰竭的药物有

A. 硝酸甘油

B. 地高辛

C. 硝普钠

D. 普萘洛尔

E. 氢氯噻嗪

93. 心力衰竭的临床用药主要包括

A. 利尿药

B. 血管扩张药

C. 儿茶酚胺类

D. 强心药

E. β受体阻断药

94. 强心苷的药理作用包括

A. 正性肌力作用

B. 直接兴奋迷走神经

C. 减慢心率

D. 降低衰竭心脏心肌耗氧量

E. 治疗量和中毒量对心脏电生理产生不同影响

95. 强心苷中毒的临床表现有

A. 心律失常

B. 头痛、头晕、嗜睡

C. 厌食、恶心、呕吐、腹泻

D. 复视、黄视、绿视

E. 低血压性休克

96. β-受体阻断药用于心力衰竭的**禁忌证**包括

A. 严重窦性心动过缓者

B. 心动过速

C. 高度房室传导阻滞

D. 支气管哮喘

E. 严重的心力衰竭

答　案

【A₁型题】

1. E　　2. C　　3. D　　4. C　　5. B　　6. B　　7. E　　8. B　　9. D　　10. C

11. A　12. B　13. B　14. E　15. C　16. D　17. E　18. A　19. C　20. E

21. B　22. B　23. D　24. D　25. B　26. C　27. A　28. C　29. E　30. B

31. C　32. D　33. E　34. B　35. B　36. A　37. C　38. D　39. A　40. D

41. C　42. C　43. E　44. D　45. B　46. D　47. C　48. D　49. A　50. D

51. A　52. A　53. D　54. C

【A₂型题】

55. C　56. B　57. A　58. C　59. E　60. B　61. B

【A₃型题】

62. B　63. C　64. B　65. C　66. A　67. D

【A₄型题】

68. A　69. C　70. B　71. A　72. A　73. E

【B₁型题】

74. E　75. B　76. D　77. A　78. C　79. C　80. C　81. A　82. B　83. D

【B₂型题】

84. C　85. E　86. A　87. D

【X型题】

88. ABC　　89. ABCDE　　90. ABC　　91. ABCDE　　92. ABCDE　　93. ABDE

94. ACE　　95. ABCD　　96. ACD

（袁世荧　侯立朝）

第89章

急性肺水肿与急性呼吸衰竭

【A₁题型】

1. 肺组织弥散功能障碍时引起单纯缺氧是由于
   A. 氧的弥散能力是二氧化碳的1/20
   B. 氧的弥散能力是二氧化碳的20倍
   C. 氧的弥散能力是二氧化碳的1/30
   D. 氧的弥散能力是二氧化碳的30倍
   E. 氧的弥散能力是二氧化碳的1/10

2. 呼吸衰竭时发生CO_2潴留的主要机制是由于
   A. 通气/血流比例失调
   B. 弥散障碍
   C. 肺组织通气不足
   D. 动静脉分流
   E. 无效腔通气

3. ARDS的肺水肿属于以下哪项
   A. 心源性肺水肿
   B. 神经性肺水肿
   C. 中毒性肺水肿
   D. 复张性肺水肿
   E. 渗透性肺水肿

4. 正常人呼吸衰竭的动脉血气诊断指标是
   A. $PaO_2 < 50mmHg$, $PaCO_2 > 60mmHg$
   B. $PaO_2 < 55mmHg$, $PaCO_2 > 55mmHg$
   C. $PaO_2 < 60mmHg$, $PaCO_2 > 50mmHg$
   D. $PaO_2 < 70mmHg$, $PaCO_2 > 40mmHg$
   E. $PaO_2 < 50mmHg$, $PaCO_2 > 70mmHg$

5. Ⅱ型呼吸衰竭最主要的发生机制是
   A. 通气/血流 > 0.8
   B. 通气/血流 < 0.8
   C. 弥散功能障碍
   D. 肺动-静脉样的分流
   E. 肺泡通气不足

6. 肺性脑病与高血压脑病鉴别的主要依据是
   A. 气短
   B. 头痛
   C. 发绀
   D. 高血压
   E. 昏迷

7. 肺性脑病狂躁不安的处理是
   A. 必要时可用吗啡,哌替啶
   B. 可给大量地西泮
   C. 不宜用水合氯醛保留灌肠
   D. 可用大量的奋乃静肌注
   E. 重点改善通气功能

8. 呼衰可作鼻或口鼻面罩机械通气的患者是
   A. 轻、中度神志尚清,能配合的患者
   B. 病情严重,神志清,不合作的患者
   C. 昏迷的患者
   D. 呼吸道有大量分泌物的患者
   E. 需长期机械通气支持的患者

9. 缺氧患者最典型的症状是
   A. 心率加快
   B. 发绀
   C. 头痛
   D. 兴奋
   E. 呼吸困难

10. 治疗严重急性肺水肿的措施,下述哪项最正确
    A. 利尿脱水
    B. 静注毛花苷丙强心
    C. 纯氧正压通气
    D. 双下肢轮流扎止血带

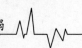

E. 以上措施同时进行

11. 急性呼吸性酸中毒的治疗原则,下述哪项正确
   A. 静注5%碳酸氢钠,纠正PH至正常范围
   B. 增加吸入氧浓度,改善缺氧
   C. 应用麻黄碱,纠正低血压
   D. 通畅气道,缓慢增加肺通气量
   E. 静注毛花苷丙强心

12. 呼吸衰竭时,最常见的酸碱平衡紊乱是哪项
   A. 代谢性酸中毒
   B. 呼吸性酸中毒
   C. 代谢性碱中毒
   D. 呼吸性碱中毒
   E. 混合性酸碱紊乱

13. 有助于鉴别左心衰竭和支气管哮喘的症状或体征,下列哪项正确
   A. 呼吸困难
   B. 端坐呼吸
   C. 末梢性水肿
   D. 交替脉和奔马律
   E. 泡沫痰

14. 急性呼衰时各种治疗措施的首要目的是
   A. 迅速去除病因
   B. 建立肺通气和换气,迅速纠正低氧血症
   C. 纠正酸碱平衡
   D. 纠正水、电解质平衡
   E. 维持循环稳定

15. 关于术中急性肺水肿你认为哪项正确
   A. 低氧血症是肺水肿的特异性征象
   B. 高碳酸血症是肺水肿的特异性征象
   C. 由于是急性过程,故FiO_2提高后低氧容易得到改善
   D. 即便是轻度肺水肿也可通过SpO_2迅速做出判断
   E. 最常见的征象是进行性缺氧,FiO_2提高后低氧不易得到改善

16. 急性肺水肿的最佳治疗原则是
   A. 在原发病未确诊之前不以进行各种处理,以免加重低氧
   B. 首先寻找原发病,并首先处理之
   C. 及早正确通气,保证氧合,减少血管外肺水,并积极治疗原发病
   D. 氧疗及正压通气不是一线疗法
   E. 给缩血管药以减少血管内肺水

17. 关于肺切除后肺水肿,下面哪项正确
   A. 可能出现在术后10分钟
   B. 全肺或肺段切除后均可发生
   C. 术中肺部操作不构成发病因素
   D. 血流动力学变化不构成发病因素
   E. 术中液体过量、淋巴回流减少不构成发病因素

18. 为及时作出诊断,术中出现哪个情况时应考虑肺水肿的可能
   A. Paw升高,并伴有明显的、突发的肺顺应下降
   B. HR、BP、Paw均下降
   C. $P_{ET}CO_2$突然升高
   D. Paw下降,PaO_2略下降
   E. PaO_2下降,FiO_2提高后低氧得到改善

19. 治疗肺水肿的方法中,下列哪项是**错误的**
   A. 高浓度吸氧
   B. PEEP或CPAP
   C. 维持可耐受的液体负平衡
   D. 头低位
   E. 可使用利尿药、扩血管药、正性肌力药

【A_2题型】

20. 呼吸衰竭患者血气分析结果: pH 7.188, $PaCO_2$ 75mmHg, PaO_2 50mmHg, HCO_3^- 27.6mmol/L, BE -5mmol/L,据此结果诊断该患者酸碱失衡类型是
   A. 呼吸性酸中毒合并代谢性酸中毒
   B. 呼吸性酸中毒合并代谢性碱中毒
   C. 代谢性碱中毒
   D. 代谢性酸中毒
   E. 呼吸性酸中毒

21. 慢性支气管炎肺气肿患者,今晨突感左上胸刺痛,逐渐出现呼吸困难,不能平卧,左肺呼吸音

明显减弱,心率120次/分,节律偶有不齐。应考虑出现了哪种情况

A. 心绞痛

B. 肺栓塞

C. 胸膜炎

D. 自发性气胸

E. 急性左心衰竭

22. 女性,30岁。喘息、呼吸困难发作1天,过去有类似发作史。体检:气促、发绀,双肺满布哮鸣音,心率120次/分,律齐,无杂音。院外已用过氨茶碱、特布他林无效。对该患者除立即吸氧外,应首先给予的治疗措施为

A. 联用氨茶碱、特布他林静脉滴注

B. 联用抗生素静脉滴注

C. 琥珀酸氢化可的松静脉滴注

D. 二丙酸倍氯米松气雾吸入

E. 5%碳酸氢钠静脉滴注

23. 女性,27岁。既往有先天性心脏病病史,持续发热2周。入院查体:贫血貌,胸骨左缘3~4肋间4/6级粗糙收缩期杂音伴震颤,脾肋下2cm,血培养两次阳性。入院后第3天突感呼吸困难、胸痛、咯血多次,可能性最大的诊断是

A. 室间隔缺损合并急性心衰

B. 室间隔缺损合并肺部感染

C. 室间隔缺损合并支气管扩张症

D. 感染性心内膜炎合并急性肺栓塞

E. 感染性心内膜合并肺部感染

【A₃型题】

问题24~26

男性,45岁。反复发生夜间呼吸困难1个月,加重一天就诊,体格检查:血压180/110mmHg,呼吸急促,双肺散在哮鸣音,双肺底细湿啰音,心率130次/分。

24. 此患者最需鉴别的是

A. 慢性支气管炎还是急性支气管炎

B. 肺心病还是冠心病

C. 支气管哮喘还是心源性哮喘

D. 双肺炎症还是肺间质纤维化

E. 左心衰竭还是ABDS

25. 在没有确诊情况下,**不宜**应用的药物

A. 氨溴索

B. 氨茶碱

C. 呋塞米

D. 吗啡

E. 糖皮质激素

26. 如无法在短期内做出鉴别又急需尽快缓解呼吸困难可选用

A. 吗啡

B. 氨茶碱

C. 泼尼松

D. 痰液稀释剂

E. 止咳糖浆

【A₄题型】

问题27~30

男,40岁,从4楼坠落,入院时面色苍白,神志不清,呼吸急促,左胸有伤口,经伤口可看到肺组织,左胸塌陷有反常呼吸,呼吸40次/分,脉搏细弱,血压60/45mmHg。

27. 接诊此患者,急救措施**错误的**是

A. 立即封闭伤口

B. 给氧

C. 输血补液

D. 应用吗啡镇痛

E. 保持呼吸道通畅

28. 进一步检查,左胸呼吸音明显降低,腹部肌肉紧张,肠鸣音消失,此时**不应**做的检查

A. 床边胸片

B. 床边心电图

C. 动脉血气分析

D. 血常规

E. 肝肾功能

29. 胸片示左胸第3~9肋骨骨折,第4~8为多处骨折,左下胸片状模糊阴影,膈下未见胃泡影,腹腔穿刺抽出不凝固血液5ml。此时,患者**不可能**是

A. 脾破裂

B. 左胸多根多处肋骨骨折

C. 左侧开放性血、气胸

D. 心脏室间隔穿破

E. 左侧膈肌破裂

30. 此时应采取的措施**错误的**是

    A. 输血输液

    B. 继续抗生素治疗

    C. 急诊剖腹、胸探查

    D. 气管切开辅助呼吸

    E. 密切观察呼吸及循环

问题31~37

患者，男性，62岁。肠梗阻10天，入院后行小肠梗阻段切除，术后呼吸25次/分，潮气量400ml，带管回病房保留自主呼吸，气管导管内给氧。

31. 术后12小时患者呼吸频率仍为25次/分，潮气量420ml，循环尚稳定，但有轻度呼吸困难，此时最急需检查的项目是

    A. X线拍片

    B. 动脉血气

    C. 胸前听取呼吸音

    D. 尿量

    E. ECG

32. 此时呼吸治疗的最佳方案是

    A. 气管切开行呼吸支持

    B. 继续自主呼吸，观察病情变化

    C. 经原气管导管行同步呼吸支持

    D. 拔除气管导管，以减轻刺激

    E. 等待血气结果后再做有针对性的处理

33. 术后16小时，患者呼吸频率为30次/分，循环尚稳定，FiO_2为0.5时PaO_2为55mmHg、$SpO_2$90%，此时最佳的呼吸治疗是

    A. 使用镇静剂并用肌松剂行控制呼吸

    B. 使用镇静剂行同步呼吸支持

    C. 不用呼吸抑制剂行同步呼吸支持

    D. 使用镇静剂行控制呼吸

    E. 改为面罩行CPAP

34. 患者带管回病房，术后几天内除积极行呼吸治疗外，还应遵循的另一治疗原则是

    A. 维持循环系统稳定

    B. 减少内毒素吸收

    C. 加强营养

    D. 利尿

    E. 进行积极的综合处理

35. 术后三天，患者循环尚稳定，但仍为低氧血症，行$PEEP_{10}$后PaO_2略好转，X线片显示右肺有多处片状阴影，此时最确切的诊断是

    A. ARDS Ⅰ期

    B. ARDS Ⅱ期

    C. ARDS Ⅲ期

    D. ARDS Ⅳ期

    E. 目前不能明确分期

36. PEEP期间，患者若需要使用正性肌力药物，最佳选择是

    A. 肾上腺素0.02$\mu g/(kg \cdot min)$

    B. 异丙肾上腺素0.02$\mu g/(kg \cdot min)$

    C. 去甲肾上腺素0.02$\mu g/(kg \cdot min)$

    D. 多巴胺5$\mu g/(kg \cdot min)$

    E. 多巴胺8$\mu g/(kg \cdot min)$

37. 术后一周内最值得注意的外科并发症是

    A. 肠出血

    B. 肠梗阻

    C. 肠坏死

    D. 肠麻痹

    E. 肠瘘

【B₁题型】

问题38~40

    A. 以阻塞性通气功能障碍为主

    B. 以限制性通气功能障碍为主

    C. 混合性通气功能障碍

    D. 以弥散障碍为主

    E. 以呼吸中枢功能障碍为主

38. 结核性渗出性胸膜炎

39. 阻塞性肺气肿

40. 自发性气胸

问题41~42

    A. TXA_2

    B. 甲状腺素

    C. 促性腺激素

D. PGE_2

E. 血管升压素（抗利尿激素）

41. 肺血管收缩

42. 肺血管扩张

问题43~45

A. pH7.38，$PaO_2$50mmHg，$PaCO_2$40mmHg

B. pH7.30，$PaO_2$50mmHg，$PaCO_2$80mmHg

C. pH7.40，$PaO_2$60mmHg，$PaCO_2$65mmHg

D. pH7.35，$PaO_2$80mmHg，$PaCO_2$20mmHg

E. pH7.25，$PaO_2$70mmHg，$PaCO_2$30mmHg

43. 代偿性呼吸性酸中毒

44. 代偿性代谢性酸中毒

45. 失代偿性呼吸性酸中毒

问题46~52

A. 气管切开

B. 置口咽通气道

C. 气管内插管

D. 粗针环甲膜穿刺

E. 食管闭塞器

46. 急性呼吸衰竭，需要维持患者的上呼吸道

47. 急性呼吸衰竭，昏迷较深

48. 急性呼吸衰竭，喉痉挛阻塞气道

49. 急性呼吸衰竭，分泌物咳出困难致气道半梗阻

50. 急性呼吸衰竭，喉部炎症致气道半梗阻

51. 急性呼吸衰竭，难以在短期内去除病因

52. 急性呼吸衰竭，胃内容物误吸

【C型题】

A. FEV_1下降

B. 吸烟史

C. 二者均有

D. 二者均无

53. 肺气肿

54. 慢性咽炎

55. 哮喘

56. 慢性支气管炎

57. 右上肺泡囊虫肿

58. 急性肺水肿

【X型题】

59. 影响肺换气的主要因素有

A. 呼吸膜面积

B. 通气/血流比例

C. 呼吸膜两侧气体分压差

D. 呼吸膜厚度

E. 肺泡表面张力

60. 下列关于呼吸系统结构和功能的描述中正确的有

A. 上呼吸道主要起对吸入气体加温湿化、机械拦阻作用

B. 喉梗阻时环甲膜穿刺的部位是环状软骨之上

C. 肺由肺循环和支气管循环进行双重血流供应

D. 胸膜腔内通常是正压

E. 胸膜腔内负压是维持肺的扩张状态、促进静脉血和淋巴液回流的重要因素

61. 呼吸衰竭患者二氧化碳潴留的皮肤黏膜征象包括

A. 皮肤温暖

B. 皮肤潮红

C. 皮肤潮湿

D. 少汗

E. 球结膜充血水肿

62. 某支气管哮喘患者发作时，强迫端坐位，发绀明显，大汗淋漓，不能讲话，于一阵剧咳后突感一侧胸痛，气急加剧，检查发现疼痛侧胸部叩诊呈鼓音，听诊呼吸音消失，应采取下列哪些措施

A. 立即排气减压，以解除气急，使肺复张

B. 使用支气管解痉剂及镇咳、镇静剂

C. 按危重病期护理，取半卧位

D. 密切观察，防止复发和出现并发症

E. 保持大便通畅

63. 下列哪些原因可引起麻醉手术中肺水肿

A. 心力衰竭

B. 输血输液过量

C. 失血量过多

D. 呼吸道梗阻

E. 快速静注大量升压药

64. 急性肺水肿时,下列哪些措施可减少静脉回流并减轻肺内充血
   A. 注射吗啡
   B. 给予利尿剂
   C. 采取半坐位
   D. 使用止血带
   E. 泵注硝酸甘油

65. 呼吸衰竭并发右心衰竭的原因
   A. 心肌损害
   B. 心脏后负荷增加
   C. 低氧引起中枢神经系统损害
   D. CO_2潴留使外周血管扩张
   E. 肺动脉高压

66. 有关肺毛细血管内静水压与胶体压的描述,正确的有
   A. 肺毛细血管静水压为4~12mmHg
   B. 在静水压下,水和溶质可以透过血管进入间质
   C. 肺血浆胶体渗透压25mmHg
   D. 胶体压防止血管内液体过度外渗
   E. 两者之间的压力梯度为30mmHg

67. 非心源性肺水肿分下列哪些类
   A. 肺毛细血管静水压增高
   B. 肺毛细血管通透性增加
   C. 血浆胶体渗透压降低
   D. 淋巴循环障碍
   E. 组织间隙负压增加

68. 心功能不全患者麻醉期间肺水肿的原因有
   A. 体位改变
   B. 麻醉药用药不当
   C. 大剂量非麻醉性心肌抑制性药
   D. 输液、输血过量
   E. 麻醉过线,循环应激反应过强

69. 术后半小时左右发生肺水肿的原因有
   A. 术中输液过多过快
   B. 撤除了正压通气
   C. 呼吸道梗阻
   D. 疼痛,高血压反应
   E. 缺氧和高二氧化碳血症

70. 急性肺水肿的初期症状有
   A. 恐惧
   B. 面色苍白
   C. 心动过速
   D. 血压升高
   E. 出冷汗

71. 间质性肺水肿的临床表现有
   A. 咳嗽、胸闷
   B. 呼吸困难、急促
   C. 端坐呼吸
   D. 发绀
   E. 颈静脉怒张

72. 肺泡性肺水肿的临床表现有
   A. 严重呼吸困难
   B. 咳大量白色或粉红色泡沫痰
   C. 两肺布满湿啰音
   D. 动脉氧分压低、二氧化碳分压高
   E. 混合型酸中毒

73. 急性肺水肿的治疗计划有
   A. 吸氧、纠正缺氧
   B. 减少静脉回流
   C. 使用利尿剂
   D. 镇静镇痛,如吗啡
   E. 血管舒张剂、强心剂、解痉剂

74. 有关呼吸衰竭说法正确的有
   A. 是各种原因引起的肺通气和(或)换气功能严重障碍
   B. 不能进行有效的气体交换,导致缺氧伴(不伴)二氧化碳潴留
   C. Ⅰ型呼衰: $PaO_2 < 60mmHg$
   D. Ⅱ型呼衰: $PaO_2 < 60mmHg$、$PaCO_2 > 60mmHg$
   E. Ⅱ型呼衰: $PaO_2 < 60mmHg$、$PaCO_2 > 50mmHg$

75. 术后急性呼衰常见病因有
   A. 上呼吸道梗阻
   B. 肺水肿
   C. V/Q失调、通气不足
   D. 哮喘
   E. 肺动脉栓塞

答　案

【A₁题型】

1. A　　2. C　　3. E　　4. C　　5. E　　6. C　　7. E　　8. A　　9. E　　10. E

11. D　　12. E　　13. D　　14. B　　15. E　　16. C　　17. B　　18. A　　19. D

【A₂题型】

20. A　　21. D　　22. C　　23. D

【A₃型题】

24. C　　25. D　　26. B

【A₄题型】

27. D　　28. E　　29. D　　30. D　　31. B　　32. C　　33. A　　34. E　　35. C　　36. D

37. E

【B₁题型】

38. B　　39. A　　40. B　　41. A　　42. D　　43. C　　44. D　　45. B　　46. A　　47. C

48. D　　49. C　　50. A　　51. A　　52. C

【C型题】

53. C　　54. B　　55. A　　56. C　　57. D　　58. D

【X型题】

59. ABCD　　60. ABCE　　61. ABCE　　62. ABCDE　　63. ABDE　　64. ABCDE

65. AE　　66. ABCD　　67. ABCDE　　68. ABCDE　　69. ABCDE　　70. ABCDE

71. ABCDE　　72. ABCDE　　73. ABCDE　　74. ABCE　　75. ABCDE

（袁世荧　侯立朝）

第90章

急性呼吸窘迫综合征

【A₁型题】

1. ARDS早期病例的特点是
    A. 三无：无明显发绀及低氧、无肺部体征、无X
        线表现
    B. 三有：有明显发绀及低氧、有肺部体征、有X
        线表现
    C. 只有上述中的任意两项
    D. 只有上述中的任意一项
    E. 无病因及诱因

2. ARDS共同性病理变化有
    A. 气道阻塞
    B. 肺部感染
    C. 肺不张
    D. 急性心力衰竭
    E. 肺血管内皮和肺泡损害，肺间质水肿

3. 下列哪项**不符合**ARDS的病理生理
    A. 肺间质水肿
    B. 肺泡瘪陷
    C. 肺内分流增加
    D. 肺毛细血管通透性增加
    E. 肺顺应性增加

4. 以下哪项动脉血气指标预后**最差**
    A. pH7.35，PaCO₂80mmHg，PaO₂60mmHg
    B. pH7.02，PaCO₂70mmHg，PaO₂60mmHg
    C. pH7.30，PaCO₂70mmHg，PaO₂60mmHg
    D. pH7.40，PaCO₂70mmHg，PaO₂60mmHg
    E. pH7.40，PaCO₂80mmHg，PaO₂60mmHg

5. 以下哪项最符合ARDS的动脉血气（吸氧40%）
    A. pH7.48，PaCO₂30mmHg，PaO₂45mmHg
    B. pH7.48，PaCO₂30mmHg，PaO₂70mmHg

C. pH7.48，PaCO₂70mmHg，PaO₂45mmHg
D. pH7.28，PaCO₂70mmHg，PaO₂45mmHg
E. pH7.35，PaCO₂40mmHg，PaO₂70mmHg

6. 治疗ARDS最有效的措施为
    A. 持续高浓度吸氧
    B. 应用呼气末正压通气
    C. 持续低浓度吸氧
    D. 迅速应用糖皮质激素
    E. 应用正压机械通气

7. 下述关于ARDS的治疗，哪项正确
    A. 早期即开始补给胶体液以防肺水肿加重
    B. 应尽可能吸高浓度氧，尽快纠正缺氧状态
    C. 调整PEEP压力以保证PaO₂在正常水平
    D. 伴有严重感染者糖皮质激素应忌用
    E. 采用呼气末正压通气即可逐渐缓解

8. 应用PEEP治疗ARDS，下列哪项**错误**
    A. 增加肺脏功能残气量
    B. 扩张瘪陷的肺泡
    C. 增加吸入氧浓度
    D. 促进肺泡水肿消退
    E. 减少肺内动静脉分流

9. ARDS患者临床上出现最主要的症状是
    A. 胸部疼痛
    B. 呼吸困难
    C. 咳粉红色泡沫痰
    D. 发热
    E. 精神错乱

10. ARDS与心源性肺水肿的鉴别主要依据
    A. 呼吸困难与体位的关系
    B. 肺部啰音的部位

C. 低氧程度

D. 肺毛细血管楔入压

E. 对利尿剂治疗的反应

C. 肺内分流增加

D. 肺顺应性增加

E. 肺毛细血管通透性增加

11. 缺氧可出现许多症状,下列哪项是**错误的**

　　A. 心率加快

　　B. 发绀

　　C. 头痛

　　D. 颜面潮红

　　E. 呼吸困难

17. 诊断ARDS除呼吸困难、口唇发绀外,呼吸频率应为

　　A. >20次/分

　　B. >25次/分

　　C. >30次/分

　　D. >35次/分

　　E. >40次/分

12. ARDS时出现肺泡Ⅱ型细胞损伤,表面活性物质减少,可引起的病理改变是

　　A. 肺不张、肺泡萎陷

　　B. 肺水肿

　　C. 肺内含铁血黄素沉着

　　D. 肺小叶间隔增宽

　　E. 以上都不是

18. ARDS患者发生呼吸衰竭的主要机制是

　　A. 阻塞性通气功能障碍

　　B. 限制性通气功能障碍

　　C. 通气/血流比失调

　　D. 肺泡膜面积↓

　　E. 肺泡膜厚度↑

13. 下列关于表面活性物质的叙述,哪项**错误**

　　A. 主要成分是二棕榈酰卵磷脂

　　B. 由肺泡Ⅱ型细胞合成

　　C. 有降低肺泡表面张力的作用

　　D. 具有维持肺泡适当扩张状态的作用

　　E. 降低肺的顺应性

19. 下列哪项**不符合**ARDS表现

　　A. PaO_2<60mmHg

　　B. 氧合指数>300

　　C. 早期$PaCO_2$<35mmHg

　　D. 呼吸频率>30次/分

　　E. 肺内分流增加

14. 多系统器官衰竭中第一个受累的器官往往是

　　A. 心

　　B. 肾

　　C. 脑

　　D. 肝

　　E. 肺

20. ARDS时呼吸变化主要表现为

　　A. 活动后呼吸困难

　　B. 进行性呼吸窘迫

　　C. 夜间阵发性呼吸困难

　　D. 反复发作性呼吸困难

　　E. 吸气性呼吸困难

15. 目前认为ARDS发病中起主要作用的是

　　A. 组胺

　　B. 中性粒细胞趋化因子

　　C. 激活的中性粒细胞

　　D. 氧自由基

　　E. 花生四烯酸

21. 下列有关急性肺损伤(ALI)和ARDS之叙述,何者正确

　　A. ALI之PaO_2/FiO_2≤250mmHg

　　B. ARDS之PaO_2/FiO_2≤200mmHg

　　C. ARDS有两侧肺浸润,而ALI则无

　　D. 早期大量类固醇可降低ARDS死亡率

　　E. 如机械通气,气道压应在50~60cmH_2O

16. 下列哪项**不符合**ARDS病理生理

　　A. 肺泡萎陷

　　B. 肺间质水肿

22. 下列哪项**不是**ARDS患者肺的保护性通气策略

　　A. 潮气量维持在6ml/kg

B. $PaCO_2$维持正常

C. SaO_2维持≥90%

D. 气道平台压维持在35cmH_2O以下

E. FiO_2尽量维持在0.6以下

23. 使用压力控制通气时,重点监测的内容是

 A. 潮气量

 B. 气道压力

 C. 分钟通气量

 D. 通气模式

 E. 触发灵敏度

24. 机械通气量调节是否适当,最主要根据

 A. $PaCO_2$

 B. PaO_2

 C. pH

 D. SaO_2

 E. BE

25. ARDS的常见死因是

 A. 多脏器功能衰竭

 B. DIC

 C. 肺水肿

 D. 自发性气胸

 E. 纵隔气肿

26. 目前认为,全身炎症反应综合征(SIRS)与以下有关,除外

 A. 补体系统

 B. 细胞因子

 C. 白细胞

 D. 缺血-再灌注

 E. 红细胞

27. 肺血分流率(Qs/Qt)的意义是

 A. 指每分钟从右心排出的血中未经肺内氧合直接进入左心的量占心排出量的比率

 B. 正常人约有5%的混合静脉血不经肺毛细血管直接进入体循环

 C. Qs/Qt>10%说明有异常分流

 D. Qs/Qt的主要意义,是测定肺氧合的效能

 E. 上述全部

【A_2型题】

28. ARDS患者经气管切开,IPPB模式(同步辅助通气),吸氧浓度60%以上,PaO_2仍低于50mmHg,应先考虑以下何种机械通气模式

 A. 间歇指令呼吸(SIMV)

 B. PEEP

 C. 反比呼吸

 D. 经面罩吸氧下自主呼吸

 E. 改用压力支持通气

29. 女性,37岁,因急性化脓性胆囊炎行胆囊切除术,手术顺利。术后第三天无明显诱因突发气促,进行性加重,血压正常,呼吸45次/分,唇发绀,双下肺可闻湿性啰音,吸氧8L/min下血气分析: $PaO_2$45mmHg, $PaCO_2$30mmHg,下列处理哪项最有意义

 A. 呼吸兴奋剂

 B. 静滴白蛋白

 C. 氨茶碱静滴

 D. 经机械通气呼气末正压(PEEP)

 E. 控制感染

30. 女,50岁,肺炎患者,出现呼吸急促,发绀,以往有高血压病史,拟诊断为ARDS或心源性肺水肿。下列哪项对鉴别诊断无意义

 A. 氧合指数的降低

 B. 有无粉红色泡沫痰

 C. 肺部啰音的部位

 D. 吸氧时PaO_2改善情况

 E. 对强心、利尿剂的治疗效果

31. 女性,42岁,有机磷中毒后出现呼吸窘迫,胸片两肺斑片状阴影,氧合指数160mmHg(PaO_2/FiO_2,正常值400~500mmHg),下列哪项措施是错误的

 A. 解磷定

 B. 出入液体量负平衡

 C. 持续低流量吸氧

 D. 阿托品

 E. 呼气末正压通气

32. 男,60岁,肺部感染输液后出现呼吸急促,发

绀。要鉴别是ARDS或心源性肺水肿。下列哪项监测最有意义

    A. 动脉血压

    B. 心电图

    C. 胸片

    D. PCWP测定

    E. 血气分析

【A₃型题】

问题33~37

男性,68岁,咳嗽,气急,肺部湿啰音,HR 108/min、RR 31次/分、WBC 10×10^9/L、嗜中性粒细胞83%,胸片示左下肺炎,动脉血气为$PaCO_2$ 66mmHg、PaO_2 56mmHg,诊断"ARDS"。

33. 该患者使用机械通气时,潮气量宜选

    A. 3~5ml/kg

    B. 5~7ml/kg

    C. 8~12ml/kg

    D. 12~15ml/kg

    E. 15~20ml/kg

34. 该患者可选用的机械通气模式**不包括**

    A. 高频通气

    B. 间歇正压通气

    C. 压力支持加间歇指令通气

    D. 压力支持通气

    E. 持续气道正压通气

35. 下面哪项是持续气道正压通气

    A. BIPAP

    B. CPAP

    C. SIMV

    D. PRVC

    E. IPPB

36. 下列是PEEP通气的主要作用,**除了**

    A. 使功能残气量减少

    B. 改善通气与氧合

    C. 使肺泡扩张

    D. 避免肺泡早期闭合

    E. 改善V_A/Q失调

37. 下列关于PEEP通气,**不正确**的是

    A. PEEP不能防治ARDS

    B. 从低水平(3~5cmH₂O)开始,视情况逐步增加

    C. 最佳PEEP水平是$FiO_2 < 60\%$,$PaO_2 \geq 60mmHg$

    D. 一般不超过20cmH₂O

    E. 高水平PEEP可使颅内压降低

问题38~40

男性,40岁,无心肺疾病史,外伤后2天出现进行性呼吸困难,发绀。体查: 平卧,呼吸40次/分,双肺呼吸音粗糙对称,可闻及干湿性啰音,肝脾不大,下肢无水肿。血气分析: PaO_2 45mmHg,$PaCO_2$ 35mmHg(吸氧50%)。

38. 该患者首先应考虑以下哪种情况

    A. 右心功能不全

    B. 自发性气胸

    C. 左心功能不全

    D. ARDS

    E. 支气管哮喘发作

39. 该患者在抢救中,下列哪项**不正确**

    A. 保持呼吸道通畅

    B. 记出入量

    C. 持续低流量给氧

    D. 机械通气

    E. 维持酸碱平衡

40. 该患者**不可能**出现以下哪种病理改变

    A. 肺间质水肿

    B. 肺毛细血管壁通透性增加

    C. 通气/血流比例失调

    D. 肺泡群萎陷

    E. 肺内分流减少

【A₄型题】

问题41~44

男性患者,40岁,以高热、咳嗽、咳痰、胸痛2天之主诉入院,给予抗感染治疗后体温不降,2小时前出现呼吸困难,烦躁。查体: 呼吸43次/分,血压100/75mmHg,脉搏110次/分,口唇发绀,两肺闻及广泛哮鸣音。

41. 最可能的并发症是

    A. 心肌炎

    B. ARDS

C. 脑膜炎

D. 支气管哮喘

E. 自发性气胸

42. 目前应首选哪项检查

    A. 脑脊液

    B. 血气分析

    C. 心电图

    D. 血常规

    E. 胸片

43. 若拍胸片提示两肺门旁斑片状渗出融合成片。血气检查: PaO_2 50mmHg, $PaCO_2$ 30mmHg (FiO_2= 50%)。此时最重要的治疗是

    A. 调整抗生素用量

    B. 提高吸氧浓度

    C. 限制钠水摄入量

    D. 采用呼吸机治疗

    E. 应用肾上腺皮质激素

44. 若患者需要呼吸机治疗时,其最佳的通气模式应是

    A. 呼气末正压通气

    B. 压力支持通气

    C. 压力控制通气

    D. 容量控制通气

    E. 同步间歇指令通气

问题45~48

女性,58岁,10天前曾划破右下肢皮肤,3天来高热,伴皮肤瘀点,查体: 血压80/50mmHg,诊断为败血症,感染中毒性休克,经积极治疗后仍高热不退,且出现气急,未吸氧时 PaO_2 45mmHg, X线胸片示肺纹理增多,模糊。

45. 该患者出现呼吸困难的原因首先考虑为

    A. 肺栓塞

    B. 血源性肺脓肿

    C. 急性左心衰

    D. 急性呼吸窘迫综合征

    E. 支气管哮喘急性发作

46. 为排除或确诊急性左心衰竭,最有意义的检查为

A. 平均肺动脉压

B. 心电图

C. 肺动脉楔嵌压

D. 胸部CT

E. 右室舒张末期压力

47. 如患者呼吸困难进行性加重,决定采取人工机械通气,推荐的呼吸模式为

    A. 高频通气

    B. CPAP

    C. PEEP

    D. 反比呼吸

    E. SIMV

48. 对该患者行机械通气,下述哪项**不正确**

    A. PEEP从低开始,逐渐增至合适

    B. 小潮气量,使气道峰压<40mmHg

    C. 补充血容量,以补偿回心血量不足

    D. 吸氧浓度不宜长时间超过60%

    E. PEEP水平不限,吸氧浓度不限

问题49~52

女性,23岁,外伤术后入ICU。1天后出现进行性呼吸急促、发绀、呼吸频率30次/分,血压90/60mmHg、HR 90次/分、CVP 8cmH2O,经皮 SaO_2 91%。

49. 最有可能出现

    A. 失血性休克

    B. 气胸

    C. 急性肺栓塞

    D. ARDS

    E. 急性左心衰

50. 首先选择最合适的监护措施是

    A. 氧输送(DO_2)监测

    B. 有创血压监测

    C. 心排出量监测

    D. 呼气末二氧化碳分压监测

    E. 以上都不是

51. 下列哪项检查对明确诊断意义**不大**

    A. 血常规

    B. 动脉血气分析

C. 胸片

D. 痰培养

E. 心脏超声

52. 患者动脉血气分析结果: pH 7.35, $PaCO_2$ 40mmHg, PaO_2 45mmHg, 对该患者采用压力支持模式进行机械通气 FiO_2 80%, 潮气量10ml/kg, 呼吸频率20/min。半小时后, 复查动脉血气结果pH 7.36、$PaCO_2$ 50mmHg、PaO_2 49mmHg。最合理的调整方案是

A. 加用PEEP

B. 增大 FiO_2 至100%

C. 增大潮气量至14ml/kg

D. 增加呼吸频率至25/min

E. 减少潮气量至5ml/kg

【 B_1 型题 】

问题53~55

A. 心源性肺水肿

B. 神经性肺水肿

C. 中毒性肺水肿

D. 复张性肺水肿

E. 渗透性肺水肿

53. ARDS的肺水肿属于

54. 大量抽胸腔积液后肺水肿属于

55. 急性心肌梗死后肺水肿属于

问题56~58

A. 血氧饱和度

B. 动脉血氧分压

C. 氧含量

D. 氧合指数

E. 肺泡-动脉氧分压差

56. 诊断急性呼吸窘迫综合征的必要条件是

57. 反映机体是否缺氧的重要指标是

58. 反映肺泡毛细血管膜弥散能力的有用指标是

【 C型题 】

A. 氧合指数<300

B. 氧合指数<200

C. 两者均有

D. 两者均无

59. 诊断为急性肺损伤(ALI)

60. 诊断为急性窘迫综合征(ARDS)

A. 低氧血症

B. 高碳酸血症

C. 两者皆有

D. 两者皆无

61. ARDS早期

62. ARDS末期

63. 肺源性心脏病

64. 急性左心衰竭

65. 糖尿病酮症

A. 肺动脉压增高

B. 肺毛细血管嵌压增高

C. 两者均有

D. 两者均无

66. ARDS

67. 二尖瓣狭窄

68. 急性左心衰竭早期

69. 重症肺炎

【 X型题 】

70. 肺泡表面活性物质的作用有

A. 防止液体渗入肺泡

B. 保持大小肺泡的稳定性

C. 成年人患肺炎、肺血栓时, 可因此物减少而发生肺不张

D. 新生儿可因缺乏此物造成"呼吸窘迫综合征"

E. 分布在肺泡表面, 促进气体交换

71. 下列关于表面活性物质的叙述, 哪些正确

A. 主要成分是二棕榈酰卵磷脂

B. 降低肺的顺应性

C. 有降低肺泡表面张力的作用

D. 具有维持肺泡适当扩张状态的作用

E. 由Ⅱ型肺泡上皮细胞合成与分泌

72. ARDS时出现Ⅱ型肺泡上皮细胞损伤, 表面活性物质减少, 可引起的病理改变是

A. 肺不张、肺泡萎陷

B. 肺水肿

C. 肺内含铁血黄素沉着

D. 肺小叶间隔增宽

E.肺泡表面张力下降

73.ARDS的基本病理生理有哪几项
A.肺微循环障碍
B.肺间质水肿
C.肺泡表面活性物质减少造成肺不张
D.肺泡内透明膜形成
E.肺顺应性改变

74.关于ARDS诊断依据,下列正确的有
A.PaO_2/FiO_2比PaO_2更能反映呼吸衰竭程度
B.呼吸频率开始快,后来逐渐减慢
C.肺泡气与动脉血氧分压差(P_A-aDO_2)增加
D.早期X线片示两肺边缘模糊或斑片状阴影
E.肺内分流量减少

75.以下哪项可以作为诊断早期ARDS依据
A.手术并大量输血之后
B.$PaO_2 \leqslant 60mmHg$,$PaCO_2 < 35mmHg$
C.$PaO_2/FiO_2 > 200$
D.胸片示肺泡无实变或实变$\leqslant 1/2$肺野
E.严重发绀

76.直接引起ARDS最常见病因
A.胃内容物误吸
B.肺挫伤
C.溺水
D.脂肪或羊水肺栓塞
E.毒气吸入

77.间接引起ARDS的常见因素
A.休克
B.脓毒症
C.大量输入库血
D.弥漫性血管内凝
E.血胸部以外全身多发伤

78.下列是ARDS初期的临床表现,**除了**
A.呼吸加快
B.呼吸窘迫感,一般吸氧不能缓解
C.呼吸道分泌物增多、肺部有啰音
D.X线胸片一般无明显异常
E.口唇发绀

79.ARDS血流动力学监测正确的是
A.平均脉动脉压增高
B.肺动脉压与肺毛楔压差(PAP-PCWP)减少
C.PCWP一般$< 12cmH_2O$
D.肺动脉压与肺毛楔压差(PAP-PCWP)增加
E.早期出现CO下降

80.下列关于ARDS的描述中,**错误的**是
A.ARDS是MODS在肺部的表现
B.ARDS是ALI发展的严重阶段
C.ARDS是"成人呼吸窘迫综合征"英文缩写
D.急性、进行性、顽固的低氧血症为特征
E.ARDS常并发严重的肺感染

81.ARDS的症状可以为
A.呼吸困难、烦躁、脉快、发绀
B.吸高浓度氧症状无明显改善
C.$PaO_2 < 60mmHg$
D.剧烈干咳,肺部透视无特殊表现
E.球结膜水肿

82.ARDS病理过程可分为三个阶段,他们是
A.潜伏期
B.渗出期
C.增生期
D.恢复期
E.纤维化期

83.ARDS的临床表现可分为四期,他们是
A.损伤期
B.相对稳定期
C.急性呼吸衰竭期
D.终末期
E.难治期

84.有关ARDS的描述,下面哪些正确
A.1967年Asgbaugh首先提出ARDS
B.1994年AECC提出ARDS诊断标准
C.诊断标准含:起病急,$PaO_2/FiO_2 \leqslant 200mmHg$
D.诊断标准含:胸片显示斑片状浸润影
E.诊断标准含:$PAWP \leqslant 18mmHg$

85.1999年我国ARDS诊断标准是

A. 有发病的高危因素

B. 发病急,呼吸窘迫

C. $PaO_2/FiO_2 \leqslant 200mmHg$

D. 胸片显示两肺斑片状浸润影

E. $PAWP \leqslant 18mmHg$

A. 摒弃了AECC诊断标准中ALI的概念

B. 轻度: $200mmHg < PaO_2/FiO_2 \leqslant 300mmHg$

C. 中度: $100mmHg < PaO_2/FiO_2 \leqslant 200mmHg$

D. 重度: $PaO_2/FiO_2 \leqslant 100mmHg$

E. 要考虑到海拔高度的影响,纠正因大气压降低而造成的假性氧合指数偏低

86. 2012年ARDS柏林诊断标准

答　案

【A₁型题】

1. A　　2. E　　3. E　　4. B　　5. D　　6. B　　7. C　　8. C　　9. B　　10. D

11. D　　12. A　　13. E　　14. E　　15. C　　16. D　　17. B　　18. C　　19. B　　20. B

21. B　　22. B　　23. A　　24. A　　25. A　　26. E　　27. E

【A₂型题】

28. B　　29. D　　30. B　　31. C　　32. D

【A₃型题】

33. B　　34. A　　35. B　　36. A　　37. E　　38. D　　39. C　　40. E

【A₄型题】

41. B　　42. B　　43. D　　44. A　　45. D　　46. C　　47. C　　48. E　　49. D　　50. B

51. D　　52. A

【B₁型题】

53. E　　54. D　　55. A　　56. D　　57. C　　58. E

【C型题】

59. A　　60. B　　61. A　　62. C　　63. C　　64. A　　65. D　　66. A　　67. C　　68. B

69. D

【X型题】

70. ABD　　71. ACDE　　72. AE　　73. ABCDE　　74. AC　　75. ABCD

76. ABCDE　　77. ABCDE　　78. CE　　79. ACD　　80. CE　　81. ABC

82. BCE　　83. ABCD　　84. ABCDE　　85. ABCDE　　86. ABCDE

（卢家凯　董秀华　徐道妙）

第91章

急性肾损伤与血液净化

【A₁型题】

1. 有关急性肾损伤(AKI),说法正确的是
   A. 可分为肾前性、肾性、肾后性三类
   B. 肾前性是各种原因引起的肾灌注不足所致
   C. 肾性是内、外源性肾毒性物质及缺血造成
   D. 肾后性是由于急性尿路梗阻造成
   E. 上述全部

2. 正常人肾血流量占心排量的
   A. 10%
   B. 15%
   C. 20%
   D. 25%
   E. 30%

3. 肾前性肾损伤病因是
   A. 心源性、失血性休克
   B. 感染性、过敏性休克
   C. 肝肾综合征
   D. 肾动脉栓塞
   E. 上述全部

4. 围术期急性肾损伤的危险因素
   A. 本身存在肾病(如高血压、糖尿病等)
   B. 肾灌注不足(如严重低血压、肾血管阻塞等)
   C. 肾小管阻塞(如溶血、DIC、横纹肌溶解等)
   D. 肾毒性药物(如抗生素、麻醉药等)
   E. 上述全部

5. 下列哪项是诊断急性肾衰竭最可靠指标
   A. 高钾血症
   B. 少尿
   C. 尿钠＞20mmol/L
   D. 血尿素氮增高

   E. 血肌酐增高

6. 肾衰竭患者吸入麻醉药首选
   A. 恩氟烷
   B. 七氟烷
   C. 甲氧氟烷
   D. 地氟烷
   E. 氟烷

7. 多巴胺可增加肾血流,但剂量不应超过
   A. 0.2μg/(kg·min)
   B. 0.5μg/(kg·min)
   C. 1.0μg/(kg·min)
   D. 3.0μg/(kg·min)
   E. 10μg/(kg·min)

8. 肾交感神经起源于
   A. 胸4~腰段脊髓
   B. 胸2~4
   C. 胸4~6
   D. 胸4~10
   E. 胸6~12

9. 肾脏最易受缺氧损害的部位是
   A. 肾皮质
   B. 肾小球
   C. 肾毛细血管
   D. 肾盂
   E. 肾小管

10. 下列哪一因素对肾血流影响最大
    A. 静脉压
    B. 动脉压
    C. 心排出量
    D. 心率

E. 脉压

11. 使肾血流量增大的因素是
    A. 强烈运动
    B. 疼痛
    C. 交感神经兴奋
    D. 静卧
    E. 麻醉

12. 麻醉手术中所见患者尿量增加的主要原因是
    A. 血压升高
    B. 心率加快
    C. 缺氧改善
    D. 心输出量增加
    E. 中心静脉压升高

13. 下列因素可引起肾血流减少，除了
    A. 呼吸性酸中毒
    B. 呼吸性碱中毒
    C. PEEP
    D. 心排出量下降30%
    E. PaO_2降至60mmHg

14. 大手术后机体会出现变化，除了
    A. 水钠潴留多见
    B. 尿量减少
    C. 高钾血症
    D. 抗利尿激素分泌多
    E. 应激反应明显

15. 下列哪种药物随尿排除，除了
    A. 脂溶性药物
    B. 水溶性药物
    C. 蛋白结合率较高的药物
    D. 游离型药物
    E. 甘露醇

16. 以下关于腹膜透析不正确的是
    A. 尿素及肌酐的清除率比体外血液透析低
    B. 腹膜透析对磷的清除比血液透析差
    C. 腹膜透析更适于心血管功能不稳定
    D. 腹膜透析可增加住院患者肺不张的倾向
    E. 曾经有腹部外科手术者不宜做腹膜透析

17. 外科患者最常见的急性肾衰的病因是
    A. 重症肾盂肾炎
    B. 急性间质性肾炎
    C. 低血压休克
    D. 感染
    E. 麻醉

18. 尿毒症时，高钾血症最有效的治疗方法是
    A. 输入碳酸氢钠
    B. 输入钙剂
    C. 输入高渗葡萄糖加胰岛素
    D. 进行血液透析
    E. 口服负型离子交换树脂

19. 长期血透患者的最主要的死亡原因是
    A. 消化道出血
    B. 心血管并发症
    C. 神经系统并发症
    D. 透析肾病
    E. 感染

20. 尿毒症时，下列哪项临床表现最主要是由于肾脏内分泌功能障碍所致
    A. 氮质血症
    B. 贫血
    C. 代谢性酸中毒
    D. 胃肠道症状
    E. 心包摩擦音

21. 急性肾衰竭时高钾血症的发生受下列因素影响，除了
    A. 感染
    B. 酸中毒
    C. 水钠潴留
    D. 外伤
    E. 输入库存血

22. 尿毒症患者下列哪种情况最危险
    A. 血清钙1.8mmol/L
    B. pH7.2
    C. 血尿素氮24mmol/L
    D. 血肌酐374mmol/L
    E. 血清钾6.5mmol/L

23. 下列哪种抗生素可引起急性肾小管坏死,**除了**
    A. 万古霉素
    B. 阿米卡星
    C. 环孢素
    D. 两性霉素B
    E. 氨苄西林

24. 急性肾衰竭患者非透析疗法阶段,补液量是否适中的观察指标为
    A. 每日体重不增加
    B. 皮下无脱水及水肿
    C. 血清钠浓度正常
    D. 中心静脉压测定
    E. 以上均是

25. 以下是急性肾衰的透析指征,**除了**
    A. 无尿一天
    B. CO_2CP 12mmol/L
    C. 血钾6.8mmol/L
    D. 血尿素氮25mmol/
    E. 血肌酐503mmol/L

26. 急性肾衰竭透析指征,哪项**除外**
    A. 伴肺水肿
    B. 伴高钾血症
    C. 已少尿2天
    D. BUN>28.6mmol/L,Cr>442μmol/L
    E. 有明显酸中毒或高分解代谢

27. 急性肾衰竭进入多尿期,下列哪项最**不可能**出现
    A. 脱水
    B. 血尿素氮及肌酐即可降至正常
    C. 低钾血症
    D. 上消化道出血
    E. 继发感染

【A₂型题】

28. 某患者慢性肾炎肾功能不全已数年,再次出现尿毒症酸中毒入院。尿量显著减少,应用利尿剂效果不佳:血压180/120mmHg,BUN 28mmol/L,CO_2CP 14mmol/L。给小剂量的碳酸氢钠静脉滴注后,出现呼吸困难,心率达120次/分,肺底

少许水泡音。该患者进一步处理应选择
    A. 改用乳酸钠纠正酸中毒
    B. 改用口服碱性药物
    C. 改用THAM
    D. 改用利尿合剂
    E. 透析治疗

29. 男,76岁,患糖尿病25年,两年前发生肾病综合征,两个月来病情加重,恶心、呕吐,并出现夜间轻度呼吸困难,每日尿量1000~1500mL,查体BP 200/90mmHg,Scr 760μmol/L,BUN 40mmol/L,Hb 68g/L。首先的治疗方案是
    A. 血液滤过
    B. 血液透析
    C. 腹膜透析
    D. 肾移植
    E. 血液灌流

30. 上消化道大出血,出现低血压,经输血补液后虽血压正常,但出现少尿,考虑为急性肾衰竭。最有助于诊断的检查是
    A. 尿常规+尿比重
    B. 血常规
    C. 血肌酐
    D. 血电解质测定
    E. 血气分析

31. 男,5岁,3天前食不洁食物后出现发热,腹泻水样便,每日10余次,伴恶心呕吐,口服抗生素治疗无效。体检:脱水貌,心率110次/分,血压105/75mmHg,24小时尿量400mL,查血BUN 11.3mmol/L,Cr 187μmol/L,尿比重1.022,尿钠131nmml/L。初步诊断为
    A. 肾前性少尿
    B. 急性肾小管坏死
    C. 药物致急性肾衰竭
    D. 感染性休克
    E. 细菌内毒素致急性肾衰竭

32. 女,45岁,因交通事故,双股骨干粉碎骨折第2天。其24小时尿量200ml,下列化验结果不符合急性肾衰竭的是
    A. 血钾5mmol/L

B. 尿素氮14.2mmol/L

C. 血镁1.4mmol/L

D. 血磷0.89mmol/L，血钙2.96mmol/L

E. 血浆肌酐106mmol/L

33. 45岁女性，严重骨盆骨折，24小时尿量200ml，血钾5.9mmol/L，二氧化碳结合力13mmol/L，血尿素氮27mmol/L，下列治疗措施**不正确的**是

　A. 10%葡萄糖酸钙溶液20ml，缓慢静注

　B. 输同型库存血200ml

　C. 11.2%乳酸钠溶液60ml，缓慢静注

　D. 口服钠型树脂10g，每日3次

　E. 血液透析

34. 男性，42岁，患急性重症胰腺炎并发休克36小时，经抗休克治疗后行胰腺和其周围坏死组织清除、腹腔引流术。术后心率106次/分，血压96/60mmHg，中心静脉压10cmH$_2$O。呼吸频率22次/分，PaO$_2$66mmHg，尿量10ml/h，尿比重1.002此患者目前最紧急的并发症是

　A. 肾衰竭

　B. 肺功能衰竭

　C. 心功能不全

　D. 血容量不足

　E. 体内抗利尿激素分泌过多

【A$_4$型题】

问题35~39

女，43岁，3月前曾因胆石症行手术治疗，1天前突然出现右上腹剧痛、寒战、高热，呕血约1000mL，入院后立即输血。当输血10mL时，突然出现心前区压迫感，腰背酸痛并出现血红蛋白尿，血压60/45mmHg。

35. 该患者可能发生了

　A. 变态反应

　B. 过敏反应

　C. 非溶血性发热反应

　D. 溶血反应

　E. 细菌污染反应

36. 该现象最可能会引起

　A. 急性心衰

　B. 急性呼衰

C. 急性肾衰

D. 急性肝衰

E. 急性脑衰

37. 对该患者应采取的最佳治疗措施是

　A. 抗休克

　B. 抗休克、碱化尿液、利尿

　C. 抗休克、碱化尿液

　D. 碱化尿液

　E. 利尿

38. 如果患者的血压升到110/80mmHg，应采取的最佳治疗措施是

　A. 抗休克

　B. 抗休克、碱化尿液、利尿

　C. 抗休克、碱化尿液

　D. 碱化尿液

　E. 利尿

39. 如果患者出现无尿，血钾7.0mmol/L，应采取治疗措施是

　A. 葡萄糖加胰岛素

　B. 阳离子交换树脂

　C. 葡萄糖酸钙

　D. 血液透析

　E. 5%碳酸氢钠

【X型题】

40. 2002年急性透析质量建议组将急性肾损伤分为

　A. 危险（risk）

　B. 损伤（injury）

　C. 衰竭（failure）

　D. 丧失（loss）

　E. 终末期肾病（ESRD）

41. 急性肾损伤的临床表现有

　A. 截瘫

　B. 水潴留、水肿

　C. 电解质紊乱

　D. 酸碱平衡紊乱

　E. 代谢产物堆积

42. 有关肾脏替代治疗(RRT)之说,正确的有
    A. 又称血液净化术
    B. 是利用人工合成膜模拟肾脏功能
    C. 清除体内代谢废物和毒素
    D. 纠正水、电解质及酸碱紊乱
    E. 是治疗急、慢性肾衰的重要方法

43. 肾替代治疗的方法有
    A. 血液透析、血液滤过
    B. 血液透析滤过

    C. 连续性肾脏替代治疗
    D. 血液灌流、血浆置换
    E. 免疫吸附、腹膜透析

44. 急性肾衰竭,少尿或无尿期,临床表现有
    A. 氮质血症
    B. 低钾血症
    C. 低氧血症
    D. 出血倾向
    E. 高钠血症

答 案

【A₁型题】

1. E   2. D   3. E   4. E   5. B   6. D   7. D   8. A   9. E   10. C
11. D   12. D   13. E   14. C   15. A   16. B   17. C   18. D   19. E   20. B
21. C   22. E   23. E   24. E   25. A   26. C   27. B

【A₂型题】

28. E   29. B   30. C   31. A   32. D   33. B   34. A

【A₄型题】

35. D   36. C   37. C   38. E   39. D

【X型题】

40. ABCDE   41. BCDE   42. ABCDE   43. ABCDE   44. AD

(徐道妙)

第92章

多器官功能障碍综合征

【A₁型题】

1. 多器官功能障碍综合征(MODS)的概念是
   A. 因严重创伤、感染、脓毒症
   B. 或大手术、大面积烧伤
   C. 或长时间心肺复苏、病理产科等疾病
   D. 上述发病24h后出现的两个或以上器官先后或同时的功能障碍或衰竭
   E. 上述全部

2. 下面有关MODS,哪个表达错误
   A. MODS是1991年由美国胸科与危重医学会共同提出
   B. MODS即是MOF
   C. SIRS是感染或非感染导致的过度炎性反应
   D. DODS是SIRS进行性加重的结果
   E. MOF是MODS继续发展的最严重结果

3. SIRS的临床诊断标准是
   A. 体温>38℃或<36℃
   B. 心率>90次/分
   C. 呼吸频率>20次/分钟或$PaCO_2$<32mmHg
   D. 外周白细胞>$12×10^9$/L或<$4×10^9$/L或幼稚杆状白细胞>10%
   E. 满足以上两项或两项以上

4. MODS的最常见诱因是
   A. 严重创伤
   B. 失血性休克
   C. 大量输血
   D. 严重感染
   E. 重大手术

5. 严重感染时MODS的易患因素是
   A. 慢性器官病变

B. 免疫功能低下
C. 营养不良
D. 放疗的癌症患者
E. 以上均是

6. MODS指的常常是下述器官功能障碍,除了
   A. 肺功能障碍、脑功能障碍
   B. 肝功能障碍、肾功能障碍
   C. 脾功能障碍
   D. 胃肠功能障碍
   E. 凝血功能障碍

7. S_VO_2是组织氧供需平衡的一个良好指标,正常值为
   A. 50%
   B. 55%
   C. 75%
   D. 85%
   E. 20%

8. 以下属于抗炎症介质的是
   A. TGF(转化生长因子)
   B. IL-10
   C. IL-13
   D. IL-4
   E. 以上都是

9. 感染或多发创伤引起并发症错误的是
   A. 休克
   B. 脓毒症
   C. 甲亢
   D. SIRS
   E. MODS

10. 多器官功能障碍的诊断标准,下列哪项不属于

A. 有引起MODS的病因

B. 意识障碍

C. 致病因素与MODS的发生有一定的时间间隔

D. 有物理、化学及其他检查的结果

E. 为序贯性器官功能障碍

11. MODS最常累及的器官是

A. 肾

B. 肝

C. 脑

D. 肺

E. 心

12. SIRS的本质是

A. 感染引起的全身炎症

B. 败血症

C. 机体失去控制的自我放大的炎症

D. 炎症介质的泛滥

E. 肠源性内毒素血症

13. 毒素在MODS中的作用

A. 引起发热

B. 直接损伤组织细胞

C. 促发DIC

D. 刺激吞噬细胞释放细胞因子

E. 以上都是

14. 在下列原有疾病基础上遭受急性损害更易发生MODS,**不包括**

A. 慢性肾病

B. 风湿性关节炎

C. 糖尿病

D. 肝硬化

E. 冠心病

15. 预防MODS的基本要点中,**错误的**是

A. 重视诊治急重症的整体观念

B. 重视患者循环呼吸

C. 防治感染

D. 积极改善全身状态

E. 及早治疗序贯继发的多个重要器官的功能障碍

16. MODS重在预防、早发现、早治疗,下面哪项正确

A. 对创伤或术后感染应进行彻底清创和引流

B. 早期充分复苏

C. 早期肠内营养支持

D. 体改机体免疫力

E. 上述全部

17. MODS的治疗措施是

A. 对原发病进行有效治疗

B. 对器官功能进行支持

C. 对血液进行净化治疗

D. 采用基因调控治疗

E. 上述全部

18. MODS的器官功能支持治疗中,**除外**

A. 早期用甘露醇、呋塞米肾功能支持

B. 增加组织氧供,降低组织氧耗

C. 血管活性药循环支持,必要时用IABP和ECMO

D. 呼吸机保护性机械通气支持

E. 早期肠内营养支持

19. 肺保护性机械通气策略**除外**

A. 潮气量10~15ml/kg

B. 潮气量5~7ml/kg

C. 使平台压<30cmH$_2$O

D. 维持SaO$_2$在90%

E. 可允许性高碳酸血症

20. MODS评分与预计死亡率的关系,哪个**错误**

A. 0分: 0%

B. 9~12分: 25%

C. 13~16分: 50%

D. 17~20分: 75%

E. >20分: 90%

【A$_2$型题】

21. 女,70岁。因急腹症入院,急救过程中先后出现少尿、肺水肿、呼吸困难、嗜睡,意识障碍,消化道出血等症状,应诊断为

A. DIC

B. ARF

C. MODS

D. ARDS

E. Curling溃疡

22.男,65岁,患急性胰腺炎入院,出现多器官功能不全综合征,分析其发生机制,不属于重要损害因子的是

A. 细胞因子

B. 炎性介质

C. 生长因子

D. 全身炎性反应

E. 组织缺血-再灌注过程

【B₁型题】

问题23~25

A. 肺

B. 肾

C. 肝

D. 消化道

E. 脑

23. MODS发病过程中最容易和最早受害的器官

24. MODS发病机制中重要的动力部位

25. 因为自己功能障碍而连带引起其他器官综合征的是

【C型题】

A. IL-1

B. IL-10

C. 两者均有

D. 两者均无

26.参与CARS(代偿性抗炎反应综合征)发生发展的主要炎症介质

27.参与SIRS发生发展的主要炎症介质

A. 早期多属功能性肾衰竭

B. 主要表现在尿量变化

C. 两者均有

D. 两者均无

28. MODS最常累及的器官

29. MODS是肾衰竭

30. MODS的病因

【X型题】

31.严重创伤患者生命器官功能不全的评估主要包括

A. 心脏功能估计

B. 肺脏功能估计

C. 肝脏功能估计

D. 肾脏功能估计

E. 脑功能的估计

32. MODS的病因有

A. 严重创伤,大手术

B. 休克

C. 败血症

D. 肝功能衰竭

E. 急性胰腺炎

33. MODS是肾衰竭

A. 因健存肾单位减少引起

B. 早期多属功能性肾衰竭

C. 是体内血流重新分布引起的

D. 主要表现在尿量变化

E. 血中肌红蛋白也可为损伤原因

34.参与SIRS发生发展的主要炎症介质有

A. IL-10

B. TNF

C. IL-1

D. PGE₂

E. NO

35.参与CARS发生发展的主要炎症介质有

A. IL-10

B. 可溶性TNF受体

C. 糖皮质激素

D. IL-8

E. NO

36. SIRS的诊断指标有

A. WBC计数$>12×10^9$/L或$<4×10^9$/L

B. 呼吸>20次/分或$<32mmHg$

C. 体温$>38℃$或$<36℃$

D. 心率>90次/分

E. 全身高代谢状态

37. MODS发生发展中,炎症反应失控的表现有

A. CARS
B. SIRS
C. MARS
D. CARS和SIRS并存
E. CARS＝SIRS

38. MODS的发病机制包括
A. 炎性失控学说
B. 缺血/再灌注损伤学说
C. 肠道动力学说
D. 细胞凋亡失控学说
E. 基因多形态学说

39. MODS的治疗原则
A. 积极治疗原发病
B. 加强营养支持
C. 改善代谢,纠正组织缺氧
D. 代谢支持与调理
E. 免疫调节治疗

40. 继发性MODS患者SIRS发生发展的机制有
A. 缺血-再灌注损伤
B. 持续的细菌感染
C. 炎症细胞的致敏

D. 炎症细胞的活化与播散
E. 促炎介质的泛滥

41. 肺是MODS最常受累的器官,因为
A. 肺血流量大
B. 肺是全身静脉血液的滤器
C. 肺富含巨噬细胞
D. 异物和活化的炎症细胞都要经过肺
E. 呼吸膜极易受损

42. MODS发病机制中细菌移位是
A. 因患者不能口服药物,使肠内致病菌大量繁殖
B. 因肠道黏膜屏障功能降低引起的
C. 是指原发感染灶细菌入血
D. 是SIRS的重要原因
E. 患者长期禁食有关

43. 下列哪些是MODS的高危因素
A. 严重创伤、大量输血
B. 肠息肉
C. 绞窄性肠梗阻
D. 急性重症胰腺炎
E. 大肠、小肠多处爆破伤

答　案

【A₁型题】
1. E　2. B　3. E　4. D　5. E　6. C　7. C　8. E　9. C　10. B
11. D　12. C　13. E　14. B　15. E　16. E　17. E　18. A　19. A　20. E
【A₂型题】
21. C　22. C
【B₁型题】
23. A　24. D　25. C
【C型题】
26. B　27. A　28. D　29. C　30. D
【X型题】
31. ABCD　32. ABCE　33. BE　34. BC　35. ABCE　36. ABCD
37. ABCDE　38. ABCDE　39. ACDE　40. ACDE　41. ABCD　42. BDE
43. ACDE

（侯立朝　傅润乔）

第93章

心肺脑复苏

【A₁型题】

1. 心搏骤停是指
   A. 心脏因急性原因突然丧失有效地排血功能
   B. 导致的循环和呼吸功能停止
   C. 全身血液循环停滞
   D. 组织缺血、缺氧的临床死亡状态
   E. 以上全部

2. 心搏骤停的类型
   A. 心室纤颤(VF)
   B. 无脉性室性心动过速(VT)
   C. 无脉性心电活动(PEA)
   D. 心脏静止(VA)
   E. 上述全部

3. 如下有关心搏骤停的说法,**错误的**是
   A. 心搏骤停是心脏因急性原因突然的停跳
   B. 包括严重心脏病终末期或慢性病晚期的心跳停止
   C. 根据心电图改变可将心搏骤停分为4种形式
   D. 无论哪种心搏骤停其BLS阶段的处理基本相同
   E. 心搏骤停的病因可分为原发和继发

4. 下面是原发性心搏骤停,**除了**
   A. 手术牵拉迷走神经反射
   B. 缺血性心脏病、心肌炎
   C. 溺水、电击
   D. 窒息
   E. 药物中毒

5. 下面是继发性心搏骤停,**除了**
   A. 手术牵拉迷走神经反射
   B. 急性高钾血症

   C. 肺栓塞
   D. 失血性休克、低体温
   E. 药物中毒

6. 以下哪种情况**不属于**心搏骤停的范畴
   A. 心脏处于舒张状态,无任何动作
   B. 心室颤动
   C. 不能触及大动脉搏动的窦性心动过缓
   D. 阵发性室上性心动过速
   E. 电机械分离

7. 诊断心搏骤停最迅速可靠的指征是
   A. 大血管搏动消失
   B. 呼吸停止
   C. 瞳孔散大
   D. 血压测不到
   E. 意识消失

8. 以下初期心肺脑复苏中主要救治措施的描述**错误的**是
   A. Airway(呼吸道处理)
   B. Breathing(人工呼吸)
   C. Call(呼救)
   D. Drug(药物治疗)
   E. ECG(心电图监测)

9. 常温下脑组织血流一旦中断,脑氧耗竭的时间是
   A. 2~3秒
   B. 4~5秒
   C. 6~7秒
   D. 8~9秒
   E. 10~12秒

10. 常温下脑组织血流一旦中断,脑ATP耗竭的时

间是

A. 1分钟

B. 2分钟

C. 3分钟

D. 4分钟

E. 5分钟

11. 循环骤停后发生晕厥的时间是

A. 5秒

B. 10秒

C. 15秒

D. 20秒

E. 25秒

12. 一旦确诊为心搏骤停,必须在哪个时间内重建循环和呼吸

A. 2~3分钟

B. 4~5分钟

C. 6~7分钟

D. 11~12秒

E. 20分钟以内

13. 胸外心脏按压时间,按压与松开之比是

A. 20%∶80%

B. 30%∶70%

C. 40%∶60%

D. 50%∶50%

E. 60%∶40%

14. 有关心搏骤停按压复苏,表达**错误的**是

A. 按压频率由过去100次/分,改为至少100次/分

B. 按压深度至少为胸部前后径的1/3或5cm

C. 按压与松开之比是30%∶70%

D. 按压与人工呼吸比为30∶2

E. 气管插管后通气8~10次/分

15. CPCR初期,药物治疗的目的中**不包括**

A. 提高按压效果,增强心肌收缩力

B. 降低周围血管阻力,减轻心脏后负荷

C. 降低除颤阈值

D. 纠正酸中毒

E. 增加脑血流量

16. CPCR急救时,下面是给药途径,**除了**

A. 心内注射

B. 气管内注射

C. 外周静脉注射

D. 中心静脉注射

E. 肌内注射

17. 为达到心脏复跳所需的最低冠状动脉灌注压,主动脉舒张压至少应达到

A. 30~40mmHg以上

B. 40~50mmHg以上

C. 50~60mmHg以上

D. 60~70mmHg以上

E. 70~80mmHg以上

18. 在没有药物治疗的配合下,单纯胸外心脏按压能达到的平均主动脉舒张压约为

A. 10~20mmHg

B. 20~30mmHg

C. 30~40mmHg

D. 40~50mmHg

E. 50~60mmHg

19. 心脏复苏时首选的急救药物是

A. 异丙肾上腺素

B. 去甲肾上腺素

C. 阿托品

D. 肾上腺素

E. 利多卡因

20. 肾上腺素作用属于

A. 只兴奋α-受体

B. 只兴奋β-受体

C. α-受体兴奋作用为主,β-受体兴奋作用为次

D. α-受体兴奋作用为次,β-受体兴奋作用为主

E. 以上都不是

21. 肾上腺素促使心脏复跳的关键在于

A. α-受体兴奋

B. $β_1$-受体兴奋

C. $β_2$-受体兴奋

D. 多巴胺受体兴奋

E. 以上均是

22. 关于肾上腺素的临床作用,下列哪项**不正确**

  A. 可增强心肌收缩力

  B. 扩张冠状动脉

  C. 使心脏由粗颤向细颤转化

  D. 早期应用大剂量可提高生存率

  E. 首次用多为1mg,5分钟后可重复

23. 去甲肾上腺素**不宜**作心脏复苏的首选药,是因为

  A. 对心脏β-受体作用强

  B. 外周血管α-受体作用弱

  C. 易引起心律失常

  D. 增加心脏后负荷过强

  E. 对脏器血供无影响

24. 电击除颤的首选适应证是

  A. 心搏骤停2分钟内

  B. 初期复苏2分钟内

  C. 细颤

  D. 粗颤

  E. 电-机械分离

25. 关于胸外心脏按压的"胸泵机制"的叙述,下列哪项**错误**

  A. 按压期间,心脏各腔室之间不存在压力差

  B. 能提高胸内压的措施均能增加血流

  C. 腔静脉在胸腔入口处的静脉瓣有利于血液的单向流动

  D. 左心室仅是血液从肺中挤出进入主动脉的通道

  E. 随着胸骨按压与放松,二尖瓣呈开放与关闭状态

26. 下列胸外心脏按压的实施措施中,哪项**不正确**

  A. 按压时手掌根部置于胸骨下1/2处

  B. 利用肩部的力量垂直向下按压

  C. 成人胸骨下陷5cm为宜

  D. 按压和放松时间比为1:2

  E. 按压与人工呼吸比为30:2

27. CPR后因缺氧最易引起的并发症是

  A. 肺水肿

  B. 脑水肿

  C. 心功能衰竭

  D. 肾衰竭

  E. 肝功能衰竭

28. 若患者心跳停止,你应采取的第一步是

  A. 捶击胸前

  B. 口对口人工呼吸

  C. 胸外心脏按压

  D. 寻求帮助

  E. 寻求心电图诊断

29. 麻醉手术中,CPR时最好的人工通气法为

  A. 简易呼吸器呼吸

  B. 一手扣面罩一手捏皮球用麻醉机通气

  C. 置入食管闭塞器

  D. 置入喉罩

  E. 口对口人工呼吸

30. 正常人呼出气的平均氧浓度可达到

  A. 10%~12%

  B. 12%~14%

  C. 14%~16%

  D. 16%~18%

  E. 18%~20%

31. 利用正常人呼出气体进行口对口人工呼吸,可使被救人员的PO_2达到

  A. 55~65mmHg

  B. 65~75mmHg

  C. 75~85mmHg

  D. 85~95mmHg

  E. 95~105mmHg

32. 口对口(鼻)人工呼吸的缺点是

  A. 操作程序复杂

  B. 易疲劳

  C. 易造成缺氧

  D. 易造成肺损伤

  E. 以上均是

33. 成人CPR时胸内心脏挤压的频率,正确的是
    A. 60次/分
    B. 80次/分
    C. 90次/分
    D. 100次/分
    E. 120次/分

34. 心室细颤,电击除颤前应
    A. 静注利多卡因
    B. 静注肾上腺素
    C. 静注5%碳酸氢钠
    D. 静注去甲肾上腺素
    E. 静注多巴胺

35. 在电击除颤后可允许观察EKG的时间是
    A. 5秒
    B. 10秒
    C. 15秒
    D. 20秒
    E. 25秒

36. 成人首次胸外电击除颤的功率为
    A. 100ws
    B. 200ws
    C. 300ws
    D. 400ws
    E. 500ws

37. 下列急救药物应用注意事项中,哪种说法**错误**
    A. 血钙过高可加重缺血-再灌注损伤
    B. 利多卡因能提高心室纤颤的阈值
    C. 阿托品是最常用的迷走神经兴奋剂
    D. 异丙肾上腺素不增加心肌血流量
    E. 去甲肾上腺素可增加心律失常发生

38. 心肺复苏的首要目标是
    A. 心脏复跳
    B. 自主呼吸恢复
    C. 肢体运动功能改善
    D. 听觉恢复
    E. 意识恢复(脑复苏)

39. 哪一项**不是**开胸心脏按压的指征

A. 心跳停止时间<5分钟
B. 胸外心脏按压持续10分钟以上而且效果不佳
C. 合并胸部创伤
D. 胸廓或脊柱畸形
E. 开胸手术期间

40. 一般认为,能触及颈动脉搏动,表明动脉压大于
    A. 60mmHg
    B. 70mmHg
    C. 80mmHg
    D. 90mmHg
    E. 100mmHg

41. 心搏骤停紧急处理原则中,下列哪项**错误**
    A. 迅速开始人工呼吸
    B. 立即开放静脉输液通路
    C. 待心电图确诊后开始心脏按压
    D. 准备好电击除颤
    E. 在电击除颤前要胸外心脏按压

42. 关于心肺复苏的叙述,哪项**错误**
    A. 成人直流电体外除颤常用50ws
    B. 胸内心脏挤压比胸外按压更有效
    C. 有效按压指标收缩压>60mmHg
    D. 除颤时应先注射肾上腺素
    E. 婴儿胸外心脏按压可引起肝破裂

43. CPR时下列哪种药经气道给入是**错误的**
    A. 利多卡因
    B. 阿托品
    C. 肾上腺素
    D. 5%碳酸氢钠
    E. 地塞米松

44. CPR时用药的目的,哪个**不对**
    A. 提高心脏按压效果,激发心脏复跳
    B. 提高周围血管阻力,增加心肌、脑血流
    C. 提高除颤阈值
    D. 纠正酸血症
    E. 纠正电解质失衡

45. 心搏停止时,应用钙剂的适应证**除外**

A. 高钾血症

B. 低钙血症

C. 钙通道阻滞药逾量

D. 脑复苏

E. 大量应用库血时

46. 关于新生儿复苏,哪项**错误**

  A. 重点在清理呼吸道建立呼吸

  B. 不等心跳停止即可胸外挤压

  C. 胸外挤压与人工呼吸之比为5:1

  D. 电击复苏是常规

  E. 复苏时要加强保暖

47. CPR的后期处理**除外**

  A. 病情评估

  B. 脑复苏

  C. 心脏复苏

  D. 酸碱与电解质纠正

  E. 重症监测与治疗

48. 有效CPR的标准**除外**

  A. 摸到大动脉搏动

  B. 皮肤转红

  C. 瞳孔变小

  D. 收缩压120mmHg

  E. 心跳恢复

49. 心肺复苏时碳酸氢钠的使用与哪项**不符**

  A. 心脏停止5分钟

  B. 心脏停止10分钟

  C. pH<7.2

  D. 心脏停止前已呈代谢性酸中毒

  E. 严重高钾血症

50. CPCR是碳酸氢钠(mmol)的应用是

  A. BE×0.15×体重(kg)

  B. BE×0.25×体重(kg)

  C. BE×0.35×体重(kg)

  D. BE×0.45×体重(kg)

  E. BE×0.55×体重(kg)

51. CPCR时胺碘酮的应用(成人,静注)是

  A. 3mg/kg

B. 4mg/kg

C. 5mg/kg

D. 6mg/kg

E. 7mg/kg

52. 下列脑复苏的综合治疗措施中,哪项**不正确**

  A. 低温

  B. 脱水

  C. 冬眠

  D. 激素

  E. 低压氧舱治疗

53. 以下哪项**不是**心肺脑复苏时脑损伤程度的判断标准

  A. 心跳停止前缺氧时间

  B. 心搏骤停时间

  C. CPR低灌注期

  D. 后续缺氧期

  E. 尿量

54. 哪一项**不是**脑死亡的判断标准

  A. 无自主呼吸

  B. 瞳孔散大,无反射

  C. 不能中断升压药

  D. 全身肌肉软瘫,无抽搐

  E. 体温持续在38℃以上

55. 有关低温综合治疗,下列哪项**错误**

  A. 及早降温,脑缺血最初10分钟内开始

  B. 足够降温,尽快降至32~34℃

  C. 长期维持,直到听觉恢复再开始复温

  D. 抗惊厥、控制抽搐和寒战

  E. 全身降温为主

56. 要维持和恢复意识,脑血流量应大于正常值的

  A. 20%

  B. 30%

  C. 40%

  D. 50%

  E. 60%

57. CPR后防治脑缺氧引起的脑水肿,最重要措施是

  A. 吸入纯氧

B.纠正酸中毒

C.输入高渗溶液

D.头部低温与脱水疗法

E.输血浆与全血

58.全脑缺血再灌注后,脑水肿形成的高峰期在

A.12小时

B.24小时

C.36小时

D.48小时

E.＞72小时

59.目前较普遍认为的低温脑复苏的温度是

A.28℃

B.30℃

C.32℃

D.34℃

E.36℃

60.脑复苏的低温治疗何时解除

A.24小时后

B.36小时后

C.48小时后

D.72小时后

E.听觉恢复时

61.在低温脑复苏时,出现一过性大抽搐,可能预示

A.中枢氧供不足

B.病情恶化

C.皮质功能初步恢复

D.即将清醒

E.脑死亡

62.下面是脑复苏时使用低温的不良影响,除外

A.血液流变学下降

B.心律失常

C.抗感染能力下降

D.增加血-脑屏障(BBB)损伤

E.血栓形成

63.全脑缺血期的病理生理变化除外

A.代谢障碍

B.离子转移

C.酸中毒

D.脑血流变异

E.BBB通透性改变

【A₂型题】

64.患者心肺脑复苏术后,现可自动睁眼、发声,但神志昏迷,对外界刺激无反应,无明显脑电活动,病程约八月余。根据Glasgow-Pittsburg(OPC)分级方法,该患者可确定为以下哪项

A.OPC-1级,脑及总体情况优良

B.OPC-2级,轻度脑和总体残疾

C.OPC-3级,中度脑和总体残疾

D.OPC-4级,大脑死亡或植物状态

E.OPC-5级,脑死亡

65.患者,男,65岁,在连续硬膜外麻醉下行阑尾切除术,术中牵拉阑尾引起患者不适,测麻醉平面在T₆以下,静脉给予咪达唑仑3mg,患者仍然躁动不安,故再次给予芬太尼0.1mg快速静脉推注,此后患者渐无体动,并迅速出现口唇发绀,心搏骤停。导致患者心搏骤停的最可能原因是

A.麻醉平面过高

B.全脊麻

C.牵拉阑尾引起迷走神经反射

D.镇静过度,呼吸抑制导致严重缺氧

E.休克

【A₃型题】

问题66~67

患者,女,23岁,既往体健,因车祸导致多发外伤入院。入院时测血压95/45mmHg,心率135次/分,神志模糊,烦躁不安,肢端湿冷。立即行头部CT示颅内未见明显异常,腹部CT示肝脾破裂,腹腔积液。送往手术室拟行剖腹探查术,途中突发意识丧失,颈动脉搏动无法触及,听诊心前区未闻及心音。

66.此时应首要措施是

A.快速输液

B.心肺复苏

C.电除颤

D.气管插管

E.立即行开腹手术

67. 患者出现此情况的最可能原因是
    A. 失血性休克
    B. 脑疝形成
    C. 窒息
    D. 酸碱电解质失调
    E. 心律失常

【A₄型题】

问题68~75

患者男性,60岁,较肥胖,行右肱骨外科颈骨折开放复位术,臂丛麻醉效果不佳并辅助静脉镇静镇痛仍然不能满足手术要求。经请示主治医师和得到患者家属同意、签字改为插管全麻,结果遇插管困难,在反复多次气管插管期间,患者脉搏氧饱和度逐渐下降并突然室颤。经复苏及麻醉药物作用消失后仍昏迷、抽搐。

68. 该患者突然室颤的最可能原因是
    A. 局麻药中毒
    B. 全脊髓麻醉
    C. 缺氧
    D. 插管时心血管反应
    E. 全麻过深

69. 抢救的首要措施是
    A. 电击除颤
    B. 尽快完成气管插管人工呼吸
    C. 胸外心脏按压
    D. 静脉注射肾上腺素
    E. 静脉注射利多卡因

70. 在气管插管的同时应首先进行
    A. 电击除颤
    B. 胸外心脏按压
    C. 开胸心脏挤压
    D. 静脉注射肾上腺素
    E. 静脉注射利多卡因

71. 如不能立即完成插管保证通气,则立即选
    A. 紧扣面罩加压通气
    B. 置入口咽管紧扣面罩加压通气
    C. 置入喉罩通气
    D. 置入食管-气管联合导管通气
    E. 插入鼻咽管通气

72. 你选择该项的理由是
    A. 是最熟悉的操作方法
    B. 是困难气道
    C. 能防止舌后坠梗阻
    D. 通气效果确切
    E. 上述全部

73. 上述处理有效时可以考虑暂时换成下面哪项为宜
    A. 仍然紧扣面罩加压通气
    B. 置入口咽管紧扣面罩加压通气
    C. 置入喉罩通气
    D. 置入食管-气管联合导管通气
    E. 插入鼻咽管通气

74. 经复苏及麻醉药物作用已消失,患者仍昏迷、抽搐,原因是
    A. 脑缺氧
    B. 脑细胞损伤
    C. 脑血流灌注不足
    D. 脑干受损
    E. 以上均不是

75. 应继续进行处理的措施是
    A. 头部重点低温与解痉
    B. 高压氧治疗
    C. 催醒
    D. 提高血压
    E. 大剂量巴比妥酸盐

【B₁型题】

问题76~79
    A. 心跳停止前缺氧时间
    B. 心搏骤停时间
    C. CPR时间
    D. 后续缺氧时间
    E. 脑水肿期

76. 心跳恢复后的严重低血压、低氧血症或贫血的持续时间是指

77. 心跳停止前严重低血压、低氧血症或贫血的时间是指

78. 心搏骤停到CPR开始ABC三步骤的时间是指

79. 开始CPR到心跳恢复的间隔时间是指

【B₂型题】

问题80~85

A. 肾上腺素

B. 多巴胺

C. 利多卡因

D. 胺碘酮

E. 阿托品

F. 氯化钙

80. 患者突然出现心率减慢至40次/分以下,这时首选用药

81. 患者出现心室细颤,除颤前应静脉推注

82. 患者心跳恢复后,频发室性期前收缩,应给予

83. 患者心跳恢复后,出现室上性心动过速,可给予

84. 患者心跳恢复后,出现低血压,为维持血压可运用

85. 并不是心脏停搏的适应证,但出现高钾血症时可用

【C型题】

A. CPR时伴心脏压塞

B. CPR时伴肋骨骨折

C. 两者均可

D. 两者均不可

86. 胸外心脏按压适用于

87. 胸内心脏按压适用于

【X型题】

88. 心脏复跳后,首要的处理有

A. 维护和支持呼吸与循环功能

B. 控制全身抽搐

C. 防止脑水肿

D. 防止急性肾衰竭

E. 给予镇静剂

89. 脑损伤程度的判断包括

A. 心跳停止前缺氧时间

B. 心搏骤停时间

C. CPR时间 "CPR低灌注期"

D. 后续缺氧期

E. 建立人工气道时间

90. 胸内心脏挤压的指征有

A. 胸外按压效果不佳

B. 肋骨骨折

C. 估计有胸内其他情况

D. 多次胸外除颤无效

E. 心脏手术时心搏骤停

91. CPR时应用肾上腺素的作用包括

A. 增强心脏张力和自律性

B. 使室颤由细变粗

C. 提高外周阻力增加MAP,增加冠脉灌注

D. 扩张冠脉,增加冠脉灌流

E. 增强心肌收缩力

92. CPR时应用肾上腺素的有效途径有

A. 静脉

B. 动脉

C. 气管内

D. 心肌内

E. 心腔内

93. 有关CPR的说法,哪些正确

A. 复跳后清醒,说明已恢复脑功能

B. 复跳后自主呼吸恢复说明延髓中枢恢复

C. 瞳孔缩小对光反射出现表明脑干功能恢复

D. 四肢抽搐表明皮质下,延髓不可逆损伤

E. 脑电图呈等电位即为脑死亡

94. 脑缺血再灌注时的生化改变有

A. 钙离子细胞内流

B. 花生四烯酸产物PGI_2、TX和LT_s增加

C. 自由基产生增加

D. 兴奋性氨基酸(EAA_s)释放增加

E. 细胞内pH下降

95. 脑复苏时低温疗法的机制有

A. 降低脑氧耗

B. 降低脑能量代谢

C. 降低酸性产物堆积及其所致的损伤

D. 保护BBB功能

E. 抑制氧自由基产生

96. CPR时的并发症有

A. 胃膨胀

B. 肋骨骨折
C. 胸骨骨折
D. 血气胸
E. 肝脾破裂

97. 脑复苏的结局有
　A. 1级: 脑及总体情况优良
　B. 2级: 轻度脑和总体残疾
　C. 3级: 中度脑和总体残疾

D. 4级: 植物状态(或大脑死亡)
E. 5级: 脑死亡

98. 脑死亡的诊断包括
　A. 意识完全丧失(深昏迷)
　B. 对疼痛刺激无任何反应
　C. 脑干反射消失
　D. 自主呼吸完全停止
　E. 用升压药物能维持正常血压

答　案

【A₁型题】

1. E	2. E	3. B	4. A	5. E	6. D	7. A	8. C	9. C	10. B
11. B	12. A	13. D	14. C	15. B	16. E	17. A	18. A	19. D	20. E
21. B	22. C	23. D	24. A	25. B	26. D	27. B	28. C	29. B	30. D
31. C	32. B	33. D	34. B	35. A	36. B	37. C	38. A	39. A	40. A
41. C	42. A	43. D	44. C	45. D	46. D	47. C	48. D	49. A	50. B
51. C	52. E	53. E	54. E	55. E	56. D	57. D	58. D	59. C	60. E
61. C	62. D	63. D							

【A₂型题】

64. D　65. D

【A₃型题】

66. B　67. A

【A₄型题】

68. C　69. B　70. B　71. B　72. E　73. C　74. B　75. A

【B₁型题】

76. D　77. A　78. B　79. C

【B₂型题】

80. E　81. A　82. C　83. D　84. B　85. F

【C型题】

86. D　87. C

【X型题】

88. AC　89. ABCD　90. ABCDE　91. ABCDE　92. ACE　93. ABC
94. ABCDE　95. ABCDE　96. ABCDE　97. ABCDE　98. ABCD

（袁世荧　傅润乔）

氧疗与高压氧治疗

【A₁型题】

1. 下述有关氧疗的说法正确的是
   A. 氧疗就是1个大气压下吸氧
   B. 氧疗就是2个大气压下吸氧
   C. 氧疗就是3个大气压下吸氧
   D. 就是增加吸入气中氧的浓度,以纠正缺氧状态
   E. 氧疗就是吸入100%氧气

2. 氧的运输包括4个阶段,下面哪个**不是**
   A. 从体外到支气管
   B. 外界与肺内的气体交换(肺通气)
   C. 肺泡与肺毛细血管间的气体交换(肺换气)
   D. 氧在血液中的运输
   E. 血液与组织间的气体交换(内呼吸)

3. 为便于诊断将缺氧分为4类,哪个**不是**
   A. 低张性缺氧
   B. 平衡性缺氧
   C. 等张性(血液性)缺氧
   D. 循环性(低动力性)缺氧
   E. 组织性缺氧

4. 脑耗氧量约占人体总耗氧量的
   A. 13%
   B. 18%
   C. 23%
   D. 30%
   E. 35%

5. 脑中断供氧在下述哪个时间段发生抽搐
   A. 2~5秒
   B. 6~9秒
   C. 10~14秒

D. 15~20秒
E. 21~30秒

6. 线粒体内氧化磷酸化的临界氧分压是
   A. 0.5~0.9mmHg
   B. 1~2mmHg
   C. 3~4mmHg
   D. 5~6mmHg
   E. 7~8mmHg

7. 空气中PO_2
   A. 140mmHg
   B. 150mmHg
   C. 160mmHg
   D. 170mmHg
   E. 180mmHg

8. 呼吸道水蒸气压为
   A. 27mmHg
   B. 37mmHg
   C. 47mmHg
   D. 57mmHg
   E. 67mmHg

9. 肺泡气氧分压最接近
   A. 90mmHg
   B. 100mmHg
   C. 110mmHg
   D. 120mmHg
   E. 130mmHg

10. 空气中CO_2分压约
    A. 0.0mmHg
    B. 0.3mmHg
    C. 0.6mmHg

D. 1.0mmHg

E. 1.3mmHg

C. 吸入氧浓度在36%~40%

D. 吸入氧浓度在41%~45%

E. 吸入氧浓度在46%~50%

11. 正常肺潜在的气体交换面积约为体表面积的

　A. 10倍

　B. 20倍

　C. 30倍

　D. 40倍

　E. 50倍

17. 中浓度氧疗是指

　A. 吸入氧浓度在19%~23%

　B. 吸入氧浓度在24%~35%

　C. 吸入氧浓度在36%~50%

　D. 吸入氧浓度在51%~55%

　E. 吸入氧浓度在56%~70%

12. 毛细血管氧的平均分压为

　A. 40mmHg

　B. 50mmHg

　C. 60mmHg

　D. 70mmHg

　E. 80mmHg

18. 高浓度氧疗是指

　A. 吸入氧浓度在36%~50%

　B. 吸入氧浓度在51%~55%

　C. 吸入氧浓度在56%~70%

　D. 吸入氧浓度在71%~80%

　E. 吸入氧浓度在>50%

13. 组织细胞氧分压为

　A. 10mmHg

　B. 20mmHg

　C. 30mmHg

　D. 40mmHg

　E. 50mmHg

19. 鼻给氧,氧流量2L/min,FiO_2为

　A. 21%

　B. 24%

　C. 28%

　D. 32%

　E. 36%

14. 毛细血管与组织细胞之间氧分压弥散的压力梯度为

　A. 30mmHg

　B. 40mmHg

　C. 50mmHg

　D. 60mmHg

　E. 70mmHg

20. 鼻管给氧每增加1L,FiO_2增加

　A. 2%

　B. 3%

　C. 4%

　D. 5%

　E. 6%

15. 正常人100%氧过度通气3分钟,维持PaO_2>120mmHg的呼吸停止最长时间是

　A. 1分钟

　B. 2分钟

　C. 3分钟

　D. 4分钟

　E. 5分钟

21. 控制性氧疗最适用于

　A. 急性呼吸衰竭

　B. 慢性呼吸衰竭

　C. 药物呼吸衰竭

　D. 贫血

　E. 麻醉

16. 低浓度氧疗是指

　A. 吸入氧浓度在19%~23%

　B. 吸入氧浓度在24%~35%

22. 吸入氧气中氧浓度增加4%,PaO_2升高

　A. 15%

　B. 20%

　C. 25%

D. 30%

E. 35%

23. 气管插管氧疗湿化时,向导管内滴入生理盐水为

A. 5滴/min

B. 15滴/min

C. 25滴/min

D. 35滴/min

E. 45滴/min

24. 氧疗时吸收性肺不张常见于

A. 肺上叶

B. 肺下叶

C. 肺中叶

D. 肺上部

E. 肺下垂部

25. 吸氧时肺的损害主要取决于

A. 吸入氧浓度

B. 吸入氧分压

C. 吸入氧时间

D. 被动吸氧

E. 主动吸氧

26. P_AO_2在3ATA下吸100%氧是1ATA下吸入空气的

A. 7倍

B. 14倍

C. 21倍

D. 28倍

E. 35倍

27. 在3ATA下吸100%氧,血中氧容量是1ATA下吸入空气的

A. 7倍

B. 14倍

C. 21倍

D. 28倍

E. 35倍

28. 高压氧(HBO)对循环的影响

A. 心率减慢

B. 外周血管阻力增加

C. 心肌收缩力减弱

D. 心肌代谢下降

E. 以上均是

29. 高压氧引起的气压伤并发症中,最常见

A. 中耳气压伤

B. 鼻窦气压伤

C. 肺气压伤

D. 减压病

E. 以上均不是

30. 高压氧引起的中枢神经型氧中毒最具诊断价值的症状是

A. 冷汗

B. 恶心

C. 昏迷

D. 癫痫样大发作

E. 面色苍白

31. 有关氧疗下列哪句话正确

A. 氧疗目的在于改善低氧血症

B. 凡通气功能不足,氧疗均能解决

C. 左向右分流氧疗效果均佳

D. 氧疗可以治愈低氧血症

E. 氧疗可消除低氧血症的原因

32. PaO_2降至什么水平即需要氧疗

A. 20mmHg

B. 30mmHg

C. 60mmHg

D. 70mmHg

E. 90mmHg

33. 下列吸氧方法中哪种吸入气中氧浓度最高

A. 鼻管

B. 鼻咽导管

C. 无重复吸入面罩

D. 部分重复吸入面罩

E. 通气面罩

34. 吸入氧浓度较高的装置为

A. 鼻管

B.无重复吸入面罩

C.鼻咽管

D.普通面罩法

E.通气面罩

35.氧疗中患者吸入的氧浓度一般可达

　　A.100%

　　B.46%~60%

　　C.90%

　　D.80%

　　E.85%~90%

36.下列哪类患者可用无控制性氧疗

　　A.有通气障碍患者

　　B.无通气障碍患者

　　C.心绞痛患者

　　D.气管狭窄患者

　　E.气管肿瘤患者

37.下列哪项为控制性氧疗适应证

　　A.慢性肺疾病

　　B.慢性呼吸衰竭

　　C.呼吸中枢对CO_2改变不敏感

　　D.依赖低氧维持通气量

　　E.以上全是

38.控制性呼吸氧疗吸入氧从何浓度开始

　　A.24%

　　B.50%

　　C.60%

　　D.30%

　　E.90%

39.估价氧疗效果最客观最准确的方法是

　　A.监测收缩压,舒张压及心律

　　B.监测潮气量,呼吸率及呼吸作功

　　C.皮肤色泽观察

　　D.脉搏血氧饱和度以监测

　　E.动脉血气分析

40.哪类人氧疗容易发生视网膜血管改变

　　A.老年人

　　B.新生儿

C.儿童

D.青壮年

E.妇女

41.新生儿吸入氧浓度范围为

　　A.<30%

　　B.<40%

　　C.<50%

　　D.<60%

　　E.<20%

42.下列哪项为预防氧中毒的措施

　　A.长期氧疗时,吸氧应<0.5ATA

　　B.紧闭麻醉机人工呼吸以24h为限

　　C.弥漫性肺泡充血吸>60%氧时应改善肺泡气体交换条件

　　D.严重肺功能障碍患者适用高浓度氧疗

　　E.以上都是

43.高压氧对血液系统影响为

　　A.增加血氧含量,提高氧分压

　　B.提高血氧弥散能力

　　C.红细胞数量体积减少,可变形性提高

　　D.激活抗凝系统

　　E.以上都是

44.下列是氧疗适应证,**除外**

　　A.高原低氧

　　B.通气不足

　　C.分流

　　D.麻醉后

　　E.糖尿病

45.高压氧治疗适应证为

　　A.CO中毒

　　B.气性坏疽

　　C.减压病

　　D.气栓症

　　E.以上都是

46.高压氧舱内,下列哪项操作**不正确**

　　A.减压开始时开放气管导管套囊

　　B.减压结束后开放气管导管套囊充气

C. 减压开始后尽量降低液路中墨菲滴管液平

D. 阻塞性肺疾病患者加压前应用支气管扩
张药

E. 减压开始前开放胸腔及胃肠道引流

47. 1ATA下氧中毒以哪型为主

A. 中枢神经型

B. 肺型

C. 眼型

D. 溶血型

E. 心血管型

48. 高压氧中毒的类型,**不包括**哪项

A. 中枢神经型

B. 肺型

C. 溶血型

D. 眼型

E. 气压伤型

49. 减压病最有效的治疗是

A. 吸入功高浓度氧气

B. 肝素

C. 成分输血

D. 高压氧治疗

E. 对症治疗

50. 在高压氧环境下,哪种麻醉吸入药**不宜**

A. N_2O

B. 恩氟烷

C. 异氟烷

D. 七氟烷

E. 地氟烷

51. 下面是促使氧向组织释放的因素,**除了**

A. 毛细血管与组织细胞间氧分压梯度增大

B. $Hb-O_2$亲和力下降

C. 温度升高

D. 2,3-DPG增加

E. P_{50}下降

52. 吸氧肺损害的临床表现,哪项**不对**

A. 胸闷

B. 胸痛

C. 咳嗽

D. 渐进性呼吸困难

E. 以上均不是

53. HBO对下列脏器的影响,哪项**不对**

A. 脑血流量减少

B. 冠脉血流量减少

C. 肝血流量减少

D. 肾血流量减少

E. 骨骼肌血流量减少

54. HBO对冠脉血流的影响,哪项**不对**

A. 使冠脉血流量减少

B. 氧压越高,减少幅度越大

C. 吸氧时间越长,减少幅度越大

D. 伍用$2\%CO_2$吸入时,冠脉血流不减少

E. 停吸HBO,血流较治疗前仍减少

55. 鼻咽导管给氧法下列哪项**不正确**

A. 导管尖端在软腭下刚刚见到为度

B. 每4~6小时更换导管一次

C. 更换导管时该从另一鼻孔放入

D. 导管尖端置于软腭下2cm

E. 常用流量2~3L/min

56. 高氧对肺的损害,下列哪句话**不正确**

A. 急性肺损害包括"渗出性"及"增生性"

B. 高氧血症可发生全身血管阻力增加,心排
出量下降

C. 高氧对肺的损害是不可逆的

D. 早期临床表现为气管隆嵴区出现刺激感

E. 高氧血症对血压可无明显变化,但肺动脉
压升高

57. 高压氧对神经系统影响下列哪项**不正确**

A. 脑血流量减少

B. 降低血-脑屏障通透性

C. 脑组织氧分压升高

D. 脑有氧代谢增高

E. 刺激网状结构功能

58. 高压氧对循环系统影响哪项**不正确**

A. 心排出量减少

B. 平均动脉压升高

C. 心肌代谢增高

D. 促进侧支循环建立

E. 冠状血流量减少

59. 下列哪项**不是**预防肺气压伤的措施

　　A. 严格按规程减压操作

　　B. 减压时舱内人员禁止屏气与剧烈咳嗽

　　C. 阻塞性肺疾病患者避免高压氧治疗

　　D. 减压时应闭合胸腔引流

　　E. 肺大疱患者避免用高压氧治疗

60. 下面哪种吸入麻醉药**不宜**在高压氧舱内应用

　　A. 氟烷

　　B. 乙醚

　　C. 恩氟烷

　　D. 异氟烷

　　E. 七氟烷

61. 氧中毒**不包括**哪型

　　A. 内分泌型

　　B. 中枢神经型

　　C. 肺型

　　D. 眼型

　　E. 溶血型

62. 为避免中枢神经型氧中毒,高压纯氧舱内压**不超过**

　　A. 1ATA

　　B. 1.5ATA

　　C. 2.5ATA

　　D. 2ATA

　　E. 0.5ATA

63. 有关氧疗的作用,说法**错误**的是

　　A. 不能消除低氧血症的原因

　　B. 能预防低氧血症的并发症

　　C. 目的在于改善低氧血症

　　D. 对贫血患者受益最大

　　E. 能降低肺动脉高压

64. HBO在外科上应用,哪项**不对**

　　A. 用于心脏直视手术,可提高安全性

B. 用于休克急症患者不利于判断病情

C. 用于烧伤辅助疗法

D. 对延迟愈合、不愈合的骨折有促进作用

E. 可纠正单肺通气可能发生的低氧血症

【A₄型题】

问题65~69

男性患者,54岁。患慢支、肺气肿病史10年。平时劳动时气促,近几月来静息时也感气短,伴头痛。入院时查体: 桶状胸、呼吸活动减弱,叩诊双肺过清音,听诊未闻及干啰音,血气分析PaO_2 50mmHg, $PaCO_2$ 55mmHg, SpO_2 70%。

65. 此患者属

　　A. 低度低氧血症

　　B. 中度低氧血症

　　C. 高度低氧血症

　　D. 无低氧血症

　　E. 以上均不对

66. 此患者的治疗方法,正确的是

　　A. 不需氧疗

　　B. 无控制性氧疗

　　C. 控制性氧疗

　　D. 高压氧疗

　　E. 以上均可

67. 此患者的吸氧浓度,最佳为

　　A. 50%

　　B. 22%

　　C. 28%

　　D. 80%

　　E. 100%

68. 患者在氧疗过程中出现神志改变,PaO_2 90mmHg, $PaCO_2$ 65mmHg, pH 7.40可能因为

　　A. 氧疗浓度过高

　　B. 氧疗浓度过低

　　C. 吸收性肺不张

　　D. 高氧肺损害

　　E. 低氧肺损害

69. 若患者氧疗过程中出现胸痛伴阵发性咳嗽,可能为

A. CO_2 蓄积

B. 氧中毒

C. 吸收性肺不张

D. 高氧肺损害

E. 低氧肺损害

问题70~74

患者男性,45岁。煤气中毒昏迷3小时后急诊入院。入院后行护脑、脱水、对症治疗3天后仍未将好转,转行HBO治疗。

70. HBO对脏器血流量的影响

　　A. 冠脉血流量增加

　　B. 肝血流量下降

　　C. 肾血流量增加

　　D. 脑血流量下降

　　E. 骨骼肌血流量增加

71. 若给患者氧压3ATA则是

　　A. 患者耗氧下降

　　B. 患者耗氧增加

　　C. 机体内丙酮酸增加

　　D. 心肌耗氧增加

　　E. 脑组织葡萄糖代谢下降

72. 若患者在减压过程中出现胸部刺痛、呼吸急促、咯血、听诊双肺散在性大小水泡音,可能出现

　　A. 氧中毒

　　B. 减压病

　　C. 肺气压伤

　　D. 肺不张

　　E. 心力衰竭

73. 上述情况处理错误的是

　　A. 停止减压

　　B. 面罩吸氧

　　C. 尽快加压

　　D. 如为气胸,尽快胸腔穿刺抽气

　　E. 加压不应>0.22mPa

74. 上述情况与哪项无关

　　A. 减压过快

　　B. 减压过程中患者屏气

　　C. 减压过程中患者剧烈咳嗽

D. 减压舱内>0.22mPa

E. 患者可能有肺大疱

【B₁型题】

问题75~77

A. 5:1

B. 1:6

C. 1:10

D. 1:20

E. 1:30

75. 行控制性氧疗时,吸入24%的氧,进入面罩氧/空气的比例应为

76. 行控制性氧疗时,吸入28%的氧,进入面罩氧/空气的比例应为

77. 行控制性氧疗时,吸入34%的氧,进入面罩氧/空气的比例应为

问题78~81

A. 1分钟

B. 3.5分钟

C. 11分钟

D. 5分钟

E. 10~15分钟

78. 低氧血症患者呼吸空气时,耐受呼吸停止的"安全时限"

79. 呼吸空气的新生儿导致PaO_2即下降的呼吸"停止时限"

80. 呼吸空气的正常人肺及血内氧含量供机体消耗的时限

81. 麻醉诱导时吸氧去氮呼吸停止的"安全时限"

问题82~83

A. 心率↓,心肌收缩力↓,心排量↓

B. 心率↑,心肌收缩力↑,心排量↑

C. 心率↓,心肌收缩力↑,心排量↑

D. 心率↓,心肌收缩力↓,心排量↑

E. 心率↑,心肌收缩力↓,心排量↓

82. HBO对人体系统的影响为

83. 轻度CO_2蓄积

【C型题】

A. 鼻咽导管给氧

B. 特制面罩给氧

C. 两者均有

D. 两者均无

84. 控制性氧疗给氧法

85. 无控制性氧疗给氧法

A. 血凝系统受抑

B. 抗凝系统激活

C. 两者均有

D. 两者均无

86. HBO条件下,血液凝固系统的改变是

A. 氧疗后发生CO_2蓄积

B. 氧疗后发生吸收性肺不张

C. 两者均有

D. 两者均无

87. 慢性阻塞性肺病易发生

88. 慢性低氧血症患者

89. 呼吸道不完全阻塞患者

【X型题】

90. 下面哪些是氧疗的适应证包括

A. 高原低氧

B. 通气不足

C. 分流

D. 贫血

E. 麻醉

91. 下列哪些是氧疗的适应证

A. 全麻术后

B. 肺动脉高压

C. CO中毒

D. 高热

E. 复苏

92. 氧疗方法有

A. 鼻管给氧

B. 鼻咽导管给氧

C. 静脉注射给氧

D. 面罩给氧

E. 氧帐及保温箱给氧

93. 氧疗的并发症有

A. CO_2蓄积

B. 吸收性肺不张

C. 氧中毒

D. 晶状体后纤维组织形成

E. Lorrain Smith效应(氧的慢性肺型毒性)

94. 吸氧肺损害的病理有

A. 肺毛细血管充血

B. 间质及肺泡内水肿

C. 肺泡膜增厚

D. 肺不张

E. 肺泡内出血

95. 氧疗后易引起二氧化碳蓄积的有

A. 慢阻肺患者

B. 慢性低氧血症,通气/灌流低下

C. 生活在高原地区

D. 贫血患者

E. 气胸患者

96. 与麻醉手术相关的,高压氧治疗的适应证

A. 全麻后认知功能障碍

B. 全麻后植物人

C. 术后气胸、气腹

D. 术中心肺复苏后遗症

E. 脊髓等神经损伤

97. 下列哪项是高压氧疗时的并发症

A. 减压病

B. 左心衰竭

C. 肺气压伤

D. 中耳气压伤

E. 氧中毒

答 案

【A₁型题】

1. D　　2. A　　3. B　　4. C　　5. D　　6. B　　7. C　　8. C　　9. B　　10. B

11. E	12. B	13. B	14. A	15. D	16. B	17. C	18. E	19. C	20. C
21. B	22. A	23. B	24. E	25. B	26. C	27. C	28. E	29. A	30. D
31. A	32. C	33. C	34. B	35. B	36. B	37. E	38. A	39. E	40. B
41. B	42. E	43. E	44. E	45. E	46. C	47. B	48. E	49. D	50. A
51. E	52. E	53. C	54. E	55. D	56. C	57. B	58. C	59. D	60. B
61. A	62. D	63. D	64. B						

【A₄型题】

65. B	66. C	67. C	68. A	69. D	70. D	71. C	72. C	73. E	74. E

【B₁型题】

75. D	76. C	77. A	78. A	79. E	80. B	81. D	82. A	83. B

【C型题】

84. B	85. A	86. C	87. A	88. A	89. B

【X型题】

90. ABCDE	91. ABCDE	92. ABDE	93. ABCDE	94. ABCDE	95. AB
96. ABDE	97. ABCDE				

（夏　瑞　傅润乔）

第95章

药物中毒与处理

【A₁型题】

1. 有关药物中毒的说法,正确的是
    A. 在农村药物中毒主要是农药
    B. 药物中毒反应和作用过程第一相是接触相
    C. 药物中毒反应和作用过程第二相是毒物动力相
    D. 药物中毒反应和作用过程第三相是毒效相
    E. 上述全部

2. 下面哪项是毒物动力相
    A. 吸收
    B. 分布
    C. 代谢
    D. 排除
    E. 上述全部

3. 药物刺激眼睛引起流泪、结膜充血以及刺激了消化道便引起恶心、呕吐等属于药物的
    A. 毒效相
    B. 接触相
    C. 毒物动力相
    D. 药物吸收相
    E. 药物分布相

4. 呼吸道对毒物的吸收是消化道的
    A. 5倍
    B. 10倍
    C. 15倍
    D. 20倍
    E. 25倍

5. 下面说法错误的是
    A. 服毒后4小时内洗胃效果较好
    B. 超过6小时,洗胃以没有必要
    C. 阿朴吗啡不宜用于阿片类等中毒者,以免加

深中枢神经抑制
    D. 患者昏迷、惊厥、休克或摄入强酸、强碱、石油等禁忌催吐
    E. 催吐对年龄较小的儿童也适宜

6. 服毒物后洗胃有效的极限时间是
    A. 1小时
    B. 3小时
    C. 6小时
    D. 12小时
    E. 24小时

7. 洗胃时胃管插入深度为
    A. 额前发际至剑突之间的距离(50~60cm)
    B. 额前发际至剑突之间的距离(40~50cm)
    C. 额前发际至剑突之间的距离(60~70cm)
    D. 额前发际至剑突之间的距离(50~70cm)
    E. 以上都不对

8. 洗胃液每次注入
    A. 300~400ml
    B. 500~600ml
    C. 700~800ml
    D. 900~1000ml
    E. 以上都不对

9. 药物中毒致死的最常见原因
    A. 呼吸抑制
    B. 循环抑制
    C. 心律失常
    D. 体温改变
    E. 肾衰竭

10. CO中毒致意识丧失表明体内碳氧血红蛋白达
    A. 40%~49%

B. 50%~59%

C. 60%~69%

D. 70%~79%

E. 80%~89%

B. 与高铁血红蛋白结合

C. 与过氧化氢酶结合

D. 与维生素B_{12}结合

E. 与硫代硫酸钠结合

11. 一氧化碳中毒的机制是

A. 与氧气结合,导致缺氧

B. 降低血氧分压

C. 损伤红细胞

D. 中枢神经毒性

E. 与血红蛋白结合产生COHb,氧运输下降

17. 能经完整的皮肤吸收而引起中毒的是

A. 铅、氰化氢、硫化氢

B. 氰化钠、有机磷

C. 砷、苯胺

D. 镉、铝、硝基苯

E. 以上均不是

12. CO中毒时首先受累的器官是

A. 肺

B. 脑

C. 肝

D. 肾

E. 胃

18. 能引起眼球震颤的毒物是

A. 二硫化碳

B. 醋酸铅

C. 苯

D. 砷化氢

E. 亚硝酸盐

13. CO中毒最有效的治疗方法是

A. 呼吸新鲜空气

B. 保暖

C. 高压氧疗法

D. 烦躁不安时静注地西泮

E. 降低颅内压

19. 抢救巴比妥类中毒所致呼吸衰竭的首要措施是

A. 使用呼吸兴奋剂

B. 洗胃

C. 保持呼吸道通畅,人工辅助呼吸

D. 使用激素

E. 使用利尿剂

14. CO中毒者最佳疗法是

A. 持续低流量给氧

B. 高浓度给氧

C. 高压氧治疗

D. 上呼吸机

E. 呼吸兴奋剂治疗

20. 下面是巴比妥药物中毒治疗时的对策,**除了**

A. 对症处理

B. 强化利尿

C. 人工透析

D. 观察不用处理

E. 血液灌流

15. CO中毒机制,哪条是**错误的**

A. CO与血红蛋白亲和力比氧与血红蛋白大且结合快

B. 碳氧血红蛋白没有携氧能力

C. 碳氧血红蛋白使氧合血红蛋白离解曲线左移

D. 碳氧血红蛋白使氧合血红蛋白离解曲线右移

E. 氧合血红蛋白比碳氧血红蛋白离解速度快

21. 关于巴比妥类中毒机制**错误的**是

A. 抑制呼吸中枢

B. 抑制血管运动中枢

C. 损害肝功能

D. 损害肾功能

E. 损害肺泡上皮

16. 硝普钠中毒机制是

A. 与细胞色素氧化酶结合导致呼吸链中断

22. 哪种药物中毒禁用1∶5000高锰酸钾溶液洗胃

A. 巴比妥类

B. 有机磷农药

C. 奎宁

D. 氰化物

E. 阿片类

23. 银环蛇咬伤致死的主要原因

　　A. 循环衰竭

　　B. DIC

　　C. 呼吸衰竭

　　D. 肾衰竭

　　E. 肝功能衰竭

24. 毒蛇咬伤最有效的早期治疗方法

　　A. 局部注射胰蛋白酶

　　B. 局部清创

　　C. 单价抗蛇毒血清

　　D. 多价抗蛇毒血清

　　E. 中医中药

25. 毒蛇咬伤最有效的局部早期处理是

　　A. 胰蛋白酶局部注射

　　B. 拔除毒牙

　　C. 伤口近心端肢体结扎

　　D. 局部伤口烧灼

　　E. 局部外敷中草药

26. 下列哪种食物中毒以神经系统症状为主要临床表现,且死亡率较高

　　A. 沙门菌食物中毒

　　B. 嗜盐菌食物中毒

　　C. 变形杆菌食物中毒

　　D. 葡萄球菌食物中毒

　　E. 肉毒杆菌食物中毒

27. 有机磷农药中毒的机制是

　　A. 与肝脏酶结合,致肝衰

　　B. 与胆碱酯酶结合使乙酰胆碱过度兴奋致衰竭

　　C. 与心肌传导系统结合阻滞传导

　　D. 与细胞色素结合致呼吸链中断

　　E. 抑制心脏起搏细胞

28. 下列哪项是有机磷农药中毒蕈碱样症状

　　A. 多汗、流涎

B. 尿失禁

C. 头晕、头痛

D. 肌肉颤动

E. 肺水肿

29. 有机磷农药中毒的解毒首选是

　　A. 山莨菪碱

　　B. 阿托品

　　C. 长托宁

　　D. 东莨菪碱

　　E. 多巴胺

30. 河豚中毒的机制是

　　A. 抑制胆碱酯酶活性

　　B. 引起神经肌肉去极化阻滞

　　C. 引起神经肌肉非去极化阻滞

　　D. 抑制三磷腺苷酶的活性

　　E. 抑制乙酰胆碱的释放

31. 药物急性中毒或慢性中毒主要取决于

　　A. 药物进入体内的途径

　　B. 接触药物的量和时间

　　C. 药物进入体内的时间

　　D. 药物吸收的量

　　E. 肝脏解毒功能

32. 药物中毒的分类国内常按

　　A. 离子学说分类

　　B. 药物作用部位分类

　　C. 药物作用的性能分类

　　D. 药物的代谢分类

　　E. 药物的毒性分类

33. 多数药物中毒可引起血压下降,单胺氧化酶抑制剂能产生

　　A. 低血压

　　B. 心律失常和传导阻滞

　　C. 高血压危象

　　D. 呼吸中枢抑制

　　E. 肾衰竭

34. 急性药物中毒出现体温下降占

　　A. 36%

B. 42.6%

C. 50%

D. 62.2%

E. 71.6%

35. 三环类抗忧郁药对心肌缺血患者可导致
   A. 休克
   B. 肾衰竭
   C. 猝死
   D. 脑梗死
   E. 右心衰竭

36. 下列哪项是吗啡的中毒特征
   A. 欣快感
   B. 心动过速
   C. 头昏甚至昏迷
   D. 呕吐恶心
   E. 瞳孔似针尖大小

37. 目前对中毒机制有各种不同的解释,下列哪项**不是**
   A. 脏器水平和细胞及亚细胞水平学说
   B. 共价结合学说
   C. 自由基与脂质过氧化学说
   D. 细胞内钙稳态失调学说
   E. 钠离子及细胞内转换学说

38. 判断药物中毒患者病情哪项是必需的
   A. 意识水平
   B. 呼吸功能
   C. 循环功能
   D. 毒物吸收情况
   E. 上述全部

39. 下面是药物中毒常见的死亡原因,**除了**
   A. 昏迷、意识消失
   B. 呼吸中枢抑制和衰竭
   C. 心肌收缩无力、血压持续不升
   D. 肾衰竭
   E. 肠胃炎

40. 下列是药物中毒的处理原则,**除了**
   A. 大剂量镇静药物的应用

B. 消除毒物和减少毒物的吸收

C. 支持疗法

D. 解毒药的应用

E. 对症处理

41. 有机磷中毒应早期足量应用阿托品,哪项**不符合**阿托品化
   A. 瞳孔扩大
   B. 颜面潮红
   C. 瞳孔对光反射存在
   D. 瞳孔对光反射消失
   E. 心率增快

42. 解救有机磷农药中毒的新药盐酸戊乙奎醚,对下列哪个受体的作用较弱
   A. M_1
   B. M_2
   C. M_3
   D. N_1
   E. N_2

43. 下列是有机磷中毒时患者出现的毒蕈碱(M)样症状,**除了**
   A. 恶心
   B. 呕吐
   C. 出汗
   D. 流涎
   E. 肌颤

44. 治疗甲丙氨酯类杀虫药中毒,下列哪项**不对**
   A. 肥皂水彻底清洗污染的皮肤
   B. 用2%碳酸氢钠溶液洗胃
   C. 用阿托品拮抗乙酰胆碱的作用
   D. 应该用抗胆碱酯酶复能药治疗
   E. 加强输液与利尿

45. 碳酸氢钠碱化尿液有利于下列药物排出,**除外**
   A. 有机磷农药中毒
   B. 氨茶碱
   C. 巴比妥酸
   D. 水杨酸
   E. 磺胺

46. 洋地黄中毒哪项是正确的
    A. 应用呋塞米
    B. 静滴碳酸氢钠
    C. 静滴氯化钙
    D. 静滴氯化钾纠正低钾血症
    E. 洋地黄减量

47. 下列哪项**不是**洋地黄的中毒机制
    A. 治疗量与中毒量接近
    B. 有蓄积作用
    C. 使心肌应激性增高
    D. 兴奋呕吐中枢
    E. 促进传导

48. 洋地黄中毒的治疗中哪项是**错误的**
    A. 心电监护
    B. 室性心律失常可静注利多卡因
    C. 应用利尿药增加洋地黄的排泄
    D. 心动过缓可静滴异丙肾上腺素
    E. 苯妥英钠静注

49. 肝细胞中在解毒方面起主导作用的是
    A. 线粒体
    B. 内质网
    C. 溶酶体
    D. 高尔基复和体
    E. 微粒体

50. 毒物的排泄途径主要是
    A. 皮肤
    B. 肺脏
    C. 消化道
    D. 乳腺
    E. 肾脏

51. 关于泻药,下列说法正确的有
    A. 常用的泻药有硫酸钠、硫酸镁和甘露醇
    B. 凡脂溶性毒物可用脂质泻药
    C. 中枢抑制性药物中毒者应用硫酸镁
    D. 对严重脱水、腐蚀性毒物中毒或妊娠妇女可应用泻药
    E. 以上说法都不对

52. 关于药用炭的说法**错误的**是
    A. 是强效、非特异性吸附剂,可用于治疗急性药物中毒
    B. 对汞、铁及锂中毒有效
    C. 苯二氮䓬类、抗忧郁药、抗惊厥药、巴比妥类等都易被药用炭吸附清除
    D. 口服或经胃管注入30分钟后效果好
    E. 对于存在肠肝循环的药物中毒,如三环类抗忧郁药、巴比妥类和阿片类等可反复多次使用

53. 关于有机磷中毒的烟碱样症状
    A. 瞳孔缩小,呕吐,腹泻,心律失常
    B. 多汗、流涎、呼吸道分泌增加
    C. 面色苍白,心率加快,全身肌肉痉挛
    D. 头晕,烦躁不安,惊厥、昏迷
    E. 支气管痉挛,肺水肿和呼吸困难

54. 胆碱酯酶重活化剂首选
    A. 解磷定、氯解磷定
    B. 双复磷、双解磷
    C. 解磷定、双复磷
    D. 氯解磷定、双解磷
    E. 氯解磷定、双复磷

55. 乙醇中毒时的表现,**不正确的**是
    A. 兴奋期: 血中酒精浓度100mg/dl,易发生交通事故
    B. 共济失调期: 酒精浓度150~200mg/dl,步态不稳
    C. 昏睡期: 酒精浓度大于400mg/dl时,易发生生命危险
    D. 当延髓和脊髓功能受损时可引起呼吸抑制、酸中毒、心肌收缩力下降
    E. 不影响糖代谢

56. 药物中毒患者的麻醉**不应**
    A. 最安全的措施是气管内插管全麻
    B. 对巴比妥类和阿片类中毒患者,免用麻醉前用药
    C. 对乙醇中毒时不用镇痛剂,可用巴比妥类
    D. 对洋地黄中毒患者要在心肌毒性解除后进行

E. 对有机磷农药中毒者术前应继续应用阿托品

57. 药物中毒患者麻醉药的选择**错误的**是
   A. 镇静药或镇静类麻醉药慎用或不用
   B. 洋地黄中毒可用氯胺酮
   C. 琥珀胆碱不宜用颅内高压和饱胃患者
   D. 休克或中毒后心肌损害者,慎用硫喷妥钠
   E. 惊厥患者禁用氯胺酮和恩氟烷

【A₂型题】

58. 患者女性,28岁。长期睡眠不好,服用多塞平250mg,2小时后入院。查体: 皮肤潮红,多汗,肌强直,心率120次/分,心律不规则。心电图提示: QRS波增宽, ST段改变。以下是治疗措施,**除了**
   A. 静脉点滴5%碳酸氢钠
   B. 药用炭吸附治疗
   C. 毒扁豆碱解毒
   D. 对症治疗
   E. 人工透析疗法

59. 女性,38岁,服乐果约300ml,半小时后送医院。患者烦躁不安,意识恍惚,肌肉颤动,心率120次/分,律齐,两肺满布湿啰音。进行洗胃时患者不合作,拟行麻醉,采用哪种麻醉方法
   A. 表面麻醉
   B. 全麻气管插管
   C. 插入喉罩通气全麻
   D. 静脉麻醉非插管
   E. 高频通气全麻

【A₄型题】

问题60~63

患者男性,55岁。患者自己静注哌替啶100mg,昏迷半小时入院。查体:呈深昏迷,呼吸不规则,全身发绀,瞳孔缩小。心率140次/分,心音弱。血压40/0mmHg,两肺可闻及湿性啰音。

60. 该患者应立即行
   A. 心肺复苏
   B. 电除颤

C. 升压药的应用
D. 洗胃
E. 心电监测

61. 下列哪项治疗是**错误的**
   A. 应用拮抗药纳洛酮治疗
   B. 使用缩血管药
   C. 气管插管保证呼吸道通畅
   D. 强心利尿
   E. 安定镇静

62. 如患者有下列哪种病,慎用纳洛酮
   A. 冠心病
   B. 肝炎
   C. 胃肠炎
   D. 肾炎
   E. 骨髓炎

63. 家属告知患者没有冠心病,该患者治疗期间应重视如下项目,**除了**
   A. 血压变化
   B. 呼吸变化
   C. 神志变化
   D. 瞳孔变化
   E. 疼痛变化

【B₁型题】

问题64~68
   A. 1%~2%碳酸氢钠溶液洗胃
   B. 1∶5000高锰酸钾溶液洗胃
   C. 肥皂水洗胃
   D. 3%亚硝酸钠静脉注射
   E. 利多卡因和阿托品治疗

64. 巴比妥类药口服中毒
65. 阿托品类药口服中毒
66. 酒精口服中毒
67. 敌敌畏口服中毒
68. 氰化物口服中毒

问题69~72
   A. 瞳孔散大、多汗、肌强直
   B. 瞳孔缩小
   C. 房室传导阻滞、室性期前收缩

D. 皮肤呈鲜红色

E. 皮肤黏膜呈樱桃红色

69. 氢化物中毒

70. CO中毒

71. 吗啡中毒

72. 洋地黄中毒

问题73~74

A. 亚甲蓝

B. 二巯丙醇

C. 阿托品

D. 纳洛酮

E. 乙酰胺

73. 有机磷中毒解毒,使用

74. 氢化物中毒解毒,使用

问题75~78

A. 低血压

B. 高血压危象

C. 心律失常和传导阻滞

D. 中枢神经系统抑制

E. 支气管痉挛

75. 单胺氧化酶抑制剂中毒可引起

76. 地高辛和三环类抗抑郁药物中毒可引起

77. 有机磷农药中毒可引起

78. 巴比妥类药物中毒可引起

问题79~83

A. 昏迷

B. 惊厥

C. 休克或心肌损害

D. 有机磷农药中毒

E. 肝功能损害

79. 禁用琥珀胆碱

80. 禁用吗啡

81. 慎用硫喷妥钠

82. 避免应用氟烷

83. 慎用氯胺酮

问题84~87

A. 1:5000高锰酸钾

B. 1%~5%碳酸氢钠

C. 液体石蜡

D. 1%碘化钠、1%碘化钾溶液

E. 5%硫酸钡溶液

84. 有机磷溶液洗胃用

85. 阿片中毒洗胃用

86. 硫黄中毒洗胃用

87. 铊中毒洗胃用

问题88~92

A. 解磷定(胆碱酯酶重活化剂)

B. 纳洛酮

C. 氟马西尼

D. 亚甲蓝

E. 氧气和高压氧

88. 一氧化碳中毒的解毒剂是

89. 苯二氮䓬类中毒的解毒剂是

90. 阿片类中毒的解毒剂是

91. 亚硝酸盐、苯胺中毒的解毒剂是

92. 有机磷农药中毒的解毒剂是

【C型题】

A. Ⅰ型呼吸衰竭

B. Ⅱ型呼吸衰竭

C. 两者都是

D. 两者都不是

93. 急性中毒引起的吸入性肺炎、肺水肿等常引起

94. 阿片类、巴比妥类中毒引起的呼吸中枢抑制

95. 一氧化碳、氰化物引起的缺氧性脑水肿

96. 有机磷农药中毒后出现的支气管痉挛等

A. 琥珀胆碱

B. 氟烷

C. 两者均有

D. 两者均无

97. 洋地黄中毒禁用

98. 有机磷农药中毒禁用

99. 酒精中毒禁用

A. 与细胞色素氧化酶结合

B. 与还原血红蛋白结合

C. 两者均有

D. 两者均无

100. CO

101. 氢化物

102. 普鲁卡因

103. CO_2

    A. 输液和利尿

    B. 透析疗法

    C. 两者均可

    D. 两者均无

104. 氯丙嗪中毒

105. 氯氮䓬中毒

    A. 瞳孔散大

    B. 瞳孔缩小

    C. 两者均有

    D. 两者均无

106. 巴比妥类中毒

107. 肉毒中毒

    A. 心动过速

    B. 心动过缓

    C. 两者均有

    D. 两者均无

108. 酒精中毒

109. 毒蕈碱中毒

    A. 苯巴比妥

    B. 吗啡

    C. 两者均有

    D. 两者均无

110. CO中毒引起的抽搐禁用

111. 有机磷中毒引起的抽搐禁用

【X型题】

112. 急性药物中毒指

    A. 短时间接触大剂量药物

    B. 发病急骤

    C. 症状严重

    D. 病情变化快

    E. 需及时正确诊断、抢救和治疗

113. 药物中毒的处理原则

    A. 支持疗法

    B. 清除毒物和减少毒物吸收

    C. 清除体内吸收的毒物

    D. 应用解毒药

    E. 对症治疗

114. 急性药物中毒的急救措施有

    A. 清: 洗胃、导泻

    B. 解: 使用特殊解毒药物

    C. 排: 利尿促进毒物排泄

    D. 维: 维持内环境平衡和稳定

    E. 支持: 呼吸、循环

115. 清除毒物和减少毒物吸收的方法

    A. 催吐法

    B. 洗胃法

    C. 导泻法

    D. 吸附法

    E. 中和法

116. 清理体内已吸收毒物的方法有

    A. 催吐

    B. 利尿

    C. 人工透析

    D. 血液灌流

    E. 洗胃

117. 关于吗啡受体拮抗药纳洛酮哪些说法正确

    A. 效能强

    B. 实效较短

    C. 每次用量0.4~0.8mg

    D. 可重复注射

    E. 所有病例均适用

118. 乙醇的中毒机制哪些正确

    A. 抑制大脑皮层

    B. 抑制呼吸中枢

    C. 抑制心肌收缩

    D. 扩张血管

    E. 增加冠状血流

119. 氰化物中毒的治疗包括

    A. 呼吸和循环治疗

    B. 脱离毒物

    C. 吸入100%纯氧

    D. 亚硝酸异戊酯吸入

E. 依地酸钴静脉注射

120. 维生素C可使尿液酸化,有利于那种药物排出
A. 水杨酸
B. 氨茶碱
C. 奎宁
D. 苯丙胺
E. 巴比妥酸

121. 碳酸氢钠溶液碱化尿液,有利于哪几种药物的排出
A. 苯丙胺
B. 氨茶碱
C. 巴比妥酸
D. 水杨酸
E. 磺胺

122. 亚硝酸盐中毒使亚铁血红蛋白氧化为高铁血红蛋白而丧失携氧能力,并阻止正常氧和血红蛋白中氧的释放,导致机体缺氧。有效还原剂为
A. 亚甲蓝
B. 甲苯胺蓝
C. 维生素C
D. 依地酸二钠钙
E. 二巯丙磺钠

123. 氢化物中CN-与细胞色素酶中三价铁有较强的亲和力,阻止三价铁还原,使细胞色素氧化酶失活,造成细胞内窒息。解毒方法包括使用
A. 半胱氨酸
B. 羟基钴维生素C和氯钴维生素C
C. 依地酸二钴
D. 亚硝酸盐-硫代硫酸钠法
E. 依地酸二钠钙

124. 有机磷农药中毒时,哪些属毒蕈碱样症状
A. 腺体分泌亢进
B. 眼肌、颜面肌颤
C. 颈项强直
D. 平滑肌痉挛
E. 全身抽搐

125. 有机磷农药中毒时,哪些属烟碱样症状
A. 颜面肌等小肌群肌颤
B. 腺体分泌亢进
C. 平滑肌痉挛
D. 牙关紧闭
E. 全身抽搐

126. 治疗有机磷中毒,阿托品化的标志是
A. 瞳孔扩大,不再缩小(小于5cm)
B. 颜面潮红,皮肤干燥,腺体分泌减少
C. 肺底啰音显著减少
D. 病情有好转、意识障碍减轻
E. 心律加快

127. 下列哪几种药物中毒可用1%~5%碳酸氢钠溶液洗胃
A. 生物碱
B. 苯及同系物
C. 硫酸铁
D. 有机磷农药
E. 甲丙氨酯类

128. 皮肤、黏膜接触酸性毒物后应用下列哪几种溶液清洗
A. 食醋
B. 3%~5%醋酸溶液
C. 3%硼酸溶液
D. 肥皂水
E. 3%~4%碳酸氢钠溶液

129. 皮肤、黏膜接触碱性毒物后应用下列哪几种溶液清洗
A. 食醋
B. 3%~5%醋酸溶液
C. 3%硼酸溶液
D. 肥皂水
E. 3%~4%碳酸氢钠溶液

130. 城市药物中毒多见的是
A. 镇静催眠药
B. 抗忧郁药
C. 乙醇

D. 农药

E. 重金属

D. 不会造成永久性神经系统损害

E. 急性中毒迟发性脑病只在数天内发生

131. 药物的毒性反应经历三个不同的时相是

　　A. 毒效相（药效相）

　　B. 接触相（药物相）

　　C. 毒物动力相（药物动力相）

　　D. 药物吸收相

　　E. 药物分布相

132. 影响毒物吸收分布的因素有

　　A. 毒物的理化性质

　　B. 器官血流量和药物对组织的亲和力

　　C. 毒物与血浆蛋白的结合率

　　D. 毒物通过体内屏障的能力

　　E. 体液pH的影响

133. CO中毒时

　　A. 血液HbCO浓度10%~20%为轻度中毒

　　B. 血液HbCO浓度30%~40%为中度中毒

　　C. 血液HbCO浓度>50%为重度中毒

134. 药物中毒患者的手术,气管插管全麻

　　A. 适用于昏迷、休克、饱胃和有心肺功能抑制者

　　B. 巴比妥类重度中毒,气管插管后可不用全麻药

　　C. 休克患者或兴奋不合作者宜行气管插管浅全麻

　　D. 吗啡、地西泮中毒的饱胃者,诱导时取头高位

　　E. 以上都正确

135. 血氧饱和度监测在下列哪些情况下可信

　　A. 一氧化碳中毒

　　B. 安定中毒

　　C. 亚硝酸盐中毒

　　D. 苯胺中毒

　　E. 阿片中毒

答　案

【A₁型题】

1. E	2. E	3. B	4. D	5. B	6. C	7. A	8. A	9. A	10. B
11. E	12. B	13. C	14. C	15. D	16. A	17. B	18. A	19. C	20. D
21. E	22. B	23. C	24. C	25. A	26. E	27. B	28. D	29. B	30. C
31. B	32. C	33. C	34. C	35. C	36. E	37. E	38. E	39. E	40. A
41. D	42. B	43. E	44. D	45. B	46. D	47. E	48. C	49. E	50. E
51. A	52. B	53. C	54. E	55. E	56. C	57. B			

【A₂型题】

58. E　　59. B

【A₄型题】

60. A　　61. E　　62. A　　63. E

【B₁型题】

64. B	65. B	66. A	67. A	68. D	69. D	70. E	71. B	72. C	73. C
74. A	75. B	76. C	77. E	78. D	79. D	80. A	81. C	82. E	83. B
84. B	85. A	86. C	87. D	88. E	89. C	90. B	91. D	92. A	

【C型题】

93. A	94. B	95. B	96. B	97. C	98. A	99. B	100. B	101. A	102. D
103. B	104. C	105. C	106. C	107. D	108. A	109. B	110. B	111. C	

【X型题】

112. ABCDE	113. ABCDE	114. ABCDE	115. ABCDE	116. BCD	117. ABCD
118. ABCD	119. ABCDE	120. BCD	121. CDE	122. ABC	123. ABCD
124. AD	125. ADE	126. ABCDE	127. ABCDE	128. DE	129. ABC
130. ABC	131. ABC	132. ABCDE	133. ABC	134. ABCDE	135. BE

（袁世荧 王 凌 肖少华）

第96章

急性心力衰竭与循环功能支持技术

【A₁型题】

1. 下述心力衰竭的定义,哪项是正确的
   A. 心输出量低于正常
   B. 每博心输出量低于正常
   C. 心脏指数低于正常
   D. 由原发性心肌舒缩功能障碍引起的泵衰竭
   E. 心输出量绝对或相对减少,不足以满足全身组织代谢需要

2. 下述是心力衰竭的原因,**除了**
   A. 心脏负荷增加
   B. 感染
   C. 弥漫性心肌病变
   D. 心肌缺血缺氧
   E. 严重的心律失常

3. 高心输出量性心衰,下面哪项**不正确**
   A. 心输出量比心力衰竭前有所降低,但可高于正常水平
   B. 回心血量增多
   C. 动静脉血氧含量差增大
   D. 可继发于心脏后负荷降低疾病
   E. 可继发于代谢增高的疾病

4. 下面有关叙述,哪项适用于所有心衰患者
   A. 心力衰竭患者心肌肥大
   B. 心力衰竭患者血容量增加
   C. 心力衰竭患者心输出量低于正常
   D. 心力衰竭患者动静脉氧含量差增大
   E. 心力衰竭患者心率加快

5. 心力衰竭时血液灌流量减少最显著的器官是
   A. 心脏
   B. 皮肤
   C. 肾
   D. 骨骼肌
   E. 肝

6. 左心衰竭患者新近出现右心衰竭,会表现出
   A. 肺淤血,水肿加重
   B. 肺淤血、水肿减轻
   C. 肺淤血、体循环淤血均加重
   D. 肺淤血、体循环淤血均减轻
   E. 肺淤血加重、体循环淤血减轻

7. 心力衰竭时,机体**不可能**出现哪项变化
   A. 通过紧张源性扩张加强心肌收缩力
   B. 交感神经兴奋使心率加快
   C. 肾素-血管紧张素-醛固酮系统激活,增加血容量
   D. 组织摄氧和利用氧能力增强
   E. 动脉压和静脉压可保持正常

8. 心衰时有关心率加快的叙述,哪项**不正确**
   A. 无论急性或慢性心力衰竭,心率都加快
   B. 心率加快是最容易被迅速动员起来的一种代偿活动
   C. 心率越快其代偿效果越好
   D. 心率加快可能与交感神经兴奋有关
   E. 代偿作用有限,不太经济

9. 哪项关于心肌肥大的叙述**不正确**
   A. 心肌肥大主要是指心肌细胞体积增大,重量增加
   B. 心肌肥大是一种较经济和持久的代偿方式
   C. 向心性肥大和离心性肥大都有重要代偿意义
   D. 单位重量的肥大心肌收缩力增加
   E. 心肌肥大的代偿功能也有一定限度

10.肥大心肌细胞表面积相对减少的主要危害是
   A.影响细胞吸收营养物质
   B.影响细胞供氧
   C.影响细胞转运离子的能力
   D.影响细胞内线粒体数量
   E.以上答案均正确

11.左心功能不全时发生呼吸困难的主要机制是
   A.心脏缺血缺氧
   B.低血压
   C.肺淤血、肺水肿
   D.体循环淤血,回心血量减少
   E.以上都不是

12.右心衰竭会出现下面变化,除了
   A.下肢水肿
   B.肝大
   C.少尿
   D.食欲缺乏,恶心呕吐
   E.心性哮喘

13.肥大心肌内去甲肾上腺素减少的原因除外
   A.血液中去甲肾上腺素浓度下降
   B.肥大心肌内去甲肾上腺素合成不足
   C.去甲肾上腺素消耗过多
   D.单位重量肥大心肌内交感神经分布密度降低
   E.肥大心肌内酪氨酸羟化酶活性降低

14.下述肥大心肌由代偿转为失代偿的原因,哪项错误
   A.心肌内去甲肾上腺素含量减少
   B.心肌细胞数目过度增生
   C.冠脉微循环障碍
   D.心肌细胞膜表面积相对减少
   E.肌球蛋白ATP酶活性降低

15.心功能降低时最早出现的变化是
   A.心输出量降低
   B.心力贮备降低
   C.心脏指数降低
   D.射血分数降低
   E.动脉血压降低

16.下列哪项指标能够反映左心室前负荷变化
   A.心输出量
   B.肺动脉楔压
   C.中心静脉压
   D.主动脉压
   E.肺总阻力

17.下面哪项指标最能反映心衰时心肌收缩性减弱
   A.心输出量减少
   B.心脏指数减少
   C.射血分数减少
   D.肺动脉压增高
   E.中心静脉压增高

18.心力衰竭时最常出现的酸碱平衡紊乱是
   A.代谢性酸中毒
   B.代谢性碱中毒
   C.呼吸性酸中毒
   D.呼吸性碱中毒
   E.代谢性碱中毒合并呼吸性酸中毒

19.对未经治疗的患者,以下检查项目,哪项正常时最有助于排除心力衰竭
   A.心电图
   B.胸部X线检查
   C.冠状动脉造影
   D.血浆利钠肽水平
   E.血浆肌钙蛋白水平

20.心力衰竭患者水肿通常首先出现在
   A.眼睑
   B.双手
   C.颜面
   D.身体最低部位
   E.腹部

21.改善急性左心衰竭症状最有效的药物是
   A.利尿剂
   B.洋地黄
   C.钙离子拮抗剂
   D.β肾上腺素能受体阻滞
   E.血管紧张素转换酶抑制剂

22. 血管扩张剂治疗心力衰竭的主要作用机制是
    A. 增强心肌收缩力
    B. 改善心肌供血
    C. 降低心脏前、后负荷
    D. 降低心肌耗氧量
    E. 减慢心率

23. 诊断急性肺水肿最具有特征意义的依据是
    A. 严重的呼吸困难，发绀
    B. 心尖部舒张早期奔马律
    C. 交替脉
    D. 两肺干湿性啰音
    E. 严重呼吸困难伴咯粉红色泡沫样痰

24. 左心衰竭与支气管哮喘的主要鉴别点为
    A. 夜间呼吸困难
    B. 伴咳嗽
    C. 咳白色泡沫样痰
    D. 坐起时能够缓解呼吸困难
    E. 肺部干、湿性啰音

25. 急性左心衰竭，高度呼吸困难、烦躁不安，选择
    A. 吸氧
    B. 安定肌内注射
    C. 吗啡皮下注射
    D. 氨茶碱静脉注射
    E. 坐位，两腿下垂以减少静脉回流

26. 心力衰竭并发心房扑动时首选
    A. 普萘洛尔
    B. 普罗帕酮
    C. 奎尼丁
    D. 快速洋地黄制剂
    E. 胺碘酮

27. 判定心力衰竭代偿期的主要指标是
    A. 心脏扩大
    B. 心肌肥厚
    C. 心率加快
    D. 心排出量增加甚至接近正常
    E. 回心血量增加

28. 左心衰竭最早出现的症状是

A. 劳力性呼吸困难
B. 心源性哮喘
C. 端坐呼吸
D. 咯粉红色泡沫痰
E. 夜间阵发性呼吸困难

29. 左心衰竭时肺部啰音的特点是
    A. 两肺散在干、湿啰音
    B. 两肺满布干、湿啰音
    C. 固定性局限性肺部湿啰音
    D. 湿啰音常见于两肺底，并随体位变化而变
    E. 以哮鸣音为主

30. 有关心脏电复律，说法错误的是
    A. 不能分辨R波，电除颤可在任何时间进行，称非同步电复律
    B. 脉冲在R波降支或R波起始后30ms左右发放，称同步电复律
    C. 同步电复律必须避开心肌易损期
    D. 心肌易损期在T波顶峰后20~30ms附近
    E. 电复律效果与复律脉冲能量、窦房结功能等有关

31. 有关电复律的仪器，说法错误的是
    A. 称为电复律器
    B. 称为电除颤器
    C. 是一种只能能量放电装置
    D. 有植入式心脏复律除颤器
    E. 有体外除颤器

32. 同步电复律最常用于
    A. 房颤
    B. 室颤
    C. 室速
    D. 房性期前收缩
    E. 室性期前收缩

33. 房颤同步电复律能量一般为
    A. 30~50J
    B. 60~110J
    C. 120~200J
    D. 210~250J
    E. 260~300J

34. 室上性心动过速电复律的能量一般是
    A. 20~40J
    B. 50~100J
    C. 110~150J
    D. 160~200J
    E. 210~250J

35. 植入式心脏复律术主要适用于
    A. 房颤
    B. 房扑
    C. 室速
    D. 室颤
    E. 室速和室颤

36. 有关麻醉与植入式心脏电复律的问题,**错误**的是
    A. 植入式心脏电复律者常有心肌病
    B. 多数心肌病患者需β受体阻滞剂治疗
    C. 术中用单极电刀或有电极问题需关闭
    D. 关闭期间不必做心电图监测
    E. 关闭期间备好体外电转复或除颤器

37. 电复律所致的心律失常常采用哪种药防止
    A. 普鲁卡因胺
    B. 利多卡因
    C. 胺碘酮
    D. 维拉帕米
    E. 普萘洛尔

38. 心脏起搏器类型是
    A. 单腔心房起搏器
    B. 单腔心室起搏器
    C. 双腔起搏器
    D. 心房同步心室抑制型起搏器
    E. 上述全部

39. 有关起搏器的放置,说法**错误**的是
    A. 起搏器一般采用经静脉双电极心内膜起搏
    B. 起搏导线的放置与心导管技术相同
    C. 途径有大隐静脉、股静脉、贵要静脉、锁骨下静脉
    D. 临时起搏器经下肢静脉更可靠
    E. 永久起搏器禁忌经锁骨下静脉

40. 辅助循环的指针**除外**
    A. CI<1.8L/(m²·min)
    B. MAP<50mmHg
    C. SAP<90mmHg
    D. 尿量<0.5ml/(kg·h)
    E. 阜外医院7项评分法,评分超过5分

41. 有关主动脉球囊反搏(IABP)的原理,**错误**的是
    A. 心脏舒张期,主动脉关闭,球囊迅速放弃
    B. 心脏舒张期,主动脉关闭,球囊迅速充气
    C. 球囊迅速充气推动血液上下运动增加冠脉血流和肾血流
    D. 心脏收缩前球囊迅速放气,后负荷下降
    E. 既能增加心肌氧供,又能降低心肌氧耗

42. IABP置入的途径首选
    A. 股动脉
    B. 升主动脉
    C. 锁骨下动脉
    D. 颈动脉
    E. 髂动脉

43. 下面哪项是停止球囊反搏的指针,**除了**
    A. CI<2.5L/(m²·min)
    B. MAP>80mmHg
    C. 尿量>1ml/(kg·h)
    D. 多巴胺用量<8μg/(kg·min)
    E. 多巴胺用量<5μg/(kg·min)

44. 有关体外膜肺氧合(ECMO),表述**错误**的是
    A. ECMO is extracorporeal memberane oxygenation
    B. 是将静脉血从体内引流到体外,经膜式氧合器氧合后再用驱动泵将血液灌入体内
    C. 主要用于呼吸功能障碍或心功能障碍的支持
    D. 使心肺得到充分休息,为其恢复功能赢得时间
    E. 上述全部错误

【A₂型题】

45. 患者,男,50岁,突起呼吸困难,咯粉红色泡沫痰,血压190/100mmHg。该患者的最佳治疗药物是
    A. 毛花苷丙

B. 氨茶碱

C. 硝普钠

D. 多巴酚丁胺

E. 硝酸甘油

46. 下列病例发生心力衰竭时属于哪项机制。男性,40岁,因胸闷、气急来诊。心脏超声检查示肥厚型心肌病。心室壁明显增厚,心室腔正常

A. 右心室容量负荷过重

B. 心脏舒张受限

C. 左心室容量负荷过重

D. 右心室压力负荷过重

E. 机械性肺淤血状态

47. 女性,12岁,自幼发现心脏杂音来诊。体检:胸骨左缘第二肋间收缩期杂音Ⅱ级,呈吹风样,P2亢进伴分裂,并可闻及收缩期喷射音,心电图示右束支传导阻滞。该病例发生心力衰竭时属于哪项机制

A. 右心室容量负荷过重

B. 心脏舒张受限

C. 左心室容量负荷过重

D. 右心室压力负荷过重

E. 机械性肺淤血状态

48. 患者,女,25岁。突然出现高度呼吸困难,发绀,咯粉红色泡沫样痰,血压80/50mmHg,两肺散在干、湿啰音,心率140次/分,心律绝对不整,心尖部闻及隆隆样舒张中晚期杂音,心电示心房颤动,抢救措施首选

A. 静脉注射呋塞米

B. 静脉滴注硝普钠

C. 静脉注射氨茶碱

D. 皮下注射吗啡

E. 静脉注射毛花苷丙

49. 男性,28岁,近2年时有夜间阵发性呼吸困难,入院前一天出现气促,咯粉红色泡沫痰。体检:心率130次/分,心尖部可闻及舒张期隆隆样杂音。心电示窦速,下列哪项治疗措施**不宜**使用

A. 经酒精湿化吸氧

B. 皮下注射吗啡

C. 静脉注射呋塞米

D. 静脉注射硝酸甘油

E. 静脉注射毛花苷丙

【A₄型题】

问题50~53

男性,52岁,阵发性心悸半年,时有胸闷,登2层楼觉气急3个月,下肢水肿3天来门诊。心电图示窦性心律,心率64次/分,P-R间期0.24s,伴完全性右束支传导阻滞,诊断为扩张型心肌病,心功能不全。入院后予以洋地黄、利尿剂和扩血管药物治疗。第4天突然神志不清,抽搐,听诊心音消失,血压为0mmHg,经救治后神志清醒,心跳恢复,心率45次/分,并有频发室性期前收缩。

50. 患者神志不清,抽搐应考虑为

A. 心源性休克

B. 阿斯综合征

C. 脑栓塞

D. 一过性脑血管痉挛

E. 重度心衰

51. 心电图示Ⅲ度房室传导阻滞,频发室性期前收缩,其原因考虑与下列哪项有关

A. 洋地黄

B. 利尿剂

C. 扩血管药物

D. 心衰加重

E. 疾病的进展

52. 此时处理应

A. 临时心脏起搏下静滴利多卡因

B. 静注普罗帕酮(心律平)

C. 静滴利多卡因

D. 多巴酚丁胺静脉滴注

E. 停用所有药物观察

53. 如果患者神志不清发作时,心电图显示下列哪种情况适宜作电复律治疗

A. 频发室性期前收缩

B. 短阵成串室速

C. 心房颤动

D. 心房扑动

E. 室扑或室颤

E. 皮肤灼伤

【X型题】

54. 可用于治疗心力衰竭的药物有
   A. 硝酸甘油
   B. 地高辛
   C. 硝普钠
   D. 普萘洛尔
   E. 氢氯噻嗪

55. 心力衰竭的临床用药主要包括
   A. 利尿药
   B. 血管扩张药
   C. 儿茶酚胺类
   D. 强心药
   E. β受体阻断药

56. 强心苷的药理作用包括
   A. 正性肌力作用
   B. 直接兴奋迷走神经
   C. 减慢心率
   D. 降低衰竭心脏心肌耗氧量
   E. 治疗量和中毒量对心脏电生理产生不同
      影响

57. β-受体阻断药用于心力衰竭的禁忌证包括
   A. 严重窦性心动过缓者
   B. 心动过速
   C. 高度房室传导阻滞
   D. 支气管哮喘
   E. 严重的心力衰竭

58. 植入式心脏点复律术的适应证有
   A. 室速
   B. 室颤
   C. 心肌梗死后EF<30%
   D. 肥厚性心肌病
   E. 长Q-T间期综合征

59. 电复律常见的并发症有
   A. 心律失常
   B. 急性肺水肿
   C. 心肌损伤及低血压
   D. 血栓栓塞

60. 心脏临时起搏器主要用于
   A. 心脏手术,如瓣膜替换、先天性心脏病手术
   B. 安置永久起搏器前或更换时的过度保护
   C. 阿-斯综合征发作
   D. 药物引起的传导阻滞,如布比卡因
   E. 急性心肌梗死、急性心肌炎等

61. 心脏永久性起搏器主要用于
   A. 完全性房室传导阻滞
   B. Ⅰ、Ⅱ度传导阻滞伴晕厥等症状
   C. 三束支传导阻滞
   D. 双束支传导阻滞伴晕厥等症状
   E. 心动过缓-过速综合征等

62. 心脏起搏器置入术的并发症有
   A. 心律失常
   B. 气胸、气栓等穿刺并发症
   C. 截瘫
   D. 心脏穿孔
   E. 局部血肿

63. 心脏起搏器植入后的并发症有
   A. 起搏器起搏阈值升高
   B. 起搏器电极移位
   C. 刺激膈肌或胸大肌
   D. 皮肤坏死和感染
   E. 起搏器感知不良与机械故障

64. 心脏起搏器的术中处理
   A. 运用脉搏氧饱和度或有创动脉压波形观察
   B. 关闭EKG中的"杂波过滤"功能
   C. 免用单极电刀,尽可能用双极
   D. 调整电刀电极位置,确保电刀电流回路不
      通过起搏器
   E. 避免使用吸入麻醉药

65. 循环辅助装置有
   A. 主动脉内气囊反搏
   B. 滚压泵
   C. 离心泵
   D. 电动泵

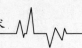

E. 生物辅助泵

66. IABP的适应证
    A. 心脏手术后脱机困难
    B. 心脏手术后低心排综合征
    C. 高位心脏手术中的预防应用,如冠脉搭桥患者EF<30%
    D. 急性心肌梗死
    E. 心脏移植前后的循环支持

67. IABP的绝对禁忌证
    A. 主动脉瓣关闭不全
    B. 主动脉窦瘤破裂
    C. 主动脉夹层动脉瘤
    D. 心内畸形矫正不满意
    E. 颅内出血

68. IABP的并发症有
    A. 出血、血肿形成
    B. 下肢缺血
    C. 球囊破裂
    D. 导管位置不准
    E. 动脉穿孔、感染

69. ECMO的原理模式有
    A. 静脉-动脉(VA)膜式
    B. 静脉-静脉(VV)模式
    C. 动脉-静脉(AV)模式
    D. 静脉-淋巴模式
    E. 静脉-胸导管模式

70. ECMO的适应证有
    A. 心肌炎

B. 器官移植前后心肺功能的替代治疗
C. ARDS
D. 心脏术后功能支持
E. 终末期生命支持

71. ECMO的禁忌证
    A. 心肺功能无恢复可能
    B. 重症脓毒症
    C. 恶性肿瘤
    D. 神经系统功能障碍
    E. 呼吸机带管时间过长

72. ECMO的撤除条件
    A. EKG恢复正常
    B. 动脉和混合静脉氧饱和度恢复正常
    C. 血流动力学参数恢复正常
    D. 气道峰压下降,肺顺应性改善
    E. 胸片改善,血气和电解质正常

73. ECMO系统机械性相关的并发症
    A. 血栓形成
    B. 插管问题
    C. 空气栓塞
    D. 血泵故障、泵管破裂/脱开/打折
    E. 热交换器故障

74. ECMO期患者相关并发症
    A. 出血、感染
    B. 肾功能障碍
    C. 溶血、高胆红素血症
    D. 中枢神经系统障碍
    E. 末端肢体缺血

答　案

【A₁型题】

1. E	2. B	3. B	4. D	5. C	6. B	7. E	8. C	9. D	10. E
11. C	12. E	13. A	14. B	15. B	16. B	17. C	18. A	19. D	20. D
21. A	22. C	23. E	24. D	25. C	26. D	27. D	28. A	29. D	30. D
31. C	32. A	33. C	34. B	35. E	36. D	37. B	38. E	39. E	40. C
41. A	42. A	43. D	44. E						

【A₂型题】

45. C　　46. B　　47. A　　48. E　　49. E

【A₄型题】

50. B　　51. A　　52. A　　53. E

【X型题】

54. ABCDE　　55. ABDE　　56. ACE　　57. ACD　　58. ABCDE　　59. ABCDE

60. ABCDE　　61. ABCDE　　62. ABDE　　63. ABCDE　　64. ABCDE　　65. ABCDE

66. ABCDE　　67. ABCE　　68. ABCDE　　69. ABC　　70. ABCDE　　71. ABCDE

72. ABCDE　　73. ABCDE　　74. ABCDE

（袁世荧　傅润乔）

第97章

危重患者的营养代谢支持

【A₁型题】

1. TPN是指
   A. 肠内营养
   B. 全胃肠外营养
   C. 禁食
   D. 全胃肠内营养
   E. 胃肠外营养

2. 全胃肠外营养的适应证不包括
   A. 肠瘘
   B. 肠梗阻
   C. 短肠综合征
   D. 炎性肠道疾病
   E. 胃炎

3. 一个重症成年人平均每天经过尿排出多少克尿素氮
   A. 8~12g
   B. 12~16g
   C. 16~20g
   D. 20~24g
   E. 24~28g

4. 机体内白蛋白半衰期为
   A. 11天
   B. 15天
   C. 17天
   D. 19天
   E. 21天

5. 瘦体组织是指
   A. 皮肤和骨骼肌的总和
   B. 骨骼和内脏器官的总和
   C. 血浆蛋白、骨骼肌、骨骼的总和

   D. 皮肤、骨骼肌、骨骼的总和
   E. 皮肤、血浆蛋白、骨骼肌、骨骼、内脏器官的总和

6. 重症患者尤其是感染患者可出现哪两种维生素的明显下降
   A. 维生素C、A
   B. 维生素A、D
   C. 维生素C、D
   D. 维生素D、E
   E. 维生素A、E

7. 重症患者最好的分解代谢评价指标是
   A. 血尿素氮
   B. 尿尿素氮
   C. 血肌酐
   D. 尿肌酐
   E. 血碱性磷酸酶

8. 下列是肠内营养禁忌证的,除了
   A. 肠梗阻
   B. 活动性上消化道出血
   C. 严重肠道感染
   D. 严重腹泻
   E. 食欲下降

9. 成人每日所需钠为
   A. 50~76mmol/L
   B. 70~96mmol/L
   C. 90~116mmol/L
   D. 100~126mmol/L
   E. 110~136mmol/L

10. 成人每日所需钾为
    A. 60~80mmol/L

B. 70~90mmol/L

C. 80~100mmol/L

D. 90~110mmol/L

E. 100~120mmol/L

11. 成人每日所需钙为

A. 3~8mmol/L

B. 5~10mmol/L

C. 4~9mmol/L

D. 6~11mmol/L

E. 7~12mmol/L

12. 脂肪与碳水化合物混合提供能量,两者的能量比为

A. 4∶6

B. 5∶5

C. 3∶7

D. 2∶8

E. 6∶4

13. 危重病患者营养支持的目的是

A. 供给细胞代谢所需能量与营养底物

B. 通过营养素调理代谢紊乱

C. 调节免疫能力

D. 改善营养不良

E. 上述全部

14. 危重病患者营养不良的发生率是

A. 10%左右

B. 20%左右

C. 40%左右

D. 60%左右

E. 80%左右

15. 危重病患者营养支持的原则

A. 有效复苏与初期治疗24~48h后即可进行

B. 只要胃肠道功能存在首选肠内营养支持(PN)

C. 合并代谢紊乱和营养不良尽早营养支持

D. 做好患者营养状态评估

E. 上述全部

16. 肠外营养支持的最佳途径是

A. 颈内静脉

B. 锁骨下静脉

C. 贵要静脉

D. 手腕静脉

E. 股静脉

【A₂型题】

17. 患者,男性,35岁,因复合外伤,肺部感染,感染性休克收入ICU既往无糖尿病病史,入室时血糖为60mg/dl,给予5%葡萄糖溶液500ml输注补充血容量,后复查血糖为191ml/dl,该患者出现高血糖的原因是

A. 胰岛素抵抗综合征

B. 高血糖综合征

C. 葡萄糖摄入过多

D. 机体糖耗量较少

E. 胰岛素生成减少

【A₃型题】

问题18~20

患者,男,23岁,65kg。因复合外伤,横结肠断裂,股骨骨折,行横结肠造瘘加股骨骨折切开复位加内固定术。术后第三天患者造瘘口排气排便,但患者一直未进饮食,每日给予静脉营养: 5%葡萄糖溶液1000ml,脂肪乳250ml并经静脉补钾3.0g/d。术后第五天患者突发意识模糊、抽搐,测血压100/60mmHg,急查血氨、血电解质示: Na^+ 110mmol/L、K^+ 2.9mmol/L、总钙1.9mmol/L、血氨50 μmol/L。起病以来患者体重持续下降至50kg,精神状态差。

18. 患者神志改变的原因是

A. 低钠低钾血症

B. 低钙血症

C. 血氨升高

D. 休克

E. 营养不良

19. 患者体重下降的主要原因是

A. 营养支持不足,机体消耗增多

B. 原发病引起能量消耗过多

C. 肠道吸收功能不良

D. 肠内营养禁忌

E. 氨基酸摄入不足

20. 此患者的最佳营养方式是
    A. 全肠内营养
    B. 全胃肠外营养
    C. 肠内营养+肠外营养
    D. 静脉输注大量葡萄糖
    E. 以上都不是

【X型题】

21. 营养代谢支持的目的包括
    A. 维持氮平衡
    B. 保持瘦肉体
    C. 维护细胞代谢
    D. 改善与修复组织器官的结构
    E. 调整生理功能,促进患者康复

22. 生长激素的作用包括
    A. 促进肝细胞合成白蛋白
    B. 促进肠黏膜细胞对谷胺酰胺的摄取
    C. 降低肠黏膜渗透性,减少肠道菌群移位
    D. 促进伤口愈合
    E. 改变机体对炎症的反应

23. 下列属于能源性营养物质的有
    A. 碳水化合物
    B. 脂肪
    C. 蛋白质
    D. 氨基酸
    E. 电解质

24. 肠外营养的主要营养素有
    A. 碳水化合物(葡萄糖)
    B. 脂肪乳剂
    C. 氨基酸/蛋白质
    D. 水和电解质
    E. 维生素和微量元素

25. 肠外营养支持代谢性并发症有
    A. 低血糖症
    B. 高渗性非酮症昏迷
    C. 必需脂肪酸缺乏
    D. 电解质紊乱、酸碱失衡
    E. 微量元素缺乏

26. 肠外营养支持的并发症有
    A. 脑功能损害
    B. 代谢性并发症
    C. 心脏毒性
    D. 感染性并发症
    E. 中心静脉导管并发症

27. 大量高渗葡萄糖作为单一热源的弊端包括
    A. 静息能量消耗过多
    B. CO_2 产生过多
    C. 脂肪肝
    D. 高糖高渗综合征
    E. 机体脂肪上升而蛋白质持续分解消耗

28. 下列哪些属于重症患者急性期反应
    A. 球蛋白合成减少
    B. 糖异生增加
    C. 血清铁,锌水平下降
    D. 血清铜,血浆铜蓝蛋白水平增高
    E. 发热和负氮平衡

29. 重症患者低白蛋白的原因包括
    A. 血容量增加
    B. 皮肤,尿、粪便中丢失增加
    C. 白蛋白降解增加
    D. 白蛋白合成减少
    E. 肝脏合成白蛋白能力下降

30. 可以刺激白蛋白合成率的因素有
    A. 胶体渗透压降低
    B. 抗生素治疗
    C. 硬化症患者使用皮质醇治疗
    D. 输注氨基酸治疗
    E. 输注血浆

31. 细菌移位的主要机制有几项
    A. 肠黏膜屏障的损伤或萎缩
    B. 机体免疫防御功能下降
    C. 肠道菌群失调引起细菌过度增生
    D. 机体外源性感染
    E. 致病菌大量繁殖

32. 肠内营养途径包括

A. 鼻胃管

B. 鼻空肠

C. 经皮内镜下胃造口

D. 经皮内镜下空肠造口

E. 术中胃/空肠造口

说法正确的有

A. 气胸、液气胸

B. 空气栓塞

C. 导管位置不当

D. 静脉血栓形成

E. 并发症发生率约2.4%~3.7%

33. 肠外营养支持,有关中心静脉导管的并发症,

答　案

【A₁型题】

| 1. B | 2. E | 3. C | 4. E | 5. E | 6. A | 7. B | 8. E | 9. D | 10. A |
| 11. B | 12. A | 13. E | 14. C | 15. E | 16. B |

【A₂型题】

17. A

【A₃型题】

18. A　　19. A　　20. C

【X型题】

| 21. ABCDE | 22. ABCD | 23. ABC | 24. ABCDE | 25. ABCDE | 26. BDE |
| 27. ABCDE | 28. BCDE | 29. ABCDE | 30. ABCD | 31. ABC | 32. ABCDE |

33. ABCDE

（袁世荧）

第六篇　疼痛医学

第六篇 精神医学

 **第98章**

急性疼痛和术后疼痛治疗

【A₁型题】

1. 上腹部术后镇痛,对下述哪项最有利
  A. 减少出血
  B. 促进胃肠功能感染
  C. 减少肺部感染
  D. 改善睡眠
  E. 促进伤口愈合

2. 肋间神经阻滞常用于哪种手术后镇痛
  A. 脊柱手术
  B. 腹部手术
  C. 胸壁手术
  D. 上肢手术
  E. 下肢手术

3. 脑神经阻滞,常用于哪种手术后镇痛
  A. 甲状腺手术
  B. 脊髓手术
  C. 口腔颌面手术
  D. 颅脑手术
  E. 胸部手术

4. 提倡预先给药进行术后镇痛,目的是
  A. 减少术后止痛药量
  B. 防止尿潴留
  C. 阻断生理性疼痛转为病理性疼痛
  D. 促进患者排气
  E. 促进伤口愈合

5. 硬膜外5mg吗啡的副作用可持续
  A. 3~4小时
  B. 5~6小时
  C. 7~9小时
  D. 10~24小时

E. 24~30小时

6. 下列药可用于皮下PCA,**除外**
  A. 吗啡
  B. 哌替啶
  C. 芬太尼
  D. 美散酮
  E. 丁丙诺菲

7. 心脏的牵涉痛会聚的脊神经节是
  A. T_{6-9}
  B. T_{1-5}
  C. T_{10-12}
  D. T_{8-12}
  E. T_{10-11}

8. 心脏痛的牵涉区主要在
  A. 剑突下
  B. 左肩臂
  C. 左背部
  D. 右背部
  E. 右肩部

9. 心脏痛的痛敏点最常见于
  A. 左肩部
  B. 右肩部
  C. 剑突下
  D. 左臂部
  E. 下颌部

10. 心脏痛的远隔痛点主要在
  A. 至阳穴
  B. 合谷穴
  C. 内关穴
  D. 足三里穴

E. 左上背部

11. 肝痛的牵涉区最常在
    A. 左肩
    B. 左上肢
    C. 右肩
    D. 右背部
    E. 右胸部

12. 肝胆痛相应的脊神经节在
    A. T_{1-5}
    B. T_{4-8}
    C. T_{8-10}
    D. T_{10-12}
    E. T_{6-8}

13. 胃、胰腺痛的牵涉区**最少**出现于
    A. 腰骶部
    B. 左肩部
    C. 右下腹
    D. 上背部
    E. 腰背区

14. 放散性痛**不见于**
    A. 神经根性颈椎病
    B. 腰椎间盘突出
    C. 椎管狭窄
    D. 脊柱骨折
    E. 心因性疼痛

15. 下列神经中分布于足部，**除了**
    A. 腓肠神经
    B. 腓浅神经
    C. 腓深神经
    D. 隐神经
    E. 股外侧皮神经

16. 下列关于腹横肌平面(TAP)阻滞最**不正确**的是
    A. 腹横肌阻滞只控制躯体性疼痛
    B. 腹横肌阻滞可用于疝修补术中镇痛
    C. 腹横肌阻滞能缓解躯体性和内脏性疼痛
    D. 肝损害是腹横肌阻滞潜在并发症之一
    E. 单侧腹横肌阻滞时，阻滞范围可越过躯体中线

17. 下面有关急性疼痛的描述**错误的**是
    A. 急性疼痛是最近产生并持续时间较短的疼痛
    B. 急性疼痛通常与明确的损伤有关
    C. 急性疼痛包括手术后疼痛、分娩痛、急性带状疱疹痛等
    D. 急性疼痛通常是损伤愈合后仍然持续存在
    E. 急性疼痛通常与明确的疾病有关，如心绞痛、胆绞痛、肾绞痛等

18. 下面急性疼痛常用的治疗方法中，**错误的**是
    A. 对乙酰氨基酚可用于轻、中度疼痛，或与阿片类药物协同应用于中、重度疼痛
    B. 非甾体抗炎药治疗急性疼痛的机制是通过抑制环氧化酶减少前列腺素等炎症介质的生成而起到镇痛作用
    C. 对乙酰氨基酚的不良反应轻微且可直肠给药，常用于小儿急性疼痛的治疗
    D. 阿片类药物不能用于急性疼痛的治疗
    E. 椎管内可给阿片类药物

19. 急性疼痛的治疗原则**不包括**
    A. 提倡多模式互补镇痛
    B. 加强随访和评估
    C. 疼痛治疗不宜过早进行
    D. 重视对患者的教育和心理指导
    E. 提倡平衡镇痛

20. 急性疼痛可引起的生理活动变化**不包括**
    A. 血压升高、心率增快
    B. 呼吸急促
    C. 出汗增多
    D. 尿量增多
    E. 血液高凝

21. 急性疼痛对机体的影响**错误的**是
    A. 可导致患者丧失正常的行为能力
    B. 可导致交感肾上腺系统的活动加强
    C. 可导致患者情绪焦虑、亢奋
    D. 可引起恶心呕吐、应激性溃疡等胃肠道症状
    E. 可激活免疫系统，使机体抵抗力上升

22. 急性疼痛治疗最危险的并发症是

A. 瘙痒

B. 呼吸抑制

C. 恶心呕吐

D. 尿潴留

E. 慢性疼痛

23. 急性疼痛是指疼痛时间的存在短于

    A. 1个周

    B. 2个周

    C. 1个月

    D. 2个月

    E. 3个月

24. 急性疼痛的评估流程和治疗流程是

    A. 疼痛评分、评估→疼痛类型判断→体格检查→做出诊断及相应治疗

    B. 体格检查→疼痛类型判断→疼痛评分、评估→做出诊断及相应治疗

    C. 疼痛类型判定→体格检查→疼痛评分、评估→做出诊断及相应治疗

    D. 详问病史,体格检查→疼痛评分、评估→判断疼痛的类型→给出诊断及相应治疗

    E. 以上都不是

25. 硬膜外镇痛的描述**错误的**是

    A. 镇痛效果好,确切

    B. 有利于改善肺功能

    C. 有利于下肢血管手术后移植组织的存活

    D. 影响肠蠕动和排气,不宜用于肠道手术

    E. 加速手术后的恢复,可以早期进行功能锻炼

26. 下列哪项**不是**硬膜外镇痛适应证

    A. 胸部或腹部手术的患者

    B. 下肢手术后需要早期肢体活动的患者

    C. 下肢血管手术,需要交感神经阻滞的患者

    D. 在术后早期接受抗凝治疗的患者

    E. 心功能或肺功能不良的患者

27. 下列哪项**不是**硬膜外镇痛的禁忌证

    A. 患者拒绝接受,或者精神病患者

    B. 凝血功能异常的患者

    C. 正在或准备接受抗凝治疗的患者

    D. 心功能或肺功能不良的患者

E. 穿刺部位存在局部感染的患者

28. 以下术后疼痛对免疫系统的影响,哪项**除外**

    A. 免疫功能下降

    B. 免疫功能增强

    C. 单核-吞噬细胞系统处于抑制状态

    D. WBC增多

    E. 淋巴细胞减少

29. 老年人术后镇痛时,应特别注意

    A. 尿潴留

    B. 体温升高

    C. 睡眠不足

    D. 伤口不愈合

    E. 呼吸抑制、血压大幅度波动

30. 耳鼻咽喉手术后镇痛首先注意

    A. 给予足量镇痛药

    B. 保障有效通气

    C. 保持侧卧位

    D. 补充血容量

    E. 给予足量镇静剂

31. 椎管内注射用于手术后止痛,最常用的方法是

    A. 硬膜下腔镇痛

    B. 蛛网膜下腔镇痛

    C. 硬膜外腔镇痛

    D. 骶管镇痛

    E. 椎间孔镇痛

32. 术后镇痛并发症发生率最高的方法是

    A. 肌肉内给药

    B. 皮下给药

    C. 静脉内给药

    D. 硬膜外给药

    E. 蛛网膜下腔给药

33. 下列对阿片类药物叙述**错误的**是

    A. 镇痛作用强大

    B. 作用机制与激动阿片受体有关

    C. 又称麻醉性镇痛药

    D. 镇痛的同时可产生意识丧失

    E. 反复多次应用易产生耐受性及成瘾性

34. 下列关于NSAIDs的描述,**错误的**是

    A. 具有封顶效应

    B. 属对症治疗,不属对因治疗

    C. 属于三阶梯用药的第一步

    D. 可以抑制肿瘤的发生发展和转移

    E. 两种或两种以上联用可增强药效

【A₂题型】

35. 60岁女性患者在硬膜外麻醉下行左髋关节置换术,四天后,主诉严重背痛(硬膜外针穿刺处),接下来32小时,背痛逐渐加重,并放射到左下肢和膝关节,最可能的诊断是

    A. 硬膜外血肿

    B. 硬膜外脓肿

    C. 前脊髓动脉综合征

    D. 蛛网膜炎症

    E. 股外侧皮神经炎(伯恩哈特氏病)

36. 24岁男性患者进行右肩关节前脱位复位手术,麻醉方式是肌间沟臂丛神经阻滞,麻醉药物是30mL的0.5%布比卡因与5μg/mL肾上腺素,并复合静脉麻醉,丙泊酚剂量是35μg/(kg·min)。患者第二天早晨主诉右臂及手麻木,最可能的原因是

    A. 外科医生对患臂的过度牵拉

    B. 体位不当对臂丛神经过长时间的压迫

    C. 体位不当对内上髁的压迫

    D. 体位不当对后肱骨的压迫

    E. 麻醉残留作用

37. 男性患者,39岁,行足踝部手术,术后拟镇痛,除了腘神经阻滞外,下述哪一个神经必须阻滞从而使足部完全无痛

    A. 深部腓神经

    B. 浅部腓神经

    C. 腓肠神经

    D. 隐神经

    E. 胫后神经

38. 一男性患者全麻下行肩关节镜手术后,行肌间沟臂丛神经阻滞(20mL 0.5%罗哌卡因),虽然患者肩部、臂部及手已麻木,但患者主诉切口处锐痛,最恰当的下一步处理方式是

    A. 原部位重复阻滞

    B. 进行锁骨上臂丛神经阻滞

    C. 行浅部颈丛神经阻滞

    D. 行深部颈丛神经阻滞

    E. 行全身麻醉

39. 75岁男性肺癌患者行右上肺叶切除术,目前患者已停用香豆素一周,正在皮下注射依诺肝素30mg/d,因为该患者有肺栓塞病史及为了预防术后肺栓塞,该患者需要等待多长时间后,再进行胸段硬膜外置管术后镇痛

    A. 12小时

    B. 24小时

    C. 36小时

    D. 72小时

    E. 不需要等待

40. 男婴儿,5个月,行双侧腹股沟疝气修补术,术后行尾神经阻滞(0.25%布比卡因,肾上腺素1:200000)。下述哪项**不是**局麻药血管内注射所致的反应

    A. 收缩压增加15mmHg

    B. 心率减少10次/分钟

    C. 心室期外收缩

    D. 癫痫

    E. T-波增加25%

41. 右侧乳腺癌患者行腋窝淋巴结清扫术,于T₃~T₅水平行椎旁阻滞。已知既往有酗酒史、抑郁及惊恐发作史。术后恢复室内,患者主诉右臂出现感觉异常。患者生命体征平稳,双上肢脉搏有力且对称。最可能的诊断是

    A. 手术相关的臂丛神经损伤或体位不当所致组织神经损伤

    B. 患者处于酒精戒断期

    C. 椎旁阻滞副作用或并发症

    D. 患者处于惊恐发作

    E. 以上都不是

42. 患者行开腹肝脏部分切除术,于T₈水平成功放置双侧椎旁连续导管,术后18小时,患者主诉疼痛,VAS评分7分(10分制)。通过双侧导管分别

给予0.2%罗哌卡因10ml,20分钟后,患者表示疼痛缓解,VAS评分4分(10分制)。该患者表示疼痛没有达到完全缓解。最可能的原因是

A. 阻滞平面太高

B. 阻滞平面太低

C. 椎管旁阻滞镇痛对躯体性镇痛效果好,但不能完全阻断内脏性痛

D. 局麻药用量太小

E. 以上都不是

43. 男性,30岁,车祸导致双侧多发性肋骨骨折,考虑到胸段硬膜外麻醉可致血流动力学改变,因此在超声引导下行右侧T_7和左侧T_5平面椎旁置管,回抽血或脑脊液阴性后,给予0.25%布比卡因10ml。20分钟后,患者收缩压下降到50mmHg。最可能的诊断是

A. 椎旁阻滞与胸段硬膜外阻滞产生完全相同的血流动力学改变

B. 局麻药中毒(因为椎管旁间隙血管丰富)

C. 静脉血进入椎旁间隙所致的局麻药稀释

D. 局麻药从一侧或双侧椎旁导管弥散到硬膜外腔,产生硬膜外阻滞

E. 以上都不是

44. 骨科医生请麻醉科会诊: 男性患者,65岁,具有2型糖尿病,阻塞性睡眠呼吸暂停(OSA),高血压及冠心病病史。患者昨夜摔倒,拟行右侧踝关节手术。已知患者既往有插管困难史并行气管切开手术,及T_3-骶后脊柱融合接骨板固定术。下列哪种神经阻滞既可满足手术麻醉需要,又最适合该患者的术后镇痛

A. 坐骨神经阻滞

B. 股神经阻滞

C. 坐骨神经和股神经阻滞

D. 坐骨神经、股神经和闭孔神经阻滞

E. 坐骨神经和隐神经阻滞

45. 患者男性,24岁,既往体健,行腋路臂丛神经阻滞,逐步地注入0.5%布比卡因30ml。10分钟后,患者出现癫痫发作和室颤性停搏。以下哪种措施是**错误的**

A. 吸纯氧

B. 进行胸外心脏按压,按压频率100次/分

C. 注射丙泊酚来结合局麻药

D. 注射20%脂肪乳剂

E. 如果室颤没有改善再次重复给予脂肪乳剂

【A₄题型】

问题46~48

一个70kg的患者术后镇痛,若肾上腺素配伍浓度为1:200.000。

46. 利多卡因的最大使用剂量为(除腰麻以外)

A. 50mg

B. 100mg

C. 200mg

D. 500mg

E. 1000mg

47. 下述哪个浓度相当于上述1:200.000配伍浓度

A. 0.5μg/mL

B. 5μg/mL

C. 50μg/L

D. 0.5mg/mL

E. 上述都不对

48. 下述哪项是利多卡因出现的最早中毒症状

A. 惊厥

B. 眼球震颤

C. 头昏目眩

D. 强直阵挛性癫痫发作

E. 恶心呕吐

问题49~50

患者男性,57岁,行右侧全肩关节置换术。成功实施右侧肌间沟臂丛神经阻滞,30mL的0.5%布比卡因,后留置导管镇痛。术后3小时,病房护士发现患者病情变化并汇报医生。查体: 患者右睑下垂,结膜发红,瞳孔缩小。

49. 该患者最可能出现了什么并发症

A. 脊髓麻醉

B. 局麻药注射入硬膜外腔

C. 霍纳综合征

D. CVA(脑血管意外)

E. TIA(短暂性脑缺血发作)

50. 肌间沟置管两天后拔除。一周后,患者主诉整

个右肢,包括腕,手掌和手指(从肩到指)持续性麻木,MRI结果显示臂丛弥漫性肿胀,最可能的诊断是

A. 直接因阻滞针引起的神经组织损伤

B. 在臂丛分支平面,导管持续刺激臂丛神经导致的损伤

C. 手术导致的臂丛束平面的神经损伤

D. 臂丛神经根/干平面的局麻醉药毒性所致

E. 以上都不是

问题51~53

患者男性,60岁,拟行全肩关节置换术。术后镇痛拟采用肌间沟臂丛神经阻滞。

51. 在神经刺激器引导下,进行肌间沟神经阻滞的过程中,发现膈肌运动。正确的做法是

A. 在此位置直接注入局麻药

B. 向前调整针尖的方向

C. 向后调整针尖的方向

D. 向头侧调整针尖的方向

E. 继续进针0.5cm,注入局麻药

52. 肌间沟臂丛神经阻滞几乎都会出现的现象是

A. 声音嘶哑

B. 尺神经阻滞

C. 同侧的霍纳综合征

D. 同侧的膈神经麻痹

E. 心动过缓

53. 在行肌间沟臂丛神经阻滞过程中,患者出现低血压,心动过缓和发绀。该患者最有可能出现了什么并发症

A. 麻醉药误入椎动脉

B. 麻醉药误入颈动脉

C. 膈神经阻滞

D. 脊髓麻醉

E. 星状神经节阻滞

问题54~55

患者男性,57岁,行结肠癌根治术后拒绝接受硬膜外镇痛,给予其静脉患者自控镇痛(PCA),所使用的方案是术后即刻给予吗啡负荷量2mg,持续剂量1mg/h,冲击(弹丸)剂量0.5mg/次,锁定时间10分钟。

54. 关于静脉PCA的配方,叙述**错误**的是

A. 吗啡和曲马多是常用的镇痛药

B. 该患者的配方是存在错误的

C. 该患者的配方中冲击剂量过小,应为日剂量的1/12~1/15

D. 阿片类药物与丁丙诺啡有镇痛相加或协同作用

E. 阿片类药物与非甾体抗炎药有镇痛相加或协同作用

55. 该患者术后安静时镇痛效果尚可,但活动时存在明显疼痛,**错误**的补救措施是

A. 限制活动

B. 静脉注射芬太尼25μg~50μg冲击剂量

C. 静脉或肌内注射帕瑞昔布40mg

D. 静脉或肌内注射氟比洛芬酯50mg

E. 静脉注射小剂量氯胺酮0.25~0.5mg/kg

问题56~59

男性,55岁,摔倒致右上肢活动障碍一天入院,拟行近端右肱骨骨折切开复位内固定术。既往史:①帕金森病;②慢性阻塞性肺病;③抑郁症;④高血压;⑤糖尿病;⑥睡眠呼吸暂停综合征(CPAP呼吸机治疗)。体重125kg,BP 140/90mmHg,HR 80次/分,血氧饱和度94%(空气),RR 20次/分,马氏分级Ⅱ级。颈椎活动度可。肺部双侧呼吸音清。心血管系统心率规则,律齐,未闻及心脏杂音。无水肿或发绀。神经系统无异常。凝血指标,血小板正常。

56. 该患者术后镇痛应采用哪种神经阻滞术

A. 锁骨下臂丛神经阻滞

B. 锁骨上臂丛神经阻滞

C. 肌间沟臂丛神经阻滞联合肋间臂神经阻滞

D. 腋神经阻滞

E. 肋间臂神经阻滞

57. 超声引导下进行神经阻滞,注射布比卡因0.5% 30ml,20分钟后患者主诉呼吸困难。该患者最有可能出现了什么并发症

A. 显著的肺不张

B. 气胸

C. 过敏反应

D. 局部麻醉心脏或神经毒性

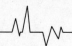

E. 膈神经麻痹

58. 下列做法正确的是
    A. 面罩吸氧
    B. 消除患者焦虑并继续严密观察
    C. 让患者直立或坐起
    D. 听呼吸音,必要时行胸部X线片检查
    E. 上述所有正确

59. 神经阻滞30分钟后,患者抱怨言语困难。最有
    可能的原因是什么
    A. 气胸
    B. 膈神经麻痹
    C. 颈交感神经阻滞
    D. 喉返神经阻滞
    E. 迟发的全身毒性反应

问题60~64
    患者女性,43岁,拟行乳腺癌根治术。既往史
桥本甲状腺炎病史;高血压病史,赖诺普利10mg/d,
控制血压。患者8年来吸食多种毒品。抽烟史25年,
1包/d,慢性阻塞性肺病。凝血功能,血小板正常。

60. 该患者给予怎样的术后镇痛最适合
    A. 静脉PCA泵泵入氢吗啡酮和口服非甾体抗
       炎药
    B. 硬膜外注入0.1%布比卡因20ml
    C. 肋间臂神经阻滞和静脉注射吗啡
    D. 连续蛛网膜下腔导管注入0.1%布比卡因10ml
    E. 胸椎旁神经阻滞连续导管(相邻于左侧的
       T_4横突)

61. 该镇痛方式会给该患者带来什么好处
    A. 减少阿片类药物的需要量
    B. 减少术后恶心呕吐
    C. 减少手术应激反应
    D. 更早下床活动,缩短住院时间,减少深静脉
       血栓形成/肺栓塞,提高患者的满意度
    E. 所有上述内容

62. 如果术中正压通气数分钟后,气道压从
    20cmH$_2$O增加到45cmH$_2$O,且潮气量下降。最
    有可能的原因是什么
    A. 张力性气胸

B. 支气管痉挛
C. 支气管插管
D. 分泌物或黏液栓
E. 误吸

63. 如何临床诊断张力性气胸
    A. 存在情景: 左侧胸椎旁神经阻滞,慢性阻塞
       性肺疾病
    B. 左侧呼吸音消失和不对称的胸部运动
    C. 颈静脉充盈和气管偏离
    D. 全身性低血压,气道压升高及血氧饱和度
       下降
    E. 所有上述内容

64. 下面选项都是需要立即进行的措施,**除外**
    A. 吸纯氧
    B. 打电话求救,建立静脉输液线
    C. 血管活性药及强心剂等支持治疗
    D. 立即用大口径静脉留置针(16G或14G)进
       行胸腔减压,或胸腔引流管放置在第二肋
       间,锁骨中线
    E. 立即用大口径静脉留置针(16G或14G)进
       行胸腔减压,或胸腔引流管放置在第三肋
       间,锁骨中线

【B$_1$型题】

问题65~68
    如下为腋下臂丛超声图,显示ABCDE

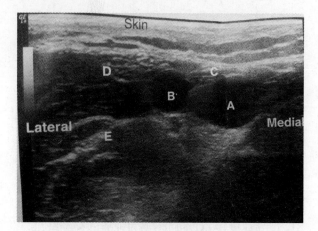

65. 尺神经
66. 腋动脉
67. 腋静脉
68. 肌皮神经

问题69~72

关于各种术后镇痛方法的描述

A. 口服给药

B. 肌内注射

C. 静脉注射

D. PCEA

E. 皮下给药

69. 正在接受抗凝治疗的患者禁用

70. 术后重度疼痛镇痛效果较差弃用

71. 血药浓度下降很快,作用时间短,需反复给药的是

72. 血药浓度波动很大的是

问题73~77

患者自控镇痛(PCA)的一些参数

A. 负荷剂量

B. 单次给药剂量

C. 锁定时间

D. 最大给药剂量或限制量

E. 连续背景输注给药

73. 可以减少患者的PCA次数,减少镇痛药物的血药浓度波动

74. 可减少患者无意中过量给药的潜在危险性

75. 是PCA用药安全的保护措施,旨在对超过平均用量的情况引起注意并加以限制

76. 旨在迅速达到镇痛所需要的血药浓度,使患者迅速达到无痛状态

77. 按压PCA泵上的键钮即刻所给的有效镇痛药剂量

问题78~82

A. 表层感受器

B. 深层感受器

C. 内脏感受器

D. A纤维

E. C纤维

78. 分布于关节韧带

79. 分布于内脏层

80. 分布于皮肤黏膜

81. 传导速度慢,对疼痛感觉为钝痛的神经纤维

82. 传到速度快,对疼痛感觉为锐痛的神经纤维

【C型题】

A. 主观测定

B. 客观测定

C. 两者均有

D. 两者均无

83. 行为测痛法

84. VAS法

【X型题】

85. 疼痛的感知与反应活动,涉及

A. 丘脑,下丘脑

B. 脑干网状结构

C. 边缘系统

D. 大脑皮层

E. 心脏

86. 心血管手术后镇痛的作用有

A. 解除疼痛

B. 减轻心肌负荷

C. 解除焦虑

D. 促进伤口愈合

E. 减少心绞痛发作

87. 手术后疼痛可引起

A. 血栓形成

B. 血小板黏附功能减弱

C. 纤溶机制减弱

D. 激活凝血反应

E. 抑制血小板黏附

88. PCA的给药途径包括

A. 静脉内

B. 硬膜外

C. 皮下

D. 肌肉内

E. 鼻腔

89. 小儿术后镇痛的特点包括

A. 难以合作

B. 无法准确描述疼痛

C. 用麻醉性镇痛药易抑制呼吸

D. 难以对疼痛定量

E. 静脉及硬膜外穿刺困难

90. 关于术后疼痛对机体的影响,下列说法正确

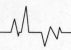

的有

A. 可引起血栓形成

B. 可能引起坠积性肺炎

C. 可能导致患者出现急性胃扩张

D. 可引起高血糖

E. 可造成血压升高,心肌耗氧量增加、可引起血栓形成

91. 术后镇痛的目的有

A. 降低患者术后疼痛的程度,减轻患者的痛苦

B. 消除或减轻手术创伤所致的应激反应

C. 可减少心肌作功和耗氧量

D. 有利于患者深呼吸和咳嗽

E. 促使患者更好地配合治疗,早日康复

92. PCA治疗的副作用包括

A. 皮肤瘙痒

B. 呼吸抑制

C. 恶心和呕吐

D. 内脏运动减弱,如便秘和尿潴留

E. 中枢神经影响,如睡眠障碍

93. PCA泵主要优点

A. 降低了药物并发症的发生率

B. 显著减轻护士及医生的工作量

C. 止痛药的使用能真正做到迅速、及时,并获得每一个体的最佳效果

D. 有利于维持生理功能稳定,使疼痛治疗的风险降低,安全性提高

E. 有利于患者充分配合治疗,创伤及术后的恢复

94. PCA泵主要缺点

A. 人为的失误造成用药超量或进药不足可能发生呼吸抑制

B. 人为的失误造成进药不足

C. 一次性PCA泵的性能不佳可显著影响治疗效果及安全性

D. 经常性的报警往往给医护人员及患者带来烦恼

E. PCA泵容易故障,如按钮失灵、电源中断、导管松脱与注药泵意外破裂等

95. 芬太尼和吗啡的不同之处在于前者

A. 应用等效镇痛剂量时,呼吸抑制作用较弱

B. 不会引起胸壁僵直

C. 释放组胺作用较弱

D. 对心血管系统的作用较弱

E. 脂溶性较低

答　案

【A₁型题】

1. C	2. C	3. C	4. A	5. D	6. B	7. B	8. B	9. D	10. A
11. C	12. C	13. A	14. E	15. E	16. C	17. D	18. D	19. C	20. D
21. E	22. B	23. D	24. D	25. D	26. D	27. D	28. B	29. E	30. B
31. C	32. C	33. D	34. E

【A₂题型】

| 35. B | 36. E | 37. D | 38. C | 39. A | 40. E | 41. A | 42. C | 43. D | 44. E |
| 45. C |

【A₄题型】

| 46. D | 47. B | 48. C | 49. C | 50. C | 51. C | 52. D | 53. D | 54. D | 55. A |
| 56. C | 57. E | 58. E | 59. D | 60. E | 61. E | 62. A | 63. E | 64. E |

【B₁型题】

| 65. C | 66. B | 67. A | 68. E | 69. D | 70. A | 71. C | 72. B | 73. E | 74. C |
| 75. D | 76. A | 77. B | 78. B | 79. C | 80. A | 81. E | 82. D |

【C型题】

83. B　　84. A

【X型题】

85. ABCD　　　86. ABCDE　　　87. ABCD　　　88. ABCD　　　89. ABCDE　　　90. ABDE

91. ABCDE　　　92. ABCDE　　　93. ABCDE　　　94. ABCDE　　　95. CD

（李金路　夏中元　雷少青　李成付）

第99章

慢性疼痛和癌性疼痛治疗

【A₁型题】

1. 以下哪种临床表现是腰椎管狭窄的特征
   A. 腰痛
   B. 下肢痛
   C. 间歇性跛行
   D. 下肢麻木
   E. 足痛

2. 原发性三叉神经痛,治疗首
   A. 药物治疗
   B. 神经阻滞
   C. 手术治疗
   D. 理疗
   E. 光疗

3. 治疗胰腺癌疼痛最好的方法是
   A. 腰椎旁交感神经阻滞
   B. 硬膜外腔相阻滞
   C. 蛛网膜下腔阻滞
   D. 腹腔神经丛阻滞
   E. 神经根阻滞

4. 枝川疗法是一种
   A. 神经阻滞疗法
   B. 电刺激疗法
   C. 病灶注射疗法
   D. 按摩疗法
   E. 体表手术疗法

5. 枝川疗法的禁忌证是
   A. 急性疼痛
   B. 慢性疼痛
   C. 首次诊断后病情无好转
   D. 诊断不明确的疼痛

E. 患者认为无效的疼痛

6. 脑垂体阻滞疗法的最佳适应证是
   A. 轻度疼痛
   B. 中度疼痛
   C. 内分泌关联性疼痛
   D. 非癌性疼痛
   E. 三叉神经痛

7. 脑垂体阻滞疗法的禁忌证
   A. 有头痛者
   B. 鼻腔、蝶窦内感染者
   C. 鼻塞者
   D. 尿崩症者
   E. 肿瘤转移者

8. 以下哪种是脑垂体阻滞疗法的并发症
   A. 高热和幻觉
   B. 头晕
   C. 体温降低
   D. 耳聋、耳鸣
   E. 肢体瘫痪

9. 射频热凝疗法适用于
   A. 软组织痛
   B. 慢性膝关节炎
   C. 带状疱疹皮损期
   D. 三叉神经痛
   E. 腰椎间盘突出症

10. 阻滞舌咽神经的部位在
    A. 卵圆孔
    B. 乳突尖与下颌角连接中点
    C. 翼腭窝
    D. 茎乳突

E. 下颌骨表面

11. 阻滞半月神经节的部位在
A. 茎乳突
B. 卵圆孔
C. 圆孔内
D. 棘孔内
E. 枕大孔内

12. 造成晚期癌症患者苦恼的最主要原因是
A. 失业
B. 疼痛
C. 失眠
D. 焦虑
E. 愤怒

13. 世界卫生组织推荐的癌症治疗方案是
A. 二阶梯方案
B. 三阶梯方案
C. 四阶梯方案
D. 五阶梯方案
E. 六阶梯方案

14. 发生骨转移几率最高的癌症是
A. 食管癌
B. 结肠直肠癌
C. 乳癌
D. 前列腺癌
E. 膀胱癌

15. 盆腔癌痛综合征最常见的原发肿瘤为
A. 膀胱癌
B. 直肠结肠癌
C. 子宫癌
D. 肾癌
E. 前列腺癌

16. 药物治疗癌痛最好的给药方式是
A. 直肠给药
B. 肌内注射
C. 皮下注射
D. 口服给药
E. 吸入给药

17. 世界卫生组织推荐的癌痛治疗方案以外,还有哪种治疗方法最有效
A. 心理治疗
B. 康复治疗
C. 神经阻滞
D. 饮食疗法
E. 针灸

18. 当三阶梯方案治疗无效时,可选用哪种有效方法治疗癌痛
A. 心理治疗
B. 针灸
C. 选择性神经阻滞
D. 外科手术
E. 化疗

19. 乳腺癌疼痛时除了应用药物及神经阻滞,另一种有效方法是
A. 心理治疗
B. 针灸
C. 激素疗法
D. 按摩
E. 化疗

20. 硬膜外置管阻滞治疗癌痛时,最应避免的并发症是
A. 局部穿刺点疼痛
B. 导管阻塞
C. 硬膜外间隙感染
D. 导管拔出时断裂
E. 患者恐惧

21. 关于疼痛基本概念,下列哪项**不正确**
A. 疼痛是由于机体内外较强刺激产生的一种症状
B. 疼痛是机体的主观感觉和体征
C. 不能单纯依靠疼痛出现与否来判断机体有无伤害和疾病
D. 每个机体对疼痛的感受和反应差异不大
E. 每个机体对疼痛的感受和反应不同

22. 神经电刺激镇痛,哪些患者**不宜**
A. 精神紧张患者

B. 老年患者

C. 安装起搏器患者

D. 发热患者

E. 高血压患者

23. NMDA受体激活可以促进中枢和外周前列腺素和一氧化氮的合成,引发神经病理性炎症和疼痛

A. 非甾体抗炎药可阻滞NMDA受体镇痛

B. 阿司匹林可以阻断中枢和外周前列腺素和一氧化氮的合成,达到镇痛效果

C. NMDA受体兴奋时细胞内钙降低

D. 甘氨酸抑制NMDA

E. 以上都是

24. 肩胛上神经阻滞的适应证是

A. 肩关节炎

B. 臂丛损伤引起的疼痛

C. 锁骨骨折引起的疼痛

D. 臂丛损伤或者锁骨骨折引起的疼痛

E. 以上都是

25. 腹腔神经丛阻滞可以治疗下列病变引起的疼痛,**除外**

A. 十二指肠肿瘤

B. 胰腺肿瘤

C. 肾上腺肿瘤

D. 降结肠肿瘤

E. 远端食管癌

26. 关于腰交感阻滞,下列哪些**不正确**

A. 可在L_2和L_3水平

B. 可在L_2,L_3和L_4水平

C. 药物应在椎体前外侧

D. 可损伤输尿管

E. 禁用于外周血管病

27. PCA使用适当能有效控制疼痛,下述哪项正确

A. 不适用于癌痛

B. 小儿10岁以下禁用

C. PCA比护士推注镇疼药更易过量

D. PCA引起的呼吸抑制常与基础剂量有关

E. 以上都正确

28. 颈源性头痛的描述是

A. 多为单侧

B. 由C_3以上的结构病变引起的头痛

C. 软组织痛也可引起头痛

D. 射频治疗可能有效

E. 以上都正确

29. 治疗神经性疼痛的药物加巴喷丁的神经细胞结合位点是

A. GABA-a

B. GABA-b

C. GABA-a and b

D. 电压依赖性钙离子通道

E. 钠离子通道

30. 下面哪个操作可以用来帮助诊断足部的复杂性区域疼痛综合征(CRPS)

A. 股神经局部阻滞麻醉

B. 大隐神经局部组织麻醉

C. 腰交感丛阻滞麻醉

D. 腘窝坐骨神经丛阻滞麻醉

E. 腰麻

31. 在腹腔丛神经毁损术治疗顽固性胰腺癌引起的疼痛后,最常见的术后不良反应是

A. 便秘

B. 低血压和腹泻

C. 头痛

D. 局麻药过敏

E. 腰交感丛阻滞麻醉

32. 美沙酮(methadone)常被用于阿片类药物成瘾的治疗,关于美沙酮的性质,下面哪项**不正确**

A. 口服吸收性好

B. 几乎无镇痛作用

C. 药物浓度稳定后,半衰期长

D. 药物便宜

E. 患者耗费低

33. 癌性疼痛的患者,准备美沙酮(methadone)治疗前,常需要检查心电图,原因在于

A. 美沙酮可以引起QT间期延长

B. 美沙酮可以缩短QT间期

C. 美沙酮可以引起T-波延长

D. 美沙酮常引起折返性心律失常

E. 癌症患者常伴有心律失常

34. 三叉神经痛的治疗首选药物是

    A. 卡马西平

    B. 吗啡

    C. 美沙酮

    D. 泰诺（酚麻美敏）

    E. 芬太尼

35. 复杂性区域疼痛综合征的治疗手段中,下面哪一项对于患者长期功能恢复最为有效

    A. 长期阿片类药物治疗

    B. 长期使用非甾体抗炎药

    C. 氯胺酮

    D. 物理治疗

    E. 心理治疗

36. 患者因为抑郁长期服用氟西汀(百忧解),现因慢性肩关节疼痛,下面哪个药需要谨慎使用因为可能有药物相互作用引起5-羟色胺综合征

    A. 曲马多（Tramadol）

    B. 泰诺（Tylenol）

    C. 吗啡

    D. 芬太尼

    E. 氯胺酮

37. 对癌痛特性的评估不包括哪项

    A. 疼痛定位

    B. 疼痛性质

    C. 疼痛发作方式

    D. 疼痛史

    E. 疼痛持续时间

38. 癌痛止痛治疗期间的注意事项哪项不正确

    A. 在医生指导下调整剂量

    B. 按医嘱用药及停药

    C. 止痛治疗用药有较大的个体差异,勿将药物转给他人服用

    D. 当疼痛发作时自己根据情况适度加药

    E. 以上都不正确

39. 癌痛三级止痛阶梯治疗轻度疼痛的患者主要选用

    A. 强阿片类药物

    B. 弱阿片类药物

    C. 解热镇痛类的止痛药

    D. 吗啡类药物

    E. 物理治疗

40. 癌痛三级止痛阶梯治疗重度疼痛的患者主要选用

    A. 弱阿片类药物

    B. 强阿片类药物

    C. 解热镇痛类的止痛药

    D. 羟考酮

    E. 神经阻滞疗法及神经外科治疗

41. 晚期癌症患者的疼痛发生率为

    A. 30%~50%

    B. 40%~60%

    C. 60%~80%

    D. 70%~90%

    E. 100%

42. 以下都是非甾体抗炎药的不良反应,除外

    A. 消化道溃疡

    B. 血小板功能障碍

    C. 肾毒性

    D. 呼吸抑制

    E. 便秘

43. 对非甾体抗炎药,描述错误的是

    A. 非甾体抗炎药是癌痛治疗的基础药物

    B. 非甾体抗炎药通过阻断前列腺素合成,发挥其解热止痛及抗炎作用等

    C. 有轻微耐药性及依赖性

    D. 有封顶效应

    E. 以上都不正确

44. 下列是对癌痛的评估原则,描述错误的是

    A. 相信患者的主诉

    B. 全面评估疼痛

    C. 动态评估疼痛

    D. 医生主观评断

E. 对癌症患者应重视其骨骼系统的检查

45. WHO推荐的癌痛治疗方案以外,还有哪种治疗方法最有效
   A. 心理治疗
   B. 康复治疗
   C. 神经阻滞
   D. 饮食疗法
   E. 针灸

46. 癌症急性疼痛的管理中,应该遵循以下哪项原则
   A. 癌症患者的急性疼痛并非都由癌症恶化引起,其他可能还包括骨质疏松引起的骨折、便秘、治疗的不良反应、深静脉血栓和肺栓塞、感染等
   B. 即使由肿瘤进展引起,也应该考虑到解剖学因素,从而可能选择针对性治疗措施(如脊髓压迫、骨折、内脏梗阻等)
   C. 如果疼痛由肿瘤进展引起,镇痛是首选,具体方法的选择取决于疼痛类型、范围和患者状况
   D. 抗癌治疗起效后,可调整镇痛治疗方案,应反复进行评价,并逐步减少剂量
   E. 个体化给药

【A₂型题】

47. 患者女性,40岁。头痛为双侧性紧箍样痛,日常活动不加重。每次发作30分钟,伴恶心畏光。最有可能的诊断是
   A. 偏头痛
   B. 紧张性头痛
   C. 丛集性疼痛
   D. 脑肿瘤
   E. 血管性头痛

48. 男性患者,69岁,因肺癌病史1年前行左上肺切除术后。患者于1小时前于疼痛门诊接受10ml 0.25%布比卡因行右星状神经节阻滞。患者出现轻度呼吸困难但逐渐加重,SpO_2由97%降低至89%,胸片未见明显异常。引起病情变化最可能的原因是

A. 早期轻度气胸
B. 膈神经阻滞
C. 颈硬膜外阻滞
D. 食管刺伤
E. 颈部血肿

49. 患者男性,59岁,因慢性腰痛腰椎间盘移位于5年内行3次腰椎手术,最近一次是8个月前L_4-S_1后融合术,疼痛无明显缓解。持续性剧痛,8/10,向双下肢足背放射,活动后加重,多种药物治疗无效,患者无精神神经异常。外科医生不再考虑手术。最合适的治疗是
   A. 硬膜外注射
   B. 康复治疗
   C. 脊髓刺激器
   D. 吗啡泵
   E. 针灸

50. 患者男性,63岁,因左半结肠癌行左半结肠切除术。患者因慢性癌痛服用吗啡,每天三次,每次30mg,持续三年,疼痛未完全控制。下面哪项是最适当的术后镇痛技术
   A. PCA
   B. T_{9-10}硬膜外
   C. L_{3-4}硬膜外
   D. A和B
   E. A和C

51. 患者男性,55岁,做肾脏CT来诊断肾结石,放射科医生同时在CT上诊断患者有L_{3-4}椎间盘突出。患者无任何椎间盘突出的临床表现。对于影像学表现的椎间盘突出,下一步给患者的建议是
   A. CT诊断椎间盘突出不是最佳办法,应该做进一步做MRI
   B. 建议脊柱外科行椎间盘切除术
   C. 暂时不做任何处理
   D. 1~3月后复查CT
   E. 3~6月后复查CT

52. 来自美国的游客汤姆在游览中国桂林途中遭遇车祸,左下肢胫骨骨折,需要手术。在询问他的病史时,发现他长期服用Suboxone(盐酸丁丙诺菲/盐酸纳诺酮的舌下含服制剂)。他

最后一次使用是在6小时之前,对于他的手术计划,以下哪条是合理的

A. 他的手术必须等到Subxone在体内完全消失后才能安排

B. 如果需要立即手术,可以进行,但是他所需要的阿片类药物剂量会更大

C. Subxone是手术的绝对禁忌

D. 他的手术安排和其他的类似骨科手术一样,所需要的阿片类药物应该是平均剂量

E. 以上都是合理

53. 患者男性,38岁,既往体健,从事建筑工作。在搬动建筑机器后渐觉腰骶痛,放射到右侧大腿,小腿,和右足大指。疼痛为电击感,间断性,咳嗽加重疼痛。神经系统体检没有下肢感觉和肌力异常,无大小便失禁,无会阴区感觉异常。无发热。下一步的诊疗方案是

A. 非甾体抗炎药物加上物理治疗,避免重体力劳动

B. 行腰椎MRI检查和脊柱外科会诊

C. 使用阿片类镇痛药物控制疼痛

D. 腰椎X线片

E. 以上都是

54. 在一次常规的手静脉抽血检查后,患者诉手疼痛,2个星期左右疼痛区域逐渐扩大到前臂,逐渐伴有手水肿,严重触痛,和手自发性疼痛,手背部皮肤渐变紫。诊断是

A. 复杂性区域疼痛综合征(CRPS)

B. 诈病

C. 腕管综合征

D. 精神性疼痛

E. 以上都不正确

55. 患者因为腰椎间盘突出接受了硬膜外激素注射。三天后,开始有发热,腰痛,下肢行走乏力症状。注射位置局部有压痛。下一步最佳检查

A. 血常规

B. 腰椎MRI

C. 腰椎CT

D. 下肢神经传导检查

E. 以上都不正确

56. 某人长期使用阿片类镇痛药物,剂量逐渐加大,目前接近口服吗啡120mg每天。最近开始有偷窃行为,赃款用于购买阿片类药物。下面哪一项描述他的行为最准确

A. 阿片类药物耐受

B. 阿片类药物依赖

C. 阿片类药物成瘾

D. 阿片类药物引起的疼痛过敏

E. 以上都不准确

【A₃型题】

问题57~58

患者女性,54岁。两个月前左前胸第5,第6肋间区疼痛,随后该处皮肤变红并出现水疱。二周后经治疗皮疹愈合。查体发现左前胸第5至第6肋间区对轻触反应过敏,衣服触及该处引起患者明显疼痛。

57. 上述现象最确切地称为

A. 疼痛超敏

B. 神经痛

C. 异化疼

D. 异疼感

E. 以上都不准确

58. 对该患者的首选治疗是

A. 抗病毒治疗

B. 镇痛治疗

C. 肋间神经阻滞

D. A和B联合治疗

E. 针灸

问题59~60

患者女性,31岁,孕29周下楼时右踝扭伤,疼痛4\10,未服药治疗,卧床休息。三天后右踝红,肿,疼痛,不能行走,查体局部汗湿,皮温升高,疼痛超敏。踝部X线末见骨折。

59. 该患者的最可能诊断是

A. 复杂性区域疼痛综合征(CRPS I)

B. 复杂性区域疼痛综合征(CRPS II)

C. 静脉炎

D. 痛风

E. 以上都不正确

60. 该患者最合适的治疗是
    A. 物理康复治疗
    B. 泰诺
    C. 利多卡因皮贴
    D. 腰交感阻断
    E. B和C

【B₁型题】

问题61~65
    A. 眶上神经
    B. 眶下神经
    C. 上颌神经
    D. 后上牙槽神经
    E. 颏神经

61. 经颏神经孔

62. 经眶下神经孔

63. 经眶上神经孔

64. 经腭大孔

65. 经后上牙槽孔

【X型题】

66. 神经阻滞疗法的机制有
    A. 改善患者的情绪
    B. 阻断痛觉的传导
    C. 阻断疼痛的恶性循环
    D. 改善血液循环
    E. 抗炎作用

67. 神经阻滞疗法采用的药物包括
    A. 局部麻醉药
    B. 抗生素
    C. 糖皮质激素
    D. 静脉麻醉药
    E. 非甾体抗炎药

68. 三叉神经的周围阻滞部位包括
    A. 眶上神经
    B. 眶下神经
    C. 后上牙槽孔
    D. 腭大神经
    E. 颏孔

69. 治疗三叉神经痛的有创方法有

A. 半月神经节乙醇阻滞
B. 半月神经节电凝术
C. 半月神经节后甘油阻滞
D. X刀损毁术
E. 脑垂体损毁术

70. 半月神经节损毁后的并发症有
    A. 阻滞区感觉丧失
    B. 阻滞区感觉异常
    C. 眩晕综合征
    D. 咀嚼困难
    E. 同侧失明计较膜病变

71. 舌咽神经是
    A. 感觉神经
    B. 运动神经
    C. 混合神经
    D. 交感神经
    E. 副交感神经

72. 阻滞面神经的部位有
    A. 翼腭窝
    B. 卵圆孔
    C. 茎乳突
    D. 下颌骨髁突下方
    E. 颏孔

73. 有关神经电刺激镇痛的叙述,正确的有
    A. 神经电刺激的理论基础和依据是闸门学说
    B. 一般多用于慢性疼痛的镇痛
    C. 常用高频、低强度刺激,多为40~100Hz
    D. 可用于经皮神经电刺激
    E. 不能用于脊髓电神经刺激

74. 肿瘤生长引发疼痛的原因是
    A. 侵入或压迫神经
    B. 侵犯血管试供血障碍
    C. 引起消化道梗阻
    D. 侵犯骨组织
    E. 侵犯胸腹膜

75. 癌骨转移后引发剧烈疼痛的可能原因有
    A. 癌瘤分泌前列腺素

B. 压迫神经根

C. 侵蚀交感神经

D. 侵蚀软组织

E. 血管侵蚀引起缺血

76. 临床上治疗癌痛效果不佳的原因包括

  A. 患者对药物产生耐药性

  B. 过分担心阿片类药物的副作用,剂量不足

  C. 患者害怕药物会"成瘾"拒绝服药

  D. 没有按阶梯服药

  E. 给药时间不规律

77. 神经破坏(损毁)药包括

  A. 乙醇

  B. 酚制剂

  C. 多柔比星

  D. 维生素

  E. 吲哚美辛

78. 连续硬膜外间隙镇痛时可选用的药物包括

  A. 局麻药

  B. 阿片类

  C. 乙醇

  D. 酚溶液

  E. 维生素

79. 阿片类药物的副作用包括

  A. 呼吸抑制

  B. 便秘

  C. 耐受和成瘾

  D. 可能引起痛觉过敏

  E. 恶心

80. 癌痛产生的原因有

  A. 骨骼侵犯

  B. 神经侵犯

  C. 手术后痛

D. 化疗后疼痛

E. 肿瘤压迫

81. 以下癌痛规范用药中哪些是**错误的**

  A. 使用哌替啶是最安全有效的止痛药

  B. 长期用阿片类止痛药不可避免会成瘾

  C. 终末期癌症患者才能用最大耐受剂量阿片类止痛药

  D. 止痛治疗能使疼痛部分缓解即可

  E. 用药应根据病情递增或递减用药

82. 癌痛三阶梯用药过程中便秘预防说法正确的是

  A. 坚持锻炼

  B. 鼓励患者,增强信念

  C. 减少用药,加强观察

  D. 灌肠

  E. 多食蔬菜,多喝汤水,果汁和米饭等富含纤维食物,以增加液体摄入量

83. 疼痛可分为

  A. 根据疼痛的持续时间可分为急性疼痛和慢性疼痛

  B. 根据疼痛的性质可分为伤害性疼痛、神经病理性疼痛和混合性疼痛

  C. 慢性疼痛包括非癌性疼痛和癌性疼痛

  D. 疼痛还可分为易治性疼痛和难治性疼痛

  E. 难治性疼痛可分为肿瘤的骨转移性疼痛和内脏痛

84. 癌症疼痛与普通疼痛的区别有哪些

  A. 癌症疼痛常常伴有患者的心理变化

  B. 癌痛持时长,是反复发生、持续存在、不断加重的疼痛过程

  C. 癌症疼痛比较剧烈

  D. 普通疼痛具有社会性

  E. 癌症疼痛非常复杂

答　案

【A₁型题】

1. C   2. A   3. D   4. C   5. D   6. C   7. B   8. A   9. D   10. B

11. B   12. B   13. B   14. C   15. B   16. D   17. C   18. B   19. C   20. C

21. D　　22. C　　23. B　　24. A　　25. D　　26. E　　27. D　　28. E　　29. D　　30. C

31. B　　32. B　　33. A　　34. A　　35. D　　36. A　　37. E　　38. D　　39. C　　40. B

41. C　　42. D　　43. C　　44. D　　45. C　　46. C

【A₂型题】

47. B　　48. B　　49. C　　50. D　　51. C　　52. B　　53. A　　54. A　　55. B　　56. C

【A₃型题】

57. C　　58. D　　59. A　　60. E

【B₁型题】

61. E　　62. B　　63. A　　64. C　　65. D

【X型题】

66. BCDE　　67. AC　　68. ABCDE　　69. ABCD　　70. ABCDE　　71. ABCDE

72. CD　　73. ABCD　　74. ABCDE　　75. ABCDE　　76. ABCDE　　77. ABC

78. AB　　79. ABCDE　　80. ABCDE　　81. ABCD　　82. ABE　　83. ABC

84. ABCE

（易晓彬　沈世乾　夏中元）